AF464831

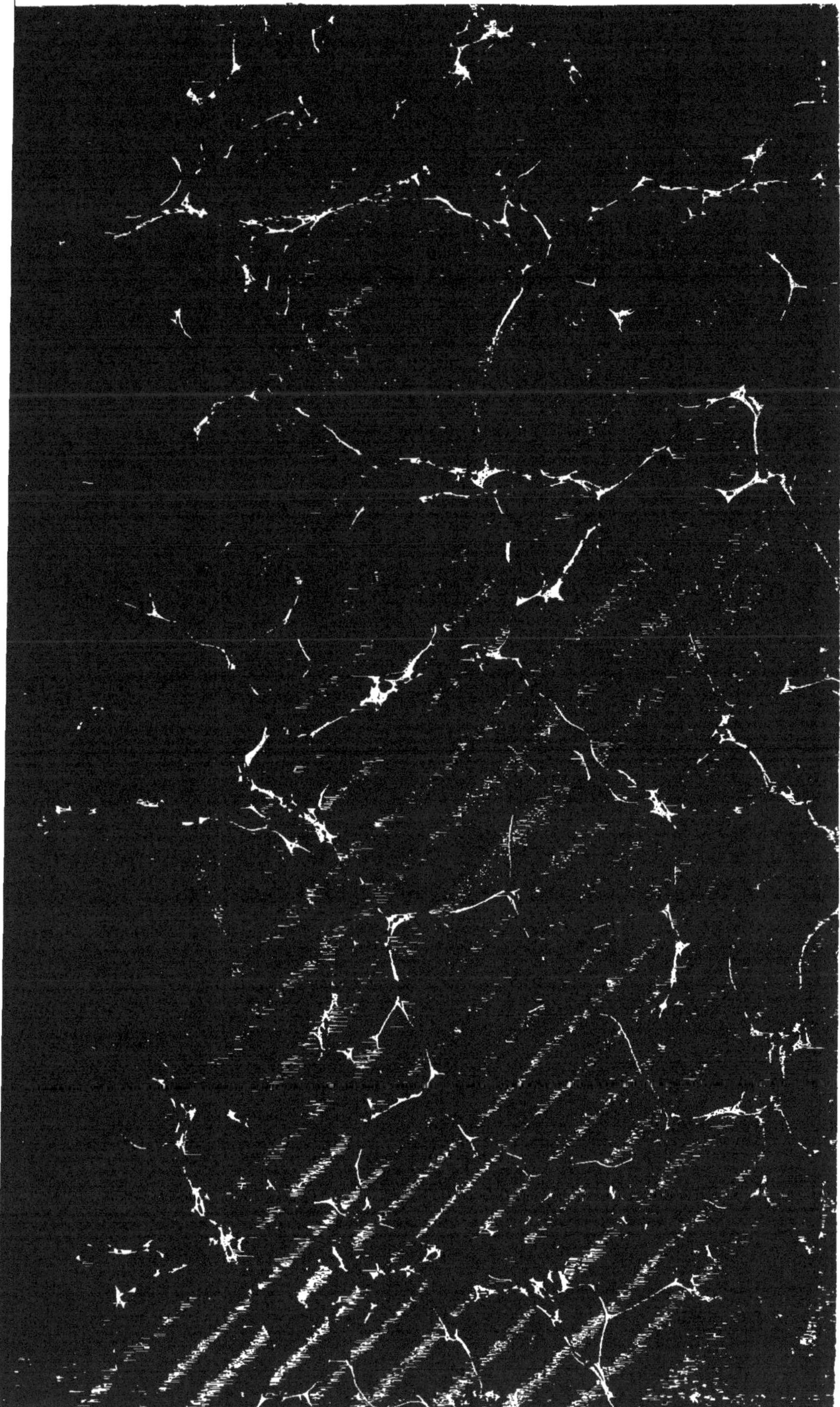

ENCYCLOPÉDIE D'HYGIÈNE

ET DE

MÉDECINE PUBLIQUE

II

6624-90. — Corbeil. Imprimerie Crété.

ENCYCLOPÉDIE
D'HYGIÈNE

ET DE

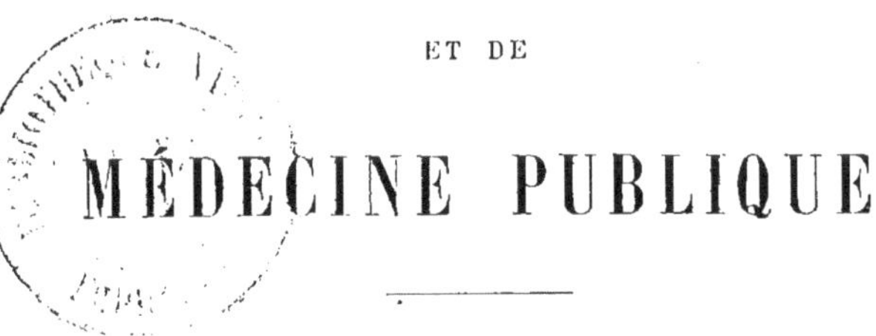

MÉDECINE PUBLIQUE

Directeur : Dr JULES ROCHARD

COLLABORATEURS : MM. ARNOULD, BERGERON, BERTILLON, BROUARDEL, LÉON COLIN
DROUINEAU, LÉON FAUCHER, GARIEL, ARMAND GAUTIER
GRANCHER, LAYET, LE ROY DE MÉRICOURT, A.-J. MARTIN, HENRI MONOD
NAPIAS, NOCARD, POUCHET, PROUST
DE QUATREFAGES, RICHARD, RICHE, EUGÈNE ROCHARD, STRAUS VALLIN VIRY

TOME DEUXIÈME

Avec 45 figures intercalées dans le texte

LIVRE I

Hygiène générale. — Chap. V. *Épidémiologie*, par M. LÉON COLIN. — Chap. VI. *Épizooties* (maladies des animaux transmissibles à l'homme), par MM. NOCARD et LECLAINCHE.

LIVRE II

Hygiène alimentaire. — Chap. I. *Aliments*, par M. GABRIEL POUCHET. — Chap. II. *Eaux potables*, par M. A. GAUTIER. — Chap. III. *Boissons*, par M. RICHE. — Chap. IV. Art. II. *Théorie de l'alimentation*, par M. GABRIEL POUCHET.

PARIS

LECROSNIER ET BABÉ, LIBRAIRES-ÉDITEURS

PLACE DE L'ÉCOLE-DE-MÉDECINE

1890

ENCYCLOPÉDIE
D'HYGIÈNE ET DE MÉDECINE PUBLIQUE

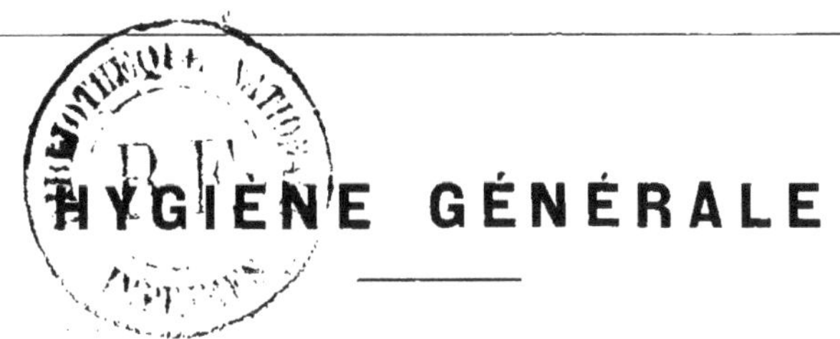

HYGIÈNE GÉNÉRALE

CHAPITRE V

ÉPIDÉMIOLOGIE

Par M. Léon Colin.

(*Suite*)

ARTICLE II. — ÉPIDÉMIES EN PARTICULIER.

§ 6. — Maladies parasitaires.

On sait l'importance attribuée jadis aux parasites, notamment aux parasites intestinaux, dans la production des maladies populaires. Moreali fait des vers intestinaux la cause de certaines affections dont le détail même des observations indique la nature typhique. Depuis Morgagni, le terme de *péripneumonie vermineuse* a été fréquemment employé, surtout par Marteau de Granvillers et Raulin. Lepecq de la Clôture va jusqu'à décrire au long une épidémie qu'il appelle *vermineuse*, bien qu'on n'y rencontre aucun signe particulier démontrant d'une manière évidente la présence de vers chez les malades.

On en arriva à attribuer aux vers toutes les maladies possibles, sans s'arrêter à la pensée que les helminthes trouvent en certaines conditions morbides de l'organisme, spécialement en celles qui s'accompagnent de troubles gastriques, des conditions favorables d'habitat dans les divers milieux du corps, surtout dans l'intestin.

Aujourd'hui encore il est des pays, spécialement sur le littoral méditerranéen, Corse, Italie, Espagne, où la constitution vermineuse est invoquée dans la production des maladies les plus diverses.

A côté de cette doctrine, s'est élevée celle des diathèses vermineuses, dite aussi de l'helminthiase, d'après laquelle l'organisme, en certaines conditions, engendrait lui-même les parasites, ceux-ci devenant dès lors non plus la cause, mais le résultat de l'affection.

Il est certain que cette création est une erreur dont on aurait peine aujourd'hui à comprendre le succès, si l'on ne se rappelait qu'elle était englobée dans la vaste doctrine de la génération spontanée.

S'il est des affections où la lésion soit bien détachée de l'organisme, indépendante de celui-ci, ce sont certainement les affections parasitaires. Aussi, bien avant l'époque actuelle, certains esprits sages avaient compris et même signalé l'exagération des opinions précédentes. Torti, Pringle, avaient eu la sagesse d'observer que la présence des vers intestinaux ne modifie en rien ni la forme ni les indications thérapeutiques des fièvres intermittentes.

Mais il est une vérité qui doit survivre à ces doctrines erronées : c'est qu'il se produit fréquemment dans l'organisme des conditions spéciales qui sont non seulement favorables, mais presque indispensables pour que cet organisme devienne le réceptacle des parasites.

La faiblesse des individus, la mauvaise nourriture, indépendamment des germes d'affections parasitaires dont elle peut être la voie d'introduction, prédisposent notablement à contracter ces affections.

C'est dire que l'alimentation constitue, elle encore, une des conditions de développement et de propagation des maladies qui nous occupent.

Nous allons l'établir en démontrant la connexité intime qui existe entre les maladies alimentaires et les maladies parasitaires :

A. *Connexité au point de vue épidémique, historique et géographique.* — Les épidémies parasitaires, si générales autrefois, comme les épidémies alimentaires, sont aujourd'hui relativement rares ; elles se limitent actuellement, en nos climats, à certains groupes de la population et, sur l'ensemble du globe, à certains peuples dont les ressources bromatologiques et les conditions hygiéniques laissent également à désirer.

Comme les maladies d'alimentation, les affections parasitaires se partagent en deux classes suivant leur tendance à se répandre ou à se circonscrire plus ou moins étroitement. Ainsi, parmi les parasites de l'homme, quelques-uns peuvent être considérés comme cosmopolites : le tænia inerme, l'ascaride lombricoïde, les oxyures, par exemple, et, comme épizoaire, l'acarus scabiei ; il en est de même de la plupart des épiphytes : la teigne faveuse, l'herpès tonsurant, le pityriasis versicolor, se rencontrent partout. D'autres, comme la chique, la filaire de Médine, l'ankylostome duodénal, la trichine, n'existent qu'en des foyers assez nettement déterminés, à tel point que l'on a même donné le nom d'endémiques aux affections qu'ils y produisent, bien que ces limites soient moins précises qu'on l'a affirmé.

Les affections parasitaires ont, il est vrai, pour leur généralisation, une faculté que ne possèdent pas les maladies d'alimentation : presque toutes sont transmissibles et, par conséquent, susceptibles de se disséminer par contagion.

B. *Connexité au point de vue étiologique.* — C'est par les aliments que pénètre le germe de la trichinose, et l'étude de la propagation des tænias nous démontrera également le rôle de l'alimentation dans leur fréquence en certains pays. Les boissons jouent aussi, pour une large part, ce rôle de véhicule des germes parasitaires; nous y insistons principalement à propos de la reproduction du tænia qui, suivant nous, pénètre dans le tube digestif, aussi bien par l'intermédiaire de l'eau de consommation que par celui des aliments solides.

L'usage d'eaux souillées par des matières fécales est certainement l'une des conditions de fréquence des ascarides dans les campagnes.

Mais, en outre, l'alimentation exerce une influence indirecte sur ces maladies parasitaires. Plus un cheval a été soumis à un régime insuffisant, plus on aura de chances de trouver de nombreux entozoaires dans son tube digestif. Il en est de même de l'homme. C'est dans les pays où les maladies d'alimentation sont le plus communes que le entozoaires sont les plus fréquents; dans les autopsies faites en Égypte on rencontre souvent des ascarides en grand nombre, des oxyures, des ankylostomes, des tænias, des douves du foie, sur le même individu (Voy. Davaine, *Traité des entozoaires*).

Et qu'on note bien que les maladies alimentaires ne prédisposent pas seulement aux entozoaires. Elles augmentent également la réceptivité aux épizoaires; en Norvège, on a constaté que les croûtes des lépreux étaient souvent remplies de myriades d'acarus de la gale qui rencontrent, dans les lésions cutanées de la lèpre, des conditions favorables de résidence, comme, chez les enfants, le *pediculus capitis* en trouve dans les croûtes impétigineuses du cuir chevelu.

Des influences hygiéniques, autres que l'alimentation, interviennent, il est vrai, très fréquemment aussi dans le développement et la propagation des maladies parasitaires.

Pour celles de ces affections qui sont directement transmissibles de l'homme à l'homme, les agglomérations, en certaines circonstances où la malpropreté jouait le plus grand rôle, ont suffi à généraliser le mal, à créer l'épidémie. Les anciennes constitutions médicales, auxquelles on attribuait la production de la gale, et qui se développaient surtout dans les hôpitaux encombrés, n'étaient que le résultat de l'exposition simultanée d'un grand nombre d'individus à la transmission et à la multiplication d'un parasite qu'on ne soupçonnait pas alors.

Des circonstances antihygiéniques spéciales facilitent singulièrement à certains parasites leur pénétration dans l'organisme. On sait, par exemple, que la filaire de Médine a pour habitat principal le sol marécageux : d'où danger plus fréquent pour les indigènes qui circulent les pieds nus ou insuffisamment protégés, ce qui les expose tout spécialement à la pénétration du parasite à travers les téguments des membres inférieurs.

C'est à la vie en commun des hommes et des animaux que semble due la fréquence même de certains épizoaires, comme la chique, ou *pulex penetrans*, commun surtout chez ceux qui ont dû s'abriter dans les huttes où les Indiens vivent avec leurs pourceaux (*Expédition française du Mexique*).

Cette promiscuité favorisera bien mieux les maladies causées par des parasites dont l'évolution exige, pour se compléter, le passage à travers des organismes différents.

Dans nos pays civilisés, et surtout dans les villes où les matières fécales sont aussi soigneusement séquestrées que possible, les anneaux et les œufs du *tænia solium* évacués par l'homme ne peuvent être que très éventuellement ingérés par les animaux qui servent à l'alimentation.

Il n'en est point ainsi dans les pays sans hygiène et sans civilisation, où les matières fécales sont déposées et abandonnées en plein air; où l'homme vit pêle-mêle avec ses troupeaux, qui absorbent des eaux souillées d'excréments humains; où, par conséquent, existent les conditions les plus favorables aux diverses phases de génération alternante des cestoïdes. On conçoit le danger de la généralisation du parasite quand dans un tel milieu, camp ou tribu, surviennent des individus atteints de tænia: c'est ainsi que, en se déplaçant, des peuplades sauvages ont pu déplacer l'endémie parasitaire dont elles étaient frappées.

Pour la même raison sans doute, les hydatides sont endémiques en Islande; ici encore les habitants vivent en véritable promiscuité avec leurs troupeaux, d'où altération des eaux de boisson d'autant plus dangereuse que, durant les longues nuits des pays polaires, toute surveillance à cet égard devient plus difficile.

§ 7. — Épidémies à étiologie multiple.

1° *Dyssenterie.* — La dyssenterie, par sa fréquence et sa gravité, tient, parmi les maladies populaires, un rang dont l'importance est à peine soupçonnée dans les pays relativement préservés, comme le nôtre, de cette redoutable affection.

Son rôle sur la mortalité humaine est bien autre que celui de la peste, de la fièvre jaune, du choléra. Elle n'est pas, comme ces affections, astreinte à des circonscriptions régionales limitées; son foyer d'endémicité, ce n'est pas telle ou telle portion d'un littoral; c'est une large ceinture entourant le globe, comprenant toute la zone des climats chauds, et empiétant largement sur les limites méridionales des climats tempérés; et là, elle réapparaît chaque année, n'offrant pas ces périodes d'intermission multi-annuelles qui séparent les explosions des maladies pestilentielles.

Alors même qu'elle règne dans le foyer de ces dernières affections, elle les dépasse fréquemment en mortalité.

Contrairement à ces maladies, elle a été de tout temps, constituant d'après les témoignages d'Hippocrate et de Celse, une maladie aussi populaire de leurs jours qu'au siècle actuel.

Quelle est l'affection qui, presque à toutes les époques et en tous lieux, s'est développée à la suite de guerres prolongées? Ce n'est pas le typhus qui, malgré son imminence en pareilles conditions, est, en somme, une maladie moderne, qui a manqué dans nos guerres les plus récentes, et dont le rôle est nul ou à peu près, dans les expéditions de la zone intertropicale. C'est la dyssenterie dont les historiens de l'antiquité indiquent tous les dangers pour les armées en campagne; dont les guerres les plus modernes n'ont pu s'affranchir, comme on l'a vu pendant les expéditions de Crimée (1854-56), d'Italie (1859), du Mexique (1860-1865), pendant la guerre de 1870-1871, et qui durant la lutte de sécession aux États-Unis, constituait à elle seule le tiers des cas de maladie (2 millions environ sur moins de 6 millions d'entrées aux hôpitaux); dont, enfin, le rôle est assez considérable dans les guerres des pays chauds, pour qu'elle apparaisse à peu près fatalement à la suite de chaque expédition au Sénégal, aux Indes, et en compromette souvent les opérations.

Veut-on la comparer aux affections spécifiques plus vulgaires, fièvre typhoïde, fièvres éruptives qui prélèvent un si lourd tribut sur certains âges de la vie? Au lieu de se restreindre comme elles à certaines catégories d'individus, elle est susceptible d'apparaître chez tous, tuant aussi bien l'enfant que le vieillard, ne conférant point d'immunité ultérieure à ceux qu'elle atteint, entrainant au contraire chez eux une aptitude nouvelle. Elle ressemble, à cet égard, comme au point de vue de son ancienneté et de son immensité géographique, aux fièvres intermittentes.

A. *Géographie.* — Deux ordres de faits principaux à signaler dans la géographie de cette affection : 1° une première série, la plus importante, en démontre l'accroissement à mesure que l'on se rapproche de l'équateur; la maladie est une des caractéristiques des climats chauds; 2° d'autres faits témoignent d'une affinité marquée, non plus pour l'ensemble d'une zone climatique, mais pour telles localités; il y a des foyers dysentériques à toute latitude, nous allons en dire les raisons.

B. *Genèse.* — La dyssenterie dépend surtout de trois ordres de causes : causes météoriques, causes alimentaires, causes infectieuses.

a. *Causes météoriques.* — La part qui revient à chacune de ces causes est loin d'être identique; les plus importantes sont les causes météoriques entraînant, à mon avis, elles surtout, l'endémicité de l'affection dans les pays chauds, ses explosions estivales dans les climats tempérés. En chacune de ces circonstances, l'action météorique se décompose en deux temps successifs : 1° action préalable sur l'organisme d'une température élevée; c'est la condition préparatoire, prédisposante; 2° abaissement plus ou moins brusque de cette température; c'est la condition déterminante. Dans les pays chauds, où l'absence de crépuscule rend si subit le passage du jour à la nuit, cette double circonstance se reproduit chaque jour; au nord, la température quotidienne est insuffisante à préparer l'organisme à l'influence morbifique du refroidissement nocturne; pour la même raison, les refroidissements n'agissent point pendant l'hiver des climats tempérés. Aussi, en ces climats, est-ce à l'été et surtout aux années exceptionnellement chaudes (1822, 1834, 1846), que correspondent les manifestations épidémiques de dyssenterie.

Autres preuves : l'amplitude des oscillations thermiques la rend plus fréquente à l'intérieur des continents que sur le littoral. Elle atteint surtout les habitants des campagnes, plus exposés à l'influence des météores; au même titre, elle est plus commune, dans les armées, en temps de guerre qu'en temps de paix, et la fréquence en est d'autant plus grande que les soldats ont moins d'abri contre le milieu ambiant.

A ceux qui, cependant, se laisseraient entraîner à ne voir en la dysenterie qu'une affection « à frigore » resteraient à résoudre de sérieuses objections.

Pourquoi observe-t-on des épidémies si graves, en dehors des saisons et des climats chauds? Pourquoi même, en des années très chaudes comme 1874, y a-t-il en peu d'épidémies? Nous l'avons dit, ces exceptions prouvent que les météores n'absorbent point toute cette étiologie; elles témoignent de l'intervention d'autres causes et surtout des deux suivantes :

b. *Causes bromatologiques.* — La simple pénurie alimentaire provoque souvent le catarrhe intestinal et la dysenterie consécutive (*entérite famélique*). L'affection a diminué de fréquence dans les pénitenciers de Londres, grâce à une simple augmentation de nouriture. En 1864, une épidémie se développe dans la prison de Gaillon, épidémie strictement limitée aux détenus, et dépendant de l'insuffisance de régime.

En bien des cas, cette pénurie agit indirectement, la misère entraînant souvent le recours à une nourriture grossière et indigeste. Or les vices alimentaires les plus variés concourent au même résultat pathologique : fruits mal mûrs, excès de corps gras ou féculents, usage de viandes salées ou altérées.

En tête des causes bromatologiques, figure l'eau de mauvaise qualité : suivant mes recherches, après les météores, il n'est pas d'élément aussi important dans la genèse de la dyssenterie.

Les preuves abondent du rapport qui existe, entre l'immunité ou les atteintes dysentériques de bien des populations, et le degré de pureté des eaux qui les alimentent; en tous climats, l'impureté des eaux est une des conditions déterminantes de l'endémicité dysentérique.

On a reproché plus spécialement la production de la maladie à l'usage alimentaire d'eaux souillées par des matières végétales en décomposition. Cet usage constitue à nos yeux l'une des principales raisons de la prédominance de l'endémie dysentérique sur le littoral sud-est du continent asiatique.

Si, dans nos climats, l'eau marécageuse produit moins souvent la dyssenterie, comme en Hollande et en Hongrie où les habitants la boivent impunément, ce fait tient sans doute en partie à ce que, la soif étant moins vive, la consommation d'eau est plus modérée. Cependant les épidémies dues à cette cause ne sont pas rares même sous notre latitude, et Grellois cite, entre autres, celle dont fut frappée l'armée danoise en 1677, et celle qui éclata à Zurich en 1749. Qu'on joigne à ces faits les preuves que j'ai accumulées (V. art. DYSENTERIE in *Dict. encycl. des sc. méd.*) de l'influence de l'usage interne des eaux stagnantes sur la production des maladies du gros intestin.

Nous avons, maintes fois, insisté sur ce fait si remarquable de la production de la dyssenterie par l'ingestion des eaux marécageuses, alors que cette ingestion ne semble pas produire la maladie rapportée avant toute autre à l'influence de la putréfaction végétale, la fièvre intermittente. Mais notons qu'en produisant ainsi la dyssenterie, ces eaux n'agissent nullement à la façon d'un agent spécifique. En effet, ce ne sont pas seulement les eaux souillées par la putréfaction végétale qui sont à craindre pour la production de cette maladie. Ici encore, comme pour l'alimentation, aucun mode d'altération de l'eau n'est exclusivement dangereux.

A côté des eaux de mauvaise qualité, figurent enfin certaines boissons, le tafia en particulier, dont l'abus, suivant des auteurs de grand mérite, constitue l'une des raisons de la fréquence de la dysenterie dans la population indigène de la zone intertropicale.

c. *Causes infectieuses.* — Ces causes, d'une efficacité réelle, constituent, parmi les trois groupes étiologiques de la dyssenterie, celui dont on s'est le plus exagéré l'influence. On lui a instinctivement attribué la dyssenterie des pays chauds; la croyant, vu sa gravité, d'une tout autre nature que celle des climats froids et tempérés, on ne pouvait admettre qu'elle aussi dépendît avant tout d'une influence aussi banale que celle des météores, bien que nulle part cependant les oscillations nyctémérales n'aient autant de prise sur l'organisme pour la procréation de cette maladie.

Pour certains auteurs, l'infection par l'air est surtout palustre, et ils font intervenir directement la malaria dans la pathogénie de la dyssenterie. Rien n'est plus vrai, ni même plus naturel que la coïncidence de deux affections assujetties, comme les fièvres et la dyssenterie, à une même loi générale de répartition géographique, à une aggravation simultanée à mesure qu'on se rapproche de l'équateur. Nous venons même de donner la démonstration du rôle des eaux marécageuses dans la production de la dyssenterie. Mais de là à conclure à l'identité du miasme fébrigène et d'un prétendu miasme dysentérique, il y a loin. Non seulement l'ingestion des eaux marécageuses agit, dans la production de la dyssenterie, aussi banalement que l'ingestion des eaux impures à n'importe quel titre; mais l'inspiration de l'air des marais, de la malaria, ne la produit pas. La fièvre dite *pernicieuse dysentérique* est une affection à double cause, qui ne prouve nullement l'unité originelle de la dyssenterie et des fièvres intermittentes.

Dans l'évolution clinique de la dyssenterie elle-même, non compliquée de fièvres, il est d'ailleurs un symptôme trop souvent cité comme preuve d'une origine palustre; c'est l'algidité dans laquelle succombent la plupart des malades; on s'est appuyé sur ce symptôme pour décrire, comme fièvres pernicieuses dysentériques, des affections qui étaient simplement des dyssenteries se terminant dans l'algidité, ce qui, en somme, est la règle, même dans les pays indemnes d'impaludisme.

La dyssenterie, si redoutable aux individus atteints d'anémie palustre, les frappe surtout non pas à l'époque de l'élaboration du miasme tellurique, mais aux premiers froids de l'automne et même en hiver, quand ce miasme cesse de se produire; elle est donc encore d'origine météorique, trouvant seulement une aptitude spéciale dans les organismes épuisés par la fièvre.

Si l'on pénètre enfin plus avant dans la géographie de ces deux affections, on voit la dyssenterie causer des épidémies redoutables en pleine mer, loin de toute côte insalubre, et, par sa répartition à terre, différer singulièrement, dans le détail des localités, de celle des fièvres intermittentes.

Il en est autrement de l'infection animale. Nous avons prouvé le rôle des miasmes putrides dans la production de la diarrhée, ce premier échelon de la dyssenterie. La puissance infectieuse des matières fécales est hors de doute; c'est à la souillure du sol par des produits excrémentitiels qu'est due la dyssenterie des camps.

La putréfaction cadavérique entraîne également la dyssenterie, et nous avons vu cette affection résulter des émanations des champs de bataille, couverts de cadavres d'hommes et d'animaux. Il ne semble donc pas qu'il y ait un miasme dysentérique univoque (miasma dysentericum, de Kreysig). C'est à l'association des émanations animales les plus diverses que sont dues les épidémies éclatant à bord des bâtiments dont la cale renferme parfois tant de sources de méphitisme.

d. *Prédispositions individuelles.* — Annesley a observé la prédilection de la maladie pour les recrues récemment débarquées aux Indes; Cambay, en Algérie, note les nombreuses atteintes des jeunes soldats; Gestin insiste sur la fréquence de la maladie chez les apprentis marins nouvellement incorporés à Brest; observations qui rapprocheraient la dyssenterie de la fièvre typhoïde, cette maladie d'acclimatement du soldat, et de la plupart des autres maladies spécifiques. Mais des observations, plus nombreuses encore, démontrent que les vieux soldats ne jouissent à de l'égard cette affection d'aucune immunité relative.

Il n'y a pas d'acclimatement contre la dyssenterie; ici encore elle se rapproche des fièvres palustres, dont une première atteinte en appelle une seconde; mais avec cette différence que les récidives de dyssenterie sont, en général, de plus en plus graves, tandis que les rechutes de fièvre intermittente peuvent se renouveler sans aggravation croissante.

Aussi, dans les pays chauds, les indigènes meurent-ils de dyssenterie plus que les étrangers.

Il est des cachexies, notamment les cachexies palustre et scorbutique, qui constituent des conditions tellement favorables au développement du mal, que l'affection s'y montre d'emblée sous sa forme la plus grave, la forme chronique. Il est peu de maladies qui s'adaptent, aussi indifféremment que la dyssenterie, aux milieux épidémiques les plus divers ; qu'une population, une armée soit atteinte de scorbut, de fièvre intermittente, de typhus; si l'épidémie se prolonge, il y aura grande chance de voir la dyssenterie intervenir, pour achever, d'une manière plus funeste, l'ouvrage commencé par l'un de ces fléaux.

e. *Conclusions.* — Si la dysenterie est susceptible d'apparaître en tant de lieux et de circonstances, cette ubiquité tient à sa banalité étiologique. Au lieu d'être déterminée par un agent morbide unique, comme un virus frappant tout l'organisme avant de produire la lésion, elle peut être entraînée par toutes causes d'irriration du gros intestin. Malgré mes études ultérieures sur cette question, je professe encore l'opinion que j'exprimais en 1864, en considérant la dyssenterie comme le type de l'inflammation de cet organe; que cette inflammation soit directement produite par l'usage de boissons ou d'aliments de mauvaise qualité, quel que soit le genre d'altération : qu'elle résulte d'émanations putrides animales, d'origine également variée, dont la diarrhée, premier degré de la dyssenterie, est un des résultats vulgaires; qu'elle succède, enfin, à un refroidissement périphérique brusque, comme dans une armée exposée, en plein été, et sans abris, à une pluie torrentielle, comme, encore, dans cette colonne expéditionnaire qui fut atteinte pour avoir traversé à gué une rivière en Afrique. Voilà pourquoi mon opinion diffère de celle de mes deux savants camarades, Kelsch, et Kiener, qui ont étudié cette question avec tant de science et de talent.

Dans la pensée d'expliquer l'action pathogénique commune, sur le gros intestin, d'influences aussi dissemblables, des auteurs ont admis que la nature de l'affection différait suivant celle de l'agent producteur, que la dyssenterie, due aux émanations putrides, était une forme morbide toute différente de la dyssenterie catarrhale, à frigore. La gravité de la dyssenterie des pays chauds a surtout fait attribuer à celle-ci une origine exclusivement infectieuse et une nature spécifique.

Or, ce qui domine surtout ici, c'est une différence, non de nature, mais de degrés, différence qui parfois s'atténue et disparaît devant des épidémies exceptionnellement graves observées en nos climats.

Rien d'étonnant à ce que la profondeur de la lésion progresse suivant le degré de latitude. Mais partout cette lésion a son point de départ dans le même élément anatomique, dans la couche vasculaire sous-muqueuse, dont Kelsch a si savamment démontré le rôle anatomo-pathologique.

La dyssenterie des pays chauds diffère donc de celle de nos climats par sa gravité immédiate; elle en diffère par sa tendance à la chronicité, résultat de la permanence de la cause morbide; mais elle n'en diffère pas, à mon avis, par une genèse plus infectieuse; je dirai plus : c'est peut-être dans les épidémies graves de nos climats, qu'il faut le plus songer à l'infection, car l'influence météorique y est moins énergique que dans la zone tropicale.

La plupart des épidémies de dysenterie indiquent bien plus une association de causes que l'action d'un facteur isolé, spécifique.

Pourquoi l'agriculteur, soit dans les saisons, soit dans les pays chauds, est-il atteint de dyssenterie plus fréquemment que l'habitant des villes? Pourquoi le soldat en campagne l'est-il plus que le soldat en garnison? C'est à la fois en raison de l'action plus puissante des météores dans la premier cas; en raison de la différence des eaux de consommation qui, purifiées et salubres dans les grandes villes, sont parfois si mauvaises dans les campagnes, en été surtout, époque où l'évaporation augmente régulièrement la quantité proportionnelle de principes nuisibles, renfermés dans les sources, les rivières, les fossés, les mares auxquelles il faut quelquefois recourir; en raison, enfin, du voisinage, plus intime à la campagne, des foyers d'infection putride.

La répartition géographique de la dyssenterie dans les diverses circonscriptions d'un même pays tient également à ce concours étiologique. Les rapports à l'Académie de médecine témoignent de la fréquence de la maladie en Bretagne. Les uns ont incriminé la saleté des habitations, la grossièreté de l'alimentation; d'autres, l'influence plus marquée en cette péninsule des brusques vicissitudes atmosphériques, consécutives aux sautes du vent du nord et du nord-est; nous pensons que ces éléments étiologiques se réunissent pour constituer un milieu épidémique spécialement favorable à la dysenterie.

f. *Contagion.* — La contagiosité de la dysenterie serait une preuve imposante de sa spécificité. Pour Linné, il existait un contage de nature parasitaire, opinion professée de nos jours par W. Budd, et que viendrait confirmer la récente découverte du microbe de cette affection (Widal, Cornil). J'estime qu'il est sage de ne pas se prononcer encore.

Je crois peu à la transmissibilité de la dyssenterie; des auteurs en ont cependant comparé le contage aux virus les plus tenaces; il adhérerait aux salles d'hôpital; il serait transportable à des distances considérables; l'arrivée d'un dysentérique dans tel village aurait contaminé successivement les habitants d'une maison, puis ceux des maisons voisines, et enfin toute une rue.

J'ai, pour mon compte, assisté à plusieurs épidémies de dyssenterie sans observer un seul fait de contagion : en 1859 notamment, au retour de l'armée d'Italie, les grands hôpitaux militaires de France, notamment ceux de Paris, furent remplis, presque encombrés de dysentériques; aucun de ces malades ne transmit son affection.

Il en eût été autrement sans doute si, au lieu d'avoir été placés dans des hôpitaux bien aménagés, ces dysentériques eussent été réunis en des locaux mal installés, comme ceux auxquels il faut souvent recourir en cas de guerre, et où l'on ne peut qu'imparfaitement soustraire, annihiler les évacuations intestinales. En ces dernières circonstances, surgit une des causes d'infection les plus efficaces dans la production de la dyssenterie, et dont Czernicki a démontré récemment encore tous les dangers; mais est-elle plus spécifique que les miasmes provenant des autres matières animales en putréfaction?

Aussi pensons-nous qu'en maintes circonstances où l'on a invoqué la contagion, la maladie ne fait que se développer de toutes pièces dans les conditions qui lui donnent habituellement naissance.

D'autres considérations permettent de la séparer de la plupart des affections transmissibles.

Ainsi la tendance aux récidives constitue dans la pathogénie de la dyssenterie un caractère opposé à la virulence.

Au point de vue clinique, la dyssenterie ne présente pas les allures régulières et le cycle fébrile des maladies spécifiques.

Même différence enfin au point de vue anatomique; on ne constate dans la lésion rien de particulier, qui la différencie des altérations banalement inflammatoires du gros intestin.

Rien ne prédispose plus à la dyssenterie que la diarrhée vulgaire qui en est le prodrome presque obligé. Par son étiologie, sa clinique, son anatomie, elle nous paraît donc une affection banale dont la pathogénie, bien que multiple, nous paraît suffisamment saisissable.

C. *Evolution.* — Comme les maladies météoriques, telluriques, et contrairement aux affections virulentes, les épidémies de dyssenterie sont d'emblée générales, frappant quelquefois brusquement un nombre considérable d'individus, une armée par exemple, si la cause surgit soudaine et suffisante comme un violent refroidissement de l'atmosphère; ou se développant plus lentement, mais encore parallèlement sur tous, quand la cause agit lentement elle-même, comme en cas de mauvaise alimentation ou d'émanations putrides.

Les épidémies de dyssenterie cesseront de même, simultanément, sur l'ensemble de la population atteinte, laissant quelquefois nombre d'organismes détériorés par la persistance des lésions, mais ne se perpétuant pas, comme les maladies transmissibles, par reproduction de la cause morbide. C'est comme le scorbut.

Dans les pays intertropicaux, les épidémies se prolongent sous forme d'endémie ininterrompue, vu la permanence de l'influence climatique. Dans les climats tempérés, elles sont presque toujours saisonnières, ne trouvant que pendant les quelques mois les plus chauds de l'année leurs conditions de production.

Toute épidémie qui, en nos climats, dépassera les limites saisonnières habituelles, dépendra vraisemblablement d'une alimentation vicieuse ou d'une infection.

D. *Morbidité.* — L'affection ne reconnaissant aucune immunité personnelle, le nombre des cas annuels égalera parfois ou dépassera celui des individus. Aux Antilles, aux Indes, et jadis en Algérie, il y avait annuellement, vu les récidives, 11 ou 12 cents cas de dyssenterie sur 1000 hommes d'effectif; à notre latitude, la morbidité s'élève souvent assez haut, mais grâce surtout, alors, au grand nombre simultané de diarrhées simples.

E. *Mortalité.* — La prédominance relative de ces formes légères explique la bénignité habituelle des dyssenteries saisonnières des climats tempérés; la léthalité ne dépasse guère le chiffre de 6 à 8 sur 100 malades; des épidémies militaires, en France, ont été absolument sans mortalité.

Dans les climats chauds, cette mortalité s'élève singulièrement, atteignant parfois, pour la dyssenterie aiguë seule, la proportion de 25 sur 100 malades, proportion énorme vu la tendance de l'affection à la généralisation pandémique; mais, de plus, ce pronostic s'aggrave par la fréquence du passage de la maladie à la chronicité. En effet, plus elle dure, plus elle devient incurable.

Les statistiques sont impuissantes à exprimer réellement l'élévation de la mortalité par dyssenterie des pays chauds, de nombreux valétudinaires venant succomber après leur renvoi dans la zone tempérée.

Mais ces différences suivant les climats ne sont pas absolues, et nous avons prouvé la gravité de certaines épidémies locales de dyssenterie sur divers points de notre territoire, et même en des régions plus septentrionales. Dans l'épidémie de Torgau, observée par Zimmermann, il y eut 158 décès sur 200 malades : et, plus au nord encore, en Irlande, au Kamtschatka, le pronostic de la maladie a quelquefois égalé en gravité celui qu'il présente sous les tropiques.

2° *Abcès du foie.* — A. *Géographie.* — Les abcès du foie constituent en nos climats, par leur rareté, une curiosité pathologique. C'est grâce au nombre considérable de malades revenant du Sénégal, de l'Algérie, que j'en ai recueilli, au Val-de-Grâce, plusieurs observations dont l'une est remarquable par son mode de terminaison (*ouverture dans la veine cave inférieure*).

Rien n'est mieux prouvé que leur progression numérique à mesure qu'on se rapproche de l'équateur.

Leur répartition n'est pas absolument uniforme, cependant, dans les localités de même latitude. D'après les observations recueillies par les médecins de l'armée anglaise des Indes, la morbidité annuelle de cette armée se rencontre à son maximum dans les présidences de Mysore et de Madras; et là, elle varie de 14 à 145 sur 1000 hommes d'effectif, suivant les districts occupés par les troupes (Voy. Hirsch), sans que l'altitude de ces districts ni leurs conditions météorologiques puissent rendre compte de semblables écarts. Avant de conclure à l'existence, dans les garnisons les plus frappées, d'influences nocives locales, comme un miasme, il est sage de se demander si les troupes résidant en chacune d'elles se trouvaient en des conditions absolument comparables comme prédispositions morbides.

Nous en dirons autant de la rareté relative des abcès du foie en Cochinchine, beaucoup moins atteinte que la zone de latitude correspondante de l'Indoustan; rareté due peut-être au fréquent renouvellement des troupes, qui ne laisse pas à la maladie le temps de se développer.

B. *Genèse*. — a. *Chaleur*. — La géographie des abcès du foie démontre l'influence de la chaleur. En Algérie, leur fréquence augmente surtout avec la température des localités occupées par nos troupes, comme Rouis l'a noté spécialement pour Blidah et Lalla-Maghrnia, tandis qu'ils sont inconnus ou fort rares dans les garnisons dont l'altitude atteint ou dépasse 1000 mètres : Médeah, Milianah, Tiaret, etc... Dans la zone algérienne voisine du littoral, le nombre de ces affections est donc fort restreint, tandis qu'elles deviennent communes sur les hauts plateaux limitrophes du Sahara, dont la température d'été acquiert une violence torride. Pendant son séjour à Laghouat, limite méridionale de l'Algérie, Marit a vu la mortalité par abcès du foie constituer le quart environ de la mortalité totale de la garnison française.

Plus l'été sera chaud, plus nombreuses seront les atteintes; si, en Algérie, les malades entrent aux hôpitaux surtout en automne, c'est en raison de la lenteur de l'évolution morbide qui date habituellement de quelques semaines ou de quelques mois au moment de cette entrée.

Suivant nombre d'auteurs, l'action de la chaleur serait secondée par les brusques abaissements quotidiens de la température dans la zone tropicale : ainsi Thévenot attribuait la fréquence des abcès hépatiques au Sénégal aux oscillations qui, du jour à la nuit, font souvent tomber le thermomètre de + 45° à + 18°. Le refoulement du sang vers les organes splanchniques et la répétition de ces brusques hypérémies peuvent préparer le travail inflammatoire.

b. *Miasmes palustres*. — Comme pour la dyssenterie, la coïncidence géographique, si fréquente entre les abcès du foie et les fièvres intermittentes, a fait invoquer l'action de la malaria. Ici encore l'esprit admettra volontiers que les frissons de l'abcès fébrile favorisent, par refoulement centripète, les hypérémies hépatiques; il y a même, dans l'évolution clinique des abcès du foie, des symptômes qui rappellent l'intoxication palustre (*accès fébriles périodiques*). Mais la meilleure preuve que la malaria ne les produit pas, c'est que, dans toutes les régions fébrigènes où ne règne pas la dysenterie (Rome, Grèce, tous les foyers palustres des climats froids et tempérés, et plusieurs de ceux des pays chauds), il ne se produit pas d'abcès hépatique.

c. *Dyssenterie.* — Il existe, au contraire, entre les abcès du foie et la dyssenterie, un rapport qui s'appuie sur deux ordres de faits, tous deux d'une grande valeur : 1° analogie de répartition géographique entre les abcès de foie et la dyssenterie des climats chauds, analogie telle que, dans nos recherches, nous n'avons pu découvrir aucune localité où ces abcès soient endémiques sans que la dyssenterie y règne sous formes graves; 2° affinité dans le processus morbide des deux affections, démontrée par cette circonstance importante que l'immense majorité des individus atteints d'abcès du foie sont des dysentériques; il y a des exceptions, nous-même en avons observé, mais elles sont fort rares, et la plupart des médecins qui ont pratiqué en Algérie, aux Indes, au Sénégal, ont constaté les lésions de la dyssenterie dans les autopsies de tous les sujets morts atteints d'abcès hépatiques.

La fréquence du développement de ces abcès, à la suite de la dyssenterie, augmente notablement à mesure que du quarantième degré de latitude on se rapproche de l'équateur; en Égypte, en Algérie, il est rare de rencontrer des abcès dans une proportion très considérable chez les dysentériques. En certaines localités d'Algérie, au début de l'occupation française, il y a eu cependant une fréquence remarquable d'abcès du foie, à Laghouat par exemple, à Tlemcen, où sur 240 autopsies Catteloup en a rencontré 47 fois; mais de telles proportions, à cette latitude, sont exceptionnelles, et n'ont plus été observées depuis que les troupes n'ont plus à subir les mêmes fatigues. Il en est autrement au Sénégal et aux Indes, où sur 51 autopsies de dyssenterie, Annesley a rencontré 26 fois des abcès hépatiques, par conséquent dans plus de la moitié des cas.

C'est Kelsch et Kiener qui ont soutenu avec le plus de talent la doctrine de l'identité du germe de ces deux affections.

De longue date, on a tenté d'établir la filiation morbide de l'une à l'autre. On a dit que, dans les pays chauds, la dyssenterie prédisposait spécialement à ces complications par sa nature infectieuse; nous avons vu que cette nature n'était pas le propre de la dyssenterie des climats chauds. Il est même à remarquer que ce sont les individus atteints de dyssenterie chronique, subaiguë, et chez lesquels, par conséquent, la période d'imprégnation miasmatique serait passée, qui sont plus spécialement atteints de ces abcès.

La pensée qui vient la première à l'esprit, et qui a été fréquemment formulée, est celle de la résorption, dans la cavité du gros intestin, soit de gaz putrides, soit de détritus des ulcérations intestinales, par les radicules de la veine porte. Tel est le processus des accidents observés à la suite de certaines affections de l'extrémité inférieure du gros intestin, ou des opérations pratiquées en cette région, en cas de fistules, d'hémorrhoïdes, etc. Alors surviennent souvent, dans le foie, des collections purulentes, rappelant celles que l'on produit chez les animaux par l'injection du mercure dans les veines mésaraïques.

Mais, en ces derniers cas, comme dans tous ceux de résorption purulente, les abcès hépatiques sont petits et nombreux, au lieu d'être volumineux et en nombre restreint comme dans les pays chauds ; il y a en même temps des traces d'inflammation veineuse, de pyléphlébite ; enfin des collections purulentes se retrouvent en d'autres viscères que le foie, contrairement encore à ce qui a lieu dans les abcès qui nous occupent.

Si, d'ailleurs, le point de départ des abcès des pays chauds était exclusivement l'ulcération dyssentérique, comment expliquer l'absence de ces abcès dans la dyssenterie des climats tempérés, où on ne les trouve pas une fois sur cent autopsies dans les cas même où les lésions sont aussi profondes que dans les pays chauds? leur absence, chez les sujets enlevés, soit par la fièvre typhoïde, soit par la tuberculose intestinale où l'intestin grêle et quelquefois le gros intestin sont parsemés souvent d'ulcérations vastes et profondes? Comment expliquer le développement d'abcès du foie, dans les pays chauds, chez un petit nombre de malades qui n'ont pas eu la dyssenterie, et en revanche la rareté extrême des abcès du foie chez les indigènes pour qui la dyssenterie est un fléau si terrible qu'aux Indes, par exemple, elle représente les trois quarts de leur mortalité totale?

Est-ce à dire que l'on doive contester à la dyssenterie un rôle pathogénique quelconque dans le développement de l'hépatite? Ce serait fermer les yeux à la lumière, et je ne comprends pas qu'on ait pu voir une simple coïncidence dans l'association de ces deux faits ; mais la dyssenterie n'en est pas la cause unique, et son action doit être complétée par le concours d'autres influences que nous avons à examiner :

d. *Conditions individuelles.* — De ces conditions, la plus importante, c'est la provenance d'un climat septentrional. En général même, plus est élevée la latitude de leur résidence antérieure, plus les étrangers sont aptes à l'affection.

Les nouveaux arrivés dans les pays chauds subissent parfois presque immédiatement une forme d'hépatite inflammatoire, à marche comparable à celle de la pneumonie, ne suppurant jamais ou presque jamais,

mais prouvant déjà leur susceptibilité spéciale; le développement des abcès s'accomplit, en général, plus tardivement, après quelques années.

Cette prédisposition est augmentée par diverses conditions antihygiéniques dont les deux principales sont les suivantes :

Exposition plus complète aux agents météoriques, ce qui nous explique la rareté relative des abcès du foie chez les femmes soit aux Indes (R. Martin), soit en Algérie. Cette influence est dangereuse surtout quand, par leurs conditions professionnelles, les individus sont, en outre, exposés à une somme exceptionnelle de fatigues, comme chez les moissonneurs, chez les soldats en marche. Si, en Algérie, les abcès du foie sont actuellement plus rares qu'au début de l'occupation, leur diminution tient non seulement à la rareté aujourd'hui plus grande de la dyssenterie, mais encore à l'installation plus complète de l'armée dans les villes, et à l'habitude prise de supprimer tout mouvement de troupes pendant la période estivale.

Abus des boissons alcooliques; l'ivrognerie qui, dans les pays froids, produit l'inflammation chronique du foie, la cirrhose, donne lieu à l'hépatite aiguë, aux abcès, dans les climats chauds. Cette influence, constatée en Algérie déjà, était jadis très marquée aux Indes, dans l'armée anglaise, notamment dans le nombreux personnel de valets qu'elle traîne après elle. L'alcoolisme a étendu son influence désastreuse aux populations indigènes, leur enlevant le bénéfice de leur immunité native.

Conclusions. — En résumé, la genèse des abcès du foie nécessite le concours de plusieurs facteurs : 1° chaleur atmosphérique considérable; 2° aptitude individuelle entraînée par la provenance d'un climat froid, parfois par l'alcoolisme; 3° mais surtout préexistence de la dyssenterie, celui de tous les éléments morbifiques qui semble le plus efficace.

C. *Morbidité et mortalité.* — Le rôle de cette affection, même en ses foyers d'endémicité, n'est en rien comparable à ceux de la dyssenterie et de la fièvre intermittente. La morbidité générale est faible d'abord, en raison de l'immunité habituelle de la population autochtone; de plus, les étrangers en sont bien moins atteints qu'ils ne le sont de l'une ou de l'autre des deux endémies précédentes. Des auteurs, et spécialement Morehead, ont involontairement exagéré sa fréquence en confondant, en leurs statistiques, les simples faits d'hépatite sans abcès et les cas de suppuration.

La même confusion nous explique la discordance des résultats mortuaires; tandis que pour Morehead il y a eu 86 guérisons sur 100 malades, Rouis, dont les relevés ne comprennent que des cas d'abcès, constate au contraire une mortalité de 80 pour 100.

La gravité de ces abcès varie d'ailleurs suivant les incidents créés par la migration du pus. Mais ce qu'il importe de noter encore ici, c'est le rôle joué par la dyssenterie, dont la persistance a une part énorme dans la mortalité des individus atteints d'abcès du foie, dans les cas même où le pus a trouvé une voie d'élimination.

§ 8. — Maladies pestilentielles.

Nous avons donné ce nom (Voy. art. QUARANTAINE, in *Dict. encycl. des sc. méd.* Paris, 1872) aux affections qui répondent habituellement à l'appellation de grandes épidémies : peste, choléra, fièvre jaune. Ce sont des maladies infectio-contagieuses de provenance exotique, et accidentelles en nos climats, par opposition au groupe des infectio-contagieuses banales. J'en ai résumé, comme il suit, les caractères dans mon *Traité des maladies épidémiques :*

A. *Caractères communs.* — Ces trois affections offrent les analogies suivantes : 1° origine endémique en des lieux souvent voisins d'un littoral maritime, où elles sont soumises à un cycle d'évolution multiannuelle, rappelant celui des autres maladies spécifiques; l'intervalle de leurs apparitions, en ces foyers originels, semble indiquer l'influence éventuelle de conditions transitoires, d'origine probablement atmosphérique, qui viendraient s'ajouter aux conditions locales habituelles, et réveiller l'activité des germes morbides; 2° tendance à des explosions épidémiques, en dehors de ces foyers, suivant la direction des communications humaines, avec préservation relative des régions peu habitées et des altitudes; ordinairement, ces explosions épidémiques s'accomplissent simultanément en diverses directions, sans doute encore par suite d'une influence atmosphérique générale, analogue à celle qui, en la même année, favorisera, sur des points éloignés, la nocuité des milieux typhoïgènes; on dit alors qu'elles deviennent envahissantes; 3° formation, sur leur parcours, de foyers secondaires où leurs germes peuvent se conserver longtemps, mais non définitivement; elles demeurent donc plus adhérentes à leurs berceaux originels que les autres maladies infectio-contagieuses; 4° elles ne naissent point en mer; l'irradiation extra-endémique exige un contact intime entre ces berceaux et l'intermédiaire de la transmission épidémique; 5° enfin elles présentent cet attribut commun, dépendant de leur exoticité, d'être justiciables de mesures de prophylaxie internationale.

B. *Caractères différentiels.* — Ces analogies ont parfois entraîné des généralisations erronées. L'épidémiologie de la peste diffère de celle de la fièvre jaune; elle ne ressemble que de loin à celle du choléra. Que, dans un cours, on groupe ces affections pour mieux en faire saillir les points communs, c'est un procédé pédagogique qui peut avoir des avantages, mais à condition de rétablir, par l'analyse des faits, leurs caractères différentiels.

Or, non seulement ces trois maladies diffèrent cliniquement, mais déjà nous avons vu s'affirmer plusieurs autres dissemblances : différence de leurs modes de transmission; diversité de leurs affinités pour tel climat, telle localité, telle saison, telles conditions individuelles; discordance absolue de leur évolution séculaire, etc.

I. **Pestes.** — A. *Pestes anciennes.* — Sous le terme générique de pestes, sont comprises plusieurs affections, étranges par leurs symptômes et leur extrême mortalité, mais, pour la plupart, absolument différentes de la peste à bubons. L'obscurité est complète sur les faits antérieurs au ve siècle avant notre ère. La première en date, et la plus célèbre des pestes anciennes, est celle de 426 ans avant Jésus-Christ, dite peste d'Athènes ou du Péloponèse. Comme causes, Thucydide invoque d'abord l'influence des grands événements naturels de l'époque, tremblements de terre, éruptions volcaniques de l'Etna et des îles Lipari ; avec un tact remarquable, il entre dans le détail de conditions d'ordre plus topique : stérilité des plaines de l'Attique, encombrement de la ville par les troupes et les gens de la campagne, arrivée en cette ville de soldats atteints déjà de l'affection, conditions dont chacune, adoptée d'une façon exclusive, a fait accuser par les uns la famine, par d'autres l'encombrement, par d'autres enfin la contagion.

La multiplicité des facteurs étiologiques et l'étrangeté des symptômes devaient aussi entraîner forcément l'expression de bien des opinions différentes sur la nature de cette maladie qui, en somme, est encore à déterminer.

On n'est guère mieux fixé sur la nature des deux principales épidémies pestilentielles suivantes : celle des Antonins ou de Galien (165 après J.-C.), et celle de saint Cyprien (251). On les a rapprochées de la peste d'Athènes pour en faire un groupe de pestes pustuleuses à opposer aux pestes à bubons (Kraus, Anglada). La similitude de ces trois fléaux est très incomplète. Peut-être, néanmoins, est-il intervenu en chacun d'eux, ne fût-ce qu'à titre de complication, un élément pathogénique trop négligé, l'influence alimentaire; en insistant sur la fréquence des vastes ulcérations, de la gangrène des membres, les narrateurs de ces trois épidémies nous ont toujours inspiré la pensée de la possibilité d'une intoxication céréale, analogue à celle qui, au moyen âge, produisait le mal des Ardents, et dont nul contemporain ne soupçonnait, non plus alors, le rôle étiologique.

B. *Peste à bubons, peste d'Égypte :* 1° *Limites endémiques.* — Le nom de peste d'Egypte, vulgairement employé comme synonyme de peste à bubons, a contribué à restreindre, d'une manière erronée, les limites du berceau originel de cette affection.

Le foyer pestilentiel le plus important, par son rôle sur notre monde à nous, habitants de l'Europe occidentale, a été certainement le foyer égyptien, compris entre le Delta du Nil et la première cataracte. Mais la peste a trouvé ses conditions d'élaboration originelle sur une surface d'une bien autre étendue, entourant, durant des siècles, la Méditerranée d'un vaste demi-cercle dont la Syrie est le centre, dont les extrémités sont la Barbarie et la Moldo-Valachie. Ce n'était pas là une ceinture bornée au littoral méditerranéen; elle plongeait profondément en certaines masses continentales, en Asie notamment, où elle pénètre encore aujourd'hui : au nord jusqu'aux rives de la mer Noire et de la Caspienne, au sud jusqu'au voisinage du golfe Persique, sans que rien nous permette d'en indiquer même approximativement les limites vers l'est.

J'estime, pour mon compte, que le foyer originaire de la peste à bubons s'étend fort avant dans le continent asiatique, pénétrant jusque dans l'empire chinois, et qu'il n'existe point entre l'ancienne endémie du littoral méditerranéen, ou peste d'Egypte, et la peste indienne (peste asiatique, peste noire, pneumonique, hémoptoïque) une scission géographique, originelle, aussi complète qu'on l'admet.

2° *Limites épidémiques.* — Les irradiations épidémiques s'accomplissent surtout dans les climats tempérés et les climats froids. D'où la direction, à peu près fatale vers l'Europe, des explosions originaires de l'Égypte, la maladie née en ce dernier pays n'ayant chance de développement que vers le nord. Son peu d'affinité pour les climats chauds correspond, comme sa coïndence avec l'hiver en Égypte, aux expériences qui auraient prouvé que le contage pestilentiel ne résiste point à une température de + 50 degrés.

L'expansion de la peste, en longitude, est plus limitée aussi que celle de la fièvre jaune et du choléra; elle a pu atteindre l'extrémité occidentale de l'Europe (Irlande en 1402 et 1493); mais jamais l'Amérique n'a été touchée, malgré l'établissement de ses relations maritimes avec l'ancien monde au moment où la peste arrivait à son maximum d'expansion. En Europe, l'étendue des irradiations épidémiques a diminué à mesure que se circonscrivait davantage le berceau de l'endémie pestilentielle; ainsi l'Angleterre a joui d'une immunité absolue à partir de l'époque (fin du XVIIe siècle) où le foyer originaire de l'affection a été surtout confiné en Orient, et spécialement en Égypte. Ces faits me paraissent tenir à la rapidité d'explosion de l'épidémie à bord des navires contaminés; les documents, réunis par les institutions sanitaires, témoignent que jamais la peste n'a éclaté plus de six jours après leur départ; à l'époque où cette maladie était commune, c'est-à-dire avant l'application de la vapeur à la locomotion maritime, l'épidémie n'avait donc point chance de durer jusqu'à la fin de traversées, alors toujours beaucoup plus longues qu'aujourd'hui.

3° *Évolution saisonnière.* — La peste, en Égypte, est une affection de la saison froide; P. Alpin notait sa cessation en été; Bruant, Assalini ont insisté sur la fatalité de son apparition au mois de décembre, de sa disparition au mois de juin suivant. Tholozan a démontré également son affinité pour l'hiver en Mésopotamie. Plus au nord, à Constantinople par exemple, la maladie se manifestait en été, comme si la chaleur de cette saison n'y suffisait plus à l'extinction des germes; mais, là encore, elle était parfois terrible en hiver, à preuve cette épidémie de 1812, où il mourait 2,000 personnes par jour, et où la neige était couverte de cadavres.

4° *Évolution multiannuelle.* — Nous avons dit que, semblable à la plupart des maladies infectio-contagieuses et virulentes, la peste était assujettie à un cycle multiannuel, séparé par des intervalles d'immunité plus ou moins complète.

Ce cycle comprend deux ordres de faits : 1° Souvent les recrudescences sont simultanées en des foyers éloignés les uns des autres, sans communication réciproque, comme sous une influence générale commune; les recrudescences actuelles, non seulement en Perse et en Mésopotamie, mais dans l'Inde anglaise (1877) et en Chine, confirment les observations antérieures. Cette simultanéité, sur des points éloignés, n'est pas spéciale à la peste; il en est de même de la fièvre typhoïde, si commune sur l'ensemble d'un pays en telles années, si rare en d'autres, parce que, sans doute, les qualités atmosphériques nécessaires à l'activité de ses germes ne sont point constantes; 2° Les irradiations de la maladie, en dehors de ces foyers, s'accompliraient elles-mêmes à intervalles assez réguliers, mais plus considérables que ceux des recrudescences endémiques: les épidémies, revenant tous les huit ou dix ans en Égypte, débordaient tous les trente ou quarante ans sur les pays voisins; suivant Tholozan, les grandes épidémies, en Mésopotamie, seraient séparées par des intervalles de 30 ans environ, résultant de l'irruption des épidémies qui apparaissent tous les 6 ou 8 ans au nord de cette région. Nous avons dit que ces lois ne devaient pas être considérées comme fatales; ce qui le prouve, c'est la discordance entre la date des atteintes des localités d'un même pays, ou de pays voisins, discordance en rapport, comme pour la variole et la fièvre typhoïde, avec les variations multiannuelles d'aptitude de chaque population locale, variations dont les anciens loïmographes nous ont fourni maintes preuves.

5° *Evolution séculaire.* — L'historique de l'affection démontre qu'elle est bien antérieure au sixième siècle de notre ère, époque à laquelle on l'a fait longtemps commencer.

La première expansion certaine de la peste, hors de ses foyers, est, il est vrai, l'épidémie de 542 après Jésus-Christ, dite peste de Justinien, d'où cette croyance que la peste à bubons ne datait que du sixième siècle, erreur identique à celle des auteurs qui, ignorant l'endémicité du choléra aux Indes, pensèrent que cet autre fléau était né vers 1830, date de sa première pénétration en Europe.

L'évolution séculaire des épidémies pestilentielles subit un mouvement ascendant jusqu'au douzième siècle, mouvement aboutissant à une véritable période d'état qui dure jusqu'à la fin du seizième, et correspond à cette constitution pestilentielle durant laquelle nombre de localités d'Europe étaient devenues des foyers adventifs de la peste à bubons, foyers bien plus tenaces que ne l'ont été, au siècle actuel, les foyers européens de choléra.

Le déclin de la peste fut signalé, pendant le dix-septième siècle, par de terribles adieux aux grandes villes de l'Europe (Voy. L. Colin, *Traité des maladies épidémiques*).

Dès lors, plus de peste autochtone dans l'Europe occidentale; la dernière grande épidémie de France (peste de Marseille de 1720) fut importée. Depuis cette époque, il n'y eut, dans l'Europe occidentale, que des épidémies circonscrites aux îles et au littoral méditerranéen.

Le mouvement de retrait est plus lent dans l'Europe orientale. Là aussi cependant, la décroissance est certaine, s'accomplissant, sous l'œil des générations actuelles, dans un de ses anciens foyers les plus tenaces, les provinces danubiennes.

Cette décroissance, en Europe, correspondait à l'atténuation de la maladie en Égypte où, depuis 45 ans (1844), elle n'a plus reparu.

L'année 1844 devait-elle signaler l'extinction définitive du fléau? Après un intervalle de 14 ans, considéré comme preuve de cette extinction, la peste reparaît en petites épidémies, d'une part au nord de l'Afrique (Benghazi en 1858 et 1874), d'autre part en Asie (Mésopotamie en 1867, Arménie et Kurdistan en 1871, Arabie en 1873-74, Syrie en 1876, plusieurs localités au nord de la Perse en 1877-78, etc.).

Ces épidémies récentes en Asie et en Cyrénaïque indiquent-elles un déplacement du foyer originaire de l'affection vers l'est et l'ouest? Nous ne le pensons pas, car ces diverses localités étaient frappées déjà et plus gravement autrefois; la circonscription de leurs atteintes actuelles, leur étude plus complète par des observateurs éminents, en tête desquels se placent Hirsch, Radcliffe, et Tholozan, a donné à ces atteintes plus de notoriété, mais nous n'y voyons que le reliquat d'épidémies autrefois bien plus importantes et moins localisées.

Ce qui donne, pour l'avenir, un caractère inquiétant à l'épidémie qui a éclaté près d'Astrakan (épidémie de Vetlianka, hiver 1878-1879), c'est son apparition en dehors des limites que la maladie n'avait pas franchies depuis plus de 70 ans.

Heureusement pour l'Europe, il ne me semble pas que l'on puisse s'arrêter à la pensée de la naissance spontanée de l'affection sur les bords du Volga, pensée que réfute la longue période d'immunité antérieure de cette région; je ne saurais l'accepter qu'en désespoir de cause, s'il était prouvé qu'entre le sud-est de la Russie et les foyers pestilentiels de la Perse et du Caucase, se soit élevée, en ces dernières années, quelque barrière insurmontable. Or, c'est précisément l'inverse; non seulement les communications existent, mais jamais elles n'ont été plus actives que depuis douze ans, soit par la mer Caspienne, entre Recht atteinte de peste depuis 1877 et Astrakan recevant, sans entraves, les provenances infectées peut-être de cette ville ; soit par les voies de terre qui, pendant la guerre turco-russe, ont mis en rapport plus fréquent le bassin du Volga et les montagnes d'Arménie.

6° *Étiologie.* — L'obscurité de cette question engagea la commission académique de 1846 à attribuer la maladie, en Égypte, au concours d'influences banales : L'habitation dans des maisons basses, mal aérées, encombrées ; l'air chaud et humide ; l'action des matières animales et végétales en décomposition ; une alimentation malsaine et insuffisante ; une grande misère publique et morale.

Un semblable éclectisme ne répond guère à la physionomie clinique si spéciale de la peste, ni à sa virulence.

Le milieu pestilentiel diffère des milieux typhigènes et typhoïgènes, en ce qu'il n'est point susceptible de se constituer en tous lieux.

Ce milieu épidémique est d'ailleurs difficile à déterminer. On a exagéré l'influence des plaines basses et humides. Nous-même avons indiqué le bénéfice, contre la peste, de quelques altitudes voisines des foyers les plus intenses, et en communication active avec ces foyers. L'explosion du mal en des régions montagneuses (Caucase, Arménie, Anatolie, de 1800 à 1840, Liban en 1841, à plus de 1000 mètres d'élévation d'après Robertson, Mésopotamie en 1867, montagnes de l'Assyr en Arabie en 1874) témoigne cependant qu'il peut se développer à des hauteurs bien plus considérables que celles qui semblaient préservatrices, comme la citadelle du Caire. Les germes pestilentiels, qui ne résistent point à la chaleur, ne trouvent-ils même pas des conditions climatiques d'entretien en ces pays de montagnes ?

Aussi pensons-nous que, dans la majorité des cas, les altitudes ont été préservatrices parce qu'elles étaient en dehors des foyers pestilentiels. Nous verrons la peste cesser, comme la fièvre typhoïde, par la simple évacuation de ces foyers, et par l'installation, en rase campagne, sans recours aux altitudes, des agglomérations atteintes.

L'influence palustre, invoquée surtout en raison de la topographie de l'Égypte, répond peu à l'appréciation de l'ensemble des faits.

Les miasmes de la putréfaction animale, surtout ceux qui résultent d'inhumations incomplètes ou trop superficielles, sont considérés comme plus efficaces ; la maladie se rapproche, cliniquement, plus des affections typhoïdes que des maladies telluriques ; mais si l'on discute les preuves invoquées, on ne peut admettre qu'une analogie lointaine de nature entre le virus pestilentiel et le poison des cadavres.

La malpropreté, l'encombrement, la famine, signalées, récemment encore, comme cause de la peste dans le Kurdistan et à Benghazi, sont des influences trop banales pour un mal aussi spécifique. Mais elles jouent un rôle important dans l'expansion de la peste ; ce sont les éléments les plus appréciables du milieu épidémique. Si le contage pestilentiel a pénétré parfois dans les quartiers les plus salubres de certaines villes, en ménageant divers foyers d'infection putride, ce sont là des exceptions qu'on ne peut ériger en règle, ni invoquer contre la puissance de l'hygiène. Ce serait oublier que la civilisation a chassé la peste des lieux qu'elle désolait le plus autrefois, de l'Égypte, donnant un éclatant démenti au triste fatalisme de Clok-Bey, suivant qui les progrès de l'hygiène ne devaient « retarder ni d'un jour, ni d'une heure, l'apparition de nouvelles épidémies ».

Si, aujourd'hui, le mal n'apparaît plus en Égypte; si, en Europe, il n'a frappé en dernier lieu (hiver 1878-1879) que ces peuplades de la Russie qui, par leur demi-barbarie, appartiennent plutôt à l'Asie qu'à l'Europe elle-même, c'est, au moins espérons-le, parce qu'ici, comme en Égypte, il ne trouve plus ses conditions de milieu.

L'influence des causes débilitantes communes est affirmée par la prédisposition spéciale des cachectiques, notamment celle des scorbutiques.

Pour le même motif, sans doute, la peste se développe, en général, plutôt sur la population autochtone que sur les nouveaux venus; l'immunité relative de certaines catégories (porteurs d'eau, marchands d'huile, etc.), l'aptitude plus marquée des hommes de couleur nous semblent tenir moins à des influences de race et de profession qu'à la différence des conditions hygiéniques des individus. L'immunité, conférée par une première atteinte, est moins absolue qu'on ne l'admet et s'épuise parfois rapidement. Et cependant les observations de Pugnet démontrent que l'on peut, par accoutumance graduelle, acquérir une assuétude préservatrice aux milieux pestilentiels les plus intenses.

La contagion de la peste nous a servi à la démonstration du rôle de la contagion dans les épidémies. La peste à bubons est surtout transmissible, non par le contact des pestiférés ou de leurs cadavres, non par celui des hardes et des marchandises, mais, comme les affections typhiques, par l'atmosphère des logements des pestiférés. On sait le mot de Rigaud, atteint au Caire en 1835 de la peste qui devait l'emporter, à F. de Lesseps : « Venez me voir vingt fois par jour, si vous le pouvez, mais ne restez jamais plus de cinq minutes dans ma chambre. »

Le virus atmosphérique, qu'il soit gazeux ou solide, figuré ou non, joue, ici encore, le rôle principal dans la diffusion épidémique; l'action en est plus assurée peut-être que celle des inoculations dont le résultat est loin d'avoir été toujours positif. Pendant l'expédition d'Égypte (1798-1799), presque tous les médecins français de grade peu élevé, chargés du service des gardes, subissant jour et nuit l'action de l'atmosphère pestilentielle, furent enlevés par l'épidémie ; il en avait été de même du personnel résidant à l'hôpital de Moscou en 1771 (Mertens) et quand, en 1874, Laval se renfermait lui-même, en un village, près de Benghazi, dans le quartier des pestiférés dont il avait prescrit l'isolement, il se dévouait au mode de contamination le plus efficace, par réclusion dans l'atmosphère virulente. Cette atmosphère n'est-elle point l'intermédiaire de la contamination de la plupart des autres corps contumaces, spécialement des murs et parois des maisons, etc.?...

De ce que ce mode contagieux est un des plus redoutables, il ne faut pas le considérer comme le seul efficace; le danger peut survivre à la mort du pestiféré. L'importation de la peste, par les voies terrestres et maritimes, prouve sa transmissibilité par divers autres intermédiaires, surtout par les effets des malades, s'ils n'ont subi une température élevée.

La circonscription actuelle de la peste résulte, en partie sans doute, de l'isolement relatif de ses foyers d'endémicité. La Russie ne doit-elle pas son immunité habituelle à ces régions désertes, situées au nord du Caucase, qui, par leur étendue et l'immobilité de leurs populations, lui ont servi de rempart contre l'Arménie et le nord de la Perse jusqu'au moment de la guerre 1877-1878?

Quant au transport maritime, qui a joué le plus grand rôle dans les épidémies de l'Europe, c'est surtout par la Méditerranée, la mer Noire, et récemment peut-être par la mer Caspienne qu'il s'est opéré. La peste peut-elle suivre d'autres itinéraires maritimes? Est-il à craindre pour l'Europe que les épidémies de Mésopotamie, arrivant au golfe Persique, soient importées par la navigation dans la mer Rouge, et de là, gagnant l'Égypte, reconstituent de nos jours ce redoutable foyer d'où le fléau émanait sur tout le littoral méditerranéen. Sans contester la possibilité d'un tel itinéraire, nous espérons qu'il serait conjuré par certaines difficultés : d'abord par l'atténuation que subissent les germes pestilentiels à mesure que l'on se rapproche de l'équateur ; un bâtiment infecté qui, contournant la péninsule Arabique, pénétrerait ainsi largement dans la zone intertropicale, serait, au point de vue de la peste, dans des conditions analogues à celles où serait, relativement à la fièvre jaune, un navire imprégné de vomito et faisant route par les mers polaires ; le froid tue le germe de la fièvre jaune, la chaleur anéantit celui de la peste. De plus, l'immunité de l'Égypte, à l'égard de la peste, depuis 1844, sa préservation au milieu de quelques recrudescences en des pays voisins, semblent indiquer la cessation ou, tout au moins, l'atténuation considérable de son aptitude aux épidémies pestilentielles.

Si le germe de la peste ne semble pas très persistant à bord des navires, il peut au contraire conserver ses dangers, sa vitalité si, pendant assez longtemps dans une localité qui a renfermé des pestiférés : Prus rapporte l'histoire d'un couvent voisin de Jérusalem, dans lequel s'étaient réfugiés grand nombre de chrétiens atteints de l'épidémie ; après le départ de toutes ces personnes, les religieux se renfermèrent dans ce couvent en stricte quarantaine, croyant se préserver par l'isolement ; il en mourut 22 sur 63.

7° *Morbidité, mortalité.* — Dans ses explosions épidémiques générales, le rôle obituaire de la peste a dépassé celui de la fièvre jaune et du choléra; la morbidité et la mortalité atteignent leur maximum en une affection qui enlève le tiers, la moitié de la population envahie; en ce siècle, les épidémies d'Odessa, de Bukarest, la récente épidémie de Bagdad présentent encore la gravité de celles des temps passés.

Ce n'est guère que lors de sa première explosion sur l'Europe (peste de Justinien, VIe siècle), que la peste a été remarquable par l'égalité de niveau des ravages accomplis sur tout son parcours. Habituellement même, l'affection n'est pas également meurtrière pendant tout son règne; au déclin de l'épidémie, elle prend souvent une telle bénignité chez les derniers atteints que l'on a vu, à Moscou en 1771, en Égypte en 1799, les malades procéder eux-mêmes au pansement de leurs bubons pestilentiels; les symptômes généraux sont alors réduits à la somme de fièvre correspondant à la suppuration des glandes. Dans les foyers pestilentiels, et dans l'intervalle des explosions graves, règnent souvent des affections fébriles avec bubons, mais sans charbons ni pétéchies, véritables pestes bénignes qui, à Vetlianka même, comme autrefois en Égypte, en Mésopotamie, ont précédé la période épidémique. La peste est une des affections dont on a le plus dit qu'elle absorbait toute autre maladie pendant son règne. L'exemple de l'armée française en Égypte (1799) prouve la simultanéité des autres affections, notamment des fièvres intermittentes et de la dysenterie. L'influence de la peste sur l'état sanitaire général se serait traduite quelquefois par des douleurs dans les glandes inguinales, des furoncles, des anthrax spécialement chez ceux qui ont été atteints antérieurement de cette affection.

C. *Peste noire.* — La peste de 1348, peste noire, *mors nigra, pestis peripneumonica*, constitue le type le plus complet des attributs de la grande épidémie : étrangeté clinique, obscurité profonde de l'étiologie, généralisation à toutes les parties du monde, à toutes les classes de la société et à tous les âges de la vie, d'où une léthalité sans exemple jusqu'alors.

Deux circonstances diminuent cependant cette étrangeté de la mort noire. La première est sa parenté indéniable avec la peste à bubons. Si le début de la peste noire est plus grave; si la pâleur et l'algidité s'accompagnent fréquemment d'hémorrhagies pulmonaires, chez les rares survivants apparaît le bubon, trait d'union entre ces deux formes morbides dont les berceaux originels sont peut-être moins distants l'un de l'autre qu'on ne l'admet. La seconde est l'existence actuelle d'une maladie cliniquement identique à la peste noire : c'est la peste de l'Inde, peste de Pali, de Mahamurrée, endémique sur les pentes sud de l'Himalaya, et qui, en ce siècle, a occasionné plusieurs épidémies au nord des possessions anglaises, du bassin de l'Indus à celui du Gange, épidémies bien étudiées par Hirsch. Ces épidémies modernes rappellent la *mort* du XIVe siècle par leur gravité, détruisant parfois, presque en entier, la population de villages indiens; par leur évolution clinique, qui débute par des accidents pulmonaires; par leur affinité pour les hautes montagnes, puisqu'elles sévissent à plus de 3000 mètres de hauteur, offrant ainsi cette tendance vers les altitudes de l'épidémie de 1348 dont les ravages atteignirent leur maximum dans les régions montagneuses de l'Europe; peut-être enfin, nous l'avons dit plus haut, par l'identité de leur berceau originel, (voy. p. 19).

II. Fièvre jaune. — 1° *Limites endémiques.* — Deux foyers principaux d'endémicité : 1° l'un comprenant le littoral du golfe du Mexique, s'étendant au nord jusqu'à la limite méridionale des États-Unis, au sud jusqu'à l'embouchure de l'Orénoque; 2° l'autre répondant à la partie de la côte occidentale de l'Afrique comprise entre Sierra-Leone au nord, et l'embouchure du Congo au sud (8° lat. sud). Les limites de ces deux foyers sont loin d'être mathématiquement déterminées; mais on a été trop enclin, surtout depuis Chervin, à les reculer, en y englobant des régions où la fièvre jaune n'apparaît que par importation; d'après les observateurs les plus autorisés, il semble bien établi qu'en Amérique les épidémies, si communes aux Antilles et aux États-Unis, jusques et y compris la Nouvelle-Orléans, ont toujours été de provenance mexicaine, de même qu'en Afrique les épidémies du Sénégal et de Gorée seraient non point autochtones, mais importées soit de Sierra-Léone, soit du Nouveau-Monde.

Ces deux foyers se sont-ils développés indépendamment l'un de l'autre? Pour plusieurs auteurs, c'est sur la côte africaine qu'aurait été primitivement élaboré le germe du vomito qui, par importation, aurait fécondé le foyer mexicain. J'ai combattu cette opinion, et je considère comme originairement distincts ces deux centres d'élaboration, dont l'analogie morbifique peut tenir à leurs conditions similaires de climat et de voisinage d'un même océan.

2° *Limites épidémiques.* — La puissance d'irradiation épidémique de ces deux foyers est complètement différente; la circonscription plus étroite, et la rareté des épidémies engendrées sur la côte d'Afrique me paraissent surtout tenir à la rareté relative, sur cette côte, de la population blanche. C'est, au contraire, par les irradiations de son foyer américain que la fièvre jaune a pénétré à l'est jusqu'à Livourne; qu'elle s'est étendue du 50e degré de lat. nord (Canada et Southampton) au delà du 35e degré de lat. sud (Montevideo); qu'elle a cessé de se limiter au bassin Atlantique, et fait ses premières étapes sur le littoral de l'Océan pacifique.

3° *Évolution annuelle.* — Partout la maladie est une affection de la saison chaude; ce n'est que dans les pays très chauds qu'elle est susceptible d'apparaître en tous temps; mais, là encore, les cas sont rares et sporadiques en hiver; l'épidémie généralement est estivale. Dans les ports des climats tempérés, elle sera d'autant plus courte qu'elle aura été importée à une date plus voisine de l'abaissement annuel de température.

4° *Évolution multiannuelle.* — On a considéré la fièvre jaune comme revenant tous les six ou huit ans au Mexique, tous les quinze ou vingt ans aux Antilles. Des observations récentes démontrent que le cycle multiannuel de ces épidémies est soumis à de grandes irrégularités. Il suffit d'un nombre exceptionnel d'étrangers à la Vera-Cruz pour y faire naître une épidémie de fièvre jaune n'importe quelle année (Fuzier); l'interdiction des ports du Mexique, par un blocus, en reculera au contraire indéfiniment l'apparition.

5° *Évolution séculaire.* — Suivant Herrera, le vomito aurait, de toute antiquité, sévi aux Antilles, et moissonné les Espagnols dès leur arrivée à Saint-Domingue. Mais les épidémies incontestables datent du commencement du XVIIe siècle. En Europe, également, le vomito a, sans doute, apparu plus tôt que ne l'indiquent les premières relations (épidémie de Lisbonne de 1723). Depuis cette dernière date jusqu'en 1857, année où Lisbonne, encore, subit une épidémie si intense, les apparitions en furent communes dans les principaux ports de la péninsule ibérique.

Il est remarquable qu'à partir de cette année 1857, malgré l'augmentation incessante des communications maritimes entre les deux mondes, malgré les chances d'importation créées par l'expédition française au Mexique, l'affection n'ait plus donné lieu à de grandes épidémies en Europe; dans cette période de plus de quarante ans, on ne peut guère citer que les petites épidémies de Saint-Nazaire (1861) et de Barcelone (1870).

C'est vers l'hémisphère sud et vers la côte du Pacifique que semble se continuer l'évolution séculaire de l'affection. Il y a cinquante ans, le vomito n'avait pas dépassé l'équateur, et Cayenne constituait son extrême limite méridionale; son point le plus occidental était Tampico, au fond du golfe du Mexique. Or, depuis 1849, il a vers le sud envahi le Brésil, descendant au delà de Montevideo et de Buénos-Ayres; vers l'ouest il a gagné la côte occidentale du Pacifique (Chili et Pérou en 1852, San-Salvador en 1867).

6° *Étiologie.* — Beaucoup d'observateurs ont considéré la fièvre jaune comme un mode d'impaludisme, non seulement au Mexique, mais sur la côte occidentale d'Afrique. Mais les différences l'emportent sur ses analogies avec les fièvres intermittentes.

Fuzier considère comme élément étiologique principal la décomposition des matières organiques, celle en particulier des résidus provenant de l'homme, quand ces matières ont éprouvé une fermentation spéciale, par le cours d'une température au moins modérée, d'un état électrique considérable, d'une humidité provenant du mélange des vapeurs d'une atmosphère marine et d'une atmosphère terrestre. Il démontre la localisation des foyers originels de la Vera-Cruz en certains quartiers, et même en certaines maisons de la ville, mal ventilées, avoisinant les égouts, donnant sur des ruelles humides. C'est donc là surtout une maladie urbaine. Et cependant cette ville de Vera-Cruz est largement ouverte du côté de la mer, presque sans abri contre les vents du nord qui la balayent avec violence ; aussi nous semble-t-il que cette insalubrité doit être d'une nature spéciale ; et son obscurité nous ramène à l'étude des conditions saisissables de milieu épidémique qui sont les suivantes :

A. *Météores.* — L'influence de la chaleur, indiquée déjà par la topographie des foyers originels du vomito, est démontrée en détail par la différence de durée et de fréquence des épidémies, suivant le degré de latitude. Voilà pourquoi certains ports de l'Espagne et de l'Italie ont été si cruellement et si fréquemment éprouvés par la fièvre jaune, tandis que plus au nord, sur les côtes de France, à Brest, à Saint-Nazaire, et mieux encore sur les côtes d'Angleterre (épidémie de Southampton), l'affection n'apparaît que rarement, et dure fort peu, le nombre de jours, assez chauds pour l'évolution des germes morbides, diminuant à mesure qu'on remonte vers le nord. Cette influence ressort également de l'observation des épidémies nautiques. La sécheresse seconde l'action de la chaleur, aussi bien dans le foyer d'endémicité qu'en dehors de ce foyer. L'épidémie de Cadix, en 1800, fut précédée de trois mois de sécheresse exceptionnelle.

Si l'abaissement de la température ambiante au-dessous de $+20°$ suspend le cours des épidémies, l'anéantissement définitif des germes exige un froid bien plus considérable, et nous avons indiqué les chances de réapparition des épidémies aux diverses latitudes, suivant que les gelées s'y manifestent plus ou moins régulièrement chaque hiver.

B. *Lieux.* — La circonstance locale dominante, c'est le voisinage du littoral de la mer ou des fleuves navigables.

Pendant les guerres de 1873, le vomito a remonté à plus de deux cents lieux (jusqu'à l'Assomption) le cours du Paraguay, et plus récemment (1878), il a remonté de même le Mississipi et le Sénégal. La pénétration intra-continentale s'accomplit surtout par les vallées fluviales dont les cours d'eau sont largement navigables. Sous ce rapport, la fièvre jaune diffère du choléra et de la peste, qui ont quelque affinité aussi pour le littoral maritime et les grands cours d'eau, mais qui, dans leurs recrudescences locales comme dans leurs expansions épidémiques, pénètrent si facilement à l'intérieur des continents, en suivant aussi bien les routes que les fleuves.

La pleine mer est aussi peu favorable que l'intérieur des continents à l'élaboration du vomito ; si les épidémies éclatent parfois au large, elles n'y naissent point, même dans le golfe du Mexique, bien qu'on ait invoqué ici l'action nocive de certains madrépores communs en ce golfe ; leur apparition nécessite le contact médiat ou immédiat du navire avec un foyer primitif ou secondaire. Ni l'humidité de la cale, ni l'insalubrité banale du chargement ne suffiront à engendrer la maladie ;

sans quoi, elle surgirait aussi bien dans l'Océan indien que dans les ports du Mexique. Une autre condition topographique du développement du vomito, c'est la faible altitude des localités au-dessus du niveau de la mer; la préservation des hauteurs est peut-être d'origine complexe, comme pour la peste; elle peut dépendre de l'éloignement du littoral, d'autant plus considérable en général que cette altitude est plus élevée.

C. *Conditions sociales et individuelles.* — La fièvre jaune exige en général pour son développement un certain chiffre d'habitants, chiffre dont on a même fixé le minimum à 4 ou 5000. Rien de frappant comme la fréquente préservation des petits centres de population, ou des camps établis à la périphérie des villes atteintes, Vera-Cruz, Nouvelle-Orléans, Barcelone. Pour démontrer que cette loi n'est pas absolue, il suffit de citer la dernière épidémie du Sénégal où, en quelques mois (juillet à octobre 1878), sur 580 habitants européens disséminés en plusieurs petits postes, il en est mort 250 du vomito.

L'immunité, presque absolue pour celui qui a subi une première atteinte, n'est que relative pour ceux qui ont séjourné dans un foyer de vomito pendant une recrudescence épidémique.

La prédisposition, au contraire, est d'autant plus marquée que l'individu est plus récemment arrivé sur le théâtre de l'épidémie; qu'il provient d'une région plus septentrionale; qu'il appartient à la race blanche pure de tout mélange.

Le mal s'attaque surtout aux constitutions robustes, aux tempéraments sanguins; aux individus jouissant d'un bien-être relatif; contrairement à presque toutes les pyrexies, la fièvre jaune frappe plus l'officier que le soldat. A Lisbonne, 75 officiers sur 100 sont atteints; et les soldats ne le sont que dans la proportion de 25 p. 100. Toute cause excitante, marche au grand soleil, alcoolisme, augmentent cette prédisposition.

Il y a des professions dangereuses : celles de portefaix, canotiers, douaniers, gardes de santé, etc., surtout celles des personnes exposées, à divers titres, aux émanations des navires de provenance suspecte, comme on l'a vu en tant de circonstances, et notamment dans les dernières épidémies d'Europe, à Lisbonne en 1857, à Saint-Nazaire en 1861, et enfin à Barcelone en 1870.

Ces diverses raisons me paraissent expliquer la fréquence relative du mal chez les hommes. Voilà aussi pourquoi il est si grave en certains grands ports de mer. Ici les quartiers maritimes, spécialement aptes à l'élaboration originelle et à la contamination secondaire, sont plus considérables. Ils sont, de plus, l'aboutissant d'une immigration incessante de nouveaux venus, particulièrement prédisposés; tel est, sans doute, le motif principal de l'expansion moderne de la fièvre jaune sur le littoral de l'Amérique.

Si les épidémies ont été souvent plus meurtrières dans les ports d'Espagne et de Portugal que sur le littoral du Mexique, c'est en raison de la prédominance, en ces ports, de la masse de population que ne préserve ni race, ni atteinte antérieure.

7° *Transmissibitité.* — La filière à peu près obligatoire de l'importation, c'est une traversée nautique ou la navigation fluviale; la maladie part d'un port pour aboutir à un port; rien d'étrange, certainement, à ce que l'Europe, séparée du foyer du vomito par l'Atlantique, ait toujours été atteinte par communication maritime; mais, au Mexique même, c'est par mer que s'accomplit la propagation épidémique; les départs incessants, vers l'intérieur, des troupes françaises de la Véra-Cruz ont abouti deux fois, il est vrai, à introduire le vomito jusqu'à Cordova, mais jamais le trajet terrestre de la maladie n'a été plus loin; les régiments, envoyés sur le littoral du Pacifique, à Mazatlan et Acapulco, n'y ont point importé l'affection qui, sans doute, les y aurait suivis, si le trajet eût été accompli par mer; ces observations de Fuzier confirment une masse de faits que nous avons signalés. L'établissement d'une voie maritime entre les deux Océans, par le percement de l'isthme, contribuera vraisemblablement à l'expansion du vomito.

Les auteurs, qui ont nié, avec Chervin, la nécessité de l'importation pour l'explosion de la fièvre jaune hors de son berceau, ont invoqué des causes d'insalubrité locale, et Pauly attribue à celle-ci le développement du vomito à Barcelone en 1821. Loin de nous la pensée de prétendre que ces conditions d'infection urbaine ne soient favorables à la constitution du milieu épidémique. A la Nouvelle-Orléans, on a maintes fois constaté l'affinité du vomito pour les quartiers les plus malpropres: le conseil extraordinaire de santé de Lisbonne, dans son rapport sur l'épidémie de 1857, a démontré, par la répartition et la gravité des cas suivant les quartiers de la ville, l'influence considérable des conditions hygiéniques locales. Mais diverses considérations nous semblent prouver qu'elles ne créent que la disposition à recevoir et à féconder le germe de l'affection : 1° c'est d'abord l'éventualité des épidémies de fièvre jaune en ces villes, malgré la permanence de leur malpropreté; 2° la coïncidence de ces épidémies avec des arrivages d'un pays atteint de vomito ; 3° c'est ensuite, et surtout, l'apparition de la fièvre jaune dans certains ports qui n'ont rien d'insalubre, à Saint-Nazaire, par exemple, cette ville complètement neuve, véritable type, comme le disait Mélier, des conditions de salubrité créées par l'hygiène moderne, au moment où la maladie y éclatait en 1861. Parlerons-nous de Gibraltar, « cette autre ville neuve, sans terre ni eau, décimée à côté des villages misérables perdus dans les marécages qui s'étendent à ses pieds » (Trousseau), et cependant préservés; la réceptivité des grands ports méditerranéens est donc moins dans leur insalubrité locale que dans leurs conditions de topographie climatérique et maritime, qui les rend aptes à recevoir par importation, et à féconder le germe du vomito.

Les spontanéistes objecteront que les malades qui descendent du navire infecté ne semblent pas sensiblement plus dangereux que les autres passagers, et le sont certainement moins que le navire lui-même et que les marchandises qu'il renferme; que les habitants de la campagne restent habituellement indemnes au contact de la population des villes les plus cruellement éprouvées; que les habitants de ces villes, fuyant devant la maladie, et pénétrant dans l'intérieur des terres, ne la transmettent habituellement à personne lors même qu'ils sont mortellement atteints; que l'épidémie se limite ordinairement aux environs du port et aux quartiers maritimes des localités atteintes; que les premiers cas apparaissent parfois en pleine mer, en dehors de tout contact actuel avec un littoral infecté.

Ces faits parfaitement vrais ne peuvent prévaloir contre les deux considérations suivantes : 1° il n'est pas, en dehors des berceaux endémiques du vomito, un port qui puisse être atteint sans arrivage d'un bateau provenant de ces foyers ou de foyers secondaires; 2° il n'est pas d'épidémie nautique quand le navire n'a pas subi, directement ou non, le contact de ces foyers. Comment s'établit ce contact pour être dangereux? Suffit-il au bâtiment de s'imprégner du miasme atmosphérique émanant du littoral infecté, et le mal pénètre-t-il à bord avant les passagers ou les provenances contaminées? Je regarde ce mode de contamination comme fort rare; malgré l'opinion d'hommes bien autorisés, j'hésite à croire que les navires prennent fréquemment la fièvre jaune sans qu'il y ait eu communication ou, du moins, voisinage très intime. On a attribué aux courants atmosphériques le rôle prédominant comme agents de transmission des germes morbides, et Mélier rapporte à cet intermédiaire le plus grand nombre des cas secondaires qui se sont développés à Saint-Nazaire en 1861; des faits analogues auraient été observés en Amérique : Strobel affirme que dans le fort de Charleston, en 1839, trois transports furent atteints se trouvant à une distance d'un quart à un demi-mille d'un vaisseau infecté; d'après le rapport officiel sur l'épidémie de Norfolk en 1855, cette ville aurait été atteinte en 1855 par le vent soufflant du faubourg de Gosport où régnait la maladie (A. Hirsch); enfin, à Tampico, en 1863, Jaspard attribue le développement de l'épidémie à la direction du vent passant sur des casernes atteintes du vomito. Nous pensons que beaucoup de ces faits méritent d'être contrôlés; quand nous voyons des bâtiments infectés mouiller parfois pendant plusieurs mois au voisinage des villes maritimes des États-Unis, sur des emplacements voisins des ports et des quartiers les plus peuplés de ces villes, sans qu'il y ait transmission de la maladie, nous hésitons à admettre la facilité d'expansion du miasme atmosphérique de la fièvre jaune; nous pensons que ce miasme est pesant, peu diffusible, transportable seulement à de courtes distances; nous croyons que, dans bien des cas, il n'a point été suffisamment établi qu'il n'y avait eu aucune communication entre l'équipage et le littoral, et que des observations plus complètes permettront de révoquer en doute, comme pour le choléra, l'étendue si considérable qu'on a voulu attribuer à la diffusion de ces germes morbides.

Quoi qu'il en soit, il est important de savoir que les bâtiments peuvent se mettre à l'abri de l'infection du littoral, en choisissant un mouillage salubre, à distance suffisante des rades atteintes par l'épidémie et sans communication avec la terre. Nos confrères de la marine ont établi la valeur de ce précepte pour la fièvre jaune, et c'est à son application ou à sa négligence qu'il faut attribuer, dans le plus grand nombre des cas, les ravages produits par la maladie à bord de certains vaisseaux, tandis que, dans la même division navale, d'autres bâtiments sont entièrement exempts.

La transmission est donc certaine ; mais ce qui l'est moins, c'est le rôle qu'y jouent les malades. Plus on étudie le mode de propagation des épidémies de fièvre jaune, plus on est frappé de l'indépendance fréquente qui existe entre les dangers que recèle le bâtiment lui-même et la santé de l'équipage qui peut être excellente, alors que ces dangers sont immenses.

Quand un navire, quittant le littoral mexicain, au moment où règne, sur ce littoral, une épidémie de vomito, vient atterrir en une localité susceptible du développement de la maladie, celle-ci pourra éclater sans avoir été entretenue, par une série de cas, durant la traversée ; à preuve ces épidémies, analogues à celle de Saint-Nazaire, dans lesquelles le dernier décès à bord remonte à plusieurs semaines, et où l'équipage est assez valide pour quitter immédiatement le navire, dès l'entrée au port ; à preuve, surtout, les épidémies consécutives à l'arrivée d'un bâtiment qui a changé son personnel pendant la traversée, et dont ne débarquent que des hommes qui tous ont joui, à bord, de la plus complète immunité. Ces faits prouvent que la fièvre jaune, apportée par les navires, ne se transmet point comme les autres maladies infectio-contagieuses. Il y a grande analogie entre les conditions de son développement dans son berceau d'endémicité, là où on la considère comme naissant par miasme local, et les conditions de son explosion en dehors de ce foyer, là où elle apparaît par transmission, comme les maladies contagieuses ; cette transmission a lieu, en effet, dans presque tous les cas, sous la simple influence des exhalaisons de certains compartiments du navire, qui constituent un foyer analogue au foyer originel ; ce sont ces exhalaisons qui, au moment du déchargement, sont redoutables pour la reproduction du mal ; le miasme a été importé ainsi de toutes pièces, et se transmet aux ports de débarquement sans avoir, par son passage à travers un organisme, subi sa transformation en virus proprement dit. Chervin a dit, avec raison, que le navire transportait non le mal, mais la cause de ce mal.

C'est parce que cette cause morbide voyage souvent, indépendante de l'homme, que l'épidémie éclate parfois au moment où l'on ouvre un compartiment clos au départ, et dans lequel personne parfois n'a pénétré durant la traversée.

Le rôle de la contagion personnelle me semble donc, en général, restreint; je me suis même demandé si le fait observé par Mélier à Saint-Nazaire était suffisant à en fournir la preuve (voy. L. Colin, *Traité des maladies épidémiques*).

Ce qui me paraît le plus dangereux, ce sont les hardes ou vêtements des malades et de ceux qui ont vécu au contact d'un foyer de vomito.

Le mode et la nature du chargement, la durée plus ou moins longue de la traversée, le système de locomotion du navire, suivant qu'il est à voiles ou à vapeur, les divers usages auxquels il a été antérieurement consacré, ont été regardés, par divers auteurs, comme ayant une influence notable sur le développement, à bord, des conditions voulues par l'explosion ou la transmission de la fièvre jaune. On a considéré comme particulièrement susceptibles les navires qui avaient été consacrés à la traite des nègres. On invoquait les apparitions de la maladie à bord des bâtiments provenant des Antilles où si grand nombre d'entre eux avaient abordé chargés en effet de nègres de la côte d'Afrique (Audouard); la fréquence actuelle de la maladie sur tant de navires, qui n'ont rien eu de commun avec ce trafic, est la meilleure preuve du peu de valeur de cette opinion, combattue plus haut. Nous n'attachons pas beaucoup d'importance à la nature du chargement, bois, sucre, charbon même, qu'on a plus spécialement incriminé. Les dangers tiendront davantage au mode même de ce chargement, et aux entraves qu'il peut créer à l'aération du navire, en multipliant les obstacles à la circulation de l'air, soit dans la cale, soit dans les compartiments (postes, cambuses, roufle) occupés ou non par l'équipage ou les passagers.

La provenance du bâtiment infecté et les incidents de la traversée ont-ils quelque influence sur les chances de propagation? Le danger pour l'Europe sera grand surtout quand le navire arrivera d'un foyer situé au nord de l'équateur : Antilles, golfe du Mexique, littoral des États-Unis d'Amérique, parce qu'en ces dernières localités la maladie existe surtout au moment où elle est susceptible de développement dans nos ports, de mai à septembre. Le vomito ne sévit au contraire dans l'hémisphère sud que de novembre à mars, été de cette région, et alors la température d'hiver de notre littoral en rend, pour nos ports, les germes inoffensifs.

Les dangers du navire peuvent être annulés pendant sa traversée, s'il parcourt des zones d'une température inférieure à 0°; s'il ne fait qu'y toucher, il faut se méfier de la reviviscence possible des germes.

8° *Morbidité et mortalité.* — Les épidémies de fièvre jaune varient, en morbidité, dans les limites de 1 à 50 atteintes sur 100 habitants; en mortalité, dans celles de 20 à 80 décès sur 100 malades. Dans les grandes épidémies d'Espagne de ce siècle, des villes ont perdu le cinquième de leur population (10 000 décès à Cadix, en 1800, sur 48 000 habitants). Les épidémies répétées, à fréquent intervalle, dans une même ville, entraîneront une mortalité progressivement moindre, vu l'immunité conférée par les atteintes antérieures; d'où la gravité relative du vomito hors de son foyer originel, quand les localités atteintes offrent des conditions climatériques nécessaires à la durée de l'épidémie.

9° *Différence épidémiologique de la fièvre jaune et de la peste.* — L'affinité de la fièvre jaune pour les saisons et climats chauds, pour le littoral maritime, pour les individus robustes, de race blanche, nouvellement arrivés en ses foyers, l'immunité absolue conférée par une atteinte antérieure, son adhérence à bord des vaisseaux, la différencient de la peste. Elle en diffère surtout, au point de vue épidémiologique, par son histoire relativement moderne et l'accroissement actuel de son mouvement d'expansion séculaire.

III. **Choléra indien.** — 1° *Limites.* — A. *Limites endémiques.* — D'après Bryden, la zone d'endémicité (area endemic) constituerait, au nord du Bengale, entre le Brahmapoutra et le Mahanuddy, un vaste quadrilatère traversé par tous les bras du Gange, quadrilatère dont chaque côté aurait environ 300 milles de longueur; beaucoup d'auteurs élargissent singulièrement cette zone d'endémicité; elle franchirait vers l'ouest le Mahanuddy, s'étendant au loin sur le littoral du golfe du Bengale et atteignant même la côte de Malabar; elle dépasserait à l'est le Brahmapoutra, se prolongeant au sud-est vers le Cambodge et la Basse-Cochinchine, et remonterait au nord jusqu'à l'Himalaya. Nous avons critiqué l'extension plus démesurée encore attribuée à ce foyer (voy. *Traité des maladies épidémiques*).

2° *Limites épidémiques.* — Le choléra est, de toutes les affections importables, celle dont les dangers sont le moins limités suivant les climats, les saisons et les lieux; ici, point de ces affinités exclusives, si remarquables dans la peste et dans la fièvre jaune, pour telle région, tel littoral, telle race; la question des épidémies cholériques est une question d'intérêt général par excellence, puisqu'il ne semble pas qu'aucun point de notre globe puisse de lui-même être réfractaire au développement de cette affection. Dès sa première explosion épidémique (1817-1837), elle éclatait simultanément : dans la direction de l'ouest, vers l'Europe; au sud, vers l'île Bourbon; au nord, en Chine, et enfin, à l'est dans les grandes îles de Sumatra et de Java. Si l'on additionne ces épidémies successives, on voit que le choléra s'est étendu aussi complètement à la surface du globe que les deux affections pandémiques par excellence : la grippe et la variole.

Malgré l'influence énorme des conditions de localité sur la propagation et la diffusion de la maladie, elle pénètre avant, et en tous sens, dans les masses continentales, frappant les campagnes comme les villes, et parfois s'y implante en foyers redoutables par leur ténacité et leurs irradiations soudaines.

Les expansions épidémiques du choléra en Europe peuvent se classer en deux groupes distincts :

D'une part les épidémies dont la provenance, du berceau endémique de l'Inde, a été directe et immédiate, et par conséquent dont la filiation avec le choléra indien est absolument indiscutable et ininterrompue. Telles sont les épidémies qui ont apparu en Europe en 1830, en 1848, en 1865. Ces épidémies offrent ce caractère général d'avoir été de plus en plus rapides dans leur développement; ainsi le choléra, qui pénétrait en Europe en 1830, prenait naissance aux Indes dès 1812, mettait dix-huit ans à franchir par terre la distance qui le séparait de nos pays; l'épidémie européenne de 1848 naissait aux Indes en 1845, parcourait en trois ans le même itinéraire; celle de 1865 enfin, dont l'extrême rapidité fut en rapport avec son mode de transport par les bâtiments à vapeur, put, en quelques mois seulement, gagner le centre de l'Europe et le nouveau monde.

D'autre part, les épidémies qui ont semblé prendre leur point de départ hors du berceau indien, celles par exemple qui, du nord-est de l'Europe, ont pénétré en France en 1854 et en 1873. Grâce à leur origine, moins lointaine, en des foyers déjà européens, elles ont constitué des explosions plus restreintes.

Nous verrons ci-après que la différence entre ces deux modes d'expansion du choléra sont moins fondamentales qu'on ne l'a cru.

3° *Direction, marche et durée.* — Le choléra marche en tous sens, et l'apparence de telle direction fatale n'est que le résultat de l'activité plus grande en cette direction des communications humaines. Si, par la rapidité de leur expansion, les épidémies de choléra se rapprochent des maladies les plus rapidement diffusibles : grippe, dengue, etc., nous les avons vues également (voy. p. 693) présenter les attributs des affections les plus adhérentes à certaines localités. L'estimation de la durée des épidémies de choléra n'est précise que sur des théâtres restreints. Les explosions sont d'autant plus courtes, en général, qu'elles se manifestent à une latitude plus méridionale; aux Indes par exemple, en Arabie où le milieu épidémique se constitue rapidement, tout sera fini en deux ou trois semaines; tandis que, dans les régions septentrionales, la maladie persiste plusieurs mois; elle ne s'y limite point à une saison, à une année; après s'être atténuée pendant l'hiver, elle renaît souvent l'année suivante, comme on l'a vu à Paris (épidémies de 1853-1854, 1865-1866), mais surtout en Russie, en Suède, Saint-Pétersbourg et plusieurs villes de la Baltique : Stettin, Kœnigsberg, Dantzig, Hambourg ont subi des séries ininterrompues d'années épidémiques.

La durée sera en raison inverse de la facilité des communications; en raison directe de l'homogénéité du milieu atteint, d'où sa lenteur relative dans les villes dont les différents quartiers sont diversement prédisposés. Dans un milieu peu étendu et bien uniforme, au contraire, la réceptivité de chacun est simultanée; l'invasion est brusque, et la durée de l'épidémie réduite à son minimum, surtout si les circonstances favorisent l'expansion; ainsi le mal passera comme un ouragan sur une caravane ou une troupe en marche. Les terribles épidémies de la Dobrutscha et du Maroc ont duré quinze jours; il en sera de même de la population des prisons, si aptes aux expansions rapides, et représentant le type du milieu épidémique favorable.

4° *Évolution annuelle.* — L'évolution épidémique est en rapport avec la saison, mais en rapport complexe! cette influence pouvant en atténuer ou en prolonger la durée; nous l'avons établi plus haut (p. 694 et 704).

5° *Évolution multi-annuelle.* — Les épidémies cholériques aux Indes sont moins régulièrement périodiques encore que celles de peste et de fièvre jaune; il a suffi de mouvements exceptionnels de troupes, d'agglomérations de pèlerins pour faire réapparaître le mal qui d'ailleurs, chaque année, se révèle par des cas sporadiques. Il en est de même hors de l'Inde; une première épidémie de choléra n'atténue que très momentanément les aptitudes des populations; les atteintes individuelles ne conférant aucune immunité ultérieure, l'affection ne sera pas soumise, comme la variole, la fièvre typhoïde, et même la peste et la fièvre jaune, à des disparitions de plusieurs années; certaines villes d'Europe ont été frappées huit ou dix fois en moins de quarante ans.

6° *Évolution séculaire.* — L'épidémie européenne de 1832 fut tout d'abord considérée comme le début d'une maladie nouvelle. L'étrangeté de l'affection, sa mortalité, l'immensité de son développement en faisaient le type de la grande épidémie accidentelle; mais cette explosion épidémique n'était que l'expansion, sur le monde, d'une maladie endémique de longue date sur les bords du Gange. Nous n'oserions nous prononcer sur les chances générales d'atténuation future du rôle obituaire du choléra; mais l'observation, sur certains théâtres, à Paris par exemple, peut faire concevoir les espérances les mieux fondées. L'épidémie de 1873, dans l'Europe occidentale, avait témoigné déjà que si le fléau conservait sa puissance d'expansion, il pouvait perdre singulièrement de sa densité. Celle de 1884, demeurée circonscrite sur plusieurs points de notre territoire, m'a permis d'établir, elle aussi, que notre sol est devenu relativement réfractaire à la pénétration du fléau indien. (Voy. L. Colin, in *Bulletin de l'Académie de médecine*, t. XIII, 2e *série*, p. 1666.)

7° *Étiologie.* — La nature parasitaire du choléra est actuellement démontrée; ses explosions, dans l'Inde, surviennent par la simple reviviscence de germes légués par les épidémies antérieures.

Que les épidémies indiennes de notre époque soient, d'ailleurs, primitives ou secondaires, c'est toujours là qu'est le danger initial, non seulement pour le littoral asiatique, mais pour le reste du monde.

L. Laveran a démontré la fréquence plus grande, depuis 1832, des cas de choléra en Europe, mais sans admettre cet excès de généralisation des auteurs qui, avec Anglada, ont assimilé le choléra indien au choléra nostras, assimilation que nous n'avons pu accepter. D'après les épidémies de 1853 et de 1873, Tholozan a cependant émis l'opinion que le choléra pouvait naître en Europe, aussi bien qu'aux Indes : manière de voir qui rappelle la doctrine de Chervin sur l'origine de la fièvre jaune hors de ses foyers. On pourrait ajouter qu'à diverses époques, notamment de 1849 à 1853, de 1866 à 1873, l'Europe s'est trouvée, relativement au choléra, dans des conditions analogues à celles où elle se trouvait au XVIe siècle, relativement à la peste; alors la diffusion de ce dernier fléau imposait l'opinion de son étiologie locale hors de ses foyers originels. Mais pour le choléra, ces périodes d'endémicité européenne ont toujours été relativement courtes, immédiatement consécutives au passage d'une épidémie indienne; elles n'ont pu transformer définitivement la constitution médicale de nos pays en constitution cholérigène. Les foyers secondaires d'Europe, nés toujours sur le passage d'une épidémie indienne, s'éteignent peu à peu après ce passage.

La doctrine de l'origine européenne du choléra a été formulée sans que peut-être l'on ait tenu suffisamment compte de la fréquence des périodes de stationnement souvent très prolongées sur divers points du parcours des épidémies, et si favorables à la constitution de foyers secondaires.

La thèse de Fauvel, la nécessité de la provenance asiatique, provenance à laquelle notre *Traité des maladies épidémiques* a fourni aussi son contingent de preuves, est demeurée pour nous absolument vraie.

8° *Milieu cholérigène.* — Des auteurs ont réuni un certain nombre d'arguments pour établir la spontanéité du choléra, et constater ou atténuer le rôle de la contagion.

Ainsi Cazalas a établi combien était fréquente l'immunité des masses de fuyards qui abandonnent les localités atteintes; il démontre l'immunité, en certaines épidémies, des personnes condamnées, par leur profession, aux chances de contagion les plus considérables : infirmiers, employés des pompes funèbres, blanchisseuses, vidangeurs, etc. Cunningham, après plusieurs années d'observation aux Indes, affirmait que l'influence des communications sur la propagation de la maladie est nulle; que les déplacements des troupes anglaises aux Indes en 1872 n'ont en rien modifié la marche de cette affection; que l'établissement des chemins de fer, tout en décuplant le nombre et la facilité des communications à travers cette immense presqu'île, n'a point accéléré l'expansion du mal.

En certains hôpitaux, comme à l'hôpital de Rouen en 1873, d'après Leudet, le contact des cholériques avec les autres malades, dont ils n'étaient point isolés, n'a entraîné la production d'aucun cas intérieur ;

ne voit-on pas les épidémies suspendre quelquefois brusquement leur marche, et disparaître d'une grande ville alors que tant de victimes encore restaient à atteindre?

Autres arguments : l'explosion du choléra est généralement précédée d'un changement de la constitution médicale, caractérisé par l'augmentation de fréquence des affections gastro-intestinales; le mal complet ne serait que l'aboutissant de cette modification de l'état sanitaire des populations, modification si générale qu'on a même signalé, chez les individus enlevés par d'autres affections, la lésion anatomique caractéristique, la psorentérie cholérique.

Au lieu de se développer suivant le mode habituel aux maladies virulentes, qui, de tel quartier d'une ville, s'étendent progressivement aux quartiers voisins, le choléra atteint souvent d'emblée des points fort éloignés les uns des autres.

D'où vient enfin l'affinité de l'affection pour telle ville, tel quartier, telle rue, et même telle maison, en vertu de laquelle les épidémies successives de choléra commencent par ces mêmes points, les frappent avec une prédilection identique, ou même s'y limitent, malgré la persistance des communications avec les lieux voisins? Sont-ce là les attributs d'une affection transmissible de l'homme à l'homme?

A ces arguments, ajoutons le changement d'opinion d'un des hommes qui avaient pourtant le plus contribué à vulgariser la doctrine de la propagation du choléra par les matières fécales, telle qu'elle est exposée dans la plupart des livres classiques, Pettenkofer.

Combattant aujourd'hui cette doctrine, Pettenkofer n'accorde plus qu'une valeur très restreinte à l'influence virulente du cholérique et de ses évacuations intestinales. L'être ou l'objet contaminé n'est plus qu'une des circonstances de la pathogénie, circonstance devenant elle-même inerte, inoffensive, si elle ne trouve pas, dans la localité où elle se produit et spécialement dans le sol, une condition indispensable à la fructification du germe et à la généralisation épidémique consécutive.

Or ces considérations, dont le tort principal est d'exagérer l'innocuité du malade et de ses sécrétions, prouvent simplement la nécessité d'un milieu épidémique favorable.

Malheureusement la détermination de ce milieu est difficile; on pourra indiquer à l'avance les limites de climat que ne franchira pas la fièvre jaune, affirmer les prédispositions des grands ports de l'Atlantique et spécialement celles de leurs quartiers maritimes, la préservation de certaines altitudes, et des localités intracontinentales. Il n'en est pas ainsi du choléra; malgré l'autorité des faits réunis par d'éminents observateurs, nous avons établi l'insuffisance de la doctrine tellurique; si la nature perméable du sol de Berlin et de Munich a semblé favorable à l'expansion épidémique, si d'autres localités jouissent d'une immunité relative contre son développement, comme Lyon, Versailles, ces différences ne se rattachent pas exclusivement pour nous à la constitution du sol; nous partageons à cet égard l'opinion de Briquet : que de fois, les ravages du choléra dans nos départements de l'Ouest, surtout en Bretagne, n'ont-ils point prouvé que les sols granitiques et imperméables étaient loin d'être réfractaires à un acclimatement, parfois prolongé, de cette affection!

La faible altitude du sol a été invoquée également comme caractère de la localité cholérigène. Aux Indes, des régiments anglais atteints de l'épidémie dans des plaines basses et humides ont été rapidement soustraits au fléau par leur installation sur des coteaux élevés; dans la Dobrutscha même (1854), le retour de nos troupes, sur les contreforts de cette plaine marécageuse, a été le signal d'une suspension presque subite du fléau qui les décimait. Dès 1831, on avait noté à Kœnigsberg une préservation relative des quartiers élevés de cette ville. Aux recherches si précises poursuivies en France par Fourcault, par William Farr en Angleterre, L. Laveran ajoute une série imposante de faits, mais avec la réserve qu'imposent d'autres faits négatifs. Que de prédictions d'immunité ont, ici encore, été démenties! Rappelons nous-même que si, à Londres, les quartiers les plus bas ont été le plus gravement atteints, il n'en est pas de même à Paris, où, en 1832, la zone du Panthéon, la plus élevée de la ville, subit une mortalité relativement considérable; Barth et Briquet ont prouvé, pour la France, la fréquence des atteintes des localités situées sur des hauteurs; il en a été de même des montagnes de la Suisse. D'après les faits observés aux Indes, il est évident qu'il n'existe aucune altitude préservatrice du choléra, qui a franchi, à plusieurs reprises, les hauteurs de l'Himalaya; on se demande avec raison si la fréquente immunité des lieux élevés ne tient pas en partie à leur éloignement relatif des voies de communication.

L'immunité ou la réceptivité de certains locaux à l'égard du choléra est aussi d'une interprétation bien difficile. Pourquoi les cholériques, à l'hôpital de Rouen, ont-ils été sans danger pour les malades voisins dont on ne les isolait pas? Pourquoi, à Paris, les cas intérieurs ont-ils été nuls, en 1865 et surtout en 1873, dans tels hôpitaux, comme l'hôpital Cochin, et au contraire extrêmement nombreux à l'Hôtel-Dieu?

Ce qui augmente la difficulté de la détermination des caractères des milieux cholériques, c'est que, durant l'évolution d'une épidémie, les conditions de réceptivité des localités menacées semblent se modifier elles-mêmes; leur préservation parfois prolongée, puis leur atteinte soudaine, révèlent les oscillations de leur aptitude à devenir foyers épidémiques.

Nous accordons une grande valeur pathogénique aux conditions d'insalubrité locale dues à l'accumulation de produits organiques en décomposition, et spécialement aux matières excrémentitielles humaines.

La réceptivité de beaucoup de villes a été notablement réduite depuis l'épidémie de 1832, grâce, sans doute, à l'application des mesures d'hygiène banale, pureté des eaux, aménagement des égouts, des latrines, drainage du sol, assainissement des rues, etc. Mais encore faut-il bien reconnaître que ces conditions ne sont, elles non plus, ni nécessaires ni suffisantes. Le choléra ne procède pas de l'encombrement; malgré ses coups terribles sur les agglomérations, il est aussi commun à la campagne qu'à la ville.

Quant à l'influence de la constitution médicale cholérigène, nous avons vu combien le choléra était indépendant des affections régnantes dans les localités où il pénètre, et en particulier du choléra nostras. Ernest Besnier a fait parfaitement ressortir l'indépendance réciproque de ces deux ordres d'affections, d'après les faits observés à Paris en 1866, 1871 et 1873. Souvent les maladies gastro-intestinales, considérées comme peuve de la formation sur place du choléra, témoignent déjà elles-mêmes de la pénétration du germe cholérique.

Nous avons démontré aussi l'exagération des doctrines qui ont affirmé l'alternance des constitutions cholériques avec les constitutions exanthématiques, et voulu faire du choléra l'antagoniste de la variole; de même que de celles qui ont prétendu l'associer en son développement, soit à la grippe, soit à la suette, ou aux fièvres intermittentes.

Un élément favorable à la formation du milieu épidémique, c'est la réceptivité exceptionnelle conférée aux populations par des cachexies antérieures (voy. plus loin Mortalité). C'est la présence, dans les populations menacées, d'un grand nombre de malades, notamment d'individus atteints de diarrhée, quelle qu'en soit la nature : diarrhée saisonnière, dysentérique, tuberculeuse, etc...

Il en est de même de l'excès, dans ces populations, du chiffre des nouveaux venus, qui, maintes fois à Paris et dans d'autres grandes villes, ont fourni un contingent notable à l'épidémie; cette influence s'est manifestée d'une manière bien plus frappante dans certaines épidémies militaires qui ont été entretenues, pour ainsi dire, par des arrivées de troupes nouvelles au milieu d'agglomérations atteintes du choléra. Nous ne saurions reproduire les faits de ce genre signalés dans notre *Traité des maladies épidémiques.*

Néanmoins les chances de préservation par un séjour dans le foyer épidémique, ou même par une atteinte antérieure, sont ici aléatoires. Telle personne a été frappée, non seulement en deux épidémies successives, mais dans le cours d'une seule épidémie. Aussi des explosions graves peuvent-elles avoir lieu coup sur coup dans les mêmes villes.

9° *Transmissibilité.* — a. *Ses preuves.* — Dans son foyer originel déjà aux Indes le choléra se propage par contagion. Les affirmations négatives de Cunningham ne nous convainquent pas; car, sur ce même théâtre, d'autres observateurs autorisés, notamment John Murray, affirment l'heureuse influence de toutes les mesures restrictives ayant pour but d'entraver la contagion.

On a nié aussi sa contagiosité hors de l'Inde, et attribué son expansion sur le monde à des modifications progressives de l'atmosphère, qui s'accompliraient dans une zone trop supérieure à l'homme pour qu'il fût permis à celui-ci, avec sa taille et ses moyens, d'espérer y atteindre. Cette doctrine, moins mystique que celle du génie épidémique, n'est-elle pas un retour aux nuées cholériques, franchissant, grâce à leur altitude, tous les obstacles naturels qu'on leur oppose? Nous avons dit la part qui, suivant nous, revient à l'atmosphère, dans les alternatives d'inertie et de réviviscence des germes (voy. t. I. p. 635). Mais, ici encore, les météores n'interviennent que par leur action sur une cause spécifique, contre laquelle ils sont si souvent impuissants.

Nous avons vu le choléra marcher contre la direction des courants atmosphériques; répondre à des états opposés, soit de calme, soit de tempête; subir, sans s'arrêter, des conditions saisonnières beaucoup plus variables que celles qui régissent, en général, la fièvre jaune et la peste; sévir par des températures extrêmement basses (— 30° à Orembourg).

Le mécanisme de cette propagation est plus terre à terre, il est étroitement lié aux communications humaines, et prouvé par l'étude synthétique des épidémies.

Toujours rapport exact entre la rapidité du choléra hors de son foyer indien et la vitesse des communications : « Jamais une épidémie de choléra ne s'est propagée d'un point en un autre dans un temps plus court que celui nécessaire à l'homme pour s'y transporter. » Aux épidémies importées, à petites journées, par des caravanes, on peut opposer la marche foudroyante des épidémies traversant la Méditerranée ou l'Atlantique, juste dans le temps nécessaire au voyage d'un paquebot.

Peut-on admettre, vu l'innocuité fréquente des communications, que la vapeur, par son application aux relations terrestres et maritimes, ne contribue point à la contagion plus rapide de l'affection? Ce serait oublier : 1° qu'en 1865 le choléra est venu d'Alexandrie d'Égypte à Ancône en moins de huit jours, fait inouï antérieurement à l'établissement des paquebots méditerranéens; 2° que maintes fois, grâce également à la navigation à vapeur, il a traversé l'Atlantique en dix jours; 3° que nos chemins de fer ont contribué souvent, et encore en 1873, à des explosions d'épidémies locales, à cent ou deux cents lieues de Paris, quelques jours à peine après l'atteinte de la capitale.

A part la diffusibilité de son contage qui rapproche ses expansions locales de celles de la grippe, le choléra se propage donc par les mêmes moyens que la variole. Comme celle-ci, dès sa première apparition, après avoir envahi l'Europe, il gagne rapidement l'Amérique, n'atteignant que plus tard la Suède et la Norvège, et se conformant ainsi au degré d'activité des communications humaines bien plus qu'aux distances topographiques. Comme elle, il n'a respecté, dans les continents, que quelques peuplades de l'Afrique centrale, inaccessibles par les déserts qui les entourent; dans les îles, il ne pénètre jamais que par une localité du littoral, au point d'atterrissement d'un bâtiment infecté. J'ai accumulé (*Traité des maladies épidémiques*) les preuves de l'immunité des localités insulaires soustraites à toute contamination par des arrivages suspects; d'où la préservation constante, jusqu'à ce jour, de quelques îles d'Océanie reléguées en dehors des grandes voies maritimes.

Quoi de plus évident que le rôle propagateur des agglomérations humaines mobiles, comme les caravanes et les armées! Rien n'est dangereux comme les mouvements de troupes qui ont si souvent propagé l'épidémie. Le choléra pénètre aussi bien par terre que par mer; si le danger des communications maritimes est plus saisissant, parce que l'arrivée d'un bâtiment est parfois le signal de l'infection d'un continent tout entier, c'est par les voies terrestres que s'accomplit l'expansion du mal en surface.

Il n'est guère qu'une circonstance, bien mise en relief par Fauvel, où les caravanes, infectées au départ, sont peu redoutables à l'arrivée; c'est quand elles ont eu à traverser un grand désert; cette innocuité est le résultat soit de leur purification par l'atmosphère, soit encore, suivant nous, de la rapidité de l'évolution épidémique, qui est terminée bien avant la fin du voyage.

Les faits particuliers démontrent également la contagion : Barth, Briquet, Laveran, Desnos, ont accumulé nombre de cas de contamination individuelle où le contage a frappé rapidement, en dehors de toute condition locale apparemment favorable comme pour le typhus ou la fièvre typhoïde. Est-il une autre maladie dont le danger de transmission dans les hôpitaux soit mieux établi? L'épidémie de 1873, à Paris, pour n'en citer qu'une, a été, pour plus de la moitié de ses victimes, l'histoire lamentable, et malheureusement pas nouvelle, du développement du choléra dans la population nosocomiale par le fait de l'admission, en salles libres, de malades atteints de cette affection. Ici un seul élément morbide nouveau survenait, le contage, agissant directement sur les malades voisins, comme l'eût fait le virus de la variole.

b. *Ses modes.* — Des trois maladies pestilentielles, c'est le choléra qui possède les modes les plus nombreux de transmissibilité; ici l'approche momentanée du malade est dangereuse. Le danger survit même à l'organisme contaminé. Dans l'armée des États-Unis, l'épidémie aurait été propagée à toute une garnison par un cadavre importé d'une localité voisine.

De tous les agents du contage, le plus important, le plus spécifique, semble être la sécrétion gastro-intestinale des malades dont Pellarin et

Snow, les premiers, ont démontré les dangers. Un nombre imposant de faits affirme la puissance contaminante de cette sécrétion chez ceux qui ne présentent encore que des signes de diarrhée cholérique. Voilà une des raisons pour lesquelles le choléra a si souvent paru spontané; on ne voyait pas, dans l'entourage de la personne contaminée, de cas de maladie confirmée. Des villes ont été infectées par l'arrivée d'un individu atteint de diarrhée cholériforme; des régiments ont été frappés de même au contact d'autres régiments qui provenaient de localités atteintes, mais n'importaient non plus que cette diarrhée.

Il y a plus : on a contesté à tort l'importation du choléra en certaines villes, parce que les agents de contamination incriminés provenaient de localités où l'épidémie ne régnait pas au moment même; c'est que la virulence des germes est fort tenace. Desnos a démontré le développement d'épidémies cholériques par le fait de matières excrémentitielles, évacuées depuis longtemps, et qui n'avaient point été annihilées depuis la mort ou la guérison du malade.

Les hardes, les marchandises et surtout les objets de literie, ont fréquemment propagé la maladie ; non seulement les exemples d'atteintes rapides des blanchisseuses attestent la réalité de ce danger; mais, en quelques circonstances, cette contamination s'est exercée lentement et à distance.

C'est ainsi que nous nous expliquons l'apparition, parfois si tardive, du choléra à bord des navires, apparition qui parfois n'a eu lieu que vingt ou vingt-cinq jours après l'embarquement. L'imprégnation morbide de l'organisme est alors de beaucoup postérieure à celle du linge, des hardes, du bâtiment. Un individu, porteur des germes de l'affection, pourra débarquer, franchir un port, et n'être atteint qu'à l'intérieur des terres.

Quant au mode de pénétration du contage dans l'organisme, des auteurs ont prétendu que cette pénétration s'opérait surtout par les voies digestives, grâce à l'altération des eaux de boisson par les sécrétions des cholériques ; pour nous, l'altération des eaux joue un rôle considérable, mais non un rôle capital dans la propagation épidémique.

Nous croyons avoir singulièrement réduit à cet égard la valeur des faits invoqués en 1884, à la tribune de l'Académie de médecine, par Marey (voy. notamment *Bulletin de l'Académie*, t. XIII, 2ᵉ *série*, p. 1670).

C'est par les voies respiratoires surtout, et grâce à leur diffusion dans l'air, que pénètrent les germes spécifiques. L'atmosphère seule peut receler l'élément pathogénique qui frappera presque simultanément, ou à quelques instants d'intervalles, dans une même ville, un nombre considérable d'individus buvant à des sources différentes. Il n'y a que la répartition atmosphérique des germes du choléra qui puisse nous expliquer une rapidité de diffusion comparable à celle des affections météoriques dont la cause agit simultanément sur tous.

Dans les cas même où le choléra se développe en un local restreint :

hôpital, prison, etc., et où l'on voit une centaine de cas faire explosion en quelques jours, qui admettra que chaque individu atteint ait bu l'eau souillée des déjections de ses voisins?

10° *Prédispositions individuelles.* — Tandis que les fatigues, les excès d'aliments ou de boissons, les refroidissements, ont peu ou point d'influence sur le développement de la variole et autres maladiies uniquement virulentes, ces trois ordres de causes prennent une large part dans la pathogénie du choléra.

L'influence des fatigues a été mise hors de doute aux Indes et en Algérie; on a vu les épidémies de choléra anéantir des caravanes, prendre un intense développement parmi les troupes en marche, et diminuer notablement, ou cesser, par l'arrêt de ces troupes. Les atteintes si fréquentes des fuyards en sont la conséquence. Les excès d'aliments et de boissons agissent aussi comme cause occasionnelle. En 1854, le maximum quotidien des entrants à l'hôpital de la Charité de Paris correspondit au lundi, vu les excès habituels du dimanche. Cette observation de Briquet est confirmée par nombre de faits. Rien n'est dangereux, en temps d'épidémie cholérique, comme les troubles gastro intestinaux, que la cause en soit une simple indigestion, qu'ils résultent de l'ingestion d'eaux impures, de l'abus de boissons alcooliques, ou d'une médication intempestive, comme l'administration d'un émétocathartique si imprudemment conseillée à titre de moyen prophylactique. Quant à l'influence du froid, elle est complètement prouvée par le début habituel de la diarrhée cholérique au moment du minimum thermique nyctéméral, pendant la nuit; dans les armées, les atteintes sont plus fréquentes chez les sentinelles de nuit. Le choléra diffère enfin des deux autres maladies pestilentielles par l'aptitude spéciale des organismes débilités et séniles (voy. *Traité des maladies épidémiques*).

11° *Morbidité.* — Les épidémies cholériques sont très variables dans leur expansion et leur densité. Au point de vue de l'expansion, Briquet les a divisées en : locales, régionales, et générales ou universelles. Mais, alors même que la maladie s'étend fort loin de son foyer d'origine, elle peut se composer de petites épidémies circonscrites. En 1873, puis en 1884, nous n'avons eu en France que des épidémies locales, tandis que dans les invasions antérieures le mal avait occupé la plus grande surface de notre territoire. L'analyse des épidémies démontre parfois leur tendance à une localisation encore plus détaillée. Non seulement tel quartier sera atteint, mais tel côté d'une rue ou telle maison, et nous avons vu (p. 695) que, de toutes les épidémies domiciliaires, aucune n'atteignait le degré de densité locale du choléra. A la Salpêtrière en 1849, il ne frappa qu'un quartier et le ravagea cruellement; il en est souvent de même dans les prisons, les pensionnats et même à bord des navires.

Mais la règle est pourtant une diffusion plus générale que celle des autres maladies transmissibles, l'atteinte des divers quartiers des grandes villes.

Quant à la densité, ou morbidité spécifique des localités cholérisées, nous en avons prouvé également les variations : à Paris en 1873 tous les arrondissements sont atteints mais très faiblement; les germes atmosphériques devaient sans doute être plus clairsemés que dans les épidémies antérieures; ou bien l'ensemble de la population moins apte à subir la contamination. Ce dernier motif nous explique la densité des cas dans les hôpitaux et les prisons au milieu de quartiers préservés.

La morbidité par choléra ne domine celle des autres affections régnantes que dans les circonstances où il atteint un degré élevé d'expansion et d'intensité. Telle a été l'épidémie de 1832 à Paris. Il en a été différemment en 1873, où cette affection a été non seulement accompagnée, mais dominée par d'autres causes de décès : notamment par la fièvre typhoïde qui, dans la garnison de Paris en particulier, précéda l'apparition du choléra, survécut à sa disparition et l'emporta sur lui en gravité.

12° *Mortalité.* — Le rôle obituaire du choléra le place souvent en tête des causes léthifères dans les régions soumises à son endémicité, rang auquel il s'élève rarement sur l'ensemble des pays où il ne pénètre qu'épidémiquement. En France, il a occasionné, sur l'ensemble de la population, pendant chacune de ses quatre premières épidémies, une mortalité moyenne de 2,72 sur 1,000 habitants, soit le sixième de la mortalité totale. Ces conclusions changent singulièrement si on limite cette étude aux localités atteintes. Plusieurs capitales de l'Europe, en une seule épidémie (Stockhlom en 1834, Rome en 1849, Christiania en 1853) ont perdu 30 à 40 habitants sur 1,000, le double de leur mortalité annuelle totale. Les chiffres réunis par L. Laveran nous ont permis de comparer déjà les épidémies particulières aux épidémies générales, et de conclure à la gravité spéciale des atteintes des petites localités, conclusion confirmée par Briquet, suivant qui la mortalité est en raison inverse du chiffre de la population. C'est qu'alors tous sont plus au voisinage du mal. Nous avons vu la mortalité par choléra varier de 1 sur 2,000 (Paris en 1873) à 1 sur 5 (expéditions du Maroc en 1858, de la Dobrutscha en 1854). C'est pis encore dans les milieux à prédispositions considérables et uniformes : hôpitaux, prisons, caravanes, etc., surtout quand les agglomérations présentent les conditions spéciales de réceptivité créées par l'âge ou la détérioration antérieure de l'organisme.

La mortalité des épidémies locales est souvent indépendante de celle des épidémies générales. En 1873, année où le choléra fut si limité en France, Caen perd 370 habitants sur 41,000.

Elle est souvent indépendante aussi de la durée de l'épidémie, certaines épidémies très courtes étant très meurtrières, comme aux Indes, comme dans les expéditions de la Dobrutscha et du Maroc, où le cycle était accompli en quinze jours.

Le pronostic, c'est-à-dire le rapport de la mortalité à la morbidité, varie moins que pour les autres maladies spécifiques aux diverses périodes de l'épidémie. Si, au début, la proportion des cas mortels est excessive, elle est parfois égale chez les derniers atteints ; que de queues d'épidémie dans lesquelles l'affection a été constamment meurtrière! Le pronostic ne correspond, non plus, ni à l'expansion ni à la durée des épidémies. Ernest Besnier a démontré que, malgré le petit nombre des atteintes de la population parisienne en 1873, la mortalité des cholériques a été au moins égale à celle de la plus meurtrière des épidémies précédentes, et a dépassé 50 pour 100 malades.

Mais la gravité dépend de la force de résistance des individus. Telle est la raison de la grande mortalité entraînée par le choléra soit dans les asiles de vieillards, à la Salpêtrière, à l'hôtel des Invalides, soit dans la population débilitée des hôpitaux (gravité extrême des cas intérieurs donnant, d'après Ernest Besnier, une mortalité de plus de 70 sur 100 malades), soit enfin dans les pays où, sous l'influence d'une cachexie spéciale, comme la cachexie palustre, le fléau rencontre des constitutions appauvries, en Algérie par exemple. Le mal frappe alors avec sa plus terrible énergie, apparaissant d'emblée, sans diarrhée prémonitoire.

ARTICLE III. — PROPHYLAXIE DES ÉPIDÉMIES.

La prophylaxie des maladies populaires, pas plus que leur étiologie, leur évolution, ne peut se résumer en l'application de formules uniformes et banales.

Il est de ces maladies dont la prophylaxie est aussi nettement déterminée que la genèse : contre la variole, produit exclusif du contage, l'homme possède une arme équivalente à la cause morbide, et spécifique comme elle : la vaccine.

Grâce à Pasteur, d'autres affections auront certainement bientôt aussi leur vaccine.

Ce n'est pas seulement la cause efficiente, le germe spécifique, qui doit être l'objet de cette lutte ; ce sont tous les éléments qui constituent le milieu épidémique, éléments dont le concours peut féconder les causes les plus minimes, dont la dissociation peut stériliser les germes les plus abondants.

Les modifications subies, dans l'espace et le temps, par une même maladie ne permettent même pas de formuler, à son égard, des lois de prophylaxie invariables. La combattre aussi énergiquement en tous lieux, serait une erreur de géographie; aussi énergiquement en tout temps, un anachronisme.

L'ensemble de la prophylaxie des épidémies comprend deux ordres de moyens, les uns d'ordre administratif, les autres d'ordre hygiénique.

Les mesures administratives agissent, souvent aux dépens de la liberté individuelle, contre la propagation du germe morbide; les mesures hygiéniques, elles, ont pour but principal de rendre un individu, une localité, parfois un pays entier réfractaire à l'action de ce germe; on a voulu considérer ces deux ordres de mesures comme constituant deux méthodes distinctes et inconciliables. La première a été prônée par les contagionnistes à outrance, qui ne voient dans toute épidémie qu'une succession de contacts; la seconde par les anticontagionnistes, qui, considérant comme suffisant l'assainissement local, oublient que l'épidémie ne se propage que trop souvent dans les localités les plus salubres, et n'acceptent d'autres entraves que celles de l'hygiène banale. Chacune de ces méthodes pèche par son exclusivisme.

S'il y avait à choisir, nous dirions que la première, employée seule, est contraire à la dignité de l'homme, contraire au bien-être même et à la santé des populations, en négligeant, parce qu'elle les méconnaît, les dangers du foyer d'infection locale; elle constitue, aujourd'hui encore, au temps de grandes calamités épidémiques, toute la sauvegarde de certains peuples arriérés, dont la misère morale égale la misère physique, et qui, superstitieux en tout, s'attachent aux mesures de séquestration quarantenaire avec le fanatisme de toutes leurs croyances, toujours prêts à les soutenir par les actes les plus violents et les plus aveugles. La méthode de prophylaxie hygiénique, par l'assainissement du pays menacé, par l'amélioration de toutes les conditions sociales de ses habitants, offre l'avantage immense d'inaugurer une ère de bien-être et de prospérité; au lieu de limiter son influence prophylactique à une seule affection, chaque mesure de désinfection locale est une garantie contre toutes les autres. L'hygiène ne perd jamais aucune de ses conquêtes.

L'assainissement du sol, celui des habitations et surtout des habitations collectives, la pureté des eaux de consommation, la désinfection rigoureuse de tous les véhicules de contage, la garantie individuelle par la vaccination, etc., constituent les bases générales de la lutte à opposer aux maladies épidémiques; c'est, à vrai dire, l'application des règles de l'hygiène publique.

Quant à la prophylaxie administrative, j'ai réuni sous ce titre un ensemble de mesures d'un caractère plus autoritaire que les précédentes et comprenant surtout : 1° l'évacuation des foyers épidémiques, 2° les vaccinations, 3° les prescriptions pour la réclusion des contagieux, 4° et enfin les quarantaines.

§ 1. — Évacuation des foyers épidémiques.

Cette évacuation que j'ai tout particulièrement préconisée (voy. *Traité des maladies épidémiques*) constitue la mesure qui, suivant nous, doit primer toute autre intervention administrative ; libérale par excellence, elle mérite d'être opposée aux anciennes prescriptions des bureaux de santé, parmi lesquelles figurait, au premier rang, le maintien des malades et des suspects dans le foyer épidémique lui-même.

Empêcher le concours de nouveaux venus : pèlerins, colons ou soldats, dissoudre les agglomérations humaines à la veille d'une explosion épidémique menaçante, c'est faire déjà de l'évacuation préventive.

Il suffira parfois, pour conjurer le danger, d'éloigner à l'avance, du pays ou de la localité menacée, telle classe d'habitants dont la réceptivité au fléau du moment est relativement considérable.

L'évacuation des casernes, le licenciement des lycées, des écoles, suppriment en une ville les milieux les plus aptes à certaines maladies populaires. On a pu, dans l'armée, entraver et parfois supprimer des épidémies en bornant à des groupes spéciaux ces diverses mesures d'éloignement ou de renvoi : en Belgique, on a réduit la fréquence de l'ophtalmie purulente en reculant de deux ans l'âge de l'appel sous les drapeaux : en France, on a arrêté l'explosion d'épidémies de méningite cérébro-spinale en congédiant ceux qui sont le plus aptes à cette affection, les recrues.

Pendant l'expédition française du Mexique, on a singulièrement amoindri la fréquence de la fièvre jaune à la Vera-Cruz en eloignant autant que possible de cette ville les soldats de race blanche; à la Nouvelle-Orléans, on aura surtout des régiments d'hommes de couleur ou d'hommes du Sud acclimatés.

Si, pour la fièvre jaune, il faut écarter surtout, du foyer épidémique, les individus prédisposés par leur race, la richesse de leur tempérament, la force de leur constitution, on se rappellera que le choléra moissonne tout d'abord les individus malades ou affaiblis. Aussi le Conseil de santé des armées prescrit-il en ces termes l'éloignement de ces individus : « Une fois le choléra déclaré dans une garnison, on devra éloigner de l'hôpital, au moyen de congés de convalescence ou d'évacuations, tous les hommes souffreteux, débilités, qui pourront supporter le déplacement : l'expérience a, en effet, démontré que les hommes de cette catégorie, en restant dans les foyers de la maladie, sont en général plus exposés à ses atteintes. »

Je crois avoir, pour mon compte, réduit notablement le chiffre des atteintes de l'armée de Paris, par le choléra de 1884, en provoquant le renvoi immédiat dans leurs foyers de tous les militaires simplement indisposés. L'évacuation des blessés et des cachectiques préservera également les armées du typhus.

Contre les endémies à explosions saisonnières, ces mesures peuvent être périodiques; ainsi, dans les régions palustres, il suffira d'émigrer pendant la saison endémo-épidémique; et, de même, les recrudescences de fièvre jaune seront conjurées par l'évacuation, hors de ses foyers originels, durant la période estivale, de la partie de la population blanche non acclimatée, ou non préservée par une première atteinte.

Aux États-Unis, on a été plus loin : ces émigrations temporaires sont utilisées contre les récidives de la fièvre de foin. Un certain nombre de malades, périodiquement atteints de fièvre de foin, se sont réunis en associations avec président, trésorier, etc., pour installer un refuge, un véritable *sanatorium* dans une localité préservée de la maladie par son altitude, à Bethléem, dans le New-Hampshire, sur la chaîne des Montagnes-Blanches.

En donnant à l'évacuation, en temps d'épidémie, une des premières places parmi les règles de la prophylaxie administrative, je l'ai cependant recommandée plus spécialement, dans mon *Traité des maladies épidémiques*, pour quelques-unes des maladies transmissibles.

De ces maladies, en effet, il en est où le déplacement des masses atteintes entraîne parfois, pour elles, l'aggravation de l'épidémie : tel le choléra.

Il en est d'autres, au contraire, comme la peste, la fièvre jaune, le typhus, la fièvre typhoïde, les fièvres éruptives, où l'émigration ne produit habituellement que de bons résultats pour ceux parmi lesquels sévit l'affection.

Il ne s'agit pas seulement du bénéfice conféré, par ces mesures, aux masses atteintes déjà ou menacées par le germe morbide, mais encore du danger de leur déplacement pour les populations voisines : or, parmi les affections transmissibles par les communications humaines, il en est où l'émigration offre, à ce double égard, plus d'inconvénients que d'avantages. Si les émigrants augmentent leurs chances personnelles de salut, ils peuvent singulièrement contribuer à propager l'épidémie. Nous le démontrerons ci-après, en étudiant les *indications* de l'évacuation des foyers pour chacune des principales maladies épidémiques.

Les conditions sociales des agglomérations sont, elles aussi, plus ou moins favorables à l'exécution complète de cette mesure, d'autant plus inoffensive qu'elle placera, plus complètement hors des centres de population, ceux auxquels on l'applique. La mobilité des armées, la facilité de leur installation provisoire loin de tous les lieux habités, se prêtent merveilleusement à ce type de déplacement sanitaire.

Enlever les régiments aux foyers d'infection, et les faire camper loin de tout centre de population, c'est non seulement les purifier eux-mêmes, c'est arrêter l'épidémie en lui soustrayant de nouvelles victimes, en lui opposant la *barrière du vide*.

Tel a été le grand service rendu par Michel Lévy à l'armée française en Orient (1854), quand il fit installer sous des tentes les régiments atteints de choléra à Gallipoli et à Varna.

Tels sont les avantages des mesures adoptées aux Indes par les Anglais, qui reconnaissent à l'avance, aux environs de leurs garnisons, les emplacements convenables pour y établir des *camps sanitaires* dès qu'il y a explosion de choléra; cette méthode a été appliquée avec le même succès à notre armée d'Afrique, à l'occasion des nombreuses épidémies de choléra qui ont envahi l'Algérie, et nous la verrons constituer, en France, un des moyens prophylactiques les plus efficaces contre la fièvre typhoïde de l'armée.

Pareilles mesures ne sont guère réalisables, pour les autres classes de la société, que dans les pays à population clairsemée, et à température assez élevée pour que le moindre abri suffise à protéger les émigrants, conditions que l'on rencontre surtout dans les climats chauds; les habitants de ces pays sont, en général, assez peu adhérents au sol, assez habitués à la vie en plein air, pour abandonner volontiers leurs demeures et chercher, à l'occasion, le bénéfice des *camps sanitaires*. En Algérie comme dans l'Inde, les populations de certaines villes ont entièrement émigré devant le choléra.

Il en est autrement des régions où la densité de la population et la rigueur de la température s'opposent au déplacement et à la dissémination de masses considérables; personne ne songera certainement à l'émigration, en cas d'épidémie, de la population de nos grandes villes, et ne conseillera, par exemple, aux Parisiens d'aller, en pareille circonstance, camper sur les hauteurs de Saint-Cloud ou de Saint-Germain. Mais, pour toutes les maladies qui tendent à se circonscrire en épidémies domiciliaires : fièvre typhoïde, diphtérie, souvent choléra, il faut savoir assurer l'évacuation des maisons et même des quartiers spécialement atteints.

Nous résumerons ainsi pour les principales épidémies le rôle prophylactique qui revient à l'évacuation :

A. *Fièvres éruptives.* — L'émigration collective s'impose en cas d'épidémie de casernes, de pensions. La diffusion habituelle de ces maladies, dans les villes atteintes, ne permet pas de songer à l'évacuation de chacune des maisons où elles pénètrent : mais nous espérons que les ressources d'installation nosocomiale permettront un jour de transporter au moins tous les malades dans des hôpitaux spéciaux et suffisamment isolés.

B. *Choléra.* — Si l'on ne doit, en nos climats, songer à déplacer tous les habitants des localités populeuses, on peut prescrire l'évacuation des petits villages, et, dans les villes, celle des casernes, des lycées, des hôpitaux de maladies chroniques, celle surtout des maisons où la maladie s'est fixée. « En 1855, dit Jules Worms, le choléra éclate à Bâle, les premières maisons atteintes ont été évacuées par mesure de l'autorité, et 210 personnes qui y logeaient ont été installées dans une vaste caserne, et surveillées par les médecins de l'État. Pas un seul cas de choléra ne s'est montré parmi elles. Que pense-t-on qu'il serait arrivé, si ces 210 individus étaient restés dans le foyer infecté, et quel est l'appoint qu'ils auraient pu fournir à la mortalité et à la propagation?

Quand la maladie suit un seul côté de rue, n'est-il pas rationnel de lui soustraire des victimes par l'évacuation des maisons contiguës, le long desquelles son parcours est comme fatalement indiqué?

En temps de choléra, il est vrai, le déplacement a été souvent préjudiciable à ceux qui ont voulu se soustraire ainsi aux atteintes de la maladie: un brusque changement de milieu est parfois plus dangereux que le maintien au contact du foyer épidémique : d'où les atteintes relativement nombreuses des fuyards. Cazalas recommande sagement, en pareilles circontances, à tous les émigrants, l'observation rigoureuse des règles de l'hygiène, dont la principale est alors, à nos yeux, d'éviter les fatigues d'un voyage trop rapide ou trop considérable.

Il en est de même du déplacement des collectivités : l'expérience de l'armée anglaise aux Indes, de l'armée française en Algérie, prouve que les régiments en marche souffrent plus de l'épidémie que les troupes en station; pour être utile, l'émigration des masses cholérisées doit, comme à Gallipoli en 1854, se limiter à une translation à d'assez faibles distances pour que les fatigues du déplacement n'augmentent pas l'intensité du mal.

D'autre part, ces émigrations, en temps de choléra, sont dangereuses, si elles ont pour objectif les localités non atteintes encore, vu le concours qu'elles apportent à la diffusion épidémique. Il suffit d'une personne provenant d'un lieu infecté pour répandre la maladie parmi toute une population. Le danger des émigrations collectives est bien autre. Nous avons dit (*Traité des maladies épidémiques*) le rôle joué par les armées en marche dans la dissémination du choléra; quant aux émigrations de la classe civile, il suffit de rappeler ce qui s'est passé en 1865, année où 35 000 personnes, partant d'un même foyer, Alexandrie d'Égypte, ont infecté, en quelques semaines, la plupart des ports de la Méditerranée; de ces foyers secondaires, l'émigration, se dirigeant sur nombre d'autres localités, a répandu les germes du choléra sur tout le continent européen. Ce fait s'est particulièrement remarqué en Espagne, où l'émigration des villes avait pris, en 1865, des proportions extraordinaires : ont émigré de Valence 40 000 habitants sur 107 000 dont se compose sa population; Palma a vu la sienne, ordinairement de 50 000, réduite à 10 000, etc. Aussi, des 49 provinces du royaume, 31 ont été envahies et fort maltraitées par le choléra (Fauvel, *Le choléra*). Ces dangers ne justifient que trop les mesures quarantainaires prises contre certaines émigrations durant les épidémies de choléra.

C. *Typhus*. — Contre le typhus, la dissémination et l'évacuation des foyers épidémiques constituent les bases principales de la prophylaxie.

Ici, surtout, la séquestration serait une erreur et une atrocité; en revanche, l'émigration, même lointaine, n'a que des avantages pour ceux qu'on soustrait à un foyer typhigène. Ainsi la marche d'une armée infectée du typhus est avantageuse à cette armée, non seulement parce qu'elle s'éloigne alors de ce foyer, mais encore en raison du bénéfice qui résulte, pour chacun, d'une vie plus complète à l'air libre; la ventilation subie, pendant la marche, soustrait nécessairement une certaine quantité du miasme typhique dont les hommes sont imprégnés. C'est l'inverse, on le voit, du choléra, dont on peut dire parfois : *Crescrit eundo.*

Il y a peu à craindre, même pour les malades, des vicissitudes atmosphériques et des fatigues du déplacement. De Chamberet rapporte que, pendant la retraite de Russie (1813), il se manifestait une amélioration rapide chez les malades qu'on retirait des ambulances, pour les placer sur des fourgons découverts.

Observation analogue à celle que recueillait Hounau au Mexique, où l'on dut, malgré leur état d'affaiblissement, enlever à la hâte, sur des mulets, un certain nombre de soldats français atteints de typhus, qui eussent été infailliblement massacrés par l'ennemi poursuivant nos colonnes; leur santé se rétablit après quelques jours de ce transport forcé.

Autre différence avec le choléra : la dissémination des individus, provenant d'un foyer de typhus, est bien moins redoutable que celle des cholériques, pour les localités vers lesquelles s'opère cette dissémination; le miasme typhique n'a toute sa puissance de contamination qu'autant qu'il est transporté par des collectivités, et les cas isolés de typhus restent d'ordinaire stériles au milieu des populations que ne prédispose point un affaiblissement antérieur.

S'il s'agit de masses évacuées d'un foyer typhique, nous ne pouvons citer de meilleur exemple des mesures à prendre, que les précautions adoptées à l'égard d'une armée profondément imprégnée de germes de cette affection, comme l'était l'armée française en 1856, à son retour de Crimée; mesures dont nous avons donné le détail à l'article QUARANTAINES (*Dict. encycl. des sc. méd.*).

Pour le typhus donc, l'évacuation du foyer épidémique s'impose d'une manière absolue; si l'on y joint la dissémination, l'aération et la balnéation des individus soustraits à ce foyer, on arrivera rapidement à l'extinction du mal, et l'on supprimera tout danger pour les populations qu'ils auraient pu contaminer.

D. *Fièvre typhoïde.* — Toute agglomération où règne la fièvre typhoïde, lycée, caserne, école, doit être dissoute. L'évacuation des casernes, en particulier, éloigne le soldat des deux causes typhoïgènes principales : 1° miasme putride d'origine extrinsèque ou d'origine urbaine; 2° miasme de l'encombrement.

La mobilisation des régiments atteints donne également ici des résultats frappants.

Les conditions d'aération, de ventilation, imposées aux soldats par le fait de la mise en route du régiment; leur dissémination aux gîtes d'étapes où, pendant la nuit surtout, ils sont soustraits aux influences de la vie en commun, agissent doublement en pareille circonstance : 1° elles diminuent l'influence nocive de l'homme sur l'homme et réduisent, pour chacun, les chances d'infection et de contage, d'où atténuation du danger pour ceux qui n'ont pas encore subi l'imprégnation morbifique; 2° elles exercent, en outre, suivant nous, une influence préservatrice, nous dirions plutôt curative, sur ceux-là mêmes dont l'organisme, avant le départ du lieu infecté, avait subi cette imprégnation, et chez lesquels la maladie existait peut-être à la période d'incubation.

En effet, lorsqu'un régiment évacue subitement une caserne d'où chaque jour il envoyait à l'hôpital plusieurs cas de fièvre typhoïde, il semble naturel de penser que, parmi les partants, se trouve un nombre plus ou moins considérable d'individus sur lesquels a agi la cause morbifique et qui, eux aussi, seraient, à leur tour, entrés à l'hôpital; et si, une fois en route, aucun ou presque aucun de ces partants ne tombe malade, ne faut-il point admettre que, sous des influences hygiéniques nouvelles, l'organisme est en puissance d'éliminer, avant l'explosion de la maladie, le principe morbide dont il était pénétré? Or j'ai relaté, avec détails, nombre de faits à l'appui de cette thèse (L. Colin, *La fièvre typhoïde dans l'armée*).

La condition la plus importante, pour assurer le bénéfice du déplacement, c'est qu'à son arrivée à destination le régiment n'y retrouve aucune des conditions propices à la reviviscence des germes morbides dont il est imprégné, et en particulier l'encombrement.

Il est une méthode qui assure au mieux cette indication de disséminer les troupes atteintes de fièvre typhïde: au lieu de les évacuer d'une ville sur une autre, d'un quartier sur un autre quartier, on doit prescrire leur installation dans les camps. Par ce système, le plus inoffensif de tous pour les autres groupes de la population et de l'armée, se trouvent immédiatement réalisées des conditions d'aération et de ventilation, aussi complètes que celles que fourniraient de longues marches et n'entraînant pas, comme ces marches, un surcroît de fatigues auquel, en quelques cas fort rares, on a attribué l'aggravation du mal.

C'est ainsi qu'on a pu arrêter des épidémies intenses au moment le plus opportun, c'est-à-dire à leur début. Devenant plus courtes, ces épidémies deviennent moins meurtrières. J'en ai donné des preuves nombreuses pour la période triennale 1874-1876. De nouveaux faits sont venus appuyer la valeur de cette méthode, faits dont le plus remarquable est l'épidémie qui se développait en décembre 1878 sur la garnison de Rouen; en une semaine, du 13 au 20 décembre, 97 cas sont envoyés à l'hôpital par 5 régiments; ce brusque début présageait une grave épidémie ; les régiments atteints vont camper le 21 décembre sur le plateau du Rouvray, à 5 kilomètres de la ville ; dès lors jusqu'à leur rentrée en ville (1er février 1879) il n'y a plus que 6 cas.

Je me suis énergiquement élevé contre la tendance trop commune à recourir tardivement à ce moyen et à ne l'appliquer qu'au moment où il paraît justifié par le nombre des victimes ; le vulgaire, estimant le danger à courir encore d'apres le chiffre des atteintes et des décès déjà subis, applaudit volontiers à ces évacuations tardives qui, en effet, arrêtent le mal, mais l'arrêtent trop tard, et constituent, à nos yeux, plus qu'une faute.

Aussi ai-je tâché de vulgariser, dans mon enseignement, l'utilité de semblables mesures dont il importe que le commandement accepte l'application dès la proposition du médecin. On doit certes espérer, par l'emplacement, l'aménagement et la salubrité des casernes, les rendre plus réfractaires à la maladie ; mais, en diminuant ainsi les occasions de l'appliquer, on ne sera jamais en droit de négliger une méthode aussi absolument utile.

Nous avons même exprimé le désir que les heureux résultats ainsi obtenus dans l'armée fussent le point de départ de mesures analogues pour la population civile. Loin de nous la pensée de conseiller le déplacement de tous les habitants d'une grande ville, en cas d'épidémie généralisée de fièvre typhoïde ; il n'y a point alors à songer à un semblable système qui devient, au contraire, applicable lorsque l'affection se circonscrit à un groupe de maisons, ou à une seule demeure. Rien n'est lamentable comme ces relations d'épidémies limitées à la population d'une ferme, d'un hameau, sans que l'on ait pensé à soustraire les victimes à l'influence d'un milieu meurtrier.

E. *Peste.* — Nous tenons à rapprocher ici cette affection des deux précédentes ; nous avons décrit ailleurs les redoutables séquestrations imposées jadis aux quartiers des pestiférés, parfois même à des villes entières, et raconté l'histoire des malheureux habitants succombant alors non seulement à la peste, mais à la famine, quelquefois à la férocité de leurs surveillants.

Nous avons cité des preuves péremptoires de l'efficacité de l'évacuation des foyers pestilentiels ; et maintenant que cette maladie peut exiger de nouvelles luttes, nous appelons de nouveau sur ces faits l'attention de tous ceux qui auront à y intervenir.

D'après l'observation de Desgenettes, les fatigues de marches pénibles n'entrâvent pas, en pareil cas, le bénéfice de l'évacuation : témoin ce corps de troupes, la *légion nautique*, devenue un objet de terreur par le nombre de ses atteintes, et recevant l'ordre de se rendre de Rosette à Damanhour ; elle partit par un vent affreux, essuya une pluie abondante et continue, bivouaqua dans la fange ; personne ne tomba malade en route ; un seul homme entra à l'hôpital d'Alexandrie, trois jours après son arrivée dans cette place. A dater de ce moment, la légion jouit d'une santé parfaite.

Ici donc, encore, l'évacuation s'impose comme une loi, et l'autorité, qui garantit par des *quarantaines* les populations éloignées des foyers pestilentiels, doit sauvegarder ainsi tout d'abord l'état sanitaire des masses renfermées en ces foyers.

Aussi n'avons-nous récemment approuvé l'établissement d'un cordon sanitaire autour des foyers pestilentiels du gouvernement d'Astrakhan, qu'à la condition absolue de réserver, dans l'enceinte de ce cordon, des localités salubres pour l'émigration de la population atteinte (Léon Colin, *La peste en Russie*, in *Ann. d'hyg. publ. et de méd. lég.*, mars 1879).

F. *Fièvre jaune.* — Quant à la fièvre jaune, nous arrivons à des conclusions encore plus absolues. Quand on voit combien est minime, nous dirions presque nul, le danger d'importation de cette maladie par l'émigration, à l'intérieur du pays, des populations atteintes sur le littoral; quand on voit, d'autre part, combien est redoutable la prolongation du séjour dans un port infecté, on ne comprend pas que l'on n'ait pas flétri plus énergiquement l'application de ces cordons sanitaires placés autour des villes atteintes de l'épidémie, comme on en plaça à Barcelone en 1821; cordons qui rejettent impitoyablement, dans un foyer mortel, des masses de victimes qui n'eussent été dangereuses pour personne.

Chervin, qui a nié à tort l'importation de la fièvre jaune dans nos ports, a eu presque absolument raison de soutenir que le mal n'en franchissait pas les limites; et, aux attaques dirigées contre la doctrine d'un homme qui a consacré sa fortune et sa vie à l'étude de ces grandes questions, nous répondrons que non seulement l'émigration doit être conseillée aux habitants des villes atteintes de fièvre jaune, mais qu'elle est tellement indispensable pour eux, et tellement inoffensive pour les populations environnantes, que le déplacement immédiat des habitants, voisins de la rade ou du port infectés, devrait être assuré par l'intervention de l'autorité.

La fièvre jaune, en effet, atteint surtout les quartiers maritimes, les habitants des quais où les cargaisons ont été déchargées : il faut donc évacuer ces quartiers et les évacuer sur-le-champ.

G. *Fièvre intermittente et dysenterie.* — Les détails de leur prophylaxie hygiénique ne démontrent que trop la nécessité d'évacuation des foyers de ces deux affections. Si le mode d'évacuation à prescrire ne peut être considéré comme absolument identique, puisque les altitudes favorables aux fiévreux sont souvent préjudiciables aux dysentériques, elles offrent cependant ce caractère commun, qui les distingue de la plupart des affections populaires, de s'atténuer par l'évacuation de la campagne sur la ville, évacuation en rapport avec l'étiologie de chacune d'elles, et absolument inverse des déplacements réclamés par la fièvre typhoïde.

H. *Endémies proprement dites.* — Le bénéfice de l'abandon des foyers d'endémicité n'est pas à démontrer; il ne peut en résulter que des chances d'amélioration, qu'elles tiennent à un changement de régime, comme chez ces jeunes Italiens guérissant de la pellagre par leur appel sous les drapeaux, qu'elles tiennent à la soustraction des causes encore si peu connues, des endémies proprement dites, éléphantiasis et goitre. D'après les recherches de Baillarger, l'amélioration souvent rapide, et, dans nombre de cas, la guérison absolue, par un changement de milieu, doivent engager à éloigner autant que possible les goîtreux, surtout les enfants, des foyers d'endémicité de leur affection. Conformément aux vœux de la Commission française, des établissements spéciaux pour les enfants après le sevrage seraient installés sur les montagnes, et permettraient de les soustraire aux influences endémiques et aux habitations si malsaines des vallées.

§ 2. — Vaccinations.

Grâce à Jenner, la variole, qui constituait l'un des plus redoutables fléaux, est pleinement sortie de la classe obscure et de la thérapeutique incertaine des maladies épidémiques pour constituer le type morbide le plus accessible à la puissance humaine.

Pour démontrer l'influence de la vaccine sur la santé publique, il suffit de rappeler : 1° la rareté des décès par variole dans les groupes soigneusement vaccinés comme certaines armées ; 2° le brusque arrêt des épidémies varioliques par les vaccinations et revaccinations.

Veut-on la preuve qu'en revanche la négligence de ces pratiques constitue un malheur public? nous l'empruntons à notre *Traité de la variole*, où nous disions, après avoir rappelé le deuil subi par la population enfantine de Leipzig en 1871-1872 :

« Depuis quelques années s'était constituée, en cette ville, une véritable ligue luttant par tous les moyens possibles, presse, clubs, etc., contre la découverte de Jenner, et qui était arrivée non seulement à détourner les adultes de la revaccination, mais à empêcher la vaccination de nombre d'enfants; d'où, en cette épidémie de 1870-1871, mortalité relative énorme des enfants, la plupart des adultes ayant été vaccinés antérieurement à ces manœuvres.

« Voilà donc, en Europe, dans un pays civilisé, en une ville célèbre par son université, et malgré l'exemple fourni depuis vingt ans de la toute-puissance des revaccinations par l'immunité de l'armée prussienne contre la variole, voilà la preuve du danger enfanté par les dépréciateurs de la vaccine. On y a sciemment, intentionnellement, refusé aux nouveau-nés cette protection vaccinale, à laquelle depuis Jenner ils ont droit comme à un baptême. »

En Angleterre même, dans le pays de Jenner, des épidémies récentes n'ont-elles pas été provoquées par d'autres prédicateurs qui ont trouvé, dans les classes pauvres, un public assez crédule pour le convaincre qu'il n'était pas de la dignité humaine de s'assujettir à semblable opération?

Nous avons fait, ailleurs, la preuve de la facilité d'écarter, des inoculations vaccinales, les chances de transmission d'affections contagieuses (voy. L. Colin, *Traité des maladies épidémiques*, p. 910).

L'inoculation du vaccin de génisse, après autopsie de l'animal vaccinifère, met à l'abri de tout danger.

Plus d'argument, dès lors, à opposer au caractère obligatoire de la vaccination, à la nécessité d'en régler la pratique. Comme en Allemagne, en Italie, en Belgique des instituts spéciaux se sont organisés, en France, qui réduiront à néant la variole, le jour où l'État déclarera obligatoire la prophylaxie individuelle, cette condition essentielle de la sécurité de tous.

Il faut surtout, et ceci est le point important, que, dans l'esprit des administrateurs comme dans celui des populations, pénètre la conviction suivante : que la prophylaxie vaccinale ne repose point sur la pratique et le succès d'une seule opération; que celle-ci n'est, même réussissant, ni complète ni définitive, et qu'elle ne constitue que le premier terme de la série d'inoculations à imposer à chaque sujet.

A la science de découvrir, en faveur de l'espèce humaine, les vaccins des autres maladies populaires d'origine spécifique.

§ 3. — Isolement des contagieux.

On comprend que la pratique des vaccinations soit chose moderne, étant tombée dans le domaine de la science du fait d'une découverte récente, que rien ne permettait de prévoir, qui pouvait ne se réaliser que des siècles plus tard, ou ne se réaliser jamais.

Ce que l'on comprend moins, c'est que l'isolement des maladies communicables, ce corollaire si évident de la notion de la contagion, notion qui date, elle, de plusieurs siècles, n'en soit encore en somme qu'au début de sa période d'application. Aux barbares séquestrations du moyen âge contre les pestiférés et les suspects, a succédé, en effet, une longue phase de profonde indifférence à l'égard du danger public provenant des malades atteints d'affections transmissibles.

C'est dans les hôpitaux surtout que semblable négligence a enfanté les plus lamentables désastres; malgré toutes les preuves accumulées de ces dangers, le livre de Tenon est resté lettre presque morte pendant un siècle. On voit aujourd'hui encore, en certaines villes d'Europe, des salles de deux cents lits et plus, recevoir des malades de toute catégorie; on sait le rôle de propagation épidémique joué successivement par ces hôpitaux au temps de la peste, du typhus, et, de nos jours encore, quand y pénètrent le choléra, la diphtérie, la variole, la fièvre puerpérale.

Je me suis demandé souvent si les malheureux, condamnés jadis au bûcher, comme *semeurs de peste*, avaient jamais pu faire autant de mal que les architectes de semblables locaux.

On s'attache, et avec raison, à éloigner, des demeures publiques et privées, toutes causes d'insalubrité réelles ou apparentes : matières fécales, eaux ménagères, résidus alimentaires, cent fois moins dangereux en somme que le contact d'un virus déterminé ; et il est encore des hôpitaux où l'on impose, à tout venant, le séjour dans l'atmosphère des varioleux, scarlatineux, diphtéritiques.

Il n'est que temps de rompre avec ces pratiques routinières de la promiscuité, en un même établissement, des malades atteints des affections les plus diverses : les uns servant, pour ainsi dire, à contaminer les autres, et engendrant ces épidémies nosocomiales de choléra, de croup, de rougeole, etc., qui retentissent trop souvent sur l'état sanitaire de l'ensemble de la cité; qui, d'autres fois, par leur limitation à l'hôpital infecté, témoignent mieux encore que c'est là que se fait le mal et qu'on lui amène ses victimes. Que de fois ai-je félicité en moi-même les malheureuses familles n'ayant pu, faute de places, faire admettre, dans les hôpitaux d'enfants de Paris, les petits malades auxquels mieux valait continuer leur misère et leur privation de soins médicaux, qu'imposer les chances redoutables du séjour en de pareils établissements.

Après avoir si longtemps joué un rôle néfaste dans la propagation des épidémies, il est juste que les hôpitaux interviennent dans leur prophylaxie. Ce but, on y arrivera :

1° Par la bonne installation de ces établissements; c'est décider moralement les familles à y conduire tout membre atteint d'affections contagieuses; c'est obtenir ainsi, par la persuasion, et la simple évidence des bons résultats, ce qui, en d'autres pays, s'impose par contrainte : la suppression des foyers morbifiques de maison, de quartier; c'est donc assainir la cité, et arrêter les épidémies à leur début.

2° Par la suppression, à l'intérieur, et en dehors de ces établissements, de tous les intermédiaires de contage dont ils peuvent être l'origine, et l'application des mesures suivantes : purification spéciale du matériel d'hôpital, des vêtements des malades; isolement de ces derniers, pendant toute la durée de leur puissance de contamination; en chaque hôpital, locaux d'observation pour tout entrant dont l'affection est mal déterminée; organisation d'un système de transports exclusivement réservés aux contagieux; choix d'un personnel réfractaire à la contagion. Pour soigner les malades atteints d'affections qui en général ne récidivent pas, on cherchera, autant que possible, des infirmiers garantis par une première atteinte; malheureusement, si une atteinte de variole, de typhus, de fièvre typhoïde, de fièvre jaune, constitue une sauvegarde à peu près absolue, il est loin d'en être de même du choléra, de la diphtérie, de la peste.

On assurera la désinfection de ce personnel : en temps d'épidémie le public a été trop souvent disposé à attribuer aux médecins et à leurs aides la propagation des maladies les plus diverses; si, de nos jours encore, en certains pays arriérés, cette croyance a eu les plus cruelles conséquences, il ne nous appartient pas, à nous hygiénistes, de nier complètement cette source de dangers. Loin de nous la pensée de recommander le retour à ces coutumes barbares, terrifiantes pour les malades, consistant dans l'emploi, par les médecins, de masques et de vêtements grotesques, précautions inspirées bien moins par la crainte de transmettre la maladie que par celle de la contracter. La diminution des épidémies de fièvre puerpérale, de pourriture d'hôpital, d'infection purulente, est, pour une large part, le résultat des précautions de propreté personnelle et d'antisepsie adoptées par les chirurgiens modernes; elles doivent être aussi rigoureuses pour le médecin qui soignera des contagieux : variole, diphtérie, etc.

3° Surtout et avant tout, par la détermination de la nature et de l'emplacement des locaux d'isolement.

Tout récemment (1887), la question s'est posée, à Paris, du choix à faire, dans ce but, entre les modes d'installation ci-après : A, pavillons spéciaux à annexer aux hôpitaux existant déjà dans Paris; B, hôpitaux spéciaux à élever en ville pour les contagieux; C, hôpitaux spéciaux à construire, pour ces malades, dans la banlieue de Paris.

Nous extrayons les passages suivants du rapport que nous reçûmes mission de présenter à ce sujet au Conseil de salubrité de la Seine et dont les conclusions furent approuvées à l'unanimité par nos collègues de ce Conseil.

« Alors qu'en telle ville de province rien n'est plus facile à discerner que les limites si tranchées, parfois séculaires, qui séparent la banlieue de l'agglomération urbaine, et de déterminer, au mieux de la santé publique, l'emplacement définitif d'un foyer dangereux, que ce soit un abattoir, un cimetière, un établissement classé quelconque, enfin un hôpital d'isolement; en est-il de même devant les dimensions de Paris, devant la mobilité de sa population et ses accroissements rapides, souvent imprévus en tel point de sa périphérie, désert il y a quelques années, couvert aujourd'hui d'habitations? N'est-ce point là une des principales difficultés évoquées à chaque instant, dans les rapports soumis à l'examen du Conseil, au sujet des demandes d'autorisation d'exploiter certaines industries incommodes ou insalubres? Pouvons-nous l'oublier dans l'étude de la question qui nous est soumise aujourd'hui, étude qui doit s'appliquer aux trois modes suivants : 1° pavillon spécial annexé à un hôpital ordinaire, 2° hôpital spécial en ville, 3° hôpital spécial dans la banlieue?

« A. *Isolement des contagieux en des pavillons spéciaux annexés aux hôpitaux ordinaires.* — Le pavillon spécial apparaît comme un progrès sur la promiscuité, en des salles communes, de l'ensemble des malades, contagieux ou non; prendre un varioleux en une de ces salles pour l'isoler, comme on le fait plus ou moins chaque jour, de ceux qui ne le sont pas, c'est faire acte d'hygiène élémentaire; mieux vaut encore empêcher ce varioleux d'entrer dans cette salle en lui consacrant, et à ses congénères, un service voisin où, dès l'origine, il soit isolé de toute autre catégorie de malades.

« Et cependant, en y regardant bien, on ne trouve que trop d'inconvénients à ce système : c'est toujours laisser l'huile près du feu, l'élément de contage près d'un terrain qui ne demande qu'à être ensemencé.

« L'annexion, à l'hôpital commun, de pavillons d'isolement, attire naturellement, vers cet hôpital, les malades atteints d'affections évidemment contagieuses ou simplement suspectes; ces malades contribuent, dès leur entrée, à la contamination de certaines annexes communes, comme le vestiaire, comme la salle de consultations, dont notre collègue M. Ollivier nous rappelait récemment les dangers.

« Une fois dans leur pavillon, ces mêmes malades ne sauraient devenir inoffensifs qu'à la condition de la suppression de toute cette série d'intermédiaires communs, qui constituent l'économie du grand hôpital, que ce soit des locaux : cuisine, pharmacie, salle de bains; que ce soit des personnes : médecins, élèves de garde, infirmiers, etc., dont les règlements n'entraveront jamais les dangers. J'ai rappelé ailleurs le rôle de ces intermédiaires dans l'entretien des épidémies d'hôpital, et démontré que, pendant plusieurs mois, tel service spécial de contagieux avait été, à peu près exclusivement, alimenté de malades par les cas de contamination dont il avait été l'origine pour l'hôpital dont il dépendait (L. Colin, *Traité des maladies épidémiques*, p. 994).

« Le pavillon spécial type serait celui qui aurait, non seulement son vestiaire, ses bains, son étuve à désinfection, mais encore sa cuisine, sa pharmacie, sa porte d'entrée, son personnel absolument distincts de ceux de l'établissement auquel il serait annexé; par le fait, ce ne serait plus une annexe, ce serait un hôpital voisin d'un autre; et, comme dès lors le seul danger serait encore ce voisinage, nous voici naturellement conduits à l'édification, non de pavillons, mais d'hôpitaux totalement consacrés aux contagieux.

« B. *Hôpitaux spéciaux. Intra muros.* — L'édification, dans l'enceinte de Paris, d'hôpitaux de contagieux donnerait satisfaction à nombre d'intérêts les plus légitimes : suppression du danger des pavillons spéciaux voisins, pour les malades des hôpitaux ordinaires; facilité et rapidité relatives de transport des malades à isoler; diminution, de ce fait, et des périls encourus par la santé des malades, et des chances de dissémination, sur leurs parcours, des germes de leur affection.

« Malheureusement cette solution, à laquelle je m'étais rattaché avec nos collègues MM. Bouchardat et Auguste Voisin, ne semble pas compatible avec le résultat de l'enquête signalée dans la lettre de M. le Préfet de la Seine : s'il existe, en effet, à l'intérieur de Paris, des terrains suffisamment vastes pour recevoir des établissements de cette nature, avec tous les développements qu'ils comportent, aucun de ces terrains ne remplit les conditions requises, attendu que tous se trouvent à proximité d'agglomérations populeuses, et que plusieurs sont situés dans le voisinage de groupes scolaires, pour lesquels les dangers d'infection seraient tout particulièrement à craindre.

« L'hôpital de contagieux, édifié dans Paris, offrirait, en résumé, pour l'ensemble de la capitale, les inconvénients des pavillons spéciaux pour la population de l'hôpital général dont ces pavillons dépendraient.

« C. *Hôpitaux spéciaux dans la banlieue.* — Il y a donc là une véritable fin de non-recevoir qui nous permet d'aborder, avec une confiance nouvelle, l'étude du troisième système : construction des hôpitaux de contagieux en dehors de l'enceinte de Paris. Loin de nous, ici encore, la pensée de devancer les résultats de l'enquête à poursuivre sur le choix des emplacements. Nous nous bornons, sur ce point spécial, à énoncer une opinion qui, de bonne foi, ne saurait être contredite, en affirmant, à priori, qu'il sera plus aisé de trouver, *extra muros*, des emplacements absolument sans danger pour l'état sanitaire de la population avoisinante.

« Il nous appartient davantage d'insister sur ce que l'expérience médicale, en pareilles conditions, permet d'augurer de ce système.

« En tête des maladies contagieuses formant l'objet du présent rapport, figure la variole, à l'égard de laquelle les hasards de notre carrière nous ont fourni l'occasion d'observer le fonctionnement d'un hôpital spécial situé hors de Paris, fonctionnement dont les proportions ont dépassé sans doute tout ce qui jamais pourra se reproduire d'analogue; je veux parler des faits observés à l'hôpital des varioleux, installé dans l'asile de Bicêtre pendant le siège de Paris 1870-1871, hôpital dont j'étais le médecin chef, et qui reçut, en cinq mois, près de 8,000 malades atteints de cette affection, malades dont la moyenne quotidienne variait de 1,200 à 1,500.

« Or, avant cette grande expérience de Bicêtre, et même immédiatement avant, car l'augmentation progressive de la variole, dans les années qui précédèrent la guerre, avait fait surgir une discussion à cet égard à la Société médicale des hôpitaux de Paris, on était retenu par la pensée des dangers de la réunion des varioleux en grand nombre dans un même établissement.

« Exclure ces malades des hôpitaux répartis sur les divers points de la ville, n'était-ce pas les exposer aux inconvénients de transports souvent lointains vers l'asile spécial?

« Les réunir en cet asile, n'était-ce point constituer un foyer aussi dangereux pour les malades eux-mêmes que pour la population avoisinante, exposée aux influences d'une atmosphère surchargée de principes virulents?

« Contrairement à ces prévisions, en apparence si légitimes, nous avons pu démontrer :

« Qu'aucun des varioleux dirigés sur l'hôpital de Bicêtre, provenant de tous les quartiers de Paris, et même des forts les plus éloignés, ceux du Nord, par exemple, qui en sont à plus de 10 kilomètres, n'avait eu à souffrir de la longue durée du transport.

« Que la réunion de ce grand nombre de malades ne paraît pas avoir aggravé leur affection; la mortalité, en effet, fut comparable à celle des mêmes malades traités à la même époque, en nombre infiniment moindre, soit au Val-de-Grâce, soit en d'autres ambulances; que notre hôpital fut entièrement inoffensif pour la population du fort de Bicêtre, éloigné d'une centaine de mètres, mais dont le personnel ne communiquait pas avec nous.

« N'est-ce pas là une démonstration complète de l'innocuité et des avantages d'un hôpital de varioleux *extra muros ?*

« Et, si nous ajoutons qu'en revanche cette agglomération de varioleux, si peu dangereuse pour les gens qui l'entouraient, mais ne la fréquentaient pas, comme la garnison du fort de Bicêtre, entraîna, au contraire, beaucoup d'atteintes dans le quartier du Kremlin que traversaient chaque jour, sans désinfection préalable, nos sortants, nos infirmiers, nous aurons fait, en outre, toujours avec l'observation de la même épidémie, la preuve du danger capital des contacts; danger que nous croyons opportun de rappeler ici, car, à notre sens, telle a été, tout récemment, l'origine des atteintes signalées dans la population environnant l'hôpital spécial installé actuellement, pour ces malades, au nord de Paris; atteintes qui ont failli discréditer cet hôpital, en faisant attribuer à l'atmosphère la dissémination des germes, alors que, sans doute, cette dissémination avait eu lieu surtout par contact, et qu'il ne devait s'agir, pour l'entraver, que d'une désinfection rigoureuse de tout ce qui provenait de l'établissement : personnes ou objets.

« Je ne ferai que rappeler ici qu'en proposant, pour les varioleux, la construction d'hôpitaux excentriques, j'insistais en même temps sur la possibilité d'en réduire singulièrement la dépense en subordonnant cette construction aux nécessités créées par les épidémies. Le varioleux, en effet, est, de tous les malades, celui peut-être qui a le moins à redouter la légèreté des abris qui lui sont affectés, celui auquel la baraque convient le mieux; que les Administrations d'assistance publique aient à leur disposition, non pas des établissements tout faits, toujours onéreux, mais simplement des surfaces dallées, bitumées, munies à l'avance de trous où s'implantera la charpente des constructions à venir et, si la ville est considérable, situées sur plusieurs points de sa périphérie.

« Si la variole surgit, il suffira d'élever successivement, en commençant au voisinage des quartiers les plus atteints, ces baraques dont l'édification pourra toujours être aussi rapide que l'expansion du mal.

« Une des raisons pour lesquelles nous estimons qu'il n'y a pas lieu à construction immédiate et définitive, c'est, en outre, l'espérance que nous persistons à conserver, que les pratiques de vaccination et de revaccination pénétreront enfin assez avant dans l'hygiène de la population parisienne pour enlever leur raison d'être à ces établissements.

« Jusqu'en ces dernières années, nous aurions hésité à appliquer, à diverses autres maladies, éminemment transmissibles dans l'hôpital, notamment à la rougeole, à la coqueluche et surtout à la diphtérie, la totalité des mesures précédentes. Nous hésitions, en raison surtout des inconvénients, parfois même des dangers, pour le malade, de transports lointains, surtout pendant la saison froide.

« Nous sommes enjourd'hui plus disposés à vous proposer, avec notre collègue M. Chautemps, de leur attribuer la même législation, surtout en raison des deux considérations suivantes :

« 1° Imminence de la transformation et du perfectionnement, à Paris, du transport des contagieux, aussi bien au point de vue de sa régularité, de sa rapidité, que de l'aménagement intérieur, du confortable des voitures spéciales;

« 2° Maintien du droit d'admission, dans les pavillons spéciaux actuellement édifiés en plusieurs hôpitaux généraux de l'intérieur de Paris, de ceux des malades, atteints d'une des trois affections précédentes, dont le transport lointain semblerait offrir des inconvénients.

« C'est au même titre, et en raison d'une rapidité habituellement bien plus grande de la maladie, que nous estimons qu'il y aura toujours lieu, en cas d'épidémie cholérique, de réserver à l'intérieur de Paris, soit des pavillons, soit des hôpitaux spéciaux pour les malades de cette catégorie.

« En résumé j'ai l'honneur de proposer au Conseil l'adoption du troisième système : édification d'hôpitaux de contagieux en dehors de Paris, spécialement en ce qui concerne les malades atteints de variole, de rougeole, de coqueluche et de diphtérie.

« J'estime que la construction de semblables établissements, suivant les données modernes de l'architecture nosocomiale, n'est pas pour nuire à la salubrité des communes suburbaines, et j'incline à croire que plusieurs de ces communes, où, depuis quelques années surtout, ces maladies contagieuses paraissent avoir élu particulièrement domicile, récolteront un bénéfice réel du voisinage de ces hôpitaux, qui leur permettra l'isolement plus rapide de leurs propres contagieux » (Léon Colin, *Rapport au Conseil d'hygiène publique et de salubrité de la Seine*).

Ce qui nous paraît applicable à Paris le serait mieux encore, nous l'avons dit, en des centres moins importants. Il n'est pas jusqu'aux villages qui ne pourraient réaliser la construction de locaux peu coûteux, au bénéfice de la prophylaxie des épidémies par l'isolement des contagieux. La plupart des maladies transmissibles trouvent, dans les demeures trop souvent encombrées et malpropres du paysan, les conditions de ténacité spéciales aux épidémies de maison. L'administration française pourrait entrer, à cet égard, en une voie de progrès inaugurés en quelques pays voisins, notamment en Angleterre.

Dans ceux de ces villages dont les ressources le permettront, que l'on construise un petit local d'isolement, renfermant trois ou quatre lits en autant de compartiments, afin de pouvoir y installer, séparément les uns des autres en cas de différence dans leurs maladies, les premiers individus atteints d'affection transmissible; ce sera une première sauvegarde pour la famille menacée, parfois pour tout le village. Et autour de ce local fixe, permanent, entouré d'une zone libre convenablement aménagée, s'élèveraient, en cas d'expansion épidémique, ces baraques légères, peu coûteuses, que nous avons spécialement recommandées pour la variole, et qui, en ces petits centres, vu leur proximité de toutes les demeures, n'imposeraient aux malades qu'un déplacement sans inconvénient pour leur santé.

§ 4. — **Quarantaines.**

Les mesures que je viens de passer en revue s'appliquent aux maladies indigènes ou aux maladies exotiques, lorsqu'elles ont pénétré dans le pays; mais quand celles-ci n'ont pas encore franchi la frontière, on peut les y arrêter à l'aide de moyens dont l'ensemble constitue plus particulièrement ce qu'on appelle *police sanitaire*.

Ce sont les quarantaines imposées aux navires, la séquestration de leurs passagers dans les lazarets, la désinfection et au besoin le déchargement sanitaire. Ce sont les mesures analogues imposées sur les frontières de terre, au point où les chemins de fer et les principales routes les traversent, l'inspection et la désinfectation des trains, s'il y a lieu.

Ce sont enfin, dans certains cas spéciaux, les cordons de troupe à l'aide desquelles on cerne une localité ou une portion de peuple infectée ou qu'on développe sur une ligne menacée, pour arrêter les provenances de toute espèce venant d'une région contaminée.

Cet ensemble de mesures offre le plus grand intérêt au point de vue de la prophylaxie des épidémies d'origine exotique; je les ai exposées en détail dans l'article QUARANTAINE du *Dictionnaire encyclopédique des sciences médicales*, et dans mon *Traité des maladies épidémiques;* mais je ne puis m'en occuper ici, parce qu'il en sera longuement traité dans le dixième livre consacré à l'hygiène internationale, dans les cadres de laquelle rentrent tout naturellement les services sanitaires.

CHAPITRE VI

ÉPIZOOTIES

(MALADIES DES ANIMAUX TRANSMISSIBLES A L'HOMME)

Par MM. NOCARD ET LECLAINCHE.

ARTICLE I. — GÉNÉRALITÉS.

Jadis les grandes épizooties restaient cantonnées dans quelques régions isolées; elles y sévissaient d'une façon permanente; mais elles y étaient aussi moins graves, chaque génération éprouvée par la maladie transmettant à celle qui la suit un certain degré d'immunité.

On ne les voyait sévir qu'à de rares intervalles dans les pays éloignés de leurs centres de prédilection; elles y causaient alors de grands ravages et devenaient parfois de véritables calamités publiques.

Il n'en est plus de même aujourd'hui ; les relations internationales que les chemins de fer ont créées, le déplacement des animaux par grandes masses, leur transport rapide d'une localité dans une autre, les renouvellements incessants qui s'opèrent dans les étables ou dans les pâturages pour satisfaire aux besoins toujours croissants de la consommation, ont ouvert de larges voies à l'importation et à la propagation des maladies contagieuses des animaux.

Il en résulte que la population animale de la France est beaucoup plus fréquemment et plus gravement menacée que dans le passé ; hâtons-nous de dire qu'elle est aussi beaucoup plus efficacement défendue : la France possède, en effet, depuis 1881, une loi de police sanitaire qui vise un certain nombre des maladies contagieuses des animaux domestiques ; celles qui, soit par leur rapide expansion, soit par la grande valeur des animaux exposés, peuvent être considérées comme des fléaux de l'agriculture.

Le grand mobile de la loi du 21 juillet 1881, sinon le seul, a été de protéger la fortune publique, en sauvegardant autant que possible le cheptel national. L'hygiène publique n'a joué qu'un rôle absolument secondaire dans le vote du parlement. C'est ce qui explique comment un grand nombre de maladies animales transmissibles à l'homme ne figurent pas dans la loi : la ladrerie, la trichinose, l'actinomycose, les teignes, les maladies vermineuses, etc..., n'y sont pas inscrites; la tuberculose elle-même était laissée de côté, et ce n'est qu'en 1888 qu'elle a été ajoutée au nombre des maladies qui donnent lieu à une action sanitaire.

Parmi les maladies des animaux que vise la loi de 1881, nous ne parlerons que de celles qui présentent quelque danger pour l'homme : le charbon, la morve, la fièvre aphteuse, la rage, la tuberculose. Nous étudierons ensuite d'autres affections transmissibles à l'homme et qui ne figurent pas dans la loi : les ladreries, la trichinose, l'actinomycose, les teignes, les gales.

Toutefois, nous croyons utile de donner un aperçu des principes qui régissent la police sanitaire des animaux; on y trouvera peut-être des indications applicables à la police sanitaire humaine.

La base de la loi du 21 juillet 1881, c'est la *déclaration* à l'autorité de tout cas de maladie contagieuse, reconnu ou soupçonné. Pour agir efficacement, il faut en effet que l'autorité sache, le plus tôt possible, où existe le danger. Aussi la *déclaration* est-elle imposée par la loi, non seulement au propriétaire de l'animal malade ou suspect, mais encore à défaut du propriétaire, à ses domestiques, à son vétérinaire et généralement à quiconque est chargé des soins à donner au malade. La loi punit « d'un emprisonnement de 6 jours à 2 mois et d'une amende de 16 à 400 francs » (art. 30) toute infraction à cette obligation de déclarer.

La déclaration est encore obligatoire en cas de mort d'un animal, s'il existe des raisons de croire qu'il a succombé à une maladie contagieuse.

En deuxième ligne vient l'*isolement;* dès que l'animal est reconnu ou soupçonné malade, avant même de faire la déclaration, le propriétaire est tenu de le séparer des animaux capables de contracter la maladie et de le tenir enfermé.

Aussitôt la déclaration reçue, le maire fait *visiter* l'animal malade ou suspect par le vétérinaire sanitaire. Le vétérinaire s'assure de l'existence de la maladie, prescrit les mesures nécessaires pour assurer l'isolement et la *désinfection* et fait son rapport au préfet du département.

Au reçu du rapport du vétérinaire sanitaire, le préfet statue sur les mesures à mettre à exécution, *dans le cas particulier* :

Il prend, s'il est nécessaire, un arrêté portant *déclaration d'infection;* ordonnant l'*abatage* des animaux *malades* (morve, rage, péripneumonie, peste bovine); la *séquestration*, le *recensement*, la *marque*, la *surveillance*, l'*inoculation* ou l'*abatage* des animaux *contaminés; l'interdiction des localités infectées; l'interdiction momentanée des foires et marchés et de la circulation du bétail;* la *désinfection.*

Le décret du 22 juin 1882, portant réglementation d'administration publique pour l'exécution de la loi, détermine celles de ces mesures qui sont applicables suivant la nature de la maladie.

De même, un arrêté du 12 mai 1883 indique la marche à suivre pour effectuer la désinfection.

Pour assurer l'exécution de ces mesures, la loi prescrit encore :

1° L'institution, dans chaque département, d'un service sanitaire comprenant un vétérinaire délégué, chef du service, siégeant au chef-lieu du département et des vétérinaires sanitaires, dont le nombre varie suivant les régions;

2° L'inspection régulière, par un vétérinaire, de tous les abattoirs, tueries particulières, ateliers d'équarrissage, et surtout des foires et marchés.

Enfin, parmi les maladies dont la constatation entraîne l'abatage des malades ou des contaminés, il en est qui donnent lieu à des indemnités réglées par la loi (peste bovine, péripneumonie); au contraire, les propriétaires des animaux abattus pour cause de morve ou de rage n'ont droit à aucune indemnité.

Quelques-unes des dispositions secondaires de la loi ont une importance de premier ordre au point de vue de l'hygiène publique; c'est ainsi qu'elle interdit l'usage alimentaire des viandes provenant des animaux morts de quelque maladie que ce soit ou abattus comme atteints de morve, de rage, de charbon. De même aussi le décret du 19 juillet 1888 interdit absolument l'usage du lait et règlemente l'usage de la viande provenant des animaux tuberculeux.

ARTICLE II. — RAGE.

La rage est une maladie virulente, inoculable, due à un agent spécifique localisé presque exclusivement dans le système nerveux, et caractérisée par des troubles d'origine cérébrale et médullaire.

De tous les animaux domestiques qui peuvent contracter la rage, le chien est celui qui est le plus fréquemment atteint; c'est chez lui que l'affection se perpétue, c'est par lui que sont contaminées le plus souvent les autres espèces. La virulence constante de la salive des animaux enragés, et par suite le danger de leurs morsures, explique cette fréquence de la rage du chien, et elle fait prévoir aussi l'importance des mesures sanitaires applicables à cet animal.

1. **Nature de la maladie**. — Connue chez le chien dès la plus haute antiquité et bien étudiée quant à ses manifestations extérieures, la rage.

en raison même de la terreur qu'elle inspire, resta pendant de longs siècles une maladie mystérieuse, ne provoquant guère d'autres travaux que des dissertations spéculatives sur sa nature ou des conceptions fantaisistes sur son traitement. A la fin du siècle dernier, un seul point était acquis : la transmissibilité de la rage par morsures du chien ou du loup aux autres carnassiers, à l'homme ou aux herbivores.

En 1811, Gohier débute dans l'étude expérimentale de la rage par des recherches sur la transmission de la maladie au chien, par ingestion de la viande d'herbivores morts enragés. Peu après (1813) Grüner et le comte de Salm démontrent par des inoculations la virulence de la salive, soupçonnée et admise depuis longtemps.

Dès ce moment les expériences se multiplient sur le même sujet. Les recherches de Magendie confirment la virulence constante de la salive, recueillie dans la bouche des carnassiers, et celles d'Hertwig permettent d'affirmer en outre la virulence de la salive parotidienne. La virulence du sang fait l'objet de recherches très précises de Breschet, Magendie, Dupuytren, Renault. L'ingestion par le chien de la viande d'animaux enragés, qui avait donné à Gohier des résultats positifs, est essayée sans succès par Delafond et Lafosse. Renault, qui constate les mêmes faits, multiplie les conditions de l'expérience et démontre que l'infection ne peut s'effectuer par les voies digestives.

En 1842, l'expérimentation fixait encore un point depuis longtemps controversé : la contagiosité de la rage des herbivores. Huzard, au commencement de ce siècle, avait affirmé devant l'Académie des sciences que les animaux herbivores n'étaient pas susceptibles de transmettre la maladie, et cette opinion était confirmée dans la suite par des observations et des expériences nombreuses. De tous les expérimentateurs, Berndt, de Greifswald, avait seul obtenu la contamination du mouton par inoculation de la bave du bœuf enragé, encore la description insuffisante qu'il avait donnée des symptômes observés permettait-elle de douter des résultats signalés. Les recherches de M. Rey vinrent mettre hors de doute la contagiosité de la rage des herbivores et démontrer la possibilité du passage successif du virus à travers plusieurs de ces animaux.

Reconnue ainsi virulente dans toutes les espèces, inoculable par morsure et expérimentalement, la rage était considérée encore comme une maladie non infectieuse, — procédant toujours de la contagion chez les herbivores et chez l'homme, — mais pouvant naitre spontanément chez le chien et chez le chat.

Basée sur des faits d'observation, et aussi sur des idées doctrinales échappant à tout contrôle, la *spontanéité* de la rage des carnassiers domestiques était admise, il y a peu de temps encore, par la plupart des observateurs, et des faits étaient cités qui, dans l'esprit des auteurs, ne laissaient aucun doute sur l'action de chacune des influences signalées.

Les causes possibles invoquées surtout étaient : la privation des relations sexuelles, une excitation génésique non satisfaite, la colère, la souffrance, la soif... Jamais cependant les tentatives faites pour reproduire expérimentalement ces conditions n'avaient réussi à provoquer une rage spontanée. Souvent, en outre, l'enquête faite sur les observations citées laissait place à quelques soupçons quant à la possibilité d'une inoculation.

Les longues discussions engagées sur ce sujet ne pouvaient aboutir à modifier les convictions acquises; les partisans de la spontanéité opposaient toujours des observations dont ils affirmaient la valeur absolue, en déclarant qu'elles échappaient à toute vérification expérimentale. Ce devait être l'œuvre des découvertes de ces derniers temps de forcer les derniers retranchements des spontanéistes, en démontrant à la fois la nature vivante de la contagion et la pluralité des modes possibles d'infection.

Les recherches sur l'état de l'agent de la virulence sont de date toute récente : Hallier, en 1872, signale la présence, dans le sang des animaux rabiques, d'un microcoque spécial, s'éliminant par la salive ; il tente sans succès des cultures dans l'albumine de l'œuf, et croit avoir observé une forme sporulaire d'un microphyte qu'il dénomme à priori *Lissophyton suspectum*. Klebs, qui reconnaît ensuite la présence d'éléments granuleux dans les centres nerveux, admet aussi leur nature parasitaire.

Les expériences de P. Bert et celles de Nocard confirment l'idée de l'existence d'un élément virulent figuré, en montrant, par la filtration sur le plâtre, que la partie solide de la salive possède seule la virulence. Depuis, cet élément a été recherché par de nombreux observateurs sans que l'on soit parvenu jusqu'ici à l'isoler d'une façon certaine.

En 1880, Galtier décrit la rage du lapin et indique la valeur de cet animal pour l'expérimentation; l'année suivante enfin, Pasteur entreprend l'étude de la maladie, et dès ce moment les découvertes les plus importantes se succèdent qui aboutissent moins de trois ans après (1884) à l'application d'un système prophylactique.

II. **Espèces pouvant contracter la rage.** — Tous les mammifères, l'homme y compris, et aussi les oiseaux, peuvent contracter la rage, mais avec des degrés de réceptivité très différents suivant les espèces. Un premier groupement, très générique, permettrait de classer par ordre décroissant d'aptitude : en premier lieu, les carnassiers; ensuite et à peu près sur la même ligne les herbivores et les omnivores, et enfin les oiseaux.

Le chien, parmi les carnassiers domestiques, le loup, parmi les animaux sauvages, sont plus fréquemment atteints et ce fait s'explique à la fois par le genre de vie des animaux et par la gravité des morsures qu'ils s'infligent entre eux sous l'influence de la maladie.

Le chat est atteint assez souvent aussi, mais proportionnellement beaucoup moins que le chien, et il est ordinairement contaminé par des chiens dont il a l'habitude de tolérer l'approche. Enfin la rage a été reconnue chez le renard, le blaireau, l'hyène, le chacal, etc., etc.

Les herbivores domestiques qui entretiennent des rapports forcés et constants avec le chien, et qui généralement ne peuvent échapper à ses attaques par la fuite, sont très fréquemment frappés par la rage. Le bœuf, le mouton, la chèvre sont les premières victimes des chiens de garde devenus enragés; le cheval est exposé de même dans de nombreuses circonstances à la contagion. On a observé aussi des enzooties de rage chez le cerf, les animaux affectés répandant autour d'eux la maladie par des morsures virulentes.

Quant à la rage des oiseaux, elle n'a au point de vue économique et à celui de la contagion qu'une importance très relative et son étude est surtout expérimentale.

Il serait difficile de classer les espèces dans l'ordre de leur aptitude à contracter la rage; dans chacune, en effet, on constate des variations individuelles dans la réceptivité, celles-ci pouvant être assez puissantes parfois pour créer une véritable immunité, même chez les espèces les plus prédisposées.

En somme, les carnassiers domestiques et le chien en particulier, grâce à la fois à leur prédisposition spécifique, à leur genre de vie, à leurs moyens d'attaque ou de défense, sont beaucoup plus exposés à la contagion et ils deviennent pour les mêmes raisons les agents de transmission les plus dangereux.

§ 1. — Étude clinique de la rage des animaux.

Symptômes. — Une étude synthétique de la rage présenterait sans doute un réel intérêt au point de vue de la pathologie comparée, mais elle ne saurait rendre les multiples aspects, les physionomies diverses qu'impriment aux manifestations d'une même cause les modes de réaction différents des sujets.

Dans une série de courtes descriptions nous allons indiquer les caractères généraux de la rage chez les carnassiers, le cheval, les ruminants, le lapin, le porc, les oiseaux.

A. Rage du chien. — Les symptômes de la rage sont à peu près semblables chez les trois espèces de carnassiers surtout exposées à la maladie: le chien, le chat, le loup; et l'on peut appliquer aux deux dernières la description de la rage du chien, la mieux connue de toutes les formes étudiées.

La rage affecte chez le chien les formes les plus diverses et c'est seulement à certaines de celles-ci ou à l'une des phases de leur évolution que s'applique littéralement le nom de *rage*. — Les accès de fureur peuvent manquer complètement ou n'apparaître qu'à certains moments, alors que la maladie est arrivée déjà à une période très avancée. Depuis longtemps cette distinction est consacrée par la clinique et l'on distingue une *rage furieuse* et une *rage mue* ou *tranquille*, suivant que les animaux cherchent ou non à mordre.

A l'expression de rage mue, spécialement applicable aux cas de paralysie des muscles des mâchoires, on pourrait substituer avec avantage celle plus générique de *rage paralytique :* la paralysie en effet ne débute pas toujours par les masséters, et la rage mue constitue une localisation fréquente, mais non exclusive.

D'ailleurs ces distinctions, importantes au point de vue de la contagion, expriment plutôt un mode d'évolution de la maladie qu'une forme déterminée; on peut les observer successivement chez un même animal et la paralysie est la terminaison fatale de la rage.

Il n'est pas, en effet, d'affection plus protéiforme que la rage et toutes les descriptions d'ensemble, astreintes à ne rendre qu'une moyenne des manifestations observées, sont inévitablement très imparfaites. Les symptômes les plus essentiels, les plus caractéristiques, seront associés différemment ou feront totalement défaut dans certains cas, et des altérations tout accidentelles pourront au contraire simuler complètement la rage classique. Ce n'est que par une longue série de monographies que l'on pourrait espérer donner une idée de la rage du chien, et encore cette idée serait-elle toujours imparfaite.

1° *Rage furieuse.* — Les premiers signes de la rage, purement subjectifs, consistent en des modifications graduellement plus accusées dans les habitudes de l'animal : le chien devient triste, sombre, inquiet, taciturne; il cesse d'aboyer, recherche la solitude, se cache sous les meubles, sous la paille de sa niche. Puis ces phénomènes s'accentuent : l'animal est agité; à de courtes périodes de calme ou de somnolence succède une phase d'excitation marquée; les émotions provoquent des réactions exagérées; selon son caractère habituel, le chien répond aux excitations par de plus vives démonstrations d'affection ou au contraire par des grognements et des révoltes. A ce moment le malade est dangereux déjà, par les caresses même qu'il prodigue, l'habitude de lécher les mains et le visage pouvant être une source d'inoculation; parfois aussi le chien irrité par des personnes étrangères, par des enfants, répond par des morsures aux provocations.

L'appétit est conservé ou même exagéré, aucune altération fonctionnelle grave ne s'observe encore.

L'agitation du début s'accentue : l'animal semble avoir des hallucinations : il happe dans l'espace, comme s'il voulait prendre une mouche au vol, tombe en arrêt devant un corps imaginaire, se précipite menaçant comme s'il poursuivait un ennemi. Toutes ces impressions sont passagères, le chien reste encore soumis, caressant, sans que rien puisse l'empêcher toutefois de céder à de nouvelles visions.

Un autre symptôme se manifeste dès ce moment qui, bien que non constant, est d'une grande valeur diagnostique : c'est l'altération de la voix. Le hurlement de la rage, très caractéristique, est composé d'une plainte grave et prolongée, terminée par une note aiguë.

A cette période aussi apparaissent des exaltations de la sensibilité générale, des frissons, des démangeaisons, auxquels succède rapidement une analgésie complète : les piqûres, les brûlures, l'arrachement de la peau sont à peine perçus. Dans quelques cas il y a du prurit au point d'inoculation; si le lieu de la morsure initiale est accessible, le malade lèche, puis déchire la cicatrice. En même temps s'observe une excitation très vive du sens génital; les érections sont continuelles chez le mâle; il simule les mouvements du coït ou se lèche fréquemment les parties génitales.

La déglutition devient de plus en plus difficile, le malade semble avoir un *os dans la gorge*, mais il n'est nullement *hydrophobe* et il ne cessera de boire que lorsque les liquides ne pourront plus franchir le pharynx.

A ce moment le chien devient réellement furieux : il déchire les objets qu'il rencontre; il déglutit les corps étrangers les plus divers, de l'herbe, de la paille, des chiffons, des cailloux; il cherche à fuir l'habitation de son maître, trottant à une allure rapide, la queue basse, l'œil hagard; il se jette sur les personnes ou les animaux qu'il rencontre et les mord, sans les rechercher cependant et sans s'acharner sur ses victimes si celles-ci ne se défendent pas. Après une course semblable, le chien enragé revient assez souvent chez son maître ou bien, poursuivant sa route, il tombe épuisé après avoir parcouru jusqu'à 100 kilomètres.

Si l'animal est resté enfermé, les accès de fureur se montrent très intermittents; excité, il hurle longuement, se précipite sur les objets qu'on lui présente, sur les barreaux de sa cage et les mord avec fureur; laissé dans le calme il s'agite, flaire les objets qui l'entourent, il déglutit la paille de sa litière, ronge les parois de sa cage, hurle de temps à autre, puis retombe dans une torpeur de plus en plus profonde.

La terminaison est la même dans tous les cas : la paralysie survient, qui débute soit par le train postérieur, soit par les mâchoires, pour envahir graduellement les autres régions. La voix est complètement voilée. Les animaux restent étendus sur le flanc. La respiration devient embarrassée et la mort survient dans une prostration complète.

L'évolution de la rage furieuse est toujours rapide : sa durée varie de deux à dix jours, mais une période de quatre à cinq jours est le terme le plus ordinaire.

2° *Rage paralytique*. — Cette forme survient d'emblée ou bien elle succède à la rage furieuse. Dans le premier cas, la paralysie débute soit par un membre, soit par tout le train postérieur, soit plus fréquemment par les masséters, et c'est à cette localisation dernière qu'est appliquée le qualification de rage *mue* ou *muette*.

Les symptômes du début sont analogues à ceux de la rage furieuse; toutefois les troubles sensoriels, prédominants dans la forme précédente, sont ici peu marqués ou font complètement défaut. On n'observe que les altérations fonctionnelles dues aux localisations diverses : telles les monoplégies ou les paraplégies dans le cas de paralysies d'origine médullaire.

Chacune de ces localisations multiples donne à la maladie une physionomie particulière. Lors de rage mue, la mâchoire inférieure reste pendante, la langue sort de la bouche, une bave abondante s'écoule de la cavité. Tous ces signes et aussi l'expression égarée du regard donnent à l'animal un aspect tout à fait spécial. La préhension des aliments est rendue impossible, la muqueuse buccale se couvre de poussières et revêt une teinte sombre; toujours l'animal est assez calme : il ne répond pas aux provocations, il semble qu'il ait conscience de son impuissance. « Il ne peut pas et ne veut pas mordre, écrivait H. Bouley. Impuissance physique de mordre et *involonté* de le faire, voilà les deux caractères qui différencient l'une de l'autre les deux formes de la rage canine. »

Que si la rage mue succède à la rage furieuse, la tendance à mordre pourra persister au contraire, et, bien que la paralysie s'établisse très rapidement, il est évident que l'on observera tous les degrés intermédiaires entre les deux formes. Cet état est toujours de courte durée; la paralysie s'étend rapidement à tous les nerfs d'origine bulbaire, et la mort arrive en deux à trois jours le plus souvent.

La rage mue, primitive ou consécutive, est de beaucoup la plus ordinaire des formes paralytiques. Exceptionnellement, la paralysie peut débuter dans un membre, se traduisant par de la faiblesse suivie d'une impotence fonctionnelle plus ou moins absolue; puis, l'akinésie progressant rapidement, en vingt-quatre à quarante-huit heures on constate une monoplégie ou une paraplégie complètes. Dans d'autres cas, ce sont les muscles des régions dorsale, abdominale, ou encore le diaphragme qui sont les premiers affectés. Il est difficile de rapporter à leur véritable cause ces paralysies erratiques d'origine centrale : heureusement elles tuent presque toujours les malades en peu de jours et avant qu'ils puissent être dangereux.

B. Rage du cheval. — La rage débute chez le cheval par des signes de tristesse, d'inquiétude et d'agitation. Les sensibilités spéciales sont exaltées : l'impression de la lumière, celle du bruit, les attouchements, provoquent des défenses et des mouvements désordonnés. L'œil est anxieux, la pupille dilatée; le regard, fixe, devient par moments féroce et menaçant. On observe une excitation génésique marquée : l'étalon hennit d'une voix rauque, il a des érections fréquentes; la jument se campe et prend les attitudes des bêtes nymphomanes. Des tremblements musculaires, des grincements de dents, parfois une claudication du membre mordu peuvent être constatés.

Le goût est perverti, les malades déglutissent des corps étrangers, mangent de la terre ou du fumier.

En outre des symptômes précédents, on observe dès le début une difficulté de la déglutition aboutissant rapidement à une impuissance fonctionnelle absolue : les aliments triturés et les boissons, encore acceptées, ne peuvent franchir le pharynx et sont rejetés par les naseaux. La gorge est sensible, douloureuse à la pression ; la salive, qui ne peut être déglutie, s'échappe en filets par les commissures des lèvres.

Ces symptômes s'aggravent rapidement; la vue d'une personne étrangère et surtout celle d'un chien provoquent des accès de fureur : l'animal se précipite pour mordre; s'il ne peut atteindre l'objet de sa colère, il se jette sur les corps qui l'entourent, les mordant avec une telle violence qu'il se brise parfois les mâchoires ; certains tournent leur fureur contre eux-mêmes et s'arrachent avec les dents des lambeaux de peau et de muscles. Ces paroxysmes se renouvellent d'autant plus fréquemment que les malades sont plus excités ; pendant les rémissions ceux-ci restent calmes et dociles et ils tolèrent la présence des personnes qu'ils connaissent.

A une période ultime la faiblesse des sujets devient extrême, des sueurs continuelles inondent le corps, des paralysies partielles se manifestent, rapidement envahissantes, et les malades meurent avec des crises convulsives.

La durée de l'évolution totale est en moyenne de trois à six jours.

C. Rage des ruminants. — La rage se traduit chez le bœuf, le mouton et la chèvre par un ensemble de signes analogues, mais le groupement des symptômes suivant les individus varie plus encore que chez les espèces précédentes ; cependant, l'on retrouve les deux formes, *furieuse* et *paralytique*, observées chez le chien.

Souvent l'on constate au début, comme chez le chien, une exaltation des fonctions cérébrales : les animaux sont irritables, les émotions sensorielles provoquent des réactions violentes ; certaines régions, les lombes notamment, sont hyperesthésiées. Il se produit une accélération de la respiration et de la circulation, ainsi qu'une légère élévation de la température. Parfois, et plus souvent que chez le cheval, on constate du prurit au niveau de la morsure d'inoculation ou en d'autres points ; on observe des tremblements généraux et une excitation génésique violente : le taureau entre en érection, mugit, se dresse sur les membres postérieurs ; la vache flaire ses voisines et présente les signes habituels des *chaleurs*.

Ces premiers signes s'accentuent, il se produit des hallucinations, les mâles surtout se précipitent en avant, frappant de la tête un ennemi imaginaire ; en même temps des symptômes d'un autre ordre se manifestent : ce sont souvent des coliques et des troubles digestifs plus ou moins marqués, des mouvements de la langue et des lèvres avec écoulement d'une bave abondante et mousseuse, des beuglements fréquents, à la fois rauques et sonores. La déglutition est devenue à peu près impossible.

La vue du chien presque toujours, parfois celle de l'homme, ou même une excitation sensorielle quelconque provoquent des accès de fureur : les animaux se précipitent la tête basse, ils cherchent à frapper de la corne et même à mordre. Au pâturage ils s'isolent d'abord, dominés par leurs hallucinations, puis ils se jettent sur les autres animaux et parfois sur l'homme, les frappant du pied et de la corne. Des moments de rémission succèdent à ces accès, jusqu'à ce qu'une cause occasionnelle quelconque provoque un nouveau paroxysme.

Les sensibilités s'émoussent peu à peu, la faiblesse devient plus grande, les beuglements plus faibles et plus voilés, enfin la paralysie se généralise rapidement et la mort survient pendant une période de coma ou d'agitation.

Parfois aussi la rage commence d'emblée par la paralysie ; celle-ci débute soit par le membre où siège l'inoculation, soit en des points multiples, soit par le train postérieur. On observe ainsi des boiteries, de la paraplégie, accompagnées de troubles digestifs, de grincements de dents, d'un degré variable d'hyperesthésie de certaines régions, et la mort arrive rapidement par l'extension de la paralysie.

On a pu observer chez le bœuf des intermittences de vingt à trente jours dans l'évolution, la maladie reprenant ensuite une marche rapidement envahissante. Pareils faits ont été constatés d'ailleurs chez le chien et chez le lapin.

Les symptômes observés chez les petits ruminants ne diffèrent des précédents que par les attitudes des périodes d'excitation. Chez le mouton, on observe des ébrouements fréquents, des grincements de dents ; les sujets frappent du pied avec colère et se précipitent tête baissée sur leurs compagnons.

Mêmes symptômes chez le bouc ; le sens génésique, déjà très développé chez l'animal en santé, est soumis à une extrême surexcitation.

La durée moyenne de la rage chez les ruminants est de quatre à six jours.

D. Rage du porc. — Les symptômes sont analogues à ceux signalés chez les autres espèces : la région de la morsure est le siège d'un prurit souvent très intense ; l'animal est inquiet, il va et vient dans son box, fait entendre des grognements fréquents et plaintifs ; puis surviennent des hallucinations se traduisant par des défenses et des cris : l'appétit est dépravé, la déglutition devient difficile, la voix se voile de plus en plus.

Le porc reste le plus souvent inoffensif, mais il peut aussi chercher à mordre les animaux et l'homme.

L'épuisement et la paralysie se produisent rapidement et les malades succombent ordinairement en deux à quatre jours.

E. Rage du lapin. — La rage du lapin, presque toujours expérimentale, est connue depuis peu. C'est à M. Galtier, de l'école vétérinaire de Lyon, que revient le mérite d'avoir démontré l'inoculabilité de la rage au lapin et d'avoir fait connaître, le premier et de la façon la plus complète, les symptômes tout à fait spéciaux de l'affection.

Cette découverte devait avoir les conséquences les plus heureuses : elle rendait plus faciles et moins dangereuses les recherches sur la maladie et elle permettait à M. Pasteur et à ses élèves d'entreprendre l'étude de la rage et d'aboutir en quelques années aux merveilleux résultats que l'on sait.

La rage du lapin présente cette particularité, que la forme paralytique d'emblée, qui est l'exception dans les autres espèces, est chez lui la règle très générale. Le début est marqué par une faiblesse croissante du train postérieur ou d'un membre ; la santé ne paraît d'ailleurs nullement altérée. Les mouvements sont rendus plus difficiles, saccadés, puis cet état fait place à une parésie du train postérieur : les membres sont traînés sur le sol, le train de derrière n'est soulevé qu'avec peine, et cet état s'aggrave progressivement jusqu'à la paralysie complète.

On observe en même temps des mâchonnements, des grincements de dents, de l'hyperesthésie cutanée, de la perversion du goût ; la paralysie s'étend graduellement, la déglutition devient impossible, la vue s'affaiblit, la cornée se trouble et les malades succombent dans le coma.

La rage furieuse peut aussi, mais très rarement, être observée chez le lapin ; dans ce cas la paralysie succède rapidement aux premières manifestations.

Chez le lapin, comme chez le chien, M. Pasteur a observé des intermittences dans l'évolution de la maladie : dans un cas, les premiers symptômes disparurent et la paralysie ne se manifesta à nouveau que quarante-trois jours plus tard.

En général l'évolution de la rage, chez le lapin, est complète en deux à cinq jours environ.

F. Rage des oiseaux. — On a signalé quelquefois chez les oiseaux, à la suite de la morsure d'animaux enragés, des symptômes d'excitation très comparables à ceux qui sont constatés chez les mammifères.

Dans la rage obtenue expérimentalement, ces signes n'ont jamais été relevés, on observe seulement de la faiblesse musculaire et de la paralysie des membres. D'après M. Gibier, les oiseaux guériraient le plus souvent et ils auraient acquis ainsi une immunité complète.

§ 2. — Lésions.

Les lésions trouvées à l'autopsie des animaux enragés n'ont rien de spécifique. Disséminées dans tous les appareils, elles sont, pour la plupart, la conséquence des accidents très divers qui se sont manifestés chez les victimes, et les altérations essentielles du système nerveux central sont très limitées.

L'appareil digestif présente des altérations secondaires nombreuses : les plus constantes consistent en une inflammation des muqueuses de la bouche et du pharynx, avec des ecchymoses ou des plaies plus ou moins étendues; il existe de la congestion des glandes salivaires avec infiltration dans le tissu conjonctif voisin. Dans l'estomac et dans l'intestin, on trouve fréquemment des corps étrangers, terre, paille, herbe, cailloux, etc. ; la muqueuse est enflammée et ecchymosée en certains points; l'intestin est vide presque toujours. Pendant longtemps, on a attribué une valeur diagnostique absolue à la présence de prétendues vésico-pustules existant à la face inférieure de la langue, et connues sous le nom de *lysses*. Les nombreuses observations recueillies dans les écoles d'Alfort et de Lyon ont démontré que ces altérations étaient simplement constituées par des érosions accidentelles ou par l'accumulation du produit de sécrétion dans des canaux glandulaires obstrués.

Du côté de l'appareil génito-urinaire, on observe de la congestion du rein et fréquemment de la néphrite parenchymateuse; la vessie est très souvent vide et rétractée; l'urine peut être albumineuse et, chez les herbivores, la glycosurie s'observe dans 15 à 20 p. 100 des cas (Roux et Nocard).

Les organes de la respiration et de la circulation ne montrent que des lésions pouvant être rapportées à l'asphyxie.

A l'examen des centres nerveux, on constate une injection et un épaississement des méninges cérébrales et spinales; il y a surabondance du liquide céphalo-rachidien. Les sinus veineux sont gorgés d'un sang noir, incoagulé, et entourés d'une infiltration séreuse périphérique; sur des coupes du mésocéphale et de la moelle on voit un fin pointillé rougeâtre, conséquence de la replétion vasculaire, et aussi quelques infarcti hémorrhagiques.

Ces lésions congestives sont surtout manifestes à l'examen histologique : on retrouve dans le cerveau, dans la moelle, surtout dans le bulbe et dans la protubérance, des hémorrhagies par déchirure des capillaires; il existe aussi constamment des infiltrations de leucocytes dans les gaines lymphatiques péri-vasculaires et jusque dans la substance nerveuse (Balzer, Nocard). Cette forme de diapédèse, considérée un instant comme spécifique de la rage, a été retrouvée depuis dans toutes les localisations infectieuses sur les centres nerveux, et on la constate notamment, exactement reproduite, dans la forme nerveuse de la maladie des chiens (Nocard). Les parois des vaisseaux sont parfois altérées, et on trouve entre les cellules nerveuses des foyers plus ou moins granuleux, composés à la fois d'hématies et de leucocytes. Quant aux altérations intimes subies par les éléments nerveux, elles sont encore très peu connues, et elles ne sauraient être interprétées avant que l'élément virulent qui les détermine soit connu dans sa forme et dans ses propriétés.

§ 3. — **Diagnostic.**

Le diagnostic d'une affection aussi protéiforme que la rage présente parfois de sérieuses difficultés. L'absence des symptômes cardinaux de la maladie pendant tout ou partie de son évolution, l'analogie des manifestations habituelles avec celles d'états morbides d'origine très différente rendent parfois la confusion possible.

Ces considérations sont principalement applicables à la rage du chien, et cependant il est important dans ce cas plus que dans tout autre d'établir le diagnostic avec certitude, l'erreur commise pouvant avoir les conséquences les plus graves; il serait souvent possible en effet de prévenir les dangers de la contamination si la maladie était soupçonnée dès le début. Sans doute les signes de la rage dans ses premières périodes sont assez difficiles à reconnaître, mais on peut donner à ce sujet une indication très générale : tout chien dont les habitudes et le caractère paraissent brusquement modifiés doit être considéré comme suspect et aussitôt séquestré; toujours la maladie évolue très rapidement et après deux ou trois jours d'observation on sera exactement fixé sur son existence.

A sa période d'état, la rage peut être reconnue et affirmée dans bien des cas à un simple examen, par la constatation des principaux symptômes signalés; mais dans d'autres, nombreux aussi, le diagnostic ne peut être établi que par une observation prolongée. Non seulement au début de la rage et pour les formes paralytiques, mais dans la période la plus dangereuse de la forme furieuse, on voit des chiens conduits par leurs propriétaires avec une simple ficelle, circuler dans les rues, voyager dans les voitures publiques sans chercher à attaquer et à mordre s'ils ne sont pas provoqués, et sans que leur aspect permette de soupçonner la maladie. Que si ces animaux, tranquilles en apparence, sont irrités, laissés au voisinage d'autres chiens, et surtout s'ils sont mis en cage et abandonnés par leur maître, ils sont pris aussitôt d'un accès de fureur. On peut poser comme un principe absolu qu'il est impossible d'affirmer à simple vue la non-existence de la rage chez le chien : toutes les fois qu'un animal est soupçonné, il est indispensable de le séquestrer et de l'observer pendant un certain temps, cette règle de conduite étant surtout indiquée lorsqu'une personne a été mordue.

Ce n'est qu'après quarante-huit heures au minimum d'une observation rigoureuse, et si aucun fait anormal ne s'est produit, que l'on pourra certifier que l'animal n'est pas enragé.

En de nombreuses circonstances, le diagnostic de la rage doit être porté par l'examen du cadavre du chien mort ou abattu. L'absence de toute lésion constante et univoque ne permet de formuler une opinion absolue que dans certaines circonstances : ainsi la présence de corps étrangers dans l'estomac coïncidant avec l'absence de toute lésion étrangère fournira une quasi-certitude, et celle-ci pourra être complétée par des renseignements précis sur les symptômes de la maladie du vivant de l'animal.

Par contre, on peut trouver le tube digestif complètement vide ; il serait imprudent de conclure de cette absence de lésions à la non-existence de la rage. En pareille circonstance, il est tout indiqué d'agir comme si le chien était enragé et de recourir à l'inoculation expérimentale pour établir le diagnostic.

Le procédé le plus simple et le plus rapide consiste à inoculer dans l'œil d'un lapin ou d'un chien une dilution du bulbe de l'animal suspect. Un fragment du bulbe est trituré dans une petite quantité d'eau distillée ; on filtre sur un linge fin, et 4 à 5 gouttes de l'émulsion ainsi obtenue sont injectées dans la chambre antérieure de l'œil avec la seringue de Pravaz. L'opération est rendue plus facile par l'instillation préalable sur la cornée de quelques gouttes d'une solution au 1/20 de chlorhydrate de cocaïne. Beaucoup plus pratique que l'inoculation par trépanation, ce procédé est presque aussi fidèle dans ses résultats ; à de très rares exceptions près, la rage évolue régulièrement dans un délai de quinze à vingt jours.

§ 4. — Étiologie et pathogénie de la rage.

Ce chapitre doit comprendre à la fois : l'*étude de la virulence*, l'examen des divers *modes d'inoculation*, aussi les quelques faits acquis à l'heure actuelle sur la pathogénie de la maladie, et enfin les documents relatifs à la résistance du virus aux causes diverses de destruction.

I. **Étude de la virulence.** — La virulence doit être considérée à la fois dans ses multiples localisations organiques et dans ses degrés de puissance suivant l'espèce considérée.

La virulence de la salive, admise de toute antiquité, n'avait fait l'objet d'aucune démonstration expérimentale jusqu'au commencement de ce siècle ; encore les premières recherches portèrent sur la bave du chien enragé et les résultats positifs obtenus pouvaient, en raison de la composition complexe de ce liquide, être diversement interprétés. Magendie donne le premier la démonstration de la virulence de la salive parotidienne extraite directement de la glande, chez les carnassiers. Les expériences de Rey mettent hors de doute la virulence de la salive des herbivores, insuffisamment démontrée par Berndt et niée par la plupart des observateurs.

Cependant les résultats expérimentaux obtenus ensuite, notamment avec la salive du chien et celle de l'homme, donnaient des résultats très incertains. Les uns obtenaient la mort d'animaux d'expérience, lapins ou cobayes, en vingt-quatre à quarante-huit heures avec des symptômes équivoques, les autres n'observaient aucun accident. Renault ne réussit à transmettre ainsi la rage qu'une fois sur quatre. P. Bert trouve chez le chien les salives des glandes parotide et maxillaire privées de toute action nocive ; il pense que la virulence résulte du mélange des salives de diverses origines et de leur séjour dans la bouche. Galtier dit avoir inoculé plusieurs fois le produit des deux glandes et des fragments de celles-ci, sans obtenir aucun résultat.

En 1881, Pasteur observe chez le lapin, à la suite de l'inoculation de la salive d'un enfant mort enragé, l'évolution d'une maladie nouvelle transmissible par inoculations successives de la salive ou du sang au lapin et au chien, mais ne présentant chez ces espèces ni le mode d'évolution ni les symptômes de la rage vraie. En continuant les études sur l'agent de cette contagion, isolé et cultivé, on acquit cette certitude qu'il n'était qu'un microbe banal (reconnu depuis pour être l'agent essentiel de la pneumonie fibrineuse), assez commun dans la salive des individus sains ou malades; la maladie expérimentale qu'il déterminait n'avait donc rien de commun avec la rage, mais, en tuant les animaux à bref délai, elle ne donnait pas à celle-ci le temps d'évoluer. Ainsi les contradictions apparentes se trouvaient expliquées : si l'inoculation de la salive mixte des chiens ou de l'homme enragé reste sans effets dans près de la moitié des cas, cela tient à ce que ce liquide renferme toujours un nombre considérable de germes de toute espèce et que ceux-ci, inoculés en même temps que le virus de la rage, pullulent rapidement et le détruisent sur place par un mécanisme quelconque, ou encore tuent les malades en quelques jours, bien avant que la rage n'ait pu se manifester.

On conçoit combien devient complexe le déterminisme des effets de l'inoculation de la salive impure, à la fois suivant la nature des microbes étrangers inoculés et suivant le degré de résistance des sujets d'expérience à l'égard de ceux-ci ; on s'explique ce paradoxe, que l'inoculation de la salive mixte des rabiques, *toujours virulente*, puisse ne transmettre qu'exceptionnellement la maladie.

La virulence du tissu des glandes salivaires est beaucoup moins absolue : telle ou telle glande peut n'être point virulente alors que les autres le sont déjà, sans que rien puisse faire prévoir l'ordre ou le moment de l'envahissement.

Le fait de la virulence de la salive, le rôle de celle-ci dans la contamination avaient absorbé l'attention de tous les expérimentateurs, et la localisation exclusive du contage dans ce liquide était admise par tous, lorsqu'en 1881 on constatait, au laboratoire de M. Pasteur, que le virus siège constamment aussi dans les centres nerveux et particulièrement dans le bulbe.

Découverte capitale qui transformait l'étude expérimentale de la rage et devenait le point de départ d'une série d'importantes recherches qui devaient aboutir à la prophylaxie de la maladie. On n'avait plus à craindre les accidents et les incertitudes qui rendaient douteux tous les résultats obtenus avec la salive; une matière expérimentale sûre dans ses effets, une source de virus pur était trouvée : il devenait désormais possible d'étudier les propriétés et les effets du conttage.

Peu après, MM. Pasteur et Roux démontrent qu'il est possible d'injecter directement et sans danger le virus pur dans l'arachnoïde du lapin et qu'en opérant ainsi la période d'incubation oscille entre des limites fixes (13-17 jours). Inoculé dans la chambre antérieure de l'œil, le virus donne encore la rage presque à coup sûr, mais ce procédé est moins certain que le précédent, quant à la durée de l'incubation. L'injection sous la peau ou dans le péritoine détermine ordinairement la rage, sans qu'il soit possible de prévoir l'époque de son apparition. Quant à l'inoculation intra-veineuse, elle donne des résultats d'une haute importance. Si l'on injecte dans les veines du chien une dilution filtrée de substance nerveuse virulente, on obtient la rage presque toujours; mais certains animaux résistent, même à plusieurs inoculations successives, et ils n'acquièrent par là aucune sorte d'immunité (Nocard). De plus on détermine rarement par ce procédé la rage furieuse, qui est la règle après l'inoculation dans l'œil ou dans l'arachnoïde.

Chez les ruminants, l'injection intraveineuse ne produit pas la rage et de plus elle confère l'immunité à l'animal inoculé (Galtier, Nocard et Roux). Sur cette propriété du virus est basée d'ailleurs une méthode de traitement qui sera exposée dans un autre paragraphe.

Le sang n'est jamais virulent, à quelque période et chez quelque animal qu'il soit recueilli : les résultats positifs obtenus doivent être attribués soit à une contamination antérieure des sujets mis en expérience, soit plutôt à la souillure accidentelle du sang inoculé par des produits virulents.

Le mucus bronchique considéré par P. Bert et ses élèves comme un agent possible de contamination, emprunte sans doute ses propriétés à son mélange avec la salive mixte tombée dans la trachée.

Les muscles, les tissus du foie et de la rate, l'urine, l'humeur aqueuse n'ont jamais été trouvés virulents.

La virulence fréquente des glandes salivaires a donné l'idée de rechercher si les glandes analogues au point de vue de leur structure comme le pancréas, la mamelle, peuvent devenir inoculables. Des expériences faites au laboratoire de M. Pasteur établirent d'abord que les glandes lacrymales et quelquefois le pancréas des animaux morts de la rage sont susceptibles de transmettre la maladie. La virulence du lait est aussi démontrée : Nocard, sur quatre tentatives, obtint un cas de transmission par l'inoculation du lait recueilli avec pureté chez une chienne; Roux réussit une seule fois à transmettre la rage par inoculation de la matière obtenue sur une lapine en broyant dans le lait recueilli des fragments de la mamelle, l'inoculation du lait pur restant sans résultat. Bardach constata aussi la virulence du lait chez une femme enragée, la veille et l'avant-veille de la mort.

En dehors du système nerveux, on ne constate donc la virulence que dans certaines glandes et dans leurs produits de sécrétion.

II. **Mode de contagion**. — Chez les animaux et chez l'homme la rage est presque toujours transmise par inoculation : le plus souvent par morsures, quelquefois par imprégnation d'une surface absorbante par la matière virulente.

Les dangers de l'inoculation par morsures dépendent à la fois de la forme et du siège de celles-ci et aussi de la quantité de la matière déposée. Toutes ces modalités qui doivent être étudiées en même temps que l'étiologie de la rage humaine se retrouvent lors de la transmission aux animaux. Les morsures des carnassiers sont toujours incomparablement plus à craindre que celles des herbivores et cette différence est due surtout à la forme des plaies qu'elles déterminent. Les dents du chien et celles du chat plus facilement encore, pénètrent dans les tissus et déposent profondément le virus; les herbivores au contraire, solipèdes ou ruminants, ne produisent généralement que des plaies contuses rendant l'absorption difficile. Le siège de la morsure a une influence bien établie et peut-être complexe sur les suites de l'inoculation. On a remarqué depuis longtemps que les morsures sur des surfaces dépourvues de poils étaient de beaucoup les plus dangereuses; en effet, si l'effraction porte sur une région couverte de fourrure, la dent se trouve essuyée comme elle l'est chez l'homme lors de morsures à travers les vêtements. L'observation démontre que les chiens à longs poils (caniches, épagneuls) sont contaminés dans une proportion beaucoup moindre que les animaux à poil ras ; les moutons en laine échappent assez bien à la contagion, alors qu'ils sont presque tous contaminés après la tonte. Les morsures à la face, aux lèvres ou aux naseaux, chez le cheval et chez le bœuf notamment, sont particulièrement dangereuses ; cette facilité de l'inoculation étant due à la dénudation et à la finesse des tissus, et sans doute aussi à une absorption plus rapide et plus complète.

La pénétration du virus par des surfaces absorbantes, plaies ou muqueuses, assez fréquente chez l'homme à la suite du lèchement par le ne chidans la première période de la rage, est une cause très rare de transmission d'animal à animal. Certains herbivores laissés en troupes cependant, ont une tendance marquée à lécher, dans leurs moments de calme, les blessures qu'ils ont faites à leurs voisins et ils peuvent ainsi multiplier les chances d'inoculation.

La rage peut-elle être transmise par les voies digestives? Les seuls faits de contamination signalés ont été observés par Gohier, qui vit la rage se développer chez le chien à la suite de l'ingestion de la viande d'herbivores morts enragés. Depuis, toutes les expériences exécutées dans les conditions les plus certaines et les plus variées n'ont donné que des résultats négatifs. Delafond, Renault, Reynal, Bourrel, ont fait ingérer sans succès à des chiens, à des moutons, à des chevaux, la viande et la bave d'animaux enragés; Decroix a répété sur lui-même des expériences analogues; Nocard a pu faire ingérer à un renard le cerveau et la moelle de six autres renards et de plusieurs chiens morts de rage furieuse, sans que l'animal en fût incommodé.

La rage n'est donc pas transmissible par ingestion du virus rabique, mais à cette condition expresse que la muqueuse soit intacte. Une éraillure, une piqûre de la bouche ou du pharynx détermineraient à coup sûr l'inoculation, et on peut attribuer à une telle circonstance les faits de contamination observés.

III. **Réceptivité.** — Il est très généralement admis que les diverses espèces possèdent des degrés différents d'aptitude à contracter la rage, mais cette induction très vraisemblable n'a pas été jusqu'ici rigoureusement démontrée. On peut rapporter en effet les différences observées aux conditions mêmes de l'inoculation, et il faudrait renouveler ici les réserves faites à propos du degré de virulence de la salive suivant les espèces.

Il est acquis seulement que les mordus, à quelque espèce qu'ils appartiennent, échappent à la contagion dans une forte proportion. Pour le chien, plus de 50 0/0 des animaux mordus restent indemnes, et cette proportion est un minimum applicable à toutes les autres espèces.

Cette moyenne ne peut s'appliquer cependant qu'aux cas de contamination ordinaires par une plaie unique et peu étendue, les dangers augmentant rapidement lors de morsures profondes et multiples. Pasteur a montré que la gravité des morsures de loup était due plutôt à l'étendue des plaies qu'à la qualité du virus; de même la gravité des enzooties de rage dans les troupeaux d'herbivores contaminés par les chiens de berger tient à la pluralité des morsures infligées aux animaux. Dans ces deux cas, la presque totalité des victimes succombent.

L'influence de la race sur la contagion est encore moins solidement établie; toutes les statistiques publiées à ce sujet sont sans valeur. Jamais l'on n'a observé des faits d'immunité naturelle comparables à celle que l'on constate dans certaines populations animales pour le charbon et la clavelée. Seuls quelques faits d'immunité individuelle ont été observés. On a vu des chiens résister à des morsures multiples répétées expérimentalement un grand nombre de fois; en quelques cas, d'ailleurs extrêmement rares, l'inoculation du virus dans l'œil du chien reste inefficace. Encore cette immunité n'est-elle pas absolue, puisque certains de ces animaux n'ont pas résisté à l'inoculation intracrânienne.

Il est facile d'expliquer et d'interpréter aujourd'hui l'inconstance de la contagion à la suite des morsures. Sans tenir compte des cas où le virus se trouvant essuyé n'arrive pas jusqu'à la plaie, ou est entraîné par l'hémorrhagie consécutive, il arrive ici ce qui se produit dans l'inoculation expérimentale avec la salive : la pullulation rapide des germes étrangers, peut suffire à détruire sur place la virulence.

IV. **Incubation.** — Quel que soit le mode de pénétration du virus dans l'organisme, il s'écoule toujours un temps assez long entre le moment de l'entrée et celui de l'apparition des premiers symptômes.

D'ailleurs très variable, la durée de la période d'*incubation*, lors de contagion accidentelle, dépend à la fois du mode de contamination et aussi, semble-t-il, d'une foule de conditions trop incomplètement déterminées jusqu'ici pour être retenues.

Chez le chien, l'incubation moyenne de la rage est de 30 à 60 jours, les extrêmes étant de 8 jours à un an; chez les solipèdes, les ruminants et le porc, la moyenne est la même, les extrêmes évoluant entre des limites plus rapprochées de dix jours à 3 ou 4 mois.

C'est donc en général du quinzième au soixantième jour que la rage accidentelle apparaît chez toutes les grandes espèces domestiques ; pour toutes, le maximum peut être fixé à 10 ou 12 mois, et on doit être très réservé dans l'acceptation des chiffres signalés qui dépassent ce terme.

La durée de l'incubation dans la rage expérimentale dépend à la fois de la matière virulente et de son mode de pénétration.

L'inoculation intra-dermique ou sous-cutanée par piqûres, scarifications ou injections de bave rabique donne, chez tous les animaux, des résultats très inconstants quant à ses suites et quant à la durée de la période d'incubation. Sous ce rapport, on peut assimiler ce moyen aux morsures graves des carnassiers.

Au contraire si l'on dépose le virus dans l'arachnoïde cérébrale, après trépanation, suivant la méthode de Roux, on voit la rage évoluer en un temps à peu près fixe. Il est évident que l'inoculation ne peut être faite ici qu'avec du virus pur, tel qu'on le recueille dans la substance cérébrale des rabiques. En opérant ainsi, la durée de l'incubation oscille régulièrement entre 13 à 17 jours.

A la suite de l'injection virulente dans la chambre antérieure de l'œil, la maladie apparaît presque aussi sûrement et dans un temps ordinairement très court : 15 à 20 jours en moyenne.

V. **Pathogénie.** — Encore que très incomplète, l'étude de la pathogénie de la rage a déjà révélé quelques faits des plus intéressants.

Déposé par effraction en un point quelconque de l'organisme, le virus est très rapidement absorbé ; en de nombreuses circonstances, on a vu la rage survenir alors que la plaie d'inoculation avait été profondément cautérisée au fer rouge. Les expériences de Renault avaient montré que l'absorption s'effectuait généralement en 5 ou 10 minutes : Galtier a vu la rage se déclarer chez des lapins inoculés à la pointe de l'oreille, celle-ci étant amputée une demi-heure ou 20 minutes après.

L'envahissement des différents territoires cérébraux et médullaires s'opère suivant les modes les plus divers : tantôt le mésocéphale est primitivement atteint, tantôt la moelle est frappée la première, et dans chacune de ces formes on retrouverait différemment associées les localisations les plus diverses. Ainsi s'expliquent la multiplicité et la variété des symptômes objectifs de la rage, tous étant l'expression d'une altération d'origine centrale (Roux).

Il résulte de cette pullulation exclusive dans le cerveau et dans la moelle qu'à un certain moment ces parties sont seules douées de la virulence, toutes les glandes étant encore saines ; mais très rapidement le virus diffuse par les nerfs périphériques, et c'est ainsi qu'il envahit les glandes salivaires, dans un ordre indéterminé et d'après la rapidité de la progression dans le cordon nerveux afférent. Peut-être cette diffusion a-t-elle lieu par tous les filets nerveux émanant des territoires cérébraux ou médullaires envahis, le virus ne se cultivant que dans quelques tissus d'élection. Peut-être aussi le sang charrie-t-il à certains moments de très faibles quantités du virus, celles-ci n'étant pas suffisantes pour communiquer au liquide une virulence manifeste, tout en étant capables néanmoins d'ensemencer certains milieux. L'on ne saurait dire encore auquel de ces modes on doit attribuer la virulence du pancréas et de la mamelle : le premier joue un rôle certain dans la contamination des glandes salivaires ; au second doit être probablement rapporté le fait observé par Perroncito et Carita du passage du virus de la mère au fœtus.

VI. **Résistance du virus**. — Les expériences de Pasteur, de Gibier et de Galtier, ont déterminé le degré de conservation du virus rabique dans certaines conditions.

La dessiccation simple détruit assez rapidement la virulence. Les travaux du laboratoire de M. Pasteur ont démontré que les moelles de lapin perdent ainsi leur virulence en 14 ou 15 jours. Étalé en couche mince, le virus exposé à l'air perd toute action après 4 ou 5 jours (Galtier). Sous une masse assez considérable, la matière virulente conserve ses propriétés beaucoup plus longtemps : le bulbe d'un chien ou d'un lapin laissé dans l'eau à une température de + 3 à + 13° peut ainsi garder sa virulence pendant 20 à 40 jours; les mêmes parties, à l'air libre et à une température de — 4 à + 8° conservent aussi leur virulence pendant 30 jours environ (Galtier). Des expériences très nombreuses de Roux ont démontré que le bulbe placé à une température peu élevée dans la glycérine neutre restait infectant pendant plus d'un mois. Galtier a vu la virulence des centres nerveux se conserver dans des cadavres enfouis dans le sol pendant 23 jours chez le lapin, 31 jours chez la brebis et 44 jours chez le chien. De ces recherches, encore insuffisantes, on peut conclure déjà que le contage paraît surtout sensible l'action de l'air sec, et qu'il ne résiste qu'à un certain degré de putréfaction. Quant à l'action des antiseptiques, elle est encore très peu connue.

§ 5. — Prophylaxie de la rage.

Deux ordres de mesures prophylactiques sont applicables à la rage : les unes devront tendre à combattre la dissémination de l'affection, les autres seront applicables à la prévention du développement de la maladie chez les animaux mordus.

Le premier groupe comprendra l'étude de tous les moyens propres à éviter la transmission des animaux à d'autres animaux ou à l'homme ; dans le second devrait être indiqué tout ce qui a trait à la prévention de la rage après morsures, y compris la *vaccination*. Mais un chapitre spécial étant réservé à ces questions, le second paragraphe sera réduit au traitement applicable à certains animaux domestiques.

I. **Mesures sanitaires.** — Toutes les mesures sanitaires doivent être basées sur ces deux faits essentiels : 1° la rage procède exclusivement de la contagion; 2° elle n'est transmissible que par inoculation (morsures ou pénétration par des surfaces absorbantes).

Il n'y a plus à craindre ici ces contaminations plus ou moins médiates qui peuvent trouver en défaut la prophylaxie la plus rigoureuse; la rage, type des contagions par transmission immédiate peut être prévenue à coup sûr, et il n'est pas de meilleur critérium que son degré de fréquence pour juger de la valeur d'une organisation sanitaire.

Nous n'avons à tenir compte en France que de la rage du chien; c'est chez cette espèce que la rage s'entretient, c'est le chien qui est presque toujours l'agent de la contagion ; aussi la loi sanitaire a-t-elle prescrit les mesures les plus énergiques contre la maladie, et la rage eût déjà disparu si certaines lois ne semblaient faites pour n'être pas appliquées.

Nous possédons, la législation la plus draconienne sur la matière, et la rage, qui a disparu de la Suisse, qui n'est plus qu'un accident dans les capitales étrangères, règne dans toute la France et trouve à Paris même un foyer d'élection unique au monde.

Bien plus, depuis la réglementation nouvelle, le nombre des cas de rage suit une progression régulièrement croissante.

La statistique du département de la Seine est particulièrement instructive, à cet égard. On signale successivement :

En 1883	182 chiens enragés.
1884	301 —
1885	518 —
1886	604 —
1887	644 —
1888	863 —

Rien de mieux établi cependant ni de plus certainement efficace que la police sanitaire de la rage : en première ligne la déclaration à l'autorité de tous les cas de rage animale constatés ou soupçonnés, cette mesure permettant la recherche et l'abatage immédiat de tous les animaux qui *ont pu être mordus*. Ces dispositions essentielles sont expressément ordonnées par la loi de 1881, mais elles restent trop souvent lettre morte grâce à l'inertie ou à la complicité de ceux-là mêmes qui ont le devoir d'en assurer l'application. Bien des cas de rage restent cachés qui iraient grossir encore les statistiques ; de plus les propriétaires des chiens mordus ou roulés ne se décident presque jamais à faire abattre spontanément leurs animaux ; la plupart essayent de se soustraire à cette obligation capitale et ils y réussissent trop souvent. On laisse ainsi se créer et se propager des centres de contagion, alors qu'il eût suffi d'obéir à quelques-unes des prescriptions de la loi pour les étouffer dès le début.

Cette destruction nécessaire de tous les animaux contaminés ne sera complète, c'est-à-dire efficace, qu'autant que l'on aura supprimé cette population de chiens errants qui pullulent en France dans les grandes villes et qui constituent le foyer permanent de la rage. Les demi-mesures habituelles, les règlementations provisoires pourront bien ralentir la marche d'une enzootie, mais elles resteront fatalement insuffisantes.

Paris fournit un exemple frappant de ce triste état de choses. A certaines époques, alors que la multiplicité des cas observés ou encore quelque accident retentissant ont jeté l'alarme, l'administration intervient. On exige que les chiens soient muselés et tenus en laisse, on sacrifie un certain nombre de chiens errants, puis aussitôt que l'émotion est calmée, toutes les mesures sanitaires sont délaissées, laissant l'œuvre d'épuration très incomplète. Toujours cependant on observe à la suite de ces trop courtes interventions une diminution des cas de rage, proportionnelle à l'énergie déployée.

En 1878, 508 cas de rage du chien sont constatés à Paris, 100 personnes sont mordues et 24 succombent. Parmi celles-ci se trouvait un jeune homme dont la famille a une grande notoriété dans le monde artistique et littéraire; l'affaire fit grand bruit, la préfecture de police remit en vigueur les ordonnances oubliées, et les cas de rage, qui avaient été respectivement de **141**, **175** et **133** dans les trois premiers trimestres, tombent à 53 pendant le quatrième. Il avait suffi, pour obtenir ce résultat, de sacrifier en juillet et en août 4,000 chiens errants.

En avril 1888, on comptait 125 chiens enragés; le préfet de police rend une ordonnance prescrivant de saisir et d'abattre tout chien qui ne serait pas muselé ou tenu en laisse; — résultat : le nombre des chiens enragés tombe à 67 en août; 52 en septembre, 29 en octobre et 27 en novembre. Au surplus la courbe ci-après, qui donne par mois le nombre des chiens enragés pendant l'année 1888, montre bien mieux l'heureuse influence des mesures dont il s'agit :

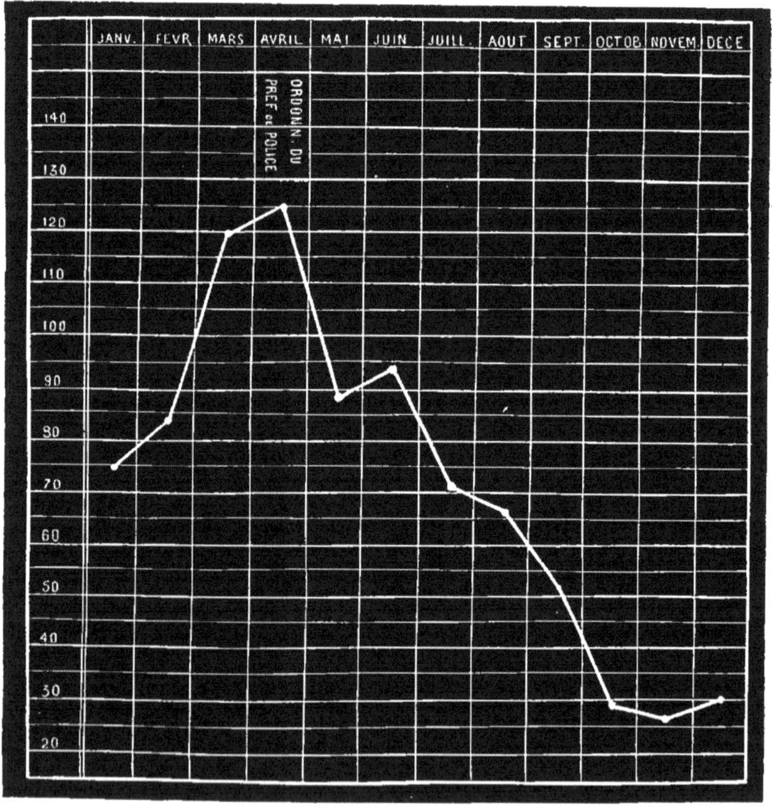

La loi prescrit très sagement la saisie et l'abatage des chiens trouvés sans collier sur la voie publique, et cette disposition devrait être appliquée, non de loin en loin, mais constamment, jusqu'à extinction totale d'une catégorie d'animaux nuisibles à tous égards.

Cette œuvre d'assainissement se trouverait à la fois simplifiée et complétée par l'établissement sur les chiens d'un impôt suffisamment élevé. Le Congrès vétérinaire de Vienne, en 1865, préconisait ce moyen comme l'un des meilleurs modes de prévention de la rage, et son efficacité absolue est entièrement démontrée, à cette seule et expresse condition que l'impôt soit rigoureusement perçu.

Or, actuellement, la taxe n'atteint pas en France les catégories d'animaux les plus dangereuses. Des milliers de chiens errants, sans maître et sans domicile, pullulent librement, et beaucoup de propriétaires, ceux-là mêmes qui laissent le plus volontiers vagabonder leurs animaux, se soustraient facilement à tout payement. Les pouvoirs publics, qui répriment avec une grande rigueur des fraudes qui ne portent atteinte qu'au trésor, font preuve ici d'une mansuétude extrême ; aussi, l'établissement de la taxe en France, au contraire de ce qui s'est passé partout ailleurs, n'a-t-il fait diminuer ni le nombre des chiens ni celui des cas de rage.

Il est cependant un moyen très simple déjà expérimenté et maintes fois conseillé, d'assurer le payement de la taxe : il consiste à exiger le port d'une médaille dont la forme varierait chaque année, qui constaterait l'acquit de l'impôt, en même temps qu'un numéro d'ordre permettrait de retrouver le propriétaire et d'exercer contre lui des poursuites et des recours. Il deviendrait facile aussi pour les agents de l'autorité de distinguer tous ceux des animaux qui doivent être mis hors la loi, saisis et abattus.

Tout le monde est unanime sur l'urgence d'une telle mesure : l'Académie de médecine en 1888, et cette année même le Conseil d'hygiène de la Seine émettaient le vœu qu'elle fût appliquée sans délai.

Une expérience démonstrative a été faite dans le duché de Bade. De 1870 à 1875, on comptait :

En 1871	18 cas de rage du chien.
1872	37 —
1873	37 —
1874	50 —
1875	43 —

En 1876, on applique à la fois aux chiens une taxe plus élevée et la marque, et l'on obtient les résultats suivants :

En 1876	28 cas de rage du chien.
1877	3 —
1878	4 —
1879	2 —
1880	2 —
1881	2 —
1882	3 —

En 1883	2	cas de rage du chien.
1884	2	—
1885	0	—
1886	0	—
1887	1	—
1888	0	—

Le nombre des chiens, qui était de 38 032 en 1875, tombait sous l'influence du nouvel impôt à 32 629 en 1876 pour diminuer graduellement jusqu'à 24 984 en 1881 et remonter peu à peu à 28 569 en 1885 et à 31 276 en 1888.

En Bavière, les statistiques sont plus éloquentes encore : de 1871 à 1876 le nombre des cas de rage est considérable; en 1873 on compte 821 chiens enragés, 100 personnes sont mordues, 18 succombent. Une loi du 2 juin 1876 impose à la fois une taxe et la marque des animaux et le nombre des cas de rage tombe graduellement

En 1881, à	69
1882	63
1883	8
1884	6
1885	11
1886	14

En 1887 on compte 20 cas de rage et cette légère recrudescence provoque aussitôt une nouvelle intervention des pouvoirs publics : une loi du 31 janvier 1888 élève le taux de la taxe (1).

On pourrait citer beaucoup de faits de ce genre qui démontrent la grande efficacité de la taxe lorsqu'elle est rigoureusement exigée.

D'autres mesures encore ont été conseillées contre la rage. L'émasculation obligatoire et l'émoussement des dents par exemple, que diverses raisons rendent impraticables, ne peuvent être cités que pour mémoire; par contre, le musellement est encore appliqué, et l'autorité administrative conserve le droit de l'exiger lorsqu'elle le juge utile.

La muselière peut être jugée en quelques mots : elle est inefficace dans la grande majorité des cas, et son emploi devient dangereux dans d'autres. Même en supposant que la muselière soit suffisante pour empêcher l'animal de mordre, ce qui est la très rare exception, un chien enragé ne la conservera jamais, la contrainte qui en résulte ne fera qu'exciter l'animal, il arrachera l'appareil par quelque moyen que ce soit et cherchera à se venger. De plus, l'application de la muselière est dangereuse toujours, même pour les propriétaires ; le chien irrité résiste

(1) Aux termes de la loi nouvelle la taxe est actuellement la suivante :

1°	Pour les communes ayant	plus de	15,000	habitants	18fr »
2°	—	—	1,500	—	10 80
3°	—	—	300	—	7 20
4°	—	ayant moins de	300	—	3 60

et mord le plus souvent. A diverses reprises, semblables accidents furent constatés à l'école d'Alfort, alors que l'on exigeait le musellement à l'entrée et l'on a dû supprimer cette obligation. La muselière ne doit donc être conseillée en aucun cas; toujours inutile, elle ne peut que provoquer les accidents que l'on cherche à éviter. Les résultats favorables qui ont été attribués à cette mesure, en Allemagne notamment, doivent être rapportés aux autres prescriptions édictées en même temps, surtout à la destruction rigoureuse des chiens errants.

L'obligation de tenir les animaux en laisse qui peut être imposée par l'autorité au même titre que le musellement est théoriquement d'une efficacité absolue, à cette condition que l'application en soit générale, et l'on ne peut songer en France à obtenir ce résultat.

En résumé : les dispositions légales concernant la rage du chien, source de toutes les autres, sont très suffisantes pour la combattre efficacement; il suffirait d'appliquer les prescriptions relatives à l'abatage des animaux mordus et à la destruction des chiens errants pour voir la rage disparaître à bref délai.

II. **Vaccination.** — La théorie de la vaccination ayant été exposée ailleurs, on ne peut qu'en signaler ici une application possible aux animaux. Un seul moyen de prévention, théoriquement parfait, consisterait à rendre obligatoire pour les chiens les inoculations préventives : on ne peut guère, en raison des difficultés que rencontrerait l'application d'une telle mesure, en espérer la généralisation; mais peut-être, comme l'exprimait M. Pasteur, serait-elle indiquée pour les chiens de garde, de berger, de bouvier, de chasse à courre, plus susceptibles de propager la rage par la nature de leurs services.

III. **Traitement de la rage après morsures.** — La loi sanitaire ordonnant l'abatage immédiat des carnassiers mordus, c'est aux herbivores seulement qu'un traitement préventif peut être appliqué.

Les traitements locaux applicables chez l'homme aussitôt après la morsure, tels que les lavages et la cautérisation, sont d'un emploi des plus difficiles chez ces animaux. Le plus souvent la rage du chien agresseur n'est reconnue que très tard et il est à peu près impossible de découvrir chez les victimes les plaies multiples d'inoculation.

Un troupeau de bœufs, de moutons ou de chèvres étant exposé aux morsures d'un chien enragé, la proportion des animaux qui succombent à la rage est toujours considérable : elle atteint fréquemment 80 p. 100 de l'effectif, et, les conséquences économiques de cette contamination sont d'autant plus graves que la loi interdit la vente pour la boucherie des animaux mordus, même dans les quelques jours qui suivent l'accident (!).

Or il est possible de prémunir les herbivores contre les conséquences de la contamination, et il n'est pas douteux que le procédé de vaccination aujourd'hui connu passe bientôt dans la pratique.

Les premières recherches sur ce sujet sont dues à M. Galtier et datent de 1881. Dans une première note présentée à l'Académie de médecine, M. Galtier annonçait avoir injecté sept fois de la salive rabique dans la jugulaire du mouton sans jamais avoir obtenu la rage; un des moutons inoculés ensuite avec de la bave de chien enragé resta bien portant; il semblait avoir l'immunité. Dans une seconde note adressée le 1er août à l'Académie des sciences, le même expérimentateur relatait sept expériences analogues portant sur 9 moutons et 1 cheval, toutes ayant donné le même résultat; il conclut que les injections de virus rabique dans les veines du mouton ne font pas apparaître la rage et paraissent conférer l'immunité.

Il semble que la publication d'un fait aussi important que l'était, à cette époque surtout, la découverte d'un système de prévention de la rage dût exciter vivement l'attention et provoquer des recherches dans le même sens. Il n'en fut rien cependant; les communications de M. Galtier passèrent à peu près inaperçues. On savait en effet que la bave du chien, employée dans toutes les recherches et la seule matière virulente alors connue, était un agent de transmission très infidèle, d'une complexité telle qu'il était impossible d'analyser ses effets, et l'on pouvait supposer que les résultats signalés étaient dus à l'inconstance des suites de l'inoculation. Cette suspicion devint une conviction à peu près générale — et le silence même de M. Galtier y contribua pour beaucoup, — lorsque M. Pasteur eut fait connaître que l'injection intra-veineuse de virus rabique donne la rage aux lapins et même aux chiens, et que les rares animaux qui résistent à cette injection contractent sûrement la rage à la suite d'une inoculation nouvelle de matière rabique *pure*, faite par trépanation ou par inoculation intra-oculaire.

La découverte de M. Galtier était bien réelle cependant et c'était une faute que d'opposer à des recherches qu'il avait entreprises sur le mouton, les résultats obtenus chez le chien et le lapin.

Dès 1884, MM. Nocard et Roux avaient entrepris des expériences sur ce sujet en se servant comme source de virus rabique de la matière du bulbe, et en pratiquant l'inoculation d'épreuve avec le même produit et dans la chambre antérieure de l'œil. Ils évitaient ainsi les incertitudes que cause l'emploi de la salive et celles qui sont inhérentes à l'inoculation sous-cutanée. Les résultats acquis confirment ceux obtenus par M. Galtier; ils permettent même d'instituer un traitement simple et efficace des animaux mordus :

L'injection intra-veineuse pratiquée chez le cheval, le bœuf, le mouton leur confrère une immunité assez solide pour résister à l'inoculation intra-oculaire de la moelle rabique et par conséquent aux morsures les plus graves.

Pratiquée chez le mouton, 24 heures après l'inoculation virulente dans l'œil, l'injection intra-veineuse peut encore préserver les animaux. En tenant compte de la durée plus longue, de la gravité beaucoup moindre de l'inoculation par morsures, on peut espérer que le traitement des animaux mordus pourra réussir même lorsqu'il sera entrepris 3 à 4 jours après la morsure.

« La technique de l'inoculation intra-veineuse est très simple ; il faut injecter dans les veines du virus rabique pur, c'est-à-dire que l'on doit rejeter la salive rabique et prendre le virus dans le bulbe d'un animal mort de la rage. L'émulsion de la matière nerveuse sera préparée en broyant des fragments du bulbe, dans un mortier ou dans un verre, avec de l'eau, de façon à obtenir un liquide laiteux facile à aspirer dans la seringue. Pour éviter d'introduction dans les veines des grumeaux de matière nerveuse qui produiraient des embolies et la mort, il faut passer l'émulsion dans une toile de batiste très fine. Toutes ces opérations doivent être faites avec pureté : c'est-à-dire que les ciseaux qui servent à prélever les fragments du bulbe, le verre ou le mortier, la batiste et la seringue doivent avoir été stérilisés dans l'eau bouillante. Pour faire l'émulsion on doit employer de l'eau bouillie, puis refroidie.

« Il est facile de faire pénétrer la canule de la seringue, à travers la peau, dans la veine jugulaire, si on a soin de faire gonfler celle-ci en la comprimant à la base du cou. Pour plus de sécurité on peut employer une canule double.

« L'injection doit être poussée lentement ; il n'arrive jamais d'accident si l'émulsion est bien tamisée, alors même que l'on en fait pénétrer de grandes quantités. »

§ 6. — Police sanitaire.

Les mesures sanitaires édictées contre la rage sont établies par la loi de 1881 et par le règlement d'administration publique de 1882.

1° Mesures concernant les carnivores. — Les dispositions qui visent les carnassiers sont de deux ordres : les unes destinées à prévenir la contagion prescrivent l'*abatage* des chiens errants et, pour tous les autres, *le port d'un collier portant l'adresse de leur propriéatire;* les autres ordonnées par la loi, exigent l'abatage immédiat des animaux enragés ou suspects. (Art. 10 de la loi.)

Règlement d'administration publique du 22 juin 1882.

Art. 51. — Tout chien circulant sur la voie publique, en liberté, ou même tenu en laisse, doit être muni d'un collier portant, gravés sur une plaque de métal, les noms et demeure de son propriétaire.

Sont exceptés de cette prescription, les chiens courants portant la marque de leur maître.

Art. 52. — Les chiens trouvés sans collier sur la voie publique et les chiens errants même munis de collier sont saisis et mis en fourrière.

Ceux qui n'ont pas de collier et dont le propriétaire est inconnu dans la localité sont abattus sans délai.

Ceux qui portent le collier prescrit par l'article précédent et les chiens sans collier dont le propriétaire est connu sont abattus, s'ils n'ont pas été réclamés avant l'expiration d'un délai de trois jours francs. Ce délai est porté à cinq jours francs pour les chiens courants avec collier ou portant la marque de leur maître.

Les chiens destinés à être abattus peuvent être livrés à des établissements publics d'enseignement ou de recherches scientifiques.

En cas de remise au propriétaire, ce dernier sera tenu d'acquitter les frais de conduite, de nourriture et de garde, d'après un tarif fixé par l'autorité municipale.

Art. 53. — L'autorité administrative pourra, lorsqu'elle croira cette mesure utile, particulièrement dans les villes, ordonner par arrêté que tous les chiens circulant sur la voie publique soient muselés ou tenus en laisse.

Art. 54. — Lorsqu'un cas de rage a été constaté dans une commune, le maire prend un arrêté pour interdire, pendant six semaines au moins, la circulation des chiens, à moins qu'ils ne soient tenus en laisse.

La même mesure est prise pour les communes qui ont été parcourues par un chien enragé.

Pendant le même temps, il est interdit aux propriétaires de se dessaisir de leurs chiens ou de les conduire en dehors de leur résidence, si ce n'est pour les faire abattre. Toutefois, peuvent être admis à circuler librement, mais seulement pour l'usage auquel ils sont employés, les chiens de berger et de bouvier ainsi que les chiens de chasse.

Loi du 21 juillet 1881.

Art. 10. — La rage, lorsqu'elle est constatée chez les animaux de quelque espèce qu'ils soient, entraîne l'abatage, qui ne peut être différé sous aucun prétexte.

Les chiens et les chats supects de rage doivent être immédiatement abattus. Le propriétaire de l'animal suspect est tenu, même en l'absence d'un ordre des agents de l'Administration, de pourvoir à l'accomplissement de cette prescription.

Il y a suspicion de rage pour tout chien ou chat qui a été mordu, roulé ou qui, plus simplement, a pu être en contact avec un animal enragé. Ce n'est que par une interprétation judaïque des textes, associée à l'ignorance ou au mépris absolu de l'esprit et du but de la loi que certains tribunaux ont pu décider qu'il incombait à l'autorité de prouver qu'un animal suspect avait été réellement contaminé.

La nécessité de l'abatage ressort de la durée très incertaine de la période d'incubation qui exigerait une séquestration et une surveillance trop longues pour être rendues possibles.

2° Mesures concernant les herbivores. — La réglementation applicable aux herbivores est basée à la fois sur l'article 10 de la loi sanitaire, prescrivant l'*abatage* dans les cas de rage constatée, et sur les dispositions suivantes de l'arrêté de 1882.

Art. 55. — Lorsque des animaux herbivores ont été mordus par un animal enragé, le maire prend un arrêté pour mettre ces animaux sous la surveillance d'un vétérinaire délégué à cet effet. Cette surveillance sera de six semaines au moins.

Ces animaux sont marqués, et il est interdit au propriétaire de s'en dessaisir avant l'expiration de ce délai, si ce n'est pour les faire abattre.

Dans ce cas, il est délivré un laissez-passer qui est rapporté au maire, dans le délai de cinq jours, avec un certificat attestant que les animaux ont été abattus. Ce certificat est délivré par le vétérinaire délégué à la surveillance de l'atelier d'équarrissage.

L'utilisation des chevaux et des bœufs pour le travail peut être autorisée, à condition, pour les chevaux, d'être muselés.

Il résulte de cette disposition que les bœufs ou les moutons mordus ne peuvent être livrés à la boucherie, même dans les jours qui suivent la contamination. Cette disposition est certainement excessive, et il n'y aurait, à coup sûr, aucun inconvénient à laisser consommer ces animaux.

La même interdiction appliquée aux animaux enragés par l'article 14 de la loi sanitaire devrait seule être maintenue, plus encore en raison des dangers de l'*habillage* des animaux que de ceux qui pourraient résulter de la consommation de la chair.

3° **Désinfection.** — Le mode de désinfection des locaux et objets ayant servi aux animaux atteints de rage est prescrit par l'article 23 de l'arrêté ministériel du 12 mai 1883.

Pour les carnivores : 1° Lavage à l'eau bouillante phéniquée des surfaces sur lesquelles les animaux enragés ont pu répandre leur bave, et particulièrement de l'intérieur des niches, des colliers, chaînes d'attache, couvertures, etc.

2° Destruction par le feu des restes d'aliments et des litières.

Pour les herbivores : 1° Destruction par le feu des litières, fumiers et restes d'aliments trouvés dans les mangeoires et râteliers.

2° Lavage à l'eau bouillante phéniquée du sol, des murs et des bat-flancs, des mangeoires, râteliers, seaux, barbottoirs et de toutes les surfaces et objets sur lesquels la bave a pu être déposée.

3° Flambage, après lavage et grattage, des boiseries aux points où elles ont été entamées par la dent des animaux pendant leurs accès;

4° Destruction par le feu des éponges, des licols et cordages d'attache ;

5° Immersion dans l'eau bouillante phéniquée et lessivage des couvertures;

6° Vidange et nettoyage à l'eau bouillante phéniquée des auges servant d'abreuvoir commun dans lesquelles les animaux ont pu boire au début de leur maladie, alors qu'elle n'était pas encore reconnue.

Les quelques connaissances acquises sur la vitalité du virus de la rage permettent de regarder ces précautions comme très exagérées : on pourrait se contenter d'un simple lavage à l'eau bouillante.

ARTICLE III. — MORVE.

La morve est une maladie contagieuse, inoculable, due à la pullulation dans l'organisme d'un bacille spécifique, et caractérisée anatomiquement par la production de tubercules dans les parenchymes et d'ulcérations sur la peau et les muqueuses.

Observée presque exclusivement, dans les conditions ordinaires, sur le cheval, l'âne et le mulet, la morve peut être transmise, accidentellement ou expérimentalement, à l'homme et à la plupart des animaux domestiques.

La localisation fréquente des lésions sur la peau d'une part, sur les viscères et les muqueuses de l'autre, a fait distinguer de tout temps deux formes cliniques différentes : la première, décrite sous le nom de *farcin* (morve cutanée), la seconde constituant la *morve proprement dite.*

Tous les anciens auteurs avaient décrit d'ailleurs la morve et le farcin comme deux affections complètement différentes; leur parenté, soupçonnée déjà par Solleysel (1682), ne devait être définitivement consacrée que bien plus tard, et aujourd'hui encore, malgré la démonstration de l'unicité de ce que l'on appela un moment la *diathèse morvo-farcineuse,* les deux formes sont fréquemment différenciées.

I. **Nature de la maladie.** — Les hypothèses sur la nature de la morve suivent dans leurs fortunes diverses les théories philosophiques ou médicales régnantes; mais, à toutes les époques, on trouve représentées deux conceptions opposées sur la genèse de la maladie : les uns affirmant la contagion, les autres lui déniant toute action.

Au commencement de ce siècle deux points étaient acquis déjà : l'identité de la morve et du farcin et la contagion possible de la morve aiguë du cheval au cheval. C'est sur la contagiosité de la forme de beaucoup la plus commune de la maladie, la morve chronique, qu'allaient s'engager les débats.

Sous l'influence des théories broussaisiennes, l'idée de la contagion de la morve, défendue par la plupart des hippiâtres et par les fondateurs des écoles vétérinaires, était généralement abandonnée. Alors que l'école de Lyon, restant fidèle à l'opinion de ses premiers maîtres, défendait l'idée de la contagiosité, les successeurs de Bourgelat à l'école d'Alfort passaient dans le camp opposé. Soutenue par des professeurs écoutés, Renault, Delafond, Bouley... la doctrine de la non-contagiosité de la morve fût bientôt généralement acceptée.

Jamais cependant plus vaste champ d'observation ne fut offert à de plus habiles observateurs : dans les attelages des diligences et des malles-postes, on associait sans hésitation les chevaux morveux et les chevaux sains; dans les régiments, les règlements sanitaires avaient été à peu près délaissés; partout la morve régnait, envahissante... et rien n'ébranlait les convictions acquises. H. Bouley, qui fut mêlé à toutes les phases de cette question, a fait brillamment ressortir l'influence qui peut avoir sur des esprits éclairés une idée préconçue, et aussi l'insuffisance de la seule observation quant à l'interprétation des phénomènes.

En 1836, une commission était instituée pour résoudre expérimentalement la question de la contagiosité de la morve chronique; aucun rapport ne fut publié sur ses longues expériences, et cependant il en ressortit à l'évidence que la maladie était bien réellement contagieuse.

En 1837, Rayer observait la morve chez l'homme et il en démontrait l'inoculabilité au cheval. Peu après U. Leblanc publiait les résultats de ses observations et de ses expériences et concluait à la contagiosité.

La réaction était commencée, mais toutes les résistances n'étaient pas vaincues, et il restait à réfuter une objection puissante : tous les faits de contagion ne se rapportaient-ils pas à des cas de morve aiguë méconnue; la morve nettement chronique est-elle transmissible?

La solution définitive de cette question était donnée en 1862-63. A la suite d'expériences nombreuses et précises, M. le professeur Saint-Cyr formulait les conclusions suivantes : « Sous toutes ses formes, à tous ses degrés, dans tous ses états, à toutes ses périodes, dans tous les instants de son existence enfin, la morve est contagieuse; et il y a toujours danger de contagion, non pas danger possible, éventuel, conditionnel, mais danger certain, actuel, toujours menaçant. »

La morve était bien certainement une affection virulente et contagieuse. Il restait à déterminer la nature du contage.

Les premières recherches de Chauveau, de Christot et Kiener, avaient ouvert la voie, et, en 1882, le bacille de la morve était isolé en même temps en France par Bouchard, Capitan et Charrin (1), en Allemagne par Löffler et Schütz (2).

Ainsi la nature de la maladie se trouvait complètement élucidée : fonction d'un bacille spécifique, la morve rentrait dans le cadre des affections microbiennes.

II. **Espèces pouvant contracter la morve.** — C'est presque exclusivement chez les Solipèdes domestiques (cheval, âne, mulet) que l'on observe la morve et c'est chez eux que s'entretient et se perpétue la maladie; mais beaucoup d'autres espèces peuvent la contracter aussi, soit par une contamination accidentelle, soit par l'inoculation expérimentale.

La contagion de la morve du cheval à l'homme, soupçonnée par

(1) Bouchard, Capitan et Charrin, *Note sur la culture du microbe de la morve et sur sa transmission*. Acad. des sciences, 26 déc. 1882.

(2) Löffler et Schütz, *Ueber den Bacillus des Rotzes*. *Deutsch. medic. Wochensch.*, déc. 1882.

quelques observateurs, fut démontrée par Rayer en 1837; depuis lors les nombreuses expériences faites et les observations recueillies ont établi successivement la transmission possible de la maladie au chien, à la chèvre, au mouton, au lapin, au cobaye, au porc, au chat, au lion, etc. ; — seuls parmi les espèces domestiques, les bovidés et les oiseaux paraissent réfractaires à la morve.

Chez toutes les espèces la contagion s'exerce à des degrés très divers : la maladie inoculée, qui évolue chez l'âne en quelques jours et tue infailliblement l'animal, ne détermine chez le chien qu'une lésion locale le plus souvent bénigne, et entre ces extrêmes on peut trouver tous les degrés de susceptibilité spécifique et individuelle.

§ 1. — Étude clinique de la morve chez les Solipèdes.

La morve est une affection essentiellement protéiforme, et l'on conçoit bien les répugnances des observateurs à admettre l'identité de formes cliniques aussi dissemblables que celles que nous allons étudier.

En outre de l'ancienne division en *farcin*, ou morve cutanée, et *morve proprement dite*, basée sur la localisation des lésions, on ajouta une distinction nouvelle basée sur la rapidité de l'évolution, et l'on reconnut ainsi : une *morve aiguë* et une *morve chronique*, un *farcin aigu* et un *farcin chronique*.

Il y a tout avantage pour la facilité de cette étude à conserver, au seul point de vue de la description des symptômes, ces formes diverses de l'infection morveuse. Cependant les formes aiguës de la morve et du farcin sont rarement observées isolément et peuvent être réunies sous le même titre de morve aiguë ; on étudiera ainsi successivement : 1° le *farcin chronique; 2° la morve chronique; 3° la morve aiguë.*

I. **Farcin chronique.** — Le farcin chronique est caractérisé à la fois par des troubles généraux et des symptômes locaux.

Tout à fait au début on peut observer quelques signes généraux, assez obscurs le plus souvent, dus sans doute à l'invasion de l'organisme par l'agent virulent; plus tard l'infection entraîne un affaiblissement progressif des animaux aboutissant à un état de cachexie plus ou moins grave.

A un moment variable de cette évolution, les symptômes locaux apparaissent : il se produit une éruption de boutons hémisphériques, isolés ou confluents (*boutons de farcin*), suivie de l'engorgement et de l'induration des vaisseaux lymphatiques (*cordes farcineuses*), de l'engorgement des ganglions afférents et de l'ulcération des boutons primitifs (*chancres farcineux*). Ces lésions constituent les symptômes essentiels du farcin, auxquels pourront s'ajouter quelques symptômes contingents, tels que les tumeurs farcineuses, la tuméfaction des membres, le sarcocèle.

1° *Boutons et chancres farcineux.* — Le bouton de farcin débute, sans cause appréciable, par une tuméfaction limitée, chaude, un peu dépressible, ayant son siège le plus souvent à la face interne des membres, sur les faces de l'encolure, aux épaules, au flanc.

En quelques jours, les caractères inflammatoires disparaissent, le bouton se délimite nettement sous la forme d'une masse arrondie, dure, peu douloureuse, du volume d'une lentille environ. Après un temps très variable, la partie centrale du bouton devient molle, fluctuante, la pellicule cutanée qui la recouvre, progressivement amincie, se déchire ou se soulève et laisse échapper un liquide visqueux, filant, jaunâtre, oléiforme, parfois strié de sang. La plaie persistante qui résulte de l'ouverture du bouton prend rapidement les caractères de l'ulcère; ses bords sont taillés à pic, son fond est jaunâtre ou plombé, à peine granuleux. Le plus souvent le *chancre farcineux* ainsi constitué gagne en surface et en profondeur par une mortification progressive des éléments; il se confond avec les ulcérations voisines, formant ainsi des plaques irrégulières de dimensions variables.

2° *Cordes farcineuses.* — Dès l'apparition du bouton initial, les lymphatiques de la région s'enflamment et s'entourent d'un œdème périphérique; celui-ci se résorbe en 4 ou 5 jours et le vaisseau, volumineux, bien délimité, forme un cordon résistant sur tout son trajet (*corde farcineuse*). Plus tard, cette corde prend fréquemment un aspect moniliforme; en tous les points tuméfiés se développent des boutons qui se transforment eux-mêmes en chancres farcineux.

3° *Tuméfactions ganglionnaires.* — Les lésions glandulaires suivent une marche parallèle à celles des vaisseaux lymphatiques. Enflammés et œdématiés au début, les ganglions s'indurent peu à peu, deviennent bosselés, roulants sous la peau, sans aucune tendance à la suppuration.

Symptômes contingents. — L'éruption farcineuse confluente est précédée, surtout dans les régions déclives, dans les membres, à la face inférieure de l'abdomen et de la poitrine, d'une tuméfaction inflammatoire diffuse (*lymphangite réticulaire*) qui peut apparaître très rapidement et constituer le premier symptôme de la maladie.

Chez les chevaux entiers, il est aussi très fréquent de voir la maladie débuter par un engorgement inflammatoire aigu des enveloppes testiculaires vaginales, les lésions passant ensuite à l'état chronique.

Enfin on observe, pendant le cours du farcin, des tumeurs variant en volume de la grosseur d'un œuf à celle du poing, se développant rapidement en différents points, dures et indolentes au début et pouvant se ramollir en quelques heures pour persister sous la forme d'un kyste.

II. **Morve chronique.** — En outre des symptômes particuliers à chacune de ses localisations, la morve chronique se traduit par un ensemble de troubles généraux, plus ou moins évidents selon la gravité de la maladie et la résistance de l'organisme envahi.

Le mauvais état général, l'amaigrissement progressif, sont les seuls symptômes du début; plus tard seulement les lésions, quel que soit leur siège, s'expriment par des phénomènes objectifs qu'il reste à étudier.

On peut examiner successivement les indications diagnostiques données par les altérations de la pituitaire (*morve nasale*), du larynx et de la trachée (*morve laryngo-trachéale*) et enfin celles qui sont fournies par la localisation sur le poumon (*morve-pulmonaire*).

A. Morve nasale. — Les symptômes cardinaux de la morve sont tous sous la dépendance des lésions de la muqueuse respiratoire; ce sont le *chancre*, la tuméfaction des ganglions sous-glossiens ou la *glande*, et l'écoulement nasal ou le *jetage*. La coexistence de ces trois symptômes est caractéristique de la morve confirmée, mais il s'en faut qu'on les retrouve dans tous les cas; l'un ou l'autre fait le plus souvent défaut et même certaines localisations peuvent ne se traduire par aucun symptôme appréciable. Et à ces difficultés absolues du diagnostic peuvent s'en ajouter d'autres, dues à l'existence d'altérations pouvant simuler ou masquer celles qui sont propres à la morve.

Après avoir indiqué les caractères de chacun des signes diagnostiques principaux ou *essentiels*, nous indiquerons quels sont les symptômes *accessoires* ou *contingents* de la morve chronique.

a. *Chancre ou ulcération.* — Le chancre consiste en une ulcération de la muqueuse nasale, analogue quant à son mode de développement à l'ulcération cutanée du farcin chronique. Au début on n'observe qu'une simple tache ecchymotique, suivie d'un épaississement progressif du derme, formant un relief sur la muqueuse, du volume d'une tête d'épingle à celui d'un grain de mil; cette pustule contient une gouttelette d'un liquide clair ou purulent qui soulève, puis rupture l'épithélium; il reste alors une plaie arrondie dont les bords saillants, résistants, limitent un tissu finement granuleux, d'un rose pâle, recouvert d'un pus grisâtre.

L'évolution du chancre à ses premières périodes est très rapide et il est rare que l'on puisse constater le bouton ou la pustule sur la pituitaire. Par contre, le travail d'ulcération est toujours assez lent et il est d'autant plus retardé que l'organisme réagit plus vigoureusement. Les caractères de la maladie vont ainsi se modifier, s'aggravant ou s'atténuant selon le degré de la virulence et aussi suivant le degré de résistance de l'organisme infecté.

Les lésions peuvent s'étendre à la fois en surface et en profondeur : les chancres voisins se réunissent et forment des ulcérations étendues, ou bien ils se creusent de plus en plus, et si les altérations siègent sur la cloison cartilagineuse, celle-ci peut-être complètement perforée. Plus rarement le chancre se comble peu à peu; le bourgeonnement devient plus actif, et il est remplacé par une pièce de cicatrice fibreuse.

b. *Tuméfaction ganglionnaire ou glande.* — Les ganglions sous-glossiens, qui reçoivent les lymphatiques venant de la pituitaire, sont situés dans l'auge et facilement explorables. L'évolution des ulcérations morveuses sur la muqueuse produit dans ces ganglions des modifications importantes.

La glande de morve est indurée, bosselée, indolente, adhérente aux parties profondes; elle persiste indéfiniment avec ces mêmes caractères et ne s'abcède que très rarement. L'abcédation survient-elle, le pus qui s'écoule peut être de qualité variable; mais la plaie se cicatrise toujours péniblement.

c. *Jetage.* — L'écoulement nasal est à peu près constant dans la morve; c'est ce symptôme qui avait frappé le premier tous les observateurs et c'est celui qui décida de la dénomination de la maladie. Le jetage de la morve est le plus souvent unilatéral, mal lié, visqueux, poisseux, grisâtre, fortement adhérent au pourtour des naseaux.

On a pu remarquer que les trois signes diagnostiques qui viennent d'être étudiés et qui caractérisent la morve confirmée sont exclusivement symptomatiques de la localisation des lésions sur la muqueuse des premières voies respiratoires; encore peuvent-ils dans ce cas rester en partie inappréciables. Or, la pituitaire n'est pas le seul lieu d'élection des lésions morveuses; celles-ci restent souvent limitées au poumon, à la trachée, au larynx, et tous les symptômes classiques indiqués, sauf parfois le jetage, vont faire ici défaut.

C'est principalement à ces localisations que s'appliquent les dénominations de *morve fruste*, *morve larvée*, *morve latente*, toutes exprimant l'absence des signes objectifs ordinaires et aussi les incertitudes du diagnostic clinique. Elles comprennent la morve trachéale et laryngienne et la morve pulmonaire.

B. Morve laryngo-trachéale. — Cette localisation assez rare de la morve chronique, étudiée surtout par Abadie en 1876 (morve d'Abadie), se traduit par une toux fréquente, suivie de l'expectoration de mucosités abondantes (jetage buccal de Bouley).

Ces mucosités sont purulentes, jaunâtres et striées de sang. Il existe aussi une sensibilité exagérée à la palpation du larynx et de la trachée.

C. Morve pulmonaire (*Morve interne*). — Aucun signe univoque ne décèle l'existence de la morve pulmonaire Même dans les cas les plus nets, on n'observe qu'une toux sèche, profonde, avortée, de l'essoufflement, un soubresaut du flanc et fréquemment une sensibilité anormale du thorax à la percussion. Le plus souvent, tout signe stéthoscopique fait défaut et l'état général ne laisse rien à désirer; rien ne peut faire reconnaître la maladie.

Symptômes contingents. — Des épistaxis dues à la rupture de capillaires compris dans l'ulcération constituent l'un des signes prodromiques fréquents de la morve nasale. Un second symptôme est le sarcocèle;

survenant rapidement en l'absence de causes traumatiques, il est neuf fois sur dix de nature morveuse. Des douleurs articulaires ou osseuses avec des claudications subites, sont encore observées dans le cours de la maladie. Enfin on peut observer, suivant les diverses localisations, des complications de collection des sinus ou de pharyngite ou encore des bronchites, des pneumonies lobulaires et des pleurésies de même origine.

Marche de la maladie. — Sous sa forme chronique, la morve peut rester longtemps compatible avec la vie des animaux, ceux-ci conservant parfois tous les signes de la santé la plus parfaite. Jamais cependant la guérison n'est absolue; sous certaines influences, travail exagéré, alimentation insuffisante, maladie intercurrente, etc., une poussée nouvelle se produit et le malade succombe à la cachexie progressive ou plus souvent à un accès de morve aiguë.

III. **Morve aiguë**. — On retrouve, au début de la morve aiguë, les symptômes généraux qui marquent l'invasion de toutes les maladies infectieuses à évolution rapide : élévation de la température (41°-42°5), insensibilité, tremblement fébrile des masses musculaires. Des battements du cœur forts et tumultueux coïncident avec des pulsations artérielles faibles et effacées; la respiration est vite et entrecoupée... La durée de cette période est de deux à trois jours.

Les lésions spécifiques qui apparaissent ensuite siègent à la fois sur la peau, sur les muqueuses et dans les parenchymes. La pituitaire se couvre de taches rouges, saillantes, sur lesquelles apparaissent des pustules violacées, confluentes, qui en quelques heures s'ouvrent et laissent échapper un liquide séro-purulent strié de sang; l'ulcération se produit très vite; les zones restées libres entre les pustules sont rapidement détruites et, en quelques jours, toute la muqueuse peut être transformée en une vaste plaie ulcéreuse, dont le fond, tapissé de bourgeons très friables, est recouvert d'un pus liquide fortement coloré et de plaques croûteuses, jaunâtres, à peine adhérentes.

Le jetage qui accompagne ces lésions, séreux au début, devient bientôt purulent; il conserve une coloration safranée, avec des stries sanguines abondantes, et il tient en suspension des fragments de tissus nécrosés.

Les ganglions de l'auge sont tuméfiés, douloureux, œdématiés à leur périphérie et des abcès s'y développent fréquemment, qui contiennent un pus liquide, jaune, ayant conservé en partie l'aspect huileux du pus farcineux.

Sur la peau, une éruption de même nature peut se produire en même temps (farcin aigu). Des boutons apparaissent aux lèvres, aux joues, sur les faces de l'encolure, à la face interne des membres... ; ils sont douloureux, entourés d'un œdème étendu et, très vite, ils se ramollissent et s'ulcèrent. Comme les chancres de la muqueuse les chancres cutanés s'étendent, se confondent avec les voisins, constituant de vastes plaies phagédéniques, toujours envahissantes. Les engorgements lymphatiques consécutifs, dissimulés d'abord par l'œdème périphérique, se montrent sous la forme de reliefs sinueux (cordes farcineuses) aboutissant aux masses ganglionnaires; sur leur trajet, des boutons apparaissent et s'ulcèrent.

Comme la morve chronique, la morve aiguë peut se compliquer de sarcocèles, de lésions des synoviales ou de certains parenchymes.

Les terminaisons sont variables: la mort en 8 à 10 jours par épuisement ou par altérations pulmonaires, est la plus fréquente; rarement les malades résistent, les symptômes s'atténuent peu à peu la maladie passe à l'état chronique.

§ 2. — Lésions.

Toutes les lésions essentielles de la morve expriment la réaction des éléments anatomiques à l'envahissement de l'agent parasitaire; mais la lutte entre les cellules et le microbe se traduit par des modifications différentes suivant la puissance relative des deux facteurs, et ainsi se trouve interprétée la pluralité des formes cliniques observées.

Le microbe de la morve est un bacille à peine plus gros que celui de la tuberculose, bacille qui prend très difficilement les colorants usités en microbiologie; la méthode de Löffler et surtout celle de Kühne sont les plus favorables pour déceler sa présence dans l'épaisseur des lésions morveuses; encore ne réussit-on à le voir que dans les lésions récentes; il semble que très rapidement ce bacille perde la propriété de fixer les matières colorantes ou qu'il se résolve en granulations (spores ou corpuscules germes) très difficiles à différencier des débris cellulaires toujours abondants au centre des lésions morveuses: cette dernière hypothèse est la plus vraisemblable, car tel tubercule où il est impossible de mettre en évidence le moindre bacille provoque, par inoculation à l'âne ou au cobaye, une morve aiguë, très riche en bacilles.

Morve chronique. — Chez le cheval, les altérations affectent le plus souvent le type chronique, et ces lésions peuvent, ainsi qu'on l'a vu déjà, évoluer dans l'épaisseur de la peau, des muqueuses ou des parenchymes.

Dans la peau, il se produit au niveau de chaque foyer de multiplication du parasite, dans l'épaisseur du derme, une inflammation diffuse avec troubles vasculaires intenses. Ces nodules enflammés deviennent le siège d'un travail de régression; leur centre devient caséeux; le *bouton farcineux* est constitué. Puis, le foyer de ramollissement central gagnant vers la périphérie, le bouton s'ouvre à l'extérieur et il en résulte une plaie anfractueuse et irrégulière, à bords taillés à pic, ayant de la tendance à s'accroitre dans tous les sens : c'est le *chancre farcineux*.

Cette inflammation spécifique diffuse, débutant sans doute dans les espaces lymphatiques, est rapidement suivie d'une lymphangite d'autant plus intense que l'éruption est plus étendue. Le vaisseau, dilaté par une lymphe abondante, trouble, plus ou moins riche en éléments virulents, s'enflamme lui aussi : il perd son endothélium, en même temps que les parties voisines s'œdématient, puis, et par le mécanisme habituel des régressions inflammatoires, le vaisseau se transforme en un cordon induré, fistuleux, pouvant présenter sur son trajet des ulcérations plus ou moins nombreuses (cordes farcineuses).

Les lésions observées sur les muqueuses sont tout à fait analogues aux précédentes : le derme muqueux s'infiltre en un point de leucocytes englobés dans un réticulum fibrineux ; il se produit une légère induration des parties avoisinantes, en même temps qu'une nécrose progressive du centre, avec destruction de la partie épithéliale et ulcération consécutive. Celle-ci présente toujours les mêmes caractères : les éléments anatomiques affaiblis, atones, réagissent à peine ; ils ne peuvent former un tissu de cicatrice et la destruction moléculaire progresse dans tous les sens.

De tous les viscères, le poumon est le siège de prédilection des lésions morveuses. Dans tous les cas de contagion accidentelle, il est rare qu'il soit indemne, même dans les formes cutanées, et le *tubercule morveux* qui s'y développe est l'expression la plus nette de la lutte de l'organisme envahi contre le parasite envahisseur. Il débute dans l'épaisseur de la muqueuse d'une bronchiole ou à son voisinage (Trasbot) par un foyer inflammatoire très limité, avec exsudation de leucocytes suivie d'une induration périphérique et de la dégénérescence des parties centrales. Sur une coupe d'un tubercule constitué, on trouve au centre une masse caséeuse, granuleuse, emprisonnant les éléments virulents ; parfois aussi, mais bien plus rarement que dans la tuberculose, le centre caséeux est entouré d'une zone de cellules géantes multinucléaires ou de leucocytes exsudés contenant aussi des parasites ; on trouve ensuite une deuxième zone formée de cellules épithélioïdes ; enfin une coque enveloppante de tissu fibro-plastique. Le tubercule ainsi enkysté pourra se calcifier plus tard, et c'est à cette terminaison que tend la résistance des éléments ; mais aussi la dégénérescence plus rapide aboutira parfois à l'ouverture du foyer dans la plèvre ou plus souvent dans les bronches, avant que l'induration ait eu le temps de s'établir.

A l'œil nu, les tubercules apparaissent sous la forme de granulations grises ou jaunâtres, du volume d'une tête d'épingle à celui d'un grain de chènevis, visibles par transparence sous la plèvre qu'elles soulèvent légèrement. Dures au toucher, résistantes à la pression, elles forment de petits kystes contenant une matière fibrineuse jaune, facilement énucléable après incision, et entourés de tissu sain. En même temps on peut trouver des taches ecchymotiques marquant le point initial de l'évolution de nouveaux tubercules.

A ces lésions essentielles des formes chroniques de la morve, s'ajoutent celles des ganglions. Ici encore, même réaction inflammatoire; toutefois l'induration périphérique, qui est l'exception pour les téguments, qui n'est pas constante dans le poumon, devient ici la règle presque absolue.

Morve aiguë. — La rapidité d'évolution de la maladie modifie complètement la forme des altérations anatomiques, mais celles-ci restent histologiquement comparables.

A la peau, on trouve des œdèmes étendus, une vascularisation rapide des régions, puis des boutons confluents se transformant rapidement en plaques ulcérées ; sur les muqueuses, les éruptions sont aussi confluentes et les ulcérations, irrégulièrement étendues, présentent un fond d'un rouge violacé, bourgeonneux ; elles coïncident avec un jetage abondant rouillé ou hémorrhagique; les ganglions sont infiltrés de sérosité, tuméfiés et parfois abcédés ; le poumon est le siège de pneumonies lobulaires plus ou moins disséminées, aboutissant en peu de temps à la suppuration ou à la gangrène.

Lésions contingentes. — La plupart des parenchymes organiques, le foie, la rate, le testicule... peuvent être envahis par les tubercules. Chez les solipèdes, le foie et la rate sont rarement atteints, le testicule seul est fréquemment envahi.

Les autres altérations observées sont la conséquence de la réaction inflammatoire provoquée par l'évolution des lésions essentielles : collections purulentes des sinus ou des cornets, pneumonies et pleurésies aiguës ou chroniques, etc... Enfin il existe ordinairement une leucocytose très nettement accusée.

§ 3. — Diagnostic.

Si certaines des formes étudiées peuvent être reconnues avec une certitude absolue, la seule analyse des symptômes observés ne permettra que de soupçonner certaines autres, et, quelques-unes enfin resteront longtemps méconnues. Une description pathologique est toujours très schématique, et ce que l'on a pu prévoir des difficultés inhérentes au diagnostic de certaines formes de la morve ne donne évidemment qu'une idée bien éloignée de sa complexité réelle (1). Les moyens de contrôle pouvant aider à assurer ce diagnostic seront encore d'autant plus précieux qu'il s'agit ici d'une maladie à la fois dangereuse et incurable et qu'il est d'un haut intérêt de le porter aussitôt que possible.

I. **Diagnostic clinique**. — Le *farcin chronique* peut être confondu

(1) Une statistique allemande donne une idée de la proportion des erreurs possibles et parfois inévitables.

Sur 18,025 chevaux abattus en Prusse comme suspects de morve de 1876 à 1886, par mesure de police, 978 furent trouvés indemnes à l'autopsie.

avec des affections diverses : l'éruption de horse-pox, les plaies d'été, le farcin d'Afrique ou lymphangite épizootique. Généralement, les qualités du pus et l'aspect des lésions permettent la différenciation ; mais parfois le diagnostic différentiel peut devenir très embarrassant et il est nécessaire de recourir aux moyens de contrôle indiqués plus loin.

Le diagnostic de la *morve chronique*, facile, s'il y a coexistence des symptômes essentiels (*chancre*, *glande*, *jetage*), c'est-à-dire dans le cas de localisation sur les parties explorables de la pituitaire, pourra être rendu incertain par l'absence d'une ou de plusieurs de ces manifestations.

L'éruption de horse-pox sur la muqueuse, les néoplasies de la pituitaire, la collection purulente des sinus, l'envahissement néoplasique des ganglions sous-glossiens... pourront aussi simuler ou masquer les altérations morveuses.

Quant à la *morve aiguë* elle peut toujours être reconnue : quelle que soit la localisation des lésions, on constate dans tous les cas l'un au moins des signes certains de la maladie.

II. **Diagnostic expérimental.** — Les moyens d'assurer le diagnostic de la morve dans les cas douteux consistent en l'inoculation expérimentale des matières virulentes, en la recherche et la culture du microbe spécifique.

1° *Inoculation.* — Les recherches de M. le professeur Saint-Cyr ont démontré que chez l'ANE la morve inoculée, même alors qu'elle provient de foyers chroniques, se développe *toujours* et sous une *forme aiguë*. L'âne constitue par ce fait le meilleur terrain d'essai pour le diagnostic de la morve ; les produits douteux (jetage, ganglions extirpés, produits de raclage, etc...) seront inoculés par piqûres à la lancette ou par scarifications et, dans un délai de 5 à 20 jours au maximum, on sera exactement fixé sur la virulence des matières employées.

Le CHIEN est encore un précieux réactif; la maladie chez lui, tout au contraire de ce qui se passe chez l'âne, reste localisée ; mais elle se traduit au point d'inoculation par des lésions caractéristiques. L'inoculation des produits virulents, faite comme il est indiqué ci-dessus, détermine en 3-6 jours la production d'une plaie ulcéreuse, recouverte de croûtes, laissant suinter un pus liquide, de mauvais aspect, très riche en bacilles spécifiques.

Le COBAYE et le LAPIN peuvent aussi être employés; mais ici les résultats sont moins certains. On procède par injections sous-cutanées d'une partie de la matière diluée dans l'eau distillée ; cette inoculation provoque la formation d'abcès volumineux et, après 25-30 jours, on trouve la rate, et quelquefois le poumon et le foie, farcis de tubercules miliaires.

2° *Recherche et culture du microbe.* — Le bacille de la morve ne peut être aisément décelé, avec ses caractères ordinaires, que dans les lésions aiguës; sa constatation dans ce cas a l'avantage de fournir en quelques instants un élément certain de diagnostic.

La culture sur pomme de terre peut donner de précieuses indications. Le microbe pullule très rapidement sur ce milieu et ses colonies revêtent une coloration d'un jaune fauve, qui se fonce de plus au plus jusqu'à la teinte chocolat clair; cette coloration lui est spéciale. En quelques jours on peut ainsi très souvent assurer le diagnostic (1).

§ 4. — Étiologie et pathogénie.

Affection virulente et spécifique, la morve reconnaît exclusivement pour cause la pullulation dans l'organisme du bacille morveux, et la contagion ne peut s'effectuer que par le passage direct ou indirect du contage, d'un organisme affecté à un organisme sain. L'étude de l'étiologie peut ainsi comprendre : l'examen de la virulence, celui des divers modes de transmission de la morve d'animal à animal et enfin le mode d'envahissement de l'organisme contaminé.

1. **Étude de la virulence.** — A ce point de vue on doit conserver encore la distinction classique en forme aiguë et chronique. Dans la première le virus acquiert une puissance bien plus considérable et des propriétés infectantes telles que la contagiosité était admise autrefois pour elle par les spontanéistes les plus convaincus. Sous la forme chronique au contraire, la virulence est beaucoup moins évidente et la transmission par *contact* peut être assez obscure.

Ces différences ne s'observent plus lors de la transmission par inoculation : quelle que soit leur origine les produits virulents déterminent des lésions identiques, dont la forme et l'évolution sont déterminées uniquement par le degré de réceptivité du sujet d'expérience. Ainsi le produit des lésions très anciennes déterminera chez l'âne une morve très aiguë, tandis que le virus de celle-ci ne produira chez le chien que des lésions locales et guérissables.

La dissémination du contage dans l'organisme infecté est indiquée assez exactement, dans les formes chroniques, par l'étendue des lésions spécifiques qu'il détermine. Les boutons, les *cordes*, les tubercules, les ulcérations, les ganglions qui reçoivent les lymphatiques de ces régions sont virulents dans tous les cas. Toujours aussi les produits exsudés de ces lésions, ou souillés à leur contact, le pus, le jetage..... possèdent la virulence, et dans toutes ces matières on constate la présence du bacille spécifique.

Lors d'évolution très aiguë, la virulence est beaucoup plus diffuse et l'on a pu admettre qu'elle était disséminée dans tout l'organisme.

Le sang a été trouvé virulent par un certain nombre d'expérimenta-

(1) V. Thoinot et Masselin, *Précis de microbie médicale et vétérinaire*, art. MORVE, p. 227.

teurs ; pour notre compte, nous n'avons jamais réussi à donner la morve au cobaye ou à l'âne, par l'injection sous-cutanée, intra-veineuse ou intra-péritonéale de grandes quantités (jusqu'à 10 centimètres cubes) de sang recueilli sur des animaux atteints de morve aiguë ou chronique; il est vrai de dire que nous puisions le sang *purement* dans les cavités ventriculaires intactes, de façon à éviter tout mélange avec les produits virulents qui peuvent exister dans la plèvre ou dans les bronches; là est probablement la cause de ces résultats contradictoires.

La salive, la sueur, recueillies purement, ne sont jamais virulentes; l'urine peut être virulente lorsque des lésions spécifiques se sont développées dans le tissu rénal ou dans l'épaisseur de la muqueuse vésicale.

II. **Modes de contagion.** — La contagion de la morve, de solipède à solipède, s'effectue presque toujours par l'intermédiaire d'aliments ou de boissons infectés par des déjections virulentes et surtout par le jetage. Toutes les muqueuses peuvent être une voie d'absorption du virus et les objets de pansage, les éponges notamment, sont souvent le véhicule du contage.

Les poussières contenant des parcelles virulentes semblent *à priori* pouvoir transmettre l'affection; le danger est peu grave cependant, la dessiccation constituant l'un des modes les plus actifs de destruction du virus. Par contre il se conserve un certain temps dans les milieux liquides et la contamination pourra s'exercer par des seaux communs à plusieurs animaux ou encore par les abreuvoirs. La transmission par voie miasmatique (contagion volatile), longtemps admise comme un dogme, est aujourd'hui entièrement controuvée. L'inhalation par des animaux sains ou affectés de catarrhe des voies respiratoires, de l'air expiré par des animaux morveux, l'inoculation de l'eau obtenue par condensation des produits d'expiration d'animaux atteints de morve aiguë ou chronique ne peuvent transmettre la maladie (Cadéac et Malet).

C'est encore par l'ingestion d'aliments souillés de produits virulents provenant de chevaux morveux que s'infectent généralement les petits herbivores. Quant aux carnassiers ils peuvent être contaminés par l'ingestion des débris provenant d'animaux morveux; l'inoculation étant ici facilitée par les piqûres multiples dues aux fragments des os brisés.

III. **Réceptivité.** — Les diverses espèces animales présentent des degrés très divers dans leur aptitude à contracter la morve accidentellement ou expérimentalement.

L'âne est le terrain de prédilection de la morve et, quels que soient le mode de pénétration et la provenance du virus, l'évolution de la maladie est chez lui toujours très rapide; chez le cheval la transmission paraît être moins imminente et la marche des lésions est très variable suivant les individus.

Les petits ruminants, le mouton et la chèvre, peuvent être affectés à la suite de l'inoculation expérimentale ou, très rarement, par une contamination accidentelle.

Nous avons déjà signalé la grande réceptivité du cobaye; celle du lapin est beaucoup moindre. Quant au porc, il résiste à toutes les inoculations, sauf dans le cas où l'animal est fortement débilité, soit par une autre maladie grave, soit par l'insuffisance et la mauvaise qualité des aliments.

La morve peut évoluer aussi chez les carnassiers : le chien, le chat, le lion, le tigre, etc., ont pu être infectés accidentellement à la suite de l'ingestion de débris provenant d'animaux morveux. La réceptivité de ces espèces n'est pas telle cependant que l'organisme ne puisse résister à l'infection; chez le chien, la morve inoculée reste locale le plus souvent et ce n'est que très exceptionnellement que l'on observe la généralisation. Par contre, les carnassiers sauvages des ménageries succombent tous à un envahissement rapide, moins peut-être en raison d'une aptitude spéciale que du peu de résistance de leur organisme profondément débilité.

Pour toutes les espèces, il faudrait tenir compte en effet des influences inhérentes à l'individu, celles-ci pouvant être assez puissantes pour permettre à un animal faiblement prédisposé de résister à une contamination accidentelle peu grave.

Enfin certaines espèces possèdent une immunité absolue : le bœuf et aussi les oiseaux se sont montrés réfractaires à toutes les tentatives de transmission.

IV. **Pathogénie**. — Le mode de pénétration du virus dans l'organisme est assez mal déterminé, mais il est certain que la contagion s'effectue presque toujours par effraction à travers la peau ou les muqueuses.

Il n'est pas encore établi que la peau intacte puisse permettre le passage du virus et ce mode d'invasion est au moins improbable pour les animaux; toutefois les plus légères solutions de continuité suffisent à la pénétration. Pour les muqueuses l'absorption est possible peut-être par la membrane intacte, et l'on sait qu'une simple desquamation épithéliale, celle qui est produite, par exemple, par un léger frottement avec un linge imprégné de matière virulente, détermine sûrement l'infection.

Chez les herbivores, les conditions favorables à la contagion par l'un de ces modes se trouvent facilement réalisées; un produit dont la virulence est constante, le jetage nasal, souille les auges, les râteliers, les fourrages, les objets de pansage, etc. Toutes ces matières deviennent elles-mêmes dangereuses; portées au contact d'une surface absorbante, elles suffiront à provoquer l'infection; d'autre part les érosions presque constamment déterminées sur les muqueuses par les brins de paille ou de fourrage facilitent la pénétration.

La cohabitation, le séjour prolongé d'un sujet sain dans un local infecté multiplient les chances de contamination. Le virus sera transporté encore par les objets de pansage, les éponges notamment, par les seaux servant à abreuver les animaux, etc.

Chez les carnassiers, l'infection à la suite de l'ingestion de débris provenant d'animaux morveux s'opère par inoculation dans les premières voies digestives. Si le muscle n'est pas virulent, les ganglions lymphatiques de la région sont souvent infectés, et les esquilles osseuses, imprégnées de moelle virulente, déterminent aisément des érosions et des piqûres inoculatrices.

Arrivé dans les espaces lymphatiques sous-muqueux ou sous-cutanés, le virus est rapidement entraîné : les expériences de Renault ont montré qu'une heure après l'inoculation la cautérisation est inefficace à empêcher l'infection; pour le contage morveux comme pour tous les autres, la rapidité de l'absorption dépend d'ailleurs du mode de pénétration et l'on ne saurait la déterminer exactement.

Entre le moment de l'inoculation virulente et l'apparition des premiers symptômes s'écoule une certaine période d'incubation, variable à la fois suivant l'espèce contaminée et suivant le mode d'infection.

L'âne succombe en quelques jours (de 3 à 17 jours); le cheval peut vivre morveux pendant plusieurs années.

Chez les animaux à forte réceptivité (âne, cobaye) c'est l'inoculation intra-veineuse ou intra-péritonéale qui provoque le plus rapidement la mort.

Chez le chien, dont la réceptivité est très faible, on peut amener la mort en quelques jours en injectant dans les veines de fortes doses de virus pur; l'animal résiste si la dose injectée est peu considérable et, chose très intéressante au point de vue de la pathologie générale, il peut désormais supporter sans accident l'injection intra-veineuse de quantités formidables de culture pure du bacille morveux. Sa faible réceptivité a fait place à l'immunité; il est *vacciné* contre la morve. (Straus).

V. **Résistance du virus.** — Au contraire du contage tuberculeux, le bacille morveux ne jouit à l'égard des agents extérieurs que d'une résistance peu considérable. Les expériences de Renault, Peuch, Galtier avaient montré déjà que la dessiccation simple suffit à détruire la virulence après un certain temps; plus récemment, Löffler conclut de ses recherches que le virus, dans un endroit sec, peut se conserver pendant trois mois environ, le terme de quatre mois pouvant être considéré comme un maximum absolu.

D'après les expériences de Cadéac et Malet, le virus morveux perd sa virulence, dans les humeurs exposées à l'air libre, après complète dessiccation; il est rapidement détruit par un temps chaud et sec, lentement, au contraire, par les temps froids et humides.

La dessiccation est-elle rapide, le jetage morveux devient inoffensif le troisième jour; est-elle lente au contraire, la virulence persiste jusqu'au neuvième jour.

Dans un milieu humide, la destruction est beaucoup plus lente et les matières, dans ces conditions, ont pu conserver leurs propriétés infectantes pendant 15, 20, 30 jours. Dans l'eau, le virus conserve encore ses propriétés pendant 18 jours au maximum (Cadéac et Malet).

Les cultures du bacille de la morve se détruisent après quelques minutes d'une exposition à une température de 60° ; à la température ordinaire, elles perdent leur virulence après six semaines à deux mois.

La putréfaction détruit aussi la virulence (Renault); mais son action paraît assez lente ; il est difficile de la déterminer exactement, la dessiccation et la simple exposition à l'air suffisant à tuer le contage.

L'action des antiseptiques a fait l'objet des nombreuses recherches de Renault, Gerlach, Peuch, Vallin, Redard, etc. D'après Löffler, l'acide phénique à 3,5 p. 100 détruit le virus en cinq minutes ; le permanganate de potasse à 1 p. 100 et le sublimé corrosif à 1 p. 5000 en deux minutes. Les travaux de Cadéac et Malet confirment ces résultats : « le permanganate de potasse au 1/20, la potasse caustique au 1/5, l'eau de chaux, le brome, le sulfure de carbone, le sulfate de cuivre au 1/10, le sulfate de fer au 1/5, l'acide sulfurique au 2/100, l'essence de térébenthine et le sublimé corrosif même au 1/10000 sont des agents très actifs et détruisent la virulence morveuse dans l'espace d'une heure.

« Par contre, les vapeurs d'iode, l'eau oxygénée, l'hypochlorite de potasse, l'acide borique, l'acide sulfureux en solution, le chloral, le tannin, le sulfate de zinc n'ont aucune influence sur le jetage morveux ou les liquides préparés comme il est dit ci-dessus. Il en résulte que le sulfate de zinc, chaudement recommandé par le règlement de police sanitaire pour la désinfection des locaux, est inefficace, même après dix-sept heures de contact. »

§ 5. — **Prophylaxie. Transmission à l'homme.**

C'est seulement quand l'idée de la contagiosité de la morve sous toutes ses formes fut généralement acceptée que des mesures prophylactiques efficaces purent être appliquées. Pendant toute la première moitié de ce siècle la morve, disséminée un peu partout à la suite des guerres impériales, régna dans toute la France. Grâce à la conviction très générale de la non contagiosité, de graves foyers se créèrent dans toutes les agglomérations chevalines importantes; et c'est par milliers que se comptaient annuellement les victimes.

L'application de mesures sanitaires énergiques, déterminée par la réaction qui s'opéra dans les esprits vers 1850, eut des résultats presque immédiats. Aujourd'hui la morve sans être rare encore n'a plus de caractère envahissant, et la France n'est plus comme autrefois la terre d'élection de la maladie.

En raison de la faible vitalité et de la diffusion difficile de l'agent de la contagion, la prophylaxie de la morve est facile à établir; presque toujours c'est par contact direct avec des malades, par le séjour dans des locaux infectés et par inoculation véritable que les animaux sont contaminés. On n'a pas à craindre une contagion subtile comme pour la clavelée, ni très médiate comme pour le charbon, et une intervention sanitaire doit être toujours efficace.

L'abatage immédiat des animaux morveux s'impose comme une nécessité absolue, alors même que la maladie serait curable en certains cas. On n'a jamais la certitude d'une guérison complète et les malades peuvent conserver des lésions latentes, suffisantes pour provoquer la contagion ; d'autre part l'obligation de la séquestration pendant la durée du traitement peut être méconnue et l'animal morveux est un danger pour les personnes qui l'approchent.

Les chevaux qui ont été contact avec les malades doivent être mis en quarantaine et soumis à la surveillance prescrite par les règlements sanitaires.

C'est généralement dans les grandes villes et dans les écuries des loueurs ou de petits marchands que la morve est encore entretenue; l'organisation d'un service sanitaire complet pourra seule restreindre le nombre de ces foyers de contagion.

Quant à l'infection des carnivores, elle serait facile à prévenir : il suffirait de ne jamais livrer à la consommation des chairs de provenance inconnue et douteuse, et c'est d'ailleurs en violation de la loi et par défaut de surveillance qu'il est possible d'utiliser ces viandes.

L'homme est toujours infecté par le cheval ou l'âne morveux, et il est évident que l'imminence du danger est en raison directe de la fréquence de la morve équine.

Les cas de transmission furent observés surtout alors que l'idée de la non-contagiosité faisait négliger toute précaution pour les animaux et pour l'homme et, si les statistiques en signalent déjà un grand nombre, beaucoup aussi durent être méconnus ou ne furent pas publiés.

Il est certain que cette fréquence a de beaucoup diminué, parallèlement au nombre des cas de morve du cheval; mais aujourd'hui encore les chiffres concernant la morve de l'homme sont forcément très incomplets : la maladie est rare, son diagnostic clinique présente souvent de grandes difficultés, et si chaque année quelques faits sont publiés, d'autres plus nombreux doivent rester ignorés.

D'après un relevé de Felisch (1) on aurait constaté en Prusse, pendant la période décennale de 1876-1886 : 17,047 cas de morve du che-

(1) Felisch, *Die Verbreitung der Rotzkrankheit in Preussen in den 10 Jahren von 1876-1886*. Thiermed. Rundschau, 1887, p. 289.

val, et seulement 20 cas de contagion à l'homme. De ce nombre 15 malades, dont 3 vétérinaires, ont succombé, 4 se sont rétablis; dans un cas la terminaison est restée inconnue.

Les personnes qui ont des rapports fréquents et très directs avec les animaux sont naturellement les plus exposées. Sur un total de 106 observations réunies par Bollinger, 41 ont été fournies par des palefreniers, 25 par des cultivateurs ou charretiers et 10 par des vétérinaires.

La transmission peut s'opérer par la projection du jetage sur les muqueuses ou son dépôt sur une surface absorbante quelconque. Le pus des ulcères farcineux est encore un agent de la contagion : celle-ci peut s'opérer directement, lors du pansage des animaux, par des plaies ou des éraillures cutanées; le virus peut être porté sur les muqueuses par les mains qui en sont souillées; ou bien l'inoculation s'opère par l'intermédiaire de brins de paille ou de fourrage, de plantes résistantes ou piquantes, chargées du contage. On a signalé un cas de morve survenu chez l'homme à la suite de la morsure d'un cheval : le mélange de la salive buccale avec des produits virulents provenant des voies respiratoires explique la possibilité de l'infection.

La transmission peut être moins directe et l'infection se produire par des déchirures ou des piqûres pendant le nettoyage des auges, des abreuvoirs servant à des chevaux morveux; les bourreliers peuvent, en réparant des harnais, s'inoculer les produits virulents qui les souillent.

La manipulation de cadavres d'animaux morveux constitue l'une des causes les plus fréquentes de la morve; trop souvent des vétérinaires ont contracté la morve pour avoir pratiqué des autopsies de ce genre; les équarrisseurs, les bouchers sont aussi particulièrement exposés et, parmi eux, les victimes de l'infection ne sont pas rares.

L'absorption du virus s'opère en ce cas par projection sur les muqueuses, par des plaies cutanées, par des coupures pendant l'ouverture des cadavres et fréquemment aussi par des piqûres de fragments acérés d'os brisés.

La viande elle-même n'est pas sans offrir quelques dangers : si le muscle n'est pas virulent, les lymphatiques et la moelle osseuse peuvent être chargés du contage; les garanties données par la cuisson seraient très suffisantes ; mais les manipulations sont d'autant plus à craindre que l'acheteur, ignorant le danger, ne se met pas en garde contre lui. C'est donc à juste titre que la loi sanitaire proscrit sévèrement l'utilisation de la viande des animaux morveux.

Les autres mesures prophylactiques de la morve de l'homme consistent en des précautions hygiéniques applicables aux personnes qui approchent les animaux morveux. Les palefreniers devront être prévenus des dangers auxquels ils sont exposés; ils devront prendre de grandes précautions pour éviter de se blesser les mains en vidant les auges, en manipulant les litières et les fourrages souillés : « C'est une bonne coutume, dit H. Bouley, d'exiger des palefreniers qu'ils aient les pieds et le bas des jambes préservés par des bas ou des guêtres contre les écorchures que peuvent faire les pailles des litières qui sont souvent souillées par les matières du jetage. »

Les mains devraient aussi être lavées et savonnées après le pansage, et immergées ensuite dans un liquide antiseptique.

Cette prophylaxie n'est applicable que dans le cas de morve constatée; or le plus souvent l'homme est contaminé par un animal que l'on ne savait pas morveux. C'est donc exclusivement par une police sanitaire rigoureuse de la morve chez les solipèdes que l'on préviendra la contamination de l'homme; la suspicion doit s'étendre à tout animal atteint d'un jetage persistant ou de plaies suppurantes anciennes; les mesures légales sont applicables dès qu'il existe quelque doute sur la nature de ces lésions.

Quant aux animaux morveux, il est à la fois économique et prudent d'exiger leur abatage immédiat.

ARTICLE IV. — CHARBON.

Jusqu'à la fin du siècle dernier, on décrit indifféremment sous le nom de *charbon*, chez l'homme et chez les animaux, des affections n'ayant d'autres caractères communs que la tendance à la gangrène ou la coloration foncée du sang et des tissus.

Les maladies les plus diverses se trouvent confondues sous ce titre dans les descriptions des principales épidémies du moyen âge, et dans quelques-unes seulement il est possible de reconnaître l'une des formes de charbon aujourd'hui déterminées.

Chabert (1) le premier tente de débrouiller le chaos : il donne une diagnose clinique de l'affection chez les animaux, et il décrit trois formes auxquelles devra être exclusivement appliquée la dénomination de *charbon*. La première évolue sans manifester son existence par des tumeurs extérieures : c'est la *fièvre charbonneuse* ou charbon interne ; la seconde qui débute d'emblée, sans prodromes, par des tumeurs, est dite *charbon essentiel;* enfin la troisième forme, caractérisée par un mouvement fébrile précédant l'apparition des tumeurs est le *charbon symptomatique*.

Le travail de Chabert marque un grand progrès dans l'étude du charbon; sa description éliminait des affections jusque-là confondues dans une acception trop compréhensive et, grâce à sa précision, elle permettait de reconnaître et de différencier chacune des formes indiquées. Aussi, à part quelques résistances systématiques, les idées nouvelles furent-elles très généralement adoptées en France et dans toute l'Europe.

(1) Chabert, *Traité du charbon ou anthrax chez les animaux*, Paris, 1780.

Dans l'esprit de Chabert et de ses successeurs, la trinité symptomatique établie s'applique à un même état morbide, toujours identique à lui-même quant à son essence. Les connaissances acquises plus tard sur la nature de la fièvre charbonneuse n'entamant pas le dogme de l'unicité, on étend *à priori* à toutes les formes la doctrine de la virulence, et l'on attribue le charbon à tumeurs à une localisation du virus, celle-ci pouvant être primitive (*charbon essentiel*) ou critique (*charbon symptomatique*).

Plus tard seulement, l'étude de la fièvre charbonneuse se poursuivant, on arrivait à préciser la forme et la constance de certaines lésions qui ne se retrouvent pas dans le charbon externe ; on remarquait encore que le charbon à tumeurs affectait principalement le bœuf et que, s'il coïncidait parfois dans une même région avec le charbon interne, on connaissait nombre de foyers qui lui étaient spéciaux.

L'examen de ces particularités fait émettre des doutes sur l'identité des diverses formes charbonneuses : Bollinger et Feser en Allemagne (1876) entreprennent quelques expériences pour démontrer la nature différente du charbon symptomatique et de la fièvre charbonneuse ; Boulet-Josse en France affirme aussi la nécessité d'une différenciation, en se basant surtout sur des faits d'observation. Enfin en 1878, MM. Arloing, Cornevin et Thomas entreprennent l'étude du charbon externe de Chabert : l'année suivante ils démontrent expérimentalement la non-identité de la fièvre charbonneuse et du charbon symptomatique ; puis, en 1880, ils font connaître l'agent de la virulence de cette dernière forme (*Bacterium Chauvœi*) et aussi l'heureuse propriété que possède le virus de se transformer en vaccin quand on l'introduit dans le système circulatoire (1).

Les trois formes cliniques de Chabert comprenaient donc en réalité deux affections différentes : l'une, la fièvre charbonneuse ou charbon *bactéridien*, commune au mouton, au bœuf, au cheval, etc..., et transmissible à l'homme ; l'autre, le charbon symptomatique ou *bactérien* (charbon essentiel et charbon symptomatique réunis), spécial aux bovidés. C'est exclusivement de la première forme qu'il devra être ici question.

§ 1. — Fièvre charbonneuse.

La fièvre charbonneuse est une maladie virulente et contagieuse, commune aux principales espèces domestiques et à l'homme, et due à la présence dans l'organisme de la *bactéridie* de Davaine.

1. Nature de la maladie. — Endémique depuis un temps immémorial en France et dans toute l'Europe, la fièvre charbonneuse avait été l'objet de nombreux travaux avant que son étude expérimentale ne fût entreprise.

(1) Arloing, Cornevin et Thomas, *Le charbon symptomatique du bœuf*, 2e édition, Paris, 1887.

Si le caractère épizootique de l'affection avait seul frappé les premiers observateurs, d'autres étaient venus qui avaient fait quelques remarques importantes sur la marche de la contagion.

On savait que le charbon régnait en permanence en certains points, parfois très limités, épargnant totalement les localités voisines; on savait que certains pâturages, les champs maudits de la Beauce, étaient particulièrement dangereux; on avait vu la maladie rester localisée à une seule étable et s'y reproduire indéfiniment.

D'autres constatations éclairaient aussi quelque peu l'étiologie de l'affection. « L'étude des nombreuses épizooties qui ont régné depuis deux siècles, disait Raimbert, a démontré que ce sont les années remarquables par l'abondance des pluies, le débordement des fleuves et des rivières... qui ont été signalées par la fréquence et la gravité des maladies charbonneuses... Les eaux qui séjournent et constituent des marais, les étangs, les mares qui se dessèchent pendant les chaleurs de l'été et les eaux croupissantes répandent dans l'atmosphère des effluves miasmatiques. » Cette conception de l'origine *cosmo-tellurique* était encore appuyée sur ce fait bien connu que par la transhumance, par l'émigration des troupeaux des lieux infectés sur les plateaux indemnes, on voyait cesser la maladie.

Depuis le commencement de ce siècle, les médecins savaient d'autre part que l'inoculation de produits charbonneux est l'origine de certaines pustules malignes de l'homme, et presque tous les vétérinaires admettaient la contagion d'animal à animal. La virulence soupçonnée de certains produits organiques était expérimentalement démontrée en 1823. Barthélemy, de l'École d'Alfort, obtenait la transmission du charbon au cheval et au mouton par l'inoculation et l'ingestion de sang charbonneux; l'année suivante, Leuret opérait avec le même succès la transfusion du sang d'un cheval charbonneux à un cheval sain.

Ces importants résultats paraissaient définitifs, lorsque les expériences de Gaspard, de Dupuy et de Magendie vinrent créer des difficultés d'interprétation et tout remettre en question. Les accidents produits par l'inoculation de matières animales putréfiées furent assimilés à ceux qui résultaient de l'inoculation du sang charbonneux, et on en conclut seulement à la nature putride du virus charbonneux.

A la théorie de la genèse du charbon par l'infection miasmatique, Delafond essaye d'en substituer une nouvelle. Chargé en 1842 d'étudier la *maladie du sang* des moutons de la Beauce, il croit remarquer que les animaux les plus jeunes, les plus vigoureux, sont plus particulièrement frappés et, influencé par les idées dogmatiques de l'époque, il voit dans l'affection une simple conséquence de l'état pléthorique des animaux, une crase inflammatoire du sang. Cette interprétation systématique ne rencontra pourtant que peu d'adhérents parmi les praticiens : aux faits qui avaient servi à l'établir, d'autres furent opposés, plus nombreux et plus précis, et toute l'autorité du professeur d'Alfort ne put ébranler les traditionnelles convictions des vieux observateurs.

En 1845, l'étude du charbon rentre dans la voie expérimentale. Gerlach démontre la transmission du charbon par inoculation accidentelle ou expérimentale de produits charbonneux, la virulence du sang et aussi la grande résistance du contage; mais il méconnaît encore la nature spécifique de la maladie, et il fait intervenir les influences étiologiques les plus diverses.

A la même époque, l'Association médicale et la Société vétérinaire d'Eure-et-Loir commençaient une série de recherches expérimentales sur l'étiologie du charbon, et en 1852 les principaux résultats en étaient communiqués à l'Académie de médecine par M. Boutet, de Chartres. L'identité du sang de rate du mouton, de la fièvre charbonneuse du cheval, de la maladie du sang de la vache et de la pustule maligne de l'homme était définitivement démontrée par les résultats constamment positifs de nombreuses inoculations, ainsi que la généralisation du virus dans tout l'organisme, et la persistance de la virulence plusieurs jours après la mort des animaux.

Enfin en 1850, Rayer et Davaine signalent pour la première fois la présence de la *bactéridie* dans le sang des animaux charbonneux. Le chapitre IV (pathogénie) contient l'exposé détaillé des mémorables travaux dont la découverte de Rayer et Davaine a été le point de départ et qui font du charbon la maladie de beaucoup la mieux étudiée et la plus complètement connue.

II. **Espèces pouvant contracter le charbon.** — Le charbon bactéridien peut être observé chez tous les animaux domestiques et chez l'homme ; toutefois, le degré de réceptivité est très différent suivant les espèces, suivant les races et les individus, et ces variations sont telles qu'elles peuvent conférer une immunité totale à certains animaux ou à certaines variétés appartenant aux espèces les plus prédisposées.

En thèse générale, les herbivores sont de beaucoup les plus exposés; les omnivores viennent ensuite et enfin les carnassiers et les oiseaux.

Dans le premier groupe, le mouton tient la tête parmi les espèces tributaires de la contagion; la chèvre possède une aptitude à peu près égale, puis viennent, à quelque distance, le bœuf et le cheval. Parmi les herbivores vivant à l'état sauvage, le cerf, le daim et le chevreuil semblent contracter très facilement le charbon. Quant aux petites espèces domestiques, le lapin et le cobaye jouissent d'une grande aptitude à l'infection.

Le porc peut contracter le charbon, expérimentalement ou accidentellement.

Parmi les carnassiers, on a des exemples de transmission par inoculation au chien et au chat, et celui-ci semble aussi pouvoir s'infecter par la voie intestinale.

Les oiseaux sont doués d'une résistance plus grande encore au charbon, et c'est seulement par un artifice d'expérimentation qu'il est possible d'obtenir l'évolution de la maladie inoculée.

L'homme peut être infecté par les modes les plus divers : l'origine animale de la pustule maligne est depuis longtemps établie et des observations récentes ont démontré que le virus pouvait pénétrer dans l'organisme par les voies respiratoires ou digestives.

§ 2. — Étude clinique du charbon des animaux.

Nous allons étudier, à grands traits, les symptômes de la maladie dans chaque espèce animale; nous dirons ensuite quelques mots des modalités qui peuvent se présenter.

I. **Cheval.** — Au début, on constate une prostration considérable dont l'animal sort de temps en temps, sous l'influence de coliques légères. Puis ces coliques deviennent plus intenses, se précipitent; l'animal trépigne, se couche, se relève, se campe fréquemment et regarde son flanc. A cet état succède une période de calme, pendant laquelle il appuie la tête dans le fond de la mangeoire, ou se tient à bout de longe, acculé sur le derrière, restant ainsi quelques minutes dans une somnolence profonde. Puis surviennent de nouvelles coliques, interrompues par des périodes comateuses. Si, à ce moment, on force l'animal à se déplacer, on remarque un affaiblissement notable des puissances musculaires, surtout dans le train postérieur; il vacille et titube, comme s'il était ivre. Déjà la peau a perdu de sa souplesse, les poils sont ternes, secs, et, symptôme qui ne manque jamais, les crins, si solidement implantés d'ordinaire, s'arrachent avec la plus grande facilité.

Des frissons, partiels d'abord, se font remarquer, principalement dans les muscles olécrâniens, à l'ars, à l'aine, à la base des oreilles. Les sujets d'un tempérament nerveux ont même, parfois, de véritables accès vertigineux. Si on explore le pouls, on le trouve vite, petit, filant, parfois insensible, contrastant avec les battements du cœur qui sont violents, tumultueux et donnent, à l'auscultation, une sorte de roulement d'un timbre presque métallique. A ce moment, la température a augmenté, oscillant autour de 40°. Si l'on pratique à la jugulaire une saignée de contrôle, elle donne un sang noirâtre, de consistance visqueuse, ayant perdu, plus ou moins complètement, la faculté de se coaguler et ne donnant, dans tous les cas, qu'un caillot mou et diffluent. La saignée est *baveuse* : c'est avec les plus grandes difficutés qu'on parvient à retirer 3 ou 4 litres de liquide. Quels que soient les soins apportés à la fermeture de la plaie de saignée, presque toujours il se produit un thrombus volumineux dont la formation s'explique par la coagulation difficile du sang.

Il est tout à fait exceptionnel que ces symptômes se dissipent sous l'influence d'un traitement. Le plus souvent, ils s'aggravent. Bientôt, en effet, l'agitation devient extrême; des sueurs apparaissent là où il y avait des tremblements et ceux-ci prennent le caractère convulsif. Les muqueuses deviennent foncées, livides, violacées; souvent, sous l'influence d'efforts expulsifs réitérés, déterminés par les coliques, le rectum apparaît sous forme d'un bourrelet noirâtre, prêt à se renverser. Les excréments rejetés perdent rapidement leur consistance normale pour devenir liquides, puis sanguinolents. Ce dernier aspect, précieux pour le diagnostic, est un signe pronostic fatal.

Bientôt la respiration se précipite et devient anxieuse; la face se grippe, les pupilles se dilatent, les extrémités se refroidissent : l'animal tombe ; il expire en s'agitant d'une façon convulsive.

Tous ces symptômes se succèdent dans l'espace de douze à vingt-quatre heures, jamais plus ; parfois même, leur durée est beaucoup plus courte : les animaux tombent comme foudroyés. Les sujets jeunes, sanguins, pléthoriques, sont ceux qui résistent le moins longtemps.

II. **Espèce bovine**. — La maladie chez le bœuf semble évoluer plus vite encore que chez le cheval. Un sujet bien portant la veille, est trouvé mort le lendemain, ballonné, la vulve ou le fourreau renversés en dehors, souillés de sang. Chez d'autres animaux, la marche de la maladie est un peu plus longue; mais jamais elle ne dépasse douze à dix-huit heures. Comme dans toutes les affections graves des ruminants, il y a arrêt de la rumination; puis surviennent des frissons, des sueurs partielles aux mêmes régions que chez le cheval; les reins, de même que les parois thoraciques, ont toujours une sensibilité excessive. Il y a des coliques qui s'accusent par des trépignements, des cris plaintifs, des regards dirigés vers le flanc. Très rapidement les forces diminuent, les matières excrémentitielles deviennent fluides et, plus souvent que chez le cheval, sont striées de sang. Les battements du cœur sont quelquefois tumultueux, mais, le plus souvent, ils sont à peine perceptibles.

Bientôt, la respiration devient difficile, haletante ; le mufle est sec, la bouche froide, la langue pendante et violacée; souvent, on entend des grincements de dents. Dès que l'animal tombe, il se ballonne, tant à cause de la suspension de la rumination que de l'activité des fermentations : il s'agite sur le sol, jusqu'à ce que mort s'ensuive.

III. **Mouton**. — Le mouton est très fréquemment frappé, et la maladie prend chez lui le nom de *sang de rate;* elle semble n'affecter que la forme foudroyante ; l'animal tombe, en effet, presque subitement, au pâturage comme à la bergerie, au repos comme pendant la marche. C'est à peine si le berger s'aperçoit qu'un de ses moutons est malade ; si cependant il le voit, ce n'est guère qu'en marche, parce que le mouton atteint du charbon, plus nonchalant que les autres, reste un peu en arrière du troupeau. S'il le prend alors et lui serre le nez, le mouton urine et son urine est sanguinolente. Ce fait est tellement fréquent et caractéristique que dans certains pays, comme dans la Camargue et dans les Alpes, on a donné à la maladie le nom de *pissement de sang*.

*
* *

Telles sont les formes cliniques du charbon les plus fréquentes. Mais parfois, des symptômes viennent se greffer sur les précédents, qui modifient la maladie au point de la rendre méconnaissable aux yeux des observateurs peu expérimentés.

Il n'est pas absolument rare, par exemple, de voir survenir, sur les animaux atteints de charbon, des tumeurs, différentes de celles du charbon symptomatique (charbon de Chabert), en ce qu'elles ne sont pas crépitantes. Ces tumeurs présentent, sur la coupe, une teinte noire et laissent écouler un sang également noir et incoagulé : elles sont la conséquence d'un traumatisme local et *sous-cutané*. Lorsque pareille contusion s'est produite, il s'épanche en effet, dans le tissu cellulaire, du sang qui, ne subissant plus l'hématose, devient un excellent milieu de culture où la bactéridie pullule. Ces gonflements ont tout à fait les caractères des tumeurs sanguines au début, avant que le caillot ne se soit formé; elles sont peu chaudes, insensibles, avec une fluctuation peu marquée.

Il est d'autres tuméfactions qui reconnaissent une cause différente. Pour en bien comprendre la pathogénie, il faut savoir comment se comporte le virus charbonneux inoculé : il s'écoule toujours un délai plus ou moins long entre l'inoculation et l'apparition des premiers symptômes; pendant tout ce temps, la bactéridie ne reste pas confinée là où l'inoculation l'a déposée : elle chemine, mais lentement, à la façon des mineurs dans leurs galeries ; elle suit la *voie des lymphatiques* qui émergent du point inoculé (Colin), pour gagner ensuite le premier ganglion que ces vaisseaux traversent; elle s'y arrête pendant un certain temps, jusqu'à ce que, par les progrès incessants de sa prolifération, tout le tissu ganglionnaire soit envahi et détruit; elle s'engage alors dans les lymphatiques efférents pour s'arrêter un instant au ganglion plus rapproché du centre; un troisième ganglion, puis un quatrième, un dixième sont ainsi envahis successivement, et finalement les bactéridies sont déversées en quantité considérable dans le torrent circulatoire.

Au cours de cette marche progressive, la bactéridie ne se borne pas à envahir les vaisseaux et les ganglions lymphatiques, elle provoque, dans les ganglions surtout, des lésions constantes et caractéristiques : tuméfaction, congestion, raptus hémorrhagiques du tissu avec épanchement d'un œdème gélatiniforme dans leur enveloppe conjonctive. Il n'est pas rare de voir les ganglions atteindre le quadruple de leur volume ordinaire, et ces lésions permettent, dans bien des cas, de retrouver la porte d'entrée de la bactéridie.

Supposons, par exemple, que l'animal se blesse au pharynx en mangeant des plantes dures et qu'il s'inocule le charbon par cette blessure. La bactéridie entrant par cette voie envahira successivement tous les ganglions qui collectent la lymphe de la région inoculée, et chacun d'eux constituera une tumeur un peu chaude et sensible, œdémateuse, parfois si volumineuse qu'une asphyxie purement mécanique peut s'ensuivre; les tumeurs ainsi constituées au niveau des ganglions sous-glossiens ou sous-parotidiens étaient jadis désignées sous les noms de « *Glossanthrax* », de « *mal de langue* » ou d' « *estranguillon* ».

§ 3. — **Lésions du charbon.**

La putréfaction commence très rapidement; aussitôt après la mort, le cadavre est ballonné par des gaz odorants, qui s'infiltrent dans le tissu cellulaire, traversent parfois même les tissus de la peau et refoulent les liquides dans les parties superficielles. Le tissu conjonctif sous-cutané est infiltré d'une sérosité jaunâtre; il présente, de place en place, des ecchymoses qui paraissent dues à des embolies de bactéridies dans les capillaires les plus fins.

Le tissu musculaire montre sur sa coupe une teinte lavée, jaunâtre; il est devenu très friable. Si l'animal a été saigné, les muscles présentent une coloration particulière, comparable à celle de la viande du saumon et qui, pour un inspecteur de boucherie expérimenté, suffit à assurer le diagnostic et autorise la saisie des viandes.

Le sang qui s'écoule pendant l'autopsie est noir, boueux, incoagulé; le sérum, lui-même, est rouge violacé; il semble que les globules y aient laissé dissoudre leur matière colorante; l'endocarde est fortement imprégné d'une sorte de teinture rouge foncé.

On trouve souvent dans le poumon des foyers congestifs, parfois hémorrhagiques, qui sont dus à de véritables embolies bactéridiennes et à la rupture des capillaires obstrués. De pareilles ecchymoses s'observent également sous le péricarde et à la base des gros vaisseaux. En thèse générale la rate est très hypertrophiée : chez le mouton, notamment, elle peut décupler de volume et être le siège de tumeurs, de bosselures, à l'intérieur desquelles on trouve une pulpe friable, très riche en bactéridies. Cependant il peut arriver que la rate ne soit pas hypertrophiée : c'est en général lorsque la mort est survenue très rapidement; il semble que l'organisme n'ait pas eu le temps d'être envahi entièrement.

L'intestin est le siège de lésions très accusées : les vaisseaux lymphatiques qui en partent, et surtout les ganglions mésentériques, sont tuméfiés, congestionnés, hémorrhagiques, noyés dans une infiltration périphérique abondante; parfois les ganglions sous-lombaires ont décuplé de volume; la muqueuse intestinale présente, par place, des points d'un rouge intense, où les papilles semblent être gorgées de sang; dans certains cas, il y a de véritables hémorrhagies capillaires et, chez l'homme, des ulcérations, très analogues à celles de la pustule maligne, où l'on observe constamment la nécrose, puis l'élimination des parties centrales. Seulement ces lésions ne sont jamais fixes : tantôt elles sont disséminées sur le trajet de l'intestin, tantôt elles sont condensées en des points particuliers; parfois même on en trouve dans le cul-de-sac droit de la muqueuse gastrique; chez les ruminants la caillette est la partie de l'appareil stomacal qui en est le plus fréquemment le siège.

Le foie, même aussitôt après la mort, présente une teinte jaune feuille-morte; il a l'air d'être cuit. Le rein est congestionné, ecchymosé; l'urine contenue dans le bassinet rénal et dans la vessie est presque toujours mélangée de sang.

En somme, la lésion fondamentale du charbon c'est l'*altération du sang;* toutes les autres lésions observées ne sont que la conséquence de l'irrigation des tissus par un sang chargé de bactéridies et plus ou moins profondément altéré par les produits de la vie de ces microbes.

§ 4. — Étiologie.

On ne saurait choisir de meilleur exemple que le charbon, si l'on se proposait de démontrer le rôle capital de l'agent de la contagion dans la genèse et l'évolution d'une affection microbienne. La biologie de la bactéridie domine en effet cette question, si longtemps mystérieuse et si simple aujourd'hui, de l'étiologie de la fièvre charbonneuse.

Toute cette partie si intéressante de l'histoire du charbon a été longuement traitée au chapitre IV (*Pathogénie*).

I. **Réceptivité. Immunité.** — La facilité de l'envahissement d'un organisme animal varie suivant des conditions assez nombreuses et encore incomplètement déterminées. Les influences les plus marquées et les mieux connues sont inhérentes à l'espèce, à la race, à l'âge des sujets, et aussi au mode de pénétration, à la qualité et à la quantité du virus inoculé.

Les faits d'observation avaient déjà démontré que si certaines espèces contractent le charbon avec une extrême facilité, si d'autres présentent à l'infection une résistance à peu près absolue, on peut observer tous les degrés d'aptitude intermédiaires.

Si l'on a exclusivement en vue le charbon accidentel, on voit que le mouton, la chèvre, le bœuf, le cheval, sont les animaux domestiques les plus exposés, de beaucoup, à la contagion, sans qu'il soit possible de les classer exactement sous ce rapport, en raison de la considération de race qui intervient puissamment ici. Les chevaux qui, en France et dans l'Europe centrale, résistent bien au charbon, beaucoup mieux que les bovidés même, sont frappés de préférence en Sardaigne, en Russie, et surtout en Sibérie. L'influence de la race peut être assez puissante parfois pour doter de l'*immunité* des animaux spécifiquement très prédisposés ; l'exemple des moutons algériens est probant à cet égard.

Le porc est beaucoup moins facilement infecté que les herbivores : jusqu'à ces dernières années, il était considéré comme réfractaire, non seulement au charbon accidentel, mais encore au charbon expérimental. Enfin l'infection naturelle est extrêmement rare chez les carnassiers, et elle n'a jamais été observée chez les oiseaux.

On peut constater aussi une certaine immunité individuelle chez quelques animaux appartenant aux races les plus exposées : des moutons et des bœufs restent indemnes au milieu des foyers d'infection les plus dangereux et quelques-uns échappent à toutes les tentatives de contamination par les voies digestives.

La résistance d'une espèce, d'une race ou d'un individu au *charbon accidentel* constitue l'immunité naturelle, celle-ci pouvant être plus ou moins solide, passagère ou durable, absolue ou relative.

Jamais cependant cette résistance n'est telle qu'elle puisse mettre l'organisme à l'abri d'une contamination expérimentale et il est possible, en variant les conditions de l'expérimentation, de vaincre toujours l'immunité naturelle.

Les moutons et les bœufs qui échappent à l'infection, grâce à un certain degré d'immunité individuelle, peuvent succomber à une simple inoculation virulente à la lancette; les moutons algériens sont atteints déjà dans une certaine proportion à la suite d'inoculations réitérées de virus charbonneux, et la mortalité augmente avec la quantité et la qualité du virus injecté (Chauveau). Le porc jeune succombe très généralement à l'inoculation d'une culture de la bactéridie (Peuch, Crookshank); le chien, les oiseaux jeunes peuvent être infectés dans une assez forte proportion par des inoculations sous-cutanées répétées (Colin, Œmler), et les expériences de Pasteur ont montré qu'il suffisait d'abaisser la température des poules pour leur communiquer le charbon à coup sûr.

Le mode de pénétration du virus est pour beaucoup dans ces résultats : les nombreuses expériences d'Œmler, Pasteur, Chauveau, etc., prouvent que les degrés de résistance à l'infection accidentelle et à l'inoculation expérimentale sont loin de correspondre exactement. Les animaux de l'espèce bovine, par exemple, très exposés au charbon naturel, sont fort peu sensibles au charbon inoculé : Œmler dans quarante-et-un essais de transmission n'eut qu'un seul résultat positif, et les expériences de M. Chauveau confirmèrent ces données, à la fois pour le bœuf et pour le veau. Par contre, les chevaux qui, en France au moins, contractent moins fréquemment le charbon que le bœuf, sont bien plus facilement infectés que ce dernier par l'inoculation hypodermique.

L'interprétation de ces faits rentre dans la théorie générale de l'immunité et sortirait du cadre de cette étude très abrégée; il importait seulement de réunir ici les quelques indications nécessaires au point de vue de l'étude de la contagion du charbon.

II. **Pathogénie.** — Le point de pénétration de la spore lors de charbon accidentel est encore controversé. Les expériences de Toussaint et de Pasteur paraissent démontrer que l'inoculation s'effectue dans la bouche et le pharynx, et qu'elle est favorisée par tous les traumas portant sur la muqueuse; d'après Koch, au contraire, la pénétration aurait lieu surtout par l'intestin, les spores se fixant dans les cryptes des follicules clos ou des plaques de Peyer, pour pénétrer ensuite dans le système lymphatique.

L'envahissement de l'organisme par le contage charbonneux s'effectue suivant un mode à peu près constant. S'il a pénétré sous la forme de spores, celles-ci reviennent à l'état bacillaire et, dans tous les cas, les bactéridies envahissent les espaces et les canaux lymphatiques, s'y multiplient rapidement, et arrivent nécessairement à un paquet ganglionnaire; leur marche se trouve ainsi arrêtée jusqu'à ce que, la prolifération continuant suivant une progression géométrique, le ganglion se trouve complètement envahi et débordé. Colin et Toussaint ont bien étudié cette infection précoce des ganglions, et ils ont montré que l'examen de ces organes pouvait permettre de déterminer sûrement la porte d'entrée du virus.

La rapidité de l'absorption varie suivant des circonstances très nombreuses. Colin l'a vue s'effectuer en moins de trois à cinq minutes, à la suite d'une inoculation faite à la lancette chez le lapin; Rodet a observé, dans les mêmes circonstances, un temps d'absorption variant de cinq minutes à dix heures.

Ces différences déjà considérables, inhérentes surtout à la facilité plus ou moins grande avec laquelle la bactéridie pénètre du point où elle est déposée dans le système lymphatique, se constatent plus accusées encore lors de contamination accidentelle, le contage pouvant séjourner assez longtemps en un point et pulluler sur place avant d'envahir les lymphatiques.

Quant à la pénétration directe de la bactéridie dans un vaisseau veineux, assez fréquente lors d'inoculation expérimentale, elle s'observe rarement en tout autre cas et elle n'a d'autre conséquence qu'une évolution plus rapide de l'infection, à la condition toutefois que le vaisseau reçoive une notable quantité de virus.

Arrivé dans le sang, le bacille s'y comporte très différemment suivant les sujets : chez quelques-uns, la multiplication s'opère plus ou moins péniblement; chez d'autres, au contraire, il pullule avec une extrême rapidité et, comme l'avait bien observé Delafond, l'animal n'a plus que quelques heures à vivre dès que le bâtonnet se trouve dans le sang.

Il se produit parfois, chez le cheval et l'âne notamment, des œdèmes volumineux dus à des ruptures vasculaires et au passage des bactéridies dans le tissu conjonctif. Ces lésions s'observent surtout au voisinage des ganglions lymphatiques et, par le même mécanisme, se produisent aussi des épanchements inflammatoires dans les grandes séreuses.

Les expériences de Chamberland et Straus, confirmées par celles de Perroncito, Koubassof, Malvoz, etc., ont montré que chez le cobaye les bactéridies pouvaient passer par la voie placentaire de la mère au fœtus, contrairement à ce qu'avaient observé Brauell et Davaine.

Malvoz a établi que la bactéridie ne passe au fœtus que grâce aux ruptures vasculaires qui s'opèrent dans le placenta de la mère charbonneuse. C'est surtout dans le foie du fœtus que s'accumulent les bactéridies.

Quant à l'action de la bactéridie sur l'organisme, elle est encore incomplètement connue, et l'exposé des diverses théories émises est compris dans l'étude générale de la virulence (*Voy.* chapitre IV).

§ 5. — Prophylaxie du charbon.

La fièvre charbonneuse a été constatée dans tous les pays sur lesquels nous possédons quelques renseignements sanitaires. Très fréquente dans toute l'Europe, on la retrouve en Asie, dans la Sibérie et dans l'Inde; en Afrique elle est signalée en Égypte et au Cap; en Amérique elle sévit à la Guadeloupe, aux États-Unis et dans le Sud; en Australie enfin, elle règne aussi en permanence.

En France, la maladie a été observée principalement dans le midi et dans le centre; elle est endémique dans la Brie, la Bourgogne, la Lorraine, le Languedoc, l'Auvergne, le Dauphiné et surtout dans la Beauce qui est restée depuis longtemps la terre classique du charbon.

Les pertes matérielles causées par l'affection sont incalculables, et, en tenant compte des statistiques les plus modérées, on peut affirmer que le total des cas de transmission du charbon à l'homme atteint un chiffre considérable.

Les connaissances acquises sur l'étiologie du charbon bactéridien permettent de se rendre un compte exact du mode de formation et de la persistance des foyers d'infection, et elles peuvent aussi servir de base à des moyens prophylactiques efficaces.

Deux ordres de mesures sont applicables à la prophylaxie du charbon bactéridien chez les animaux : les unes auront pour but de mettre les sujets à l'abri des causes de l'infection, les autres tendront à rendre les organismes réfractaires à l'action de ces mêmes causes. Le premier groupe comprendra l'exposé des principales mesures sanitaires applicables au charbon; dans le second seront mentionnés les résultats de la vaccination pastorienne.

I. **Mesures sanitaires.** — La transmission du charbon par contagion immédiate ne s'exerce que très rarement; le contact, même prolongé, ne joue qu'un rôle très restreint dans la contamination; cependant celle-ci reste toujours possible; il est donc indiqué d'isoler les animaux atteints et de procéder à la désinfection des locaux et des fumiers. La transmission pouvant s'effectuer aussi chez le porc, et peut-être parfois chez les carnassiers, par l'ingestion de viandes charbonneuses, celles-ci ne devront jamais être consommées; le fait de leur utilisation présente d'ailleurs de graves dangers quant à la diffusion des germes virulents.

Mais c'est surtout à prévenir l'infection médiate par la spore contenue dans le sol que devront tendre tous les efforts.

L'émigration des animaux des pays infectés sur les plateaux indemnes est un premier moyen et cette fuite devant la contagion fut longtemps la seule ressource des éleveurs; on arrivait bien ainsi à arrêter la marche des enzooties, mais en même temps l'on créait inconsciemment, par l'enfouissement des derniers animaux atteints, de nouveaux foyers d'infection.

La découverte de la spore charbonneuse et de ses propriétés permit de formuler des mesures sanitaires efficaces. L'interdiction des lieux servant habituellement à l'enfouissement des cadavres devait avoir pour résultat une diminution notable dans le chiffre de la mortalité, de plus la nécessité d'une réglementation sévère sur la destruction des débris charbonneux était démontrée.

L'enfouissement des cadavres dans le sol constituant la cause principale de la permanence de l'infection, ceux-ci devraient être détruits complètement dans tous les cas. L'incinération totale remplit parfaitement ce but, mais elle ne peut être que difficilement pratiquée et elle n'est économiquement possible que dans certaines régions; la cuisson des cadavres est moins pratique encore, et elle exige au préalable des manipulations dangereuses pour les personnes. Un autre moyen d'une efficacité absolue et présentant certains avantages économiques consisterait en l'immersion dans l'acide sulfurique; mais jusqu'ici des considérations étrangères à la police sanitaire en ont empêché la réalisation.

En réalité, et dans toutes les contrées, les cadavres charbonneux sont livrés à l'équarrissage ou enfouis dans le sol, et on ne peut guère songer qu'à réglementer ces deux destinations.

Pour que l'équarrissage des animaux charbonneux présentât des garanties réelles, il serait indispensable que le cadavre tout entier fût soumis à l'incinération, à la coction, ou à la macération par un acide. Or ces desiderata sont loin d'être remplis : très généralement, en dépit des prescriptions administratives, les peaux, les toisons, les crins..... des animaux sont livrés au commerce, souvent sans aucune désinfection les manipulations industrielles peuvent aussi être insuffisantes et le fait de l'infection du sol par du sang desséché, utilisé comme engrais, est une preuve des dangers de ces préparations.

L'enfouissement reste en bien des cas un moyen unique de se débarrasser des cadavres, et il serait indispensable que l'on atténuât, au moins dans la mesure du possible, les inconvénients de cette destination. L'inhumation devrait être pratiquée obligatoirement dans des endroits déterminés, dans des *cimetières d'animaux* entourés par des murs assez profondément assis pour que les eaux des pluies ne puissent entraîner les germes dans les champs voisins.

Le transport des cadavres exige de grandes précautions; les liquides qui s'en échappent sont chargés de bactéridies qui, répandues sur les chemins ou dans les champs, peuvent se trouver dans des conditions favorables à la sporulation; il doit donc être effectué dans des voitures parfaitement étanches, servant exclusivement à ce transport, ou complètement désinfectées, autant que possible, sous le contrôle des autorités.

Ces quelques précautions élémentaires, basées sur des connaissances scientifiques précises, d'une efficacité absolue et incontestable, ne sont jamais prises en réalité. Non pas que les prescriptions légales fassent défaut, mais ici, comme toujours en ce qui concerne la police sanitaire, elles ne sont nullement appliquées. La déclaration des animaux malades à l'autorité, formellement imposée par la loi, n'est presque jamais faite ; à la ferme, les cadavres sont enfouis un peu partout, parfois dans les fumiers, après avoir été dûment dépouillés ; dans les champs, ils sont traînés sanglants dans les prairies, pour être enterrés en quelque point que ce soit; ces faits sont connus de tous, souvent les maires en donnent l'exemple à leurs administrés, et cela sans qu'aucune sanction intervienne jamais.

Le mépris de ces prescriptions sanitaires est d'autant plus regrettable que, la vaccination ne pouvant être légalement imposée, elles seraient suffisantes pour éviter l'infection partout où celle-ci ne se produit que de loin en loin, et, où, par suite, on ne peut songer à recommander la vaccination.

II. **Vaccination charbonneuse.** — On a lu au chapitre IV par quels procédés merveilleux M. Pasteur et ses élèves sont parvenus à atténuer la virulence de la bactéridie charbonneuse; on y a vu que l'inoculation de cette bactéridie atténuée rend les animaux inoculés réfractaires à l'action de la bactéridie virulente.

La mémorable expérience de Pouilly-le-Fort (mai 1881) a démontré la réalité du fait, d'une façon si éclatante, que la vaccination contre le charbon est entrée aussitôt dans la pratique courante des vétérinaires français, au grand bénéfice des intéressés.

Et ce n'est pas seulement en France que l'on a reconnu les bienfaits de la vaccination; à l'étranger, partout où l'on a répété loyalement l'expérience de Pouilly-le-Fort, en Hongrie, en Russie, en Italie, en Angleterre, au Chili, en Australie, même en Allemagne où pendant longtemps on a contesté l'importance *pratique* de la méthode, on a obtenu les mêmes résultats :

Les tableaux ci-joints donnent la statistique exacte des vaccinations charbonneuses qui ont été pratiquées depuis 1881, tant en France qu'à l'étranger, à l'aide des seuls vaccins préparés au laboratoire de M. Pasteur.

<table>
<tr><th colspan="2">ANNÉES.</th><th>MOUTONS.</th><th>BŒUFS.</th><th>CHEVAUX.</th></tr>
<tr><td rowspan="2">1881.......</td><td>France...........</td><td>62.050</td><td>5.977</td><td>142</td></tr>
<tr><td>Etranger.........</td><td>12.500</td><td>1.254</td><td>100</td></tr>
<tr><td></td><td>Total........</td><td>74.550</td><td>7.231</td><td>242</td></tr>
<tr><td rowspan="2">1882.......</td><td>France...........</td><td>270.040</td><td>35.654</td><td>1.825</td></tr>
<tr><td>Etranger.........</td><td>36.830</td><td>6.169</td><td>200</td></tr>
<tr><td></td><td>Total........</td><td>306.870</td><td>41.823</td><td>2.025</td></tr>
<tr><td rowspan="2">1883.......</td><td>France...........</td><td>268.505</td><td>26.453</td><td>371</td></tr>
<tr><td>Etranger.........</td><td>84.825</td><td>5.777</td><td>975</td></tr>
<tr><td></td><td>Total........</td><td>353.330</td><td>32.230</td><td>1.346</td></tr>
<tr><td rowspan="2">1884.......</td><td>France...........</td><td>316.553</td><td>33.900</td><td>275</td></tr>
<tr><td>Etranger.........</td><td>44.645</td><td>6.600</td><td>109</td></tr>
<tr><td></td><td>Total........</td><td>361.198</td><td>40.500</td><td>384</td></tr>
<tr><td rowspan="2">1885.......</td><td>France...........</td><td>342.040</td><td>34.000</td><td>248</td></tr>
<tr><td>Etranger.........</td><td>59.585</td><td>7.982</td><td>1.050</td></tr>
<tr><td></td><td>Total........</td><td>401.625</td><td>41.982</td><td>1.298</td></tr>
<tr><td rowspan="2">1886.......</td><td>France...........</td><td>313.288</td><td colspan="2">39.154</td></tr>
<tr><td>Etranger.........</td><td>53.920</td><td colspan="2">8.075</td></tr>
<tr><td></td><td>Total........</td><td>367.208</td><td colspan="2">47.229</td></tr>
<tr><td rowspan="2">1887.......</td><td>France...........</td><td>287.375</td><td colspan="2">40.238</td></tr>
<tr><td>Etranger.........</td><td>25.205</td><td colspan="2">6.147</td></tr>
<tr><td></td><td>Total........</td><td>312.580</td><td colspan="2">46.385</td></tr>
<tr><td rowspan="2">1888.......</td><td>France...........</td><td>263.672</td><td colspan="2">34.072</td></tr>
<tr><td>Etranger.........</td><td>4.050</td><td colspan="2">9.889</td></tr>
<tr><td></td><td>Total........</td><td>267.722</td><td colspan="2">43.961</td></tr>
</table>

A l'heure actuelle, le gouvernement italien met gratuitement à la disposition de ses nationaux les vaccins charbonneux préparés à Turin dans le laboratoire du professeur Perroncito, à la seule condition que ces vaccins soient utilisés par des vétérinaires diplômés exercés à la pratique de la vaccination. Des laboratoires spécialement destinés à la préparation des vaccins charbonneux existent également à Vienne, à Madrid, à Buenos-Ayres, à Odessa, au Chili; d'autres sont sur le point de se fonder. Partout ils donnent les mêmes résultats avantageux.

Le tableau qui précède donne la statistique des vaccinations qui ont été pratiquées depuis 1881.

Le tableau ci-après indique les résultats de ces vaccinations; il a été établi d'après les renseignements fournis par les vétérinaires vaccinateurs, renseignements qui portent sur plus de la moitié des animaux vaccinés :

	ANNÉES.	NOMBRE des vétérinaires ayant adressé un rapport.	ANIMAUX VACCINÉS.	MORTALITÉ				PERTE TOTALE p. 100.
				Après la première vaccination.	Pendant 12 jours après la deuxième vaccination.	Pendant le reste de l'année.	TOTAL.	
Moutons.	1882.....	112	243.199	756	847	1.037	2.640	1.08
	1883.....	103	193.119	436	272	784	1.492	0.77
	1884.....	109	231.693	770	444	1.033	2.247	0.97
	1885.....	144	280.107	884	735	990	2.609	0.90
	1886.....	88	202.064	652	303	514	1.469	0.75
	1887.....	107	187.811	718	737	968	2.423	1.29
	1888.....	50	101.834	149	181	300	630	0.61
Bœufs.	1882.....	127	22.916	»	12	48	82	0.35
	1883.....	130	20.501	»	1	46	64	0 31
	1884.....	139	22.616	»	13	52	87	0.37
	1885.....	192	21.073	»	8	67	107	0.50
	1886.....	135	22.113	»	7	39	64	0.28
	1887.....	148	28.083	23	18	68	109	0.38
	1888.....	61	10.920	10	4	35	47	0.42

Il résulte de ce tableau que la mortalité qui, avant la vaccination, était de 8 à 10 p. 100 pour les moutons, de 5 p. 100 pour les vaches, est tombée, depuis, à moins de 1 p. 100 pour les moutons et de 1/2 p. 100 pour les vaches.

Encore faut-il tenir compte de ce fait que, dans la majorité des cas, les propriétaires n'ont recours à la vaccination que lorsque déjà la maladie a fait apparition dans le troupeau; néanmoins les cas de mort qui surviennent pendant l'opération sont comptés dans le résultat final, bien qu'en bonne justice ils dussent en être défalqués.

On peut donc apprécier avec une grande approximation les bénéfices considérables que l'agriculture recueille chaque année de cette découverte toute française.

§ 6. — Transmission à l'homme.

L'homme peut contracter le charbon, et la résistance qu'il oppose à l'infection, supérieure à celle des herbivores, est beaucoup moindre que celle des carnivores domestiques.

Le virus peut pénétrer à la fois par effraction à travers les téguments, et par les voies respiratoires et digestives. Le premier de ces modes d'inoculation, très exceptionnel chez les animaux, est ici de beaucoup le plus fréquent; par contre le charbon intestinal, qui est la règle chez les espèces domestiques, est chez l'homme la forme la plus rare. Les quelques considérations qui suivent, sur le mécanisme de la transmission du charbon des animaux à l'homme, expliquent ces localisations différentes.

I. **Charbon externe.** — Un premier mode de transmission consiste en l'inoculation de produits virulents frais provenant de dépouilles d'animaux charbonneux : c'est ainsi que des cas d'infection extrêmement nombreux ont été signalés chez des bergers, des bouviers, des équarrisseurs, des vétérinaires... et en général chez toutes les personnes exposées à des contacts avec les matières virulentes. Généralement l'absorption a lieu par des coupures, des piqûres, ou par la souillure de plaies récentes, et les produits inoculés contiennent des bactéridies sans spores. La répartition de ces cas de pustule maligne coïncide exactement avec celle du charbon animal et, récemment encore, celle-ci était fréquente en Beauce, en Bourgogne, dans Seine-et-Marne et partout où la fièvre charbonneuse sévit en permanence.

La grande résistance de la spore rend possible aussi des contagions beaucoup plus médiates, et celles-ci peuvent s'exercer suivant les modes les plus variés.

Broca a signalé la fréquence de la pustule maligne à la nuque chez les porteurs de la halle aux cuirs; les tanneurs, les mégissiers sont très exposés à la maladie, et celle-ci peut être transmise non seulement par les peaux fraîches, mais aussi, semble-t-il, par celles qui ont subi la dessiccation, la macération et même le tannage. Cette insuffisance des manipulations industrielles pour détruire sûrement la spore rend possible la contamination chez les cordonniers, les selliers, les gantiers... D'après W. Koch, la pustule maligne serait plus fréquente dans l'armée russe depuis l'adoption, pour certaines troupes, de revers en peau de mouton (?).

Parmi les autres débris animaux, les laines, les crins et les poils sont surtout dangereux. Souillés par le contage dans les ateliers d'équarrissage où ils sont ordinairement recueillis, ils peuvent conserver celui-ci en pleine vitalité pendant plusieurs années. Les cardeurs de laine et les ouvriers travaillant le crin peuvent ainsi être inoculés, et l'on verra plus loin que l'une des formes les plus meurtrières du charbon interne reconnaît cette origine. M. Straus et MM. Reynier et Gellé ont signalé des cas de pustule maligne chez des ouvriers préparant des cornes de bœufs de provenance asiatique. Enfin les personnes utilisant les suifs, les savonniers par exemple, sont encore exposés à être contaminés.

Le charbon peut être inoculé indirectement par des corps chargés de parcelles virulentes : les instruments ayant servi à dépecer des cadavres charbonneux peuvent servir d'intermédiaires, comme tous les objets souillés de parcelles virulentes. Wagner a mentionné un cas d'infection par la literie et le matelas qui avaient servi à un malade affecté de charbon intestinal.

Les mouches peuvent transporter le charbon et l'inoculer à l'homme par piqûres ; ce mode de transmission, pour n'avoir pas toute l'importance qu'on lui attribua autrefois, a été bien démontré cependant.

II. **Charbon intestinal.** — Il est hors de doute que le charbon peut être transmis à l'homme par les voies digestives, et c'est par une erreur d'interprétation des résultats expérimentaux obtenus que ce mode de contamination a pu être nié.

Des expériences très précises de M. Colin avaient démontré que l'ingestion de sang charbonneux par des carnassiers, des porcs, des lapins... reste sans résultat et que la virulence est détruite dans l'estomac sous l'action du suc gastrique ; on en conclut assez généralement que les matières charbonneuses pouvaient être ingérées sans danger ; conclusion logique en apparence, que la découverte de la spore et de ses propriétés rendait cependant erronée. Tant que la bactéridie charbonneuse se trouve seule dans les produits ingérés, — et c'est le cas pour le sang charbonneux frais, — elle est détruite, et avec elle la virulence, par les sucs digestifs ; mais s'il existe des spores, celles-ci ne sont nullement modifiées et elles peuvent communiquer la maladie.

Les viandes charbonneuses peuvent ainsi transmettre le charbon, par inoculation accidentelle au niveau d'une effraction cutanée, et par absorption intestinale, alors qu'elles contiennent des spores charbonneuses, ou que la bactéridie traverse l'estomac sans subir le contact du suc gastrique.

Sans doute le sujet oppose à l'envahissement une résistance qui peut être suffisante, — et la quantité de virus ingéré a elle-même une grande part d'influence, — sans doute la pénétration de la spore ou de la bactéridie dans l'intestin n'est pas une condition toujours suffisante d'infection, mais celle-ci est toujours possible, et l'hygiéniste doit la considérer comme imminente.

Leube et Müller ont constaté l'évolution d'un charbon intestinal rapidement mortel chez un homme de cinquante ans, après l'ingestion d'un morceau de foie à moitié cru provenant d'une chèvre morte du charbon. Œmler cite deux cas de charbon interne : l'un chez un ouvrier de quarante-cinq ans, après ingestion d'un morceau de foie charbonneux mal rôti, l'autre chez un valet de vingt-six ans, après ingestion d'un hachis cru provenant d'un bœuf charbonneux. Tavel observa un cas analogue à la suite de l'ingestion d'un jambon de porc salé et fumé ; des deux personnes malades, l'une succomba.

La genèse du charbon intestinal reconnaît d'autres causes spéciales à certaines catégories d'individus. Wahl en 1861, et depuis Virchow, von Recklinghausen, Buhl, Waldeyer, observent et décrivent, sous le titre de *mycoses* de l'estomac ou de l'intestin, des altérations « difficiles à classer », et les derniers de ces auteurs soupçonnnent déjà leur nature charbonneuse. Münch, de Moscou, en 1871, observe quinze cas de mycose intestinale relevés sur des ouvriers employés à la préparation du crin, et il affirme nettement l'identité de ces lésions avec celles du charbon. E. Wagner (1874) constate le charbon intestinal chez un teinturier en fourrures et chez des cordiers travaillant des crins de Russie ; dans tous les cas, il assure le diagnostic par la constatation de la bactéridie dans le sang. Albrecht, de Saint-Pétersbourg, publie six cas de charbon intestinal type ; deux de ses malades étaient des ouvriers en crins. Enfin Kelsch (1881) rapporte un cas observé à Batna, très analogue aux précédents, sans toutefois que le diagnostic ait été confirmé par l'examen du sang.

Wagner suppose que ses malades se sont inoculés par les aliments qu'ils déposaient sur du crin en attendant l'heure du repas ; mais tout autre mode de pénétration est encore possible, par exemple la déglutition avec la salive des poussières contenant les spores charbonneuses.

III. **Charbon pulmonaire**. — La pénétration dans le poumon de poussières chargées de spores charbonneuses est une cause possible de charbon interne ; sous ce titre on peut réunir deux endémies professionnelles récemment décrites : la « maladie des chiffonniers » (*Hadernkrankheit*) de Vienne, et la « maladie des trieurs de laine » *Woolsorter's disease*) de Bradford.

La première de ces formes a été relevée dès 1878 chez des individus travaillant les chiffons de provenance russe ou polonaise. Les expériences entreprises, par von Frisch notamment, n'ont pas suffisamment démontré jusqu'ici la nature de la maladie, et des recherches plus précises sont indispensables.

La maladie des trieurs de laine fut beaucoup mieux étudiée. L'affection, qui régnait depuis longtemps dans certains districts où domine l'industrie lainière, sévit surtout à Bradford, en 1879 et en 1880, sur les ouvriers chargés du triage des laines importées d'Asie, principalement des poils de chèvre et de chameau de même provenance. Les docteurs Bell, Spear et Greenfeld démontrèrent la nature charbonneuse de la maladie, et les mesures sanitaires provoquées suffirent à arrêter l'épidémie.

Prophylaxie. — Il est évident que toutes les mesures sanitaires ayant pour effet de diminuer la fréquence des cas de charbon chez les animaux auront aussi celui de restreindre les dangers de la transmission à l'homme. La pustule maligne a été toujours observée dans les pays à sang de rate, et la Beauce est restée longtemps le principal foyer des deux affections. La diminution considérable des cas de charbon animal, due aux vaccinations pastoriennes, a eu pour effet immédiat d'amener une diminution parallèle dans la fréquence du charbon humain, et pareille constatation a pu être faite partout où la méthode a été appliquée.

La stricte application des prescriptions sanitaires essentielles suffirait d'autre part à rendre très exceptionnelles les chances de contamination. C'est parce qu'en violation de la loi les cadavres sont dépouillés, et parfois préparés et mis en vente, que des inoculations accidentelles sont encore possibles.

La destruction complète des cadavres aurait pour effet de prémunir, dans une large mesure, contre une contamination peut-être moins exceptionnelle que les statistiques permettent de le supposer, les ouvriers qui travaillent les produits d'origine animale (tanneurs, fileurs de laine, cordiers, etc.). Elle prémunirait encore contre les dangers de la manipulation et de l'ingestion des viandes charbonneuses livrées au commerce.

Le danger se trouverait limité aux produits d'importation et, si des mesures sanitaires efficaces sont ici d'une application difficile, on peut au moins atténuer les dangers qu'ils présentent. Toutes les matières animales provenant d'espèces aptes à contracter le charbon devraient être soigneusement désinfectées, avant que d'être livrées aux ouvriers chargés d'en tirer industriellement parti.

ARTICLE V. — TUBERCULOSE.

La tuberculose est une affection parasitaire, inoculable et contagieuse. C'est à Villemin que revient l'honneur d'en avoir démontré la virulence (1865); c'est Robert Koch qui en a isolé le microbe (1882) auquel le *consensus omnium* a donné le nom de « bacille de Koch ».

Il n'est pas de maladie qui frappe un aussi grand nombre d'espèces animales ; pas un de nos animaux domestiques n'y est complètement réfractaire ; ceux qui, dans les conditions naturelles, échappent à la contagion, ne résistent pas à l'inoculation expérimentale ; nos basses-cours elles-mêmes sont fréquemment décimées par la tuberculose.

L'identité bien établie de la tuberculose animale et de la tuberculose humaine, sa transmission possible des animaux à l'homme, rendent particulièrement intéressante l'étude de la première de ces formes.

§ 1. — Espèces animales atteintes.

Si la tuberculose est inoculable à toutes les espèces domestiques, il s'en faut que la tuberculose spontanée affecte également chacune d'elles.

Les animaux de l'*espèce bovine* tiennent le premier rang parmi les victimes de la maladie. La proportion des sujets atteints est évidemment très variable suivant le mode d'entretien et d'utilisation des animaux, et les données statistiques recueillies n'ont par là même qu'une valeur d'appréciation très relative.

Au contraire de ce que l'on observe chez les bovidés, les autres mammifères domestiques ne présentent qu'une faible prédisposition à la tuberculose, et certaines possèdent une quasi-immunité.

Le *cheval* peut être infecté spontanément, et chez lui l'évolution de la maladie est toujours plus rapide que chez le bœuf. La tuberculose équine, encore que les cas signalés soient aujourd'hui assez nombreux, constitue un fait exceptionnel.

Chez les *petits ruminants*, la maladie est plus rare encore ; il semble que l'infection ne se puisse produire chez le mouton ou la chèvre que dans des conditions expérimentales.

Le *porc*, moins exposé que le bœuf à la tuberculose, l'est beaucoup plus cependant que le cheval, la chèvre et le mouton.

Les *carnassiers domestiques*, qui résistent ordinairement à toutes les tentatives d'inoculation expérimentale, au moins lorsqu'ils sont adultes, peuvent contracter la maladie dans des conditions naturelles d'infection dont le déterminisme ne nous est pas encore complètement connu.

Quant aux *oiseaux de basse-cour*, ils constituent un terrain éminemment favorable pour la tuberculose qui, chez eux, affecte souvent le caractère épizootique. Les poules, les faisans, les canards... sont le plus souvent frappés.

Ces différences spécifiques bien marquées se retrouvent encore lors de la transmission expérimentale de la tuberculose ; mais l'étude de celle-ci sera mieux à sa place dans le paragraphe qui traite de la pathogénie de la maladie.

§ 2. — Étude clinique de la tuberculose. Symptômes.

I. Tuberculose du bœuf. — En raison même de la multiplicité de ses localisations et de la diversité d'étendue de celles-ci, la tuberculose bovine ne se traduit par aucun syndrome bien défini.

Affection essentiellement chronique, portant une atteinte persistante à la nutrition, elle détermine cependant dans tous les cas une débilitation profonde de l'organisme, un état de consomption, de marasme, qu'exprime bien le terme de *phtisie*, souvent appliqué à la tuberculose bovine.

Il serait difficile de séparer complètement l'étude des diverses localisations. On peut cependant examiner à part les signes spéciaux aux formes les plus fréquentes, pour indiquer ensuite les quelques manifestations propres aux localisations exceptionnelles.

A. *Tuberculose pulmonaire.* — Au début de l'affection, on n'observe pas d'autre signe qu'une toux petite, sèche, un peu sifflante, facilement provoquée par les influences les plus légères; c'est ainsi qu'on l'observe le matin et le soir sous l'influence de l'air froid, pendant les repas sous l'action des poussières irritantes; parfois aussi on peut réussir à faire tousser le sujet en lui comprimant le larynx ou la trachée, alors qu'à l'état normal il est presque impossible de provoquer la toux. Rarement on observe du jetage.

Ces symptômes sont surtout appréciables chez les animaux de travail; on constate en outre chez eux de l'essoufflement pendant les efforts du tirage ou pendant la marche.

A cette première période, la maladie ne peut être que soupçonnée, et l'exploration du poumon ne donne aucun renseignement bien précis; les lésions, encore disséminées, ou localisées aux parties antérieures de l'organe, dans des régions inaccessibles à l'auscultation, ne peuvent être suffisamment appréciées. D'autre part l'état général n'est pas sensiblement modifié, et l'on n'observe aucune réaction fébrile.

Les vaches présentent quelquefois, dès ce moment, une excitation génésique anormale (vaches taurelières); les chaleurs deviennent très fréquentes et la fécondation n'est presque jamais obtenue.

Les troubles du début s'accentuent peu à peu : on observe des symptômes généraux plus accusés, en même temps que les lésions pulmonaires deviennent directement appréciables. A cette seconde période, l'amaigrissement fait des progrès constants, le poil a perdu de son luisant, il est terne et piqué; chez les bêtes maigres, la peau est adhérente aux parties sous-jacentes, au niveau des dernières côtes notamment. La région des reins présente une sensibilité anormale à la pression : l'animal fléchit brusquement la colonne vertébrale et il survient fréquemment une quinte de toux. Cette toux est provoquée plus facilement que pendant la première période de la maladie, sous l'influence des mêmes causes ou par la percussion de la poitrine.

Elle est devenue rauque et sifflante; parfois elle est assez grasse; dans ce cas, elle est accompagnée d'un jetage plus ou moins abondant, mucopurulent, jaunâtre, visqueux, mêlé de grumeaux blanchâtres.

Rarement les caractères de ces sécrétions peuvent être reconnus, les mucosités lancées dans l'arrière-bouche, par l'effort de toux, étant aussitôt dégluties.

La respiration est accélérée, courte, parfois entrecoupée. A la percussion, on constate de la matité par îlots irréguliers au niveau des masses tuberculeuses superficielles; à l'auscultation, on perçoit, dans les mêmes circonstances, la disparition ou l'atténuation du murmure respiratoire et un râle sibilant permanent. Les lésions sont-elles situées plus profondément ou sont-elles disséminées dans le parenchyme, ces signes stéthoscopiques feront défaut; mais l'on pourra percevoir encore des craquements et des râles bronchiques muqueux.

A ces signes locaux s'ajoutent des troubles généraux très marqués : l'appétit diminue et devient capricieux, l'amaigrissement progresse, les muqueuses pâlissent; chez les vaches laitières, la sécrétion mammaire diminue et le lait devient séreux et bleuâtre.

Si les animaux ne sont pas sacrifiés dès cette seconde période, l'évolution de la maladie se précipite : les malades deviennent véritablement phtisiques. Ils restent debout, les coudes écartés du thorax; ils sont secoués par d'interminables quintes de toux; un jetage jaune et odorant s'écoule des naseaux ; l'amaigrissement est extrême. La respiration est courte, saccadée, parfois bruyante; à la percussion, on constate de la matité en des points étendus et une résonnance tympanique au niveau des cavernes rapprochées de la plèvre ; à l'auscultation, les râles caverneux sont facilement perçus.

La mort survient par asphyxie ou par étisie complète.

B. *Tuberculose abdominale.* — Les localisations tuberculeuses aux différents organes abdominaux ne se révèlent que par des symptômes très obscurs. On ne constate que des troubles digestifs sans signification précise, tels que du ballonnement, de la diarrhée intermittente, des coliques sans caractères particuliers.

C. *Tuberculose des séreuses.* — La tuberculose des séreuses ne se traduit encore par aucun symptôme univoque, et l'évolution des lésions peut rester longtemps compatible avec les apparences de la santé. La localisation pleurale, fréquemment associée à la tuberculose du poumon, détermine de la submatité, si les lésions sont très étendues, et aussi un bruit de frottement pleural assez facile à percevoir à l'auscultation.

Sur le péricarde, les lésions tuberculeuses peuvent rester silencieuses jusqu'à une période très avancée ; elles déterminent alors les troubles fonctionnels propres à la péricardite.

Le péritoine est envahi assez fréquemment, seul ou en même temps que la plèvre. Les symptômes sont très vagues et consistent principalement en des troubles fonctionnels de l'appareil digestif. L'excitation génitale est très marquée chez la vache; les femelles pleines avortent souvent dès le début de l'envahissement de la séreuse.

L'évolution de la tuberculose sur les méninges détermine des formes de méningite cérébrale ou spinale, très variables quant à leur marche et à leurs manifestations. Dans certains cas les lésions restent limitées, elles ne provoquent qu'une très faible réaction inflammatoire, et l'on n'observe que des paralysies locales dues à la compression des centres.

D. *Tuberculose ganglionnaire.* — Cette localisation ne s'accompagne de troubles appréciables que si, par leur siège et leur volume, les ganglions envahis gênent le fonctionnement d'un organe. C'est ainsi que la tuberculisation des ganglions bronchiques provoque du cornage, du pouls veineux et des accidents fréquents de météorisme par la compression de l'œsophage, et que celle des ganglions mésentériques détermine des indigestions intermittentes de forme spéciale. Les altérations des ganglions superficiels, ceux de l'espace intermaxillaire ou de la région parotidienne par exemple, peuvent être directement appréciées.

E. *Tuberculose de la mamelle.* — Elle débute par la tuméfaction diffuse d'un des quartiers de la glande, le lait sécrété conservant son aspect habituel. En quelques semaines la tuméfaction augmente et se densifie, en même temps que le lait devenu de plus en plus séreux, jaunâtre, contient en suspension quelques flocons fibrineux.

II. **Tuberculose du cheval.** — La tuberculose est une affection très rare chez le cheval : depuis que l'attention des vétérinaires a été attirée sur les signes auxquels on peut la reconnaître, on n'en a guère recueilli qu'une vingtaine d'observations.

Quelle que soit la forme qu'elle affecte, la maladie ne se traduit, au début, que par des symptômes très vagues d'affaiblissement général. En même temps on observe un amaigrissement des malades, d'autant plus rapide que l'on exige encore de ceux-ci quelque travail.

Le plus souvent les altérations sont localisées aux organes lymphoïdes de la cavité abdominale; la rate et les ganglions lymphatiques subissent une augmentation de volume considérable; parfois les follicules clos et les plaques de Peyer sont le siège d'ulcérations spécifiques; on observe alors de la diarrhée et des coliques intermittentes; si l'on pratique l'exploration rectale, il est possible de constater l'hypertrophie considérable des ganglions sous-lombaires et, par suite, de soupçonner l'existence de la maladie. Le signe le plus constantde cette forme de la tuberculose équine est une *polyurie* très abondante (Nocard).

La localisation sur le poumon se traduit au début par l'accélération de la respiration, une toux faible et parfois un léger jetage. A la percussion, on peut constater une diminution générale de la résonnance; à l'auscultation, on trouvera un affaiblissement du murmure respiratoire et des râles bronchiques de tonalité variable.

Dans tous les cas la maladie se terminerait par la mort si les animaux, incapables de tout service, n'étaient hâtivement sacrifiés.

III. **Tuberculose du porc.** — Les signes de la tuberculose chez le porc sont très vagues : on observe la pâleur des muqueuses, de l'amaigrissement et des signes spéciaux à chacune des diverses localisations.

La durée de la maladie varie depuis quelques semaines jusqu'à plusieurs mois : la marche est généralement plus rapide chez les jeunes animaux.

IV. **Tuberculose du mouton et de la chèvre.** — Les observations de tuberculose spontanée que l'on a signalées chez des animaux de ces espèces sont trop peu démonstratives pour qu'on puisse en admettre l'authenticité; *à fortiori* ne doit-on pas songer à en indiquer les symptomes.

V. **Tuberculose du chien et du chat.** — Chez ces espèces, la forme abdominale est de beaucoup la plus fréquente; on observe dans ce cas un affaiblissement généralement très rapide et un amaigrissement extrême des malades, une diarrhée profuse et à peu près constante.

La forme thoracique se traduit en outre par la fréquence de la respiration, de la toux, par les signes stéthoscopiques de la pneumonie catarrhale lobulaire et par les troubles dus à l'hypertrophie des ganglions des médiastins.

La marche est rapide le plus souvent; l'on observe une élévation de la température de 1 à 2 degrés.

VI. **Tuberculose des oiseaux.** — La tuberculose se traduit chez les oiseaux par des symptômes beaucoup plus nets que chez les espèces précédentes, et elle affecte toujours un caractère nettement enzootique.

Dans tous les cas, on observe un amaigrissement rapide et considérable des sujets. Les malades mangent moins; ils s'isolent, et l'on est frappé de la pâleur de la crête ou des muqueuses. A cet ensemble de signes déjà très expressifs s'ajoute généralement une diarrhée abondante qui marque la période ultime de la maladie.

§ 3. — Diagnostic.

Le seul exposé des symptômes des localisations tuberculeuses les plus fréquentes et les plus graves suffit à montrer quelles peuvent être les difficultés et les incertitudes du diagnostic. Et si de graves erreurs sont possibles, même quand il s'agit des périodes ultimes de la maladie, elles seront bien plus fréquentes encore à son début, alors que les animaux ont conservé tous les signes extérieurs de la santé.

Le diagnostic s'est trouvé cependant facilité de beaucoup, depuis qu'aux indications fournies par l'examen clinique des animaux sont venues s'ajouter celles qui sont données par l'examen bactériologique et par l'inoculation des produits tuberculeux. Il devient possible d'affirmer dans bien des cas l'existence de la maladie, à une période peu avancée de son évolution. Aux éléments le plus souvent insuffisants du diagnostic clinique vient ainsi s'ajouter un moyen précieux de contrôle expérimental.

1. Diagnostic clinique. — Il comprend à la fois l'appréciation des signes fournis par l'examen du malade et la recherche du bacille spécifique dans les produits suspects.

a. *Chez les Bovidés*, la localisation pulmonaire est de beaucoup la plus fréquente de toutes, soit qu'elle existe seule, soit qu'elle coexiste avec d'autres lésions. A sa période de début, la maladie sera difficilement reconnue, car la plupart des signes diagnostiques appartiennent à des degrés d'évolution assez avancée ; mais par contre elle peut être soupçonnée presque toujours. La toux, avec ses caractères indiqués, est un symptôme qui suffit à rendre les animaux fortement suspects et à justifier leur isolement. L'essoufflement, les variations étendues de température, le jetage confirmeront les présomptions à cet égard et porteront à rechercher les signes stéthoscopiques.

A une période plus avancée, les symptômes deviennent généralement assez nets ; cependant une erreur est souvent possible et il est indiqué de recourir aux autres moyens de diagnostic toutes les fois que l'on doit avoir une certitude absolue.

La forme abdominale de la tuberculose est de beaucoup plus difficile à reconnaître et il n'est aucun symptôme qui permette d'affirmer qu'elle existe. On ne peut guère que soupçonner la maladie ; le diagnostic n'a, d'ailleurs, dans ce cas, qu'une importance très relative et le pronostic est suffisamment précisé par la marche et la gravité des troubles constatés.

Parmi les autres formes mentionnées, les tuberculoses localisées dans des points accessibles à l'exploration directe, celles des ganglions extérieurs par exemple, peuvent être reconnues ; encore le diagnostic doit-il être dans ce cas confirmé par les moyens ordinaires de contrôle.

b. *Chez le cheval*, la tuberculose est difficile à reconnaître sous quelque forme que ce soit. La coexistence de l'amaigrissement et de la polyurie peut mettre sur la voie du diagnostic et l'exploration de la poitrine par la percussion et l'auscultation, celle des ganglions sous-lombaires par la voie rectale, autorisent parfois à affirmer l'existence de la maladie.

c. *Chez les carnassiers*, la tuberculose est trop exceptionnelle pour être habituellement soupçonnée ; les formes pulmonaires sont confondues avec les broncho-pneumonies simples et les formes intestinales avec les entérites chroniques.

d. Par contre, on peut reconnaître assez sûrement l'affection *chez les volailles* : le caractère enzootique et la marche de la maladie, l'amaigrissement extrême des malades caractérisent suffisamment la tuberculose. La diphtérie peut en être différenciée généralement par la constatation des lésions des muqueuses propres à cette affection.

Quelle que soit l'espèce considérée, le diagnostic doit être contrôlé toujours par l'examen bactériologique des produits suspects; seule, la constatation du bacille spécifique permet une affirmation absolue. Lors de localisation sur le poumon, on constate toujours, à une certaine période, une expectoration muco-purulente, et si celle-ci est rejetée sous la forme de jetage, on peut directement l'examiner. Que si ces mucosités arrivées dans l'arrière-bouche sont aussitôt dégluties, et c'est ce qui se produit habituellement chez le bœuf, on peut recueillir des produits si l'on réussit à provoquer la toux pendant que la langue de l'animal est attirée au dehors; on peut encore les prendre directement dans la trachée en pratiquant la trachéotomie provisoire; enfin il est possible de recueillir les mucosités du pharynx au moyen d'une petite éponge montée sur tige, introduite par la voie buccale.

La recherche du bacille devrait être tentée lors de tuberculose ganglionnaire dans les produits de râclage obtenus après l'excision d'une partie malade. La constatation de l'élément spécifique permettra toujours d'affirmer l'existence de la maladie.

II. **Diagnostic expérimental.** — Il est indiqué de pratiquer l'inoculation des produits suspects toutes les fois que l'examen histologique ne donne qu'un résultat négatif et il faut recourir, dans ce cas, au cobaye et à l'inoculation sous-cutanée. Le cobaye, en effet, est à la tuberculose ce que l'âne est à la morve; c'est le réactif par excellence; lorsqu'un cobaye a résisté à une inoculation bien faite, on peut affirmer que le produit inoculé ne possédait pas la virulence. La préférence accordée à l'inoculation sous-cutanée est justifiée par ce fait que les produits expectorés renferment généralement des micro-organismes étrangers, capables de provoquer des accidents à marche très rapide s'ils étaient injectés dans le péritoine ou dans les veines. De plus, dans le cas d'inoculation virulente, les ganglions voisins des points de pénétration subissent une tuberculisation rapide, reconnaissable à l'exploration et permettant, au bout de quelques jours, d'y constater la présence des bacilles. C'est ainsi que l'on peut obtenir la certitude qui faisait défaut en un délai maximum de 8 à 10 jours, tandis que l'inoculation péritonéale ne tue guère le cobaye avant le vingt-cinquième jour. Dans tous les cas, il est indispensable d'inoculer plusieurs cobayes à la fois, de peur d'accidents toujours possibles avec des produits impurs.

La virulence du lait, dans le cas de tuberculose supposée de la mamelle, peut être établie aussi par l'inoculation; le lait suspect étant recueilli dans un verre à réactif de forme conique, on le couvre et on le laisse reposer au frais pendant 24 heures. On peut alors aspirer à l'aide d'une pipette les parties inférieures du liquide, procéder à l'examen histologique et inoculer au cobaye. Pour le lait, l'inoculation dans le péritoine est préférable, les impuretés ne sont plus à craindre, et l'on peut injecter 1 ou 2 centimètres cubes du liquide sans le moindre inconvénient. On sacrifie les animaux 10 ou 12 jours après. Si le lait renfermait quelques bacilles, la rate, le foie, l'épiploon se montrent farcis de tubercules.

§ 4. — Lésions de la tuberculose.

Identique à elle-même quant à la nature de l'élément spécifique dans toute la série des espèces qu'elle affecte, la tuberculose se traduit dans tous les cas par une même altération anatomique. Ce qui sera dit ailleurs de l'anatomie pathologique générale de la tuberculose bacillaire étant applicable à toutes les tuberculoses animales de même origine, il ne reste à examiner ici que les variétés évolutives de ces lésions, dues à la fois aux qualités de l'agent infectieux et au mode de réaction de l'organisme envahi.

Bien que des formes très analogues se rencontrent chez des espèces différentes, on peut considérer les modes divers d'évolution habituels chez les espèces animales domestiques.

I. **Bœuf**. — Les lésions tuberculeuses siègent principalement chez le bœuf sur le poumon, la plèvre, le péritoine et les ganglions lymphatiques. La tuberculose *thoracique* est la forme la plus fréquente de beaucoup et la tuberculose *abdominale* s'observe souvent en même temps que la première localisation. Les lésions étant étendues aux deux grandes cavités splanchniques, la tuberculose est dite généralisée.

Lors de *tuberculose thoracique*, les altérations peuvent siéger exclusivement soit sur les plèvres, soit dans le poumon, ou envahir à la fois les deux parties (1). Le poumon envahi ne s'affaisse plus qu'incomplètement; il présente sous la plèvre des bosselures compactes recouvertes de fausses membranes. Ces tumeurs sont tantôt très résistantes, infiltrées de calcaire, tantôt obscurément fluctuantes; si on les incise, on en fait sourdre une substance caséeuse, épaisse et grumeleuse. Très souvent ces productions sont disséminées au milieu d'une masse de tissu sain; d'autres fois elles sont entourées d'une zone de tissu hépatisé d'étendue variable; dans d'autres cas enfin on n'observe à leur périphérie qu'une congestion simple du parenchyme. Sur une coupe pratiquée à travers le poumon, on peut juger de l'âge des différentes lésions : récentes, elles sont constituées par des granulations grises, translucides, presque transparentes, de la grosseur d'une tête d'épingle

(1) Une statistique, intéressante à plus d'un titre, recueillie par Lydtin dans le grand-duché de Bade, indique la proportion constatée des diverses localisations. L'enquête a porté sur 1596 cas de tuberculose bovine.

Lésions pulmonaires seules	21	p. 100.
Pulmonaires et pleurales	39	—
De la plèvre et du péritoine	28	—
Généralisées	9	—
De l'appareil génital	3	—

à celle d'un grain de mil; un peu plus tard, l'altération progressant à la périphérie, le centre devient jaune opaque; tout autour existe une zone vascularisée. Plus tard encore, la partie centrale est devenue complètement caséeuse, tandis que les couches éloignées forment une coque fibreuse résistante.

Rarement les tubercules se montrent isolés; ils forment des agglomérats, réunis parfois en masses énormes, irrégulièrement bosselés (*pommelière*); souvent les parties centrales s'infiltrent de sels calcaires (*phtisie calcaire*); d'autres fois ces masses volumineuses sont constituées par une coque fibreuse, rouge, bourgeonneuse à sa face interne contenant un pus grumeleux jaunâtre; ces abcès restent entièrement clos pendant toute leur évolution, et le pus qu'ils contiennent échappe à la fermentation, ou bien ils s'ouvrent dans une grosse bronche, constituant ainsi une caverne dont le contenu exhale une odeur fétide.

Dans quelques circonstances on trouve le parenchyme rempli de nodules plus ou moins volumineux, n'ayant subi aucune dégénérescence et constitués par du tissu nouveau (*tubercules fibreux*).

Enfin on peut encore constater de véritables séquestres, parfois très volumineux, dus à la compression ou à la destruction des vaisseaux par les néoformations tuberculeuses.

Dans les bronches, sur la trachée, et jusque sur la muqueuse des cavités nasales, on peut observer des granulations sous-muqueuses et des ulcérations plus ou moins étendues.

Le péricarde peut être aussi le siège d'altérations de même ordre; il se montre alors plus ou moins épaissi et parsemé de granulations tuberculeuses.

Les ganglions bronchiques et ceux du médiastin postérieur sont toujours envahis; ils se montrent considérablement hypertrophiés et infiltrés de tubercules. Très souvent leur tissu est transformé en une masse caséeuse dont la coloration jaune tranche sur le fond gris du tissu.

Dans le cas de tuberculose abdominale les lésions portent sur les organes y contenus, sur la séreuse ou sur les ganglions lymphatiques. Les tuberculoses des organes abdominaux sont relativement rares; quand le foie est envahi, la lésion est confluente d'ordinaire sur un des lobes de l'organe; la rate, au contraire de ce que l'on observe dans la plupart des tuberculoses expérimentales, est rarement atteinte.

Quant à l'intestin, il est assez souvent affecté et c'est toujours au niveau des follicules clos et des plaques de Peyer que les lésions évoluent, pour aboutir à l'ulcération de la muqueuse.

Le péritoine présente des altérations semblables à celles de la plèvre, mais généralement plus discrètes.

Les ganglions mésentériques et sous-lombaires subissent des modifications analogues à celles des ganglions bronchiques.

Enfin les lésions tuberculeuses peuvent être étendues encore aux autres ganglions lymphatiques; de même les séreuses articulaires et la moelle des os sont parfois le siège de localisations analogues; quant aux lésions de la mamelle elles présentent les mêmes caractères que les altérations diffuses des parenchymes.

II. **Cheval.** — La tuberculose est abdominale ou pectorale; mais, au contraire de ce que l'on observe chez le bœuf, la première de ces formes est la plus fréquente et c'est par elle que débute ordinairement l'infection.

Les ganglions mésentériques sous-lombaires, ceux qui bordent le bord concave de l'intestin sont particulièrement atteints, et aussi la muqueuse de l'intestin, le foie, la rate.

Sur le poumon, on rencontre des masses dures, fermes, homogènes, sans foyers de ramollissement, présentant l'aspect du sarcome. La séreuse montre des lésions analogues à celles que l'on rencontre chez le bœuf, mais bien moins étendues.

III. **Porc.** — Les lésions, qui peuvent être généralisées, notamment chez les jeunes animaux, affectent principalement le canal digestif et le poumon. Toute la muqueuse intestinale peut être envahie par des foyers tuberculeux et ulcérée; les ganglions lymphatiques deviennent rapidement caséeux. Sur le poumon, il y a éruption de tubercules miliaires et sub-miliaires en nombre considérable; les lésions sont celles de la pneumonie caséeuse, avec tuméfaction et dégénérescence des ganglions bronchiques.

On a signalé quelques cas de tuberculose des côtes et du canal rachidien.

IV. **Oiseaux.** — La tuberculose affecte chez les oiseaux la forme abdominale. Le foie, le plus souvent envahi, montre un piqueté blanchâtre parfois extrêmement serré; il est toujours très volumineux. La rate présente le même piqueté; elle est ramollie et considérablement hypertrophiée. L'intestin, les ovaires, et surtout les poumons sont moins fréquemment atteints.

Ce sont là les altérations les plus ordinaires; mais en certains cas la tuberculose prend une marche très rapide et tue l'animal sans que le foie ni la rate présentent le piqueté blanchâtre qui appelle l'attention de l'observateur; si l'animal est en bon état de chair, on peut le consommer, alors que son foie est littéralement farci de tubercules microscopiques fourmillant de bacilles.

§ 5. — Étiologie.

Comme toutes les maladies virulentes, la tuberculose reconnait une seule cause : la pénétration et la pullulation dans l'organisme de l'agent spécifique, le *bacille de Koch*.

C'est toujours par *contagion* que cette infection se produit; mais la vitalité considérable du bacille tuberculeux rend possible une transmission très médiate et c'est dans son acception la plus compréhensive que le mot contagion doit être interprété.

Avant même que l'étude expérimentale de la tuberculose eût démontré à la fois la nature infectieuse de la maladie et la possibilité de sa transmission à des animaux de même espèce ou d'espèce différente, de nombreux faits d'observation avaient été recueillis déjà, qui avaient fait soupçonner par beaucoup et affirmer par quelques-uns la contagiosité de l'affection.

Les données nouvelles devaient permettre une interprétation rationnelle des faits observés et élucider complètement la question de l'étiologie de la tuberculose.

Pour l'espèce bovine, le mode d'entretien des animaux a été considéré par tous comme l'une des causes les plus efficientes : la stabulation permanente dans des étables mal aérées et à température élevée favorise l'apparition de la maladie, à la fois sans doute par le défaut de fonctionnement de l'appareil respiratoire et par la promiscuité très étroite dans laquelle vivent les animaux. Toutes les causes inhérentes à l'individu : la constitution, le tempérament, l'âge, le travail, l'alimentation, etc., agissent encore comme causes prédisposantes, en affaiblissant la réaction défensive de l'organisme envahi.

Le jetage est l'agent le plus actif de la contamination, les aliments souillés étant ingérés fréquemment par les animaux sains. D'autre part les agents infectieux peuvent conserver leur vitalité pendant longtemps, et l'on s'explique ainsi la persistance de l'infection dans certaines étables plusieurs fois repeuplées.

Chez le porc, l'affection est due aussi à l'ingestion de matières tuberculeuses : des exemples bien circonstanciés ont été signalés d'infection de porcheries nombreuses par l'usage alimentaire de lait virulent ou de débris d'animaux tuberculeux.

Le mode de contamination du cheval et des petits ruminants est peu connu. Pour le premier, l'inoculation par la voie intestinale est la règle, mais elle paraît être possible seulement sous certaines conditions encore mal déterminées.

Quant à la tuberculose des volailles, il est certain que l'infection a lieu par les voies digestives : la constance des lésions du foie et de l'intestin, chez les oiseaux tuberculeux, permet de comprendre comment la plupart des habitants de la basse-cour s'infectent successivement, en ingérant sans cesse des aliments ou des graviers souillés par des déjections virulentes.

Hérédité. — Aux yeux des médecins, la tuberculose a longtemps été le type des maladies *héréditaires;* on ne compte plus les observations se rapportant à des familles dont la plupart des membres meurent successivement tuberculeux. Est-ce à dire que les ascendants transmettent fatalement à leurs descendants le germe de la maladie dont ils sont atteints? Ne doit-on pas plutôt invoquer les occasions si nombreuses de contamination auxquelles l'enfant d'une mère tuberculeuse se trouve exposé, dès le jour de sa naissance? L'allaitement, les baisers, la cohabitation étroite et continue, ne jouent-ils pas un rôle capital dans la perpétuation du mal au sein de la famille?

Les conditions de la vie sociale compliquent trop cette grave question pour qu'on puisse la résoudre par la simple observation clinique.

Les vétérinaires sont beaucoup plus favorisés sous ce rapport que les médecins de l'homme : la viande de veau entre pour une large part dans l'alimentation de l'homme et les veaux sont sacrifiés pour la boucherie dès le vingtième jour après la naissance; les chiffres relevés dans les abattoirs des grandes villes permettent de se faire une idée assez nette de la part qui revient à l'hérédité dans le développement de la tuberculose.

Tandis que les statistiques les plus modérées fixent à 1 ou 2 p. 100 le nombre des vaches reconnues tuberculeuses à l'abattoir, la plupart restent muettes en ce qui concerne les veaux; tous les inspecteurs sont d'accord pour reconnaître que rien n'est plus rare que la tuberculose du veau.

Voici quelques chiffres très démonstratifs à cet égard:

A l'abattoir de Munich, on sacrifie chaque année en moyenne 160 000 veaux; sur ce nombre on en a trouvé deux tuberculeux, en 1878; un en 1879; pas un seul en 1880 et en 1881 ; deux en 1882. — A Lyon, Leclerc n'a observé que cinq cas de tuberculose sur 400 000 veaux abattus. A Rouen, Veyssière, trois sur 60 000. A Berlin, Johne, quatre sur 154 000. A Augsbourg, tandis que la proportion des bovidés *adultes* tuberculeux a été, en 1887, de 3,62 pour cent, celle des veaux n'a été que de 0,013 pour cent.

Encore faut-il tenir compte de ce que les veaux n'étant admis à la boucherie qu'à compter du vingtième jour après la naissance, certains de ceux qui ont été reconnus tuberculeux ont pu être contaminés par la cohabitation avec une mère tuberculeuse, ou par l'usage alimentaire d'un lait virulent.

De plus, dans la plupart des cas cités, on s'est borné à la constatation macroscopique des tubercules du foie ou des ganglions, sans s'assurer qu'il s'agissait bien de tuberculose bacillaire. Or il est fort possible que dans un certain nombre de cas, surtout lorsqu'il s'est agi de tuberculose pulmonaire, les observateurs se soient trouvés en présence de lésions parasitaires; le *strongylus rufescens*, par exemple, si fréquent chez le veau, y détermine des tubercules qu'il est impossible à l'œil nu de différencier de la tuberculose vraie.

Les seuls faits *incontestables* de tuberculose *congénitale* du veau sont ceux de Johne et de Malvoz et Brouwier. Il s'agissait de fœtus, presque à terme, trouvés dans l'utérus de vaches tuberculeuses sacrifiées pour la boucherie; les lésions de ces fœtus, localisées au foie et aux ganglions, renfermaient le bacille de Koch.

La même constatation a été faite dans ces dernières années pour un certain nombre de veaux saisis à l'abattoir; mais comme ces veaux étaient tous âgés de quatre semaines au moins, il est possible qu'ils aient été contaminés depuis leur naissance.

Robert Koch, dont on ne peut nier l'autorité en cette matière, déclare formellement qu'il n'a jamais vu ses femelles de cobayes tuberculeuses transmettre la maladie à leurs petits ; d'après lui, « la tuberculose héréditaire trouve son explication la plus naturelle, si l'on admet que ce n'est pas le germe infectieux qui se transmet, mais certaines particularités qui favorisent le développement du germe, mis plus tard au contact du corps : c'est ce que l'on appelle la prédisposition. »

MM. Landouzy et Martin ont cherché à démontrer expérimentalement la transmission héréditaire du germe tuberculeux; ils auraient réussi à rendre tuberculeux des cobayes en leur inoculant des fragments d'organes (poumon et foie) sains en apparence, mais prélevés sur deux fœtus humains et sur un fœtus de cobaye nés de mères tuberculeuses. Ces expériences répétées par un grand nombre d'auteurs (Leyden, Nocard, Grancher, Straus, Galtier, Sanchez Toledo, etc)., ont toujours donné des résultats négatifs.

En résumé, s'il est vrai que le bacille de Koch puisse parfois passer de la mère au fœtus, il n'est pas moins vrai que ce passage est chose absolument exceptionnelle ; ce que la mère malade transmet à ses produits ce n'est pas la maladie elle-même, c'est la *prédisposition* à contracter la maladie; en d'autres termes, *on naît tuberculisable*, *on ne naît pas tuberculeux*. Le fait ne laisse pas que d'être consolant, puisqu'il permet d'espérer que le terrain, si bien préparé qu'il soit, restera stérile, tant qu'on réussira à éviter qu'il reçoive du dehors le germe de la terrible maladie.

§ 6. — **Produits virulents.**

Les expériences déjà anciennes de Toussaint tendaient à établir que la tuberculose est une maladie virulente, — dans l'ancienne acception du mot, — une maladie générale, *totius substantiæ*, au point que toutes les parties de l'organisme malade, tissus et humeurs, possèdent en soi le germe même de l'affection. Toutes les expériences que l'on a faites depuis, et le nombre en est très considérable, prouvent que, dans l'immense majorité des cas, le virus tuberculeux ne siège que dans les lésions tuberculeuses. Mais lorsque le tubercule s'est ramolli, lorsqu'il a versé son contenu dans les cavités voisines, les produits de sécrétion qui émanent de ces cavités possèdent la virulence au même titre que le tubercule lui-même.

Le ramollissement du tubercule peut ulcérer la paroi d'un vaisseau comme celle d'une bronche, de l'intestin ou d'un canal excréteur quelconque; la matière virulente étant versée dans la circulation générale, la maladie prend alors le caractère d'une maladie générale au sens propre du mot; à ce moment précis, le sang et tous les tissus vasculaires peuvent être virulents et, par l'inoculation, transmettre la maladie. Mais cette virulence générale est essentiellement passagère; les seuls bacilles qui restent vivants et qui se multiplient sont ceux que le hasard de la circulation a lancés dans les parenchymes favorables à leur pullulation (poumon, foie, rate, ganglions, moelle osseuse, mamelles); ceux qui continuent à circuler avec le sang, ceux qui s'arrêtent dans les muscles sont très rapidement détruits. En sorte qu'on pourrait définir justement la tuberculose, « une maladie virulente locale, à localisations multiples et successives ».

En règle générale, le sang et le tissu musculaire des animaux tuberculeux ne sont pas virulents. De même aussi le lait des femelles tuberculeuses n'est dangereux qu'autant que les glandes sont le siège de lésions spécifiques; mais tandis que le muscle constitue le plus mauvais milieu de culture que puisse rencontrer le bacille de Koch, il en est tout autrement de la mamelle; une fois implanté dans le tissu glandulaire, le bacille y prospère, y pullule, et le lait sécrété devient d'autant plus dangereux que rien n'est plus difficile à reconnaître que la tuberculose de la mamelle.

Dans une de ses expériences, Toussaint avait donné la tuberculose par l'inoculation de vaccin recueilli sur une vache tuberculeuse. Aucun des auteurs qui ont répété l'expérience de Toussaint (Lothar-Meyer, Straus, Josserand, Nocard, etc., n'a obtenu un seul résultat positif. — Il est certain que Toussaint a été victime ou d'une erreur expérimentale ou d'une contamination accidentelle. Les médecins peuvent donc sans crainte utiliser et préconiser la vaccination animale, cette précieuse conquête de l'hygiène moderne.

§ 7. — **Transmission à l'homme. — Prophylaxie.**

La tuberculose des animaux est-elle transmissible à l'homme? Quelles sont les voies possibles de cette transmission?

Cette double question se trouvait posée dès la découverte de Villemin et elle était précisée encore à la suite des expériences de Chauveau. Si les recherches entreprises sur cet important sujet n'ont pas permis de résoudre complètement encore les nombreux problèmes soulevés, elles permettent au moins de formuler dès maintenant quelques règles hygiéniques absolues.

On peut remarquer que dès le début le problème s'est trouvé spécialisé à un point particulier — très important sans doute — la contamination de l'homme par les aliments d'origine animale : la viande et le lait. On peut bien cependant admettre d'autres modes de transmission, et parmi ceux-ci il en est de parfaitement démontrés.

L'inoculation à l'homme de produits tuberculeux animaux peut provoquer le développement d'une tuberculose localisée ou généralisée. On peut citer comme exemple un fait rapporté récemment par Pfeiffer : le vétérinaire Moses, de Weimar, est blessé profondément en 1885 en pratiquant l'autopsie d'une vache tuberculeuse ; la plaie guérit facilement, mais six mois après on constate une tuberculose cutanée au niveau de la cicatrice ; dans l'automne de 1886, le malade présentait des signes non équivoques de tuberculose pulmonaire et il succombait deux ans et demi après la blessure. A l'autopsie, on trouvait de nombreux bacilles dans les lésions articulaires et dans les parties voisines.

Il est probable, étant donné le nombre considérable des bovidés tuberculeux, que les accidents de même genre ne sont pas absolument rares, chez les bouchers notamment. Le jetage, souvent chargé de bacilles, pourrait encore être une voie d'infection pour les personnes donnant des soins aux animaux, exposées à être blessées fréquemment par des corps chargés de virus et pouvant ingérer indirectement des parcelles virulentes.

D'autre part ces mêmes matières virulentes répandues abondamment dans les étables, dans les cours, etc., constituent à n'en pas douter un danger permanent pour les habitants ; là surtout où, pendant la saison froide, ceux-ci vivent entassés avec le bétail dans des espaces très étroits.

On ne peut insister toutefois sur des faits de cet ordre qui échappent à un contrôle expérimental direct et dont l'étude très complexe est encore inachevée.

Quant à la transmission de la tuberculose à l'homme par l'ingestion de matières alimentaires virulentes, elle a fait l'objet de nombreux travaux dont nous ne pouvons donner ici qu'un aperçu.

L'histoire expérimentale de la tuberculose démontre de la manière la plus précise que l'ingestion *des matières tuberculeuses crues* détermine chez la plupart des espèces, sous certaines conditions plus ou moins expresses pour chacune d'elles, une tuberculose localisée surtout aux viscères abdominaux. Les mémorables expériences de M. Chauveau ont mis le fait hors de doute ; — mais il ne viendra à l'idée de personne de consommer, même après cuisson, des viscères tuberculeux ; il n'y a donc pas là un véritable danger pour l'homme.

En ce qui concerne le lait, tout le monde est également d'accord : le lait produit par une mamelle tuberculeuse est virulent et son ingestion *à l'état cru* est le plus sûr moyen de provoquer la tuberculose abdominale; or, — on ne saurait trop le répéter, — si le diagnostic de la tuberculose bovine est souvent difficile, celui de la tuberculose mammaire est plus souvent encore impossible ; le lait vendu dans les grandes villes est donc forcément suspect, puisqu'on n'en connaît pas l'origine et que sa production n'y est soumise à aucun contrôle. Par conséquent le seul moyen sûr de se mettre à l'abri des dangers de l'ingestion du lait suspect, c'est de le soumettre à l'ébullition. Cette précaution s'impose pour le lait qui doit servir à l'alimentation des nourrissons, dont l'organisme constitue — comme celui de tous les animaux nouveau-nés — un terrain très favorable au développement du germe tuberculeux.

Que si l'usage du lait *cru* paraissait indispensable, il faudrait renoncer au lait de vache et n'utiliser que du lait de chèvre ou d'ânesse, la tuberculose étant inconnue chez ces animaux.

Quant à la viande des animaux tuberculeux, ce que nous avons dit plus haut montre qu'elle n'est dangereuse que très exceptionnellement, et que, même dans ces cas exceptionnels, elle n'est dangereuse qu'à un très faible degré.

Aussi n'hésitons-nous pas à déclarer qu'à nos yeux les dispositions de l'arrêté ministériel du 28 juillet 1888 suppriment jusqu'à l'ombre du danger qui pourrait résulter de l'usage alimentaire des viandes provenant d'animaux tuberculeux.

Voici ces dispositions :

ART. 1. — Lorsque la tuberculose est constatée sur des animaux de l'espèce bovine, le préfet prend un arrêté pour mettre ces animaux sous la surveillance du vétérinaire sanitaire.

ART. 2. — Tout animal reconnu tuberculeux est isolé et séquestré. L'animal ne peut être déplacé, si ce n'est pour être abattu.

L'abatage a lieu sous la surveillance du vétérinaire sanitaire, qui fait l'autopsie de l'animal et envoie au préfet le procès-verbal de cette autopsie dans les cinq jours qui suivent l'abatage.

ART. 3. — Les viandes provenant d'animaux tuberculeux sont exclues de la consommation :

1° Si les lésions sont généralisées, c'est-à-dire non confinées exclusivement dans les organes viscéraux et leurs ganglions lymphatiques ;

2° Si les lésions, bien que localisées, ont envahi la plus grande partie d'un viscère ou se traduisent par une éruption sur les parois de la poitrine ou de la cavité abdominale.

Ces viandes exclues de la consommation, ainsi que les viscères tuberculeux, ne peuvent servir à l'alimentation des animaux et doivent être détruites.

ART. 4. — L'utilisation des peaux n'est permise qu'après la désinfection.

ART. 5. — La vente et l'usage du lait provenant de vaches tuberculeuses sont interdits.

Toutefois le lait pourra être utilisé sur place pour la nourriture des animaux, après avoir été bouilli.

Ces dispositions si rassurantes pour l'hygiène publique n'ont cependant pas paru suffisantes à la majorité du Congrès de la tuberculose qui s'est tenu à Paris en 1888. Elle a demandé formellement la saisie totale de la viande de tout animal tuberculeux, en se basant sur les résultats connus de l'inoculation, dans le péritoine de cobayes, du suc de viandes tuberculeuses.

Or, s'il est possible de donner la tuberculose en faisant ingérer aux animaux d'expérience des matières renfermant de grandes quantités de virus, personne n'oserait soutenir que l'*ingestion* soit un moyen d'inoculation aussi fidèle que l'*injection intra-péritonéale*.

D'autre part, il est certain que le suc des viandes tuberculeuses, dans les cas très rares où il est virulent, ne l'est jamais qu'à un très faible degré, puisque sur 10 cobayes inoculés dans le péritoine avec le même jus de viande, il n'y en a qu'une partie (2, 3, 4) qui deviennent tuberculeux.

La viande ne renferme donc jamais, lorsqu'elle en renferme, qu'un très petit nombre d'éléments virulents, ce qui rend encore plus problématique la possibilité de l'infection par *ingestion*.

Enfin, il n'existe pas une bonne expérience prouvant que l'ingestion de ces viandes, même entièrement crues, est capable de donner la tuberculose; Gerlach, Johne, Veyssière, Peuch, dont on invoque les expériences, n'ont pas pris soin de soustraire la viande ingérée à la souillure par des *liquides virulents* (pus, jetage, mucosités bronchiques ou autres, etc.); ils n'en ont pas même extrait les ganglions, qui sont si souvent farcis de tubercules; seul, Peuch déclare que la viande mise en expérience *avait été désossée;* la mention de cette précaution prouve nettement que les autres, tout aussi nécessaires pour que l'expérience fût décisive, ont été négligées.

Dans ces conditions, les expériences dont il s'agit rentrent dans le cadre de celles où la tuberculose a été provoquée par l'ingestion de *produits tuberculeux*, — expériences que personne ne conteste, — et l'on ne saurait les invoquer à l'appui de la mesure excessive réclamée par le Congrès.

Mais si les prescriptions légales offrent toute garantie, c'est à cette à cette condition qu'elles ne restent pas lettre morte. En réalité, elles ne sont appliquées à l'heure actuelle que dans certaines des grandes villes qui possèdent une inspection bien organisée ; les intéressés se soustraient naturellement à ce contrôle en faisant abattre les animaux malades ou suspects en dehors des localités possédant des abattoirs surveillés. La garantie restera donc tout à fait illusoire jusqu'à ce que la surveillance sanitaire soit assurée, par quelque mode que ce soit, sur tous les points du territoire.

On peut faire en ce qui concerne le lait les mêmes observations : les vacheries en général, et particulièrement les établissements *industriels* qui approvisionnent les grandes villes, devraient être soumis à un contrôle sanitaire efficace.

Les conseils d'hygiène peuvent intervenir utilement pour obtenir la stricte application des prescriptions de la loi. Une expérience déjà longue a montré que peu de municipalités comprennent l'étendue et la gravité des devoirs qui leur incombent en matière d'hygiène; mais, en ce qui concerne les abattoirs, l'inspection vétérinaire est prescrite par l'art. 90 du décret du 22 juin 1882 et les préfets ont le devoir d'en exiger l'application.

ARTICLE VI. — FIÈVRE APHTEUSE.

La fièvre aphteuse est une maladie virulente, contagieuse et inoculable, caractérisée par un mouvement fébrile, suivi d'une éruption phlycténoïde sur les téguments.

L'éruption se fait sur les muqueuses apparentes, à la bouche principalement, et dans les endroits où la peau est peu épaisse et vasculaire, entre les onglons, à la mamelle. Les deux premières de ces localisations se retrouvent indiquées dans la plupart des anciennes dénominations et actuellement encore dans les expressions anglaise et allemande : *foot and mouth disease*, — *maul und klauen seuche*.

Classée depuis longtemps parmi les affections d'origine miasmatique, la fièvre aphteuse a été toujours considérée comme l'une des maladies les plus facilement contagieuses.

Depuis longtemps aussi l'expérience avait démontré que le virus siégeait principalement dans le liquide des aphtes et qu'il était facile d'obtenir la transmission par l'inoculation de ce produit.

La nature du contage ne pouvait être aussi facilement établie. A l'hypothèse dogmatique du miasme, on essaye de substituer un agent déterminé. Inspiré par les recherches de Hallier, Spinola (1870) tend à admettre que l'*oïdium albicans*, constaté par Fleming à la surface des cicatrices aphteuses, est la cause déterminante de la maladie. Bender, Hadinger, rééditent cette opinion en interprétant différemment l'origine du parasite. Klein a isolé récemment un streptocoque, cultivable sur le sérum gélatinisé, qu'il a cru être spécifique de la maladie ; toutefois rien n'est venu confirmer depuis cette découverte et, si l'on peut affirmer que la fièvre aphteuse est une maladie microbienne, la démonstration de l'agent de la contagion est encore à donner.

§ 1. — Espèces pouvant contracter la fièvre aphteuse.

La maladie atteint principalement les ruminants domestiques : les bovidés, le mouton, la chèvre, sont contaminés avec une facilité extrême, et les épizooties prennent toujours un développement considérable. Le porc vient à peu près sur la même ligne quant à sa prédisposition spécifique.

Beaucoup d'autres espèces herbivores sont encore aptes à être infectées : le buffle, le chameau, le cerf, le chevreuil, le chamois, le lama, la girafe, l'antilope, l'auroch, etc. Ils paraissent tous aussi fortement prédisposés que le bœuf, et on n'observe chez eux aucune immunité individuelle.

On a dit que le cheval, le chien, le chat, pouvaient contracter la fièvre aphteuse ; mais il y a des réserves à faire à ce sujet et, dans tous les cas, ces espèces présentent à l'infection une résistance considérable, sinon absolue.

Enfin l'homme peut être contaminé, soit par inoculation directe, soit par l'intermédiaire de produits animaux virulents.

§ 2. — Étude clinique de la fièvre aphteuse des animaux.

Dans toutes les espèces de ruminants et chez le porc, la fièvre aphteuse se traduit par des symptômes très comparables, et les quelques variations observées sont dues plutôt à la rapidité de l'évolution ou à la gravité des lésions qu'à des influences spécifiques.

La marche de la maladie est celle des fièvres infectieuses éruptives. Une période d'invasion, précédant toute manifestation locale, est marquée par une élévation de la température et une réaction fébrile intense, de la tristesse, de l'inappétence, etc.

L'éruption apparaît deux ou trois jours plus tard ; elle est précédée par de l'hyperesthésie des parties qui doivent en être le siège ; les symptômes qui la traduisent sont variables suivant les diverses localisations.

A la bouche, elle est précédée par des signes de stomatite intense, la salivation est abondante et, la déglutition devenant douloureuse, le liquide s'écoule abondamment ; le mufle et les ailes du nez sont secs et douloureux. Des ecchymoses existent en divers points, rapidement suivies de l'apparition à leur niveau de vésicules (aphtes) irrégulières, blanches ou jaunâtres, bientôt ouvertes par les frottements. Elles siègent surtout à la face interne des lèvres, sur le bourrelet maxillaire, sur le frein de la langue, sur le mufle et sur la pituitaire.

Si la conjonctive est affectée, on observe du larmoiement, de la photophobie ; quelques aphtes évoluent sur le bord ciliaire des paupières. Quant aux localisations sur les autres muqueuses, celles de l'anus et de la vulve, elles ne s'accompagnent d'aucun symptôme spécial.

En dehors de ces localisations sur les muqueuses, l'éruption aphteuse se fait aussi sur certaines surfaces cutanées ; dans l'espace interdigité, où elle siège fréquemment, l'éruption produit au début une douleur très vive, rendant l'appui pénible pour peu qu'elle soit confluente ; ces symptômes persistent en raison des traumas auxquels est exposée la région.

Les aphtes s'observent fréquemment sur les mamelles, et les trayons sont particulièrement affectés; en ces points et sur le périnée les aphtes peuvent évoluer entièrement, sans être déchirés par des frottements ou des traumatismes, et il est possible d'étudier leurs caractères.

Au début, on observe une simple ecchymose, ou, si l'éruption doit être confluente, une tache plus ou moins étendue, tuméfiée et douloureuse.

En un ou deux jours l'épiderme pâlit, en même temps qu'il se sépare des tissus sous-jacents; peu à peu une vésicule est constituée, remplie et bientôt distendue par un liquide d'exsudation. Les aphtes sont irréguliers dans leur forme et dans leurs dimensions, isolés ou confluents; on n'observe à leur pourtour aucun bourrelet dermique.

La pellicule d'enveloppe éclate sous la pression et laisse écouler un liquide le plus souvent séreux, limpide, parfois troublé par la présence de quelques globules de pus.

Le fond de la phlyctène est d'un rouge vif, finement granuleux; il sécrète un liquide séreux qui se dessèche à sa surface et, si la suppuration n'est pas provoquée et entretenue par une cause quelconque, la petite plaie se cicatrise très rapidement.

En outre de ces localisations ordinaires, les aphtes évoluent aussi sur toute la muqueuse digestive; localisés au pharynx et à l'œsophage, ils déterminent une dysphagie complète dont les conséquences sont très graves chez les ruminants; étendus à la caillette et à l'intestin, ils causent une gastro-entérite intense, terminée par la mort dans la majorité des cas. Sur la muqueuse respiratoire l'évolution est très exceptionnelle; elle est suivie toujours de bronchites ou de pneumonies lobulaires très graves.

La confluence de l'éruption en quelque point que ce soit peut avoir de graves conséquences; dans la bouche, il se produit des ulcérations profondes, entretenues par le séjour des aliments à leur contact; aux mamelles, elle produit l'inflammation du parenchyme avec toutes ses conséquences; aux pieds, elle est une cause de suppuration persistante suivie de gangrène locale et de la chute possible des onglons.

Diagnostic. — On ne peut guère confondre la fièvre aphteuse qu'avec le cow-pox; encore le diagnostic différentiel est-il presque toujours très facile. L'aphte, avec ses caractères indiqués déjà, diffère complètement de la pustule du cow-pox; celle-ci, régulièrement arrondie, constituée par un petit cercle induré plus ou moins saillant avec une dépression centrale; celui-là irrégulier dépourvu de bourrelet basilaire et jamais ombiliqué.

Certaines éruptions mal étudiées encore et dites faux cow-pox simulent par contre la fièvre aphteuse; mais elles sont assez rares et, circonstance qui aide beaucoup au diagnostic, elles se présentent soit à l'état sporadique, soit sous la forme d'enzooties très limitées.

§ 3. — Étiologie et pathogénie de la fièvre aphteuse.

La fièvre aphteuse procède exclusivement de la contagion, et, bien que l'on ne connaisse pas exactement encore la nature de l'agent virulent, on peut suivre dans cette étude la même marche que pour les autres affections microbiennes.

I. **Étude de la virulence**. — Le liquide contenu dans les phlyctènes, en quelque point qu'elles évoluent, renferme à peu près exclusivement le virus. Les propriétés infectieuses sont étendues à toutes les sécrétions qui peuvent être souillées par la matière virulente après la déchirure de l'aphte ; le jetage, la salive, la chassie, deviennent ainsi des véhicules possibles de la contagion.

La virulence du lait des animaux aphteux a été longuement discutée. Alors que des faits d'observation très précis tendaient à faire admettre ses propriétés infectieuses, d'autres en grand nombre semblaient établir la non-virulence, et tous étaient également incontestables. Ces dissidences sont explicables aujourd'hui : le lait recueilli purement dans la mamelle n'est jamais virulent, mais il le devient, comme le jetage et la salive, par son mélange avec le contenu des aphtes voisins. Cette souillure est presque inévitable dans les cas d'éruption sur les mamelles, les aphtes étant déchirés pendant la mulsion, et elle est d'autant plus imminente que les aphtes occupent l'extrémité même des trayons et qu'ils pénètrent dans le canal excréteur.

La virulence du sang admise par Spinola n'a jamais été constatée depuis, non plus que celle des autres liquides organiques.

Le virus paraît être très actif, car des dilutions étendues peuvent déterminer l'infection, même chez des espèces peu prédisposées : le lait conserve ainsi, sous une grande masse, des propriétés infectantes, s'il est souillé par le liquide virulent des vésicules.

II. **Modes de contagion**. — C'est par cohabitation que s'effectue le plus souvent la transmission de la fièvre aphteuse d'animal à animal; elle s'exerce par l'intermédiaire de fourrages souillés par la bave virulente et ingérés par les voisins d'étable, par les seaux ou les abreuvoirs communs aux animaux. Elle s'opère facilement par les litières, également souillées par la bave ; les érosions produites par les brins de paille chargés de virus inoculent le contage dans l'espace interdigité pendant la station, aux mamelles et sur la muqueuse vulvaire pendant le décubitus.

Un mode de transmission fréquent chez les bêtes laitières consiste en l'inoculation des produits virulents sur les trayons par les personnes chargées de la traite ; celles-ci souillent leurs mains du virus dans le cas de localisation sur les trayons et elles inoculent aux mêmes points les bêtes restées saines.

Dans cette dernière localisation, les jeunes animaux sont infectés par inoculation directe à la bouche s'ils sont laissés avec les mères, et aussi par le lait s'ils sont isolés, toutes les fois que celui-ci n'est pas recueilli avec des précautions suffisantes pour éviter son mélange avec le virus.

La contagion peut encore être moins immédiate : le séjour des animaux dans les locaux infectés par des malades, le transport dans des wagons infectés, l'ingestion de fourrages souillés et transportés ensuite, le séjour dans des pâturages ou le passage sur des routes contaminées, suffisent à provoquer la maladie. La vitalité de l'agent virulent et la facilité extrême de sa dissémination multiplient les conditions de ces modes possibles d'infection et font de la fièvre aphteuse l'une des contagions les plus subtiles et les plus certaines.

III. **Réceptivité**. — La fièvre aphteuse ne s'observe à l'état épizootique que chez les ruminants et chez le porc. Les premiers sont éminemment aptes à l'infection et il n'est guère d'animaux qui échappent parmi ceux qui ont été exposés à la contagion. Les bovidés, les moutons et les chèvres jouissent d'une réceptivité à peu près semblable. Le porc vient aussitôt après avec quelques différences d'aptitude individuelle.

La contagion de la fièvre aphteuse au cheval, signalée par quelques vétérinaires allemands et admise par la plupart, n'est nullement démontrée, et il ressort de l'examen de certaines descriptions cliniques que la maladie observée n'était autre qu'une localisation buccale de horse-pox. Si la transmission ne peut être niée d'une façon absolue, elle doit être considérée comme tout à fait exceptionnelle.

On peut formuler les mêmes restrictions en ce qui concerne l'infection du chien, du chat et celle des oiseaux, à la suite d'ingestion de débris ou de lait virulents.

IV. **Pathogénie**. — La pénétration du virus dans l'organisme est très facile ; il suffit de le porter sur une muqueuse et d'exercer un léger frottement pour obtenir à coup sûr l'inoculation.

Celle-ci est déterminée par les érosions les plus superficielles des téguments dues à l'action des aliments ligneux et des litières. Peut-être le virus desséché peut-il être porté directement dans les voies respiratoires par les poussières inhalées.

La période d'incubation est toujours très courte ; deux à six jours après l'inoculation les premiers symptômes apparaissent et l'éruption se manifeste. Celle-ci est localisée principalement au niveau des points d'inoculation et la répartition des lésions permet se préjuger du mode de contamination. La muqueuse buccale est envahie en cas de transmission par les aliments ; les aphtes occupent les espaces interdigités et la région coronaire si l'inoculation est due aux litières ; ils siègent sur les trayons dans les cas où le virus est apporté par les mains des trayeurs. Les jeunes infectés par le lait virulent succombent à une éruption sur la muqueuse gastro-intestinale.

On ne possède aucune donnée précise sur le mode d'évolution du contage aphteux dans l'organisme infecté, non plus que sur son action sur les tissus. Il est établi seulement que la maladie peut récidiver après un temps assez court et un même animal présenter deux ou trois atteintes successives dans la même année; mais le terrain paraît profondément modifié par la première évolution, et les dernières attaques sont toujours bénignes.

§ 4. — Prophylaxie de la fièvre aphteuse.

Relativement peu grave quant à la conservation de la vie des animaux, la fièvre aphteuse est, au point de vue économique, la plus désastreuse de toutes les maladies infectieuses qui frappent le bétail des pays de l'ouest de l'Europe.

La maladie persiste à l'état enzootique en divers points, puis, brusquement et à des intervalles à peu près réguliers, elle diffuse avec une rapidité telle que toute une contrée se trouve envahie en quelques mois, peu de localités restant indemnes et tous les animaux étant frappés dans celles qui sont atteintes. L'éclosion de ces grandes épizooties est périodique et il semblerait que leur apparition fût réglée par quelque loi mystérieuse.

Dans la seconde moitié de ce siècle, toute l'Europe est frappée dans les années 1845-46, 1855-57, 1862, 1869, 1871-74, 1875-77, 1883-84. En 1871, 700 000 têtes de bétail sont contaminées en France et en Angleterre (mortalité $\frac{2}{100}$). 200000 bêtes sont atteintes dans le duché de Bade et le Wurtemberg en 1872, — dont 50000 pour le Wurtemberg avec 1 500 morts (mortalité $\frac{3}{100}$); 500 000 en Prusse, 60 000 en Autriche, 100 000 en Bavière en 1886. En 1884, il n'est pas un des départements français qui n'ait été visité par la fièvre aphteuse.

C'est par dizaines de millions que se chiffrent les pertes occasionnées par la mortalité, et plus encore par les altérations persistantes que la maladie laisse après elle, par les frais de traitement, l'arrêt des transactions, etc.

On ne peut espérer enrayer ces épizooties que par l'organisation réelle d'un service sanitaire national et international, appliquant les mesures prophylactiques, théoriquement suffisantes, qui sont édictées par les lois sanitaires.

Certaines dispositions telles que l'interdiction des importations provenant de pays infectés, la désinfection du matériel de transport, la suppression momentanée des foires et des marchés..... peuvent donner quelques garanties et protéger un pays ou une région, à cette condition expresse que leur application soit rigoureusement surveillée.

Il est possible de combattre efficacement l'épizootie : une police sanitaire rigoureuse doit arriver à localiser l'affection et la diffusion du contage n'est pas si imminente que l'on ne puisse espérer préserver la plupart des étables dans les localités envahies.

Tous les détails de l'application de ces mesures sanitaires ont été savamment codifiés en France ; malheureusement, on n'a pas réussi encore à en obtenir la stricte application.

§ 5. — **Transmission à l'homme** (1).

La contagiosité de la fièvre aphteuse des animaux à l'homme, affirmée pour la première fois par Michel Sagar, en 1765, est aujourd'hui complètement démontrée.

A diverses reprises les médecins et les vétérinaires ont observé et signalé la coexistence d'épizooties et d'épidémies aphteuses, et si ces constatations n'ont qu'une valeur probante relative, elles constituent une présomption en faveur de la contagiosité. De plus, des observations assez nombreuses ont été recueillies et quelques-unes d'entre elles sont d'une précision telle qu'elles possèdent la valeur d'une démonstration expérimentale L'homme peut être contaminé, soit à la suite d'inoculation directe du virus pur, soit par l'ingestion de matières rendues virulentes, et notamment par le lait des animaux atteints.

En 1834, trois vétérinaires prussiens, Hertwig, Mann et Villain, expérimentent sur eux-mêmes l'action du lait provenant de vaches atteintes de fièvre aphteuse grave. Pendant quatre jours, chacun ingéra un quart de litre de lait.

Dès le second jour de l'expérience, l'un d'eux fut pris d'une fièvre légère et de céphalalgie, avec sensation de prurit aux mains et aux doigts ; cinq jours après, des aphtes apparaissaient sur toute la muqueuse de la langue, de la face interne des joues et des lèvres et sur les mains et les doigts. Mêmes accidents chez les deux autres expérimentateurs : fièvre et éruptions aphteuses dans la bouche, mais les mains ne sont pas atteintes.

Bircher, médecin suisse, en 1872, contracte une éruption aphteuse localisée à la bouche pour avoir bu du lait provenant de chèvres affectées de la maladie. Il constate des accidents de même nature chez plusieurs personnes en rapport avec ces animaux.

En 1873, Boulay (2), vétérinaire à Avesnes, observe la transmission

(1) V. Delest, *Possibilité de la transmission de la fièvre aphteuse à l'homme par l'espèce bovine*. Thèse de Paris, 1881. — David, *La stomatite aphteuse et son origine*. Archives gén. de méd. 1887. — Proust, *Transmission de la fièvre aphteuse à l'homme*. Revue d'hygiène, 1888.

(2) Boulay, *Transmission de la fièvre aphteuse à l'homme*. Recueil de méd. vét. 1873, p. 577.

dans les conditions suivantes : « Un garçon de ferme qui soignait des bœufs malades de la cocotte, portait à l'une de ses mains une plaie récente ; la bave virulente fut inoculée par cette voie, car ce garçon ne prit aucune précaution pour mettre la plaie de sa main à l'abri de ce liquide. — Une tuméfaction s'ensuivit, marchant de bas en haut et envahissant jusqu'au corps. La bouche devint le siège d'une éruption aphteuse confluente et d'une abondante salivation. Les ongles des pieds se décollèrent par le même mécanisme que les ongles de l'espèce bovine, et finirent par se détacher complètement. »

Collin (1), vétérinaire à Bulgnéville (1876), contracte la fièvre aphteuse avec localisation buccale après avoir visité des animaux malades. Il pense que l'inoculation s'est produite par le contact des lèvres avec la main chargée de bave virulente.

En 1880, le docteur Mathieu (2), de Saint-Rémy, observe une stomatite aphteuse chez un marchand de bestiaux qui avait examiné de nombreux animaux affectés, leur introduisant sa main dans la bouche, sans prendre le soin de se laver après ces explorations.

A la même époque M. Heu (3), vétérinaire à Chaumont-en-Vexin, signale un fait d'inoculation chez un marchand de peaux, blessé au doigt en dépeçant un veau mort de la fièvre aphteuse. Une fièvre intense se déclara ; l'épiderme du doigt et de la main fut soulevé par de larges ampoules.

Demme (4) rapporte qu'en 1883 deux jumeaux nourris avec le lait d'une chèvre atteinte de fièvre aphteuse furent pris d'une fièvre intense, avec vomissements et dysphagie, suivie d'une éruption vésiculeuse sur la muqueuse buccale et la cloison des fosses nasales. L'un des malades succomba le sixième jour, l'autre guérit.

La même année, Esser (5) constate une stomatite sur un vétérinaire qui avait soigné, trois jours auparavant, des vaches atteintes de fièvre aphteuse ; les renseignements très précis qu'il recueille établissent que le malade avait essuyé ses mains souillées par le liquide des aphtes avec son mouchoir placé ensuite devant sa bouche pour se garantir du froid.

Zürn (1887) relate deux observations de transmission, l'une à un enfant pas l'ingestion de lait non bouilli, l'autre à un bouvier adulte inoculé par une plaie de la main.

M. Chauveau a observé une épidémie de stomatite aphteuse dans un

(1) Collin, *Recueil de médecine vét.*, 1876, p. 771.
(2) Mathieu, *Recueil de médecine vét.*, 1881, p. 21.
(3) Heu, *Transmission de la fièvre aphteuse à l'homme.* Recueil de méd. vét., 1880.
(4) Demme, Wiener med. Blat. 1883-I.
(5) Esser, *Vergiftung durch Milch au Maul-und-Klauenseuche leidende Ziege.* Preuss. Mitth, 1883, p. 9.
Esser, Mehrdorf u. Buhrmann, *Die Uebertragbarkeit der Maul und Klauenseuche auf Menschen.* Berl. Arch. 1885, p. 91.

pensionnat de Lyon, où l'on consommait du lait provenant de vaches affectées de fièvre aphteuse (Proust).

De véritables épidémies ont été observées, semble-t-il, à la suite de l'ingestion de lait virulent, et bien que les faits signalés ne soient pas à l'abri de toute critique, ils peuvent être rapprochés des précédents.

M. Hulin (1), de Louvain, observe, en 1872, une épidémie de fièvre aphteuse dans la commune de Vieux-Héverlé ; les enfants sont particulièrement frappés, tous présentent des phlyctènes aux mains ou aux pieds, quelques-uns succombent à une localisation laryngienne. « La fièvre aphteuse régnait dans le pays depuis plusieurs mois, presque tous les bestiaux avaient été atteints, et beaucoup de veaux avaient succombé. »

En Angleterre, plusieurs épidémies coïncidant avec des épizooties aphteuses ont été relevées.

A Beecles, 100 personnes présentèrent une éruption vésiculeuse de la bouche après ingestion du lait de vaches malades. A Bexhill on compte 13 malades après consommation de lait non cuit.

A Douvres, en 1884, 205 personnes furent affectées d'aphtes dans la bouche et dans la gorge, et l'enquête démontra que toutes consommaient le lait d'une ferme dont les vaches étaient atteintes de fièvre aphteuse.

A ces observations, choisies parmi les plus probantes, d'autres pourraient être ajoutées encore en faveur de la contagiosité, et il est certain qu'un grand nombre d'observations n'ont pas été publiées en détail. D'après M. Viseur, d'Arras, la transmission à l'homme de la « maladie des vaches » est un fait très commun. « A l'heure qu'il est, écrivait M. Boulay d'Avesnes, en 1876, tout le monde admet la contagion de la cocotte. Dans notre arrondissement, le nombre des personnes contaminées représente un chiffre très élevé. Il n'y a pas un village où l'on ne puisse citer une famille ayant été aux prises avec la fièvre aphteuse. Dans ce pays, tous les médecins ont traité la cocotte sur l'espèce humaine, et je suis prêt à fournir maints exemples démontrant qu'il ne peut y avoir l'ombre d'un doute à l'égard de la contagion. » A la suite de l'épizootie européenne de 1886, plusieurs cas de transmission à l'homme furent aussi signalés dans les rapports des vétérinaires allemands.

Une conclusion absolue peut être formulée d'après ces faits positifs : *la fièvre aphteuse est transmissible des animaux à l'homme.*

Mais les faits négatifs accumulés conservent toute leur valeur dès qu'il s'agit d'apprécier l'étendue des dangers de la contamination. Jus-

(1) Hulin, *La maladie aphteuse des animaux et sa transmission à l'espèce humaine*, 1873.

qu'à ces dernières années, la grande majorité des médecins et des vétérinaires croyaient à la non-contagion ; tous avaient vu les personnes les plus exposées échapper à l'infection, alors que la conviction de l'innocuité faisait négliger toute précaution. En 1876, à la suite de l'épidémie anglaise d'Eagley, le ministère de l'agriculture adressait aux vétérinaires français un questionnaire très précis relatif à la contagion de la fièvre aphteuse à l' homme ; à la première question : « La fièvre aphteuse est-elle susceptible de se transmettre à l'espèce humaine ; connaissez-vous des exemples de transmission accidentelle ? » presque tous répondirent par la négative.

L'enquête faite en Suisse, en 1872, par le professeur Pütz, avait donné déjà des résultats à peu près semblables. A Paris, la fièvre aphteuse a sévi fréquemment sur les animaux amenés aux concours généraux ; une grande partie du lait était consommée sur place sans que jamais des accidents aient été signalés. Enfin un fait reste acquis : la fièvre aphteuse frappe, en certaines années, plusieurs centaines de mille têtes de bétail en rapport constant avec des milliers d'individus, et la maladie est exceptionnelle chez l'homme.

Toujours à craindre, la contamination est donc loin d'être imminente ; quelque interprétation que l'on en donne, il est certain que l'organisme humain constitue un terrain peu favorable à l'évolution du virus aphteux et que celui-ci ne peut y évoluer que dans certaines conditions à déterminer.

Bien que tous les modes de contamination puissent être rapportés à l'inoculation du virus, on peut distinguer deux modes de transmission de la maladie à l'homme : l'un par pénétration directe de contage, par effraction ou par des surfaces absorbantes, l'autre consécutif à l'ingestion de lait virulent.

L'*inoculation directe*, spécialisée déjà aux personnes qui sont en contact avec les animaux, doit être assez rare ; malgré la fréquence de la maladie chez les bêtes bovines, on ne signale que peu d'exemples de contagion. Le virus pénétrerait surtout par des plaies ou des éraillures cutanées, des crevasses, etc., pendant la traite lors d'éruptions sur les trayons, en pratiquant l'examen de la bouche, ou par l'intermédiaire de matières souillées par des produits virulents.

La *contamination par le lait* est de beaucoup la plus efficicace. Toujours le lait provenant d'animaux aphteux est dangereux, non parce qu'il est virulent par lui-même, mais parce qu'il est presque inévitablement mêlé à des matières virulentes. Recueilli purement, ou pris directement dans la mamelle, le lait n'est pas virulent ; c'est pendant la traite qu'il est mélangé au contenu des aphtes qui presque toujours évoluent sur les trayons des bêtes laitières, souvent à l'extrémité de ceux-ci où ils obstruent le canal. Il est aumoins probable, — car des expériences précises manquent encore sur ce point, — qu'une faible partie du con-

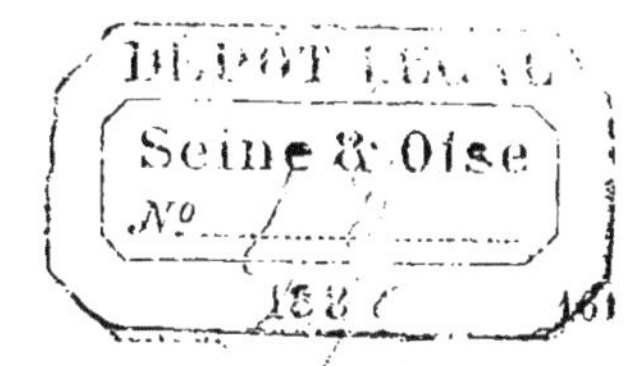

tenu des aphtes suffit à rendre virulent une grande quantité de liquide: le lait de tous les animaux d'une même étable, et parfois d'un même village, se trouvant mélangé, on prévoit quelle peut être la diffusion de l'infection.

La prophylaxie de la contamination de l'homme par le virus aphteux est assez simple : on devra préconiser toutes les mesures propres à éviter l'inoculation directe, éviter la souillure des plaies et celle des muqueuses, recommander le lavage des mains avec des solutions antiseptiques, etc.; d'un autre côté le lait de vache ou de chèvre ne devra être consommé qu'après ébullition. Cette dernière précaution, toujours utile, deviendra nécessaire lors d'épizooties aphteuses.

Un moyen de prévention indirect serait l'interdiction de la mise en vente du lait cru provenant d'animaux infectés; l'utilisation restant possible à des conditions déterminées. La gravité de cette mesure au point de vue économique a empêché jusqu'ici son inscription dans la loi sanitaire.

Quant à la viande des animaux aphteux, elle n'est jamais insalubre.

ARTICLE VII. — TRICHINOSE.

La trichinose est une affection parasitaire due à la présence de la trichine dans l'organisme, et surtout dans les muscles, de l'homme et des animaux.

En 1835, J. Paget et R. Owen trouvaient dans les muscles de l'homme un nématode parasite qui reçut d'Owen le nom de *trichina spiralis* : cette découverte était plusieurs fois confirmée pendant les années suivantes, en Angleterre et en Allemagne, sans qu'aucun des observateurs soupçonnât toutefois que la présence de la trichine pût déterminer un état morbide quelconque.

Dix ans plus tard, Herbst et Gurlt signalent la trichine chez le chat, et Leidy de Philadelphie la trouve dans un jambon de porc en 1847.

Les opinions les plus diverses étaient alors émises quant à l'origine et à la nature du parasite, et les helminthologistes von Siebold et Dujardin considèrent la trichine comme une forme jeune, fourvoyée, arrêtée dans son évolution. Vers 1850, la question entre dans une voie nouvelle : Herbst obtient l'infestation du blaireau par l'ingestion des muscles d'un chien trichiné; Virchow et Leuckart constatent le développement de la trichine dans l'intestin du chien. Enfin, en 1860, Zenker, de Dresde, trouve à l'autopsie d'une jeune fille les muscles farcis de trichines non enkystées, et il constate la présence des mêmes parasites dans le canal intestinal. L'enquête faite sur les circonstances de la mort lui permet d'établir que les premiers symptômes se sont montrés après l'ingestion de viande provenant d'un porc suspect, et aussi que d'autres personnes ont éprouvé des malaises assez graves dans les mêmes circonstances. Poursuivant ses recherches, Zenker retrouve des débris de la viande soupçonnée, et ceux-ci sont remplis de trichines enkystées. Le cycle évolutif de la trichine était trouvé ; une maladie nouvelle était classée. « Découverte considérable quant à ses résultats, dit Cobbold, et qui devait donner à la médecine sanitaire une immense impulsion. »

La découverte de Zenker est l'origine de nombreux travaux qui éclairent de la façon la plus complète la biologie du parasite ; dès ce moment les observations d'épidémies de trichinose se multiplient. Il devenait possible d'établir une prophylaxie de l'affection, et si les mesures de police sanitaire ont été impuissantes jusqu'ici à faire disparaître la maladie des pays envahis, elles ont au moins diminué de beaucoup les dangers de l'infection.

§ 1. — Histoire naturelle de la trichine.

La trichine est un ver nématode, ovovivipare, vivant à l'état adulte dans l'intestin de divers mammifères, et à l'état larvaire dans les muscles des mêmes hôtes. Le cycle évolutif de la trichine est très simple : les larves, enkystées dans les muscles d'un hôte quelconque, du rat ou du porc par exemple, étant ingérées en même temps que leur habitat par un autre animal : rat, porc, homme, etc., arriveront dans l'intestin de celui-ci, seront mises en liberté et achèveront là leur évolution. En trois à quatre jours, les larves sont devenues des adultes sexués ; ceux-ci s'accouplent aussitôt et six à sept jours après l'infestation la ponte commence. En cinq ou six semaines, durée moyenne de sa vie, chaque femelle donne dix à quinze mille larves, et celles-ci, libres dans l'intestin, pourront, grâce à leur ténuité, en pénétrer les parois, être emportées par les courants lymphatiques ou sanguins ou progresser dans les espaces conjonctifs.

Arrivée par une voie quelconque dans les muscles la larve s'enkyste en un point et y végète jusqu'à ce que les circonstances lui permettent d'achever à son tour l'évolution commencée.

La *trichinose* a été constatée ou obtenue expérimentalement chez la plupart des mammifères ; l'infestation est facile chez le rat, le porc et l'homme ; viendraient ensuite, par ordre d'aptitude, la souris, le cobaye, le lapin, et, tout à la fin de la série, le chien, le cheval, le bœuf. On a signalé un cas d'infection chez le chat (1), et Johne a trouvé un ours et un sanglier trichinés au jardin zoologique de Dresde (2).

Chez les oiseaux, la trichine ingérée se développe dans l'intestin, mais les larves produites ne peuvent s'enkyster dans les muscles ; chez

(1) Güttlich, *Trichinose bei einer Katze*. Preuss. Mith. 1881, p. 83.

(2) Johne, *Ueber trichinose eines Bären und eine Wildschweine*. Sachs. Bericht, 1885, p. 72.

les vertébrés à sang froid, les trichines ne produisent aucune altération et elles traversent l'intestin sans se modifier. En somme, la trichine se perpétue dans trois espèces : le rat, le porc, l'homme; le rat constituant sans doute le foyer permanent de l'infection, le porc servant d'intermédiaire pour la contamination de l'homme.

L'étude de la trichinose du porc présentera donc pour l'hygiéniste un intérêt tout particulier; c'est au porc, source presque exclusive de la trichinose humaine, que pourront être appliquées les mesures sanitaires préventives.

§ 2. — Étude de la trichinose du porc.

I. **Symptômes.** — Des troubles intestinaux se manifestent peu après l'ingestion des matières trichinées (trichinose intestinale); ils sont dus à l'irritation causée par la présence des parasites et à la pénétration des larves à travers les parois de l'intestin. On observe de la tristesse, de l'inappétence, des grincements de dents, une diarrhée intense et persistante; le dos est voussé, le ventre retroussé et douloureux à la palpation.

Huit à quinze jours plus tard apparaissent les premiers signes de la *trichinose musculaire* : les membres sont raides, les masses musculaires endolories, les mouvements hésitants, la mastication est gênée; la voix devient rauque; enfin des œdèmes se produisent en différents points. La mort est la terminaison habituelle dans les formes très graves. Mais le plus souvent le nombre des parasites arrivés dans les muscles est beaucoup moindre et l'infection reste localisée à certains groupes; les symptômes deviennent dans ce cas très vagues, ils passent inaperçus le plus souvent et les malades se rétablissent peu à peu.

Le *diagnostic*, possible lors d'infection grave, généralisée, deviendra très difficile si les lésions sont peu étendues et la maladie sera méconnue presque toujours.

II. **Anatomie pathologique.** — Au début, pendant la période de trichinose intestinale, on constate des lésions d'entérite et de péritonite. Dans le liquide intestinal se trouvent des trichines adultes et des embryons; les mâles adultes ont une longueur de 1,5 millimètre, les femelles mesurent 3 à 4 millimètres environ. Un peu plus tard, la trichinose est devenue exclusivement musculaire; les parasites se rencontrent surtout dans les muscles qui sont riches en fibres tendineuses ou aponévrotiques et au voisinage de celles-ci, les larves de la trichine s'arrêtant là où elles éprouvent une résistance mécanique de la part des tissus ; soit qu'entraînées par les courants circulatoires elles arrivent dans des capillaires trop étroits, soit que, progressant par fouissement dans le tissu cellulaire, elles ne puissent surmonter la résistance des parties densifiées. Les piliers du diaphragme, les muscles du larynx, les coccygiens, la langue, les muscles du cou sont les lieux d'élection de la trichine. Le parasite arrivé dans le tissu conjonctif interfasciculaire se recourbe, se creuse une logette en refoulant les parties voisines et détermine une irritation qui aboutit à la formation d'une membrane kystique périphérique.

Au microscope, le kyste trichineux se présente sous la forme d'une vésicule ovoïde, de 300 à 500 μ de longueur, allongée entre les faisceaux musculaires, contenant un ou plusieurs parasites. Ceux-ci, d'une longueur de 1 millimètre environ, se montrent le plus souvent enroulés en spirale. Les kystes restent pendant plusieurs mois intacts, puis ils subissent successivement les dégénérescences granulo-graisseuse et calcaire et, vers le quinzième mois environ, la calcification est complète. Il est cependant à cette règle de nombreuses exceptions et la vitalité de la trichine peut persister pendant un temps beaucoup plus long.

Le nombre des kystes chez un même animal est certainement très variable et l'on ne peut qu'en donner une idée assez vague. Leuckart l'a estimé dans un cas à 30 millions, à raison de 1200 kystes par gramme de viande; Cobbold l'a fixé à 100 millions dans un autre ; Colin, dont les calculs paraissent plus précis, l'évalue à 5 millions dans la trichinose grave.

III. **Étiologie**. — L'ingestion des trichines, à un stade évolutif quelconque, est la cause exclusive de la trichinose. Le porc doit à un mode d'alimentation très varié d'être plus que tout autre animal exposé à l'infection; il pourra être ainsi contaminé par des débris musculaires ou par des excréments infestés provenant du rat, d'un autre porc ou de l'homme.

La dernière de ces causes est tout exceptionnelle puisqu'elle présuppose à la fois la trichinose intestinale de l'homme, et l'ingestion par le porc d'excréments contenant ou des trichines sexuées ou des embryons. La contamination du porc par le porc est plus fréquente ; elle peut s'opérer à la fois par les déjections et par l'ingestion de chair trichinée, les éleveurs faisant volontiers consommer aux survivants la chair des animaux morts.

La source de beaucoup la plus commune est à coup sûr la transmission du rat au porc, mais alors que la trichinose du porc est restée jusqu'ici localisée à certains pays, celle du rat a été constatée un peu partout. L'Amérique du Nord et l'Allemagne, foyers principaux de l'infection, tiennent la tête quant à la proportion des rats trichinés ; la première avec une moyenne très approximative de 50 pour 100, la seconde avec une moyenne de 5 à 20 pour 100(1). A Paris, Vulpian et Laboulbène

(1) A l'abattoir de Berlin, en 1884, on tua par ordre un grand nombre de rats et tous furent trouvés trichinés. Sur 704 rats examinés provenant de diverses localités, Leisering a trouvé les trichines dans 8,3 p. 100 des cas ; la proportion était de 22,1 p. 100

ont observé la trichinose chez le rat d'égout, et Goujon l'a constatée cinq fois sur 72 animaux observés; par contre Mégnin ne l'a jamais rencontrée à Vincennes et dans les environs de Paris.

Les rats sont contaminés en consommant des viandes de porc trichinées, ou par des matières souillées de déjections infestées répandues dans les porcheries; mais la cause la plus efficiente de la propagation de la maladie est certainement l'ingestion des cadavres de rats trichinés par leurs congénères.

Le porc est infesté à son tour s'il consomme les rats trichinés, ou peut-être simplement après la souillure de ses aliments par les excréments des mêmes animaux, alors que ces matières contiennent des embryons (trichinose intestinale).

Vitalité des trichines. — L'étendue des dangers de l'infection par les trichines étant directement liée à leur résistance aux divers agents, il est indispensable d'être exactement fixé sur le degré de celle-ci.

Perroncito et Piana ont établi que les larves étaient tuées par une exposition de cinq minutes au moins à une température de 44 à 48°. Les expériences de Krabbe, Fjord, Leuckart, Perroncito et surtout celles de G. Colin, portèrent sur la résistance des trichines à la *cuisson*. Toutes ont démontré que l'ébullition, à cette condition qu'elle soit prolongée proportionnellement au volume des morceaux, détruit les parasites à coup sûr. Un morceau de 2 kilogrammes soumis à une coction d'une heure et demie, un autre de 4 kilogrammes après deux heures d'ébullition ont été entièrement stérilisés.

Les recherches de Vallin ont établi que si, comme l'avait indiqué Perroncito, les trichines arrivées récemment dans les muscles sont tuées vers 48°, elles résistent à une température de 56° lorsqu'elles sont complètement enkystées et qu'il est prudent d'exiger un minimum de 60°.

D'autre part, il faut tenir compte de l'élévation très lente de la température centrale des morceaux soumis à la coction. « Une cuisson de quatre heures au moins est nécessaire pour les pièces d'un poids inférieur à 6 kilogrammes; au-dessus il faut cinq heures, c'est-à-dire un peu moins d'une heure par kilogramme » (Vallin).

Le rôtissage sommaire serait insuffisant; seule la coction, telle qu'elle se pratique ordinairement pour la viande de porc, peut inspirer toute confiance et l'expérience suivante ne saurait justifier l'optimisme. « Une épaule de cochon, tenue à la broche devant un feu vif, pendant seize minutes seulement, fut complètement cuite et des hirondelles qui

chez les rats d'équarrissage, de 5,3 p. 100 chez les rats d'abattoir et de 0,3 p. 100 seulement chez les rats de provenances différentes.

A Boston, 40 rats pris dans une boucherie d'exportation furent trouvés tous trichinés; sur 50 animaux capturés à l'abattoir de la même ville 39 étaient infestés, soit une proportion de 76,47 p. 100.

en prirent les parties les plus centrales ne montrèrent aucune trichine vivante dans leur intestin. » (G. Colin.)

L'action du *froid* sur la trichine enkystée est moins nettement établie que celle de la chaleur. Leuckart a vu la viande trichinée rester nocive après avoir été maintenue pendant trois jours à une température de — 20 à — 25° C.; Kühn a constaté la même résistance après un séjour de sept semaines dans une glacière. Par contre, d'après Livon, Bouisson, Caillot de Poncy, Bouley et Gibier, une température de — 15 à — 20° suffirait à tuer la trichine en deux heures et demie environ.

L'influence de la *salaison* sur les trichines, d'une importance capitale quant à la police sanitaire, a été bien étudiée par G. Colin. « La salaison incomplète, effectuée depuis 6, 8, 10 jours, ne tue pas les trichines et ne leur ôte point la faculté de se développer dans l'intestin. La salaison complète les tue promptement dans les parties superficielles des morceaux plongés dans la saumure ou saupoudrés de sel, mais elle laisse encore pour longtemps les trichines vivantes dans les parties profondes. Après deux mois, le jambon n'a plus de trichines vivantes, même près des os ou dans les parties les moins saturées de sel; cependant dans les parties profondes, sur les jambons de grand volume qui n'ont pas séjourné un temps très long dans le sel, il reste des trichines vivantes, au moment où la pièce est sortie de la saumure, et ces trichines n'y meurent qu'à la longue, quelques semaines ou quelques mois après les plus superficielles, suivant le volume des pièces et la quantité de sel dont elles sont pénétrées. Ces résultats prouvent que la salaison tue assez promptement les trichines. Quinze jours suffisent pour celles des parties superficielles, six semaines pour celles des parties profondes. »

Ces conclusions dernières, confirmées par de nombreux expérimentateurs ne sont applicables qu'aux viandes qui ont subi la salaison complète, *fully-cured*, et on s'explique bien les résultats différents obtenus depuis. Ch. Girard et Pabst, Schmidt, Bouley, Johne, Duncker, Fourment, Neumann, Chatin, ont pu ainsi trouver des trichines vivantes dans des viandes de provenance américaine, sans doute incomplètement salées.

Colin avait aussi remarqué que « dans des saucissons, même faiblement salés, les trichines sont tuées déjà au bout d'une quinzaine de jours; elles le sont à toutes les profondeurs, et mieux encore que dans le jambon, à cause de la diffusion plus rapide et plus complète du sel dans toutes les parties de la masse. » On peut rapprocher ces résultats expérimentaux des constatations faites par Brouardel lors de l'épidémie d'Emersleben (1883) : l'ingestion d'un hachis salé trichiné, qui consommé le lendemain de l'abatage du porc causait la mort de 33 pour 100 des consommateurs, ne déterminait plus, six jours plus tard, que des accidents sans gravité.

Le *fumage* pratiqué à chaud détruit les trichines en vingt-quatre heures ; le fumage à froid les détruit en trois jours environ.

IV. Distribution géographique de la trichinose du porc. — L'Amérique est comme on l'a dit « la terre classique de la trichine » ; si des statistiques précises font défaut, on possède au moins des documents pouvant donner une idée de la fréquence de l'affection. D'après le conseil de santé de Chicago, sur les cinq millions de porcs expédiés dans cette ville en 1878, 8 pour 100 étaient trichinés. Billings, de Boston, en 1883, sur 9000 porcs examinés, trouvait 4 pour 100 de trichinés. Dans les envois de provenance américaine examinés à Hambourg de 1878 à 1888 on a constaté la trichine dans 1 p. 100 des cas; Chatin. en 1885, trouvait au Havre une proportion de 2 p. 100 ; à Amsterdam, en 1886, 1,6 p. 100 des porcs américains étaient trichinés.

En Europe, la trichinose sévit en permanence en Suède, en Russie, en Hollande et surtout en Allemagne. Certaines régions sont particulièrement atteintes et dans celles-ci de nouveaux foyers apparaissent chaque année. En Prusse, où la proportion est moindre de 1 pour 100, certains districts ont jusqu'à deux porcs trichinés sur 100 ; en 1883 on constatait l'infestation d'un porc sur 8 dans le cercle de Schroda.

La proportion des animaux infestés varie d'ailleurs en quelques années.

En 1881 on signalait :

A Posen	1 porc trichiné sur	140
A Bromberg	1 — —	223
A Kœnigsberg	1 — —	470
A Francfort	1 — —	538
A Breslau	1 — —	1738

En 1884 on trouve :

A Oppeln	1 porc trichiné sur	161
A Breslau	1 — —	217
A Posen	1 — —	219
A Kœnigsberg	1 — —	531

A Berlin, la proportion est toujours très élevée, à la fois en raison de la provenance des arrivages et de la perfection des recherches microscopiques.

Le nombre total des cas de trichinose constatés en Prusse ne peut être exactement connu, l'inspection n'étant pas partout obligatoire, mais les chiffres signalés donnent une idée très approximative de la fréquence de la maladie :

Années	Nombre des porcs examinés.	Nombre des porcs trichinés.	Proportion des trichinés.
1879	3,164,656	1938	1 sur 1632
1880	3,342,303	2284	1 — 1460
1881	3,118,780	1695	1 — 1839
1882	3,808,142	1519	1 — 2056
1883	4,248,767	2199	1 — 1932
1884	4,611,689	2264	1 — 1741
1885	4,421,208	2387	1 — 1852

On n'a constaté jusqu'ici que des cas isolés de la maladie en Espagne et en Italie. En France, le seul cas de trichinose du porc indigène qui ait été observé est celui qui a causé, en 1878, la petite endémie de Crespy-en-Valois.

§ 3. — Prophylaxie de la trichinose.

La prophylaxie de la trichinose, dans un pays non infesté comme la France, comporte deux ordres d'indications : 1° *éviter l'infestation des porcs indigènes ;* 2° *prohiber l'introduction et la consommation de viandes dangereuses.*

L'importance de la première de ces règles ressortira pleinement de ce fait que presque toutes les épidémies observées jusqu'ici chez l'homme ont été occasionnées par la consommation de porcs indigènes. Les épidémies allemandes de Calbe, de Blankenburg, de Hettstaedt, de Hedersleben, de Dresde, de Leipzig, de Posen, de Linden, d'Erfürt, etc., celles plus récentes d'Emersleben (Saxe) et du Vogtland saxon sont toutes d'origine autochtone. En Espagne, où quelques cas de trichinose étaient constatés en 1878 et en 1879, on découvrait la trichine sur des porcs indigènes. En France enfin, l'épidémie de Crespy-en-Valois, la seule qui ait été jamais signalée, était aussi d'origine autochtone.

Bien que des recherches précises manquent sur ce point, il est permis d'affirmer que la trichinose est extrêmement rare chez le porc dans notre pays. La preuve est fournie par ce fait que l'on n'a jamais observé qu'un seul cas de transmission à l'homme, et que celle-ci n'eût pas manqué de se produire plus souvent si la maladie était répandue ; jamais non plus la trichinose, dont le diagnostic est parfois assez facile, n'a été soupçonnée ni par les vétérinaires, ni par les éleveurs.

Il serait difficile de préciser la cause de cette précieuse résistance du porc indigène. La trichinose du rat constatée à Paris est-elle exceptionnelle en tout autre point ? ou bien faut-il attribuer cette immunité aux conditions de l'élevage du porc, conditions assez différentes de celles des pays infectés ? La question ne saurait être actuellement résolue ; mais le fait brut reste acquis : malgré l'absence de toute mesure sanitaire spéciale, la trichinose du porc est restée en France à peu près inconnue.

Ainsi se trouvent évités d'une façon presque absolue les dangers de la transmission sur place, du porc au consommateur, dangers d'autant plus imminents que la chair peut être consommée aussitôt après l'abatage, et que la viande fraîche entre dans diverses préparations destinées à être consommées crues.

D'autre part ce qui domine toute la question de la prophylaxie de la trichinose humaine, c'est l'influence de la *cuisson*, et les habitudes culinaires des habitants jouent un rôle capital dans la transmission. En

Allemagne, où la viande de porc est fréquemment consommée hachée, *fraiche* et *crue*, la trichinose trouve un terrain de prédilection ; en Hollande, où l'on apporte généralement plus de soin à la préparation des aliments, la trichinose humaine est plus rare, bien que les porcs du pays soient largement infestés (1) ; aux États-Unis on avait remarqué depuis longtemps déjà, que les colons allemands, qui ont conservé les goûts de leur pays, étaient surtout contaminés.

Cette influence du mode de préparation de la viande ressort plus évidente encore de l'histoire des épidémies allemandes. De 1869 à 1884, on observe en Saxe 91 épidémies de trichinose avec 2268 cas et 38 morts : toutes sont causées par des porcs de la région et dans les deux tiers des cas il est possible d'établir que l'infestation est consécutive à l'ingestion de hachis ou de saucissons crus. A Hettstaedt et à Bleicherode la trichinose est causée par des hachis consommés crus ; à Emersleben elle reconnaît une même cause : 403 personnes sont malades et 66 succombent.

Les chasseurs de la garnison de Braunsberg, dit Rohde, qui ont l'habitude d'étaler sur leur pain de la viande de porc crue hachée, sont très sujets à la trichinose.

Dans le district de Posen, où la trichinose du porc est beaucoup plus fréquente qu'en Saxe, la transmission à l'homme est rare parce que la viande est mangée très cuite, fortement salée ou fumée.

Il résulte de ces observations que les habitudes culinaires françaises constituent un préservatif précieux contre l'invasion de la trichinose ; alors que la viande du bœuf, et même celle du mouton, est souvent consommée très peu cuite, *saignante*, la viande du porc est toujours soumise soit à une ébullition prolongée, après salaison complète, soit à un rôtissage aussi très complet.

D'un autre côté le danger qui résulte de l'importation de viandes infestées est beaucoup moindre que celui qu'entrainerait la trichinose du porc indigène : la salaison, même insuffisante, une cuisson même très faible atténuent la vitalité des parasites et la nocuité diminue en raison même du temps écoulé depuis l'abatage du porc malade.

Lors de l'épidémie d'Emersleben, on a noté que des saucisses soumises à une cuisson de cinq minutes dans l'eau bouillante n'avaient produit aucun malaise chez les consommateurs et que les accidents étaient d'autant plus nombreux et plus graves que la consommation était plus rapprochée du moment où l'animal avait été abattu.

A priori, on pouvait prévoir déjà que le danger résultant de l'importation de viandes salées de provenance lointaine se trouverait très atténué et l'exactitude de ces prévisions a été entièrement confirmée par les faits.

Depuis que les viandes américaines sont importées en Europe on n'a jamais pu démontrer qu'elles aient causé un seul accident.

(1) Sur 1734 porcs trichinés trouvés en 1886 à Amsterdam, on comptait 875 hollandais, 851 américains et 8 allemands.

En France, la petite endémie de Crespy-en-Valois, la seule qui ait jamais été observée, était d'origine autochtone et les constatations faites au Havre par Chatin sur le degré d'infection des salaisons américaines ne font que confirmer dans l'idée de leur innocuité presque absolue.

En Allemagne, on n'a pu démontrer en aucun cas le rôle des viandes américaines dans la genèse des épidémies de trichinose et la répartition géographique de celles-ci est déjà très expressive à cet égard. D'après Virchow, la viande des porcs américains est sans danger, toujours les trichines sont mortes ou dans un état tel qu'elles ne sauraient déterminer l'infestation de l'homme; c'est aussi l'avis de Recklinghausen et de presque tous les inspecteurs : Hertwig et Pistor de Berlin, Reimers de Hambourg, Türck de Lubeck, Petri de Rostock, Pincus de Kœnigsberg, etc.

En Russie, tous les cas de trichinose humaine ont pu être rapportés à la contamination par des porcs européens; en Suisse, les quelques cas signalés étaient dus à des animaux importés d'Allemagne; en Espagne enfin, la maladie était reconnue aussi sur les animaux du pays lors des épidémies constatées.

Ce n'est pas à dire que les envois américains doivent être acceptés sans contrôle, il est démontré que la salaison *complète* supprime tout danger, qu'elle tue les trichines à coup sûr; on peut d'autant mieux exiger cette préparation parfaite qu'elle est indispensable à la bonne conservation de la viande. Alors même que l'on n'aurait pas à craindre la trichinose, une inspection faite à ce point de vue serait nécessaire et elle réaliserait un des nombreux desiderata que l'hygiène publique peut formuler.

Un danger bien plus réel pourrait résulter un jour de l'importation des porcs allemands, arrivant directement ou par la Belgique, sur pied ou en quartiers. La garantie qui est donnée par l'habitude de ne manger la viande du porc que parfaitement cuite n'est pas absolue; le consommateur doit être protégé, même contre un écart d'hygiène toujours possible, et il ne s'agit plus ici de viandes salées dont l'influence nocive est toujours profondément affaiblie.

On peut conclure de ces faits que si les viandes d'Amérique, salées à fond (*fully-cured*), n'offrent aucun danger, l'importation des viandes fraîches provenant de pays infectés, peut par contre être dangereuse et qu'elle doit être soumise à une surveillance rigoureuse. Dans tous les cas la cuisson, telle qu'elle est ordinairement pratiquée en France, est suffisante pour détruire les trichines et l'hygiéniste doit faire tous ses efforts pour maintenir les habitudes culinaires actuelles.

§ 4. — Police sanitaire de la trichinose.

Les mesures sanitaires applicables à la trichinose auront pour but : soit de prévenir l'infestation par des viandes consommées sur place, soit de s'opposer à la contamination par des produits importés.

Les premières de ces mesures sont évidemment limitées aux pays infestés par la trichinose du porc. C'est en Allemagne qu'elles ont dû être primitivement appliquées. Peu après la découverte de Zenker (1860), la Saxe créait un service d'inspection pour la viande de porc et, en même temps que se multipliaient les épidémies de trichinose humaine, les divers États de l'empire suivaient successivement cet exemple. Plus de 20000 inspecteurs de tous ordres sont préposés à la recherche des trichines; ils sont placés sous le contrôle des médecins de cercles ou des vétérinaires directeurs d'abattoirs. Une loi d'empire de 1880 accorde une indemnité aux propriétaires des animaux saisis; celle-ci atteint les 3/4 environ de la valeur de l'animal; en outre la peau peut être utilisée, comme aussi la graisse, après fusion.

Tel qu'il est institué, le service allemand a rendu et rend chaque jour d'incontestables services; dans certaines villes, à Berlin par exemple, le contrôle réunit toute la perfection désirable, mais dans beaucoup d'autres points il est insuffisant : les récentes épidémies signalées en sont la preuve (1). On peut se demander si une part de l'activité dépensée ne serait pas plus utilement employée, non pas à combattre le culte national de la saucisse plate, mais à tenter une prophylaxie de la trichinose du porc.

C'est encore en Allemagne que l'on signala pour la première fois la présence des trichines dans des envois américains importés par Hambourg; bien que l'on eût peu à craindre de cette cause supplémentaire d'infection, un décret du 25 juin 1880 prohibait l'entrée des charcuteries américaines et un second décret du 14 mars 1883 étendait cette mesure aux jambons de même provenance.

En Italie, le professeur Perroncito, de l'École vétérinaire de Turin, découvrait la trichine dans des jambons américains en 1877; et le 20 février 1879 la prohibition des porcs de toute provenance était décrétée, sans qu'aucun cas de trichinose humaine ait été signalé. Les mêmes mesures étaient successivement prises par l'Espagne, le Portugal, la Grèce, l'Autriche-Hongrie.

En 1879, le Comité consultatif d'hygiène de France, consulté par le gouvernement sur les dangers de l'invasion de la trichinose, émettait l'avis que « la seule mesure à prendre était de recommander, par une instruction spéciale, de soumettre toujours les viandes de porc à une cuisson complète ». Cette réponse était renouvelée à une seconde question adressée en 1880, à la suite du premier décret allemand de prohibition. En janvier 1881, la trichine était trouvée presque en même temps à Lyon, par M. Leclerc, et à Paris par le service d'inspection, dans des viandes américaines; la vive émotion soulevée fut partagée un peu

(1) En 1879 les médecins inspecteurs constataient que sur 125 microscopes examinés 46 étaient rendus impropres à tout usage par la souillure des lentilles et des objectifs.

par tous et un décret, rendu sur l'avis du Comité consultatif d'hygiène (18 février 1881) « interdisait sur tout le territoire de la République française, l'importation des viandes salées provenant des États-Unis d'Amérique. » En même temps une mission, dirigée par M. J. Chatin, était envoyée au Havre pour vérifier l'état des marchandises en cours d'expédition, et pour fournir des éléments précis d'appréciation quant à la proportion des viandes trichinées. Les résultats, d'ailleurs très intéressants, obtenus par cette mission ont été rappelés déjà sommairement : 2 p. 100 des morceaux et 14,65 p. 100 des caisses expédiées étaient trichinée.

Le calme revenant peu à peu dans les esprits, la question était portée à nouveau devant les sociétés savantes ; le Comité consultatif d'hygiène modifiait ses conclusions précédentes, et l'Académie de médecine votait à l'unanimité moins trois voix les conclusions suivantes du rapport de MM. Bouley et Proust :

« 1° Il n'est pas nécessaire de soumettre à une expertise microscopique les viandes porcines d'importation étrangère, pour prévenir l'infection trichinosique chez les populations qui font usage de ces viandes, les habitudes culinaires de ces populations ayant été démontrées jusqu'à présent efficaces pour les préserver de cette infection ;

« 2° Il suffit pour les tenir en garde contre les dangers possibles de l'usage de la viande de porc consommée crue, ou incomplètement cuite, de les leur signaler dans une instruction spéciale, qui serait distribuée dans toutes les communes par les soins de l'administration ».

Le gouvernement soumettait peu après aux chambres un projet de loi réglementant l'importation des produits américains et, le 28 mars 1882, la Chambre des députés adoptait les dispositions suivantes qui donnaient pleine satisfaction aux plus pessimistes.

« 1° Les viandes de porc salées de provenance étrangère répondant au type connu dans le commerce sous le nom de *fully-cured* pourront être importées en France ;

2° Au moment du débarquement, les importateurs devront faire constater que les viandes qu'ils se proposent de livrer à la consommation sont du type susdit, qu'elles sont saines, qu'elles sont dans un état parfait de conservation et que la salaison en est parfaite. Cette constatation sera faite par des experts spéciaux. »

Le Sénat crut devoir rejeter le projet de loi (21 juin 1882) et maintenir la prohibition. A la suite de ce vote, le gouvernement, sur l'avis du Comité consultatif d'hygiène, rendit le 27 novembre 1883, un décret rapportant celui de 1881. Moins d'un mois après, la question est portée à nouveau devant la Chambre des députés et celle-ci adopta le 23 décembre l'ordre du jour suivant présenté par MM. P. Bert et Gaudin :

« La Chambre, estimant qu'il convient de surseoir à l'introduction des viandes américaines jusqu'après la discussion de la proposition de loi qui lui est soumise, passe à l'ordre du jour. »

Se conformant à cette invitation, le gouvernement rend un nouveau décret (28 décembre 1883) qui surseoit à l'exécution de celui du 27 novembre 1883 « jusqu'à ce qu'il ait été statué par une loi sur l'introduction en France des viandes de porc, sur l'importation des viandes dites salées, provenant des États-Unis d'Amérique. » Jusqu'ici la loi promise n'est pas intervenue et le décret prohibitif de février 1881 reste toujours applicable.

L'Angleterre et la Belgique ont résisté seules au mouvement général; la première se jugeant suffisamment protégée par ses règlements sur les viandes insalubres; la seconde se conformant à l'avis émis par le conseil supérieur d'hygiène de Bruxelles. Il en résulte que les salaisons américaines empruntent, pour pénétrer en France, la voie de l'Angleterre ou celle de la Belgique, au détriment du mouvement commercial des ports français.

La rigueur des mesures prises par la plupart des gouvernements à l'égard de la trichinose semble impliquer de la part des pouvoirs publics une préoccupation extrême de l'hygiène. Malheureusement les débats passionnés auxquels cette question a donné lieu ont démontré à l'évidence que des considérations d'un autre ordre sont intervenues. Peut-être la lutte engagée entre les intérêts du commerce et ceux de la production agricole n'est-elle pas terminée; les hygiénistes devront-ils y prendre part désormais?

ARTICLE VIII. — LADRERIE.

La ladrerie est un affection parasitaire due à la présence de cysticerques dans les muscles et dans le tissu conjonctif de divers animaux et de l'homme.

Le porc et le bœuf sont, parmi les animaux domestiques, les hôtes ordinaires des cysticerques; l'homme est très exceptionnellement affecté de ladrerie, mais c'est chez lui que les cysticerques du porc et du bœuf achèveront leur évolution, qu'ils se transformeront en tænia. C'est à l'étude des rapports existants entre la *cysticercose animale* et l'*helminthiase humaine* que doit être consacré ce chapitre.

Le cysticerque représentant une simple stade dans le développement du tænia, on peut prévoir qu'à chaque forme cystique correspond une espèce de tænia. C'est ainsi que des recherches encore récentes ont démontré que le *cysticercus cellulosæ*, qui cause la ladrerie du porc, produira le *tænia solium* chez l'homme, tandis que le *cysticercus bovis*, agent de la ladrerie du bœuf, développera le *tænia saginata* dans le même milieu.

On peut étudier successivement les deux sources de l'helminthiase de l'homme : la ladrerie du porc et la ladrerie du bœuf.

§ 1. — Ladrerie du porc.

La ladrerie du porc paraît avoir été très anciennement connue, et c'est peut-être à elle qu'est due la prohibition de la viande de porc, imposée par les prêtres égyptiens du temps des Pharaons et par Moïse. Les nombreux règlements édictés à toutes les époques témoignent de la crainte qu'inspirait la maladie, sans que l'on connût rien de précis sur sa nature.

Les premiers travaux de Redi et de Malpighi, puis ceux de Pallas, de Fabricius et de Gœze démontrent que la *graine* ladrique est constituée par un parasite et les derniers de ces auteurs soupçonnent son origine. Les helminthologistes von Siebold, Dujardin, van Beneden, Küchenmeister, établissent enfin l'histoire des migrations des cestodes, et en particulier celles du tænia solium de l'homme.

I. **Anatomie pathologique.** — Le cysticercus cellulosæ se présente dans les muscles du porc sous la forme d'une vésicule elliptique, d'un blanc opaque, longue de 6-20 millimètres et large de 5-10. Celle-ci est enveloppée dans une loge celluleuse, creusée dans le tissu conjonctif inter-fasciculaire. Le cysticerque étant isolé on peut, par une faible pression, faire sortir la tête et le corps qui sont invaginés. Les lieux d'élection des parasites sont les muscles de la langue, du cou, des épaules, les intercostaux, les psoas, le triangulaire du sternum, etc. Leur nombre peut être énorme et leur masse est telle parfois qu'elle représente la moitié du volume total du morceau de viande. Küchenmeister en a trouvé « 133 dans un morceau pesant 17 grammes, ce qui ferait près de 8 000 par kilogramme. » Par contre la ladrerie ne se traduit souvent que par quelques vésicules éparses dans les muscles de l'épaule, de la face, du cou, dans le triangulaire du sternum, et il faut une grande attention et toute l'habileté des spécialistes pour les découvrir.

Fréquemment, les cysticerques envahissent le tissu conjonctif sous-muqueux de la base et de la face intérieure de la langue ; ils représentent en ce point des élevures opalines, demi-transparentes, globuleuses ou ovoïdes, en saillie sur la muqueuse qui les recouvre.

La plupart des parenchymes peuvent héberger aussi quelques cysticerques, mais cette infection constitue une assez rare exception.

II. **Symptômes.** — La ladrerie du porc ne se traduit pendant la vie par aucun signe constant. Tous les symptômes indiqués : enrouement, toux, anesthésie cutanée, affaissement du thorax entre les épaules, paralysies locales, etc., sont dus à des localisations diverses des parasites ; celles-ci n'ayant rien de fixe, on ne peut que signaler leur existence possible.

La seule indication diagnostique précise consiste en la présence des cysticerques sous les muqueuses du frein et de la base de la langue et parfois sous la conjonctive ou au voisinage de l'anus. La recherche des grains de ladre, ou *langueyage*, était confiée jusqu'à ces derniers temps à des agents spéciaux; certaines villes ont conservé encore un langueyeur pour l'examen des porcs mis en vente sur les marchés. Le résultat négatif de l'opération ne donne d'ailleurs que des probabilités, car la localisation n'est pas constante : d'après certaines statistiques, elle pourrait manquer dans le quart des cas environ (L. Baillet).

III. **Étiologie.** — La cause exclusive de la ladrerie du porc consiste en l'ingestion d'œufs du tænia solium.

Ces œufs, contenus dans les matières fécales de l'homme qui héberge les tænias, sont ingérés par les porcs, soit directement sur les fumiers ou dans les champs, soit en même temps que des aliments ou des boissons souillés par ces matières; la résistance des œufs aux causes ordinaires de destruction favorise de beaucoup l'infection. Dans un fait rapporté par Mosler, 15 porcs, logés à proximité d'une fosse d'aisances, ayant brisé la séparation, furent contaminés par un homme malade.

L'âge des animaux aurait une influence capitale sur le développement des cysticerques : d'après Gerlach, les porcs ne seraient aptes à l'infection que pendant les six premiers mois de leur vie. La vérification de ce fait serait des plus importantes : il deviendrait assez facile, s'il était confirmé, d'établir une prophylaxie de la maladie.

Le degré de fréquence de la ladrerie du porc est difficile à exprimer : les statistiques donnent les chiffres les plus différents, et pour beaucoup d'entre elles il faudrait tenir compte de l'insuffisance des recherches. Moins fréquente qu'autrefois, la maladie est commune encore chez le porc, en France et dans toute l'Europe, d'autant plus que les règles élémentaires de l'hygiène sont moins appliquées à l'homme et aux animaux.

IV. **Transmission du tænia à l'homme. — Prophylaxie.** — Il est pleinement démontré aujourd'hui que le développement du tænia solium de l'homme est exclusivement dû à l'ingestion du cysticercus cellulosæ du porc. Des faits d'observation avaient fait prévoir déjà cette relation : la concordance de la distribution géographique de la ladrerie et du téniasis, la fréquence de l'infection chez les populations qui font usage de la viande de porc crue, enfin son absence absolue chez les populations juives ou musulmanes. Il restait à en donner la démonstration expérimentale.

Küchenmeister le premier donna cette preuve directe (1855) : faisant ingérer à diverses reprises à une femme condamnée à mort des cysticerques ladriques, il retrouva à l'autopsie de jeunes tænias dont le développement coïncidait avec les époques d'ingestion. Une seconde expérience, faite un peu plus tard, dans les mêmes conditions, donnait des résultats identiques.

Leuckart et Vogt, sur des sujets qui s'y prêtèrent volontairement, Hollenbach sur lui-même, Heller sur un phtisique renouvelèrent ces expériences, toujours avec le même succès.

Le mode d'infestation de beaucoup le plus répandu consiste en l'ingestion de viande de porc ladrique, crue ou incomplètement cuite. La fréquence moindre du tænia solium en France tient à la fois à l'habitude très répandue de faire cuire complètement la viande du porc, et pour une part à la surveillance, encore très incomplète, dont cette viande est l'objet. En Allemagne où la viande est souvent consommée crue, le tænia est fréquent, et cette fréquence coïncide exactement avec celle de la ladrerie du porc.

« Dans les pays où on se livre à l'élevage des porcs, dit Copland, comme en Pologne, en Hongrie, en Poméranie, en Thuringe, et spécialement parmi les hommes qui préparent la viande du porc, comme les bouchers, les cuisiniers, les charcutiers, le tænia se rencontre fréquemment. »

La prophylaxie de la contamination par ce mécanisme est heureusement assez facile à établir. Les expériences de Perroncito ont démontré qu'une température de 50° suffisait à tuer le cysticerque en quelques minutes ; la cuisson devra donc être telle que les parties centrales du morceau soient portées à cette température, et elle devra être d'autant plus prolongée que celui-ci, par son volume et par sa forme, présente un centre plus éloigné des parties périphériques. Les expériences faites sur ce point n'ont par conséquent de valeur absolue qu'autant que le poids et les dimensions du morceau sont indiqués.

Des recherches faites à Lille en 1863 ont démontré qu'un jambon, soumis à l'ébullition pendant deux heures, indiquait une température de 58° dans les parties voisines de l'extérieur, et de 33° seulement dans les parties centrales (?). Un autre, cuit ainsi pendant six heures, indiquait 74° à la surface et 65° à l'extérieur. Des expériences plus précises de Pellizari ont montré que deux morceaux pesant 600 grammes chacun, et épais de 10 centimètres, ont acquis respectivement, après une ébullition de 5 minutes et d'une demi-heure, des températures centrales de 51° et 83°. Les résultats indiqués par Kuchenmeister, Cobbold, Lewin, se rapprochent beaucoup de ceux de Pellizari : *il suffit d'une cuisson relativement peu prolongée pour détruire le cysticerque*, et celle que l'on fait généralement subir en France à la viande de porc écarte complètement tout danger.

L'influence de la salaison sur les cysticerques est assez mal établie : on admet généralement qu'elle tue les parasites si elle est complète : mais il est prudent de n'accorder qu'une confiance très limitée à la salaison récente.

Si la viande du porc était toute destinée à la cuisson complète, ou à la salaison prolongée, il n'y aurait pas lieu de proscrire d'une façon absolue la viande ladre; mais il n'en est pas toujours ainsi, et les chances d'infection, pour être exceptionnelles, n'en sont pas moins évidentes.

Il serait donc à désirer, en principe, que les viandes ladres, même à un très faible degré, fussent ou retirées de la consommation, ou consommées dans des conditions telles que l'on ait la certitude qu'elles ont été soumises à une cuisson suffisante. On verra plus loin combien sont incomplètes les mesures sanitaires appliquées à la ladrerie, celles-ci étant abandonnées, avec bien d'autres, aux soins et trop souvent à l'incurie des municipalités.

En outre du mode de transmission ordinaire par la viande ladre, le cysticerque peut encore pénétrer directement dans le tube digestif de l'homme. Les charcutiers, les cuisiniers qui découpent ou qui hachent la viande, dit Delpech, mettent fréquemment dans leur bouche, pour avoir les deux mains libres, le couteau dont ils se servent. Or, le cysticerque, lorsque sa vésicule caudale a été ouverte, représente un corps très petit, facilement adhérent aux lèvres, et qui s'introduit dans la bouche avec une grande facilité.

Küchenmeister avait aussi constaté que l'eau ayant servi à laver des saucisses contenait d'assez nombreux cysticerques, et il signalait cette cause possible d'infection.

Ces derniers modes de transmission doivent être assez rares : les bouchers connaissent généralement les dangers de la viande ladre, et il est douteux que le cysticerque puisse conserver bien longtemps sa vitalité dans l'eau.

En somme, c'est à la viande de porc ladre que doivent être appliquées les mesures sanitaires. Dans tous les cas de ladrerie grave et généralisée, alors que les chairs sont *farcies de cysticerques*, la saisie totale et la dénaturation s'imposent, d'autant plus que la viande est de très mauvaise qualité. La graisse pourra seule être consommée après avoir été fondue.

Si l'on ne trouve que quelques grains de ladre disséminés aux points d'élection, la viande, qui n'est pas sensiblement altérée dans sa qualité, pourrait être utilisée, *après qu'elle aurait subi une cuisson complète.* La salaison donnerait sans doute des garanties suffisantes, mais elle ne saurait être adoptée définitivement avant que des expériences précises aient déterminé sa valeur.

La transmission du cysticerque par la viande se produit parfois dans des conditions telles qu'une intervention des pouvoirs publics est impossible. Dans les campagnes, le porc entre pour une grande part dans l'alimentation de l'homme; consommé par ceux qui l'ont élevé, il ne fait pas l'objet d'un commerce, et il échappe par là même à tout contrôle. On s'explique ainsi la contamination, maintes fois observée, de toute une famille, et la perpétuité de l'infestation réciproque des hommes et des porcs. C'est seulement en répandant les notions sur le mode de transmission du tænia que l'on préviendra ces contaminations; les médecins et les vétérinaires peuvent intervenir utilement dans ce sens.

V. **Police sanitaire.** — Aucune réglementation spéciale n'est applicable en France à la ladrerie du porc. Aux termes de la loi de 1884, la police municipale a parmi ses attributions « l'inspection sur la salubrité des comestibles exposés en vente »; c'est donc aux municipalités qu'incombe la charge d'assurer et de réglementer ce service. En ce qui concerne la ladrerie, ces dispositions très vagues consacrent un état de choses de beaucoup plus défectueux que l'ancienne législation. Grâce à l'absence de toute prescription légale, le plus grand nombre des municipalités n'intervient en aucune façon, et les autres réglementent à leur gré la matière, faisant revivre en matière d'hygiène, par la diversité de leurs opinions, les usages locaux d'autrefois.

Alors qu'à Paris le service d'inspection saisit tous les porcs ladres, « sans distinction de la quantité plus ou moins grande des vésicules ladriques », on tolère à Bordeaux la mise en vente de la viande ladre, « quand les graines sont peu multipliées. » A Lyon, le règlement stipule que « dans le cas où il n'existerait que dix à vingt grains, la viande pourra être consommée, après salaison. »

Par contre, les tribunaux se montrent généralement sévères à l'égard de la ladrerie : les arrêts les plus récents déclarent que la viande manifestement ladre doit être réputée *corrompue* et que la mise en vente, faite avec connaissance de cause, peut donner lieu à l'application de la loi de 1851.

De telle sorte que, pour une même maladie, suivant la gravité des lésions et le mode d'appréciation des experts, la mise en vente sera autorisée *administrativement* dans un cas, tandis que le vendeur encourra dans l'autre une amende de 50 à 500 francs et un emprisonnement de trois mois à deux ans.

Encore ces inconséquences ne sont-elles que l'un des moindres inconvénients de l'absence de toute disposition légale.

§ 2. — Ladrerie du bœuf.

Au contraire de la ladrerie du porc, celle du bœuf est de découverte très récente. Gœze, dès 1782, avait établi que l'on trouvait fréquemment chez l'homme un cestode, différent du tænia solium, auquel il donna le nom de *tænia saginata;* mais la phase cystique et par conséquent l'origine du parasite restaient à déterminer. A la suite du traitement par la viande de bœuf cru, préconisé par Weisse en 1841, on constata qu'un grand nombre de malades étaient infestés par le tænia inerme; cet inconvénient devint même si fréquent que Weisse le regardait comme une complication ordinaire du régime qu'il conseillait.

L'existence d'un cysticerque du bœuf, origine de ce tænia, était soupçonnée dès ce moment. En 1854, Judas le découvrit à Orléansville et un peu plus tard les recherches de Leuckart (1861) et d'Oliver (1869) confirmaient expérimentalement la filiation prévue.

I. **Anatomie pathologique**. — Le *cysticercus bovis* revêt dans les muscles du bœuf la forme d'une vésicule sphérique ou elliptique, mesurant de 4 à 5 et jusqu'à 10 à 15 millimètres de largeur. Isolé du kyste conjonctif qui l'entoure, il présente en un point une tache jaunâtre constituée par l'invagination de la tête du scolex; celle-ci, sortie par pression, est nettement tétragone et dépourvue de crochets.

Les cysticerques peuvent être rencontrés dans tous les organes, mais ils envahissent surtout les muscles; les lieux d'élection seraient en premier lieu les muscles ptérygoïdiens, puis la langue, le cœur, les muscles de l'épaule, de la cuisse, de la croupe, les intercostaux, les pectoraux, etc. En général ils sont beaucoup moins nombreux que ceux du porc, et c'est à cette circonstance qu'ils ont dû et qu'ils doivent encore de passer le plus souvent inaperçus.

Après un temps variable, mais plus rapidement que chez le porc, les cysticerques subissent une infiltration caséeuse, puis calcaire.

Dans une de ses expériences, Saint-Cyr n'a plus trouvé, deux cent vingt-quatre jours après l'infection, que des cysticerques morts et calcifiés.

II. **Symptômes**. — Les signes de la ladrerie du bœuf sont à peu près nuls; rien, le plus souvent, ne permet de soupçonner un état de maladie quelconque; les quelques symptômes que l'on a pu observer, amaigrissement, inappétence, fièvre, ne sont pas constants et n'ont qu'une signification très vague.

C'est seulement dans le cas de localisation des cysticerques sous la muqueuse de la face inférieure de la langue que l'on peut reconnaître leur présence; ils forment en ces points de petites saillies blanchâtres roulant sous le doigt à l'exploration.

III. **Étiologie**. — L'ingestion par le bœuf des œufs du tænia saginata est la cause déterminante de la ladrerie. Les faits d'observation établissant cette relation ont été consacrés par l'expérimentation.

Leuckart détermina l'infection chez deux veaux en leur faisant ingérer des proglottis du tænia inerme; le même résultat fut obtenu depuis par Mosler, Cobbold, Zürn, Saint-Cyr, Jolicœur, Masse et Pourquier, Perroncito, etc.

Les œufs étant ingérés, les embryons se développent dans l'intestin, pénètrent dans la muqueuse et sont disséminés dans l'organisme par les courants circulatoires comme ceux du tænia solium chez le porc. La résistance des œufs aux causes de destruction et leur nombre considérable (30000 environ dans chaque proglottis) expliquent la fréquence de l'infection.

Les proglottis, répandus sur le sol avec les excréments de l'homme, pourront souiller des fourrages et être ingérés directement par le bétail ou bien, entraînés par les eaux, ils pénétreront dans l'organisme avec les boissons.

Dans l'Inde, où la ladrerie est extrêmement fréquente, J. Fleming a constaté les habitudes coprophages du bœuf, et Oliver a retrouvé les œufs du tænia dans l'eau des étangs où le bétail est abreuvé. En Syrie, en Algérie, en Tunisie, le même degré de fréquence est expliqué par les mêmes causes.

Le jeune âge des animaux paraît être une cause prédisposante de l'infection, mais son influence est moins bien établie qu'en ce qui concerne le porc.

La ladrerie du bœuf est très commune en Afrique et en Asie; on l'a trouvée à Constantine, à Alger, au Sénégal, en Abyssinie. Alix l'a observée sur un cinquième des animaux abattus en Tunisie; dans l'Inde et en Syrie la maladie est aussi fréquente; dans le Punjab le nombre des cas constatés s'élevait à 5 à 6 p. 100 en 1869. En Europe, et bien que l'attention soit appelée dépuis longtemps sur ce point, on ne signale que de temps à autre la présence du cysticerque chez le bœuf. Knoch le premier constatait l'affection à Saint-Pétersbourg en 1864; Siedamgrotzky à Zurich, Guillebeau à Berne, Closs à Francfort, Hertwig à Berlin, Brusaferro en Italie en signalent quelques cas presque tous isolés; Fuchs a rencontré la maladie dans les provinces danubiennes et Zchokke, en 1886, relevait 57 cas dans le canton de Zurich. En France une seule observation a été publiée jusqu'ici, et ce fait ne laisserait pas que de jeter quelque incertitude sur l'origine du tænia inerme de l'homme, très fréquent dans notre pays, si l'on n'avait de bonnes raisons pour penser que la rareté des observations faites est due à l'insuffisance des recherches et au petit nombre de cysticerques que renferme la viande de bœuf.

IV. **Transmission du tænia à l'homme. Prophylaxie.** — Les cysticerques du bœuf ingérés par l'homme produisent chez celui-ci le tænia inerme. Les nombreux cas d'infection qui se produisirent à la suite du traitement de Weisse, alors que la viande de bœuf avait seule été employée, ne laissent aucun doute sur le mécanisme de l'infestation de l'homme.

La preuve directe de l'origine du tænia inerme était donnée par Oliver, médecin de l'armée des Indes en 1869. Faisant ingérer de la viande ladre de bœuf à deux indigènes, il vit le tænia se développer en trois ou quatre mois. Cette expérience fut renouvelée par Perroncito avec le même succès : cinquante-quatre jours après l'ingestion du cysticerque, le patient commença à éliminer des anneaux, et, par un traitement approprié, il rendit un tænia mesurant 4 m. 83 de longueur.

L'infestation de l'homme se produit par l'ingestion de viande ladre crue ou insuffisamment cuite, et l'on conçoit la fréquence du tænia dans l'Inde, en Abyssinie, en Algérie, en Tunisie, au Cap, au Sénégal, partout où la ladrerie du bœuf est elle-même très commune.

Le tænia inerme est aujourd'hui très répandu; il est devenu plus fréquent que le tænia solium dans toute l'Europe, non seulement en Allemagne, en Autriche, en Italie, où la ladrerie du bœuf n'a été que rarement signalée, mais aussi en France, où un seul cas a été rencontré jusqu'ici.

Si, comme il est logique de le supposer, la fréquence du tænia inerme chez l'homme doit exactement concorder avec celle de la ladrerie du bœuf, il faut admettre que l'affection a été jusqu'ici méconnue, et certaines constatations faites récemment tendent à confirmer ces soupçons. En 1888, M. Bascou (1) constata sur une vache abattue à Paris la présence du *cysticercus bovis* et il insistait sur les difficultés de leur découverte : les parasites faisaient totalement défaut dans les points qui sont considérés comme les lieux d'élection du cysticerque du porc. A l'abattoir de Berlin, des constatations semblables étaient faites et jusqu'en 1888 on n'avait trouvé que cinq bœufs atteints de ladrerie ; mais, en disséquant les cadavres, Hertwig avait reconnu que les muscles ptérygoïdiens étaient le siège favori des cysticerques. Depuis, les recherches furent dirigées de ce côté, et dans l'espace de neuf mois les inspecteurs découvraient cinquante-cinq cas de ladrerie bovine (2).

Le cysticercus bovis ne résiste pas à une température un peu élevée : Perroncito a démontré qu'une température de 48° suffit à le tuer à coup sûr ; l'ingestion par l'homme de cysticerques chauffés à 47, 45 et 44° n'a déterminé aucun accident. Les expériences déjà rappelées montrent que cette température est dépassée dans toute la masse quand la cuisson est complète. Les recherches de Vallin établissent d'autre part que, pour les viandes rôties, l'extérieur étant porté à 100°, les couches profondes n'atteignent que 52 à 53° et le centre 46 à 48°. Cette température serait suffisante encore pour tuer le cysticerque, aussi est-ce surtout par les viandes crues ou à peine cuites que s'opère l'infection, et l'on ne peut plus escompter comme pour la viande de porc la protection due aux habitudes culinaires. Le goût et la mode des viandes saignantes, très répandus aujourd'hui, constituent une cause indirecte du téniasis et devraient être combattus à ce point de vue.

Quant aux mesures applicables au bœuf lui-même, elles sont difficiles à déterminer en l'absence de toute donnée statistique. Dans l'Inde, on a pu diminuer un peu la fréquence de la ladrerie en empêchant les

(1) *Bulletin de la Société centrale de méd. vét.* 1888, p. 451.
(2) Kallmann, *Adam's Wochenschr.* 1888.

indigènes de souiller plus ou moins directement par leurs déjections les étangs destinés à abreuver le bétail; en Afrique, les mêmes mesures ont été recommandées et pourraient être appliquées à l'égard des Arabes. En France, il importe tout d'abord de rechercher les cysticerques dans les chairs du bœuf et du veau et d'établir le degré de fréquence de ces altérations. La saisie de ces viandes s'imposerait d'une façon absolue, et il deviendrait possible d'établir une prophylaxie de la maladie.

ARTICLE IX. — ACTINOMYCOSE.

L'actinomycose est une maladie parasitaire, commune à l'homme et à la plupart des animaux domestiques, et due à la prolifération dans les tissus d'un champignon du genre *actinomyces*.

La nature exacte de l'affection n'est connue que depuis peu de temps, et l'histoire de la découverte du parasite qui la détermine présente un certain intérêt, au double point de vue de la pathologie générale et de la pathologie comparée.

Après avoir brièvement rappelé les diverses phases de l'étude de l'actinomycose, nous étudierons les principales formes cliniques observées chez les animaux et le rôle probable de ceux-ci dans la contamination de l'homme.

§ 1. — Nature de la maladie (1).

Depuis très longtemps les vétérinaires avaient observé et décrit sous différents noms des tumeurs siégeant à peu près exclusivement sur le maxillaire inférieur des bêtes bovines.

Beaucoup avaient insisté sur les formes spéciales, sur l'évolution bizarre et sur le caractère enzootique de ces lésions; tous admettaient que les « tumeurs des mâchoires » constituaient une forme clinique nettement différenciée, mais on ne savait rien sur la nature de celles-ci et aucune des hypothèses émises n'avait pu être longtemps défendue.

L'influence des traumas, invoquée par la plupart des auteurs, n'avait jamais été expérimentalement démontrée; controuvée par des observations très précises, elle restait insuffisante et douteuse. L'idée d'une localisation diathésique, cancéreuse ou tuberculeuse, était encore moins probable, et elle ne rencontra que peu de partisans.

L'étude anatomique des altérations ne donnait d'ailleurs que des renseignements fort peu précis; la dénomination d'*ostéosarcome*, donnée à la tumeur et généralement acceptée depuis, résume les seules données

(1) V. Firket, *L'actinomycose de l'homme et des animaux*. *Revue de médecine*, 1884, p. 273.— Johne, art. *Actinomykosis*, Encyklopädie der gesam. Thierheilk. 1885, Bd. 1, p. 57. — Mathieu, *De l'actinomycose*. *Revue des sc. médic.* 1886, t. II, p. 735.

acquises de ce côté : l'étiologie des « tumeurs de malédiction » restait tout entière à trouver.

En 1868, Rivolta, de l'École vétérinaire de Pise, signale la présence, dans une tumeur de la mâchoire du bœuf, d'éléments analogues aux bâtonnets de la rétine, sans que sa description pût permettre aucune conclusion sur la nature des corps observés.

Jusqu'en 1875, il n'est plus question nulle part de cette découverte ; à cette époque seulement, Perroncito et Rivolta reviennent en même temps sur le même sujet. Le premier, dans une description de l'ostéosarcome du bœuf, décrit « des productions cryptogamiques, composées de filaments courts, partant d'un disque proligère et renflés à leur extrémité ». Rivolta, reprenant sa première étude, constate l'existence « de cryptogames sous forme de corpuscules discoïdes, composés de sortes de bâtons rameux ». Les savants vétérinaires italiens n'invoquaient ni l'un ni l'autre une relation de cause à effet entre le parasite et la tumeur ; il restait donc à la fois à compléter l'étude du fongus et à préciser la nature de ses rapports avec les lésions coexistantes.

En 1878, Bollinger reprenait la question encore une fois abandonnée ; il démontrait la présence *constante*, dans l'ostéosarcome du bœuf, du champignon de Rivolta, et le parasite, soumis au botaniste Harz, était nommé par lui *actinomyces bovis*.

L'année suivante, James Israël et Langenbek publiaient dans les *Archives de Virchow* des observations de mycose humaine, sans songer toutefois à rapprocher le parasite de l'actinomyces ; peu après, Ponfick, étudiant des champignons trouvés dans le pus d'un phlegmon prévertébral, reconnaissait les masses d'actinomyces décrites par Bollinger et, le premier, il émettait l'idée que l'actinomycose de l'homme et celle du bœuf pouvaient être une même maladie.

Cette hypothèse était bientôt confirmée, et les observations se multiplient dès ce moment, en Allemagne et en Italie surtout, qui démontrent la fréquence de l'affection chez les animaux de certaines régions, la pluralité des espèces atteintes, la diversité des formes cliniques observées, et qui rendent probable la transmission des animaux à l'homme.

§ 2. — Actinomycose des animaux.

L'actinomycose a été observée principalement chez le bœuf, et elle affecte dans cette espèce des localisations multiples ; la maladie a été aussi constatée, sous l'une ou l'autre de ses formes, chez le cheval, le mouton, le porc, le chien, le lapin.

I. **Actinomycose du bœuf.** — La localisation la plus fréquente de l'actinomycose du bœuf est la tumeur des mâchoires ou *actinomycome*. Celle-ci siège ordinairement sur le maxillaire inférieur : elle débute par une périostose augmentant peu à peu d'étendue et se traduisant par une tuméfaction douloureuse de la région, une infiltration des tissus mous au voisinage et une difficulté croissante de la mastication. Après un temps variable, la tumeur se ramollit en certains points, son volume augmentant toujours pour atteindre parfois des dimensions considérables; puis des foyers purulents s'ouvrent à l'extérieur et laissent béantes des fistules multiples, pénétrant dans toute l'épaisseur de l'os, et laissant écouler un pus abondant, sanieux, répandant une odeur particulière. Souvent les lésions atteignent le bord alvéolaire du maxillaire, ou bien elles gagnent le maxillaire supérieur et les os de la face.

A une période plus avancée encore, la tumeur s'affaisse graduellement, toute sa surface est ulcérée et recouverte d'excroissances fongueuses, cachant les orifices fistuleux; les ganglions s'abcèdent, la mastication devient impossible, il se produit des œdèmes dans les parties déclives et les malades succombent à l'épuisement consécutif.

Les altérations consistent en une destruction progressive et irrégulière de la substance osseuse, avec néoformation d'un tissu sarcomateux ou fibreux circonscrivant des collections purulentes. Dans tous les tissus et dans le pus on trouve des foyers d'actinomyces sous l'aspect de grains jaunes caractéristiques.

Une localisation fréquente encore chez les bovidés est l'actinomycose de la langue, la *Holzzunge* des paysans allemands, entraînant l'impuissance fonctionnelle de l'organe. Rattachée pendant longtemps à la tuberculose, l'affection se traduit par des nodosités tuberculiformes, disséminées dans tout l'organe, de la grosseur d'un grain de mil à celle d'un grain de chènevis, isolées ou confluentes, parfois dures, enkystées, ou au contraire ramollies et purulentes. La marche des lésions, dans cette forme comme dans la précédente, est généralement très lente, et on n'observe pas de tendances envahissantes.

La muqueuse digestive peut héberger les parasites en différents points de son étendue. Bollinger (1) a démontré que les lymphomes du pharynx, constatés par Carsten Harms sur 5 p. 100 des bêtes bovines de la vallée de l'Elbe, étaient dus à l'actinomycose; des lésions du même ordre ont été constatées dans les estomacs et dans l'intestin (Ciucci) (2).

Le poumon peut être envahi : Pflug (3), de Giessen, découvrit le parasite dans les poumons d'une vache qui avait présenté les symptômes et les lésions d'une tuberculose miliaire aiguë (1882); Hinck, d'Offenbourg, puis Busch (1884), signalaient ensuite des lésions chroniques de même ordre; en 1887, M. Moulé (4) constatait un nouvel exemple

(1) Böllinger, *Actinomycose der Rachenschleimhaut*. Jahresb. der k. Thierarz... in München, 1877, p. 45.

(2) Ciucci, *Actinomicosi intestinale primitiva nei bovini. Clinica vet.* 1884.

(3) Pflug, *Lungen Actinomykosis bei eine Kuh*, *Centralb. f. d. med. Wochensch.* 1882, p. 241.

(4) Moulé, *Bulletin de la Soc. centr. de méd. vét.*, 1889.

d'actinomycose du poumon sur une vache abattue à Paris, et en 1888 M. Leclerc (1) recueillait une observation semblable à l'abattoir de Lyon.

Enfin de petits foyers erratiques d'actinomyces ont été rencontrés dans le mésentère et dans l'épiploon (Generali); Marchand a constaté l'envahissement de la rate et Eggeling a décrit un cas de carie mycosique des vertèbres cervicales.

II. **Chez le cheval**, l'actinomyces a été plusieurs fois signalé, mais on admet aujourd'hui que les cas observés doivent être rapportés le plus souvent à un fongus d'un genre voisin (Bothryomyces); celui-ci serait la cause de la plupart des funiculites testiculaires (champignons) fréquentes à la suite de la castration.

Recherché avec persévérance dans les tumeurs d'apparence sarcomateuse qui ont pu être observées à l'Ecole d'Alfort, l'actinomyces n'a jamais été constaté (Nocard) et l'on ne connaît que peu d'exemples d'actinomycose vraie chez le cheval.

Perroncito (2) a cependant observé la pénétration du parasite par une plaie profonde, avec envahissement consécutif des tissus voisins, chez un animal laissé en traitement dans une étable.

III. **L'actinomycose du porc** est fréquente en Allemagne; on l'a vue localisée aux mamelles, aux poumons et souvent aux amygdales. Virchow, Schütz, Zürn, Duncker, Hertwig ont aussi trouvé l'actinomyces dans la viande du porc et cette constatation présente une certaine importance au point de vue de l'hygiène publique. A l'abattoir de Berlin, les statistiques de Hertwig indiquent une proportion d'environ un porc infesté sur 2000 animaux abattus et quelques cas ont été constatés par Zchokke à Zurich.

Rarement l'actinomycose se traduit chez le porc par des symptômes bien marqués et la localisation musculaire ne détermine aucun trouble pendant la vie de l'animal.

IV. **L'actinomycose du mouton** paraît être très rare. Hammond (3) rapporte un cas de localisation à la langue et cette observation est à peu près isolée.

On ne connaît qu'un seul cas d'*actinomycose du chien* signalé par Vachetta (4); l'actinomyces fut trouvé dans une tumeur de la mâchoire inférieure.

En somme la maladie présente chez le bœuf seulement un réel intérêt clinique; cette espèce est de beaucoup la plus exposée à la contamination et presque toujours les lésions acquièrent chez elle un haut caractère de gravité.

(1) Leclerc, *Echo des sociétés et associations vétérinaires*. 1888.

(2) Perroncito, *Innesto accidentale dell'actinomyces in un cavallo*. Acad. di Torino, 1883.

(3) Hammond, *The Veter. Journ.* 1888.

(4) Vachetta. *Osteocondroma con actinomiceti*... *Clinica vet.* 1882.

La fréquence relative des diverses localisations ne saurait être exprimée d'une façon absolue, mais il est remarquable que chacune s'observe presque exclusivement ou prédomine nettement dans une région déterminée : l'actinomycose des mâchoires, la plus cosmopolite de toutes les formes, est à peu près seule signalée en France et on la retrouve en certains points de l'Allemagne, de l'Italie, de la Hollande et de l'Angleterre; l'actinomycose de la langue prédomine en Bavière et dans quelques districts italiens (mal del rospo); quant à l'infection du pharynx elle paraît surtout fréquente dans la vallée de l'Elbe.

§ 3. — Etiologie. — Contagion.

L'étude étiologique de l'actinomycose est dominée évidemment par la biologie de l'élément causal : or si l'on connaît assez exactement les caractères et les propriétés de l'actinomyces, alors qu'il vit en parasite dans un milieu animal, on ne sait rien de son état en dehors de l'organisme et tout une partie de ce chapitre, la plus importante peut-être, reste encore très incertaine.

Dans le pus des tumeurs ulcérées, dans le centre des nodules des parenchymes, on trouve les actinomyces sous la forme de grains jaunes, de 1/10 à 1 millimètre de diamètre, difficiles à écraser, donnant entre les doigts la sensation de granulations calcaires.

Les petites masses, débarrassées de la gangue qui les entoure, sont sphériques ou ellipsoïdes; leur surface est inégale, mûriforme; si on les sectionne suivant un plan équatorial, on constate qu'elles sont composées par un agglomérat d'éléments différenciés : les uns renflés à leur extrémité et disposés radiairement à la périphérie, les autres d'aspect fibrillaire occupant le centre du nodule. Après dissociation, à un grossissement suffisant, les éléments périphériques se montrent constitués par des corps allongés, d'une longueur de 20 à 30 μ environ, pourvus d'un renflement en massue à leur partie libre et terminés par un prolongement filiforme pénétrant dans la masse. La constitution des fibrilles centrales est un peu différente : les éléments, pressés les uns contre les autres, sont plus grêles et l'on n'observe à leur extrémité qu'un très petit renflement terminal. On peut enfin constater la présence, dans les masses actinomycosiques, de fines granulations, très réfringentes, dont le rôle et l'origine sont incomplètement déterminés jusqu'ici.

Les tentatives de culture de l'actinomyces dans les milieux artificiels ayant presque constamment échoué, la démonstration expérimentale de leur action pathogène n'a pu être donnée que par l'inoculation directe du parasite pris dans un milieu organique. Les expériences de Johne, Ponfick, Israël, Esser ont démontré que le champignon inoculé dans certaines conditions au bœuf, au veau et au lapin pouvait se développer et produire des lésions analogues à celles dont il provient.

Ces constatations sont trop insuffisantes encore pour permettre d'interpréter la pathogénie de l'actinomycose, et celle-ci n'est qu'ébauchée d'après des faits d'observation clinique.

Il est hors de doute que l'actinomyces végète à la surface de certains végétaux et qu'il pénètre avec eux dans l'organisme des herbivores. Presque toujours la pénétration s'opère dans les premières voies digestives et elle est rendue facile par le séjour des aliments dans cette région. Johne a trouvé des actinomyces à la surface de balles d'orge fixées entre les piliers du voile du palais, chez le porc; Piana a vu les parasites végéter à la surface de la langue chez une vache, pour pénétrer de là dans l'épaisseur de l'organe.

Dans toutes les circonstances, l'actinomyces végète assez difficilement dans la profondeur des tissus et, s'il peut cultiver en de nombreux points de l'organisme, il ne pullule que dans certains milieux et sous certaines conditions. La pénétration et le séjour dans les tissus du corps étranger véhicule des germes facilite de beaucoup l'infection : c'est à cette circonstance que l'on attribue généralement la fréquence de la localisation au voisinage des alvéoles dentaires, là où séjournent des par celles alimentaires, c'est ainsi encore que doit être interprétée l'influence, bien établie chez l'homme, de la carie dentaire sur le développement de la maladie.

Une observation de Saltmann montre bien le rôle du corps étranger, progressant dans les tissus et semant les germes sur son passage : Un enfant de six ans présente des troubles gastriques à la suite de la déglutition d'un épi d'orge des murs; quelques jours plus tard, une collection purulente apparaît dans le dos, au niveau du sixième espace intercostal; on retrouve dans le pus, en même temps que des touffes d'actinomyces, une partie de l'épi ingéré, et dès ce moment, pendant plus d'une année, il se produit sur tout le trajet suivi une série d'abcès, tous de nature actinomycosique.

Sans doute aussi les aliments peuvent agir mécaniquement en excoriant la muqueuse digestive et déterminer une véritable inoculation; un fait observé par Faletti, la fréquence de l'infection à la suite de l'éruption aphteuse des bovidés, tend à démontrer le rôle des érosions de la muqueuse buccale.

Les lésions de l'estomac et de l'intestin sont comme les précédentes le résultat d'une inoculation directe; d'après Johne, l'envahissement de la mamelle s'opérerait par un mécanisme analogue : les champignons, répandus sur le sol ou dans les litières, pénétrant et végétant dans les canaux galactophores.

La contamination par les voies respiratoires paraît possible : l'inhalation des poussières, ou la chute dans la trachée de parcelles alimentaires contenant le parasite, expliqueraient bien les cas d'infection primitive du poumon.

L'envahissement des séreuses et des muscles, observé chez les animaux, même en l'absence de lésions superficielles, est plus difficile à interpréter. On ne saurait dire encore par quelles voies s'opèrent la pénétration et la généralisation, et les hypothèses émises, uniquement inspirées par des analogies, sont encore à vérifier.

De même il est bien difficile de préciser le rôle de la contagion dans la genèse de l'actinomycose. Les résultats expérimentaux ne permettent aucune conclusion absolue : la plupart des expérimentateurs ont échoué dans leurs essais de transmission et celle-ci n'a pu être obtenue que chez certains animaux et par des modes particuliers d'inoculation. L'observation clinique n'a jamais fait soupçonner la contagion même entre animaux de même espèce et, si l'on ne peut la nier *à priori*, il est au moins démontré qu'elle joue un rôle secondaire et qu'elle n'est jamais imminente.

Ces conclusions optimistes s'appliquent, à plus forte raison, au passage de la maladie d'une espèce à une autre et de plus il intervient ici des considérations d'un autre ordre. Les champignons présentent des différences morphologiques appréciables suivant les espèces : le fongus trouvé communément dans les tumeurs testiculaires du cheval est classé dans un genre spécial (*Bothryomyces*); l'actinomyces rencontré dans les muscles du porc est considéré comme une espèce particulière (*Actinomyces musculorum suis*) et le parasite de l'homme a été aussi différencié par quelques-uns.

Ces formes particulières constituent-elles de bonnes espèces, irréductibles, ou traduisent-elles seulement des variations dues à l'influence du milieu? La question n'est pas résolue, et il n'est pas besoin d'insister sur l'intérêt que présenterait sa solution au point de vue de l'étude de la contagion.

§ 4. — **Transmission à l'homme. — Prophylaxie.**

La transmissibilité de l'actinomycose des animaux à l'homme est admise par la plupart des auteurs, sans qu'aucun exemple démonstratif ait été publié.

Esmarch insiste sur ce fait que les dix cas d'actinomycose humaine qu'il a relevés ont été observés sur des personnes ayant des rapports quotidiens avec des animaux, et que l'un des malades soignait des vaches affectées de tumeurs des mâchoires. Par contre Moosbrugger constate que sur soixante-quinze observations recueillies, dix seulement ont été fournies par des paysans et deux par des individus en contact fréquent avec des bestiaux.

Hacker a signalé en 1885, à la Société médicale de Vienne, un fait d'actinomycose de la langue chez un homme qui soignait des bêtes bovines portant des actinomycômes. L'année suivante Israël, dans une communication au Congrès des chirurgiens allemands, rappelait les observations d'Esmarch et citait, à l'appui de l'hypothèse de l'origine animale, l'exemple d'un cocher, mort d'actinomycose pulmonaire, qui avait l'habitude de boire de temps en temps dans le seau servant à abreuver son cheval (?).

Comme on peut le voir par ces quelques exemples, aucune des observations recueillies n'a une valeur probante absolue. La fréquence plus grande de l'infection chez les individus en rapport avec les animaux fût-elle démontrée, qu'on pourrait toujours l'attribuer aux dangers plus grands d'une inoculation directe par les litières et les fourrages. Alors qu'il eût fallu établir dans tous les cas la cohabitation des hommes atteints avec des animaux malades, la plupart des relations publiées ne donnent aucun renseignement sur ce point essentiel.

Au point de vue de l'hygiène, il est prudent malgré tout de considérer jusqu'à preuve contraire la transmission comme possible et d'appliquer les quelques prescriptions propres à la prévenir.

Ce serait au contact des bêtes bovines affectées d'une localisation externe de l'actinomycose que l'homme pourrait être contaminé; le pus qui s'écoule des trajets fistuleux des tumeurs du maxillaire contient de nombreuses touffes d'actinomyces et celles-ci, portées sur des surfaces absorbantes, inoculées par des piqûres ou des érosions, dégluties avec quelque intermédiaire que ce soit, sont des agents possibles de contagion.

Les simples soins hygiéniques, les savonnages complets des régions exposées, suffiront à écarter tout danger d'infection cutanée; les plaies devront être soustraites à toute souillure par une membrane isolante (taffetas, caoutchouc, collodion, etc.); enfin on évitera avec soin le transport des matières infectantes au contact des muqueuses.

Un autre mode soupçonné de contamination consiste en l'ingestion de viande de porc envahie par le parasite; sans qu'aucun fait bien circonstancié démontre cette transmission on doit encore l'admettre et retirer de la consommation les viandes infestées.

A cette prophylaxie, applicable à l'actinomycose d'origine animale, devront s'ajouter toutes les mesures propres à prévenir l'infection bien démontrée par l'inoculation directe des spores répandues sur les végétaux, ces mesures étant indiquées partout où la fréquence de l'actinomycose animale démontre la diffusion de l'actinomyces. Sans doute on ne doit pas s'exagérer l'importance de ces dangers d'infection. En France, un seul cas d'actinomycose humaine, d'origine indéterminée, a été signalé par M. Lucet, vétérinaire à Courtenay (1), et s'il est hors de doute que des accidents de cet ordre ont été méconnus, il est certain aussi que l'affection est tout à fait exceptionnelle dans notre pays. Mais

(1) *Bulletin de l'Académie de médecine*, 1888, t. XX.

si l'on réfléchit d'autre part à la fréquence de la maladie chez les bêtes bovines en certaines régions et à la similitude probable de cette forme avec l'actinomycose de l'homme, on pensera peut-être que quelques précautions hygiéniques ne sont pas superflues.

Police sanitaire. — Aucune mesure sanitaire n'est appliquée à l'actinomycose des animaux et la contagion n'est pas suffisamment démontrée pour qu'une règlementation soit provoquée.

A Berlin, la présence des actinomyces dans la viande des porcs entraîne la saisie totale des animaux; la graisse seule peut être utilisée après cuisson.

A Zurich, un ordre du 14 juillet 1882 interdit également la mise en vente des viandes infestées.

ARTICLE X. — TEIGNES.

« L'expression de teignes, appliquée aux « affections cutanées causées et entretenues par la présence de végétaux parasites dans les poils et dans les substances cornées de la peau » n'est adoptée, en médecine vétérinaire, que depuis quelques années à peine.

« Ce n'est pas cependant que les affections dont il s'agit se présentent rarement chez les animaux ; mais un certain nombre d'entre elles étaient passées inaperçues jusqu'à ces derniers temps, tandis que d'autres avaient été méconnues dans leur nature et décrites sous des noms divers.

« Il est permis de penser, *à priori*, que le revêtement pileux, toujours plus ou moins abondant chez nos mammifères domestiques, doit fournir une proie facile aux épiphytes, et cette opinion est en effet appuyée par les observations de chaque jour. On sait même aujourd'hui que les plumes des oiseaux ne sont pas exemptes des altérations causées par ces parasites. » (Railliet.)

Les principales affections différenciées jusqu'ici sont : la *teigne tonsurante*, causée par le développement du *trichophyton tonsurans*, et la *teigne faveuse* ou *favus*, due à l'*achorion Schœnleinii*.

Ces maladies, toutes deux transmissibles à l'homme, seront brièvement étudiées ici.

§ 1. — Teigne tonsurante (1).

La teigne tonsurante est une affection cutanée, parasitaire et contagieuse, due à la prolifération du trichophyton tonsurans.

Longtemps confondue sous le nom de *dartre* avec les autres affec-

(1) Railliet, *De la teigne tonsurante chez les animaux. Annales de Derm. et de syphil.*, 1880, p. 232.

tions de la peau, la teigne paraît avoir été différenciée cliniquement chez les animaux dès le commencement de ce siècle, et en 1820, Ernst, de Zurich, signale un premier fait de transmission de la vache à l'homme. Les études de Gerlach en Allemagne, celles de Reynal en France, démontrent ensuite la nature exacte de l'affection, en même temps que les faits de contagion deviennent plus nombreux et plus précis.

I. **Étude clinique de la teigne tonsurante des animaux**. — Surtout fréquente chez le bœuf et chez le cheval, la teigne tonsurante peut affecter aussi le chien, le chat, la chèvre, le mouton, le porc, etc., c'est-à-dire la quasi totalité des animaux domestiques.

Dans chacune de ces espèces la maladie se traduit par des symptômes quelque peu différents, ces variations étant inhérentes à la fois aux modes divers de contagion et aux qualités spéciales du tégument.

Chez le *bœuf*, les lésions évoluent principalement autour des lèvres, à la tête, sur les parties supérieures du corps, et en général dans les points où la peau acquiert une grande épaisseur. Elles consistent, au début, en un hérissement des poils au niveau d'une saillie circulaire très limitée, celle-ci continuant à s'étendre régulièrement pour rejoindre les plaques voisines ou évoluant isolément. Sur les parties atteintes, des strates épidermiques épaisses se développent rapidement; la croûte ainsi formée, fortement adhérente aux tissus sous-jacents, se détache par un mécanisme analogue à celui de l'élimination des eschares, laissant à découvert une surface enflammée, légèrement suppurante. Si l'élimination a été très lente, une croûte jaunâtre de nouvelle formation a remplacé la première et, celle-ci ne contenant plus le parasite, la cicatrisation devient régulière.

L'évolution de ces plaques s'accompagne d'un prurit quelquefois assez marqué, mais toujours moins intense que celui qui est causé par les gales.

Chez le *cheval*, les lésions siègent le plus souvent à l'encolure, sur le dos, les reins, la croupe, etc., au niveau des points exposés à l'implantation du parasite par l'intermédiaire des harnais ou des objets de pansage. L'évolution des plaques est analogue à ce que l'on observe chez le bœuf; elles affectent une forme régulièrement circulaire, les poils tombent, et l'on peut observer qu'ils sont toujours très irrégulièrement brisés au niveau de l'épiderme. La plaque épidermique épaissie s'élimine peu après et laisse à découvert une surface glabre, chagrinée, présentant encore quelques squames furfuracées. En ces points, la prolifération parasitaire est arrêtée, mais les altérations apparaissent en d'autres endroits, formant parfois par leur confluence de vastes surfaces teigneuses. L'affection ne détermine pas de prurit chez le cheval.

Les signes cliniques de la teigne dans les autres espèces ne présentent que peu d'intérêt. Chez le *chien*, la maladie, observée presque exclusivement en Allemagne, se traduit par la présence de plaques, localisées à la tête, recouvertes de croûtes de coloration variée déformées rapidement par les frottements auxquels elles sont exposées. Les documents sont très incomplets en ce qui concerne les teignes du *chat*, de la *chèvre*, et du *mouton*.

La teigne tonsurante, au moins chez le cheval et chez le bœuf, est une affection peu grave aboutissant généralement à la guérison spontanée. Sa durée moyenne est de 40 à 50 jours chez le cheval, de 6 semaines à 3 mois chez le bœuf.

Le diagnostic de la teigne tonsurante, assez facile d'après la seule observation de la forme des lésions, peut toujours être facilement établi par l'examen microscopique des poils et des produits épidermiques. A un faible grossissement, on constate la présence du trichophyton sous la forme de filaments dans les croûtes et les squames et sous celle de spores à la surface des poils.

II. **Etiologie. — Contagion.** — L'étiologie de la teigne tonsurante comprend à la fois l'étude de la provenance et celle des modes de transmission du parasite déterminant. Soupçonnée déjà par les anciens vétérinaires, observée dès 1852 par Bouley jeune, la contagion d'animal à animal a été expérimentalement démontrée par Gerlach (1). Les croûtes recueillies sur des bœufs affectés de tondante, dissociées et déposées par quelques légères frictions sur les poils d'animaux de même espèce, transmettaient l'affection aux jeunes animaux, les autres se montrant réfractaires. De plus, quelle que fût la forme de la surface ensemencée, la plaque prenait toujours l'aspect circulaire caractéristique. Sur les parties dénudées par une première atteinte, la pullulation s'effectuait encore, mais seulement alors que les poils étaient partiellement repoussés.

Dans une seconde série d'expériences, Gerlach démontrait la possibilité de la transmission du bœuf au cheval et il tentait sans succès l'inoculation des mêmes produits au mouton et au porc.

Dans le sens opposé, Reynal obtient l'infection de deux veaux en les faisant panser avec les étrilles servant à deux chevaux teigneux. La contagion du chien au chien, signalée déjà par Gerlach d'après un fait d'observation, est obtenue expérimentalement par Friedberger. Siedamgrotzky réussit à inoculer deux porcs avec des croûtes provenant du cheval, et il observe la contagion naturelle du porc au porc; enfin on a constaté ou obtenu le passage de la maladie du cheval au chien et au mouton (Siedamgrotzky), du chien au chat (Zürn), du chien au porc (Lespiau), de la chèvre au bœuf (Epple)...

Il n'est pas téméraire sans doute de croire à la transmission possible de la teigne à tous les animaux domestiques, sous certaines conditions individuelles de réceptivité, quelle que soit la provenance des champignons infestants.

(1) Gerlach (cité par Railliet), *Die flechte des Rindes*, Mag. f. die ges. Thierh. 1857, et *Recueil de méd. vét.* 1859.

Les modes de la contagion sont extrêmement variés. Elle peut être due à un contact immédiat chez les animaux cohabitant; ainsi s'explique par exemple la localisation labiale des lésions chez les veaux qui tettent des vaches affectées de trichophytie aux mamelles et aux flancs. La transmission est médiate dans le plus grand nombre des cas : le champignon est transporté d'animal à animal par les objets de pansage, par les couvertures, ainsi que Reynal l'a expérimentalement démontré, par les harnais, les litières, etc

On peut d'autant moins préciser l'étendue de la contagion indirecte que le degré de résistance du parasite aux causes diverses de destruction est peu connu. Gerlàch a constaté que le champignon avait gardé sa vitalité dans des croûtes conservées pendant six mois; Mégnin a pu inoculer avec succès au chien des croûtes âgées de 18 mois et le même résultat a été obtenu à l'École vétérinaire de Dresde. Le trichophyton cultivé sur gélose est encore vivant et capable de pousser vigoureusement après 30 mois de séjour au contact de l'air à la température du laboratoire (Nocard). « Il est à peine utile de faire remarquer que ces expériences sont incomplètes à bien des points de vue, et qu'il serait du plus haut intérêt de déterminer, par exemple, quelle peut être l'influence de la température, de divers agents, etc., sur la conservation des facultés germinatives du champignon. » (Railliet.)

III. **Transmission à l'homme. — Prophylaxie.** — La transmission de la teigne tonsurante des animaux à l'homme, établie par des expériences et des observations nombreuses, est un accident des plus fréquents.

Le passage du champignon des bovidés à l'homme, observé pour la première fois par Ernst en 1820, est démontré par les expériences entreprises par Gerlach sur lui-même et les faits d'observation publiés sont très nombreux (1). La contagion peut s'exercer dans les conditions les plus variées. C'est en donnant des soins aux animaux que les personnes sont ordinairement contaminées, et l'opération de la traite expose particulièrement à la transmission, le champignon s'implantant sur les poignets, les avant-bras et aussi sur le front et le cuir chevelu si ces régions sont appuyées sur les flancs de l'animal.

D'après E. Besnier, les bouchers qui travaillent les veaux sont exposés à contracter de l'herpès circiné du dos de la main et de l'avant-bras. Cazenave et Horand ont observé des plaques trichophytiques sur le cou des bouchers ayant porté des veaux teigneux sur leurs épaules.

Il est possible encore que la contamination s'exerce indirectement par l'intermédiaire des objets les plus divers et l'on conçoit que beaucoup

(1) On trouvera indiquées toutes les observations relatives à la contagion de la tonsurante des animaux à l'homme dans le travail déjà cité de M. Railliet où elles ont été pour la première fois réunies. Consulter aussi : Feulard, *Teignes et teigneux*, 1886. — Neumann, *Traité des maladies parasitaires des animaux*, 1888.

de faits de contagion médiate n'aient pu être rapportés à leur véritable cause.

La transmission de la teigne du cheval à l'homme a été nettement établie par une très intéressante observation recueillie par Bouley jeune et Reynal en 1852. Un cheval de remonte, envoyé du dépôt de Caen à une brigade de gendarmerie, communique la teigne à ses voisins d'écurie; les gendarmes sont contaminés et l'un d'eux transmet l'affection à sa femme et à sa fille. Deux des chevaux sont envoyés à l'École d'Alfort et ils contaminent le palefrenier et l'élève chargé de les soigner.

Depuis, des exemples multiples de transmission ont été recueillis et la plupart portent sur de véritables endémies d'origine animale. Tilbury Fox voit la teigne tonsurante transmise à sept personnes par un poney; Dieu observe la maladie sur vingt-deux cavaliers contaminés par de jeunes chevaux envoyés de Caen; Larger constate l'herpès circiné sur un cinquième de l'effectif en hommes d'un régiment de dragons. D'autres faits analogues sont recueillis par G. Fleming, Horand, Mégnin, Aureggio et Touvé, Gerlier, Longuet.

Ce sont évidemment les personnes chargées du pansage des animaux, c'est-à-dire soumises à des contacts prolongés avec les malades, qui sont le plus souvent contaminées; c'est aux mains, aux poignets qu'apparaissent les lésions ainsi contractées. Dans quelques circonstances il existe un intermédiaire ayant servi de véhicule au parasite; c'est ainsi que, dans l'observation de Mégnin, la trichophytie apparut sur la face et le cou d'hommes qui avaient fait usage des couvertures des chevaux atteints; dans le cas de Gerlier, la maladie débute sur les enfants d'un tondeur de chevaux, et l'enquête établit que celui-ci s'était servi de sa tondeuse pour couper les cheveux des enfants.

Le chien, qui n'est d'ailleurs affecté que très exceptionnellement de la teigne, est pour l'homme un agent peu dangereux de contagion. Quelques faits de contagion ont été signalés cependant par Horand, Friedberger, Haas. Les essais de transmission expérimentale entrepris par Friedberger ne donnèrent aucun résultat.

La contamination par le chat, aussi très rare, a été soupçonnée par Lancereaux chez trois enfants et chez une infirmière, porteurs d'herpès circiné. Michelson vit un chat, affecté à la fois de gale et de teigne, transmettre cette dernière maladie à toute une famille; les sarcoptes, couverts de spores, paraissent avoir été les véhicules de la contagion.

Enfin le porc aurait été l'origine d'une endémie de trichophytie observée par Lespiau dans les Pyrénées orientales.

Il résulte de la fréquence relative de la teigne tonsurante dans les différentes espèces que le bœuf et le cheval sont les deux principaux agents de la transmission à l'homme, et les accidents sont certainement beaucoup plus nombreux que le nombre des observations publiées pourrait le faire supposer.

La contagion est facile à éviter dès que l'on est prévenu du danger. Des contacts étroits ou prolongés sont nécessaires presque toujours à l'implantation du champignon; un lavage complet de la région exposée, pratiqué aussitôt après, suffirait dans tous les cas à éviter la transmission. Quant aux objets servant aux animaux, couvertures, brosses, etc., ils ne pourront être utilisés qu'après une désinfection appropriée (lavages, immersion dans des solutions de sublimé corrosif, de sulfate de cuivre, etc.).

§ 2. — Teigne faveuse.

La teigne *faveuse* ou *favus* est une affection cutanée, parasitaire et contagieuse, causée par le développement de l'*Achorion Schœnleinii*.

Chez les animaux, le favus a été observé pour la première fois en 1847 par Jacquetant, de Lyon, sur les chats; depuis, sa présence a été reconnue chez le chien, le lapin, le rat, la souris et les volailles.

La présence du favus chez le cheval et chez le bœuf, soupçonnée ou affirmée par quelques observateurs, n'a pas été suffisamment démontrée jusqu'ici (1).

1. **Étude clinique du favus.** — Le *chat* est l'hôte le plus habituel de l'achorion. La teigne débute de préférence par l'extrémité des pattes pour envahir ensuite la tête et le reste du corps; elle se traduit par l'apparition de croûtes un peu molles, d'un jaune soufre ou grisâtre, qui affectent l'aspect d'une petite cupule ou d'un godet (Saint-Cyr). Les favi ont un diamètre variant de celui d'une tête d'épingle à celui d'une pièce de un franc ; ils sont isolés ou confluents, souvent recouverts de poils s'arrachant à la moindre traction. A leur pourtour, la peau, enflammée, forme un bourrelet assez saillant. La maladie ne s'accompagne que d'un léger prurit.

Le favus a été observé chez le chien par Saint-Cyr, Trasbot, Siedamgrotzky, Cadiot. Les symptômes sont très analogues à ceux que l'on observe chez le chat; l'évolution est surtout rapide chez les jeunes et les croûtes exhalent une odeur particulière, comparable à celle du fromage moisi (Trasbot).

Chez le lapin, la teigne faveuse a été vue par Mourrand, Recordon, Mégnin; ses caractères n'offrent rien de particulier.

Le favus des poules, connu depuis longtemps, a été déterminé quant à sa nature dès 1858 par Müller, Gerlach et Leisering. Les altérations débutent sur la crête, les oreillons, par de petites taches grisâtres, bientôt confluentes, suivies de l'apparition de croûtes sèches et squameuses; elles envahissent assez rapidement le cou, le tronc, surtout au pourtour du cloaque. Les plumes deviennent sèches, friables, et elles

(1) Voyez Neumann, *Traité des maladies parasitaires*, 1888.

tombent en laissant voir de petits amas croûteux, discoïdes, percés à leur centre de l'infundibulum d'implantation de la plume. L'odeur de moisi est très manifeste. La mort, par amaigrissement et consomption, peut être la terminaison de la maladie.

II. **Étiologie. — Contagion.** — Les conditions qui peuvent faire varier la réceptivité des animaux pour le favus sont inhérentes à la fois à l'espèce, à l'âge et à l'état de santé des sujets. « Tous les animaux sur lesquels j'ai observé la teigne, dit Saint-Cyr, étaient jeunes ; les chats, au nombre de sept ou huit, n'avaient pas plus de six semaines à deux mois ; le chien avait quatre mois à peu près et c'était le plus âgé de mes malades. J'ai essayé deux fois de transmettre la teigne à des chats adultes et je n'ai pas réussi ; tandis que les expériences, au nombre de huit, que j'ai tentées chez des animaux âgés de moins de trois mois ont donné toutes un résultat positif. » Des observations analogues, recueillies chez le lapin, justifient encore la réalité de cette influence.

Le mauvais état de santé des animaux, la débilité, paraissent favoriser l'évolution du champignon, comme elles favorisent celle des parasites en général.

Les modes de contamination d'animal à animal sont des plus variés. Il semble que le chat soit infesté par les souris et les rats, fréquemment atteints de favus au moins dans certaines régions; le favus du chien provient d'une contamination soit par le chat, soit directement par la souris. Ainsi s'expliqueraient les localisations primitives des lésions chez les carnassiers à l'extrémité des pattes et du nez, c'est-à-dire aux points les plus exposés au contact infectant des souris faviques.

L'origine du favus chez les lapins et chez les poules est encore mal connue; mais les expériences de Neumann ont démontré, par la transmission expérimentale, que ces formes étaient identiques entre elles et avec le favus des autres espèces.

III. **Transmission à l'homme. — Prophylaxie.** — Le favus peut être transmis à l'homme par toutes les espèces animales. Anderson, ayant observé la maladie chez une petite fille qui avait touché à des souris prises au piège, constatait la teigne quelques jours plus tard sur quelques-unes des souris capturées dans la même maison.

R. Tripier s'est inoculé avec succès l'achorion de la souris et Horand a constaté le favus chez une dame qui avait introduit la main dans une ratière contenant un rat favique.

Les chances de contamination par le chat sont évidemment plus imminentes de beaucoup : Draper, Saint-Cyr, Horand, W. Smith, Anderson, ont cité des faits de ce genre. Enfin Saint-Cyr a contracté le favus en expérimentant sur le chien, et le même auteur a observé un fait de transmission du lapin à l'homme.

La filiation s'opère probablement dans nombre de cas, ainsi que l'avait indiqué Saint-Cyr, de la souris au chat et du chat à l'homme. Les enfants se trouveraient surtout exposés à contracter la maladie en jouant avec de jeunes chats teigneux.

On ne possède aucune donnée précise sur la vitalité de l'achorion; on sait cependant que le parasite résiste beaucoup moins que le trichophyton aux causes naturelles de destruction. Les cultures sur gélose sont déjà stériles après 8 mois de séjour à la température de la chambre (Nocard). La contagion est presque toujours immédiate et la prophylaxie consiste seulement à prémunir les personnes contre le contact des animaux faviques, des jeunes chats notamment.

ARTICLE XI. — GALES.

Bien que l'histoire de la gale des animaux ait été étroitement liée à toutes les époques à celle de la gale de l'homme, c'est seulement dans ces derniers temps que les rapports existant entre elles ont été nettement déterminés et que l'étendue de la contagion a été exactement appréciée.

Toutes les espèces domestiques sont exposées chacune à plusieurs espèces de gales : c'est ainsi que l'on peut rencontrer chez le cheval, le bœuf, le mouton, les trois formes sarcoptique, psorotique et symbiotique; les gales sarcoptique, symbiotique et dermatodectique chez la chèvre et le chien, les gales sarcoptique et symbiotique chez le chat, etc.

Certaines de ces formes, telles la gale psorotique du mouton, la gale sarcoptique du chien, sont extrêmement fréquentes; d'autres, la gale démodectique du chien par exemple, présentent un haut caractère de gravité; certaines aussi sont transmissibles à l'homme et ce sont ces dernières qui doivent être ici sommairement étudiées.

En thèse très générale, on peut avancer que la forme sarcoptique, quelle que soit l'espèce animale d'où elle provienne, est seule dangereuse pour l'homme. Les exceptions, rares et mal établies pour la plupart, n'infirment en rien cette règle.

On peut étudier successivement, suivant l'ordre de fréquence de la transmission à l'homme, les gales sarcoptiques du cheval, du chat, du chien, celle des ruminants et enfin la gale du porc.

§ 1. — Gale du cheval.

La gale sarcoptique du cheval est déterminée par le *Sarcoptes Scabiei*, variété *equi*.

La maladie débute par un prurit très violent dans les régions atteintes, le garrot, l'encolure, le dos, les côtes. La main perçoit sur le tégument de légères saillies, formées d'une petite croûte agglutinant quelques poils et facile à détacher. La chute de ces croûtes laisse de petites dépilations circulaires, irrégulièrement disséminées d'abord, rendues confluentes ensuite par l'évolution des lésions nouvelles. Elles sont dues à l'évolution très rapide de papilles peu saillantes, contenant une sécrétion séreuse et très rapidement déchirées et desséchées.

Les plaques s'étendent en peu de temps à toutes les régions, en respectant toutefois les parties recouvertes de crins, qui sont le siège de prédilection du psoropte, et l'extrémité des membres, lieu d'élection de la gale symbiotique.

Abandonnée à elle-même, la maladie détermine, par les altérations fonctionnelles de la peau et par le prurit, un état de marasme qui peut aboutir à la mort des animaux.

Presque toujours la transmission s'opère du cheval au cheval, soit par contact direct, soit par l'intermédiaire des harnais, des couvertures, des objets de pansage, et de véritables enzooties ont pu être observées. Il semble que les sarcoptes de même espèce provenant d'animaux autres que le cheval ne déterminent chez celui-ci que des altérations très légères et ne puissent pulluler. De même la contagion du cheval aux autres espèces domestiques est à peine établie, quelques faits douteux de contamination au bœuf ont seuls été signalés.

Par contre, la transmission à l'homme est parfaitement connue. Démontrée expérimentalement par Gerlach, elle a été observée depuis Enaux et Chaussier (1785) par de nombreux observateurs ; en dehors des faits isolés de contagion, Robert Fauvet, Delafond, ont observé des endémies de gale chez les personnes exposées ; Sick a vu deux cents cavaliers infectés pendant une épizootie de gale dans un régiment de hussards. Mégnin a observé de nombreux faits de contagion à l'homme lors de l'épizootie de gale qui sévit en 1871 sur les chevaux de l'armée française.

Le danger toutefois est loin d'être absolu et la contamination peut être considérée comme très exceptionnelle si l'on compare le petit nombre des accidents avec la fréquence de la gale du cheval; on peut ajouter que la maladie ainsi transmise, généralement très fugace, tend à disparaître spontanément en quelques semaines.

§ 2. — Gale du chat.

La gale du chat, due au *Sarcoptes minor*, est fréquente chez cet animal. Elle débute ordinairement dans le voisinage des oreilles, pour envahir graduellement toute la tête et la partie antérieure du cou.

Les lésions débutent par l'apparition de papules de la grosseur d'une tête d'épingle; celles-ci, rapidement déchirées, sont remplacées par des croûtes agglutinées avec les poils, formant des plaques plus ou moins étendues; la peau s'épaissit, il y a complication de conjonctivite, d'obstruction des narines et les malades succombent après quatre à six mois de maladie.

Le chat est contaminé exclusivement sans doute par les animaux de son espèce; on a soupçonné cependant, sans la démontrer, la contagion par le rat qui héberge un acare de même espèce.

La gale du chat peut se communiquer à d'autres animaux : Hertwig, Mégnin ont observé la contagion au cheval à la suite de contacts prolongés; Redemacher a vu la maladie passer au bœuf et Delafond a obtenu la transmission expérimentale au chien.

Quant à la transmission à l'homme elle est démontrée par des observations très précises: Hertwig, Berthold, Perroncito, ont vu la gale évoluer chez des personnes ayant l'habitude de partager leur lit avec des chats galeux; Marrel a vu la contagion s'opérer à deux personnes et à un enfant; Gerlach a obtenu expérimentalement l'infection en déposant sur les bras de quelques élèves des croûtes prises sur des chats galeux.

§ 3. — **Gale du chien.**

La gale sarcoptique du chien est causée par le *Sarcoptes Scabiei.* « Elle débute par la tête, le museau, le pourtour des yeux et des oreilles, sous l'aspect de surfaces rouges, sur lesquelles se forment de nombreuses papules coniques, rouges à leur sommet et très prurigineuses. Elle s'étend avec rapidité, et, sous l'influence des grattages causés par les domangeaisons, les boutons écorchés laissent écouler un liquide roussâtre, sanguinolent, fétide, qui se concrète en croûtes molles, englobant les poils qui ne sont pas encore tombés.

« La peau dépilée, épaissie, se plisse, se ride, s'excorie et, dans le cas de gale généralisée, le chien prend un aspect repoussant. La mort arrive au bout de deux ou trois mois si le mal n'a pas été combattu. » (Neumann.)

On ne peut être exactement renseigné sur la fréquence de la maladie, celle-ci, d'après la description donnée par les naturalistes, ayant dû être très généralement confondue avec certaines affections dartreuses et avec la gale folliculaire ou démodectique.

La gale sarcoptique du chien, facilement contagieuse dans cette espèce, peut être transmise, d'après Zürn, au porc et au chien.

La contagion à l'homme a été signalée par de nombreux observateurs et Chabert ajoute que la gale ainsi communiquée est très rebelle. Grognier, Delafond, ont vu contaminer des élèves vétérinaires chargés de soigner des chiens malades. Viborg, Mouronval, Biett, Gerlach, Hertwig, Hekmeyer, Stütz, Marrel, ont observé le même fait sur des personnes qui possédaient des chiens galeux ou qui avaient simplement caressé ces animaux. Plus récemment, Friedberger, Léonhard, Neumann ont constaté des cas analogues. Enfin Gerlach a réussi à transmettre expérimentalement la maladie à l'homme.

§ 4. — Gales du bœuf, du mouton et de la chèvre.

La gale sarcoptique du bœuf est à peine connue; son existence même est douteuse et on doit par conséquent considérer comme très hypothétique le fait de transmission à l'homme cité par Tudichum.

La gale sarcoptique du mouton ou *noir-museau* est par contre très bien étudiée. Cette forme, reconnue par Delafond en 1858, débute autour des lèvres, pour envahir lentement les paupières, les joues. Au contraire de la gale psoroptique, elle atteint seulement les parties non couvertes de laine, au moins chez les moutons à laine grasse. Elle débute par de petites papules, bientôt remplacées par des croûtes abondantes; toujours on observe un très violent prurit. L'affection, peu grave si un traitement approprié est institué, peut entraîner, si elle est négligée, de graves complications.

S'il est douteux que le sarcopte du mouton puisse vivre sur les autres animaux domestiques, il est certain qu'il peut évoluer parfois sur l'homme. Delafond a observé un cas de contagion sur un de ses élèves et Gerlach a réussi plusieurs fois à obtenir la transmission expérimentale. L'absence de tout autre document démontre cependant que ces accidents sont très rares ou très bénins.

La *gale de la chèvre* est due à la variété *Capræ* du *Sarcoptes Scabiei*. Les altérations débutent par la tête, les oreilles, et elles envahissent ensuite le tronc et les membres. Les vésicules du début sont suivies de la formation de croûtes, de la chute des poils, avec épaississement de la peau au niveau des points envahis. La maladie peut prendre une marche épizootique (Wallraff); elle paraît affecter de préférence les animaux de provenance africaine ou orientale.

La transmission à l'homme a été observée par Anderson, Müller, Roloff; Wallraff a vu plusieurs personnes gravement affectées lors de l'épizootie de Prättigau.

§ 5. — Gale du porc.

Elle est due comme les précédentes au *Sarcoptes Scabiei*, et à la variété *suis*.

Les lésions qu'elles déterminent offrent quelques particularités. Les croûtes sont épaisses, sèches, d'un blanc grisâtre; souvent toute la tête et une partie du tronc sont envahies. Partout où le derme est irrité apparaissent des bourgeons, dus à l'hypertrophie des papilles, libres ou recouvertes de plaques croûteuses.

Cette gale est contagieuse pour l'homme. Affirmée par plusieurs observateurs, la transmission a été démontrée expérimentalement par Delafond et par des expériences faites à l'École vétérinaire de Dresde. Dans tous les cas, l'affection communiquée a cédé facilement à un traitement antipsorique quelconque.

PROPHYLAXIE.

La prophylaxie de la contagion de la gale des animaux à l'homme est extrêmement simple. Il ressort à l'évidence de l'étude même de cette contagion qu'elle s'opère avec une réelle difficulté. Il est indispensable que les personnes soient exposées à des contacts répétés pour qu'elle puisse s'opérer. De ce fait, la transmission se trouve limitée déjà aux individus ayant avec les animaux galeux de fréquents rapports; de plus la pénétration du sarcopte n'est pas si rapide que la contamination ne puisse être évitée à coup sûr par de simples savonnages sur les parties exposées.

Il est indiqué cependant de prendre certaines précautions, notamment à l'égard de la gale du cheval et de celle du chat. Pour la première, la contagion indirecte des palefreniers ou des hommes de troupe par l'intermédiaire des couvertures est toujours à craindre; pour la seconde, les rapports étroits des malades avec leurs maîtres est une source d'infection assez ordinaire.

Police sanitaire. — Les gales du mouton et de la chèvre sont seules visées par la loi sanitaire française. Quelle qu'en soit la forme, la constatation de la gale entraîne l'application des prescriptions édictées par les articles 39 et suivants du règlement d'administration publique.

Certaines des mesures imposées, notamment l'interdiction de livrer les animaux à la boucherie, seraient sans doute trop draconiennes si elles étaient appliquées; mais en réalité la gale du mouton, affection commune dans toute la France, n'est presque jamais déclarée à l'autorité.

ARTICLE XII. — KYSTES HYDATIQUES.

Les *hydatides* ou *échinocoques* représentent la forme larvaire d'un cestoïde du chien, le *tænia echinococcus.*

Suivant le mode de la *génération alternante*, habituelle chez les cestodes, l'individu doit passer par deux hôtes différents : l'œuf ingéré par l'un d'eux deviendra une larve et celle-ci, logée dans un tissu quelconque, devra passer dans le tube digestif d'un autre organisme pour achever son évolution et devenir un adulte ovigère.

Seul, le chien domestique héberge le tænia echinococcus, mais les larves de celui-ci peuvent infecter l'homme, tous les herbivores domestiques, le porc et quelques carnassiers.

Les recherches de von Siebold, Kuchenmeister, Van Beneden, Davaine, ont démontré l'origine de l'hydatide.

Dans ses premières expériences, von Siebold obtint le développement du tænia en faisant ingérer au chien des échinocoques provenant d'herbivores domestiques; ces recherches furent répétées avec le même succès par Kuchenmeister et van Beneden. Par contre les essais de transmission, renouvelés avec des échinocoques de l'homme par Kuchenmeister, Zenker, Ercolani et Vella, Levison, échouèrent constamment. Seuls, Krabbe, dans trois expériences sur six, et Naunyn, dans deux observations, obtinrent des résultats positifs. Encore ces derniers avaient-ils opéré sur des animaux infectés d'autres ténias et dans des conditions telles que leurs conclusions ne peuvent être acceptées sans réserves.

L'épreuve inverse, c'est-à-dire la production de l'hydatide par l'ingestion des œufs du ténia, n'a été que rarement tentée malgré tout l'intérêt qui s'attache à cette question. Leuckart réussit à obtenir l'infestation hydatique chez des porcs, mais il échoua constamment dans ses tentatives sur le mouton.

Les quelques résultats expérimentaux signalés, et aussi les nombreux faits d'observation recueillis, suffisent à rendre très probable l'origine aujourd'hui admise de l'hydatide; mais il reste à préciser les conditions de l'infestation et à reproduire par l'expérience directe, le cycle évolutif du parasite.

I. **Le tænia echinococcus chez le chien.** — De tous les animaux domestiques, le chien seul héberge le tœnia echinococcus. On possède peu de documents précis sur le degré de fréquence du parasite. En France, Bertholus et Chauveau ont constaté à Lyon que, sur 84 chiens examinés, deux ne présentaient aucun ténia et que 6 des animaux seulement hébergeaient le ténia échinocoque. Neumann ne cite pas ce dernier parmi les ténias habituellement observés à Toulouse. Krabbe qui a constaté à Copenhague, sur 500 chiens examinés, 336 cas d'helminthiase intestinale (67 p. 100), n'a trouvé le ténia échinococcus que dans deux cas seulement (0,4 p. 100); en Islande, le même auteur, sur 100 observations, trouvait des vers dans 93 cas et 28 fois le ténia échinococcus était parmi ceux-ci. Cette proportion de 28 p. 100, constatée dans la terre classique de l'échinococcose de l'homme et des animaux, serait dépassée encore en Australie où Thomas a observé le ténia échinocoque sur près de la moitié des 40 chiens qu'il a examinés.

En raison même de la multitude de scolex que renferment les hydatides, le nombre des ténias échinocoques habitant chez un même animal est presque toujours très élevé, beaucoup plus que pour les autres espèces : Bertholus et Chauveau en ont compté plusieurs milliers, et, d'après Krabbe, leur nombre est toujours très considérable.

C'est en ingérant des viscères d'animaux renfermant des échinocoques que les chiens s'infestent du ténia. Le mouton et le bœuf sont plus particulièrement atteints d'échinococcose et, en certains pays, la proportion des cas est très élevée; en Islande, il est exceptionnel, d'après Finsen, que les brebis arrivées à l'âge de quatre ans, et les vaches âgées de dix ans, ne présentent pas de cysticerques. En Australie, l'échinococcose paraît être à peu près aussi fréquente. En Europe, on a constaté dans le Mecklembourg que 25 à 50 p. 100 des bœufs abattus, 75 p. 100 des moutons et 5 à 8 p. 100 des porcs étaient infestés. En France, où le nombre des animaux envahis par les échinocoques est de beaucoup moins élevé, l'infestation est cependant commune encore chez les ruminants.

Les chiens de bouchers, de bergers, sont surtout exposés à être contaminés, et d'autant mieux que les abats envahis totalement par les parasites, ne pouvant être consommés, leur sont toujours abandonnés.

En certains pays d'ailleurs, aussi en France dans quelques campagnes, les viscères, quel que soit leur état, sont fréquemment laissés aux chiens, tous ceux d'une même localité peuvent participer à la même curée et s'infester en même temps.

L'échinocoque ingéré achève son évolution dans l'intestin grêle du chien. A l'état adulte, « le ténia échinococcus se présente, à un examen attentif, sous la forme de filaments rougeâtres à extrémité postérieure renflée, nageant dans le liquide de l'intestin. C'est une toute petite espèce longue de 3 à 4 millimètres au plus, qui a passé longtemps inaperçue. La chaîne ne comprend que trois ou quatre anneaux, le dernier rempli d'œufs à maturité (1). » Le nombre d'œufs contenus dans cet anneau est toujours très faible, mais cette circonstance défavorable pour la perpétuité de l'espèce se trouve compensée par la multiplicité des individus logés dans l'intestin. De plus, chaque anneau arrivant à maturité à un moment différent pour chacun des tœnias, le chien répand continuellement des anneaux mûrs ou des œufs.

Le ténia échinocoque ne détermine généralement aucun trouble de la santé; quelquefois seulement, et quand les parasites sont en nombre considérable, on observe des crises épileptiformes et même des accidents pouvant simuler la rage. Presque toujours d'ailleurs on trouve dans l'intestin diverses espèces de ténias et il est difficile de déterminer la part qui revient à chacune d'elles dans la production des symptômes observés.

II. **Étiologie et pathogénie de l'échinococcose**. — La condition unique et essentielle de l'infection hydatique consiste évidemment en l'ingestion d'œufs du ténia échinococcus; le chien domestique, porteur habituel du parasite adulte, étant aujourd'hui l'animal le plus cosmopolite, on peut prévoir déjà que les kystes hydatiques pourront être partout observés. D'autre part, on a vu que l'homme reste, sauf quelques cas exceptionnels, en dehors du cycle évolutif, celui-ci s'accomplissant à travers les organismes des herbivores et du chien; une seconde condi-

(1) Railliet, *Éléments de zoologie médicale et agricole*. Paris, 1888.

tion presque aussi essentielle que la première à la genèse de l'infestation, l'entretien des ruminants ou des porcs, vient donc s'ajouter à la première.

Quant à la contamination de l'homme par le chien, elle est d'autant plus à craindre, à degré égal d'infestation des animaux, que leurs rapports mutuels sont plus intimes. La présence constante des animaux dans les habitations, par exemple, multiplie les dangers de la transmission par la souillure possible, directe ou très indirecte, des aliments et même des individus.

L'exemple de l'Islande, où toutes les conditions précitées se trouvent réunies, est intéressant à rappeler. Les ruminants, presque tous porteurs de nombreux échinocoques, contaminent les chiens, et ceux-ci, entassés avec les habitants pendant la saison d'hiver dans des locaux très étroits, répandent les œufs du ténia sur les aliments, dans les boissons, ou souillent les objets servant à la préparation de la nourriture. D'après Thorstensen, le septième des habitants porte des hydatides Finsen donne, il est vrai, une proportion moindre, de 1 sur 43, mais il ne s'agit ici que de cas déclarés et très apparents.

Une particularité rapportée par Finsen démontre l'influence de la promiscuité avec le chien dans l'étiologie de l'infection. « Les femmes, confinées dans la maison et chargées d'apprêter le repas, d'écurer la vaisselle, qui souvent est léchée par les chiens, et de s'occuper d'autres soins domestiques, sont plus exposées que les hommes à avaler les œufs du ténia ; ainsi, la proportion entre les malades des deux sexes est indiquée par le rapport 1 : 2,27. »

En Australie et dans nord de l'Afrique, où des rapports très étroits existent aussi entre les ruminants, le chien et l'homme, les hydatides se retrouvent fréquemment chez celui-ci. Les Arabes, dont certaines habitudes rappellent de près les mœurs islandaises, sont plus particulièrement frappés : Vital, à Constantine, sur un total de 7500 autopsies, a trouvé des hydatides dans 0,86 p. 100 des cas chez les Européens, et dans plus de 3 p. 100 chez les indigènes. Arnould a constaté également les mêmes faits.

En France, les kystes hydatiques sont assez fréquents pour devoir préoccuper l'hygiéniste. La contamination s'opère soit indirectement, par l'ingestion d'eau contenant des œufs de ténias, ou encore par l'intermédiaire de fruits, de légumes, les salades par exemple, soit plus immédiatement par le dépôt direct des œufs sur des aliments ingérés, sur des ustensiles de cuisine, etc.

Arrivé par un mode quelconque dans l'estomac de l'homme, l'œuf est digéré par le suc gastrique et il met l'embryon en liberté. Celui-ci perfore la muqueuse, il rampe à travers les tissus et tombe dans la cavité abdominale où il se développe ; ou bien, rencontrant un vaisseau lymphatique ou sanguin, il est entraîné par le courant.

C'est généralement dans le système porte que pénètrent par effraction les embryons; chassés vers le foie, ils s'engagent dans le réseau capillaire de l'organe où ils se trouvent très souvent arrêtés; franchissent-ils ce premier obstacle, ils tombent dans le cœur droit, et il leur faut traverser le réseau pulmonaire, second filtre plus fin encore que le précédent; aussi n'est-ce que très exceptionnellement qu'ils dépassent celui-ci pour être lancés en un point quelconque de l'organisme par la circulation générale artérielle.

Il resterait à compléter l'examen de l'évolution du parasite par l'histoire naturelle de l'hydatide, mais celle-ci se rattache bien plutôt à l'étude pathologique des kystes et elle ne saurait trouver ici sa place.

III. **Prophylaxie.** — La prévention de l'infection hydatique de l'homme comporte des mesures sanitaires applicables aux animaux infestants et quelques règles hygiéniques.

L'homme, s'il partage avec certaines espèces le privilège d'héberger les échinocoques, n'est par contre jamais infestant pour le chien dans les conditions ordinaires; c'est donc exclusivement chez les hôtes animaux que s'opère la filiation des parasites; c'est par les herbivores et le porc d'une part, et par le chien de l'autre, que leur perpétuité est assurée. Rompre la chaîne évolutive en un point quelconque, c'est empêcher l'infection, c'est préserver l'homme du même coup.

Si l'on ne peut songer à préserver les ruminants de l'infestation, les animaux pouvant toujours prendre des fourrages et des boissons souillés par des œufs de ténias, on peut par contre agir sur la contamination du chien.

On sait que cet animal pour contracter le ténia doit ingérer des hydatides; la résistance vitale de celles-ci étant très faible et leur dissémination difficile, c'est presque toujours par l'ingestion directe de viscères de mouton, de bœuf, de porc... contenant des échinocoques que l'infestation se produit. C'est ici qu'une intervention serait efficace et facile : tous les abats contenant des parasites ou provenant d'animaux chez lesquels des hydatides ont été constatés devraient être détruits ou soumis à une cuisson suffisante. Dans les campagnes, où l'abatage des animaux ne peut être réglementé, il sera impossible d'agir autrement que par la diffusion, bien lente toujours, des prescriptions de l'hygiène, mais partout où existent des abattoirs une action immédiate est possible. Les municipalités ont le devoir strict d'interdire, d'une manière absolue, l'entrée des chiens dans ces établissements; de plus, les viscères infectés, à quelque degré que ce soit, devront être saisis et détruits, ou, si cela est possible, soumis sur place à une cuisson convenable.

La connaissance des modes habituels de l'infestation de l'homme permet de formuler quelques indications préventives. Les eaux des étangs, des mares, des ruisseaux, etc., ne devront pas être employées comme boissons, surtout dans les localités infectées, à moins que d'avoir été filtrées ou bouillies; les légumes destinés à être consommés crus, les salades notamment, arrosées avec des eaux de citernes, du jus de fumier, etc., devront être soumis à des lavages répétés avec une eau de provenance non douteuse.

En dehors de ces causes, les rapports trop directs entre l'homme et le chien favorisent surtout la contamination ; déjà la présence de cet animal dans la maison constitue un véritable danger, en raison des souillures inévitables d'objets de toutes sortes par des déjections remplies d'œufs; et le danger est bien plus grave quand l'animal vit avec l'individu dans une intimité complète. Les gens qui partagent avec leur chien leur assiette et leur lit ne sont pas rares, s'exposant ainsi à une contamination directe. Certaines personnes aussi trouvent plaisir à se faire lécher la face par le même animal, et celui-ci, passant sans scrupules de sa toilette intime à une démonstration d'amitié, peut transporter directement l'œuf du ténia sur les lèvres de son maître. Ces derniers modes de transmission sont les plus fréquents peut-être, mais il est à craindre que ni les recommandations de l'hygiéniste, ni la menace d'une sanction possible ne modifient les habitudes acquises.

C'est par une surveillance générale et par une réglementation précise de l'abatage des animaux de boucherie que l'on arrivera, ici comme dans bien d'autres cas, à prévenir efficacement la contagion.

LIVRE II

HYGIÈNE ALIMENTAIRE

CHAPITRE PREMIER

ALIMENTS

Par M. GABRIEL POUCHET.

ARTICLE Ier. — ALIMENTATION EN GÉNÉRAL.

§ 1. — Définition de l'aliment.

Tous les êtres vivants ont besoin, pour se maintenir, de s'assimiler des éléments empruntés au milieu dans lequel ils se meuvent. Ceux qui sont placés au bas de l'échelle les absorbent directement; les espèces supérieures ont besoin de leur faire subir une élaboration préalable qui porte le nom de digestion, et les substances sur lesquelles elle s'exerce sont les aliments, qu'il importe d'abord de définir.

Un aliment est constitué par toute substance nécessaire à l'entretien des phénomènes de l'organisme sain et à la réparation des pertes qu'il fait constamment.

En raison de la complexité des phénomènes de nutrition auxquels les aliments doivent suffire, ceux-ci sont, pour la plupart, des mélanges de diverses espèces chimiques (matières protéiques, hydrates de carbone, corps gras, eau, sels minéraux), dont l'intervention est absolument nécessaire pour maintenir l'organisme dans son état normal; aussi un aliment est-il d'autant plus voisin de la perfection, c'est-à-dire susceptible de subvenir à tous les besoins de la nutrition, qu'il se rapproche davantage de cette composition dont un exemple approché nous est fourni par le lait.

L'exercice des diverses fonctions élimine constamment de l'économie des substances de nature fort differente telles que de l'acide carbonique, de l'urée, de l'eau, des sels, en un mot toutes ces substances qui ont été désignées par l'appellation d'*excrémentitielles*. L'alimentation est destinée à réparer ces pertes, et l'organisme doit trouver dans les aliments toutes les substances entrant dans la composition de ces produits excrémentitiels, que ces aliments les apportent déjà constitués (l'eau et certains sels minéraux par exemple), ou bien à l'état de composés qui devront subir diverses métamorphoses dans leur passage à travers l'économie. En plus de ces substances qui ne font pour ainsi dire que traverser l'organisme en y subissant des transformations d'ordre physique ou chimique, les aliments doivent encore contenir d'autres produits qui se fixent pour un temps plus ou moins long dans la trame des divers tissus, qui les renouvellent et remplacent les éléments usés qui s'éliminent sous forme de matériaux de déchet.

Un aliment, dans le sens absolu du mot, serait donc une substance extrêmement complexe et devant répondre à tant de désidérata que c'est seulement par le mélange de produits très différents par leur composition chimique que ce type idéal peut être réalisé : aussi y a-t-il, au moins pour les organismes supérieurs, non pas un aliment, mais des aliments dont la réunion est indispensable au bon et régulier fonctionnement de l'économie.

S'il est aisé et rationnel d'envisager comme un aliment, d'une façon générale, toute substance qui entretient la vie des tissus et peut servir à leur accroissement, on s'aperçoit, lorsqu'on veut pousser plus loin l'analyse, que cette définition qui paraît si claire et si naturelle est bien loin de suffire et ne peut s'appliquer à nombre de cas particuliers. Il y a en effet animal et animal, tissu et tissu; il est encore loin d'être démontré que les substances qui servent à l'accroissement de l'organisme soient les mêmes que celles qui servent à son entretien; enfin on remarque que telle substance qui constitue un aliment pour un organisme déterminé, devient, pour un autre, sinon un poison, du moins une substance inerte et incapable d'entretenir le fonctionnement des phénomènes dont l'économie vivante est le siège. Un enfant en bas âge, nour exclusivement de viande, supporterait aussi mal ce genre d'alimentation qu'un adulte vigoureux exclusivement nourri de lait. Il faudrait donc, au point de vue scientifique, définir l'aliment en fonction de l'animal, du tissu ou même de la cellule qui doivent l'utiliser et tenir compte, en outre, des conditions dans lesquelles cette substance alimentaire est introduite dans l'économie. Des exemples feront mieux comprendre cette série de difficultés : la cellulose de la paille est alimentaire pour le cheval et ne l'est pas pour l'homme; le saccharose et le lactose, injectés dans les veines d'un chien, se retrouvent en totalité dans les urines et ne peuvent être utilisés comme aliments, s'ils n'ont pas été préalablement modifiés par une diastase.

Depuis les travaux de Dumas et Liebig, on a divisé les aliments en respiratoires ou de calorification et plastiques. Les aliments respiratoires ou de calorification sont constitués par les hydrates de carbone et les corps gras, qui exigent, pour que leurs transformations s'effectuent dans l'organisme, l'intervention de l'oxygène absorbé dans les poumons : la combustion ainsi produite est une source de chaleur. Les aliments plastiques, plus spécialement destinés au renouvellement des tissus par assimilation, sont représentés par les matières protéiques et sont exclusivement azotés. Cette division, d'ailleurs toute artificielle malgré son apparente rigueur, ne permet pas de définir plus scientifiquement le mot aliment; et, s'il est parfaitement certain que les hydrates de carbone ne peuvent suffire, même en présence de l'azote de l'air ou des sels ammoniacaux, à opérer au sein de l'économie la synthèse des composés albuminoïdes nécessaires à la constitution des tissus, il n'est pas moins nettement démontré que les aliments plastiques suffisent en l'absence des aliments respiratoires, et au moins pendant un temps assez long, à entretenir la vie en jouant le rôle de ces derniers : la formation de corps gras malgré l'alimentation exclusive par des matières albuminoïdes, est encore un fait certain. Au reste, ici comme dans tous les problèmes de biologie, plus on avance dans l'étude d'une question et plus on la voit se compliquer par suite d'une connaissance plus exacte et plus étroite des conditions dans lesquelles se produisent les phénomènes observés. Les travaux de M. Pasteur ont démontré que la transformation et la consommation du sucre sont un phénomène intracellulaire et qu'il peut y avoir de la chaleur produite et de l'acide carbonique dégagé en dehors de toute intervention de l'oxygène extérieur. La division établie par Dumas et Liebig est donc trop absolue et néglige les termes intermédiaires.

En raison de l'impossibilité d'une classification rationnelle basée sur l'utilisation et le rôle physiologique des substances alimentaires, il est d'usage d'étudier les aliments en les groupant sous les formes suivant lesquelles la nature nous les présente, et c'est là d'ailleurs ce qui importe le plus au médecin et à l'hygiéniste, puisque cette méthode revient à envisager l'aliment tel qu'il est introduit dans le tube digestif.

Nous étudierons donc successivement les aliments tirés du règne végétal, puis ceux provenant du règne animal; mais il est indispensable, avant d'aborder les détails de cette étude, d'envisager l'alimentation à un point de vue général et de passer en revue les ressources et les usages alimentaires dans leurs rapports avec les différents peuples et les diverses contrées du globe.

§ 2. — Ressources alimentaires des différents peuples.

I. **Considérations historiques.** — Le besoin de se nourrir n'est pas seulement le plus impérieux, le plus irrésistible de tous; c'est encore le plus difficile à satisfaire. Depuis que l'espèce humaine existe, c'est pour s'alimenter qu'elle a déployé le plus d'activité, dépensé le plus d'intelligence, et c'est de nos jours seulement que les progrès de la civilisation ont délivré les populations de la crainte de mourir de faim. Il n'en faut pas moins à l'homme une lutte constante pour se procurer la subsistance de chaque jour. Pour les classes laborieuses, la nourriture représente les deux tiers au moins de la dépense totale du ménage, et la cherté des vivres est l'objet d'une préoccupation sérieuse même dans les classes aisées. C'est le problème social qui préoccupe le plus vivement les économistes et, pour le bien comprendre, il faut suivre l'évolution de l'humanité à travers les âges, dans sa lutte contre la faim. Dans tous les problèmes de ce genre c'est le passé qui éclaire l'avenir.

Lorsqu'on se reporte aux premières phases de l'évolution de l'espèce humaine, on se demande comment elle a pu se maintenir, au moins sous nos latitudes, malgré l'âpreté du climat et au milieu des grands fauves qui pullulaient dans les bois dont le sol était couvert. Les efforts de nos premiers parents se sont évidemment tournés tout d'abord vers ces ennemis redoutables, pour s'en défendre, pour se nourrir de leur chair et se vêtir de leurs peaux. C'était vraisemblablement là, dans le principe, leur unique nourriture.

Les ossements trouvés dans les cavernes et qu'ils fendaient en long avec leurs couteaux de silex, pour en sucer la moelle, nous en donnent la preuve, et d'ailleurs les fruits et les racines de nos climats ne sont pas susceptibles, à l'état sauvage, de suffire à la nourriture de l'espèce humaine.

Les premiers habitants du nord et du centre de l'Europe ont vécu de la pêche et de la chasse, jusqu'au jour où ils ont appris l'art de cultiver le sol et d'apprivoiser les animaux.

Combien de temps a-t-il fallu à l'espèce humaine pour franchir cette première phase? Combien de fois notre espèce n'a-t-elle pas été menacée de disparaître complètement sur un point du globe, lorsqu'un hiver un peu plus rude couvrait les cours d'eau d'un manteau de glace, la terre d'un linceul de neige, et que le farouche gibier se réfugiait dans des retraites inaccessibles? Des familles, des tribus entières ont dû disparaître dans des cataclysmes que nous ne soupçonnons même pas; mais il en restait toujours quelques vestiges et, grâce à la prodigieuse fécondité de ces races primitives, après le plus implacable hiver, il suffisait de quelques jours de printemps pour que le pays se mît à renaître et à se repeupler.

Une fois en possession de la culture et de l'élevage, le genre humain a été maître de ses destinées. Il a pu dès lors s'accroître rapidement, et c'est à partir de ce moment que son évolution nous est bien connue. C'est le moment de la formation des premières sociétés. Elles nous apparaissent sous la forme de grandes tribus, composées les unes d'agriculteurs fixés au sol, les autres de pasteurs errant à travers les grandes plaines, avec leurs innombrables troupeaux.

C'est également à cette époque que commencent les premières migrations nécessitées par l'accroissement démesuré de la population sur certains points et par la pénurie des subsistances.

Alors comme aujourd'hui, comme toujours, c'est la lutte pour l'existence qui chasse les peuples de leurs demeures. Aujourd'hui ceux qui émigrent vont chercher à l'étranger une vie plus facile, plus heureuse; autrefois ils obéissaient à la faim. C'est elle qui a déterminé tous ces déplacements en masse qui se sont d'abord opérés de l'est à l'ouest et plus tard du nord au sud, sur le continent que nous habitons. Lorsqu'il y a 2000 ans les Cimbres et les Teutons, unis aux Ambrons et aux Tigurins, envahirent le midi de l'Europe, ils étaient chassés de leur rude pays par une inondation de la Baltique qui ne leur permettait plus d'y vivre, et ils allaient chercher ailleurs les moyens d'exister. Ils marchaient vers le soleil, lentement, sans route tracée, une peuplade poussant l'autre; ils emmenaient avec eux leurs troupeaux et, quand ils avaient dévasté un pays, ils allaient plus loin continuer leurs ravages, jusqu'au jour où, après avoir renversé tous les obstacles et englouti les armées qui voulaient s'opposer à leur passage, ils étaient anéantis à leur tour par des troupes plus disciplinées commandées par des généraux plus habiles.

Les premières ébauches de civilisation amenèrent, entre les peuples, le trafic des denrées alimentaires. Ce commerce était déjà florissant en Égypte et en Assyrie au temps de leur puissance. Plus tard les républiques grecques échangeaient leurs produits contre ceux des îles de l'Archipel et des côtes de l'Asie Mineure; mais c'est l'empire romain qui a surtout développé ce genre de transactions. Le monde entier contribuait à nourrir la ville éternelle. L'Afrique lui fournissait ses grains; l'Italie ses bestiaux et ses vins; le Latium ses légumes et ses fruits; le Levant ses épices. L'art culinaire et les raffinements gastronomiques y avaient pris des proportions insensées dans les familles patriciennes; le peuple, comme on le sait, se contentait de pain, mais quelle peine, quelle sollicitude de la part des gouvernants pour le lui assurer en quantité suffisante! Après la question du pouvoir, celle du blé a toujours tenu la première place dans les préoccupations des empereurs. Tacite, Tite-Live, Suétone, nous ont fait connaître les efforts parfois impuissants auxquels l'administration fut souvent forcée d'avoir recours afin de pourvoir à l'insuffisance des récoltes.

Cette sollicitude et les ressources auxquelles elle faisait appel cessèrent avec l'anéantissement de l'empire romain. Les barbares qui l'engloutirent, conservèrent leurs coutumes. Ils vivaient du sol et de ses produits sans rien demander à l'étranger. Il en fut de même pendant les siècles qui suivirent. Au temps de la féodalité, chacun consommait ce qu'il trouvait dans son petit rayon; les seigneurs y joignaient le fruit de leur chasse, le produit de leurs étangs, de leurs basses-cours, de leurs colombiers. La pêche nourrissait les populations du littoral. L'échange des denrées ne recommença que lorsque la civilisation eut établi entre les peuples de nouvelles relations.

Dans cette lente évolution de l'humanité, il est un fait qui domine depuis l'origine des sociétés, c'est la prépondérance des céréales dans l'alimentation. Quoique l'homme soit omnivore, depuis qu'il a su cultiver la terre, il a partout emprunté sa principale subsistance à la famille des graminées. Chaque pays a adopté celle qui convenait le mieux à son sol et à son climat. Cette prédominance exclusive des céréales dans la nourriture des populations mettait leur existence à la merci des mauvaises récoltes et par conséquent des vicissitudes atmosphériques. Elle a eu pour conséquence une série de famines qui ont décimé toutes les contrées de l'Europe d'une manière presque pérodique, jusqu'à l'époque contemporaine.

Dans le cours des dix siècles qui nous séparent de Charlemagne, on ne compte par un laps de vingt années sans que la famine ait désolé quelques-unes de nos contrées. La sollicitude du grand empereur pour l'alimentation des peuples soumis à son autorité égalait celle des empereurs romains. Les Capitulaires, dit Bouchardat (1), sont un monument de prévoyance à citer, en ce qui concerne les subsistances. Cette sagesse ne fut pas imitée par ses successeurs. Les famines qui avaient ravagé toute l'Europe au huitième siècle sévirent également en France dans le neuvième. Il y en eut dix dans le siècle suivant et vingt-six dans le onzième, où toutes les parties de l'Europe furent ravagées.

Les historiens du temps racontent tous ces calamités avec les mêmes détails horribles. Lorsqu'on avait consommé le peu de grain restant de la récolte précédente et dévoré les bestiaux, on en venait à manger l'herbe des prairies, l'écorce des arbres et les animaux les plus immondes. On voyait des affamés déterrer les cadavres pour s'en repaître ; d'autres allaient guetter les voyageurs sur les routes, pour les tuer et les manger. Les siècles suivants ne furent pas plus épargnés. En 1420, comme en 1438, les gens mouraient de faim sur la voie publique et les loups venaient, la nuit, jusque dans l'enceinte des villes, enlever les corps abandonnés. Pendant les trois premières années du dix-septième

(1) A. Bouchardat, *Traité d'hygiène publique et privée*. Appendice. Famine et disette, etc.

siècle, la Russie fut décimée par la famine. 120 000 personnes moururent de faim dans la seule ville de Moscou.

Au siècle dernier, c'était à peu près la même chose. D'Argenson nous a laissé le récit des disettes qui sévirent en Touraine en 1740 et en 1750. Les paysans, réduits à brouter l'herbe des champs, mouraient comme des mouches. L'histoire de l'alimentation au dix-huitième siècle se résume, dit Maxime Du Camp, dans une série de disettes. Notre pays a souffert de la faim jusqu'au commencement du dix-neuvième.

L'insuffisance de la nourriture et la misère physiologique qu'elle entraîne rendent les populations beaucoup plus accessibles aux atteintes des maladies infectieuses. La plupart des grandes famines ont été suivies de formidables épidémies. Au moyen âge c'était la peste. qui venait après elle. Plus tard ce fut le typhus: de nos jours les périodes de disette entraînent encore une recrudescence marquée dans les ravages de toutes les maladies infectieuses. C'est ce qu'on a pu voir à la fin du siège de Paris. En dehors de circonstances exceptionnelles comme celles-là, nous sommes aujourd'hui à l'abri de la faim, et c'est le plus grand bienfait que la civilisation nous ait apporté.

A la fin du siècle dernier, le commerce des grains n'était pas permis. Dans les mauvaises années, on manquait de pain et lorsque la récolte était abondante, on ne savait que faire de son excédent. On laissait le blé pourrir sur place. Parfois la province voisine en manquait; mais le transport était interdit. Eût-il été libre du reste que cela n'eût que très légèrement atténué les disettes. Les routes étaient tellement mauvaises qu'il fallait atteler quatre chevaux à une charrette pour traîner huit ou dix sacs de blé. Dans l'hiver, les chemins étaient de véritables fondrières, et dans la belle saison, ils ressemblaient à des lits de torrents desséchés.

Cet état de choses commença à s'améliorer sous le règne de Louis XVI, par l'introduction de la pomme de terre dans l'alimentation. Il y avait deux cents ans déjà que les Espagnols l'avaient importée en Europe. Sa culture s'était répandue peu à peu en Italie, en Allemagne, en France et en Angleterre ; mais on ne l'employait que pour la nourriurre des bestiaux. On l'accusait de donner la lèpre. C'est Parmentier, comme on le sait, qui a eu raison de ce préjugé populaire. Il a fallu que sa persévérance et son énergie fussent secondées par l'appui de Louis XV et Louis XVI, pour qu'il parvînt à réaliser l'immense progrès auquel il a attaché son nom, et grâce auquel les disettes de 1789 et de 1792 furent notablement atténuées.

La Révolution fit tomber les barrières qui séparaient les provinces et rendit au commerce des grains la liberté la plus complète, d'un bout du pays à l'autre. Le consulat facilita plus tard les transports en améliorant les routes, en perçant de nouvelles voies et en développant la navigation fluviale par le creusement des canaux. Cependant les années 1816 et 1817 furent encore signalées par une disette qui rappelait celle des temps passés. Les malheurs de l'invasion, les pluies qui régnèrent pendant le cours de l'année 1816, empêchèrent la récolte de mûrir dans les départements de l'est de la France. Les habitants de cette région désolée vécurent pendant les premiers mois de l'année suivante avec des pommes de terre, du pain d'avoine, des recoupes, du son; plus tard ils en furent réduits à manger des végétaux herbacés et en vinrent enfin à manger de l'herbe.

En 1847, l'invasion subite de la maladie des pommes de terre, survenant après l'extrême sécheresse de 1846, causa la dernière disette dont la France ait eu à souffrir, la dernière du moins qui ait causé des émeutes. Le prix du blé s'éleva à 38 francs l'hectolitre et même à 50 francs dans certaines localités.

A cette époque, les routes et les canaux avaient donné tout ce qu'ils pouvaient fournir, mais déjà l'influence des voies ferrées commençait à se faire sentir et préparait une ère nouvelle pour l'échange des denrées alimentaires.

II. **L'alimentation à l'époque actuelle.** — L'application de la vapeur à la locomotion a opéré une révolution véritable dans les conditions économiques des peuples et dans les relations internationales.

Grâce à la facilité des communications, les produits nécessaires à l'alimentation se transportent aujourd'hui d'un bout du monde à l'autre, avec une promptitude et une régularité qui ont pour effet de supprimer la distance et d'établir partout le même niveau. Les négociants en grains notamment sont informés par le télégraphe électrique du prix des blés sur tous les marchés du globe et font leurs commandes en conséquence. Le grain se rend de lui-même des pays où il est en excès dans ceux où il fait défaut. Pour le blé d'Amérique, par exemple, les marchands de New-York dirigent leurs chargements sur Liverpool, Anvers, Marseille ou le Havre, suivant que le cours de la veille a été plus ou moins avantageux sur ces places. Il suffit d'une différence de cinquante centimes par hectolitre pour décider leur choix.

Le prix du transport va sans cesse en diminuant. Les frets surtout se sont abaissés dans une proportion considérable. Ils sont inférieurs de plus d'un tiers à ce qu'ils étaient il y a dix ans. Aujourd'hui le port est de 2^{f},25 par 100 kilogrammes pour les provenances d'Amérique, et de 4^{f},25 pour celles d'Australie.

Cette diffusion des moyens de subsistance met les nations de l'Europe à l'abri des famines horribles du passé ; elle a supprimé les disettes elles-mêmes et rendu presque insignifiantes les oscillations dans les prix. C'est à peine si, dans les années de mauvaise récolte, le consommateur paye le pain quelques centimes de plus le kilogramme. Nous nous en sommes aperçus en 1879 : cette année-là, la récolte a été mauvaise dans l'Europe entière. Il lui manquait environ 60 000 hectolitres de blé pour sa consommation de l'année; l'Amérique les lui a fournis et l'a ainsi sauvée de la disette qui la menaçait et qui aurait pris d'inquiétantes proportions.

Il en sera toujours ainsi, parce que la récolte ne peut pas manquer sur tous les points du globe à la fois. Pour nous rendre les calamités d'autrefois, il faudrait qu'une de ces guerres qui déroutent toutes les prévisions vienne à l'embraser tout entière; mais les autres parties du monde ne sont pas dans le même cas. En Chine la faim fait périr les gens par millions, sans que personne en prenne souci. Dans l'Inde, les famines sont périodiques comme elles l'étaient autrefois chez nous. La récolte du riz dépend des pluies; lorsqu'elles font défaut, les populations meurent de faim, et ce sont les Anglais qui sont forcés de les nourrir. En 1873, le gouvernement de l'Inde a contracté un emprunt de 250 millions de francs pour procurer du riz aux natifs. Nous assistons parfois en Algérie à des désastres analogues. En 1867, il survint une famine qui fit plus de cent mille victimes : elle succédait au choléra et fut suivie du typhus.

La facilité avec laquelle se fait l'écoulement et par conséquent la consommation du blé en a fait augmenter la production dans des proportions considérables. Des pays qui jadis ne suffisaient pas à leur propre consommation font maintenant l'exportation sur une grande échelle. L'Amérique du Nord, dont nous parlions tout à l'heure, a développé sa culture vers l'ouest en même temps que son réseau de chemins de fer. En 1888, sa récolte a été de 186400000 hectolitres et son exportation a dépassé 50 millions. L'Inde, qui ne produisait autrefois que du riz, s'est également mise à faire du blé. Sa récolte annuelle approche de 100 millions d'hectolitres, dont elle exporte environ le dixième. D'autres pays sont entrés dans la même voie, et aujourd'hui la production du blé est exubérante. Le congrès international des blés et farines qui s'est tenu à Paris, à l'occasion de l'Exposition universelle de 1889, a évalué la production totale du blé dans le monde à 825500000 hectolitres, dont 476000000 pour l'Europe et 349500000 pour le reste. La France entre dans le premier de ces nombres pour 108 millions d'hectolitres. Il y a maintenant un excédent de production dont l'Europe a souffert et qui s'est fait sentir surtout il y a quelques années. En 1884, il y avait 40 millions d'hectolitres de blé qui couraient le monde, sans pouvoir trouver leur placement. Cet excès de richesse peut causer des crises agricoles, comme celles que nous venons de traverser; mais elles sont de courte durée, l'équilibre finit toujours par se rétablir, et, d'ailleurs, il vaut mieux pour la nation subir des embarras financiers que de mourir de faim.

Le blé n'est pas la seule des céréales qui serve à l'alimentation en Europe, mais c'est de beaucoup la plus importante. En France on récolte une quantité presque égale de grains d'autres espèces, comme le seigle, l'orge, l'avoine, le maïs et le millet ; mais la majeure partie est consommée par les chevaux, les bestiaux et la volaille. Il en est de même du sarrasin et de la pomme de terre. La récolte de cette dernière a produit 137 735 113 hectolitres dans le cours de l'année 1880, sur laquelle a porté le dernier recensement qui ait été publié. Enfin, pour passer en revue toutes les ressources de nos contrées en substances féculentes, il faut y ajouter les légumes secs, dont la France a consommé pendant le cours de la même année 3 675 441 hectolitres, et les châtaignes, dont 6 673 473 hectolitres sont entrés dans l'alimentation. Ces dernières remplacent le pain dans quelques-uns de nos départements de l'Auvergne, du Limousin, du Périgord et dans la Corse. Nous ne parlons pas des légumes frais et des fruits, qui complètent le régime végétal du pauvre, parce qu'il est à peu près impossible d'en évaluer la consommation.

Si l'alimentation végétale des nations de l'Europe, et notamment celle de la France, peut être considérée comme suffisante, il n'en est pas de même de la nourriture animale. Partout, sauf en Angleterre, la consommation de la viande est au-dessous de ce qu'elle devrait être pour satisfaire aux exigences de l'hygiène et, pour nous borner à ce qui concerne notre pays, il faudrait au moins la tripler.

La consommation annuelle de viande de boucherie s'élève, pour la France entière, à 1 300 millions de kilogrammes, ce qui donne par an et par habitant $34^{k},754$ grammes, soit 95 grammes par jour. C'est beaucoup trop peu pour une nation active, laborieuse et qui reste prospère, quoi qu'on en dise. Les hygiénistes sont unanimes pour déplorer cette pénurie. Elle diminue peu à peu, mais trop lentement. En 1852, la moyenne de la consommation n'était que de 20 kilogrammes, tandis que celle de l'Angleterre s'élevait à la même époque à 82 kilogrammes. Aujourd'hui la disproportion est moindre, mais nous verrons plus tard combien la répartition est inégale entre les différents éléments de la population.

Nous n'avons parlé que de la viande de boucherie, mais il convient d'y joindre les aliments azotés d'une autre nature. On peut évaluer à 500 000 000 de kilogrammes la quantité de nourriture animale qui se consomme annuellement en France sous forme de volailles, de gibier, de poisson, d'œufs et de fromage; cela donne environ 13 kilogrammes par individu, mais ce supplément est encore plus inégalement réparti que la viande de boucherie; ce sont les villes et les classes aisées qui en consomment la presque totalité.

Parmi ces denrées, il en est une qui intéresse plus particulièrement l'hygiène, parce qu'elle contribue pour une forte part à l'alimentation des populations du littoral. C'est la pêche. On comprend son importance, lorsqu'on voit, dans le compte rendu officiel de l'administration de la marine, le nombre de personnes qu'elle fait vivre et la quantité de produits comestibles qu'elle fournit. En 1885, la pêche maritime a employé 85 915 marins, embarqués sur 23 877 bateaux, sans compter 55 000 personnes environ, hommes, femmes et enfants, qui ont pêché à pied sur les grèves et sans parler des Italiens qui exploitent notre littoral méditerranéen. La valeur des produits obtenus a été de 92 736 585 francs. Tout ce poisson n'a pas été pris sur nos côtes. La pêche de la morue en Islande et à Terre-Neuve y entre pour 18 millions environ, et sur les 34 millions de kilogrammes de poisson qu'elle produit, il n'y en a que 20 millions de consommés en France. La pêche du hareng rapporte de 5 à 6 millions de francs par an, et celle de la sardine, 20 millions en moyenne (1). La presque totalité des sardines pêchées sur notre littoral sert à la fabrication des conserves à l'huile. Cette industrie emploie sur notre littoral de l'Océan, 10000 marins pour la pêche et 15 000 femmes pour la préparation. Elle livre, bon an, mal an, soixante millions de boîtes et les répand dans le monde entier.

En tenant compte de ce qui se pêche de coquillages et de mollusques, on peut évaluer à 133 millions de kilogrammes la quantité de substances alimentaires que la mer fournit à la consommation de notre pays. Également réparties, elles augmenteraient de 3 kilogrammes et demi la ration annuelle de chaque habitant en nourriture animale; mais ce supplément est encore bien plus inégalement réparti que le reste. La moyenne partie sert à l'alimentation des pêcheurs de la côte et des villes voisines, le reste est emporté par les voies ferrées et consommé dans les grandes villes. Paris, à lui seul, en absorbe le quart, sans compter un million et demi de kilogrammes de poisson d'eau douce, dont les deux tiers lui viennent de l'étranger.

La pêche fluviale pourrait produire bien davantage, si les cours d'eau étaient mieux surveillés et si l'on encourageait la pisciculture, qui réussit admirablement en Chine depuis des siècles, qui donne des résultats satisfaisants en Angleterre, en Allemagne, en Suisse et en Hollande, et qui excita en France, il y a trente ans, un véritable enthousiasme, lorsqu'on apprit que deux pêcheurs des Vosges, Gehin et Remy, avaient découvert le moyen de féconder artificiellement les œufs de poisson. On se souvient encore des premiers essais qui furent faits, à la suite du rapport de Milne Edwards et des espérances qu'ils firent naître. Deux ingénieurs du canal du Rhône au Rhin, MM. Berthot et Detzem, utilisèrent, pour la pisciculture, la grande étendue d'eau douce dont ils disposaient et fécondèrent en un an trois millions d'œufs qui donnèrent naisance à 1 383 200 poissons vivants.

Coste, envoyé à Huningue pour constater ces résultats, en revint très satisfait et, dans son rapport au ministre, il exposa un plan pour repeupler en un an toutes les eaux douces de la France et pour augmenter

(1) Statistique des pêches maritimes (*Journal officiel* du 31 janvier 1887).

la production et la multiplication des animaux marins (1). Le gouvernement accueillit avec faveur les idées de Coste et mit à sa disposition tout ce qu'il demanda pour le développement de la pisciculture.

L'éminent zoologiste se mit à l'œuvre avec une ardeur qui ne s'est pas démentie pendant le reste de son existence; mais, depuis sa mort, la pisciculture a été à peu près abandonnée, parce qu'elle n'a pas donné jusqu'ici de résultats suffisamment rémunérateurs (2).

En 1879, le sénat, frappé des plaintes qui s'élevaient de toutes parts au sujet du dépeuplement de nos cours d'eau, nomma une commission de dix-huit membres pour aviser aux moyens d'y remédier. Celle-ci fit une longue enquête et, par l'organe de son rapporteur M. George, elle déclara qu'il suffirait à l'administration d'appliquer les lois existantes pour arrêter la destruction des poissons par les procédés illicites, et que les cours d'eau se repeupleraient d'eux-mêmes, *lorsqu'on ferait cesser les abus*. Il est bien entendu qu'on a continué à fermer les yeux, et en fin de compte, la France ne retire aucun produit de ses fleuves, de ses étangs et de ses canaux, dont la surface totale égale 300 000 hectares.

Il serait assurément facile d'utiliser de pareilles ressources; on pourrait également obtenir un meilleur rendement de la pêche maritime, à l'aide d'une protection plus efficace, de quelques changements dans notre législation maritime, et cela en vaudrait la peine, car le poisson est un aliment sain, de digestion facile et dont la valeur nutritive est égale à la moitié au moins de celle que présente la viande, d'après les expériences faites dans les hôpitaux anglais.

Parmi les éléments qui entrent dans l'alimentation de notre pays, il faut compter aussi les viandes conservées qu'on y apporte de l'étranger. Cette ressource s'accroît d'année en année : il suffit, pour constater les progrès réalisés dans ces derniers temps, de parcourir les galeries de l'alimentation à Exposition universelle de 1889. On est frappé de la variété des préparations qu'on parvient à transporter aujourd'hui d'un bout du monde à l'autre. Tous les procédés de conservation ont été mis en usage. C'est encore la salaison qui l'emporte. Les jambons et les lards salés d'Angleterre et d'Amérique, les poissons salés et fumés de Hollande et de Russie en sont les articles les plus intéressants; mais l'industrie des boîtes de conserves a fait des progrès considérables, et les procédés basés sur la réfrigération et dont on a pu voir de nombreux spécimens au Champ-de-Mars, ont déjà pris une importance considérable dans le commerce des viandes et dans l'alimentation des peuples. Mais ce sujet sera traité, avec les développements qu'il com-

(1) Rapport sur le moyen de repeupler toutes les eaux de la France, adressé à M. le Ministre de l'agriculture et du commerce, par M. Coste, membre de l'Institut, le 12 juillet 1852.

(2) M. Calvé a calculé que les truites élevées dans ses viviers lui revenaient, au moment de la consommation, à 50 francs le kilogramme (J. Calvé, *La Pêche et la Pisciculture en France*, *Revue des Deux-Mondes*, 1883, t. LX, p. 570).

porte, dans une autre partie de ce même chapitre, et nous ne devons pas nous y arrêter.

III. **Alimentation suivant le pays et la condition sociale.** — Les céréales, avons nous-dit plus haut, forment le fond de l'alimentation de la plupart des peuples, et chacun d'entre eux cultive celle qui convient le mieux à son sol et à son climat : le riz est la plus répandue. Dans l'Asie tout entière, c'est la nourriture presque exclusive de la majorité des habitants, et l'Asie forme plus de la moitié de la population du globe. Le riz se consomme également, mais en beaucoup moins grande quantité, dans les autres parties du monde. Le blé vient ensuite, au point de vue de l'importance. C'est la céréale des pays civilisés et notamment des peuples de l'Europe. Sa consommation va croissant en Amérique, depuis l'extension que sa culture y a prise, et dans le reste du globe, à mesure que la civilisation s'y répand. Le froment tend à se substituer partout au seigle, dont on ne fait guère usage que dans les pays pauvres. On peut en dire autant des autres graminées, dont la production diminue à mesure que la richesse augmente.

Le pain de froment est le meilleur des aliments tirés du règne végétal ; la raison en sera donnée dans l'article suivant, nous ne l'envisageons ici qu'au point de vue du rôle prépondérant qu'il joue dans la nourriture des peuples civilisés. L'orge qui, suivant Pline, est la plus anciennement cultivée de toutes les céréales et qui tenait une grande place dans l'alimentation des anciens peuples, ne sert plus à la nourriture de l'homme que dans les pays septentrionaux et dans les contrées montagneuses, parce qu'elle s'accommode de tous les terrains et qu'elle met très peu de temps à mûrir. En Suède, dans quelques cantons des Alpes et dans certains départements de la France, on la mêle au seigle et au froment. Le maïs, qui demande de la chaleur et dont la zone de culture est limitée entre le 42e et le 45e degré de latitude, sert à la subsistance publique, dans quelques départements du midi et de l'est de la France, dans la vallée d'Aoste, la Lombardie et la Campagne napolitaine, dans l'Espagne, la Grèce, les provinces moldo-valaques, en Sardaigne.

Le millet n'est guère consommé que par les noirs de l'Afrique. En dehors des graminées, le sarrasin nourrit les paysans en Bretagne, en Sologne, en Franche-Comté, dans le Dauphiné; la racine de manioc est consommée par quelques indigènes des mers du Sud ; enfin la pomme de terre, depuis la fin du siècle dernier, a pris une importance de premier ordre dans l'alimentation de l'Europe, ainsi que nous l'avons raconté plus haut.

Les graminées ne poussent pas également partout. L'énergie végétative du sol diminue, avec la température, de l'équateur jusqu'aux pôles. La culture du blé s'arrête au 62e degré de latitude ; d'autres farineux, quelques fruits rustiques, le fraisier et le framboisier, se rencontrent plus avant dans le Nord ; puis on ne trouve plus que des conifères, des bouleaux nains, des fougères, et enfin des mousses et des lichens broutés par les rennes.

L'alimentation des peuples se modifie et devient de plus en plus réparatrice en marchant vers les pôles. Plus le froid devient intense, plus le besoin d'aliments se fait sentir. Sous les tropiques, l'appétit est languissant; il a besoin d'être réveillé par les condiments, les épices. Les légumes, les fruits, si abondants et si savoureux sous ces latitudes le sollicitent plus vivement que la nourriture animale et surtout que les viandes de boucherie.

Dans les contrées méridionales, cette disposition est moins prononcée; cependant le besoin d'aliments réparateurs n'y est pas aussi vif que dans les pays froids. La sobriété des Espagnols est connue de tout le monde; les Italiens se contentent également d'une nourriture peu substantielle. En France même, il y a une différence considérable entre les populations du Midi et les autres. En remontant plus au nord, on trouve la race Anglo-saxonne qui a besoin, pour satisfaire son robuste appétit, d'une quantité considérable d'aliments et surtout de viande. Enfin les peuples plus rapprochés du pôle, les Norvégiens, les Islandais, les Lapons, se nourrissent presque exclusivement de viande et surtout de poisson fumé, salé, séché, en y joignant un peu de pain d'avoine mêlée de paille et parfois d'écorce de bouleau; tandis que les Esquimaux, plus voisins encore de la limite des terres habitables, ne connaissent guère d'autre aliment que la chair et la graisse du phoque, dont ils engloutissent des quantités considérables.

Indépendamment de ces différences générales, qui tiennent à la latitude, chaque pays a ses coutumes et ses préférences; mais ce qu'il faut remarquer, c'est que partout où les nations européennes s'implantent, elles y introduisent leurs goûts et leurs habitudes culinaires, et les indigènes qui sont en rapport avec elles ne tardent pas à les accepter. Ces détails n'ont pas d'intérêt au point de vue de l'hygiène et nous ne nous y arrêterons pas; mais il n'en est pas de même des différences qui séparent les classes sociales dans un même pays.

Chez tous les peuples civilisés, la population des villes se nourrit mieux que celle des campagnes. D'abord son pain est meilleur, elle ne consomme guère que du blé, et dans les grandes villes, on n'emploie que de la farine de premier choix. A Paris, par exemple, il y a peu de pain de qualité inférieure. Le mode de préparation diffère seul, et la consommation du pain de luxe va croissant. Les ouvriers eux-mêmes ne veulent plus en manger d'autre. Le paysan, au contraire, garde pour lui le plus mauvais grain; c'est lui qui consomme le seigle qu'il sème pour son usage et le mélange de seigle et de froment qui porte le nom de *méteil*; c'est encore lui qui, dans certains pays, mêle à la farine de froment celle d'avoine, d'orge ou de maïs. A la campagne, le blutage de la farine est imparfait, le pétrissage défectueux; le pain est mal cuit, on le conserve trop longtemps; et il est parfois moisi quand on le mange. Les bouillies de blé noir, d'avoine, de maïs, les légumes et surtout la pomme de terre complètent le maigre régime du paysan. Il y joint parfois du lait, un peu de beurre ; mais la viande n'y entre que dans une proportion insuffisante, et c'est là surtout ce qui constitue la différence entre sa nourriture et celle de l'ouvrier.

Nous avons dit plus haut que la ration moyenne de chaque habitant en viande de boucher était de 34k,754 grammes par an ou 95 grammes par jour, mais la répartition est bien inégale, et ce sont ceux qui en ont le moins besoin qui en consomment le plus. La part des villes dépasse de beaucoup celle des campagnes. A Paris, la ration moyenne est de 84 kilog. par an et par personne ; elle est de 77 kilog. en moyenne dans les chefs-lieux de département, et si l'on suppose que les villes de moindre importance en consomment une quantité proportionnelle à leur population, ce qui reste pour les campagnes ne donne à chacun de ceux qui l'habitent que 19k,579 grammes en moyenne par an, c'est-à-dire 53 grammes par jour, tandis que la ration quotidienne du citadin est de 171 grammes, sans compter ce qu'il y ajoute sous forme d'aliments plus délicats qui ne paraissent jamais sur la table du paysan.

La moyenne qui précède s'applique à la population rurale prise en masse; mais, si l'on tient compte des gens riches qui vivent dans leurs terres pendant toute l'année ou pendant la belle saison, de la population aisée des bourgs qui se nourrit à peu près comme celle des villes et consomme autant de viande, on verra combien peu il en reste pour le paysan proprement dit. Dans les départements pauvres il en mange cinq ou six fois par an, aux grandes fêtes, aux mariages, aux baptêmes. Dans le Morvan comme dans le Maine, il y a trente ans, les paysans n'en goûtaient que deux ou trois fois par an (1), et, dans notre enfance, il y avait des parties de la Bretagne où les gens de la campagne n'en voyaient jamais.

Les choses ont bien changé depuis, même dans notre pauvre pays. Presque partout les paysans mangent de temps en temps de la viande de porc. Cet animal est facile à élever. Il se nourrit des détritus de la maison. Les fermiers en élèvent un ou deux chaque année pour la nourriture de leur famille et de leurs serviteurs. On le sale, on le conserve ainsi parfois pendant plus d'un an, on le met dans la soupe, coupé par petits morceaux, avec les légumes, et il ajoute à l'alimentation du paysan un peu de ces corps gras qui manquent à son régime. Concurremment avec le porc, on consomme du mouton dans le Midi, de la chèvre dans les pays de montagnes, de la vache dans les départements du Nord : mais partout la quantité est inférieure aux exigences de l'hygiène. L'alimentation des paysans est en somme presque exclusive-

(1) Le Play, *Les ouvriers européens*. Paris, 1855.

ment végétale et ne suffit pas pour entretenir leurs forces; elle ne répond pas à la dépense qu'exige le travail des champs. S'ils se maintiennent malgré ce mauvais régime, cela tient à la vie au grand air, au travail des champs, à la régularité de l'existence, à l'absence de toute excitation nuisible. Il faut du reste en rabattre de ce qu'on dit de leur vigueur et de leur bonne santé. Ils sont souvent malades. Les dyspepsies, les entérites sont communes dans les campagnes, et la dysenterie s'y montre souvent pendant les chaleurs de l'été. Elles tiennent à l'abus des féculents et des fruits et surtout au mauvais alcool dont les paysans font abus dans bien des départements. Quant à leur vigueur, pour en parler, il ne faut pas les avoir vus à l'œuvre.

L'ouvrier se nourrit d'une façon plus hygiénique. Il mange beaucoup moins de féculents; il consomme plus de viande, ainsi que nous l'avons vu, il y joint des aliments supplémentaires qu'on ne trouve que dans les villes, il boit à ses repas, du vin, de la bière ou du cidre suivant le pays; aussi est-il en général plus robuste et produit-il une plus grande somme de travail. Celle-ci est en rapport du reste avec son alimentation. Plus on travaille et plus on a besoin d'aliments réparateurs, et la réciproque est vraie. Mieux on est nourri et plus on peut développer de forces. L'expérience en a été faite dans les forges du Tarn, dans celles d'Ivry et sur les chantiers de construction du chemin de fer de Paris à Rouen. Cette dernière est partout citée comme une preuve du rapport qui existe entre l'alimentation et la somme de forces produite. On avait enrôlé, pour cette exploitation, des ouvriers anglais et des ouvriers français. Au début, les premiers faisaient plus de besogne que les autres. On pensa que cela tenait à ce qu'ils se nourrissaient mieux. Leur ration se composait en effet de 600 grammes de viande, de 550 grammes de pain blanc, de 1000 grammes de pommes de terre et de 2 litres de bière. On donna la même ration aux ouvriers français et, à partir de ce moment, ils travaillèrent autant que les autres.

En dehors de ces conditions spéciales, le régime alimentaire de l'ouvrier est en tous pays meilleur que celui du paysan et, s'il est plus souvent malade, s'il subit une mortalité plus élevée, c'est parce que le séjour des villes est malsain, que les logements qu'il y habite sont insalubres, qu'il est la proie des épidémies et la victime de ses excès, que le travail est rude et les accidents fréquents dans les grands ateliers. C'est, en un mot, parce qu'il vit dans un milieu aussi malsain pour le physique que pour le moral.

Si le paysan, dont les conditions extérieures sont beaucoup plus favorables, se nourrissait mieux, si son régime animal n'était pas si pauvre, il serait plus vigoureux, il pourrait travailler davantage et obtiendrait plus de produits du sol sur lequel il vit. C'est le cercle vicieux dans lequel tournent toujours les questions économiques, et c'est à l'hygiène qu'il appartient de le rompre; mais pour cela, il faut comprendre d'abord que le régime des classes laborieuses n'est pas une affaire de bien-être ou d'agrément, mais une question de dynamique. Le corps social, envisagé dans son ensemble, est une grande machine qui développe d'autant plus de force qu'on lui fournit plus de combustible et que ce combustible est de meilleure qualité. Or la population agricole est deux fois plus nombreuse que la population industrielle, on comprend donc à quel point il importe de développer les ressources alimentaires de cette classe si considérable et si mal nourrie.

La plus grande difficulté consiste à vaincre les préjugés et la routine des campagnards. Les ouvriers des villes consomment avec plaisir des aliments que le paysan repousse avec dégoût. Dans tous les grands centres, on mange de la viande de cheval, et à la campagne on la laisse perdre. Nous ne comprenons pas cette répugnance pour la chair d'un animal si élégant et si propre. Pendant toutes les campagnes du premier empire, les soldats se nourrissaient de la viande des chevaux et des mulets tués ou blessés sur le champ de bataille. Ils la faisaient griller, par tranches, devant le feu des bivouacs, et l'immortel chirurgien en chef de la grande armée, J.-D. Larrey, s'en est maintes fois servi pour faire de la soupe à ses malades.

L'usage de la viande de cheval était autrefois interdit en France; mais il est autorisé depuis 1816. Malgré les efforts de Cadet, de Parmentier, de Pariset, de Geoffroy-Saint-Hilaire, il a eu de la peine à s'acclimater chez nous. Il s'est écoulé un demi-siècle entre l'autorisation et l'ouverture à Paris de la première boucherie hippophagique.

Elle eut lieu le 9 juillet 1866 et, pendant les quatre années qui suivirent, le nombre des animaux qu'on y abattit ne dépassa pas dix mille, représentant 1 887 350 kilogrammes de viande. Il a fallu le siège de Paris pour dissiper les préventions de la population. Pendant les cinq mois qu'il dura, on mangea tous les animaux qui se trouvaient à l'intérieur des murailles. 65 000 chevaux furent sacrifiés à l'alimentation publique et fournirent 12 350 000 kilogrammes de viande (1). Le nombre en a triplé pendant les années suivantes. Il est en moyenne aujourd'hui de treize mille par an, et le rendement de la viande nette de ces animaux est de 3 000 000 de kilogrammes environ (2). C'est assurément bien peu

(1) Ces chiffres sont approximatifs. On n'a pas fait de recensement régulier pendant les deux sièges.

(2) Le nombre des chevaux, mulets et ânes tués en 1887 à l'abattoir de Villejuif a été le suivant :

Chevaux	12.823
Anes	187
Mulets	28
	13.038

Le rendement en viande nette de ces animaux peut être évalué à 3,230,056 kilogr.

pour une population chevaline qui dépasse cent mille têtes (1), mais enfin c'est encore beaucoup plus que partout ailleurs, puisqu'à part quelques grandes villes où on a installé des boucheries hippophagiques, la chair provenant des chevaux, des ânes et des mulets est partout perdue. Nous avons en France trois millions et demi d'animaux appartenant à ces trois espèces; il en meurt environ le dixième par an. Si l'on mangeait seulement la moitié de ce dixième, cela ferait trente millions de kilogrammes de nourriture animale à ajouter au régime insuffisant des classes laborieuses. Cela serait surtout utile aux populations rurales. Les chevaux de ferme sont plus gras, mieux nourris que ceux des villes et ne sont pas surmenés comme eux. Ils seraient par conséquent plus nourrissants et moins coriaces. La plus grande difficulté consisterait à trouver le débit d'animaux de cette taille dans les villages et dans les bourgs; mais les bouchers pourraient s'entendre avec les propriétaires pour en abattre un par semaine, en choisissant le jour où les paysans s'y rendent d'habitude et chacun pourrait, en s'en retournant, emporter dans sa ferme, quelques kilogrammes de bonne viande pour ajouter au maigre régime de la famille.

ARTICLE II. — ALIMENTS EN PARTICULIER.

§ 1. — Aliments tirés du règne végétal.

Les aliments qui nous sont fournis par le règne végétal ont une importance considérable, au moins égale à celle des aliments tirés du règne animal.

Les céréales renferment en effet tous les éléments primordiaux indispensables à la nutrition: substances albuminoïdes (albumine, caséine, légumine, glutine, fibrine végétale, etc.), hydrates de carbone (amidon, dextrine, glucose), matières grasses, sels minéraux et eau : ce sont donc des aliments complets, ainsi que le prouve l'alimentation exclusivement végétarienne de populations entières ; et, si un pareil régime alimentaire est le plus souvent insuffisant pour l'homme, cela tient autant à une adaptation spéciale, résultat de l'habitude, qu'à la somme de travail, physique ou cérébral, qui lui est imposée par les conditions de son existence actuelle. Cette alimentation exclusivement végétarienne suffit à la majeure partie des animaux ; et les expériences bien connues qui consistent à soumettre un animal herbivore au régime de la viande et un carnivore au régime végétal montrent combien l'organisme se prête d'une façon relativement facile à l'utilisation des matériaux de nutrition qui lui sont offerts, et permet en même temps de comprendre

(1) En 1887, on a recensé dans Paris 67,250 chevaux, 33,518 juments, 20 mulets ou mules ; total 100,794.

comment l'alimentation nécessaire pour une espèce donnée peut se transformer ou, tout au moins, subir de profondes modifications avec le temps et l'habitude.

Toutefois, exception faite pour les céréales, l'azote n'existe qu'en faible quantité dans les aliments végétaux; aussi, afin de réaliser une ration alimentaire suffisante pour la nutrition, est-il nécessaire d'augmenter la proportion de ces derniers.

Une remarque fort importante à faire au sujet de la composition chimique des aliments végétaux est la suivante. En raison de leur richesse en hydrates de carbone et en substances incomplètement oxydées, ils sont susceptibles, en se combinant à l'oxygène, de fournir de l'eau et de l'acide carbonique, en même temps qu'il se produit un dégagement de chaleur, capable de se transformer en une quantité équivalente de force vive. Les végétaux, en utilisant les composés saturés d'oxygène dont ils se nourrissent, tels que l'eau, l'acide carbonique, les nitrates, les ont transformés en produits plus complexes, qui constituent précisément ces principes alimentaires doués d'*énergie chimique ou potentielle* que nous retrouvons dans les plantes.

Sous l'influence d'un mécanisme qui nous est encore inconnu dans son essence, le végétal emmagasine la force vive qu'il reçoit, sous forme de lumière et de chaleur solaires, et la restitue au règne animal à l'état de matière albuminoïde, de corps gras, d'hydrate de carbone, en même temps que sa nutrition s'accompagne d'une élimination d'oxygène devenu libre. Les recherches de Boussingault (1) ont démontré que le temps nécessaire pour la croissance et la maturation d'un même végétal, dans un lieu déterminé, multiplié par la température moyenne de ce lieu, donne un produit constant pour toutes les latitudes ; ce qui prouve bien que la fabrication, par ce végétal, d'un composé donné résulte de l'emmagasinement d'une même quantité de force vive, ayant pour origine l'apparente disparition d'une quantité constante de chaleur, proportionnelle au produit du temps de croissance de la plante par la température ambiante moyenne.

Les végétaux ne se bornent pas à fabriquer de toutes pièces la substance alimentaire, ils en font encore des réserves destinées soit à subvenir aux dépenses du travail supplémentaire qui a lieu au moment de la floraison et de la fructification, soit à fournir à la jeune plante encore inhabile à se nourrir seule un aliment jouant le rôle du jaune de l'œuf chez l'oiseau et du lait chez le petit mammifère, aliment qui lui permettra de se développer suffisamment pour puiser, dans le sol et l'atmosphère, les éléments nécessaires à l'entretien de sa vie. Le végétal possède seul ce pouvoir d'édifier la molécule organique des diverses substances alimentaires; l'animal est seulement capable de la modifier ou

(1) Boussingault, *Économie rurale*, t. II.

de la détruire. Les aliments végétaux sont ainsi les aliments par excellence dont tous les autres sont dérivés : ce sont donc aussi les plus importants, et ceux par lesquels il est rationnel de commencer l'étude chimique détaillée des aliments.

Jetons d'abord un coup d'œil sur chacune des espèces chimiques que l'analyse nous a appris à isoler des aliments végétaux.

I. **Composition immédiate des aliments végétaux.** — A. MATIÈRES ALBUMINOÏDES. — Une étude fort complète des substances protéiques existant dans les végétaux a été faite dans ces dernières années par Ritthausen (1). La grande analogie existant entre les matières albuminoïdes d'origine végétale et celles d'origine animale avait déjà été mise en évidence par Liebig, qui insistait beaucoup sur ce fait remarquable. Brittner concluait également de ses recherches, que les substances protéiques de l'organisme animal ne sont que de simples modifications des composés de même nature qui existent dans les plantes : d'après lui, la fibrine du sang et la fibrine végétale se comporteraient comme l'albumine d'œuf, l'albumine du sérum et l'albumine végétale, sous l'influence des réactifs généraux des matières albuminoïdes.

Lorsqu'on soumet une plante fraîche à l'action d'une presse, il s'écoule un suc d'aspect plus ou moins transparent, qui se trouble lorsqu'on le soumet à l'ébullition et laisse précipiter de l'albumine coagulée : une petite quantité de substance protéique reste en dissolution à la faveur des sels ou des acides qui existent dans les sucs frais. Les graines sont les parties les plus riches en matière albuminoïde, la *légumine*, analogue à l'albumine animale et remplissant à peu près le même rôle dans l'alimentation. Le blé renferme, en outre, un composé analogue à la fibrine animale. La proportion de substance azotée qui existe dans certains végétaux peut atteindre une valeur assez considérable, ainsi que le démontre le tableau suivant :

	Substance azotée pour 100 parties en poids.		Substance azotée pour 100 parties en poids.
Amandes douces........	24.05	Riz.....................	7.00
Pois....................	23.80	Seigle..................	10.50
Fèves...................	24.40	Maïs....................	12.80
Lentilles...............	25.20	Orge....................	12.96
Vesces..................	27.30	Avoine..................	14.39
Fèveroles...............	30.80	Froment....... de 12 à	23.00

Moleschott a donné le tableau ci-dessous des proportions de substances albuminoïdes contenues dans 1000 parties d'aliments végétaux.

Poires..................	2.35	Fraises.................	5.12
Pêches..................	3.15	Abricots................	6.32
Pommes..................	3.91	Raisins.................	7.40
Chou-fleur..............	5.00	Cerises.................	8.18

(1) Ritthausen, *Die Eiweisskörper der getreidearten Hülsenfrüchte und Œlsamen*, Berlin, 1872.

Pommes de terre.........	13.23	Seigle......	107.49
Navets.................	15.48	Orge....................	122.65
Chou-rave..............	20.00	Farine de froment.......	127.07
Betterave..............	29.30	Froment.................	135.37
Châtaignes.............	44.61	Pois....................	223 52
Riz....................	50.69	Haricots................	325.49
Maïs...................	79.14	Amandes.................	240.00
Pain de froment........	89.86	Lentilles...............	264.94

Albumine végétale. — On comprend sous cette dénomination les substances protéiques non précipitables par les acides étendus, et coagulables par la chaleur seule, que l'on peut isoler des sucs ou des extraits aqueux (par macération et expression à froid) des végétaux. C'est dans les graines des céréales et les semences oléagineuses que cette variété d'albumine se rencontre en plus forte proportion. L'analyse de ces composés montre que leur teneur en carbone, hydrogène et soufre est sensiblement la même ; ils se distinguent, au contraire, suivant leur origine, par leur teneur en azote ainsi que par leur différence de solubilité dans les acides et dans les alcalis.

Le tableau suivant dû à Ritthausen donne la composition élémentaire des albumines végétales d'un certain nombre de graines.

	SEMENCES de RICIN.	BLÉ.	ORGE.	MAÏS.	LUPIN.	POIS.	FÈVES.
Carbone..............	53.31	53.12	52.86	52.31	52.63	52.94	54.33
Hydrogène............	7.37	7.18	7.23	7.73	7.46	7.13	7.19
Azote................	»	17.60	15.75	15.49	17.24	17.14	16.37
Soufre...............	»	1.55	1.18	»	0.76	1.04	0.89
Oxygène..............	»	20.55	22.98	»	21.91	21.75	21.22

La quantité de cendres laissées par ces différentes albumines végétales varie de 2, 6 à 4, 6 p. 100. Le coagulum obtenu avec les pois et les fèves se dissout facilement dans l'acide acétique et la potasse, tandis que celui obtenu avec les autres graines reste insoluble.

La matière albuminoïde contenue dans la farine des céréales peut être isolée en acidifiant légèrement, avec de l'acide acétique dilué, l'extrait aqueux de la farine, après séparation complète de l'amidon et filtration, si cela est nécessaire, pour clarifier complètement la liqueur.

En portant à l'ébullition, on détermine la formation de flocons d'albumine coagulable, et une petite quantité de substance protéique reste en dissolution dans le liquide bouillant : on peut l'en séparer en la précipitant par l'acétate de cuivre, en présence de la potasse diluée, ce qui entraîne en même temps l'acide phosphorique contenu dans la dissolution ; ou, mieux encore, par précipitation au moyen de l'alcool. La farine de froment donne par ce procédé de 0,26 à 0,30 p. 100 d'albumine coagulable par la chaleur et de 1,50 à 1,90 de matière albuminoïde non coagulable.

Caséines végétales. — Les recherches de Ritthausen l'ont amené à distinguer trois espèces de caséine végétale : 1° la *légumine* des anciens auteurs ; 2° la *conglutine*, corps très voisin du précédent, mais s'en distinguant toutefois par quelques caractères ; 3° la *gluten-caséine*, qui constitue la partie du gluten insoluble dans l'alcool froid ou bouillant (fibrine végétale de Liebig, zimôme de Tadeï, albumine insoluble végétale de Berzélius).

Ces trois composés sont fort peu solubles dans l'eau pure ; très solubles dans les lessives alcalines faibles, les solutions de phosphates alcalins basiques, et ils précipitent de ces dissolutions sous l'influence des acides dilués ou de la présure. Une série de dissolutions dans les lessives alcalines et de précipitations à l'aide de l'acide acétique étendu ne parvenant pas à en éliminer complètement l'acide phosphorique, mais déterminant au contraire la persistance d'une proportion constante de phosphore dans la substance protéique, Ritthausen en a conclu que cet élément fait partie constitutive de la molécule : on admettait, avant ses travaux, que la présence du phosphore était due à un mélange de lécithine.

Légumine. — La légumine est peu soluble dans l'eau, soit à chaud, soit à froid. Elle devient insoluble dans les acides et les alcalis lorsqu'on la met pendant quelque temps au contact de l'eau bouillante. Elle est très soluble dans les liqueurs alcalines faibles, ainsi que dans les solutions des phosphates alcalins basiques. L'acide acétique concentré la dissout également. Par oxydation et en présence des éléments de l'eau, elle donne un mélange d'acides aspartique et glutamique en même temps que de la leucine, de la tyrosine, et une substance azotée de nature indéterminée.

Voici la composition de la légumine, d'après les travaux de Ritthausen et de Kreusler :

	KREUSLER.	RITTHAUSEN.	
	AVOINE.	LENTILLES, POIS, FÈVES.	HARICOTS.
Carbone	51.63	51.48	51.48
Hydrogène	7.49	7.02	6.96
Azote	17.14	16.77	14.71
Oxygène	22.93	24.33	26.35
Soufre	0.79	0.49	0.45
Cendres	3.58	3.54	3.57
Cendres contenant de l'acide phosphorique	3.10	3.40	3.50

Les analyses faites antérieurement par Dumas et Cahours attribuaient aux diverses variétés de légumine la composition suivante, qu'il est intéressant de comparer à celle des produits, plus purs et mieux définis, étudiés par Ritthausen.

	AMANDES d'abricots.	NOISETTES.	POIS.	LENTILLES	HARICOTS.	AMANDE (épuisée par alcool et éther).	POIS VERTS (épuisée par alcool et éther).	POIS VERTS (brute).	AVOINE (brute).
Carbone.	50.72	50.73	50.53	50.46	50.69	50.42	49.97	50.33	50.70
Hydrogène.	6.65	6.95	6.91	6.65	6.81	6.55	6.81	6.52	6.80
Azote.	18.78	18.76	18.15	18.19	17.58	17.30	16.63	15.60	15.80
Oxygène.						24.19	23.38	23.65	23.70
Soufre.	23.85	23.56	24.41	24.70	24.92	0.32	0.33	0.76	0.80
Phosphore.						1.05	1.65	2.37	2.40
Cendres.						0.17	1.23	0.77	»

Conglutine. — Cette matière protéique est très voisine de la gliadine ; elle est peu soluble dans l'eau froide ou bouillante, facilement soluble dans les lessives alcalines diluées et les solutions étendues de phosphates et de carbonates alcalins, d'où les acides la précipitent.

L'acide acétique et l'acide tartrique étendus la dissolvent à froid, et mieux encore à chaud ou lorsqu'ils sont concentrés. Par oxydation et en présence des éléments de l'eau, la conglutine fournit, comme la légumine, un mélange d'acides aspartique et glutamique, en même temps que de la leucine, de la tyrosine et une substance azotée de nature indéterminée.

La composition de cette substance est la suivante, d'après les analyses de Ritthausen :

	AMANDES douces.	AMANDES amères.	LUPIN jaune.	LUPIN bleu.	
Carbone.	50.24	50.63	50.83	50.66	
Hydrogène.	6.81	6.88	6.92	7.03	
Azote.	18.37	17.97	18.40	16.65	
Oxygène.	24.13	24.12	23.24	25.21	
Soufre.	0.45	0.40	0.91	0.45	
Cendres contenant de l'acide phosphorique.	2.38	1.20	1.44	1.53	1.42
Cendres.	2.66	1.23	1.45	1.71	1.44

Gluten-Caséine. — Cette substance est insoluble dans l'eau froide ou chaude et se convertit, en présence de l'eau bouillante, en une modification insoluble dans les alcalis et dans les acides : le même phénomène se produit lorsqu'on essaye de la dessécher à l'étuve, sans l'avoir préalablement déshydratée à l'aide de l'alcool. Les acides capables de dissoudre le gluten, notamment l'acide acétique, la dissolvent assez bien; elle est beaucoup plus soluble dans les lessives alcalines diluées, d'où elle précipite par saturation exacte ou par addition de solutions de sels métalliques. Elle se comporte, en présence de l'eau et des oxydants, comme la légumine et la conglutine.

Sa composition est la suivante :

Carbone	52.94	50.98
Hydrogène	7.04	6.71
Azote	17.14	17.31
Oxygène	21.91	24.10
Soufre	0.96	0.90

Il faut rapprocher des composés précédemment étudiés les corpuscules cristallins, découverts par Hartig et existant principalement dans le périsperme des graines, que l'on a désigné d'abord sous le nom d'*aleurone* et, plus récemment, de *granules de protéine.* La noix de Para (fruit du *Bertholletia excelsa*, légumineuses) en renferme une assez notable proportion et a permis de séparer, à l'état de pureté, une substance azotée dont la composition se rapproche beaucoup de celle des diverses variétés de caséine végétale, ainsi que le montre le tableau ci-dessous :

Carbone	51.00 (1)	52.43 (2)
Hydrogène	7.25	7.12
Azote	18.06	18 10
Oxygène	21.51	21.80
Soufre	1.36	0.55
Acide phosphorique	0.82	»
Cendres	0.76	»

Gluten. — Ritthausen a séparé de ce composé quatre principes distincts : la partie insoluble dans l'alcool constitue la gluten-caséine dont il vient d'être question; la partie soluble se compose de trois substances albuminoïdes que l'auteur a appelées *gluten-fibrine, gliadine* et *mucédine.* Environ 78 à 80 p. 100 de l'azote contenu dans les farines s'y trouve à l'état de gluten; le reste de l'azote, soit 20 à 22 p. 100, entre dans la composition des substances albuminoïdes du groupe des caséines végétales.

Gluten-fibrine. — On l'obtient à l'état de pureté en précipitant par un excès d'éther une solution refroidie d'extrait alcoolique de gluten dans l'alcool absolu bouillant. Il se sépare ainsi des flocons blancs, volumineux, insolubles dans l'eau et qui, mis au contact de l'eau bouillante, se transforment en une modification insoluble. La dessiccation à

(1) Analyse de Sachsse, in *Sitzungsberichte der Naturforsch. Gesellschaft*, Leipzig, 1876.
(2) Analyse de Weyl (déduction faite des cendres) in *Zeitschrift für physiologische Chemie*, 1877.

chaud produit le même résultat ainsi que l'ébullition prolongée des solutions alcooliques. Pendant l'évaporation des solutions alcooliques étendues, il se forme à la surface une pellicule se reproduisant à mesure qu'on l'enlève, comme cela arrive dans l'évaporation du lait.

Les acides et les alcalis étendus dissolvent aisément et sans l'altérer la gluten-fibrine. La neutralisation des liqueurs ou l'addition de solutions de sels métalliques précipite le composé albuminoïde.

Le gluten obtenu à l'aide de la farine de maïs renferme une substance différant légèrement de la gluten-fibrine par une teneur moindre en azote. Stepf qui a isolé le premier cette substance, dont l'étude a été également reprise par Ritthausen, lui a donné le nom de *zéine*. Voici la composition élémentaire de ces deux substances albuminoïdes.

	Zéine du maïs.	Gluten-fibrine du blé.
Carbone	54.69	54.31
Hydrogène	7.51	7.18
Azote	15.58	16.89
Soufre	0.69	1.01
Oxygène	21.53	20.60

Gliadine. — C'est la substance qui reste en dissolution lorsqu'on traite le gluten par un excès d'eau à l'ébullition : la gluten-caséine et la gluten-fibrine se transforment, dans ces conditions, en leurs modifications insolubles; et la solution aqueuse renferme la gliadine et la mucédine, composés dont une partie s'est altérée et transformée également en produits insolubles. On a appelé aussi la gliadine *gélatine végétale* à cause de certaines analogies d'aspect et de propriétés avec cette dernière substance.

La gliadine est plus facilement soluble dans l'eau légèrement alcalinisée que dans l'eau pure. Sa solubilité dans l'eau augmente également par addition d'alcool jusqu'à une teneur de 70 p. 100 : au delà elle diminue; et l'alcool absolu ne la dissout pas. Les acides et les alcalis dilués dissolvent également bien la gliadine, qui est précipitée sous forme de masse visqueuse par neutralisation. Les sels métalliques précipitent de la même façon les solutions alcalines; et le sublimé, la solution acétique. D'après Kreusler, le gluten de la farine d'avoine contient une variété de gliadine qui diffère de celle de la farine de froment par une proportion double de soufre. C'est ce que montre le tableau suivant qui donne la composition de ces deux substances :

	Gliadine du blé.	Gliadine de l'avoine.
Carbone	52.60	52.59
Hydrogène	7.00	7.65
Azote	18.06	17.71
Soufre	0.85	1.66
Oxygène	21.49	20.39

Mucédine. — Cette substance albuminoïde ne se distingue de la gliadine que par une solubilité plus grande dans l'eau; sa composition est la suivante :

Carbone	54.11
Hydrogène	6.90
Azote	16.63
Soufre	0.88
Oxygène	21.48

B. Hydrates de carbone. — La cellulose, l'amidon, la dextrine, les sucres, constituent les composés hydrocarbonés que l'on rencontre dans tous les végétaux. L'amidon est de beaucoup le plus important parce que c'est la substance alimentaire la plus répandue dans le règne végétal. La cellulose, elle-même, est une substance alimentaire lorsqu'elle se trouve dans des conditions telles qu'elle puisse être attaquée par les sucs digestifs. Son degré de cohésion joue alors un rôle considérable : elle se rencontre en effet dans les plantes à un état de dureté variant depuis la consistance presque pierreuse du noyau d'olive, jusqu'à la mollesse de la moelle du sureau ou du tissu des champignons. Quelle que soit d'ailleurs sa structure, la cellulose est toujours capable de constituer un aliment pour une espèce déterminée : la cellulose des champignons est un aliment pour l'homme; celle de la paille, un aliment pour le cheval; celle des bois les plus durs, un aliment pour les insectes xylophages. Quant à l'amidon et aux sucres, ils constituent toujours des composés alibiles dont la transformation est des plus faciles, à l'état physiologique, dans l'appareil digestif.

Chez l'homme et les animaux supérieurs, l'état sous lequel ces divers composés sont assimilables est celui de glucose : c'est la transformation ultime à laquelle doivent aboutir tous les hydrates de carbone pour servir à l'alimentation, transformation qui n'est complète que dans l'intestin et sous l'influence du suc pancréatique ainsi que l'a récemment démontré Ewald (1).

La caractéristique des hydrates de carbone, au point de vue de la composition chimique, est de renfermer de l'hydrogène et de l'oxygène dans les proportions voulues pour former de l'eau : ils résultent, ainsi que leur nom l'indique, de l'union au carbone des éléments de l'eau. Pour leur utilisation dans l'organisme, ils exigent l'intervention de l'oxygène libre qui brûle le carbone et c'est de cette interprétation, qui, nous avons eu déjà l'occasion de le faire observer, n'est pas rigoureusement exacte, que dérive leur appellation d'aliment de calorification, dénomination qu'ils partagent avec les corps gras, et dont ils ont été donnés comme les principaux types. — Le tableau ci-dessous donne quelques indications relativement à la proportion des hydrates de carbone contenus dans certains aliments d'origine végétale.

(1) Ewald, *Étude sur la digestion stomacale*. Congrès des naturalistes et des médecins allemands, septembre 1885.

Tableau des proportions d'amidon, de dextrine, de sucre existant, pour 1000 parties, dans quelques aliments végétaux.

(D'après MOLESCHOTT.)

	AMIDON.	DEXTRINE.	SUCRE.	HYDRATES DE CARBONE en totalité.
Pommes de terre	154.35	18.95	»	173.30
Châtaignes	155.50	117.36	83.65	356.51
Pain de froment	334.86	112.66	22.53	470.05
Haricots	353.75	144.53	2.00	499.02
Pois	316.48	117.80	19.66	526.53
Lentilles	400.00	151.65	27.43	559.05
Orge	482.64	66.37	52.10	382.19
Froment	568.64	46.69	48.47	663.80
Seigle	555.19	84.50	28.76	668.45
Maïs	637.44	23.47	18.54	679.45
Farine de froment	644.08	34.21	45.64	723.93
Riz	822.96	9.84	1.73	834.53
Avoine (de Gasparin)	461.00	38.00	60.00	559.00
Sarrasin (Zenneck)	520.00	3.00	30.00	553.00
Fèves (Einoff)	500.60	46.10	34.60	581.30
Amandes	»	30 00	60.00	90.00
Chou-rave	»	»	»	140.00
Abricots	»	48.50	40.02	»
Fraises	»	»	50.92	»
Pêches	»	51.20	61.94	»
Pommes	»	»	79.64	»
Navets	»	»	83.79	»
Poires	»	20.70	87.82	»
Betteraves	»	»	92.25	»
Cerises	»	32.30	117.23	»
Raisins	»	»	143.11	»
Dattes	»	34.00	580.00	»
Figues	»	32.00	625.00	»

C. MATIÈRES GRASSES. — Tous les végétaux renferment des proportions variables de matières grasses qui s'accumulent principalement dans les fruits : presque toujours ces corps gras sont contenus à l'état de liberté dans les cotylédons, il est rare que le péricarpe en renferme, comme c'est le cas exceptionnel pour le fruit de l'olivier.

Ces composés ont des propriétés identiques à celles des matières grasses d'origine animale dont ils diffèrent seulement par la proportion relative des glycérides liquides ou solides. Ils se saponifient, sous l'influence des alcalis, en donnant de la glycérine et des acides oléique, palmitique, stéarique : quelques-uns contiennent des acides gras particuliers (acide linoléique de l'huile de lin, acide myristique du beurre de muscade, acide ricinolique de l'huile de ricin).

La proportion de matière grasse qui existe dans les différentes graines alimentaires varie en général entre 2 et 50 p. 1000 ; mais elle peut atteindre des proportions beaucoup plus considérables, comme le montre le tableau suivant :

Tableau de la quantité de matières grasses contenues dans certains aliments d'origine végétale (pour 1000 parties).

Champignons	2.50	Avoine	55.00
Riz	8.00	Farine de maïs	87.00
Fèves	15.00	Chènevis	196.00
Froment	19 à 26	Lin	300 à 350
Pois secs	20.00	Colza	300 à 410
Seigle	22.50	Pavot	340 à 630
Lentilles	26.00	Noix (parenchyme)	580.00
Orge	27.60	Noisette (parenchyme)	600.00
Haricots	28.00	Ricin	620.00
Sarrasin	30 à 75		

Moleschott a donné les quantités suivantes de matières grasses pour 1000 parties.

Pommes de terre	1.56	Froment	18.54
Dattes	2.00	Haricots	19.55
Navets	2.47	Pois	19.66
Chou-rave	3.00	Seigle	21.09
Riz	7.35	Lentilles	24.01
Châtaignes	8.73	Orge	26.31
Figues	9.00	Maïs	48.37
Farine de froment	12.24	Amandes	540.00

D. Sels minéraux. — La nature et la quantité des composés minéraux contenus dans les divers aliments d origine végétale varient dans des proportions considérables. En général, les cendres des végétaux se font remarquer par leur richesse en potasse et en acide phosphorique. Les tableaux ci-dessous montrent ces variations.

Quantités d'eau et de sels minéraux contenues daus 1000 parties.
(D'après Moleschott.)

	EAU.	SELS.		EAU.	SELS.
Amandes	35	47.28	Pêches	786	7.68
Riz	92	5.01	Prunes	801	»
Lentilles	113	16.65	Raisins	802	6.18
Maïs	120	12.87	Artichauts	811	11.70
Farine de froment	125	8.63	Abricots	817	8.34
Froment	130	19.96	Pommes	821	3.65
Seigle	139	14.61	Poires	832	3.57
Orge	145	26.55	Navets	853	11.37
Pois	145	23.75	Asperges	870	8.08
Sarrasin	146	23.60	Fraises	874	7.56
Pain de froment	432	8.16	Epinards	905	20.30
Châtaignes	537	15.17	Chou	917	15.95
Pommes de terre	727	10.25	Chou-fleur	919	7 55
Cerises	777	6.58	Salade	940	8.70

Le tableau suivant reproduit l'analyse des cendres d'un certain nombre de graines : il est fort intéressant parce qu'il fait voir les différences parfois assez considérables qui peuvent exister dans la composition chimique des cendres d'une même espèce suivant la nature du

Proportion des principes minéraux contenus dans 100 parties de cendres, d'après divers auteurs.

DÉSIGNATION ET PROVENANCE DES SUBSTANCES VÉGÉTALES.	POTASSE.	SOUDE.	CHAUX.	MAGNÉSIE.	CHLORURE de SODIUM.	OXYDE de FER.	ACIDE PHOSPHORIQUE.	ACIDE SULFURIQUE.	SILICE.	AUTEURS DES ANALYSES.
Froment	27.04	0.45	1.97	6.60	»	1.35	62.59	»	»	
Seigle de Giessen	32.76	4.45	2.92	10.13	»	0.82	47.29	1.46	0.01	Fresenius et Will.
Seigle de Clèves	11.43	11.89	7.05	10.57	»	1.90	51.81	0.51	0.69	Bichon.
Orge	3.91	16.79	3.36	10.05	»	1.93	40.63	0.26	21.99	Bichon.
Orge	13.30	6.53	2.14	8.32	»	1.03	38.51	0.15	26.75	James.
Orge	$(K^2O + Na^2O)$ 20.91	(Al^2O^3)0.83	1.67	6.91	»	2.10	16.71	21.77	29.10	Erdmann.
Pommes de terre	51.21	»	3.35	13.58	2.41	»	11.91	6.50	7.17	
Navets	37.55	12.63	9.76	3.78	4.91	0.74	8.37	6.34	0.76	
Asperges	22.85	2.27	15.91	6.34	7.97	5.11	18.32	7.32	12.53	
Salade	22.37	18.50	10.43	5.68	15.09	2.82	9.39	3.85	11.86	
Chou	18.03	0.96	45.50	4.35	2.07	0.42	9.81	14.62	4.65	Sprengel.
Farine de lin	25.85	0.71	25.27	0.22	1.55	3.67	40.11	1.60	0.92	Leuchtweiss.
Lentilles	34.76	13.50	6.34	2.47	4.63	2.00	36.30	»	»	
Lentilles (farine)	27.84	8.76	5.07	1.90	5.18	1.61	29.07	(CO^2) 15.83	1.07	Lévy.
Sarrasin de Clèves	8.74	20.10	6.66	10.38	»	1.05	50.07	2.16	0.69	Bichon.
Avoine	12.90	?	3.70	7.70	0.80	1.30	14.90	1.00	53.30	Boussingault.
Haricots	39.51	3.93	5.91	6.43	3.71	1.05	34.50	4.91	»	
Haricots de Hesse-Electorale	20.71	21.07	5.38	7.35	5.43	0.34	35.33	2.28	1.48	Thon.
Haricots d'Alsace	$(K^2O + Na^2O)$ — 51.36		6.07	12.03	0.18	»	28.53	1.36	1.05	Boussingault.
Haricots de Worms	38.89	11.78	5.90	9.03	0.55	0.11	31.34	2.49	0.44	Lévy.
Pois de Giessen	40.43	3.98	5.91	6.43	3.71	1.05	34.50	4.91	»	Fresenius et Will.
Pois de Hollande	34.19	12.86	2.46	8.60	0.52	0.96	34.57	3.56	0.25	Bichon.
Pois de Hesse-Electorale	35.20	10.32	2.70	6.91	2.56	1.94	34.01	5.28	0.29	Thon.
Pois d'Alsace	36.31	1.76	10.39	12.24	1.90	»	31.00	4.84	1.54	Boussingault.
Fèves de Hollande	20.82	19.06	7.26	8.87	(Cl) 1.48	1.03	37.94	1.34	2.46	Bichon.
Fèves d'Alsace	47.14	?	5.33	8.98	(Cl) 0.71	»	35.67	1.66	0.51	Boussingault.
Fèves de Giessen	32.71	12.75	4.72	6.13	»	0.66	39.11	»	0.47	Büchner.
Vesces de Giessen	30.57	10.01	4.75	8.49	2.02	0.75	38.05	4.10	2.01	Lévy.
Froment rouge de Giessen	21.87	15.75	1.93	9.63	»	1.36	49.32	0.17	»	Fresenius et Will.
Froment blanc de Giessen	33.84	»	3.06	13.54	»	0.31	49.21	»	»	Fresenius et Will.
Froment de Hollande	6.43	27.79	3.91	12.98	»	0.50	46.14	0.27	0.42	Bichon.
Froment de Solz en Hesse	24.17	10.34	3.01	13.57	»	0.52	45.53	»	1.91	Thon.
Froment d'Alsace	30.12	»	3.00	16.26	»	»	48.30	1.01	1.31	Boussingault.

sol où le végétal a germé et, très certainement aussi, suivant la nature des engrais qui ont été employés pour les cultures.

II. **Classification des aliments végétaux.** — Il résulte de la comparaison des tableaux qui précèdent, que les substances alimentaires d'origine végétale présentent de très grandes différences dans leur composition, et, par conséquent, aussi dans la proportion d'aliments primordiaux qu'elles renferment. En tenant compte seulement de la proportion et de la valeur nutritive de ces aliments primordiaux, on peut classer les substances alimentaires d'origine végétale de la façon suivante : 1er groupe *légumineuses*, 2e groupe *céréales*, 3e groupe *fruits, racines, tubercules farineux*, 4e groupe *légumes herbacés*, 5e groupe *fruits*. C'est cette classification que nous allons adopter.

1er Groupe. — Légumineuses. — Les graines de légumineuses sont les plus riches de tous les aliments en substances albuminoïdes; seul parmi les aliments d'origine animale, le fromage en contient une proportion supérieure; c'est en raison de cette forte proportion de matières azotées que les Chinois préparent avec les pois une espèce de fromage qu'ils appellent *toa-foo*. Les chiffres suivants représentent, en moyenne, la composition des graines de légumineuses au point de vue des principes alimentaires :

Eau	137
Albuminoïdes	234
Hydrates de carbone	569
Matières extractives	18
Matières grasses	20
Sels minéraux	22
	1000

Moleschott a donné les analyses ci-après des principales graines de légumineuses.

	POIS.	HARICOTS.	FÈVES.	LENTILLES
Albuminoïdes	223.52	225.49	220.32	264.94
Cellulose	49.66	43.97	50.27	22.17
Amidon, dextrine, sucre	526.53	499.02	526.30	559.05
Graisse	19.66	19.55	15.97	24.01
Matière extractive	11.84	27.69	33.26	»
Potasse	8.60	9.82	6.24	5.71
Soude	1.63	2.41	3.41	2.21
Chaux	1.04	2.36	1.53	1.04
Magnésie	1.82	1.85	2.05	0.41
Oxyde de fer	0.23	0.01	0.30	0.33
Acide phosphorique	8 50	6.46	9.01	5.97
Acide sulfurique	0.77	0.70	0.86	»
Chlore	»	0.25	0.51	0.76
Chlorure de potassium	0.67	»	»	»
Chlorure de sodium	0.44	»	»	»
Silice	0.05	0.22	1.42	0.22
Eau	145 04	160.20	128.55	113.18
Total des sels	23.75	24.08	25.33	16.65

Le tableau suivant que nous empruntons à Girardin fait ressortir tout à la fois la richesse en fécule, en principes azotés et gras, ainsi qu'en phosphates, des principales graines de légumineuses, et il montre en même temps certaines différences dont il faut tenir compte au point de vue de l'équivalent nutritif.

	FÈVEROLES.	FÈVES DE MARAIS décortiquées et desséchées vertes.	VESCES.	HARICOTS flageolets desséchés.	HARICOTS blancs ordinaires.	POIS VERTS décortiqués et concassés.	LENTILLES.	FÈVES DE MARAIS ordinaires.	POIS JAUNES parvenus à maturité.
Matières albuminoïdes....	30.80	29 05	27.30	27.00	25.50	25.40	25.20	24.40	23.80
Amidon, dextrine, sucre..	48.30	55.85	48.90	60.00	55.70	58.50	56.00	51.50	59.70
Matières grasses.........	1.90	2.00	2.70	2.60	2.80	2.00	2.60	1.50	2.10
Cellulose................	3.00	1.50	3.50	2.00	2 90	1.90	2.40	3.00	3.50
Matières minérales.......	3.50	3.35	3.00	3.30	3.20	2.50	2.30	3.60	2.10
Eau......................	12.50	8.40	14.60	5.10	9 90	9.70	11.50	16.00	9.80
Azote....................	5.59	5.28	4.95	5.90	4.63	4.61	4.57	4.43	4.31

Indépendamment des substances inscrites dans le tableau précédent, Girardin signale dans ces graines un extrait amer, du tannin et une huile verte visqueuse dans les lentilles; une substance résiniforme dans les pois chiches; et de l'asparagine dans la vesce : la présence de ces divers composés n'est pas indifférente en raison de leur rôle comme stimulant.

Pour les usages alimentaires, les graines de légumineuses sont employées en nature : leur farine, et principalement les farines de féveroles et de vesces, sont employées parfois pour falsifier la farine de froment. Nous reviendrons sur ce point dans le chapitre des falsifications.

Les légumineuses constituent des aliments très riches; mais cependant leurs substances albuminoïdes sont moins complètement et moins facilement assimilées que celles de la viande. Woroschiloff, qui a fait des recherches sur la valeur nutritive comparée de la viande et des pois, a constaté sur lui-même que l'assimilation était plus facile et plus parfaite avec le régime animal et que la viande était plus favorable au développement de la force musculaire : il a observé de plus que le poids spécifique du corps augmentait sous l'influence du régime animal et que son poids absolu diminuait, tandis que l'inverse se produit sous l'influence du régime végétal. Ce n'est donc pas sans raison que l'on prend la proportion des matières albuminoïdes existant dans les aliments, comme base de la fixation de leur équivalent nutritif.

2e **Groupe. — Céréales.** — Ce nom a été donné aux principales graminées alimentaires comprenant le froment, l'épeautre, l'orge, l'avoine, le maïs, le millet, le riz, le seigle, le sorgho, auxquelles on joint le sarrasin ou blé noir, de la famille des polygonées.

Si l'on a égard à la proportion des substances azotées contenues dans les principales céréales, on peut les classer dans l'ordre suivant d'après leur richesse décroissante en substances albuminoïdes : froment, orge, seigle, avoine, maïs, sarrasin, riz.

Le tableau suivant, dû à Moleschott, donne la composition immédiate de ces aliments :

	FROMENT.	ORGE.	SEIGLE.	AVOINE.	MAÏS.	SARRASIN (1)	RIZ.
Albuminoïdes	135.37	122.65	107.49	90.43	79.14	68.25	50.69
Cellulose	32.39	97.48	49.63	116.49	52.54	47.82	10.18
Amidon	568.64	482.64	555.19	503.37	637.44	672.36	822.96
Dextrine	46.69	99.55	84.50	49.65	23.47	21.23	9.84
Sucre	48,47		28.76	65.41	18.54	5.96	1.73
Graisse	18.54	26,31	21.09	39.90	48.37	31.85	7.55
Matière extractive	»	»	»	»	7.49	1.55	»
Potasse	4 46	3.55	3 41	3.40	3.96	4.78	1.01
Soude	1.91	1.95	1.83	0.24		1.85	0.13
Chaux	0.57	0.65	0.77	0.89	0.16	1.18	0.35
Magnésie	2.21	1.79	1.61	1.96	2.20	2.43	0.21
Oxyde de fer	0.19	0.38	0.21	0.26	»	0.17	0.12
Acide phosphorique	9.98	11.32	6.56	4.93	6.45	8.89	3.12
Acide sulfurique	0.02	0.05	0 05	0.16	»	0.46	»
Silice	0.21	6.86	0.17	14.10	0.10	0 83	0.07
Chlorure de sodium	0.41	»	»	»	»	0.65	»
Eau	129.94	144.82	138.73	108.81	120.14	129.76	92 04
Total des sels	19.96	26.55	14.61	25.94	12.87	21.22	5.01

(1) D'après des documents personnels inédits. G. P.

Payen a donné le tableau ci-dessous de la composition de ces mêmes céréales supposées sèches. Ces résultats sont très sensiblement concordants avec ceux de Moleschott :

	AMIDON.	MATIÈRES AZOTÉES.	DEXTRINE et SUBSTANCES congénères.	MATIÈRES GRASSES.	CELLULOSE OU TISSU VÉGÉTAL.	SELS MINÉRAUX.
Blé dur de Vénézuéla	586.2	227.5	95.0	26 1	35.0	30.2
Blé dur d'Afrique	650.7	195 0	76.0	21.2	30.0	27.1
Blé dur de Taganrock	638.0	200.0	80.0	22.5	31.0	28.5
Blé demi-dur de Brie	700.5	152 5	70.0	19.5	30.0	27.5
Blé blanc Touzelle	765 1	126.5	60.5	18.7	28.0	21.2
Seigle	646.5	125.0	149.0	22.5	31.0	26.0
Orge	664.3	129.6	100.0	27.6	47.5	31.0
Avoine	605.9	143.9	92.5	55.0	70.6	32.5
Maïs	675.5	125.0	40.0	88.0	59.0	12.5
Riz	886.5	75.5	10.0	8.0	11.0	9.0

Enfin, plus récemment, M. W. Pillitz (1) a donné les résultats reproduits

(1) W. Pillitz, *Zeitschrift für analytische chemie*, t. XI, p. 46.

dans le tableau suivant. Les différences légères qu'ils présentent avec les précédents, tiennent aux méthodes employées pour l'analyse immédiate, et pour la description desquelles nous renverrons au mémoire original.

	EAU.	AMIDON.	CENDRES INSOLUBLES.	GRAISSE.	CELLULOSE.	ALBUMINATES INSOLUBLES.	DEXTRINE.	SUCRE.	ALBUMINATES SOLUBLES.	CENDRES SOLUBLES.	MATIÈRES EXTRACTIVES.
Froment............	12.75	64.58	1.00	1.61	2.71	9.65	1.53	1.39	0.29	0.71	3.59
— prince Albert.	12.44	64.36	0.60	1.75	2.65	9.53	1.99	1.36	0.33	0.91	3.94
— (Broviks-reed)	12.27	61.27	0.53	1.56	4.16	11.29	4.60	0.93	0.84	1.42	0.71
— blond de Flandre.	12.28	62.22	0.10	2.28	4.30	9.48	4.02	0.53	1.66	1.38	1.64
— rhénan de Clèves.	12.35	63.10	0.20	1.78	3.86	9.56	1.62	0.51	1.38	1.44	3.27
Seigle..............	13.85	56.41	0.22	2 17	3.93	9.11	4.97	1.87	3.33	1.23	3.01
Orge..............	13.88	54.07	1.07	2.66	7.76	12.43	1.70	2.43	1.77	1.26	1.50
Avoine..............	13.61	45.78	2.33	4.20	16.21	10.36	1.25	0.32	2.30	1.23	1.42
Maïs..............	13.89	62.69	0.33	4.36	4.19	8.63	0.76	1.38	1.87	1.15	1.43
Riz................	12.51	74.88	0.39	0 78	0.76	8.78	1.11	traces	0.41	0.45	0.11
Millet..............	12.90	60.22	0.56	4.17	3.73	14.11	1.12	0.45	1.18	1.03	0.45
Sarrasin............	12.72	67.82	0.54	2.53	1.79	6.47	»	»	4.08	0.96	3.20
Epeautre...........	12.82	61.61	0.65	2.96	2.27	9.47	1.32	0.92	2.43	1.30	3.68

Les céréales sont employées pour l'alimentation sous les formes les plus variées. Seuls, les caryopses du riz et de l'orge sont utilisés en nature : les fruits des autres céréales ne sont employés qu'après la mouture, et le produit alimentaire le plus important préparé avec ces farines est représenté par le pain.

PAIN. — Le pain semble avoir été connu de tout temps : son nom symbolise tous les aliments. La Bible nous apprend en effet que Moïse, en prescrivant aux Hébreux la manière de manger l'agneau pascal, leur interdit l'usage du pain fermenté. A cette époque, la différence existant entre la pâte, cuite avec ou sans fermentation préalable, c'est-à-dire, pour désigner les choses par leur nom vulgaire, la différence que présente la galette avec le pain véritable, n'était donc pas ignorée. D'Égypte, l'art de fabriquer le pain passa en Grèce, d'où les Romains firent venir des boulangers en 168 avant Jésus-Christ. On ne connaissait alors à Rome l'usage de la farine des céréales que sous la forme de bouillie qui s'appelait *pulmentum* ou *pulmentarium*. D'après Girardin, la colonie phocéenne qui vint, 596 ans avant l'ère chrétienne, s'établir dans les Gaules et fonder Marseille, apporta très probablement dans cette contrée la connaissance de l'art de la fabrication du pain. Ce furent même les Gaulois qui, les premiers, observèrent l'heureuse influence de l'addition de levure de bière à la pâte servant à préparer le pain (1). La fabrication du pain a réalisé un perfectionnement considérable par la substitution,

(1) P. Coulier, article *Pain* du *Dictionnaire encyclopédique des sciences médicales.*

partielle ou totale, de la levure de bière, au levain constitué par de la pâte ayant subi spontanément la fermentation. Par l'emploi du levain, on obtenait en effet des pâtes ayant un arrière-goût aigre et désagréable plus ou moins marqué, et l'on ajoutait à la farine des spores de moisissures et des bactéries qui pouvaient, ainsi que cela s'est vu à plusieurs reprises, se trouver accidentellement dans de bonnes conditions de fructification et donner un aliment peu agréable au goût, quelquefois nuisible, parfois même dangereux.

Les phases successives de l'opération dont le but est de convertir la farine en pain, consistent dans l'hydratation, le pétrissage, la fermentation, l'apprêt et la cuisson. Par addition d'eau à la farine, on détermine la dissolution de la dextrine et du glucose dont les proportions augmentent légèrement, par suite de la réaction de petites quantités de diastases, ainsi que d'une partie des matières albuminoïdes et des sels, et en même temps, on hydrate les principes insolubles tels que l'amidon et le gluten. Par le simple pétrissage avec de l'eau, la farine produirait une pâte compacte, fournissant un pain de digestion assez difficile, en tous points semblable au produit préparé en Bretagne avec la farine de sarrasin et appelé *galette de sarrasin.* Mais par addition du ferment, levain ou levure de bière, on détermine le dégagement d'une quantité notable d'acide carbonique qui gonfle la pâte, la rend légère, et y reste emprisonné à cause de la consistance particulière de cette pâte, par suite de la présence du gluten. Cette propriété physique de la pâte qui retient l'acide carbonique pendant la fermentation panaire explique pourquoi les farines avariées *lèvent mal;* c'est en effet le gluten qui s'altère en premier lieu, et sa diminution en quantité entraîne la diminution de plasticité des farines, qui laissent alors échapper plus ou moins facilement le gaz acide carbonique.

Le pain doit à sa texture particulière, conséquence d'une bonne fermentation panaire, la supériorité qui le distingue, au point de vue alimentaire, de tous les autres produits que l'on peut préparer avec les céréales et même avec les légumineuses. La porosité du pain bien préparé est telle, qu'il s'imbibe presque instantanément du liquide dans lequel on le plonge, ce qui amène une très prompte dissociation de la masse et explique sa facile digestibilité. Comme conséquence de ces propriétés, le pain réalise l'aliment le plus parfait que puisse fournir le règne végétal en raison de l'assimilation presque complète des substances azotées. Aussi est-il capable, à lui seul, d'entretenir très longtemps la vie.

Lorsqu'on étudie le pain au point de vue de sa composition chimique, on constate une différence notable entre la mie et la croûte, et cette différence est telle, que l'on peut déjà, par la seule considération des analyses, prévoir les applications résultant de cette composition à l'hygiène et à l'alimentation des malades et des convalescents.

Les résultats ci-dessous des analyses effectuées par Barral (1) montrent cette différence de composition chimique et font voir qu'au point de vue alimentaire, la différence est tout à l'avantage de la croûte, qui présente comme propriétés les plus intéressantes une plus grande solubilité dans l'eau et une richesse plus considérable en azote. Ces analyses se rapportent à un pain fendu, dit *pain de ménage*, acheté à la halle de Paris :

		Croûte.	Mie.
100 parties de pain contenaient		22.527	77.473
(Déterminées par dessiccation à 115°)	Eau p. 100	17.147	44.454
	Matières sèches p. 100	82.853	55.546
P. 100 de matières sèches	Matières solubles	14.16	9.20
	Matières insolubles	85.84	90.80
Cendres p. 100 de matières sèches		1.45	1.51
Azote p. 100 de matières sèches		2.51	1.92
Azote p. 100 de matières solubles desséchées		7.777	2.545
Azote p. 100 de matières insolubles désséchées		1.639	1.861
Matières grasses p. 100 de matières sèches (par traitement au moyen de l'éther)		1.427	1.261

Des données ci-dessus, on déduit la composition suivante pour le pain frais et le pain desséché :

Composition de la croûte et de la mie du pain desséché à 110-115°.

	Croûte.	Mie.
Matières azotées insolubles (gluten et analogues)	8.81	10.65
Matières azotées solubles (albumine et analogues)	6.88	1.33
Matières non azotées solubles (dextrine, sucre)	5.89	6.85
Amidon	75.54	78.40
Matières grasses	1.43	1.26
Matières minérales	1.45	1.51
	100.00	100.00

Composition de la croûte et de la mie du même pain à l'état frais.

	Croûte.	Mie.
Eau	17.15	44.45
Matières azotées insolubles (gluten et analogues)	7.30	5.92
Matières azotées solubles (albumine et analogues)	5.70	0.75
Matières non azotées solubles (dextrine, sucre)	4.88	3.79
Amidon	62.58	43.55
Matières grasses	1.18	0.70
Matières minérales	1.21	0.84
	100.00	100.00

Enfin l'analyse du même pain, croûte et mie mélangées dans leurs proportions relatives, donne les résultats suivants :

(1) Barral, *Le blé et le pain*, 2e édition, Paris, 1867.

Eau	38.30	
Matières azotées insolubles (gluten et analogues)	6.24	8.10
Matières azotées solubles (albumine et analogues)	1.86	
Matières non azotées solubles (dextrine, sucre)	4.04	
Amidon	47.84	
Matières grasses	0.81	
Matières minérales	0.91	
	100.00	

S'il était entièrement exact de rapporter la valeur alimentaire absolue d'une substance à la proportion d'azote albuminoïde qu'elle renferme, on pourrait donc, d'après les analyses précédentes, dire que la croûte a une valeur nutritive double de celle de la mie : dans le pain à l'état frais, la proportion d'azote total est en effet de 13,00 p. 100 pour la croûte et de 6,67 pour la mie. Ce fait, joint à la plus grande solubilité de la croûte dans l'eau, déjà signalée par Payen, permet de se rendre compte de la valeur alimentaire des potages au pain grillé, des panades préparées avec la croûte, des biscottes, etc. On doit en conclure que la valeur nutritive du pain est d'autant plus considérable que la proportion de croûte est plus forte, à la condition toutefois que cette croûte n'ait pas été surchauffée dans le four, que le pain n'ait pas été *saisi*, pour employer le terme du métier, ce qui produit à la place de la croûte normale, une pellicule brunâtre au-dessous de laquelle existe un espace vide qui a protégé la mie contre l'élévation de la température. Ainsi préparé, le pain est moins cuit à l'intérieur, plus riche en eau, qui n'a pas pu s'évaporer à travers la pellicule imperméable et, par conséquent, plus difficile à digérer et moins nutritif.

Froment. — Les farines de toutes les céréales sont plus ou moins susceptibles de servir à la préparation du pain. Celle de froment tient néanmoins le premier rang, tant à cause de sa composition chimique, qu'en raison de la facilité avec laquelle le blé s'accommode de presque tous les climats et de la plupart des terrains, pour sa culture.

La qualité d'une farine, au point de vue de la panification, dépend surtout de sa richesse en gluten ; et cette proportion de gluten dépend elle-même de la nature de la plante qui a fourni la farine, du mode de culture employé, de l'action des engrais, des influences saisonnières. Le gluten diminue de quantité du blé dur au blé tendre, et une variété de froment, le blé d'Égypte, bien que l'un des plus riches en azote, ne renferme presque pas de gluten. Certaines circonstances déterminent également la diminution considérable de ce principe dans les blés ; et c'est toujours par lui que débute l'altération des farines.

Les tableaux ci-dessous donnent les résultats d'un certain nombre d'analyses de farines et montrent les principales conditions qui font varier la proportion du gluten :

Quantité moyenne de gluten pour 100 parties de blé de différentes provenances, d'après Payen

Farine d'un blé touselle	8.780	Farine d'un blé de Tagaurock	16.94
— saisette	12 39	— d'Auvergne	17.62
— de Pologne	11.75	— d'Auvergne	13.73

Influence de la matière des engrais sur la proportion du gluten et de l'amidon contenus dans 100 parties d'une même espèce de blé, d'après DE GASPARIN :

	Gluten.	Amidon.
Blé fumé avec de l'urine humaine	35.1	39.3
— du sang de bœuf	34.2	41.3
— des excréments humains	33.1	41.4
— — de mouton	22.9	42.8
— — de chèvre	32.9	42.4
— — de cheval	13.7	61.6
— — de pigeon	12.2	63.2
— — de vache	12.0	62.3
Blé cultivé dans le même sol non fumé	9.2	66.7

Tableau des proportions de gluten, d'albumine, d'azote, d'amidon et cellulose, de dextrine, de sucre, de graisses et de sels contenus dans 100 parties de différentes espèces de blé (d'après ROSSIGNEU) :

VARIÉTÉS DE FROMENT.	GLUTEN.	ALBUMINE.	TOTAL des matières azotées.	AZOTE.	AMIDON ET CELLULOSE.	DEXTRINE.	SUCRE.	GRAISSES.	SELS MINÉRAUX.
Blé de Mongolie	19.00	1.50	20.50	3.28	79.0	0.50	»	»	2.0
Blé de miracle	17.50	1.50	19.00	3.04	80.0	0.25	»	1.0	1.0
Poulard carré de Taganrock	17 50	1.00	18.50	2.96	80.0	»	»	1.0	1.0
Marianopoli de Marseille	17.50	4.00	21.00	3.36	78.0	»	0.8	1.0	2.0
Saisette de Provence	17.00	2.00	19.00	3.04	80.0	»	0.8	1.0	2.0
Richelle d'hiver de Grignon	16.75	1.25	18.00	2.88	80.0	0.25	0.9	»	1.0
Richelle de mars	16.50	1.00	17.50	2.80	81.0	0.25	0.7	»	2.0
Poulard blanc velu de Dreux	16.50	1.50	18.00	2.88	80.0	0.50	»	1.0	1.0
Blé d'hiver, dit d'Essex, de Paris	14.00	1.00	15.00	2.40	84.0	0.25	»	2.0	2.0
Blé commun de Dreux	13.50	1.00	14.50	2.32	84.0	0 50	0.7	»	2.0
Blé venu du Portugal	13.00	1.00	14.00	2.25	84.0	»	»	1.0	2.0
Blé d'hiver récolté en Angleterre	11.00	2.00	13.00	2.08	86.0	0.50	traces.	»	1.0
Blé blanc récolté en Ecosse	9.00	3.00	12.00	1.92	87.0	0.50	0.7	»	1.0
Blé carré de Sicile	18.50	0.25	18.75	3 00	80.0	0.25	»	1.0	1.0
Blé du Caucase récolté à Paris	18.00	0.50	18.50	2.96	80.0	0.25	»	1.0	1.0
Saisette de Provence de Sault	17.50	1.00	18.50	2.96	80.0	0.25	»	1.0	1.0
Poulard carré blanc (Ste-Hélène)	17.00	1.00	18.00	2.88	80.0	0.50	0.8	1.0	1.0
Blé blanc (Jollenby), à Paris	17.00	1.50	18.50	2.96	80.0	0.25	»	1.0	2.0
Blé de mars de Châlons	17.00	0.50	17.50	2.80	81.0	0.50	»	»	1.0
Blé de mars de Saint-Lô	16.50	1.00	17.50	2.80	81.0	0.50	»	»	1.0
Blé blanc de Flandre, à Toulon	16.00	0.50	16.50	2.64	82.0	»	1.5	1.0	1.0
Blé d'Odessa (Meunier), à Toulon	16.00	0.25	16.25	2.60	81.5	»	»	1.0	1.0
Blé du Bengale, à Paris	15.50	1.50	17.00	2.62	82.0	»	0.8	1.0	1.0
Blé de Saumur	15.00	0.50	15.50	2.48	83.5	0.25	»	»	1.0
Blé blanc de Flandre, à Paris	14.00	0.50	14.50	2.32	84.0	0.16	»	»	2.0

Ce dernier tableau est fort intéressant parce qu'il démontre la constance dans la composition chimique du blé, malgré les provenances et les climats; toutes les autres conditions, par rapport à la culture, étant égales d'ailleurs.

Cette uniformité de composition et cette vigueur du froment, le rendent la plus précieuse de toutes les céréales : son importance était plus grande encore autrefois, lorsque l'impossibilité des échanges et des communications rapides permettait ces affreuses disettes dont l'histoire nous a conservé le souvenir.

Les influences climatériques sont d'ailleurs assez peu importantes, en raison de ce que la quantité de chaleur nécessaire pour l'évolution de la plante n'est pas très considérable. Aussi a-t-il été possible d'obtenir du blé jusque sous le cercle polaire où, grâce à la présence constante du soleil qui disparaît à peine sous l'horizon, le froment pousse et mûrit en trois mois.

Parmi les diverses variétés de froment, les blés durs, le plus généralement employés pour confectionner les gruaux, les farines à vermicelles, les pâtes diverses et à l'aide desquels les Arabes préparent leur *couscoussou*, sont les plus riches en substances alimentaires azotées ; tandis que les blés demi-durs et tendres, plus généralement utilisés pour préparer la farine des boulangeries, sont moins riches que les blés durs en gluten et en matières albuminoïdes, seulement ils offrent l'avantage commercial de donner des farines plus belles et du pain plus blanc.

ORGE. — L'orge vient immédiatement après le froment au point de vue de son pouvoir alimentaire. En se reportant aux tableaux que nous avons reproduits précédemment, on voit que cette céréale renferme une proportion de matières albuminoïdes inférieure à celle que contient le froment, mais supérieure à celle que l'on trouve dans le seigle. C'est surtout à la préparation de la bière que l'orge doit son importance, car elle est peu utilisée pour l'alimentation. Dans les pays pauvres, on prépare un pain renfermant de un tiers à un quart de farine de froment pour deux tiers à trois quarts de farine d'orge. Cette dernière farine est toujours grossière et contient de nombreux débris des enveloppes de la graine qui, en raison de leur extrême friabilité, se brisent sous la meule en fragments assez fins pour ne plus pouvoir être séparés par le blutage.

D'ailleurs, quelle que soit sa finesse, la farine d'orge ne peut donner qu'un pain mat et peu levé, par suite de l'absence du gluten, indispensable pour faire lever la pâte. De plus le pain d'orge a une saveur et une odeur beaucoup moins agréables que celles du pain de froment, et il est toujours fort lourd et indigeste, quoique cependant à un degré moindre que le pain préparé à l'aide de farine de seigle. L'orge perlée cuite dans du lait constitue, après addition d'une petite quantité de sel et de sucre, un aliment fort agréable et possédant des propriétés alibiles très prononcées.

Dans certaines contrées (Algérie, Espagne), l'orge remplace l'avoine pour la nourriture des chevaux. Cette graminée offre l'avantage de résister parfaitement au froid : on la rencontre sous des latitudes fort élevées et elle constitue, avec l'avoine, qui s'accommode de climats presque aussi rigoureux, un précieux élément pour la nourriture des hommes dans les régions polaires. L'orge s'adapte également bien au climat de l'Égypte et de l'Arabie. Son principal désavantage provient de ce que cette céréale exige de bonnes terres pour sa culture, mais ce désavantage est largement compensé par ce fait que, à surface égale, elle fournit de deux à quatre fois plus que le seigle et le blé. En Alsace, on considère un volume de blé comme l'équivalent de deux volumes d'orge.

Seigle. — Le seigle est une des céréales les plus employées, à défaut de blé, pour la nourriture de l'homme. C'est, comme le froment, et même plus encore, une plante robuste, capable de pousser dans un sol insuffisamment fertile pour le blé, et demandant aussi moins de soins pour sa culture, tout en résistant aussi bien aux intempéries. Aussi la farine et le pain de seigle constituent la base de l'alimentation dans les contrées dans lesquelles l'état moins avancé de l'agriculture, ou le peu de fertilité du sol et l'aisance moindre, obligent les habitants à se contenter d'aliments moins délicats mais plus faciles à obtenir. La consommation du seigle était autrefois de beaucoup supérieure à ce qu'elle est maintenant : elle tend à diminuer de plus en plus à mesure que la richesse publique se développe et que l'agriculture réalise de nouveaux progrès ; mais cette céréale n'en restera pas moins une précieuse ressource alimentaire.

Le seigle est un peu moins pauvre que l'orge en gluten : mais, comme pour cette dernière céréale, ce gluten ne peut être extrait directement, par le procédé de malaxage qui sert à l'isoler de la farine de froment. L'orge contient environ 2 à 2,5 et le seigle, 4 de gluten pour cent de grain bluté : il renferme une assez forte proportion de substances solubles douées de propriétés hygroscopiques et qui nuisent à la bonne conservation de la farine. Il se distingue encore par une odeur spéciale prononcée et par la présence d'un principe colorant qui donne une teinte bise fort accentuée à toutes les préparations effectuées à l'aide de farine de seigle. Le mélange de farine de seigle avec la farine de froment fournit un pain doué de saveur spéciale et susceptible de se conserver plus longtemps frais, en raison des propriétés hygroscopiques de la farine de seigle. Le pain de seigle seul forme environ les quinze centièmes du pain fabriqué en France.

Un inconvénient grave du seigle, provient de la facilité relative avec laquelle le grain est envahi par un parasite qui se nourrit aux dépens des substances constituant le fruit, prend la place du périsperme et se développe tellement, qu'il peut acquérir une longueur quatre à cinq fois plus grande que celle des grains ordinaires : il prend en même temps, en dépassant les glumes, une forme légèrement arquée qui le fait ressembler à l'ergot d'un coq, aussi cette production anormale est-elle désignée sous le nom d'*ergot*.

La consommation de seigle ainsi avarié occasionne des accidents graves d'intoxication sur lesquels nous aurons occasion de revenir à propos des altérations des aliments, et qui ont parfois simulé l'allure d'épidémies, en raison de leur dissémination.

Avoine. — L'avoine n'est employée d'une façon courante pour la nourriture des hommes que dans les pays fort pauvres. Le fruit de cette céréale possède cependant des propriétés alibiles fort énergiques et il est en même temps stimulant, par suite de la présence de principes aromatiques particuliers. L'emploi de la bouillie de gruau d'avoine, pour l'alimentation des enfants chétifs et des convalescents, a donné d'excellents résultats et est, à présent, d'un usage très répandu : c'est en Angleterre, et notamment en Irlande et en Écosse, que ce mode d'alimentation fut d'abord expérimenté.

L'avoine doit une partie de ses propriétés nutritives à de la matière grasse dont elle renferme une notable proportion (de 3 à 6 p. 100 du grain dépouillé de ses enveloppes) : les principes sapides et stimulants sont principalement contenus dans les parties corticales et dans les enveloppes du fruit. On prépare un pain légèrement stimulant et doué d'une odeur spéciale, agréable, au moyen de farine de froment mélangée à deux ou trois dixièmes de farine d'avoine, entière, bien blutée.

Maïs. — Le maïs se distingue des autres céréales par sa richesse en matière grasse qui dépasse même celle de l'avoine : c'est là une qualité qui le rend très précieux comme aliment et le fait utiliser pour l'engraissement du bétail. Cette proportion de graisses varie de 5 à 9 p. 100 du grain : sous le rapport des matières azotées et amylacées, sa composition se rapproche beaucoup de celle des blés moyens.

Lorsqu'on procède à une analyse comparée, aux points de vue chimique et histologique, du grain de maïs et du grain de blé, on se rend facilement compte de l'abondance des matières grasses qui sont renfermées, dans le maïs, dans des organes semblables à ceux du froment, mais beaucoup plus volumineux. La membrane périphérique du périsperme est formée de deux couches superposées de cellules dans le maïs et d'une seule dans le blé; et, en outre, le cotylédon, également oléifère dans les deux céréales, est bien plus volumineux et plus pesant dans le fruit du maïs, comme le montrent les résultats ci-dessous des analyses effectuées par Payen et Billequin.

	Maïs de Lombardie.	Froment.
Périsperme	60.098	68.902
Cotylédon et corps embryonnaire	9 932	1.398
Matière grasse totale p. 100	7.5 à 9	1.9 à 2.6

C'est en raison de cette union des matières grasses, tenant aussi en dissolution des principes aromatiques et légèrement stimulants, aux substances hydrocarbonées et albuminoïdes, que le maïs constitue un aliment se rapprochant assez du type d'un aliment complet : ainsi trois livres de farine de maïs et un peu de fromage suffisent à la nourriture journalière du paysan de la Lombardie. Il forme dans certaines contrées la base de la nourriture des populations, mais, dans la plupart des régions où on le cultive, il ne sert qu'à ajouter un complément utile aux substances qui rendent, en la variant, l'alimentation plus salubre.

Le pain préparé avec la farine de maïs est de consistance molle, hygroscopique, peu agréable au goût et les moisissures l'envahissent facilement. Nous signalerons seulement ici les rapports de la *pellagre* avec l'alimentation au moyen du maïs. Cette céréale exige pour sa maturation un climat assez chaud, aussi est-elle cultivée surtout dans les régions méridionales.

Sarrasin. — Le sarrasin, connu vulgairement sous le nom de *blé noir*, est généralement cultivé dans certaines régions de la Bretagne et de la Normandie, où le voisinage de la mer place les cultures à l'abri des températures excessives. Cette plante s'accommode d'un terrain assez pauvre et c'est encore là une des raisons qui ont contribué à répandre sa culture dans certaines régions du littoral : en outre, son prix de revient est le moins élevé parmi ceux des autres céréales et sa valeur nutritive est à peine inférieure de 10 pour 100 à celle du froment (Payen) ; d'après M. de Gasparin, elle serait même légèrement supérieure (comme 112 est à 100). Il n'est donc pas étonnant que la farine de blé noir ait constitué, pendant longtemps, la nourriture à peu près exclusive de populations nombreuses; et de nos jours encore, elle fournit un appoint considérable à l'alimentation d'une grande partie de la Bretagne et de la Normandie. M. Isidore Pierre qui a fait, dans cette dernière contrée, de longues et fort remarquables études sur la culture et l'emploi du sarrasin, le regarde comme un aliment sain et substantiel et comme la substance alimentaire la plus économique. Ses travaux ont également confirmé ce que l'expérience séculaire avait appris déjà, à savoir, que les grosses farines jaunes renferment la plus forte proportion de principes alimentaires. En raison de la faible quantité de gluten qu'elle renferme, la pâte faite avec la farine de sarrasin n'est pas susceptible de lever et de fournir une masse poreuse. On consomme le sarrasin sous forme de bouillie ou de galette : la bouillie constitue, après refroidissement, une masse compacte susceptible d'être coupée au couteau; les galettes cuites au four représentent du pain sans levain. Toutes ces préparations sont plus ou moins grisâtres suivant que l'on se sert de farine plus ou moins blutée.

Il n'est pas sans intérêt de reproduire ici quelques-uns des résultats des analyses effectuées par Isidore Pierre au cours de ses recherches.

P. 100 DE MATIÈRE SÈCHE.	AZOTE.	MATIÈRES AZOTÉES.	MATIÈRES GRASSES.
Sarrasin entier	2.14	13.91	3.22
Folle farine blanche	0.87	5.66	0.06
Première farine bise	1.71	11.12	»
Farine nº 2 entière	2.82	18.33	»
Très grosse farine jaune	5.57	36.21	7.18
Son	2.44	15.86	4.77

RIZ. — Le riz n'a d'importance considérable au point de vue alimentaire que dans certaines contrées, telles que la Chine et d'assez vastes régions de l'Inde, de l'Afrique et de l'Amérique, où son emploi remplace celui de toutes les autres céréales. C'est, de toutes les céréales, la moins riche en substances azotées et grasses, aussi ne peut-elle être comparée, au point de vue de sa valeur nutritive, à aucune de celles que nous venons d'étudier; et cependant, si l'on tient compte encore de son emploi en Europe, on arrive à cette constatation, que le riz est la céréale la plus utilisée pour la nourriture de l'homme. Les facilités offertes par sa préparation expliquent cette universelle consommation du riz qui ne demande, pour devenir un aliment, ni broyage, ni blutage, ni préparation d'aucune sorte, comme les céréales dont il a été question précédemment. D'autre part, le riz semble posséder, au point de vue de l'alimentation, des qualités dont les théories modernes ne peuvent pas encore nous permettre de nous rendre compte; car on est bien obligé de reconnaître que, bien que la théorie nous le montre comme un aliment fort insuffisant, il n'en sert pas moins de base à la nourriture d'une population considérable et qu'un grand nombre d'individus en font un usage alimentaire presque exclusif.

Faut-il faire intervenir, pour l'explication de ce phénomène, l'influence des climats chauds et humides, qui rendrait préférable l'usage d'une nourriture riche en principes hydrocarbonés et renfermant seulement une faible proportion de substances azotées, de façon à réduire au minimum strictement nécessaire la valeur plastique de l'aliment? Ou bien ne doit-on voir là que le résultat d'un phénomène d'adaptation, une sorte de transformisme, un résultat de l'habitude acquise par suite d'un usage très prolongé? Il est assez difficile de résoudre ces questions. Un fait semblerait cependant venir, jusqu'à un certain point, à l'appui de cette dernière interprétation; c'est que les Européens qui voyagent dans les contrées où le riz constitue la seule céréale employée dans l'alimentation, s'accommodent assez mal de ce régime; il est vrai que tant d'autres causes fort différentes contribuent à troubler leur bon état de santé, qu'il est difficile de faire, d'une façon exacte et précise, la part qui revient au mode d'alimentation.

Quoi qu'il en soit, le riz est, incontestablement, par l'importance de sa consommation, une substance alimentaire de premier ordre; et les entraves apportées à sa production occasionnent ces famines épouvantables dont les Indes ne sont que trop fréquemment le théâtre.

La culture du riz exigeant, pendant la plus grande partie de la végétation, des conditions d'humidité permanente, il en résulte, pour les contrées dans lesquelles cette culture est faite en grand, des causes graves d'insalubrité. A l'action de l'humidité, indispensable, doit en plus venir se joindre une température assez élevée; et, comme il est en outre nécessaire, pour la prospérité des cultures, que l'eau soit stagnante afin de ne pas entraîner les plantations et qu'un fumage assez intense soit pratiqué, il en résulte la formation d'un marécage avec tous ses dangers.

Le riz est employé en petite quantité à l'état de farine, mélangée à de la farine de froment. On obtient ainsi un pain un peu moins nutritif mais peut-être plus facilement digestible que le pain ordinaire. Cette addition ne se fait guère que par mesure d'économie et pour ménager la farine de froment.

Le riz sert encore, en Orient et dans les Indes, à préparer des boissons fermentées qui se distinguent surtout, comme toutes celles préparées à l'aide des graines des céréales, par la mauvaise qualité, et l'on peut même plus exactement dire, la toxicité de leurs alcools.

Millet. — Les diverses variétés de millet (panis millet commun, alpiste des Canaries, houque sorgho, houque saccharine) fournissent encore à l'alimentation, des farines dont l'importance est moindre au point de vue alimentaire, mais qui entrent cependant pour une part appréciable dans l'alimentation de certains peuples. Dans un assez grand nombre de contrées de la France et de l'Italie, la farine de mil est mélangée à la farine de maïs, d'orge, de sarrazin et sert à faire un pain de qualité inférieure : elle est encore fréquemment consommée sous forme de bouillie. La farine d'alpiste des Canaries est très nutritive : elle renferme une notable proportion de gluten. Le sorgho constitue la base de l'alimentation pour un grand nombre de peuples de l'Afrique et il est utilisé encore dans l'Asie et l'Amérique. Comme valeur nutritive, ces céréales se rapprochent beaucoup du seigle et du maïs.

3e **Groupe. — Fruits, racines et tubercules farineux.** — Les représentants les plus importants de ce groupe sont les châtaignes et les pommes de terre.

Les châtaignes jouent, dans certains pays pauvres, un rôle fort important dans l'alimentation des hommes et des animaux, la récolte de ce fruit étant assez abondante et n'exigeant à peu près aucun travail. Les habitants de quelques contrées montagneuses de la France, de l'Italie, de la Suisse et même de la Corse, en font, avec un peu de laitage, leur nourriture exclusive pendant l'hiver.

La faible proportion de matières albuminoïdes que cet aliment renferme (5 à 7 pour 1000 d'azote) oblige à en consommer une quantité assez considérable et à le mélanger à des aliments beaucoup plus riches en principes azotés.

Il en est de même, à plus forte raison, pour l'alimentation dont la base est constituée par des pommes de terre, alimentation qui est celle de la majeure partie des régions pauvres en France et en Angleterre, notamment de la Bretagne et de l'Irlande. Le mélange de lait caillé et de pommes de terre ou de châtaignes, bouillies, fournit à ces populations pauvres un aliment dont beaucoup d'habitants doivent se contenter à peu près exclusivement, au moins pendant la saison d'hiver ; aussi se trouvent-ils obligés de multiplier leurs repas, afin d'arriver à l'ingestion d'une quantité de principes alimentaires primordiaux suffisante pour faire face aux dépenses de l'organisme. Il faudrait en effet ingérer 5 kilogrammes de châtaignes et presque le quadruple de pommes de terre, pour arriver à atteindre la proportion de substance azotée nécessaire à l'alimentation d'un travailleur. Nous aurons du reste occasion de revenir, avec plus de détails, sur ces considérations, en traitant de la statique de la nutrition au point de vue alimentaire.

Les marrons, qui proviennent d'un châtaignier greffé et dont la culture a été plus soignée, sont un peu plus riches que les châtaignes en matières azotées : toutefois, leur teneur en azote ne dépasse pas 6 à 8 pour 1000.

Le fruit du marronnier d'Inde n'est pas comestible en raison de la présence de principes amers, et toxiques en grande quantité : sa composition est analogue à celle des châtaignes (1).

Malgré la faiblesse de leur équivalent nutritif, les châtaignes et les pommes de terre rendent aux populations pauvres d'immenses services, en leur permettant tout au moins de réaliser une économie considérable dans leur alimentation. Elles constituent en outre, pour les classes aisées, des aliments extrêmement usités, comme accessoires en quelque sorte et pour varier le mode d'alimentation.

Nous ne ferons que citer, en terminant ce qui a trait à ce groupe, les racines et les rhizômes de patates douces, d'ignames, de cerfeuil bulbeux, de chervis, de manihot, de topinambour, qui sont assez fré-

(1) Les marrons d'Inde présentent la composition suivante :

Eau	45.00	pour 100 parties.
Cellulose	8.50	
Amidon	17.50	
Matières grasses	6.50	
Glucose et sucre	6.75	
Saponine et æsculine	8.15	
Matières albuminoïdes	3.35	
Gomme	2.70	
Sels minéraux	1.55	

Ils ne peuvent être utilisés pour l'alimentation à cause de l'amertume de leurs corps gras dont il est impossible de les débarrasser suffisamment ; et, surtout, à cause de l'existence de l'æsculine et de la saponine qui sont, cette dernière principalement, d'énergiques poisons musculaires et cardiaques.

On les a employés pour en extraire l'amidon au point de vue de ses applications industrielles (fabrication de la colle de pâte, apprêtages des tissus, encollage des papiers, etc) et l'on a réalisé ainsi une économie assez considérable des substances alimentaires qui servaient à l'extraction de la fécule et se trouvaient, par conséquent, perdues au point de vue de l'alimentation.

On a calculé que, si l'amidon de marrons d'Inde remplaçait exclusivement celui obtenu par le traitement des céréales et des pommes de terre, on économiserait par année, en France seulement, environ neuf millions d'hectolitres de subsistances détruites pour les besoins de l'industrie.

quemment utilisées, en raison surtout de leur richesse en substances amylacées et qui constituent d'excellents accessoires pour varier l'alimentation normale. Nous donnons, dans le tableau suivant, en même temps que la composition des châtaignes et des pommes de terre, d'après Moleschott, celle de ces différents produits fort susceptibles, comme on peut le voir, de concourir à la nourriture de l'homme.

	CHATAIGNES.	POMMES DE TERRE.	PATATES DOUCES. (1)	CERFEUIL BULBEUX (1).	IGNAMES (1).	CHERVIS (1).	MANIOC (1).	TOPINAMBOUR (1).
Albuminoïdes	44.61	13.23	15.00	26.00	25.40	29.83	11.70	31.00
Cellulose	37.93	64.43	4.50	14.00	14.50	21.11	15.00	15.00
Amidon	155.50	154.35	160.50	286.34	167.60	40.60	231.00	19.00(3)
Dextrine	117.36	18.95				88.14(2)	55.30	147.00
Sucre	83.65	»	102.00	12.00	»	45.00		
Graisse	8.73	1.56	3.00	3.48	3.00	3.43	4.00	2.00
Matière extractive	»	8.99	11.00	7.00	»	22.00	»	13.00
Total des sels	15.17	10.25	26.00	15.00	19.00	24.89	6.50	13.00
Potasse	5.96	6.26	»	»	»	»	»	»
Soude	2.90	traces (?)	»	»	»	»	»	»
Chaux	1.18	0.26	»	»	»	»	»	»
Magnésie	1.18	0.53	»	»	»	»	»	»
Oxyde de fer	0.15	0.05	»	»	»	»	»	»
Acide phosphorique	1.24	1.79	»	»	»	»	»	»
Acide sulfurique	0.58	0.47	»	»	»	»	»	»
Acide silicique	0.35	0.18	»	»	»	»	»	»
Chlorure de sodium	0.74	0.13	»	»	»	»	»	»
Eau	537.14	727.46	675.00	636.18	770.50	725.00	676.50	760.00

(1) Analyse due à Payen.
(2) Mélange de dextrine, gomme et mucilage.
(3) Inuline. Sa proportion est variable suivant les époques de conservation.

4e **Groupe. — Légumes herbacés.** — On comprend sous la dénomination de légumes herbacés, les feuilles comestibles ainsi que d'autres parties des plantes dont les tissus jeunes et tendres, formés de très minces membranes de cellulose, renferment dans leurs cellules des sucs assez riches en matériaux azotés et autres principes alimentaires primordiaux.

Dans la plupart des cas, les végétaux à feuilles alimentaires sont soumis à des procédés de culture spéciaux, qui déterminent un ralentissement notable de la nutrition de la plante, et ont pour but d'empêcher le développement des substances aromatiques amères, quelquefois même vireuses, qui prennent naissance lorsqu'on abandonne cette même plante à toute la vigueur de sa libre végétation. En même temps, dans certains cas, le végétal s'étiole, la synthèse de la chlorophylle est entravée et tous ces phénomènes s'accompagnent d'une diminution très notable dans la coloration de la plante qui arrive quelquefois même à être presque complètement incolore.

Les légumes herbacés ne sauraient constituer, à eux seuls, une alimentation suffisante : il faudrait en consommer une proportion beaucoup trop considérable, impossible même à absorber sans inconvénients. Cependant leur rôle est précieux dans l'alimentation, car ils permettent de varier la composition du régime alimentaire et d'associer, dans de justes proportions, les matériaux riches en principes azotés aux matériaux dans lesquels prédominent les hydrates de carbone et les sels minéraux : ils permettent d'introduire dans l'économie les sels alcalins et surtout alcalino-terreux (sels de calcium et magnésium à acides organiques) dont l'organisme a besoin, soit pour sa constitution, soit à titre d'adjuvant, et qu'il ne rencontre pas dans les viandes, les légumineuses et les céréales, ou qui ne s'y trouvent qu'en proportion fort insuffisante.

L'intervention nécessaire des légumes herbacés, des légumes frais, dans le régime alimentaire normal est bien mise en évidence par les troubles, quelquefois fort graves, de la santé des individus obligés d'éliminer ces aliments de leur ration journalière : marins, troupes en campagne.

Malgré l'intérêt qu'elles présenteraient au point de vue de l'hygiène alimentaire, on ne possède pas encore, relativement aux légumes herbacés, d'analyses quantitatives aussi détaillées que celles que nous avons reproduites d'après divers auteurs dans les tableaux précédents. Nous renverrons pour la composition de ces aliments à l'article traitant de la ration alimentaire dans lequel l'équivalent nutritif de quelques-uns d'entre eux est représenté en fonction de leur composition immédiate (voir le tableau comparatif de la composition immédiate et de la valeur nutritive des différentes substances alimentaires).

En s'en rapportant à la composition immédiate des légumes herbacés, il est possible d'établir trois catégories dans ces aliments :

1° Légumes riches en azote et en matières albuminoïdes; tels que céleri, choux, cresson, aubergines, etc. : la plupart des plantes qui constituent ce groupe renferment en outre des composés aromatiques, azotés ou sulfurés, dont l'action excitante doit être prise en considération;

2° Légumes riches en principes mucilagineux et salins; tels que chicorées, laitues, épinards, poirée, blette, aunée, etc., dans lesquels prédominent l'eau surtout, puis les substances hydrocarbonées (mucilage, amidon, inuline) et les sels à acide organique (malique, oxalique) et à base de potasse et de chaux;

3° Légumes riches en principes acides; tels que oseille, tomate, jeunes pousses d'asperge, jeunes tiges de rhubarbe, etc., dans lesquels il existe une notable proportion d'oxalates, malates, citrates acides de potasse et de chaux.

A l'action dissolvante exercée sur la viande par les acides contenus dans les légumes, s'ajoute celle des chlorures et autres sels de potasse et de soude; aussi la richesse des légumes en sels minéraux permet-elle de suppléer à la quantité insuffisante qui en est absorbée tous les jours avec les autres aliments et les boissons.

Les principes aromatiques et sapides contenus dans beaucoup de légumes agissent aussi à titre de condiments; leur action se porte principalement sur les fonctions digestives, rénales et génératrices.

Proportion d'eau considérable, richesse en cellulose réfractaire aux sucs digestifs chez l'homme, matières albuminoïdes différentes de celle de la viande et de celle des légumineuses et des céréales et d'une assimilation moins facile et moins complète, proportion relativement élevée de sels minéraux, présence d'acides organiques et de composés aromatiques spéciaux; ainsi peut se résumer la composition immédiate des légumes herbacés que rien ne saurait remplacer dans l'alimentation.

5e **Groupe. — Fruits.** — Les fruits se rapprochent du groupe précédent en raison de leur forte proportion d'eau : ils renferment du sucre, des acides organiques, des substances mucilagineuses et des traces seulement d'albuminoïdes.

Comme les légumes herbacés ils contribuent à varier l'alimentation et à la rendre plus agréable, en y introduisant des principes sucrés, aromatiques et sapides, que l'homme recherche d'une façon instinctive. En raison même de leur composition et de leur richesse relative en substances acides et aromatiques, leur emploi, sinon exclusif du moins trop considérable dans l'alimentation, peut occasionner des troubles assez graves dans les fonctions digestives (1). On se trouve en effet conduit à ingérer un volume considérable de ces aliments peu substantiels, plus ou moins acides, pour atteindre l'équivalent nutritif indispensable; et la qualité indigeste des tissus végétaux, même les plus tendres, jointe à la facilité avec laquelle les sucs des fruits servent d'excellent terrain pour le développement d'organismes inférieurs, étrangers à ceux que l'on rencontre normalement dans le tube intestinal, expliquent pour-

(1) Voici les proportions d'acides libres contenues pour 1000 parties dans différentes sortes de fruits mûrs, d'après Moleschott :

Poires	0.31	Mûres de ronce	11.88
Pommes	6.91	Myrtilles	13.41
Raisins	7.56	Fraises	13.63
Prunes	9.21	Framboises	14.84
Prunes noires	9.71	Groseilles à maquereau	16.03
Cerises	10.20	Mûres	18.60
Pêches	10.47	Groseilles	21.47
Abricots	10.79	Tamarin	114.00

quoi un pareil régime ne peut être longtemps supporté sans une profonde altération de la santé.

Aussi les fruits ne doivent-ils entrer que pour une part assez restreinte dans une alimentation normale, plus restreinte encore que celle des légumes herbacés, en raison de leurs principes aromatiques qui produisent une prompte fatigue des organes digestifs.

Le tableau suivant reproduit, d'après Moleschott, la composition d'un certain nombre des fruits les plus répandus dans nos climats.

	PRUNES.	CERISES.	POIRES.	POMMES.	GROSEILLES à maquereau.	FRAISES.
Albuminoïdes	3.73	8.18	2.35	3.91	4.75	5.12
Pectine, dextrine, matières colorantes, graisse, sels organiques.	62.01	19.82	32 39	55.19	11.13	1.03
Pectose	4.36	6.73	9.58	11.98	6.11	4.70
Ecorce et cellulose	7.39	6.29	27.76	15.20	34.00	42.54
Noyau	38.23	47.94	3.84	2.19		
Sucre	64.43	117.23	87.82	79.64	69.34	50.92
Acides libres	9.21	10.20	0.31	6.91	16.03	13.63
Cendres	4.80	6.58	3.57	3.65	4.97	7.56
Potasse	2.63	3 41	1.96	1.30	1.93	1.77
Soude	0.42	0.08	0.31	0.95	0.47	2.27
Chaux	0.23	0.49	0.29	0.15	0.61	1.20
Magnésie	0.22	0.35	0.19	0.32	0.28	traces.
Oxyde de fer	0.12	0.12	0.04	0.05	0.23	0.50
Acide phosphorique	0.85	1.05	0.54	0.50	0.98	1.05
Acide sulfurique	0.15	0.34	0.19	0.22	0.28	0.33
Acide silicique	0.15	0.60	0.05	0.16	0.13	0.20
Chlorure de sodium	0.03	0.14	traces.	»	0.06	0.24
Eau	805.84	777.03	832.38	821.33	853.67	874.50

Tous les fruits ne sont cependant pas aussi pauvres en principes azotés et féculents que ceux dont l'analyse figure ci-dessus. Dans certaines contrées, quelques fruits présentent une composition qui les rendent beaucoup plus alibiles, de telle sorte qu'ils paraissent spécialement adaptés au genre d'alimentation nécessaire dans ces contrées : tels sont les caroubes, les fruits de l'arbre à pain et surtout les bananes, pour lesquelles la proportion de substances azotées atteint jusqu'à 50 pour 1000. La même observation s'applique aux fruits oléagineux tels que noix, noisettes, amandes, fruits du pin pignon, Mais, au point de vue alimentaire, aucun fruit n'est comparable à celui du bananier, Lorsque les bananes ont atteint le développement qui permet de les consommer vertes, elles constituent un aliment féculent capable d'être substitué à la pomme de terre, au maïs et au pain de froment ; à mesure que la maturité augmente, la proportion de fécule diminue et l'on y voit apparaître le sucre.

M. Corenwinder a donné l'analyse suivante d'une banane mûre du Brésil :

PULPE DU FRUIT.	
Substances albuminoïdes........	48.20
Sucre cristallisable et incristallisable, pectose, acide organique et traces d'amidon...........	196.57
Cellulose........................	2.00
Matières grasses..	6.32
Sels minéraux..................	7.91
Eau...........................	739.00
Acide phosphorique.............	0.62
Chlore, chaux, alcalis, fer.......	7.29

CENDRES DES COSSES.	
Carbonate de potasse...........	47.98
Carbonate de soude.............	6.58
Chlorure de potassium..........	25.18
Phosphates de potasse et de soude avec traces de sulfates........	5.66
Silice, oxyde de fer, chaux, magnésie.......................	7.10
Charbon....	7.50
	100.00

Pour les fruits oléagineux, la partie comestible, ou amande, est surtout riche en huiles et en substances azotées ; c'est ce que montrent les analyses suivantes qui suffisent pour faire comprendre le rôle que ces produits peuvent remplir dans l'alimentation. Ces analyses sont dues à Payen et Billequin. Elles montrent que le pouvoir nutritif, déduit des proportions de substances grasses, azotées et salines, qui sont d'ailleurs de même nature dans les fruits oléagineux comestibles, rapprochent beaucoup ces fruits les uns des autres.

	NOIX FRAÎCHES.	NOISETTES.	AMANDES.	AMANDE DU PIN PIGNON.
Eau................................	85.50	35.23	42.45	15.71
Substances grasses..................	3.62	26.60	24.28	40.50
Matières albuminoïdes...............	9.10	20.25	17.40	38.45
Cellulose et autres substances non azotées.	1.49	14.74	13.78	1.20
Sels minéraux......................	0.29	3.18	2.09	4.14

La richesse en matériaux azotés de l'amande du fruit du pin pignon est très remarquable, au point de vue de la fixation directe de l'azote de l'air par les végétaux, ce conifère prospérant fort bien sur un sol extrêmement pauvre en engrais azotés.

L'acidité des fruits, due suivant les cas, aux acides malique, citrique, tartrique, quelquefois même aux acides oxalique, acétique et tannique, diminue notablement pendant la maturation; il en est de même pour l'eau. La proportion de sucre augmente au contraire et on peut suivre la transformation de la pectose en pectine, ainsi que celle de l'amidon et de la cellulose en sucre, au fur et à mesure des progrès de la maturité : à l'origine, le sucre contenu dans les fruits est du sucre de canne qui se change peu à peu en sucre interverti. Les fruits verts contiennent de plus une substance comparable au tannin et qui a été signalée par Buignet.

6e **Groupe. — Champignons.** — Les champignons méritent une place à part parmi les aliments tirés du règne végétal. Moins riches en substances azotées que les céréales et les légumineuses, ils renferment cependant une proportion d'azote considérable, si l'on tient compte de leur quantité d'eau qui s'élève à environ 90 p. 100. Ils sont également fort riches en substance mucilagineuse et en cellulose, et contiennent toujours une notable proportion de composés aromatiques et sapides qui donnent à certains d'entre eux, la truffe par exemple, une grande renommée. Ces principes aromatiques possèdent des propriétés stimulantes et aphrodisiaques. Toutefois, la proportion relativement élevée de la cellulose, qui forme le tiers de la substance sèche et parfois même davantage, les rend indigestes.

La plus grande partie de l'azote des champignons n'y est pas contenue à l'état de matière albuminoïde (1), mais bien à l'état de matière dite *extractive*, soluble à peu près par moitié dans l'eau et dans l'alcool : la partie soluble dans l'alcool possède l'odeur et la saveur du champignon dont elle renferme les principes stimulants, tandis que la partie soluble dans l'eau possède l'odeur et la saveur du bouillon de viande. La partie soluble dans l'eau renferme des substances que M. E. Boudier a appelées *viscosine* et *mycétide*, qui donnent avec l'eau des solutions visqueuses et qui se rapprochent, par leur composition et leurs propriétés, des mucilages que l'on obtient avec les gommes ou les lichens. La valeur nutritive de ces composés et assez importante.

Parmi les substances hydrocarbonées contenues dans les champignons, il faut signaler la dextrine et le sucre qui s'y trouvent généralement en faible proportion, et enfin la mannite, abondante dans les agarics.

Les matières grasses sont représentées par des composés liquides, odorants; elles existent en proportions relativement élevées.

Les sels comprennent des composés à acides organiques et minéraux : malates, citrates et phosphates de chaux et de potasse, un tannin spécial, des chlorures, carbonates, sulfates et silicates alcalins, avec prédominance du potassium sur le sodium; enfin, de petites quantités d'alumine, de magnésie et de fer.

On voit donc que, si on laisse de côté la qualité indigeste de ces aliments, la valeur nutritive des champignons est fort importante, car ils renferment tout à la fois des matières albuminoïdes, des substances hydrocarbonées, des corps gras, des sels et des principes stimulants et sapides, ce qui permet de les rapprocher, jusqu'à un certain point, des aliments fournis par le règne animal.

A un autre point de vue, la propriété remarquable que possèdent les champignons de transformer facilement et avec une grande rapidité les débris et les résidus organiques, en quelque sorte inutiles, en substance alibile savoureuse, les rend dignes de fixer l'attention et de susciter des essais dans le but de développer et d'utiliser cette précieuse et économique ressource, notamment dans les campagnes, où l'alimentation est presque toujours misérable et insuffisamment réparatrice.

(1) Sur 4, 5 % de matière azotée, il y a seulement 0,7 d'albumine.

Le tableau suivant donne la composition immédiate de quelques espèces de champignons :

	CHAMPIGNONS DE COUCHE.	MORILLES.	CÈPES.	PIED DE MOUTON.	TRUFFE NOIRE.	TRUFFE BLANCHE.
Eau	91.01	90.00	90.61	91.65	72.00	72.34
Matières azotées	4.68	4.40	4.89	3.38	8.78	9.96
Matières grasses	0.40	0.56	0.65	0.50	0.56	0.44
Sucre, dextrine, mannite, etc.	1.17	0.72	0.58	0.75	11.00	9.38
Cellulose	2.28	2.96	2.44	2.30	5.59	5.78
Sels minéraux	0.46	1.36	0.83	1.42	2.07	2.10
Azote	0.72	0.68	0.753	0.52	1.35	1.54

§ 2. — Aliments tirés du règne animal.

Les produits fournis par le règne animal à la nourriture des hommes sont extrêmement nombreux, bien que le chiffre des espèces utilisées pour concourir, directement ou indirectement, à l'alimentation soit très faible, relativement à la quantité des espèces qui composent le règne animal. L'importance des aliments de cette classe est considérable aussi et l'accroissement de leur consommation est en rapport direct avec le bien-être des individus et, on peut l'ajouter en toute certitude, avec leur bon état de santé et de vigueur.

La viande de boucherie est, en effet, parmi les substances alimentaires azotées, celle qui joue le principal rôle. L'expérimentation physiologique nous a appris que les matières albuminoïdes des viandes sont beaucoup plus facilement et plus complètement assimilées que celles des végétaux : certains albuminoïdes d'origine végétale peuvent même traverser tout le tube digestif sans presque subir de transformation qui les rende alibiles. Tout au contraire, les albuminoïdes des tissus ou des produits d'origine animale subissent avec la plus grande facilité les métamorphoses qui les rendent nutritifs, et leurs faciles transformations sous l'influence des agents les plus divers, chaleur, eau, acides, alcalis, sels, micro-organismes, sont en quelque sorte des témoins de leur valeur au point de vue alimentaire. Les tissus ou les éléments organiques ne peuvent, en effet, intervenir dans les phénomènes de la nutrition qu'en raison de leur altérabilité. Leur fonction physiologique, comme aliment, est inséparable de leur destruction et de leur apport à l'état de matériaux susceptibles de modifications faciles et complètes, sous l'influence des agents dont le rôle consiste à transformer ces aliments en produits assimilables. Sous ce rapport, les principes immédiats de nature albuminoïde tirés du règne animal réalisent le type le plus parfait des aliments azotés, tandis que la plus grande partie des produits végétaux, précédemment passés en revue, réalisent le type le plus parfait des aliments hydrocarbonés. Cette division paraît même au premier abord si nette et si tranchée que l'on s'explique facilement l'ingénieuse et séduisante théorie, adoptée par Dumas, Liebig, Payen et d'autres savants illustres, des aliments azotés ou plastiques, et hydrocarbonés ou respiratoires. Et, bien que les progrès de la chimie biologique nous aient révélé les côtés trop exclusifs de cette théorie, il n'en subsistera pas moins de précieuses indications pour interpréter les phénomènes dont l'appareil digestif est le siège.

Lorsqu'on soumet à l'analyse immédiate les diverses variétés de viandes généralement usitées pour l'alimentation, on observe dans les résultats une notable différence avec ceux fournis par l'analyse immédiate des végétaux. Il est de plus nécessaire d'établir ici une distinction entre les matières azotées de nature albuminoïde (matières azotées protéiques) et celles dont les propriétés s'éloignent des précédentes (matières azotées non protéiques). Cette distinction, à laquelle on se trouve conduit par des considérations d'ordre purement chimique, se trouve encore justifiée par l'expérimentation physiologique : il nous suffira de rappeler les propriétés et les réactions chimiques des diverses variétés d'*albumines* comparées à celles de la xanthine et des composés amidés de ce genre ; la valeur, au point de vue nutritif, de ces deux groupes de produits est tout aussi dissemblable.

En outre des substances azotées dont la proportion est la plus importante, l'analyse immédiate permet encore de retirer des viandes de petites quantités de substances hydrocarbonées, des corps gras, des sels minéraux, de l'eau. Passons rapidement en revue ces différents principes ainsi que leurs variations.

I. **Principes constitutifs** — A. Matières azotées protéiques. — Ce sont les plus importantes : elles forment la trame des tissus animaux et se distinguent par la complexité de leur composition, la délicatesse de leurs réactions, qui tendrait à faire admettre l'existence d'un nombre presque infini de variétés, leur altérabilité extrême sous l'influence d'une foule de conditions. L'étude de leurs propriétés conduit à établir, au point de vue qui nous occupe, deux grandes subdivisions. Dans la première prennent place les *matières albuminoïdes proprement dites*, dont l'albumine de l'œuf d'oiseau ou du sang forment les types : elles se distinguent des suivantes par la proportion de leurs éléments, plus élevée pour le carbone, moins élevée pour l'azote, et par la facilité avec laquelle elles sont transformées par les sucs gastrique, pancréatique et intestinal en produits solubles et assimilables. La seconde subdivision comprend les matières protéiques auxquelles on a donné le nom de *collagènes*, en raison de ce que, sous l'influence de leur cuisson plus ou moins prolongée dans l'eau, elles fournissent de la gélatine ou une substance analogue. Elles sont moins riches en carbone que les matières albuminoïdes proprement dites, généralement plus riches en azote, et n'éprouvent pas, dans le tube digestif, de modifications qui les rendent alibiles. Ces substances forment la trame des tissus qui subissent les transformations les plus lentes : l'*osséine* en est le type. Nous reproduisons dans le tableau suivant la composition centésimale de quelques-unes de ces substances protéiques :

	C.	H.	Az.	O.	S.	Ph.
Albumine d'œuf	52.9	7.2	16.2	21.9	1.8	»
Albumine du sérum	53.2	7.1	15.8	22.6	1.3	»
Vitelline	51.0	6.7	15.0	24.6	0.8	1.9
Myosine	52.4	6.8	15.9	23.6	1.3	»
Globuline	54.5	6.9	16.5	20.9	1.2	»
Caséine	53.6	7.1	15.7	22.6	1.0	»
Syntonine	54.1	7.2	16.1	21.5	1.1	»
Fibrine	52 8	7.1	16.8	21.7	1.6	»
Hémoglobine	54.01	7.20	16.17	21.48	0.72	(Fer) 0.42
Osséine	50.2	7.1	18.4	23.6	0 7	»
Elastine	55.5	7.4	16.2	20.9	»	»
Nucléine	40 à 43	6.0 à 6.5	14 à 15	29 à 35	1.8 à 2.5	2.5 à 3.5

Tous ces composés abandonnent par calcination une proportion plus ou moins faible de cendres renfermant de l'acide phosphorique.

B. Substances azotées non protéiques. — Il existe dans tous les aliments azotés, la viande, le lait, les œufs, les fromages, etc., des proportions variables de substances azotées de composition beaucoup moins complexe que les substances protéiques et qui sont des termes intermédiaires de la métamorphose des albuminoïdes. Certaines de ces substances jouent un rôle actif et utile dans les phénomènes de la digestion; d'autres au contraire constituent des produits au moins inertes, nocifs même pour certains d'entre eux. Ces dérivés azotés des matières albuminoïdes sont représentés par la créatinine, la créatine, la xanthine, l'hypoxanthine ou sarkine, la carnine, l'acide urique, la guanine, la leucine, la tyrosine, auxquelles il faut joindre les leucomaïnes récemment décrites par M. le professeur Armand Gautier, xanthocréatinine, crusocréatinine, amphicréatinine, et l'adénine signalée par Kossel. Nous reviendrons plus tard, à propos des altérations que peuvent subir les aliments, sur le développement des ptomaïnes dans les viandes en cours de putréfaction. Ces composés ne sont pas alibiles; ils éprouvent cependant des transformations au sein de l'économie et peuvent même contribuer par leur combustion à développer une partie de la chaleur nécessaire à l'organisme : mais ce ne sont, en tous cas, que des aliments fort imparfaits et dont le principal rôle est d'agir comme excitants de l'estomac et des nerfs gustatifs, en raison de leur goût et de leur arome agréables. Il n'est pas sans intérêt de signaler à ce sujet les rapports étroits qui existent entre la carnine, la sarkine, la xanthine, l'acide urique, l'adénine et la caféine, et la théobromine, principes actifs du café, du thé et du chocolat. De plus, dans ces dernières années, on a signalé la présence, dans un certain nombre de végétaux, de composés amidés, tels que l'adénine et la xanthine, que l'on croyait jusqu'alors appartenir exclusivement aux produits de dédoublement des tissus animaux. La grande analogie de composition que l'on peut remarquer entre les substances albuminoïdes d'origine végétale et celles d'origine animale n'est pas moins curieuse à faire ressortir et concorde parfaitement, d'ailleurs, avec les observations précédentes.

Cependant les distinctions entre le règne animal et le règne végétal qui tendent de plus en plus à disparaître au point de vue de la physiologie générale, doivent être maintenues en ce qui concerne l'alimentation ; car, en dépit des efforts des *végétariens*, une alimentation exclusivement végétale est une alimentation insuffisante, et l'expérience prouve de plus que l'azote des composés albuminoïdes végétaux s'assimile, chez l'homme et chez les animaux carnivores, d'une façon moins complète et moins parfaite que celui des albuminoïdes animaux.

C. Substances hydrocarbonées. — Ces composés se rencontrent en très faible proportion dans les viandes : leur quantité augmente dans certains produits alimentaires provenant des animaux, tels que le lait, le fromage.

D. Matières grasses. — Les corps gras jouent un rôle important dans la constitution des aliments d'origine animale ; ce sont eux qui, avec les substances protéiques, en forment la presque totalité. Les matières grasses que renferment les aliments d'origine animale sont liquides ou solides à la température ambiante suivant que, dans la composition de ces corps gras, prédomine l'oléine ou la stéarine et la palmitine. Un fait important à noter est l'existence d'un groupe de substances grasses remarquables par la présence du phosphore ; on les trouve dans l'œuf, le sang, le cerveau, la chair de certains poissons, etc. ; la *lécithine* est le type de ces composés.

E. Matières minérales. — Eau. — L'eau forme environ les soixante-quinze centièmes du poids des tissus animaux. Elle joue dans la constitution de ces tissus un rôle des plus importants ; elle n'y est pas interposée, mais bien combinée, et sa présence en aussi forte proportion est absolument indispensable à la vie et au bon fonctionnement des organes : c'est le véritable *milieu* des actes nutritifs.

Les sels minéraux que l'on rencontre dans les aliments d'origine animale sont ceux que nous avons déjà vus figurer dans la constitution des végétaux, auxquels il faut joindre ceux qui sont introduits dans l'économie animale par les eaux : les proportions de chacun des éléments de ces sels varient seules. Nous retrouverons donc, dans les subsistances fournies par le règne animal, le chlorure de sodium, les phosphates et carbonates alcalins et alcalino-terreux, de petites quantités de magnésie et de fer, des traces de silice, de fluor, de manganèse, etc. Les sels alcalins, carbonates, phosphates, sulfates, se rencontrent presque exclusivement à l'état de sels neutres : la réaction acide des sécrétions et des tissus animaux est presque toujours un signe d'altération plus ou moins profonde. Les composés alcalino-terreux se trouvent à peu près exclusivement sous forme de carbonates et de phosphates. Le fer et le potassium existent le plus souvent à l'état de phosphate ; le sodium, à l'état de chlorure.

Nous reproduisons ici, d'après Moleschott, un tableau montrant la proportion de matières protéiques, de graisse, d'eau et de sels minéraux contenus dans les principaux aliments d'origine animale :

	EAU.	GRAISSES.	MATIÈRES AZOTÉES en totalité	ALBUMINOÏDES.	COLLAGÈNES.	HYDROCARBONÉS.	SELS.
Blanc d'œuf	841.00	10.00	117.60	117.60	»	2.60	5.33
Jaune d'œuf	523.00	291 58	163.62	»	»	8.50	11.62
Foie de mouton	735.00	52.40	178.80	27.50	53.00	En moyenne de 15 à 28	11.29
Foie de veau	728.00	23.90	129.40	19.00	47.20		16.86
Foie de bœuf	707.00	35.85	136.40	23.50	62.50		11.53
Foie de porc	736.00	30.00	155.70	52.40	31.20		11.21
Cervelle de bœuf	754.00	165.00	170.00	»	38.70	12.80	12.00
Bœuf	734.00	28.69	174.63	22.48	32.09	»	16.00
Veau	738 00	25.56	166.33	22.71	50.08	»	5.75
Porc	707.00	57.31	171.27	16.31	40.78	»	11.12
Mouton	727.00	27.49	»	»	»	»	»
Chevreuil	735.00	19.00	187.83	21.04	4.96	»	11.25
Canard	717.00	25.27	203.39	26.77	12.29	»	12.64
Pigeon	743.00	»	209.35	38.25	16.13	»	»
Saumon	769.00	47.88	»	»	»	»	12.64
Hareng frais	700.00	103.00	»	»	»	»	19 00
Sole	771.00	11.15	139.95	»	62.73	»	15.30
Lait	855.00	45.00	55.00	»	»	40.00	5.50
Fromage	369.00	242.63	334 65	»	»	»	54.13

Voici, d'autre part, la composition, pour 100 parties, des cendres des principaux aliments d'origine animale. Il est intéressant de comparer ce tableau à celui reproduit page 235, qui donne la composition des cendres des aliments végétaux :

POUR 100 PARTIES DE CENDRES :	POTASSE.	CHAUX.	MAGNÉSIE.	SOUDE.	CHLORURE DE SODIUM.	OXYDE DE FER.	ACIDE PHOSPHORIQUE.	ACIDE SULFURIQUE.	SILICE.	AUTEURS DES ANALYSES.
Viande de bœuf..	35.94	1.73	3.31	»	(KCl) 10.22	0.98	34.36	3.37	2.07	Stœlzel.
— de veau..	34.40	1.99	1.45	2.35	10.59	0.27	48.13	»	0.81	Staffel.
— de porc...	37.79	7.54	4.81	4.02	1.02	0.35	44.47	»	»	Echevaria.
— de cheval.	39.40	1.80	3.88	4.86	1 47	1.00	46.74	0.30	»	Weber.
— de morue.	3.70	40.22	3.27	4.26	15.11	0.54	16.78	1.64	»	Zedeler.
Sang de porc... .	22.21	1.20	1.21	7.62	41.31	9.10	12.29	1.74	»	Verdeil.
Extrait de viande.	41.60	0.16	3.00	12.88	7.75	0.16	32.96	1.80	0.12	G. Pouchet.
Bouillon.........	45.07	Phosphates terreux et oxyde de fer.	9.39	»	(KCl) 17.23	»	23.55	3.33	»	Keller.
Cervelle.........	22.42	0.72	1.23	10.69	4.74	0.74	49 66	0.75	0.42	Breed.
Foie de veau.....	34.72	0.38	0.25	10.27	6.78	0.96	42.75	1.36	0.19	Oidtmann.
Blanc d'œuf.. ..	27.66	2.90	2.70	12.09	39.30	0.54	3.16	1.70	0.28	Weber.
Jaune d'œuf.....	10.90	13.62	2.20	1 08	9.12	2.30	60.16	»	0.62	Weber.
Lait de vache....	29.76	17.31	1.90	(Na) 6.38	(Cl) 14.39	0.33	29.13	1.15	0.09	Weber.

Nous allons étudier maintenant avec quelques détails les différentes catégories d'aliments tirés du règne animal. Le nombre de ces matières alimentaires est considérable et leur diversité est telle qu'il n'est pas possible d'en donner une classification.

II. **Principaux aliments d'origine animale.** — A. VIANDES DE BOUCHERIE. — Les parties comestibles des divers animaux, parties constituant ce que l'on appelle communément les *viandes de boucherie*, diffèrent fort peu entre elles quant à leur composition chimique élémentaire ; et elles offrent aussi sous ce rapport la plus grande analogie avec les tissus de l'homme, aussi est-il fort naturel d'en conclure que ces aliments sont les plus propres à développer nos organes comme aussi à réparer les pertes qu'ils subissent constamment sous l'influence de causes variées.

Nous rappellerons ici que le tissu musculaire se compose chimiquement de deux parties : la *substance musculaire proprement dite* et un *résidu insoluble* formé par le sarcolemme, les noyaux musculaires et la graisse.

Bien que le sarcolemme soit habituellement rapproché du tissu élastique, il est cependant attaqué par le suc gastrique et lentement soluble dans les acides et les alcalis dilués; lorsqu'il est frais, il est digéré par la trypsine. Ces propriétés le rapprocheraient donc plutôt de la substance collagène et il gélatinise en effet par la coction. Quant aux noyaux musculaires, constitués pour la majeure partie par de la *nucléine*, ils sont inattaquables par les liquides digestifs.

La *substance musculaire proprement dite*, ou *plasma musculaire*, obtenue suivant le procédé de Kühne, par congélation, broiement et compression des muscles débarrassés de sang au moyen du lavage intravasculaire à l'aide d'une solution de sel marin à 0,5 p. 100, puis lavage du muscle lui-même avec la même solution refroidie à 0°, se présente sous la forme d'un liquide sirupeux, mais non filant, opalin, de couleur jaunâtre, neutre ou faiblement alcalin : toutefois, en se servant de la phtaléine-phénol comme réactif, J. Moleschott et A. Battistini disent avoir constaté une réaction légèrement acide du muscle à l'état de repos. Le plasma musculaire se coagule spontanément à la température ordinaire en donnant naissance à une substance spéciale, la *myosine*, en même temps qu'il se sépare un produit liquide constituant le *sérum* ou *suc musculaire*. D'après Halliburton, cette coagulation se ferait sous l'influence d'un ferment spécial.

On peut encore, pour séparer la myosine, utiliser sa solubilité dans une solution de chlorure de sodium à 10 p. 100 : pour cela, il suffit de faire avec de la chair musculaire et de l'eau une bouillie fine à laquelle on ajoute du sel marin en poudre, puis une quantité d'eau suffisante pour amener la solution au titre de 10 p. 100 de NaCl; la myosine se dissout dans ce liquide que l'on sépare par filtration et d'où on la précipite par addition d'un grand excès d'eau distillée.

La myosine se rapproche beaucoup de la paraglobuline, dont elle se distingue cependant par un certain nombre de caractères importants. Une température de 55° la coagule et la transforme en albumine coagulée : l'eau, les acides étendus et un certain nombre d'autres agents déterminent ce même phénomène qui constitue, lorsqu'il s'accomplit dans le muscle même, aussitôt après sa mort, la rigidité cadavérique : elle décompose énergiquement à froid l'eau oxygénée : elle est moins soluble que la paraglobuline dans les acides et les alcalis très dilués : elle est soluble dans une solution de chlorure d'ammonium, ce qui permet de la différencier d'avec la syntonine; et cette solubilité diminue peu à peu jusqu'à devenir à peu près nulle sous l'influence de l'action prolongée de l'eau. Au point de vue chimique, la myosine représente en quelque sorte un terme intermédiaire entre la paraglobuline et la fibrine. Ce serait elle qui, d'après Nasse, constituerait, dans les fibrilles musculaires, la subtance anisotrope.

Le *sérum musculaire* ou l'extrait aqueux du muscle renferme les principes immédiats suivants :

1° Des *albuminoïdes :* albuminate de potasse précipitable par l'acide acétique ; albumine coagulable à 45° et insoluble dans les solutions salines ; une assez forte proportion d'albumine coagulable à 75°.

2° Des *ferments solubles* ou *diastases*. Ces composés n'existent qu'à l'état de traces; ce sont : une diastase analogue à la pepsine (Brücke); une diastase analogue à la ptyaline (Piotrowski); le ferment de la fibrine (Grubert); un autre ferment spécial (Halliburton).

3° Des *peptones*.

4° Une *matière colorante* identique à l'hémoglobine et qui se retrouve encore dans les muscles dont tout le sang a été enlevé par des lavages à l'aide de la solution salée, d'après le procédé de Kühne ; de plus, cette matière colorante se retrouve dans les muscles de certaines espèces animales dont le sang ne contient pas d'hémoglobine, comme chez les paludines.

5° Des *matières azotées non protéiques :* créatine, xanthine, sarkine, xanthocréatinine, crusocréatinine, amphicréatinine, carnine, leucine, taurine, urée, acide inosique, acide urique, des traces de sels ammoniacaux.

6° Des *principes non azotés :* des graisses libres ou combinées ; de l'inosite ; un sucre particulier d'après Meissner ; du glycogène ; du glucose ; de la dextrine ; de l'acide sarcolactique ; enfin des acides gras volatils (formique et acétique) dont l'existence pendant la vie est douteuse et qui paraissent, bien plus probablement, résulter d'un commencement d'altération et de décomposition des albuminoïdes.

7° Des *sels organiques et minéraux* parmi lesquels prédominent les phosphates acides et la potasse : la proportion de potasse par rapport à la soude y est même encore plus considérable que celle que l'on observe dans les globules sanguins. Les autres principes minéraux sont la chaux, la magnésie, le fer, le chlore, l'acide sulfurique. Les cendres du tissu musculaire manifestent une réaction acide.

8° De l'*eau*, qui forme environ les trois quarts du poids du muscle. La proportion de l'eau est plus considérable, toutes choses égales d'ailleurs, chez les femelles, les animaux en bas âge, et ceux qui sont soumis à un travail considérable. Le muscle qui contient la plus forte quantité d'eau est le cœur.

9° Des *gaz*, qui consistent principalement en acide carbonique (14,5 p. 100), un peu d'azote (5 p. 100) et des traces d'oxygène, dont l'existence dans le muscle vivant est niée par certains auteurs. Le tableau suivant donne, d'après K.-B. Hoffmann, la composition moyenne de la chair musculaire des mammifères, des oiseaux et des animaux à sang froid :

PRINCIPES IMMÉDIATS.	MAMMIFÈRES.	OISEAUX.	ANIMAUX à sang froid.
Parties solides	217 à 255	227 à 282	200
Eau	745 783	717 773	800
Matières organiques	208 245	217 263	180 à 190
Matières inorganiques	9 10	10 19	10 20
Albumine coagulée, sarcolemme, etc.	145 167	150 177	»
Albuminate de potasse	28.5 30.1	»	»
Créatine	2.0	3.4	2.3
Sarkine	0.2	»	»
Xanthine	0.2	»	»
Acide inosique	0.1	0.1 à 0.3	»
Taurine	0.7 (cheval)	»	1.1
Inosite	0.03	»	»
Glycogène	4.1 à 5.0	»	3 à 5
Acide lactique	0.4 0.7	»	»
Acide phosphorique	3.4 4.8	»	»
Potasse	3.0 3.9	»	»
Soude	0.40 0.41	»	»
Chaux	0.16 0.18	»	»
Magnésie	0.40 0.43	»	»
Chlorure de sodium	0.04 0.10	»	»
Oxyde de fer	0.05 0.10	»	»

La quantité d'azote de la chair musculaire est, en moyenne, de 3,4 p. 100 (3,03 à 3,84) pour la viande fraîche, et de 10,68 à 14,01 p. 100 pour la viande sèche.

Ce n'est que par les proportions relatives de leurs principes immédiats que les viandes diffèrent assez notablement, suivant les organes dont elles proviennent et suivant les conditions auxquelles l'animal a été soumis, ou bien suivant l'espèce, la race, la nourriture et l'âge des animaux abattus. Ainsi, chez les animaux soumis à l'engraissement, la proportion des matières grasses peut arriver à dépasser jusqu'à trois et quatre fois celle des substances azotées sèches. Pour ce qui est de la viande des très jeunes animaux, sa consistance plus molle, sa qualité gélatineuse et l'arome à peu près nul ou même peu agréable qui s'y développe par la cuisson, ont depuis longtemps jeté une juste défaveur sur ces sortes de produits. Il y a cependant quelques exceptions et, pour certaines espèces, (agneau — cochon de lait — chevreau) on recherche les viandes des animaux très jeunes, soit à cause de l'arome agréable et particulier que la cuisson permet d'y développer, soit parce qu'à un âge plus avancé ces aliments possèdent une saveur désagréable.

Il résulte d'observations faites par Chevreul sur la viande d'animaux soumis à un régime alimentaire intensif et à un engraissement rapide que :

1° La matière grasse y existe en proportion plus forte que dans la viande normale.

2° Cette matière grasse est plus fusible que celle de la viande normale : par exemple, une graisse de brebis précoce fondait de 29 à 30 degrés, tandis que celle d'une brebis ordinaire n'était fusible que de 37 à 41 degrés.

3° La viande normale fournit un bouillon notablement supérieur, au point de vue de l'arome et des propriétés nutritives et stimulantes, à celui que fournit la viande d'un animal engraissé rapidement.

4° La partie fibrineuse de la viande normale possède une ténacité et une résistance à l'action de l'eau froide que n'a point la portion fibrineuse de la viande d'un animal précoce. Si la viande de ce dernier paraît plus tendre, cela tient à ce qu'elle renferme plus de matière grasse, à ce que la partie fibrineuse a moins de résistance, et à ce que les tissus collagènes y existent souvent en plus forte proportion que dans la première.

5° Les viandes produites rapidement, le sont par des animaux qui vivent généralement moins exposés au grand air et au soleil que les animaux dont la viande est normale. Ces conditions offrent quelque analogie avec celles qui déterminent l'étiolement des végétaux, et elles favorisent sans doute plus le développement du tissu adipeux que celui du tissu musculaire proprement dit : on peut ajouter que l'exercice, l'exposition au grand air et au soleil sont très propres encore à la production des principes sapides et des principes odorants.

L'influence de l'âge, élevé de plusieurs années au delà du terme moyen qui réalise ce type auquel Chevreul donnait la qualification de viande normale, type représenté pour lui par la viande de bœuf âgé de sept à neuf ans qui, après avoir travaillé comme bête de trait, a été mis à l'engrais avant d'être livré au boucher; cette influence, disons-nous, n'est pas moins importante que celle de la trop grande jeunesse et elle devient, avec les progrès de l'âge, de plus en plus défavorable à la qualité de la viande des animaux de boucherie, ainsi, du reste, que des autres animaux dont la chair est comestible. Les bœufs attelés à l'âge de quatre ans et travaillant ensuite huit ou dix ans, peuvent à peine alors être convenablement engraissés pour la boucherie. Les fibres musculaires sont devenues dures, résistantes à la cuisson et la saveur de la viande est fort différente de celle d'une viande provenant d'un animal plus jeune.

Les qualités alimentaires et organoleptiques des viandes varient encore avec la nourriture qui a été donnée aux animaux, surtout dans les derniers mois de leur engraissement, et elles diffèrent en outre dans chacune des parties comestibles distinctes de chaque animal. La meilleure viande est constituée par les masses musculaires qui longent la colonne vertébrale et que l'on désigne en terme de boucherie sous le nom de *filet*, puis vient celle fournie par les muscles de la croupe, des cuisses et enfin des épaules. Les masses musculaires des jambes, de la partie inférieure des côtes, de la poitrine, du ventre, du cou (*collier* en terme de boucherie) et de la tête de l'animal ne fournissent que des viandes de deuxième et troisième qualité, tendineuses ou membraneuses, moins agréables et quelquefois peu faciles à manger.

Les veaux exclusivement nourris avec du lait de vache jusqu'à l'âge de quatre à cinq mois, fournissent une viande de couleur pâle, devenant blanche par la cuisson et dans laquelle une légère torréfaction développe un arome très agréable. Si l'on substitue des fourrages au lait pendant les deux derniers mois, leur chair est plus foncée, se colore en brun rougeâtre par la coction et ne développe plus le même arome lorsqu'on la fait rôtir. Tout le monde connaît les qualités organoleptiques exceptionnelles que donne à la chair des moutons, dits *de prés salés*, le pâturage dans des prairies très riches en plantes aromatiques. Chacun sait également l'action défavorable exercée sur les qualités sapides et odorantes des viandes, lors de la consommation par les bestiaux de certains aliments fortement chargés de principes odorants (choux, navets, crucifères en général, tourteaux de graines oléagineuses), tandis que l'ingestion d'autres principes aromatiques donne au contraire à la chair des animaux une saveur agréable et très recherchée : la saveur de la chair du lapin de garenne, si différente de celle de la chair du lapin de chou est un exemple de ce genre. Cette remarque s'applique même encore aux sécrétions des animaux : ainsi les œufs de volailles dans la nourriture desquelles on fait entrer, en trop forte proportion, des insectes et surtout des larves ou des vers, contractent une saveur désagréable; il en est de même du lait des animaux soumis à certains régimes alimentaires.

Ces considérations revêtent, au point de vue de l'hygiène, une très haute importance : les meilleures qualités alimentaires dépendent en effet de ces circonstances multiples, et il n'est pas indifférent, au point de vue d'une bonne et saine alimentation, d'offrir aux individus des aliments sapides, agréables, stimulant l'appétit, et d'une assimilation facile et aussi parfaite que possible. Les quelques expériences que l'on a pu suivre à ce sujet justifient pleinement cette manière de voir. C'est d'ailleurs un fait de connaissance vulgaire que la digestion, et par suite l'assimilation, se font en général d'une manière d'autant plus parfaite que les aliments ingérés ont procuré une sensation gustative plus agréable. Le brouet noir des Spartiates pourrait bien tenter encore l'appétit d'un travailleur vigoureux et vivant d'une existence toute physique, mais il laisserait bien certainement tomber dans l'inanition la plupart des travailleurs des villes et surtout ceux dont l'exercice physique est insuffisant. Il est nécessaire que l'appétit soit sollicité par une sensation agréable non seulement chez les convalescents et les valétudinaires, mais encore chez presque tous les individus adonnés à une occupation sédentaire. Cette observation n'avait pas échappé au génie d'Hippocrate, qui dit dans ses *Aphorismes*, section 2, Aph. XXXVIII : « Il faut préférer une nourriture et une boisson un peu moins bonnes mais plus agréables, à de meilleures, mais plus désagréables ». Autrement dit, les aliments bien préparés, agréables au goût, doivent être préférés à ceux qui, bien que plus nutritifs, ne flatteraient pas autant le sens du goût. Nous partageons sans restriction l'avis de Bertillon père, lorsqu'il dit, à propos de la statistique de la population en France: « Là où une nourriture abondante et succulente remplace une nourriture insuffisante et misérable, des hommes intelligents, forts et productifs, remplacent de pauvres hères maladifs et sans vigueur productive ».

Parmi les produits du dépeçage des animaux, tous ne sont pas doués de propriétés plastiques ou réparatrices au même degré. Il existe, nous venons de le voir, des différences de qualités organoleptiques, et il était au moins intéressant de rechercher si elles s'accompagnaient de différences sensibles dans la composition immédiate ou élémentaire des diverses parties comestibles d'un même animal, ou des parties semblables d'animaux différents. Nous verrons plus tard qu'au point de vue de la fixation des rations alimentaires cette connaissance est fort importante. Depuis les premières analyses de viandes dues à Schutz et à Berzelius, de nombreux travaux ont été faits pour arriver à des résultats plus complets et plus certains, en raison des progrès de l'analyse immédiate. Schlossberger, von Bibra, Mulder, et surtout Braconnot et

Payen ont publié de très intéressants documents. Le travail le plus détaillé et le plus complet a été publié par Ch. Mène en 1874 : en raison de son importance et de l'exactitude des documents, nous croyons devoir le reproduire ici presque en entier.

Analyse des divers morceaux de viande de bœuf, de veau, de mouton et de porc vendus couramment à la halle de Paris (Ch. Mène, 1873-1874).

Viande de bœuf.

PRINCIPES ÉLÉMENTAIRES.	COU (collier).	CÔTE (longe).	CUISSE (gîte).	FILET.	ROGNON.	LANGUE.	ÉPAULE.	ALOYAU.
Azote	4.305	2.375	4.441	3.512	2.623	2.185	4.415	3.060
Carbone	22.164	25.788	23.174	22.565	25.621	25.774	21.319	23.819
Hydrogène	8.103	7.895	8.097	8.150	7.528	7.685	8.295	8.377
Cendres	1.410	1.012	0.780	0.750	1.215	0.933	1.453	0.925
Oxygène, perte	64.018	62.930	63.508	65.023	63.013	63.423	64.518	63.819
Acide phosphorique dans les cendres	0.373	»	0.220	»	»	0.250	0.425	0.330
Eau	70.350	68.500	70.900	71.200	69.890	68.680	70.830	74.600
Matières grasses	6.860	6.353	4.105	9.860	1.283	7.079	3.083	5.423
Sels minéraux	1.410	1.012	0.780	0.750	1.215	0.933	1.453	0.925
Matières albumineuses	2.069	3.167	3.050	2.013	3.060	2.450	3.086	2.505
Nerfs, tendons, fibres, etc.	13.518	13.209	15.217	11.465	18.105	16.530	15.215	13.538
Matières collagènes, perte.	5.793	7.759	5.948	4.712	6.447	4.328	6.333	3.009

Viande de bœuf.

PRINCIPES ÉLÉMENTAIRES.	ENTRECÔTE.	PALERON.	JOUE.	GITE A LA NOIX.	SURLONGE.	CULOTTE.	POITRINE.	TRANCHE.
Azote	3.352	3.180	4.180	5.108	2.460	3.550	4.287	6.106
Carbone	22.468	20.689	18.217	22.472	24.661	19.132	22.340	19.612
Hydrogène	8.122	8.375	8.485	8.017	7.717	8.425	8.062	8.355
Cendres	0.955	1.128	1.038	0.900	2.020	1.013	0.792	1.510
Oxygène, perte	65.103	66.628	68.080	63.503	63.142	67.880	64.519	64.417
Acide phosphorique dans les cendres	0.287	0.425	0.295	0.300	0.313	0.195	»	»
Eau	72.100	75.285	75.280	68.910	70.250	72.500	72.100	71.200
Matières grasses	6.406	6.150	3.508	4.160	3.850	5.160	7.460	3.100
Sels minéraux	0.955	1.128	1.038	0.900	2.020	1.013	0.792	1.510
Matières albumineuses	4.729	3.017	2.590	4.048	5.108	3.650	4.113	3.700
Nerfs, tendons, fibres, etc.	10.100	10.275	15.614	13.532	12.347	10.497	10.600	12.410
Matières collagènes, perte.	5.710	4.150	1.970	8.450	6.425	7.180	4.935	8.080

Viande de bœuf.

PRINCIPES ÉLÉMENTAIRES.	FAUX FILET.	FAUX GITE.	QUEUE.	CŒUR.	CERVELLE.	MOU.	FOIE.	MOELLE.
Azote	4.515	6.472	2.155	4.978	1.725	3.333	3.015	0.055
Carbone	21.741	20.249	23.790	23.560	11.303	19.341	21.631	69.172
Hydrogène	8.213	8.048	8.115	8.013	9.785	8.513	8.219	11.680
Cendres	2.006	1.712	0.878	0.572	6.780	0.685	1.135	2.680
Oxygène, perte	63.525	63.519	65.062	62.877	70.407	68.128	66.000	16.413
Acide phosphorique dans les cendres	0.210	0.300	»	0.195	1.023	0.117	0.370	0.034
Eau	71.400	70.515	60.175	68.755	77.950	81.100	72.960	3.468
Matières grasses	9.600	5.300	3.280	2.300	8.150	2.740	5.150	92.526
Sels minéraux	2.006	1.712	0.878	0.572	6.780	0.685	1.135	2.680
Matières albumineuses	2.715	6.990	1.400	2.415	0.990	3.750	3.500	0.135
Nerfs, tendons, fibres, etc.	8.179	9.640	21.752	17.100	4.530	6.140	15.300	0.519
Matières collagènes, perte.	6.100	5.843	12.515	8.858	1.600	5.585	1.955	0.672

Viande de veau.

PRINCIPES ÉLÉMENTAIRES.	POITRINE.	COLLET.	MORCEAU DU ROGNON.	ROGNON.	CÔTELETTE.	ROUELLE.	ÉPAULE.	TÊTE.
Azote	2.300	2.300	2.860	3.740	2.520	3.120	2.920	0.970
Carbone	22.696	21.100	22.150	20.394	22.516	22.755	20.366	18.920
Hydrogène	7.984	8.470	8.500	8.503	8.079	8.066	8.576	5.098
Cendres	1.775	1.075	1.508	1.250	1.655	1.540	1.710	0.092
Oxygène, perte	65.245	67.055	64.982	66.113	65.230	64.519	66.428	74.920
Acide phosphorique dans les cendres	0.100	0.070	0.110	0.009	0.065	0.117	0.115	»
Eau	69.660	75.215	76.250	72.850	72.660	72.500	76.570	85.445
Matières grasses	7.420	6.185	7.119	3.767	5.116	2.683	3.621	7.243
Sels minéraux	1.775	1.075	1.508	1.250	1.665	1.540	1.710	0.092
Matières albumineuses	1.525	1.492	1.549	0.912	1.333	2.026	2.007	0.500
Nerfs, tendons, fibres, etc.	6.495	2.200	1.815	7.500	6.716	8.145	3.088	1.240
Matières collagènes, perte.	13.125	13.833	11.759	13.721	12.510	13.106	13.004	5.480

Viande de mouton.

PRINCIPES ÉLÉMENTAIRES.	GIGOT.	ÉPAULE.	CÔTELETTES.	COU.
Azote	1.680[1]	1.895	1.692	1.575
Carbone	28.836	27.817	27.311	28.508
Hydrogène	8.827	9.033	9.485	9.513
Cendres	1.472	1.255	1.620	1.318
Oxygène, perte	59.185	60.000	59.892	59.086
Acide phosphorique dans les cendres	0.065	0.078	0.180	0.090
Eau	75.500	75.700	75.502	74.528
Matières grasses	8.765	9.026	8.553	8.515
Sels minéraux	1.472	1.255	1.620	1.318
Matières albumineuses	3.825	4.138	3.537	3.250
Nerfs, tendons, fibres, etc	10.283	9.746	10.503	11.542
Matières collagènes, perte	0.155	0.135	0.285	0.847

(1) Chez les moutons d'un certain âge, on trouve jusqu'à 2.4 et même 3.0 p. 100 d'azote.

Viande de porc.

PRINCIPES ÉLÉMENTAIRES.	ROGNON.	FILET.	CÔTELETTE.	JAMBON.	JAMBONNEAU.	PLATE CÔTE.
Azote	2.303	2.520	2.160	3.140	3.700	2.855
Carbone	33.150	34.680	32.575	34 100	34.188	32.090
Hydrogène	8.090	8.258	8.005	8.100	8.117	7.998
Cendres	0.972	1.100	0.955	1.140	1.097	0.985
Oxygène, perte	55.485	53.442	56.305	53.520	52.898	56.072
Eau	74.200	73.150	73.000	69.600	69.320	74.110
Matières grasses	6.690	8.425	8.650	8.285	5.108	7.155
Sels minéraux	0.972	1.100	0.955	1.140	1.097	0.985
Matières albumineuses	2.900	2.125	2.080	3.800	3.770	3.008
Nerfs, tendons, fibres, etc.	7.150	6.000	10.460	7.100	7.150	12.800
Matières collagènes, perte.	8.088	9.200	4.855	10.075	13.555	1.942

Viande de porc salé et charcuterie.

PRINCIPES ÉLÉMENTAIRES.	JAMBON SALÉ.	JAMBON FUMÉ.	LARD.	CHAIR A SAUCISSE.	LANGUE.
Azote	4.263	4.310	1.777	2.068	2.575
Carbone	37.372	37.752	61.250	39.950	35.470
Hydrogène	7.025	6.897	10.100	9.350	7.200
Cendres	6.417	7.082	5.982	2.168	3.042
Oxygène, perte	44.923	43.959	20.891	46.464	51.713
Eau	62.580	59.725	9.150	65.370	69.750
Matières grasses	8.682	8.110	75.753	12.180	8.217
Sels minéraux	6.417	7.082	5.982	2.168	3.042
Matières albumineuses	8.585	9.163	1.125	2.150	2.090
Nerfs, tendons, fibres, etc	11.210	12.615	7.280	11.172	4.350
Matières collagènes, perte	2 526	3.305	0.710	6.960	12.551

Ces résultats offrent encore l'intérêt d'avoir été obtenus dans des conditions semblables : le manuel opératoire employé par leur auteur consistait à séparer d'abord exactement les os et débris étrangers à chaque tissu, puis à soumettre un poids égal de chaque substance aux opérations suivantes : Traitement par le sulfure de carbone pour séparer les matières grasses; dessiccation du résidu au bain-marie à 100 degrés pour évaluer la proportion d'eau; abandon d'un poids déterminé en macération dans l'eau froide additionnée d'acide chlorhydrique, puis d'ammoniaque, pour évaluer la proportion d'albumine et de fibrine; incinération d'un poids connu au four à moufle pour avoir le poids des sels minéraux; traitement par l'eau bouillante pendant une heure pour évaluer la quantité de gélatine et enfin connaître aussi, par cette dernière opération, la proportion du tissu cellulaire et des débris résistant à la coction. La composition élémentaire était déterminée par les procédés habituels d'analyse.

Tous ces résultats montrent évidemment que la composition du produit désigné par l'appellation générique de *viande* n'est pas identique dans toutes les parties d'un même animal, et que, par conséquent, il y a des portions qui sont plus ou moins riches en principes nutritifs, ce que ne justifie pas toujours le prix de la vente ou la réputation du produit au point de vue de sa qualité.

Relativement à leur digestibilité, les viandes peuvent être divisées en *viandes blanches*, *viandes rouges* et *viandes noires*.

Les viandes blanches sont celles des mammifères très jeunes et des oiseaux domestiques, plus spécialement des gallinacés : elles sont assez nutritives, de saveur agréable et de digestion facile.

Les viandes rouges, plus nutritives et aussi d'une digestion plus laborieuse, sont celles des mammifères adultes, plus particulièrement des ruminants et de ceux qui vivent à l'état de domesticité.

Les viandes noires sont celles des mammifères et des oiseaux vivant à l'état sauvage. Leur composition diffère surtout des précédentes par leur moindre richesse en matières grasses et collagènes et par la présence d'une plus forte proportion de matières extractives qui leur donne une saveur très accentuée. Ces aliments sont fortement stimulants, mais d'une digestion plus difficile que les précédents : on les appelle communément des viandes *lourdes*, tandis que les viandes blanches sont qualifiées de *légères*.

La plus ou moins facile digestibilité des viandes dépend encore de leur cohésion et de la dureté de leurs fibres, ainsi que de la proportion des substances grasses qu'elles renferment.

B. VIANDES CUITES. — De tout temps, et même chez les peuples les plus barbares, l'homme a cherché, en quelque sorte instinctivement, à rendre plus sapide et plus facile à diviser la chair des animaux qu'il destinait à sa nourriture ; et la cuisson des viandes a toujours constitué le moyen le plus utilisé pour arriver à ce but. Ce mode de préparation des aliments n'augmente pas seulement leur digestibilité, en raison des modifications physiques qu'il leur fait éprouver, mais il détermine de plus la formation de produits qui agissent comme excitants sur la muqueuse stomacale et provoquent un état d'éréthisme de l'appareil digestif qui s'accompagne d'une sécrétion abondante des sucs destinés à transformer les aliments ingérés en produits assimilables et utilisables par l'organisme : il offre encore ce grand avantage de détruire, par une élévation suffisante et prolongée de la température, les germes de parasites qui peuvent se trouver à la surface ou dans l'épaisseur des tissus et qui sont capables de transmettre des affections parfois très graves.

Les diverses préparations culinaires auxquelles on soumet les viandes avant leur consommation peuvent, au point de vue de la cuisson, se réduire à deux procédés. On expose directement la viande à l'action d'une température assez élevée, cela constitue la viande rôtie ; ou bien on fait intervenir l'eau dans la cuisson, et la viande bouillie est le type de ce second procédé : la composition de la viande cuite n'est pas la même dans les deux cas.

Lorsque la viande a été rôtie, la surface extérieure, brusquement chauffée, a pu atteindre rapidement une température de 130 à 150 degrés, tandis que les parties internes sont à peine à la température de 50 à 65 degrés. La coagulation et la dessiccation de la surface déterminent la formation d'une sorte de revêtement qui protège les parties centrales contre l'action d'une température trop élevée et empêche l'évaporation, de sorte que ces parties subissent, à une température très favorable et en présence de l'eau, des acides et des produits empyreumatiques formés sous l'influence de la température, une macération qui a pour conséquence de désagréger les fibres, tout en permettant la coagulation partielle de l'albumine. La viande conserve ainsi toute sa valeur nutritive, en même temps qu'il s'y développe des arômes différents, particuliers à chaque espèce.

Les analyses de Payen et de Playfair ont montré que la composition de la viande ne varie pour ainsi dire pas par suite du rôtissage : c'est ce qui ressort des chiffres suivants :

	Filet de bœuf rôti en tranches de 3 cent. d'épaisseur.
Eau	69.89
Matières azotées	22.93
Matières grasses	5.19
Sels minéraux	1.05
Matières non azotées, soufre et pertes	1.04

PAYEN.

	Bœuf cru.	Bœuf rôti.
Carbone	51.83	52.59
Hydrogène	7.57	7.89
Azote	15.00	15.21
Oxygène et sels	25.60	24.31

Analyses de PLAYFAIR.

On voit donc qu'il n'y a aucun avantage à conseiller aux malades ou aux convalescents l'usage de la viande crue, beaucoup moins sapide, excitant toujours un sentiment de répugnance, moins facile à digérer et capable d'introduire, dans le tube digestif, des œufs d'entozoaires ou des germes de maladies infectieuses.

La cuisson des viandes avec intervention de l'eau modifie beaucoup plus profondément leur composition.

La désagrégation des différents tissus est alors beaucoup facilitée et cela permet d'utiliser pour l'alimentation, en les rendant suffisamment tendres et savoureuses, des viandes devenues trop dures, en raison de l'âge des animaux ou de leur état de maigreur.

Dans ces réactions, l'eau peut intervenir, soit à l'état de vapeur, soit à l'état liquide. Lorsque c'est la vapeur d'eau qui intervient, c'est-à-dire lorsque les viandes sont cuites *à l'étuvée*, dans des fours dont la température ne dépasse pas 220 à 250 degrés et en ayant soin que les vases enfournés contiennent une quantité de liquide suffisante pour éviter une dessiccation complète pendant la coction, l'espace libre se sature de vapeur d'eau et c'est précisément cette vapeur à l'état globulaire, excellent conducteur du calorique, qui transmet la chaleur aux viandes en les laissant imbibées de leurs liquides. La cuisson au four de boulanger, après le défournement du pain, d'une grande quantité d'aliments tirés du règne animal, est d'ailleurs une pratique extrêmement répandue. Ce mode de coction fournit des viandes qui se rapprochent par leur arôme et leur saveur des viandes rôties par rayonnement direct d'un foyer : aucun des principes alimentaires primordiaux n'est détruit ou même profondément transformé si l'on ne prolonge pas la cuisson au delà du terme nécessaire. Leur couleur est plus foncée, plus brune en raison de la coagulation complète de l'albumine et de la fixation, dans la trame des tissus, des produits de décomposition de l'hémoglobine qui donnent aux viandes ainsi préparées la coloration brun roux qui les caractérise.

Lorsque l'eau intervient à l'état de liquide dans la cuisson des viandes, les modifications éprouvées par la plupart des principes immédiats sont beaucoup plus profondes. Les substances collagènes sont transformées plus ou moins complètement en gélatine ; les albuminoïdes éprouvent des métamorphoses qui les rendent, en général, plus réfractaires à l'action du suc gastrique ; les substances solubles quittent les tissus et se répandent dans le liquide ambiant, tandis que ces mêmes tissus absorbent, en échange, une partie du liquide dans lequel ils sont plongés : en même temps, les condiments pénètrent les parties insolubles, leur communiquent leur arôme, et ajoutent leur action à celle de l'eau et de la chaleur pour dissocier et rendre solubles les éléments attaquables des différents tissus.

Ces métamorphoses s'accomplissent avec toute l'intensité dont elles sont susceptibles, lorsque la viande est mise d'abord en macération dans l'eau froide et que la température du mélange est portée lentement jusqu'à l'ébullition, entretenue ensuite pendant une durée de quelques heures. Si la viande est au contraire plongée brusquement dans l'eau bouillante, il se produit à la surface une pellicule d'albumine coagulée, dont la présence empêche l'issue du suc des parties sous-jacentes qui subissent alors la coction dans des conditions qui se rapprochent un peu de celles de la préparation à l'étuvée. Dans le premier cas, on obtient un bouillon excellent et une viande cuite, à peu près complètement dépourvue de toutes propriétés nutritives; dans le second, au contraire, le bouillon est de très médiocre qualité, mais la viande, le bouilli, renferme encore une proportion notable de principes alibiles.

C. Bouillon. — La dissolution aqueuse des éléments solubles, ou susceptibles d'éprouver des modifications qui les rendent solubles, que renferment les viandes, constitue le produit désigné sous le nom de bouillon.

Si l'on fait abstraction des sels minéraux dont l'action excitante toute particulière doit être envisagée à part, les substances dissoutes dans le bouillon sont formées, pour la presque totalité, par des matières organiques azotées non protéiques qui ne sont douées d'aucune valeur nutritive. Les seuls éléments alibiles contenus dans le bouillon sont représentés par un millième environ d'*albuminose*, provenant de la réaction des acides de la viande sur la myosine, 10 à 15 millièmes de *gélatine* et une très faible proportion d'*inosite*. L'acide lactique, la créatine, la créatinine, la sarkine, la xanthine et les leucomaïnes signalées par M. Armand Gautier sont des produits que l'on retrouve dans la plupart des excrétions et qui ne constituent ni des aliments proprement dits, ni des agents capables d'entraver, indirectement, le mouvement de désassimilation, comme on l'a prétendu un moment. Par son analogie avec la *théorbomine* (principe actif du thé et du cacao) dont elle ne diffère que par un atome d'oxygène en plus, la *carnine* peut être envisagée à bon droit comme jouant le rôle d'excitant et, peut-être même, d'antidéperditeur ; mais elle ne saurait être envisagée comme une substance plastique, pas plus d'ailleurs que l'*acide inosique* auquel est dû, en grande partie, le fumet du bouillon et de la viande. Quant à l'albumine coagulée pendant l'ébullition de l'eau, elle a été complètement séparée par l'opération de l'*écumage*.

Aussi dirons-nous avec Bouchardat que, pour un individu bien portant, le bouillon n'est réellement utile que lorsqu'il est très agréable. C'est un excitant des fonctions digestives ; par ses principes extractifs et aromatiques, il détermine la sécrétion des sucs gastrique, pancréatique et intestinaux et il prépare ainsi l'assimilation. Il constitue un excellent peptogène et c'est seulement à ce point de vue qu'il doit compter dans l'alimentation d'un adulte valide.

Il n'en est pas de même pour les convalescents, les personnes affaiblies, les malades. Son rôle alimentaire est beaucoup plus marqué dans ces circonstances où il est nécessaire de n'offrir à l'appareil digestif que des aliments légers, d'une digestion aussi facile que possible, et de déterminer une légère excitation des fonctions digestives : les sels du bouillon interviennent alors avec la plus grande utilité, ils restituent aux malades soumis à la diète les substances minérales essentielles à la vie des tissus qui sont éliminées sans cesse par les excrétions.

Il est intéressant de savoir de quelle façon se fait la répartition des sels minéraux contenus dans la viande lors de la préparation du bouillon. Nous trouverons plus loin, à propos des extraits de viande, l'occasion d'utiliser ces résultats. On doit à Keller des analyses qui montrent que les sels solubles de la viande crue passent dans le bouillon, tandis que les sels insolubles restent en partie dans la chair bouillie.

Voici ces analyses :

COMPOSÉS MINÉRAUX.	SELS DU BOUILLON.	SELS DU BOUILLI.
Chlore	7.09	»
Potassium	7.72	»
Acide sulfurique (SO^3)	2.95	»
Potasse (K^2O)	3.47	»
Acide phosphorique (P^2O^5)	21.59	6.83
Potasse (K^2O)	31.95	4.78
Phosphates de chaux	2.51	1.66
Phosphates de magnésie	4.73	2.99
Phosphate de peroxyde de fer	0.46	1.42
Total p. 100 de cendres dans la viande crue	82.47	17.68

Nous empruntons à M. Coulier le tableau suivant des quantités de substances qui doivent entrer dans la préparation du bouillon.

Substances employées pour 100 litres d'eau mise à la marmite.

DÉSIGNATION.	VIANDE.	OS.	LÉGUMES, OIGNONS brûlés.	SEL.	RENDEMENT	
					BOUILLI.	LÉGUMES.
	kilog.	kilog.	kilog.	kilog.	kilog.	kilog.
Parmentier	50.000	»	»	»	»	»
Hôpitaux et hospices civils de Paris	41.660		8.630	1.120	»	»
Chevreul (1)	28.670	8.600	6.620	0.808	16.360	6.960
Hôpitaux militaires	36.360		»	»	»	»
Bouillons Duval	35.000		6.000	0.750	»	»
Hôpitaux de la marine (2)	25.060		10.000	0.248	»	»

(1) Rendement en bouillon, 80 litres, et en os, 7 kil. 850. — On remarquera la réduction considérable du liquide par l'ébullition.
(2) Rendement en bouillon, 75 lit. 180.

Il est peu de questions relatives à l'alimentation qui aient été étudiées avec plus de soin que celle du bouillon. Il suffit de lire les noms des membres de la commission dite de la *gélatine* (1), instituée en 1841 dans le sein de l'Académie des Sciences, pour se faire une idée de la valeur des études qui furent entreprises au sujet de la proposition de d'Arcet.

Entre autres résultats intéressants, les travaux de cette commission ont montré les faits suivants. La qualité du bouillon dépend surtout de la quantité de la viande employée pour le préparer, et du mode de cuisson auquel cette viande a été soumise. La proportion de

(1) Les travaux de cette commission ont été publiés dans les comptes rendus de l'Académie des sciences, t. XIII à XVII, des années 1841 à 1844. La commission, composée de Magendie, Dupuytren, Serullas, Chevreul, Flourens, avait appelé en outre un certain nombre de savants et d'économistes à prendre part à ses travaux. Les travaux de cette commission ont été résumés dans un certain nombre de mémoires dont la lecture offre toujours un vif intérêt.

matière organique contenue dans le bouillon peut varier de 5 à 30 grammes par litre ; le chiffre de 10 à 12 grammes représente la moyenne trouvée pour le bouillon des hôpitaux. Le bouillon d'os, ou le bouillon de gélatine, ne possède que des propriétés nutritives très faibles. C'est à peine s'il peut être considéré comme un *aliment d'épargne*.

D'après de nombreuses expériences dues à M. Renault, ancien directeur de l'école d'Alfort, la viande de boucherie renferme, en moyenne, 250 grammes d'os et 750 grammes de viande par kilogamme. On n'obtient que 375 grammes, en moyenne, de bouilli : la viande désossée perd donc à peu près la moitié de son poids par la cuisson dans l'eau qui se transforme en bouillon.

Liebig a indiqué, pour la préparation d'un bouillon spécial, une formule qui en fait en quelque sorte un intermédiaire entre le bouillon ordinaire et les extraits de viande. 250 grammes de viande de bœuf sont hachés et délayés dans 560 grammes d'eau distillée ; et ce mélange est additionné de quatre gouttes d'acide chlorhydrique et 2 à 3 grammes de sel marin. On laisse en macération pendant une heure au moins, en agitant fréquemment, et on passe à travers un tamis à mailles serrées. On lave la viande avec une quantité d'eau suffisante pour obtenir 500 grammes de liquide ; ou, ce qui est mieux encore, on soumet le magma resté sur le tamis à l'action d'une petite presse à main. L'acide chlorhydrique augmente la proportion de syntonine que peuvent fournir les albuminoïdes de la viande, mais cette quantité serait encore très faible d'après les analyses de Ritter. Cependant le bouillon ainsi obtenu est assez nutritif et de saveur agréable, mais son odeur de viande fraîche et sa couleur rouge le font repousser par un grand nombre de personnes. On peut il est vrai, le transformer en un excellent bouillon en le faisant bouillir, mais alors la majeure partie des albuminoïdes est coagulée et le liquide perd une grande partie de sa valeur nutritive.

Ce procédé, meilleur encore que celui de préparation du bouillon avec de la viande hachée, macérée dans l'eau froide et portée peu à peu jusqu'à l'ébullition, permet de préparer un aliment d'une ingestion rapide et facile, des plus précieux pour l'alimentation des malades et des convalescents.

En plus de son action stimulante et peptogène, le bouillon offre l'avantage de pouvoir communiquer une saveur et un arôme des plus agréables à un certain nombre de substances alimentaires peu sapides par elles-mêmes, telles que les fécules, le pain, les gruaux, les pâtes, le gluten ; et il permet d'utiliser leurs propriétés nutritives, en y ajoutant outre son arôme, quelques principes organiques azotés et, surtout, des sels minéraux.

On a cherché à obtenir, par évaporation du bouillon au bain-marie, un produit qui puisse se conserver et reproduire, par simple dissolution dans l'eau, le bouillon primitif ; telles sont les *tablettes de bouillon*, le *thé de bœuf*, les *conserves de bouillon*, etc.; tous ces produits peuvent bien, en effet, rendre quelques services, dans certains cas, mais ils sont inférieurs aux *extraits de viande* dont nous allons parler et ils sont, dans tous les cas, absolument dépourvus de l'arôme qui constitue la qualité organoleptique principale du bouillon frais.

D. Extraits de viande. — Ces préparations ont été faites dans le but de condenser sous un petit volume, d'un maniement et d'un transport faciles, les principes nutritifs de la viande. Avant que les moyens de transport des viandes à très basse température eussent atteint le degré de perfection auquel nous les voyons aujourd'hui, la préparation des extraits de viande visait principalement l'emploi de la chair des animaux abattus dans l'Amérique du Sud et dont on n'utilisait que les peaux et les graisses. La fabrication des tablettes de bouillon, puis des extraits de viandes, chercha à utiliser ces quantités considérables de substances alimentaires entièrement perdues auparavant et il se créa une industrie nouvelle qui a réalisé, dans ces dernières années, des progrès sérieux.

Jusqu'à ces dernières années, le plus répandu de ces extraits était celui préparé d'après la formule de Liebig et qui était connu du reste sous le nom d'*extrait de viande Liebig*. Ce produit, qui ne représente pas autre chose que du *bouillon concentré*, presque entièrement exempt de gélatine et de corps gras pour éviter une plus facile et plus rapide altération, ne peut être envisagé comme un aliment; car, en admettant même, comme l'a écrit Liebig, qu'une livre de cet extrait corresponde à 32 livres de viande, cette quantité de chair musculaire ne fournirait en moyenne, d'après les expériences de Chevreul et les chiffres rapportés ci-dessus, que 44 kilog 500 de bouillon contenant à peu près 1 gramme par kilog de matières albuminoïdes solubles, selon les analyses de Ritter : il faudrait donc absorber une quantité considérable de l'extrait de viande Liebig pour trouver, dans les substances ingérées, les proportions d'albuminoïdes suffisantes pour l'alimentation; et cette ingestion ne serait pas sans danger, à cause de la forte proportion des sels minéraux contenus dans cet extrait et, notamment, des sels de potassium qui en font, à haute dose, une substance réellement toxique.

On sait que Cl. Bernard et Grandeau ont montré que l'injection intraveineuse de un demi-gramme de chlorure de potassium était mortelle pour un lapin vigoureux. Le docteur Podcopaew a publié, dans les Archives de Virchow, les résultats de nouvelles recherches entreprises sur le même sujet; et il a montré que l'ingestion stomacale de 8 à 10 grammes de chlorure de potassium chez un chien du poids de 6 kilog, déterminait rapidement un abaissement de température allant jusqu'à 3 degrés, en même temps qu'il se produit des vomissements, une diarrhée sanguinolente, du hoquet, enfin la mort au bout de quelques heures. Un certain nombre d'autres auteurs ont répété et vérifié ces expériences. Or, l'extrait de viande Liebig renferme plus du cinquième de son poids de cendres dont la composition centésimale est la suivante :

Phosphate de potasse	57.3	Partie soluble.
Chlorure de potassium	17.1	
Sulfate de potasse	7.0	
Phosphate bicalcique	5.6	Partie insoluble.
Phosphate bimagnésique	13.0	
	100.0	

Aussi ne doit-on pas être surpris des résultats consignés dans la thèse du docteur Muller (1) qui a toujours vu survenir des accidents par l'emploi de doses un peu fortes d'extrait de viande Liebig. Cet observateur rapporte que, lorsqu'il ajoutait à son alimentation ordinaire 30 grammes d'extrait par vingt-quatre heures, il était pris de diarrhée séreuse. Un chien du poids de 6 kilog. 520 grammes fut nourri quotidiennement avec.

200 grammes de pain.
200 — d'eau.
20 — de graisse.
20 — d'extrait de viande Liebig.

Le sixième jour, il fut pris de diarrhée et mourait le neuvième jour dans un état de collapsus profond. Chez un autre chien, la diarrhée se montra au bout de trois jours, pour une dose journalière de 40 grammes d'extrait : l'animal refusant alors de manger, on lui ingéra dans l'estomac, par une sonde, des boulettes d'extrait et de mie de pain et, le sixième jour, il était dans le collapsus. Sur des chats, les résultats furent les mêmes, et l'on doit remarquer que tous ces animaux recevaient, en aliments normaux, plus que leur régime d'entretien. M. Kemmerich a reconnu d'autre part que l'alimentation exclusive, à l'aide de l'extrait de viande, tuait les animaux plus rapidement que la privation absolue de tout aliment.

La conclusion s'impose tout naturellement ; on ne peut considérer les extraits de viande comme de véritables aliments et leur consommation doit être limitée, en raison des accidents que peut déterminer, d'une part, l'ingestion d'une trop forte proportion de sels potassiques dont il n'est pas possible de les débarrasser et, d'autre part, celle de quelques principes du groupe des leucomaïnes.

Ces produits peuvent rendre néanmoins de très grands services. Ils sont d'un maniement et d'un transport faciles, se conservent bien pendant assez longtemps et permettent d'obtenir, instantanément et en l'absence de toute viande, un liquide plus ou moins faiblement nutritif, toujours fortement stimulant et possédant, moins l'arôme, les propriétés du bouillon bien préparé.

L'extrait de viande mélangé, en petite proportion, aux sauces et aux

(1) P. Muller, *Des extraits de viande au point de vue physiologique*. Thèse de Paris, 1871, n° 77.

ragoûts, en relève la saveur et leur communique ses propriétés stimulantes ; il peut également permettre de préparer un excellent bouillon, en l'ajoutant à de l'eau dans laquelle on aurait fait cuire des légumes.

On a cherché, par l'emploi de différents procédés de préparation, à augmenter, dans les extraits de viande, la proportion des principes alibiles. Les résultats auxquels on a pu arriver jusqu'ici sont assez satisfaisants. Mais ces différentes préparations renferment, quoi que l'on fasse, une proportion de sels de potassium tellement considérable que leur emploi sera, forcément, toujours limité. On ne peut éliminer, dans leur préparation, les sels de la viande et aucune des méthodes connues actuellement ne permet de maintenir, dans ces produits artificiels, l'harmonieuse proportion qui existe, dans la viande, entre les principes alimentaires organiques et les sels minéraux : les extraits de viande, si bien préparés et si perfectionnés qu'ils soient, pèchent tous par excès de sels minéraux et par défaut de matières albuminoïdes. C'est ce que montrent les analyses suivantes que nous avons effectuées comparativement sur l'extrait de viande Liebig et diverses autres préparations du même genre. Nous donnons seulement ici les résultats de l'extrait Liebig et de l'extrait Cibils, qui se trouvent, parmi ceux que nous avons analysés, les plus riches en substance alibile. Ces analyses se rapportent à l'extrait en boîtes, tel qu'on le trouve dans le commerce.

	EXTRAITS	
	LIEBIG.	CIBILS.
Albumine (coagulable à l'ébullition)	0.040	1.012
Caséine (précipitable par l'acide acétique)	0.130	0.658
Syntonine (mélangée à une très petite quantité de gélatine)	3.370	8.088
Peptone (ou produits analogues)	2.860	6.105
Inosite (mélangée à une substance analogue à la dextrine)	6.330	10.184
Créatine	1.848	1.679
Créatinine		1.920
Carnine		2.724
Matières extractives et non dosées (xanthine, guanine, etc.)	33.551	11.598
Lactate et inosate de potasse	15.451	23.105
Sulfate de potasse	0.982	0.998
Phosphate di-potassique	7.352	2.686
Phosphate di-sodique	6.924	8.746
Chlorure de sodium	1.946	8.887
Phosphate di-magnésique	2.088	1.040
Phosphate di-calcique	0.088	0.208
Alumine et oxyde de fer	0.042	0.397
Silice (et résidu insoluble dans les acides)	0.038	0.061
Eau et produits volatils dans le vide sec	16.960	9.904
Azote des composés ammoniacaux	0.806	0.506
Azote total	9.570	9.430
Cendres	25.141	31.481

En raison de l'impossibilité de préparer directement, avec les viandes, des extraits riches en principes alibiles et ne contenant pas de trop fortes proportions de sels potassiques, l'industrie a cherché à tourner en quelque sorte la difficulté et à obtenir des préparations contenant, sous une forme soluble, les produits utilisables de la transformation des matières albuminoïdes. C'est ainsi que l'on a obtenu les *peptones*, nom sous lequel on a désigné ces produits dans le commerce, afin de les différencier des extraits précédents. Les produits préparés suivant les indications de Kochs, de Kemmerich, sont les types de ces aliments. Nous reproduisons ici l'analyse de la peptone de Kemmerich, que nous avons eu l'occasion d'effectuer il y a quelques années : comme les précédentes, cette analyse se rapporte au produit commercial contenu dans des boîtes de fer-blanc soudées pour éviter l'action de l'air.

Albumine coagulable à l'ébullition	0.400	
Syntonine (et produits analogues)	9.732	
Peptone (séparée par l'acide phospho-tungstique)	37.721	
Créatine et autres bases de la viande	8.245	
Matières organiques non azotées (inosite, etc.)	3.432	
Potasse	3.178	
Soude	0.985	
Magnésie	0.193	
Chaux	0.082	
Oxyde de fer	0.013	
Acide phosphorique	2.595	
Chlore	0.685 (1)	
Acide sulfurique	0.012	
Silice et résidu insoluble dans les acides	0.022	
Eau et produits volatils dans le vide sec	32.864	
Azote afférent à l'albumine	1.557	Azote total 10 118
— à la peptone	6.235	
Azote de la créatine et des bases de la viande	2.326	
Soufre des albuminoïdes	0.284	
Cendres	7.612	

(1) Oxygène à retrancher pour quantité équivalente de chlore 0.148.

Comme on le voit, ce produit est notablement plus riche que les extraits en substances alibiles; et il renferme une bien moindre proportion de sels minéraux et, surtout, de sels de potasse.

Les expériences effectuées sur les animaux montrent qu'il est également beaucoup plus apte que les extraits de viande à entretenir la vie, mais il ne peut cependant suffire à l'alimentation, même lorsqu'on le mélange à du pain.

Mélangées à du bouillon frais ou à des sauces, les peptones en augmentent sensiblement la valeur nutritive et elles peuvent être employées dans les mêmes circonstances que les extraits de viande et avec plus d'avantages.

La dessiccation que l'on est obligé de faire subir à toutes ces préparations, extraits de viande et peptones, pour en assurer la conservation et le transport sous un petit volume, a pour effet de leur enlever, même lorsqu'elle est pratiquée dans le vide et à basse température, la presque totalité de l'arôme qui fait, en grande partie, la valeur du bouillon et des viandes fraîches rôties; aussi est-il fort probable que jamais aucune préparation de ce genre ne pourra remplacer un bouillon frais savamment consommé ou un quartier de viande artistement rôti.

E. Poudre de viande. — Pour remédier à l'insuffisance nutritive des extraits de viande, on a cherché à dessécher simplement la viande et à la réduire en poudre après l'avoir débarrassée des déchets, graisse, parties tendineuses, os, etc. Les poudres de viande ainsi obtenues furent employées pour la première fois en 1856, lors de la guerre de Crimée. Elles constituent, lorsqu'elles sont bien préparées, avec des viandes saines et de bonne qualité, un aliment très nutritif sous un petit volume et capable de rendre de grands services aux voyageurs et aux armées en campagne, en permettant de condenser sous une masse aussi restreinte que possible, la plus grande somme de principes alibiles. La viande ainsi préparée a, en effet, perdu environ 80 p. 100 de son poids d'eau et de déchets, en conservant à peu près intacts les éléments qui la rendent nutritive.

Dans ces dernières années, les poudres de viande ont beaucoup attiré l'attention, en raison de leur emploi dans la suralimentation et le gavage, ainsi que dans la convalescence d'un certain nombre de maladies.

On semble être un peu revenu de l'engouement du début; et ce retour à une appréciation plus impartiale a sans doute été en grande partie motivé par cette observation, que les diverses poudres de viande, si bien préparées qu'elles soient, sont très facilement susceptibles d'altérations rapides et profondes et qu'elles possèdent toutes une saveur et une odeur fort désagréables, parfois même repoussantes, qu'il faut masquer par addition de substances aromatiques, telles que le rhum, le kirsch ou l'essence de menthe; ce qui donne, en définitive, un mélange déjà peu agréable à absorber pour un homme valide, réduit par les circonstances à ce mode d'alimentation, et répugnant pour un malade ou un valétudinaire, pour lequel la nécessité de l'alimentation constitue presque toujours une corvée des plus pénibles. Dans ses expériences sur les poudres de viande, M. Poincarré (de Nancy) a montré que ces produits n'étaient, en raison de leurs propriétés organoleptiques, absorbés par les chiens que lorsqu'ils étaient sur le point de mourir de faim.

Cette observation ne diminue en rien, bien entendu, la valeur des poudres de viande au point de vue thérapeutique; elles deviennent dans ce cas un médicament et nous n'avons plus à nous en occuper dans cette étude.

Dans une thèse, inspirée par M. Dujardin-Beaumetz, M. L. Robin (1)

(1) Louis Robin, *De l'alimentation artificielle et des poudres alimentaires*. Thèse de Paris, 1882, n° 339.

a donné le tableau suivant de l'équivalent nutritif de quelques *poudres* employées pour la suralimentation : il les regarde comme fort nutritives et d'une digestion facile.

	Azote.	Acide phosphorique.	Phosphate de chaux.
	%	%	%
Bœuf	13.80	1.69	3.68
Cheval	12.50	1.66	3.62
Lait	3.32	1.62	3.55
Lentilles	4.49	0.63	1.37

Nous reviendrons plus tard, en traitant de l'alimentation et de la ration alimentaire, sur l'emploi des poudres mixtes de viandes et de légumes au sujet desquelles on a fait, dans ces dernières années, de nombreuses expériences, dont les résultats paraissent des plus satisfaisants.

F. Volailles. Gibier. Poissons. Crustacés. Mollusques. — Après les détails qui viennent d'être fournis à propos de la composition et des divers modes d'emploi des viandes de boucherie, il ne nous reste plus que peu de choses à dire au sujet des autres viandes qui concourent à l'alimentation de l'homme.

Nous avons déjà signalé la distinction, un peu superficielle à la vérité, établie entre la viande de boucherie (viandes rouges) et celle qui nous est fournie par les volailles (viandes blanches) et le gibier (viandes noires).

On ne possède jusqu'ici, relativement à la composition chimique de ces aliments, que des analyses déjà anciennes, dues à von Bibra, et que nous reproduisons page 284 : nous y joignons également les analyses du même auteur, relativement à quelques viandes de boucherie, de façon à faciliter la comparaison entre ces résultats et ceux que nous avons reproduits précédemment. Ces analyses ont été exécutées sur des parties identiques pour chaque espèce animale.

Les volailles constituent des aliments agréables et de facile digestibilité, sauf le canard et, surtout, l'oie, à cause de leur richesse en matières grasses.

Le gibier est un aliment de haut goût, auquel on attribue des propriétés excitantes et aphrodisiaques ; il convient surtout aux individus qui mènent une existence physique active.

Quelques reptiles entrent dans l'alimentation de l'homme : nous avons reproduit, dans le tableau suivant, les analyses des muscles de couleuvre et de grenouille qui peuvent servir de types pour cette classe de produits. Il faut comprendre, parmi ces aliments, les tortues et l'iguane comestible qui sont, il est vrai, à peu près inusités dans nos contrées.

La chair du poisson constitue un aliment sain et agréable au goût, surtout celle des poissons de mer. Elle est suffisamment riche en principes nutritifs pour pouvoir remplacer presque complètement la viande de boucherie.

Analyses de la chair de différentes espèces d'animaux de boucherie, volailles, gibiers, poissons, etc., par Von Bibra.

	BŒUF JEUNE.	BŒUF AGÉ.	VEAU DE 4 SEMAINES.	VEAU D'UN AN.	VEAU AGÉ.	PORC.	RENARD.	CHEVREUIL.	CHEVREUIL TRÈS JEUNE.	CANARD SAUVAGE.	POULE.
Fibre musculaire, vaisseaux, nerfs	14.94	17.50	15.00	16.20	15.00	16.80	15.53	18.00	16.81	17.68	16.50
Albumine soluble et hémoglobine	1.29	2.20	3.20	2.60	4.30	2.40	2.89	2.30	1.96	2.68	3.00
Matières collagènes	5.71	3.10	2.10	3.00	3.12 (collagènes et extractives)	»	1.98	»	»	1.23	2.60 (collagènes et extractives)
Matières extractives						2.50	4.30	2.80	4.75	4.12	
Graisse	»	»	»	»	»	»	2.47	»	0.50	2.53	»
Eau et perte	78.06	77.50	79.60	78.20	77.58	78.30	72.83	78.30	75.98	71.76	77.30

	PIGEON ADULTE.	PIGEON VIEUX.	JEUNE FAUCON.	VIEUX FAUCON.	JEUNE MOINEAU.	VIEUX MOINEAU.	COULEUVRE.	GRENOUILLE.	CARPE.	TRUITE.	SAUMON.
Fibre musculaire, vaisseaux, nerfs	17.00	17.29	16.40	17.59	13.82	15.98	13.36	11.67	9.42	11.10	13.36
Albumine soluble et hémoglobine	4.50	3.21	2.95	1.08	2.43	1.69	1.35 (1)	1.86	1.38 (1)	4.40 (1)	1.35 (1)
Matières collagènes	2.50 (collagènes et extractives)	1.63	3.83	2.70	2.00	2.50	2.80	2.48	2.13	»	2.80
Matières extractives		3.64	4.83	7.33	5.73	7.49	4.98	3.46	4.36	4.00	4.98
Graisse	»	»	2.91	»	2.34	2.02	1.32	0.10	0.54	»	1.32
Eau et perte	76.00	74.23	69.08	71.30	73.66	70.32	76.19	80.43	82.17	80.50	76.19

(1) Albumine sans matière colorante.

Les anciens pensaient, avec Galien, que la chair du poisson convient aux personnes sédentaires, faibles ou convalescentes et aux vieillards (Galien, *De salubri piscium alimento*). Les propriétés excitantes et aphrodisiaques de la chair du poisson ont été connues à peu près de tout temps; et il n'est pas sans intérêt de rapprocher, à ce sujet, l'opinion de Brillat-Savarin des faits consignés par Hérodote. Cet historien rapporte que, chez les Égyptiens, il était défendu aux prêtres d'user de la chair du poisson; et l'auteur de la physiologie du goût s'exprime ainsi : « Le poisson contient une quantité assez notable de phosphore et d'hydrogène, c'est-à-dire, ce qu'il y a de plus combustible dans la nature. D'où il suit que l'ichthyophagie est une diète échauffante, ce qui pourrait légitimer certaines louanges données jadis à quelques ordres religieux, dont le régime était directement contraire à celui de leur vœu déjà réputé le plus fragile. »

Les analyses de Payen ont montré que les quantités d'azote et de carbone que fournissent le brochet et la carpe se rapprochent de celles que donne la viande de bœuf; pour le saumon, le goujon, l'anguille, cette proportion est un peu moins forte et elle devient beaucoup plus faible chez le barbeau (1). Certains poissons à chair dense, colorée, sapide, plus ou moins infiltrée de graisse, constituent, avec le secours des assaisonnements, une excellente nourriture, mais qui, étant d'une digestion assez laborieuse, ne convient pas à tous les estomacs.

La chair du poisson est susceptible de s'imprégner avec une grande facilité des substances odorantes et, probablement aussi, des produits solubles existant dans l'eau qui leur sert de milieu. Payen rapporte, à ce sujet, un fait des plus intéressants. Dans une campagne avoisinant une fabrique de produits ammoniacaux, un large bassin était rempli et entretenu constamment par l'eau, sans cesse renouvelée, provenant de la condensation des chaudières à vapeur. Cette eau était tirée d'un puits creusé dans un terrain depuis fort longtemps imprégné des produits pyrogénés provenant de la distillation sèche de matières animales. Elle renfermait une trace infinitésimale de la partie soluble dans l'eau de cette substance fétide, appelée *huile animale de Dippel*, qui caractérise ces produits. L'odeur, à peine perceptible, était en effet tellement faible que les chevaux buvaient sans répugnance cette eau de puits et que des carpes et des tanches pouvaient y vivre et s'y développer. Néanmoins, le poisson élevé dans le vivier entretenu en eau courante par l'eau de condensation des chaudières, avait une chair, non seulement si fort odorante et

(1) Nous ferons observer, dès maintenant, qu'il ne faut pas considérer la teneur en carbone et en azote d'une substance alimentaire de composition complexe comme représentant d'une façon absolue sa valeur nutritive; cette valeur dépend surtout de la combinaison dans laquelle ces éléments sont engagés. C'est pourquoi il est indispensable de faire figurer l'analyse immédiate à côté de l'analyse élémentaire, pour pouvoir apprécier exactement l'*équivalent nutritif* d'une substance donnée. Nous reviendrons sur ce point à propos de la statique alimentaire.

sapide qu'elle était immangeable, mais, de plus, assez fortement colorée en brun.

Un effet du même genre, quoique moins accentué en général, se produit pour les poissons d'eau douce qui, vivant dans les eaux stagnantes et vaseuses des mares et des étangs, contractent une odeur sensiblement putride qui les fait repousser de la consommation.

C'est peut-être aussi à un phénomène semblable qu'il faut attribuer les qualités vénéneuses que présentent certaines espèces de poissons dans des conditions encore mal déterminées ; il faut cependant reconnaître que les qualités vénéneuses se montrant presque toujours chez les mêmes espèces, cette interprétation serait au moins insuffisante.

Parmi les causes déterminantes de ces propriétés vénéneuses, on a pu reconnaître nettement l'influence exercée par la nourriture dont les poissons font usage, soit normalement, soit accidentellement; ainsi, ceux qui se nourrissent de certaines espèces d'holothuries, de méduses, de vélelles, de mollusques, d'acalèphes, d'éponges, de monades et de plantes marines, ont souvent déterminé des accidents sérieux. On a remarqué encore que l'ingestion des œufs de plusieurs espèces peut occasionner des accidents graves, parfois mortels, alors que leur chair reste inoffensive : ces poissons ne peuvent donc être mangés sans danger qu'à certains âges ou à certaines époques de l'année ; c'est le cas pour le barbeau, le brochet, le congre, la loche, les tétrodons, etc. Les localités dans lesquelles les poissons ont été pêchés, ainsi que les procédés employés pour la pêche, exercent encore une notable influence : ainsi, la carangue prise à la Guadeloupe est vénéneuse, tandis qu'elle est inoffensive quand on la pêche à Saint-Domingue; par contre, le scorpène, toxique à Saint-Domingue, est inoffensif à Cuba. En ce qui regarde les procédés de pêche, il est évident que l'emploi de la noix vomique ou de la coque du Levant, usité surtout dans certaines contrées chaudes, peut communiquer aux poissons des propriétés toxiques sur lesquelles il est inutile d'insister.

La nocuité de la chair des poissons est surtout remarquable lorsqu'ils ont subi un commencement de putréfaction. Nous aurons occasion de revenir sur ce point à propos des altérations des substances alimentaires.

Parmi les espèces dont la chair est souvent toxique à l'état frais, Pennetier cite principalement : la carangue, la grande et la petite vieille, le scorpène à longs tentacules, plusieurs espèces de serrans, de sphyrènes, de gobies, de scares, de belones, de melettes, de sardines, de chrysophris, de dorades, de diodons, de tétrodons et d'ostracions.

Les crustacés et les mollusques contribuent encore pour une large part à l'alimentation, surtout chez les populations du littoral. Quelques échinodermes, oursins, holothuries, édules, sont également employés pour leur nourriture par certaines populations pauvres.

Nous reproduisons en terminant les analyses, faites par Payen, de quelques-unes de ces substances alimentaires.

	GARDON.	ANGUILLE	HOMARD. Chair.	HOMARD. Partie molle interne.	HOMARD. Œufs.
Eau	67.030	62.07	76.618	84.813	62.983
Matières azotées	15.145	13.00	19.170	12.140	21.892
Matières grasses	13.250	23.86	1.170	1.444	8.234
Sels minéraux	2.720	0.77	1.823	1.749	1.998
Matières non azotées et perte	1.855	0.30	1.219	0.354	4.893
Azote	2.329	2.00	2.926	1.868	3 368

	HUÎTRES.	EAU des HUÎTRES.	VIGNEAUX	MOULES FRAÎCHES.	MOULES SÈCHES dites de Siam.
Eau	80.385	95.8880	70.760	75.74	»
Matières azotées	14.010	0.5609	16.185	11.72	71.05
Matières grasses	1.515	»	1.900	2.42	7.50
Sels minéraux	2.695	3.0220	7.748	2.73	9.00
Matières non azotées et perte	1.395	0.5291	3.407	7.39	12.45
Azote	2.155	0.0863	2.490	1.804	10.93

	ESCARGOT.	TORTUE.
Eau	76.170	77.60
Matières azotées	16.250	16.25
Matières grasses	0.953	1.16
Sels minéraux	2.025	2.91
Matières non azotées et pertes	4.602	2.08
Azote	2.50	2.50

Rendement en substance comestible pour 100 parties de produit naturel.

Huîtres	6 à 9	Escargots	65.4
Vigneaux	25.0	Tortue	44.6
Moules	41.6	Homard	40.1

III. **Modifications éprouvées par les viandes sous l'influence de la cuisson et des préparations culinaires.** — Aucun des artifices mis en œuvre dans les préparations culinaires n'est capable d'augmenter la somme des matières nutritives contenues dans une substance alimentaire. C'est seulement en augmentant la digestibilité des aliments, en diminuant leur cohésion, et surtout en excitant l'appétit par la satisfaction du sens gustatif, que l'art du cuisinier intervient utilement dans l'alimentation.

Dans certains cas, au contraire, une préparation intempestive peut réduire, et même annihiler presque complètement, la valeur alimentaire d'une denrée. Il est facile, en étudiant d'un peu près la chimie des matières albuminoïdes, de se rendre compte de la délicatesse de leurs réactions et du nombre presque infini de circonstances qui modifient leurs propriétés et la manière dont elles se comportent vis-à-vis des acides, des alcalis, des sels, des diastases, des ferments figurés, en un mot, des éléments qui sont appelés à leur faire subir, dans l'appareil digestif, les métamorphoses qui les transforment en produits assimilables et utilisables par l'organisme.

Malheureusement, ainsi que le fait très judicieusement observer Beaunis dans son traité de physiologie, la *chimie culinaire*, cette branche si importante de l'hygiène alimentaire, est à peu près complètement délaissée par les savants; et, si l'on fait exception pour les travaux de Pasteur sur le vin, pour ceux de Chevreul, de Liebig et de la commission de l'Académie des Sciences sur la viande et le bouillon, nous ignorons presque absolument les modifications que les nombreuses préparations culinaires font subir aux différents aliments, avant qu'ils ne soient soumis à l'action des sucs digestifs. Il y a, dans ces recherches, matière à un travail considérable et qui serait des plus utiles au point de vue de l'hygiène alimentaire : les quelques faits prouvés jusqu'alors sont de nature à montrer l'importance de ces résultats.

Dans l'un des rapports faits par la Commission de l'Académie des Sciences, dite *de la gélatine*, dont il a été question plus haut, on trouve relatée l'expérience suivante. Des chiens furent nourris à l'aide d'os de pieds de mouton, déphosphatés *à froid* par immersion dans de l'eau acidulée. Durant un mois, ces animaux reçurent, par jour, 250 grammes de ce produit et chaque jour cette nourriture était acceptée avec une satisfaction non douteuse.

Pendant tout ce temps, les animaux se sont toujours bien portés, ils sont restés vifs et gais; leur digestion était régulière; cependant leur poids a subi une légère diminution, ce qui indique que leur alimentation n'était pas complète. Toutefois, après un mois de ce régime, le dégoût se manifesta par des signes non équivoques : on conclut de cette expérience, que ce genre de nourriture avait *suffi à l'alimentation* de ces animaux pendant tout un mois.

On institua alors une seconde série d'expériences identiques à la première, mais en soumettant les os déphosphatés à une macération préalable dans l'eau chaude, *mais non bouillante*. Plusieurs chiens furent soumis à ce régime : parmi eux, se trouvaient ceux qui avaient été nourris de pieds de mouton déphosphatés, mais non macérés dans l'eau chaude. Tous les animaux ne tardèrent pas à présenter tous les signes de l'inanition et quelques-uns même périrent dans le marasme le plus complet.

La commission cite particulièrement un chien qui s'était bien trouvé pendant un mois de la nourriture exclusive de pieds de mouton déphosphatés : après dix jours d'alimentation à l'aide de pieds de mouton déphosphatés et macérés ensuite dans l'eau chaude, il avait perdu 500 grammes de son poids; son habitus était entièrement changé; il n'avait plus sa vivacité, se soutenait à peine; son poil était hérissé, ses yeux ternes : il répandait une odeur infecte et était en proie à une diarrhée incessante. Cet état empira encore durant les jours suivants; enfin l'animal mourut, le treizième jour de l'expérience, dans un état d'émaciation excessive, bien qu'il eût continué à manger jusqu'au dernier moment.

D'autres chiens soumis au même régime ne survécurent pas plus de vingt jours en mangeant à discrétion.

Ces expériences montrent, d'une manière absolument probante, qu'une température inférieure à 100 degrés est capable de transformer une substance nutritive en une substance inerte : elle prouve en même temps que les os ayant servi à faire le *pot-au-feu* ont perdu, par cela même, toutes leurs propriétés alibiles, ce que vient encore démontrer le fait suivant.

Des chiens nourris avec des *os crus* se trouvent parfaitement bien de ce régime, pourvu que l'on ait la précaution de pulvériser les os avant de les leur offrir : ils peuvent le supporter, sans interruption, pendant quatre à cinq mois sans perdre de poids et sans qu'il survienne aucun trouble dans leur état de santé. Au contraire, les chiens nourris avec des *os cuits* ne résistent pas plus de deux mois à ce régime et meurent d'inanition.

Le bouillon et la viande qui ont supporté pendant longtemps une température de 100 degrés ne représentent plus du tout les principes immédiats de la chair fraîche; tous les produits de transformation de ces principes immédiats sont en même temps des produits d'altération qui n'ont plus la même valeur nutritive. On remarque d'ailleurs une différence du même genre entre l'albumine d'œuf *cuite* et *crue* : cette dernière est bien plus facilement digestible et assimilable; et l'albumine cuite est d'autant plus difficilement attaquable par le suc gastrique, qu'elle a été soumise pendant un temps plus long à la température de l'eau bouillante.

L'altération des principes immédiats de la viande est aussi fort différente, au moins comme degré, suivant que la chair a été soumise, pendant une longue durée, à l'action de l'eau bouillante, comme lors de la confection du *pot-au-feu*, ou bien qu'elle a été rôtie : dans ce dernier cas encore, il est bien évident qu'une viande desséchée et racornie par le feu ne contient plus autant de produits nutritifs que lorsqu'elle a été rôtie de façon à être encore saignante à la coupe, suivant la méthode anglaise.

Pour Robin et Verdeil, la fibre musculaire bouillie n'est plus qu'un produit d'altération de la viande, plus ou moins voisin de la gélatine.

Dans tous les cas, la cuisson exagérée de la viande diminue dans une très forte proportion son pouvoir nutritif, même si l'on fait entrer en ligne de compte les propriétés faiblement alibiles du bouillon.

Le bouillon est un excellent eupeptique, un stimulant, un apéritif, on pourrait presque dire un aliment de luxe ; au point de vue de l'utilisation alimentaire, la préparation du pot-au-feu n'est nullement économique, le bouilli constituant un aliment à peu près dépourvu de propriétés nutritives, ainsi qu'une expérience de la commission de la gélatine vient encore le démontrer.

Un chien de moyenne taille, du poids de 6 kilog. 300 grammes, est nourri, exclusivement, avec du bœuf bouilli privé de graisse et pressé dans un linge, après vingt-quatre heures de macération dans l'eau, dans le but de le dépouiller de sa saveur et de son odeur de viande.

L'animal, quoique mangeant bien 250 grammes de bouilli par jour, maigrit graduellement. Il conserve cependant sa vivacité, le poil est luisant et il ne présente en aucune façon les signes du marasme.

Le quarante-troisième jour, il est arrivé à un état de maigreur considérable et il a perdu 1 kilog. 509 grammes de son poids. Depuis cinq à six jours, il ne consommait plus toute sa ration. Le cinquante-cinquième jour, il ne mange plus que 60 grammes de bouilli par jour, la maigreur est extrême et il est évident que l'expérience touche à son terme.

Ces quelques expériences montrent l'intérêt qu'il y aurait, pour l'hygiène alimentaire, à connaître les modifications que des procédés culinaires tels que la confection des ragoûts apportent dans la composition chimique et le pouvoir nutritif des divers aliments.

IV. **Débris d'animaux.** — Le sang, la presque totalité des viscères thoraciques et abdominaux, la peau, les cornes et le suif des différents animaux de boucherie, constituent les débris de leur abatage. Quelques-uns sont utilisés comme aliments.

Le sang, et particulièrement celui du porc, joue un rôle fort important comme matière alimentaire. Dans nos contrées, le sang des animaux de boucherie (bœufs, vaches, veaux, moutons) est délaissé, en raison de son odeur et de sa saveur plutôt désagréables; quant au sang de porc qui est doué d'une odeur particulière et d'un arôme agréable, il est presque exclusivement employé à la confection du boudin, mais, dans certains pays, il est consommé en nature : en Italie, par exemple, on l'expose en vente dans de petites palettes et il sert à la nourriture des classes pauvres. On prépare en Suède un pain très nutritif en mélangeant du sang à la pâte de farine de blé.

Le sang possède un inconvénient fort grave, c'est celui de s'altérer avec une extrême facilité et d'acquérir des propriétés vénéneuses qui ont causé quelquefois des accidents mortels. Il peut encore être le véhicule de germes dangereux, le charbon par exemple, pour ne citer que celui-là.

Les viscères portent dans la boucherie le nom d'abats ou issues : on les distingue en *abats rouges* qui comprennent le cœur, les poumons ou mou, le foie, la rate, les reins ou rognons ; et *abats blancs*, qui désignent le cerveau, le thymus ou ris, la langue, le mufle, l'estomac ou tripes, les intestins, la vessie, les pieds.

A. Abats rouges. — Les abats rouges constituent, pour la plupart, des substances alimentaires douées de grandes propriétés nutritives : leur saveur et leur arôme sont, en général, moins agréables que ceux de la chair musculaire ; cependant certains organes, le foie gras, les rognons, forment des mets délicats et recherchés.

Cœur. — Le cœur est, de tous les abats, celui qui se rapproche le plus, par sa structure et sa composition immédiate, de la chair musculaire. Sa consistance est plus ferme que celle de la viande et son pouvoir nutritif est assez considérable, en raison de la présence, dans son tissu, d'une proportion notable de graisse. Payen a donné l'analyse suivante du cœur de bœuf :

	A L'ÉTAT NORMAL.	SUPPOSÉ SEC.
Eau	74.674	0.00
Substances azotées	17.911	70.72
Matières grasses	6.155	24.30
Cendres	1.260	4.98
	100.000	100.00
Azote	2.831	11.17

On voit que la valeur nutritive du cœur est bien au-dessus de sa valeur vénale, car elle est supérieure à celle d'un poids égal de viande désossée : il fournit d'excellent bouillon et constitue, grâce à son prix moins élevé que celui de la viande, un aliment précieux pour les classes peu aisées.

Foie. — Le foie est l'un des abats les plus riches en substance alimentaire ; et, parmi les produits analogues tirés des autres animaux de boucherie, le foie de veau, à l'état frais, est le plus estimé. Le foie des oies soumises à un engraissement intensif constitue, sous le nom de *foie gras*, un véritable aliment de luxe. On doit à Payen les analyses comparatives ci-dessous de ces aliments.

	POUR CENT PARTIES DE SUBSTANCE NORMALE.		POUR CENT PARTIES DE SUBSTANCE SUPPOSÉE SÈCHE.	
	Foie de veau.	Foie gras.	Foie de veau.	Foie gras.
Eau	72.33	22.70	0.00	0.00
Substances grasses	5.58	54.57	20.20	70.60
Matières azotées	20.10	13.75	72.67	17.78
Sels minéraux	1.54	2.58	4.21	3.33
Matières organiques non azotées, amidon, dextrine, sucre, etc.	0.45	6.40	2.92	8.29
	100.00	100.00	100.00	100.00
Azote	3.093	2.115	11.182	2.735

Braconnot avait trouvé dans le foie de bœuf :

Eau	68.64
Albumine	20.19
Matières organiques renfermant encore un peu d'azote	6.07
Substance grasse phosphorée	3.89
Chlorure de potassium et sel organique de potasse	0.74
Phosphate de chaux avec trace de fer	0.47
	100.00

La forte proportion de substance albuminoïde contenue dans le foie explique la consistance, analogue à celle du blanc d'œuf durci, qu'il prend par la cuisson : aussi est-il nécessaire que cet aliment soit fort peu cuit, si l'on veut lui conserver toute sa valeur alibile; l'albumine coagulée par la cuisson étant bien moins facilement digestible.

On confectionne, avec le foie et la graisse du porc, un aliment de consistance pâteuse, riche en substances azotées et grasses, connu sous le nom de *fromage d'Italie*. Associé à du pain, ce produit constitue un aliment riche en principes alibiles, de saveur spéciale, agréable et qui entre pour une bonne part dans l'alimentation de certaines populations pauvres.

La rate se rapproche beaucoup du foie, par sa composition et sa valeur au point de vue alimentaire.

Poumons ou *mou*. — Ces organes forment un aliment peu estimé en raison de sa consistance spongieuse, de sa saveur et de son odeur fades. Ses qualités nutritives sont cependant incontestables; et son bas prix permet de le faire intervenir fort utilement dans l'alimentation des classes pauvres : on parvient, à l'aide d'assaisonnements appropriés et d'une cuisson convenable, à le rendre assez agréable au goût. Comme pour le foie, c'est le mou de veau qui est le plus estimé.

Payen en a donné l'analyse suivante :

	MOU DE VEAU	
	A L'ÉTAT NORMAL.	SUPPOSÉ SEC.
Eau	73.520	0.00
Matières azotées	22.431	84.70
Substances grasses	2.540	9.60
Sels minéraux	1.509	5.70
	100.000	100.00
Azote	3.458	13.06

Rognons. — De même que le foie, ces organes renferment une proportion assez considérable de matières albuminoïdes coagulables par la chaleur, de sorte que leur pouvoir nutritif est maximum pour une faible cuisson. Au cours de ses remarquables études sur les substances alimentaires, Payen a observé que les rognons frais, broyés avec de l'eau froide, abandonnaient à ce dissolvant une quantité de matière soluble, représentant les trente-neuf centièmes de la substance normale fraîche : dans les mêmes conditions, la chair musculaire n'abandonne à l'eau froide que cinq à six centièmes de matières albuminoïdes coagulables à 70° et au-dessus. C'est donc évidemment à l'abondance de ces matières albuminoïdes solubles, que les rognons frais doivent leurs qualités nutritives et leur facile digestibilité. Cette richesse en albumines solubles est cause, d'autre part, de la facilité avec laquelle cet aliment est envahi par la putréfaction. Lorsqu'ils ont été brusquement chauffés à la périphérie, de façon que la masse charnue du centre ne puisse pas dépasser une température de 55 à 60°, les rognons demeurent tendres et de couleur rougeâtre à l'intérieur ; ils se divisent sans peine, leurs substances albuminoïdes sont encore presque complètement solubles dans l'eau froide et leur digestion est facile. En cet état, ils constituent un aliment délicat et réparateur très usité pour les convalescents.

La composition immédiate des rognons de mouton est la suivante, d'après Payen :

Eau	78.200
Substances azotées	17.250
Matières grasses	2.125
Sels minéraux	1.100
Matières organiques non azotées	1.325
	100.000
Azote	2.655

B. ABATS BLANCS. — Les abats blancs sont beaucoup moins nutritifs que les abats rouges et la chair : les diverses préparations culinaires auxquelles on les soumet n'ont guère d'autre résultat que de transformer en gélatine, matière bien faiblement alibile, la majeure partie des substances collagènes qu'ils renferment.

Il faut cependant faire une exception pour les *cervelles*, en raison de leur composition chimique spéciale. Ces aliments sont riches en matières grasses et en phosphore qui s'y trouve, non seulement à l'état de phosphate alcalin, mais encore en combinaison avec la matière organique : on leur attribue des propriétés légèrement excitantes. Au point de vue de leur composition immédiate, on peut les rapprocher des œufs. Voici cette composition, d'après Payen :

Eau	80.20
Matières azotées	10.47
Substances grasses et non azotées	7.71
Sels minéraux	1.62
	100.00

Les matières albuminoïdes de la substance cérébrale sont facilement attaquables par les sucs digestifs et en font un aliment assez réparateur. Nous renverrons, du reste, le lecteur au tableau des analyses de Ch. Mène qui permet de faire des comparaisons entre ces différents aliments, puisque tous les éléments ont été évalués par des procédés identiques. (Voir page 269.)

La peau constitue la plus grande partie de la matière comestible des têtes de veau réservées pour l'alimentation : de même que les pieds de veau ou de mouton qui, en dehors des os, sont presque exclusivement formés de peau et de tendons, ces produits ne sont guère alimentaires que par la gélatine, ou les modifications subies par leurs substances collagènes.

V. **Œufs**. — Il ne sera question ici que des œufs des gallinacés qui sont presque les seuls employés en Europe pour l'alimentation. On peut utiliser aussi les œufs d'autruche, de cygne, d'outarde, de vanneau, etc.; mais, sur nos marchés, on ne voit figurer que les œufs de poule, de cane, de dinde, d'oie et de pintade : Paris en consomme annuellement près de 200 millions.

On observe une différence assez sensible dans le volume des œufs : les plus gros proviennent de la Normandie; les plus petits, de la Picardie; les moyens, de Flandre. Pour les œufs de poule, la quantité du blanc est presque égale dans les petits et dans les gros, mais la quantité du jaune est plus considérable dans les gros et le poids de la coquille plus élevé dans les petits. Le rôle exercé à ce sujet par le genre de nourriture paraît assez indifférent, quoique l'on prétende que l'orge augmente le volume du jaune et le seigle celui du blanc. Le poids moyen d'un œuf de poule commune est de 55 à 60 grammes et s'élève à 80 grammes dans la race dite *crève-cœur* : la coquille pèse environ 6 à 8 grammes; le blanc, 36 à 40 grammes; le jaune, 18 à 20 grammes. Pour cent parties d'œuf, cela revient à peu près aux proportions suivantes : coquille, 10,5; blanc, 60,5; jaune, 29,0. L'influence de la nourriture donnée aux poules s'exerce surtout sur la saveur de leurs œufs : ceux qui proviennent de poules nourries de graines sont plus savoureux que les œufs de poules qui consomment beaucoup d'herbe; l'odeur de certaines plantes aromatiques, comme celle des labiées et des ombellifères, par exemple, se communique aux œufs d'une façon très accentuée; il en est de même d'odeurs et de saveurs désagréables contractées par les œufs de poules nourries avec des larves ou des vers. Quelquefois, des œufs sont presque entièrement dépourvus de coquille. Cela s'observe sur ceux fournis par des poules trop grasses et c'est toujours le signe d'une alimentation insuffisante en éléments calcaires.

La coquille de l'œuf est constituée par un mélange de carbonate et de phosphate de chaux, de carbonate de magnésie, d'oxyde de fer et d'une matière organique renfermant du soufre. Le blanc, qui renferme également une assez notable quantité de soufre, est presque exclusivement formé d'albumine comme le montrent les analyses suivantes :

Analyses du blanc de l'œuf.

LEHMANN.		SCHÜTZENBERGER.	
Eau	86.34	Eau	82.88
Albumine	12.50	Matières solubles	13.32
Membranes avec corpuscules organiques, traces de matière sucrée et de corps gras, oléate, palmitate, stéarate de soude	0.50	Albumine	13.27
Sels minéraux, notamment chlorure de sodium et traces de phosphate de chaux	0.66	Matières grasses	traces.
	100.00	Sucre	0.50
		Matières minérales	0.64 à 0.68

Le blanc d'œuf contient, en outre, quelques gaz, entre autres de l'acide carbonique et une trace de sels ammoniacaux volatils.

Le jaune, dans lequel dominent les matières grasses, possède la composition suivante :

Analyses du jaune de l'œuf.

GOBLEY.		SCHÜTZENBERGER.	
Eau	51.486	Eau	48.550
Vitelline	15.760	Caséine	13.932
Oléine, palmitine, stéarine	21.304	Membranes	0.459
Cholestérine	0.438	Albumine soluble	2.841
Acides oléique, palmitique, stéariq.	7.226	Albumine précipitée par l'eau	0.892
Acide phosphoglycérique	1.200	Extrait éthéré (graisses neutres, graisses phosphorées, substance analogue à la cholestérine)	31.846
Matières extractives	0.400	Matières minérales	1.521
Chlorhydrate d'ammoniaque	0.034		100.041
Chlorures de sodium et de potassium, sulfate de potasse	0.277		
Phosphates de chaux et de magnés.	1.022		
Matière colorante et trace de fer, d'acide lactique, etc.	0.853		
	100.000		

Les sels minéraux présentent la composition suivante, sur cent parties, d'après Poleck :

	BLANC D'ŒUF.	JAUNE D'ŒUF.
Chlorure de sodium	19.16	»
Chlorure de potassium	41.29	»
Soude	23 04	5.12
Potasse	2.36	8.93
Acide phosphorique (P^2O^5)	4.83	69.53 [1]
Acide carbonique	1.60	»
Acide sulfurique (SO^3)	2.63	»
Acide silicique	0.49	0.55
Chaux	1.74	12.21
Magnésie	1.60	2.07
Oxyde de fer	0.44	1.45
Fluor	traces	traces

(1) Dont 5.72 à l'état de liberté et provenant de la calcination des dérivés organiques phosphorés.

Il suffit de lire ces résultats d'analyse pour comprendre combien doit être grande la valeur nutritive des œufs. Matières albuminoïdes, matières grasses, matières hydrocarbonées, sels semblables à ceux qui existent dans la composition du sang; chacun de ces principes alimentaires primordiaux y est représenté de façon à réaliser, presque comme pour le lait, le type d'un aliment complet. L'albumine s'y trouve en quantité presque aussi grande et la graisse en proportion plus considérable que dans la chair musculaire du bœuf : par ses phosphates terreux et sa lécithine, l'œuf peut fournir aux tissus osseux et nerveux les éléments essentiels à leur constitution.

Les œufs possèdent leur maximum de digestibilité lorsqu'ils sont consommés crus, ou à peine cuits au bain-marie (œufs à la coque). La coagulation des matières albuminoïdes, et principalement de l'albumine des blancs, diminue dans une notable mesure l'action qu'exercent sur elle les sucs digestifs; et cette action est d'autant plus longue et plus difficile à se produire que la solidification de l'albumine est plus parfaite : la coagulation du jaune de l'œuf ne détermine pas les mêmes phénomènes et le jaune coagulé est presque aussi facilement attaquable que le jaune cru par les liquides digestifs.

Les œufs, crus ou à la coque, constituent, en raison de leurs qualités réparatrices et de leur facile digestibilité, un aliment par excellence pour les convalescents, surtout de ceux qui relèvent d'une affection gastro-intestinale aiguë. Une excellente préparation à ce point de vue est celle des œufs brouillés fort peu cuits : en raison de sa division et de son mélange avec les éléments du jaune de l'œuf, l'albumine offre ainsi plus de prise à l'action des sucs digestifs.

Lorsqu'ils sont exposés librement à l'air, les œufs laissent évaporer à travers leur coquille une certaine quantité d'eau qui a été évaluée, en moyenne, à 1 ou 2 grammes par jour ; au bout d'un temps assez court on peut, en les plaçant entre l'œil et une source de lumière, apercevoir un espace vide et d'aspect trouble à la grosse extrémité. Cette opération est pratiquée en grand à la halle de Paris où elle est connue sous le nom de *mirage ;* elle y est pratiquée par des agents assermentés auxquels leur grande habitude de cette opération permet de distinguer nettement les œufs gâtés des œufs sains. La chambre à air occupe dans les œufs frais un espace fort restreint ; aussi, lorsque l'on vient à les plonger brusquement dans l'eau bouillante, leur coquille se fend-elle, ce qui n'arrive pas avec les œufs conservés depuis quelques jours, dans lesquels l'espace vide devient suffisant pour permettre une compression du gaz capable d'empêcher la rupture de la coquille par dilatation du liquide interne.

Une propriété des œufs fort intérressante au point de vue de l'hygiène est la porosité de leur coquille.

Pendant la coction de l'œuf, l'eau dans laquelle il plonge dissout une petite quantité de l'albumine et des substances solubles qui passent à travers la coquille : il s'établit ainsi un courant d'endosmose et d'exosmose qui permet aux composés tenus en dissolution dans l'eau de pénétrer à l'intérieur de l'œuf et de s'y mélanger à la substance alimentaire. Tout le monde sait en effet que les œufs à la coque, préparés à l'aide d'une eau chargée de principes aromatiques, contractent une odeur plus ou moins forte; et il pourrait même être dangereux d'ingérer des œufs cuits dans une eau tenant en dissolution des substances toxiques: c'est la raison pour laquelle les règlements de police sanitaire interdisent la coloration des œufs durs à l'aide de matières colorantes vénéneuses. Cette porosité de la coquille a même été invoquée pour expliquer le mécanisme de l'altération spontanée des œufs, soit qu'on les conservât au libre contact de l'air, soit qu'on usât, pour leur garde, des différents procédés de conservation actuellement en usage.

L'expérience journalière apprend que des œufs parfaitement sains en apparence, sans aucune lésion de la coque, finissent quelquefois par se putréfier et répandent alors l'odeur bien connue des œufs pourris. A côté des précédents et placés dans les mêmes conditions, d'autres œufs se conservent bien, même au moment des fortes chaleurs de l'été, pendant plusieurs jours et parfois même plusieurs semaines, sans subir d'autre modification qu'une dessiccation à peine apparente de leur contenu et un très léger changement dans le goût et l'odeur.

On a également observé dans les essais d'incubation naturelle ou artificielle des œufs fécondés, que, chez ceux restés sans éclore, l'embryon était quelquefois en pleine putréfaction, exhalant une odeur infecte, tandis que d'autres fois il était simplement desséché, racorni, momifié, mais gardant sa texture intacte et ne répandant aucune odeur. Dans de fort intéressantes expériences, M. Donné a montré que le nombre des œufs qui subissent la putréfaction, après un long séjour à l'étuve, est notablement accru lorsqu'on a cherché à transformer le contenu de la coquille en un mélange homogène du blanc et du jaune par une agitation violente, mais en ayant soin de laisser la coquille parfaitement intacte.

Si l'on vient à examiner au microscope le contenu des œufs ayant éprouvé ces altérations, on le trouve fourmillant de bactéries. La question s'est immédiatement posée de savoir quelle avait pu être la voie d'introduction de ces organismes ; et, en raison des faits cités précédemment, on a tout d'abord pensé qu'ils avaient pu s'introduire à travers la coquille intacte. Cette coquille est en effet percée de pores nombreux qui constituent de véritables tunnels pour des êtres du volume de ceux dont il est question en ce moment; et on l'a vue, assez fréquemment, pénétrée par des mucédinées ; mais, au-dessous de la coquille, il existe une membrane continue, la *membrane testacée*, dont la présence, lorsque son intégrité est complète et c'est le cas le plus ordinaire, est un obstacle absolu à la pénétration. Ainsi, il a été prouvé que des œufs, intacts quant à leur apparence extérieure, abandonnés dans une eau fourmillant de micro-organismes, ne subissaient pas la putréfaction plus facilement ni en plus grand nombre que dans l'eau pure. Au surplus, les œufs étant, en général, conservés à l'air et leur surface restant sèche, il ne peut y avoir aucune cause facilitant la pénétration des microbes de l'extérieur à l'intérieur.

MM. Béchamp et Eustache avaient cru voir, dans les faits que nous venons de relater, une confirmation de leurs idées et de leur théorie du développement des microzymas et de leur transformation en bactéries; mais les expériences de M. Gayon et les observations d'un certain nombre d'autres savants sont venues fournir une explication très précise de ce phénomène.

En examinant, au microscope, les liquides qui tapissent le canal vecteur de l'œuf à des distances variables du cloaque, M. Gayon a observé, à la profondeur de 10 centimètres, des micro-organismes identiques à ceux que l'on peut observer dans les œufs avariés ; il a même rencontré à cette distance au-dessus du cloaque, des éléments figurés beaucoup plus volumineux, notamment une spore parfaitement reconnaissable de *puccinia graminis*, identique à celles que l'on pouvait rencontrer dans le grain qui servait, à ce moment, à la nourriture des poules. M. Chatin a trouvé, dans un œuf, un ver qui n'était autre que l'*ascaris* de la poule qui venait évidemment du tube intestinal et avait remonté le long du canal vecteur. Enfin on a trouvé dans des œufs : des plantes, des pierres, des graines, des insectes. Une certaine année où les hannetons étaient très nombreux, M. Reiset a rencontré dans un œuf une patte de ces coléoptères. Il ne peut donc subsister aucun doute sur le mécanisme de la pénétration des germes dont la présence finit par déterminer la putréfaction. Si ce phénomène ne se produit pas plus rapidement, cela tient à ce que l'albumine de l'œuf constitue, pour ces microbes, un milieu de développement inférieur quant à leur nutrition.

La composition des œufs de certains poissons qui sont utilisés comme aliments se rapproche beaucoup de celle de l'œuf de poule : il suffit, pour s'en convaincre, de comparer l'analyse ci-dessous des œufs de carpe, due à Gobley, avec celle que nous avons reproduite, précédemment, de l'œuf de poule, par le même auteur :

Eau	64.080
Vitelline	14.060
Oléine, palmitine, stéarine	2.574
Cholestérine	0.266
Lécithine	3.045
Cérébrine	0.205
Matières extractives	0.389
Chlorhydrate d'ammoniaque	0.042
Chlorures de sodium et de potassium	0.447
Sulfate et phosphate de potasse	0.037
Phosphates de chaux et de magnésie	0.292
Matière colorante, traces de fer	0.033
Membranes et enveloppes	14.530

En Russie, les œufs de plusieurs espèces d'esturgeons (*Accipenser sturio*, *A. huso* et *A. ruthenus*) fournissent un mets très estimé et connu sous le nom de *caviar*. Cet aliment renferme moins d'eau et plus de substances azotées, grasses et salines que la viande fraîche de boucherie ; il est donc fort riche en principes assimilables et réparateurs. Payen a donné l'analyse suivante du caviar importé en France :

Eau	37.500
Matières azotées	29.165
Matières grasses	16.260
Matières organiques non azotées	7.825
Sels minéraux	9.250
	100.000
Azote	4.487
Chlorure de sodium	4.825

VI. **Lait.** — S'il était possible de ranger les aliments suivant une classification rationnelle, c'est par le lait qu'il faudrait en commencer l'étude. Destiné à subvenir à tous les besoins du jeune mammifère, depuis le moment de sa naissance jusqu'à celui où il aura acquis assez de force pour se procurer lui-même sa nourriture, le lait doit, en effet, contenir tous les aliments primordiaux qui sont nécessaires à l'entretien des fonctions et à un rapide accroissement des tissus. Dans aucun autre aliment, on ne trouve associés dans d'aussi parfaites proportions les principes azotés, hydrocarbonés, les corps gras, les sels minéraux. Le mélange même des sels minéraux est un merveilleux assemblage, capable de pourvoir à la formation de tous les tissus, de toutes les humeurs. Phosphates alcalino-terreux destinés à l'élaboration des os, sels de potasse pour les muscles et les globules du sang, sels de soude pour le sérum sanguin et les autres humeurs, corps simples tels que le fluor, le manganèse, le fer, n'existant qu'à l'état de traces plus ou moins accentuées dans certains tissus, mais indispensables à leur intégrité et à leur perfection; toutes ces substances, simples ou complexes, se retrouvent dans le lait et justifient l'appellation d'aliment type, d'aliment complet, qui lui a été donnée.

Certes, si l'on envisage son rôle vis-à-vis du jeune mammifère à la subsistance duquel il suffit exclusivement pendant un long temps, le lait est un aliment complet, il approche autant que possible de la perfection; on pourrait aller jusqu'à dire qu'il la réalise. Mais, ainsi que nous l'avons déjà fait remarquer au début de cette étude, un aliment ne peut être envisagé d'une façon absolue; et, si le lait satisfait entièrement, pour le jeune mammifère, à la conception du terme *aliment* prise dans son sens absolu, il n'en saurait être de même pour l'adulte. Le lait est bien certainement capable d'entretenir pendant longtemps la vie d'un individu qui serait soumis à ce régime exclusif, mais c'est à la condition qu'il s'agisse d'un malade, d'un convalescent à peine en voie de retour à la santé, en un mot, d'un individu dont l'existence est *réduite au minimum :* la moindre activité, soit cérébrale, soit surtout physique, est absolument incompatible avec le régime lacté exclusif.

Si grands qu'aient été depuis quelques années les progrès de la science, les méthodes d'analyse biologique ne nous ont pas encore donné jusqu'ici le moyen d'expliquer, d'une façon suffisante, pourquoi le lait d'une espèce animale réalise le type le plus parfait de l'aliment pour les jeunes animaux de son espèce. Simon a montré que l'estomac de chaque mammifère est plus apte qu'aucun autre à coaguler le lait de son espèce. Filhol et Joly ont confirmé cette remarque importante au point de vue de la digestibilité des laits d'origine différente. Le fait est absolument certain; et c'est aujourd'hui une vérité connue de tous que, pour l'enfant, le lait de femme est infiniment supérieur au meilleur lait d'origine animale. Les différences que révèle l'analyse chimique sont déjà de nature à fournir l'explication de ce phénomène; mais ici comme en toxicologie, nous trouvons dans les réactions d'ordre physiologique, dans la façon dont les muqueuses stomacale et intestinale s'accommodent de l'aliment qui leur est offert, un critérium beaucoup plus délicat et plus sûr que ne sont capables de nous en fournir les plus délicates recherches de laboratoire.

Il y a peut-être encore, dans ces phénomènes, en plus de la différence de composition chimique et de constitution moléculaire de certains composants, l'intervention d'une cause de même ordre que celle qui détermine l'impossibilité de la vie de l'*Aspergillus niger* en présence de traces infinitésimales d'argent, ou, ce qui est plus exactement comparable dans le cas particulier, sa végétation languissante et pénible dans une solution insuffisamment riche en sels de zinc. Jusqu'au jour où nous connaîtrons exactement, expérimentalement, l'influence de chaque élément et de chaque combinaison sur chaque espèce de cellule, et ce jour semble malheureusement encore bien éloigné, cela ne pourra être qu'un heureux hasard qui mettra l'observateur sur la voie de la découverte permettant d'interpréter ces phénomènes, qu'il serait cependant si utile de connaître pour pouvoir établir une théorie véritablement scientifique de l'alimentation.

Composition chimique du lait. — Le lait est, à la fois, une solution, mais surtout une émulsion de graisse, de caséine et de certains sels minéraux parmi lesquels prédomine le phosphate de chaux, ainsi que l'ont prouvé des travaux récents ; et notamment ceux de M. Duclaux (1). Sans entrer ici dans des détails qui seraient plutôt du ressort de la physiologie ou de la chimie biologique, nous rapporterons seulement une expérience fort intéressante due à ce savant biologiste. Si l'on recueille du lait dans un tube préalablement stérilisé, avec toutes les précautions nécessaires pour éviter l'introduction de microbes et si on l'abandonne à lui-même à l'abri de tout germe, on le voit à la longue se séparer en quatre couches, sans subir la moindre altération. La couche inférieure la plus dense, est constituée par un dépôt de phosphate tricalcique, très ténu; la seconde est formée d'un liquide tenant en suspension un précipité granuleux, excessivement fin, de caséine solide ; la troisième est un liquide opalescent contenant de la caséine en solution (caséine à l'état colloïdal); enfin la couche supérieure est constituée, pour la presque totalité, par des globules butyreux.

Cette constitution physique du lait explique jusqu'à un certain point la facilité avec laquelle il est attaqué par les sucs digestifs et la perfection presque complète de son utilisation au point de vue nutritif.

E. Marchand a donné l'analyse détaillée ci-après du lait de vache.

Beurre		38.40
Lactose		51.85
(Albuminoïdes en totalité.) Caséine		23.82
Chlorure de potassium	0.994	7.28
Chlorure de sodium	0 458	
Phosphate de potasse	0 073	
Phosphate de chaux	3 458	
Phosphate de magnésie	0.657	
Phosphate de fer	0.248	
Sulfate de potasse	0.703	
Silicate de potasse	0.018	
Carbonate de soude	0.071	
Eau		910.55
Poids du litre de lait à + 15° =		1031.90

(1) Duclaux, *Mémoires sur le lait. Annales de l'Institut agronomique*, 1882, 1884, 1886.

La composition chimique des laits de diverses provenances varie, du reste, d'une façon assez notable suivant le régime, l'état de plus ou moins parfaite santé ; et, surtout, la méthode employée pour en effectuer l'analyse. Nous avons réuni, dans les tableaux suivants, un certain nombre d'analyses, dues aux savants les plus autorisés, qui montrent combien les variations des divers principes immédiats peuvent être considérables. Le premier de ces tableaux représente la composition moyenne de différents laits, et il est emprunté au *Traité de chimie physiologique* de Gorup-Besanez; le second est extrait du *Dictionnaire des altérations et falsifications des substances alimentaires* de Chevallier et Baudrimont.

PRINCIPES Pour 1000 parties.	FEMME.	VACHE.	CHÈVRE.	BREBIS.	ANESSE.	JUMENT.
Eau	872.40	842.80	868.50	833.00	890.10	904.50
Matières fixes	127.75	157.20	135.20	166 00	109.90	95.50
Caséine	19 00	35.70	25.30	57.30	35.70	25.30
Albumine		7.80	12.60			
Beurre	42.30	64.70	43.40	60.55	18.50	13.10
Lactose	59 60	43.40	37.80	39 60	50.50	54.20
Sels minéraux	2.80	6.30	6.50	6.80		2.90

Composition du lait de vache sur 100 parties.

PRINCIPES Pour 100 parties.	AUTEURS DES ANALYSES. VAN STIPTRIAN LUISCIUS ET BONDT.	BERZÉLIUS (1).	CHEVALLIER ET O. HENRY.	BOUSSINGAULT ET LEBEL (2).	QUÉVENNE (3).	LECANU (4).	HAIDLEN (5).	F. SIMON.	HERBERGER.
Caséum, albumine et sels insolubles	8.9	2.6	4 5	3.6	3.6	5.6	5.1	7 0	6.8
Beurre	2.7		3.1	4.0	3.4	3.6	3.0	3.9	3.8
Sucre de lait	5.7	3.5	4.8	5.0	5.8	4.0	4.6	3.5	2.9
Sels solubles		1.0	0.6						0.7
Eau	82.7	92 9	87.0	87.4	87.2	86.8	87.3	85.6	85.8
	100.0	100 0	100.0	100.0	100.0	100.0	100.0	100.0	100.0
Matière sèche p. 100 de lait	17.3	7.1	13.0	12.6	12.8	13.2	12.7	14.4	14.2
Densité	»	1033	»	»	1032	»	»	1032	»

(1) L'analyse de Berzélius a été faite sur du lait écrémé.
(2) Lait de Bechelbronn (Bas-Rhin).
(3) Lait de Paris.
(4) Lait fourni aux hôpitaux de Paris. — La proportion très faible d'albumine que renferme le lait de vache diminue d'autant la quantité de sucre contenue dans ce liquide quand on l'apprécie au polarimètre : c'est le mode d'appréciation employé pour cette analyse. — Obtenu par la coagulation lente du lait, le sérum contient, en moyenne, 0gr.307 d'albumine sur 100 grammes; par la coagulation rapide (à 30 ou 40 degrés), cette quantité n'est plus que de 0gr,254 (*Vernois* et *A. Becquerel*).
(5) Lait de Giessen (duché de Hesse-Darmstadt).

Composition du lait de vache sur 100 parties.

PRINCIPES Pour 100 parties.	AUTEURS DES ANALYSES. POGGIALE (1).	REGNAULT.	PAYEN.	VERNOIS ET A. BECQUEREL (1).	EUG. MARCHAND (2).	CAVENTON ET RÉVEIL (3).	BLANQUINQUE (4).	PETEL ET LABICHE (5).
Caséum, albumine et sels insolubles	3.8	3.6	4.2	5.5	3.7	4.2	4.9	3.9
Beurre	4.4	4.0	3.5	3.6	3.6	4.4	3.7	3.7
Sucre de lait	5.3	5.0	5.5	3.8	5.3	5.4	5.9	5.4
Sels solubles	0.3	»	0.2	0.6	0.3			
Eau	86.2	87.4	86.6	86.4	87.1	86.0	85.5	87.0
	100.0	100.0	100.0	99.9	100.0	100.0	100.0	100.0
Matière sèche p. 100 de lait	13.7	12.6	13.4	13.6	12.9	»	14.5	13.0
Densité	»	»	»	1033	1033	»	1020	1033

(1) Même observation que pour l'analyse de Lecanu, dans le tableau précédent, relativement au sucre : en outre, dans les recherches analytiques auxquelles Vernois et A. Becquerel, ainsi que Poggiale, se sont livrés sur le lait provenant de divers quartiers et hôpitaux de Paris, la quantité d'eau a varié de 84.9 à 97.2 p. 100; le poids du beurre a diminué sensiblement avec l'augmentation de l'eau et est tombé de 6 à 1.6 p. 100; il en a été de même pour la quantité de sucre.
(2) Lait de communes de l'arrondissement du Havre.
(3) Lait de vaches nourries à la campagne.
(4) Lait du département de l'Aisne.
(5) Lait des environs de Louviers (Eure).

Composition des cendres du lait.

PRINCIPES CONTENUS DANS 100 PARTIES de cendres.	LAIT DE FEMME. — WILDENSTEIN.	LAIT DE VACHE. WEBER.		HAIDLEN.	
Chlorure de sodium	10.73	4.74	16.23	4.89	4.43
Chlorure de potassium	26.33	14.18	9.49	29.38	23.86
Potasse	21.44	23.46	23.77	»	»
Soude	»	6.96	»	8.57	5.86
Chaux	18.78	17.34	17.31	25.51	24.25
Magnésie	0.87	2.20	1.90	3.87	3.78
Oxyde de fer	»	0.47	0.33	»	»
Acide phosphorique	19.00	28.04	29.13	26.32	25.
Phosphate de fer	0.21	»	»	1.42	1.
Acide sulfurique	2.64	0.05	1.15	»	»
Acide carbonique	»	2.50	»	»	»
Silice	traces.	0.06	0.09	»	»

Haidlen a encore donné les résultats suivants de l'analyse des cendres du lait d'une même vache pour deux traites différentes :

Phosphate de chaux	0.231	0.344
— de magnésie	0.042	0.064
— de fer	0.007	0.007
Chlorure de potassium	0.144	0.183
— de sodium	0.024	0.034
Soude	0.042	0.045
	0.490	0.677

M. Duclaux (1) a fait une étude très complète des ferments qui se rencontrent dans le lait et proviennent de l'extérieur. Ils se distinguent en *aérobies* et *anaérobies*. Voici les plus importants :

A. Ferments aérobies. — 1° *Tyrothrix tenuis*. — Ce microbe se développe fort bien, en présence de l'air, dans le lait dont il coagule d'abord la caséine, puis il la redissout au bout de quelque temps grâce à la diastase qu'il sécrète : il fournit, en outre, des produits ordinaires de la fermentation, leucine, tyrosine, etc., du valérianate d'ammoniaque et rend le lait alcalin.

C'est le ferment qui agit le plus énergiquement sur le lait, pourvu que cette action s'exerce en présence d'oxygène libre. Il s'attaque exclusivement à la caséine et respecte les autres éléments du lait. La diastase secrétée par ce micro-organisme possède la curieuse propriété de dissoudre la caséine mieux et plus rapidement que toute autre matière albuminoïde : aussi M. Duclaux a-t-il donné à ce produit le nom de *caséase*, pour rappeler ce caractère. Le *T. tenuis* résiste à la chaleur d'une façon très remarquable. Il résiste à une température de 95° lorsqu'il est encore dans les premières heures de son développement ; au bout de 24 heures, le liquide étant devenu faiblement alcalin, il résiste à une température supérieure à 100°, et ses spores supportent, sans altération, une température de 115°. C'est entre 25° et 35° que son développement est le plus énergique.

2° *Tyrothrix filiformis*. — Ce microbe est également fort bien cultivé dans le lait. Suivant la façon dont il s'y développe, sa présence se manifeste par des phénomènes très différents. Comme pour le précédent, sa végétation n'est énergique qu'en présence de l'oxygène, et l'on voit parfois le lait se couvrir, du jour au lendemain, d'un feutrage constitué par des filaments du micro-organisme mêlés à des globules gras et à des caillots de caséine : cette couche ressemble absolument à la pellicule qui se forme à la surface du lait pendant qu'on l'évapore. Dans d'autres cas, le développement se fait sous forme de fils isolés, ou de pelotons enchevêtrés flottant dans la masse du liquide. Le lait ne paraît pas de prime abord avoir subi d'altération ; il conserve son opacité et sa liquidité ; puis, brusquement, en quelques heures, on le voit se décolorer et se transformer en un liquide louche, dans lequel nagent parfois quelques caillots de caséine coagulée qui ne tardent pas à se re-

(1) Duclaux, *Chimie biologique*. — Volume IX de l'*Encyclopédie chimique*, p. 639 et suivantes.

dissoudre. Les propriétés coagulantes et digestives de ce microbe semblent donc peu énergiques; toutefois sa caséase est plus active que sa présure, car la peptonisation de la caséine s'opère toujours assez rapidement, même lorsque la coagulation a été à peu près nulle; ce fait explique l'apparente inaltération du lait au début de l'action du ferment. Comme le *T. tenuis*, le *T. filiformis* ne s'attaque qu'à la caséine qu'il transforme en peptone plus ou moins parfaite, en même temps qu'il donne lieu à la formation de leucine, tyrosine, urée, carbonate d'ammoniaque et à un mélange, en proportions très sensiblement égales, d'acétate et de valérianate d'ammoniaque. Le bouillon Liebig est un milieu de culture très favorable à ce micro-organisme, tandis qu'il végète misérablement dans la gélatine sur laquelle, cependant sa diastase agit avec assez d'énergie. Les spores, provenant de la gélatine, ne résistent pas à une température de 110°, tandis qu'elles restent inaltérées à 120° lorsqu'elles proviennent du lait. Le microbe adulte résiste à la température de 100° dans le lait, ou dans un milieu favorable légèrement alcalin, tandis qu'il est tué à cette même température, dans un milieu légèrement acide.

3° *Tyrothrix geniculatus.* — Ce microbe est moins actif et se développe moins bien que les précédents. Il fournit à peu près les mêmes produits de transformation; on remarque plus particulièrement la présence d'une matière très amère et la prédominance du valérianate d'ammoniaque, lorsque son action s'est exercée en présence de l'oxygène en excès. Quand ce gaz est en quantité insuffisante, la réaction finale est moins énergiquement alcaline et les produits de l'action des diastases sont en proportion relativement prépondérante. Ce micro-organisme est peu résistant à la chaleur : à l'état adulte et dans du lait à réaction sensiblement neutre, il ne supporte pas pendant une minute la température de 80°; les spores, au contraire, supportent sans inconvénients, pendant une minute, la température de 100°. A 105°, le développement est retardé de quelques jours, et il est complètement entravé par une température de 110°. Ce ferment est remarquable par son immobilité.

4° *Tyrothrix distortus;* très voisin du précédent, dont il se distingue par sa mobilité, caractère très développé surtout dans les cultures faites à l'aide du bouillon. Sous son influence, le lait prend la consistance et la couleur de la gelée de viande, par suite de l'action, sur la caseine, des diastases sécrétées par ce microbe : la caséine est peptonisée. Comme le *T. filiformis*, il fournit de la leucine, de la tyrosine, de l'acétate et, surtout, du valérianate d'ammoniaque ainsi que du carbonate d'ammoniaque qui donne au milieu une réaction alcaline assez prononcée.

Le *T. distortus* se cultive fort bien dans la gélatine, où son développement est très rapide. Il végète moins bien dans le lait que les *T. tenuis* et *filiformis*, mais il n'agit pourtant, comme ces microbes, que sur la caséine, dont il est encore un des plus actifs agents de transformation. A l'état de spores, il résiste à une température de 100° à 105° ; il ne supporte qu'une température de 90° à 95° lorsqu'il est à l'état adulte.

5° *Tyrothrix turgidus;* possède au plus haut degré le caractère aérobie et détermine un abondant dégagement d'acide carbonique corrélatif d'une absorption égale d'oxygène. Le lait se transforme assez rapidement en un liquide translucide, un peu trouble et fortement coloré en jaune : il reste liquide si la température n'est pas trop élevée et se coagule légèrement dans le cas contraire. La caséine est profondément modifiée, bien que la présure et la caséase, développées dans ce cas, soient moins actives que celles sécrétées par les microbes précédents; et le milieu prend une réaction alcaline due aux composés ammoniacaux précédemment cités, auxquels vient s'ajouter du butyrate d'ammoniaque. Le lactose reste absolument inaltéré, bien que le *T. turgidus* puisse vivre, quoique très péniblement, dans l'amidon et la glycérine. La matière grasse du lait subit seulement un commencement de saponification, sous l'influence de l'alcalinité croissante du liquide. Les limites de température qui conviennent le mieux au développement de ce microbe sont comprises entre 25° et 30°. Au delà, sa végétation devient plus lente; et il périt, lorsqu'il est à l'état adulte, à une température voisine de 80°. A l'état de spores, il résiste jusqu'à une température voisine de 115°.

6° *Tyrothrix scaber;* se développe plus difficilement dans le lait que les précédents et s'attaque moins exclusivement à la matière albuminoïde. La diastase qu'il secrète est beaucoup moins active, sur la caséine, que celle qui est secrétée par les microbes précédents. Le lait ne prend que lentement, sans coagulation passagère, la couleur et la transparence du petit-lait; il est alors alcalin et faiblement odorant. Il renferme de la leucine, de la tyrosine, du carbonate et du valérianate d'ammoniaque et contient presque toujours un peu de caséine non encore attaquée. Le *T. scaber* s'attaque, en effet, de préférence, aux albuminoïdes déjà en voie de transformation et en cours d'élaboration, soit par l'organisme des animaux supérieurs, soit par d'autres ferments : la syntonine, la gélatine, les albuminoïdes de l'extrait de viande, constituent, pour lui, de meilleurs milieux de culture que la caséine. Bien qu'il puisse être envisagé, en toute certitude, comme un ferment des matières albuminoïdes, il attaque aussi peu à peu le sucre de lait et même, au besoin, le sucre de canne et la glycérine. A l'état adulte, il périt sous l'influence d'une température de 90° à 95°; et, à l'état de spores, entre 105° et 110°. De même que le *T. turgidus* et le *T. virgula*, il se développe surtout dans les fromages et alors que d'autres micro-organismes lui ont préparé ses matériaux nutritifs.

7° *Tyrothrix virgula;* ne se développe dans le lait et les fromages que lorsqu'ils ont déjà subi de profondes modifications par le fait du développement des *T. tenuis* et *filiformis*.

Les matières albuminoïdes sont transformées par ces divers ferments en produisant des substances sensiblement inodores et insipides, en raison de leur sursaturation par l'ammoniaque.

B. Ferments anaérobies. — 1° *Tyrothrix urocephalum;* c'est un des agents les plus actifs de la putréfaction des matières animales et un anaérobie facultatif, c'est-à-dire qu'il peut vivre aérobiquement, quoique moins vigoureusement. Lorsqu'il est privé d'air, ce microbe donne naissance à un dégagement gazeux formé de deux parties d'acide carbonique et une partie d'hydrogène; cet hydrogène, se formant dans un milieu réducteur où abondent les matériaux sulfurés et phosphorés, se transforme, partiellement, en composés fortement odorants. Le lait est l'aliment de prédilection de cet organisme, qui s'y attaque à la caséine qu'il transforme en une substance analogue aux peptones, tandis qu'il respecte la graisse et le sucre. Le liquide manifeste une réaction nettement acide : il renferme des amides du groupe de la leucine et de la tyrosine, et des valérianates d'ammoniaque et d'amines, en proportion d'autant plus forte que la fermentation s'est produite plus à l'abri de l'air. L'odeur est alors fort désagréable, alliacée et putride, tandis qu'elle est beaucoup plus supportable, presque agréable même, si le lait a subi la fermentation en large surface au contact de l'air.

2° *Thyrothrix claviformis;* se distingue du précédent par son caractère purement anaérobie; il exige, pour son développement, même dans le liquide le mieux approprié, une atmosphère d'acide carbonique ou le vide. Le lait lui convient très bien; il en détermine d'abord la coagulation, puis, après vingt-quatre heures environ, la fluidification en un liquide à peine trouble. Le gaz qui se dégage est formé de deux volumes d'acide carbonique et un volume d'hydrogène; mais ce rapport n'est pas absolument constant. Il attaque non seulement la caséine, mais aussi le sucre de lait, qu'il transforme en alcool éthylique mélangé d'une petite quantité d'alcools supérieurs. La caséine est transformée en une substance coagulable à l'ébullition, mais non précipitable par le tannin ou le sublimé; et on trouve, dans le liquide, de la leucine, de la tyrosine et de l'acétate d'ammoniaque. Ce liquide a une réaction acide et une odeur agréable quand le *tyrothrix claviformis* s'y est développé seul : les gaz dégagés pendant la fermentation possèdent une odeur de poire ou de coing, due à la formation de traces d'éthers dérivés de l'acide acétique et des divers alcools. Cette odeur est surtout manifeste après un certain temps de fermentation, lorsque le lactose commence à être attaqué.

3° *Tyrothrix catenula;* se présente sous des formes différentes, suivant le plus ou moins facile renouvellement de l'air. Son développement s'accompagne d'un dégagement gazeux tellement abondant qu'il rappelle une fermentation alcoolique : le gaz est formé de trois volumes d'acide carbonique pour deux volumes d'hydrogène, dont une portion se transforme, surtout au début, en hydrogène sulfuré. L'odeur du lait envahi par ce microbe ne devient jamais franchement putride, le goût en reste frais ; par sa consistance et ses propriétés organoleptiques, il rappelle absolument le lait à moitié digéré, vomi quelquefois par les enfants à la mamelle. Le lait devient légèrement acide, et, peu à peu, il abandonne un précipité qui gagne les couches inférieures du liquide, laissant au-dessus de lui du sérum presque privé de matière albuminoïde, comme cela se produit dans la coagulation déterminée par l'addition des acides. La caséine ainsi précipitée reste inaltérée ainsi que le lactose : la seule substance attaquée en proportions sensibles est la partie dissoute de la caséine, dont une portion est transformée en une substance analogue à la syntonine, tandis qu'une autre portion est détruite en donnant de la leucine, de la tyrosine, de l'acide butyrique et des composés ammoniacaux. L'acidification de la liqueur résultant du procès vital de ce micro-organisme en arrête le développement. Ce microbe ne sécrète ni présure ni caséase, ce qui explique l'intégrité de la caséine précipitée.

Ces ferments anaérobiques de la caséine sont de beaucoup moins bons producteurs de diastases que les aérobies et, tout en donnant les mêmes acides gras que ces derniers, ils les saturent moins d'ammoniaque et créent des milieux plus sapides et plus odorants.

Pour certains des ferments dont nous venons de faire l'énumération, la caséine constitue, d'emblée, un aliment admirablement approprié, c'est ce qui a lieu pour le *tyrothrix tenuis*. Pour d'autres, comme le *tyrothrix catenula*, elle ne devient un bon aliment qu'après avoir subi l'action de la caséase. Pour d'autres encore, tels que le *tyrothrix virgula*, elle ne devient une substance assimilable qu'après avoir subi une modification beaucoup plus profonde, qui la transforme en une substance analogue à l'extrait de viande, excellent milieu de culture pour ce microbe. Enfin, pour le *tyrothrix scaber*, c'est seulement lorsque la caséine a subi la modification gélatinoïde qu'elle peut être utilisée.

Si nous avons cité ici avec quelques détails les résultats des beaux travaux de M. Duclaux, c'est surtout pour montrer la complexité des phénomènes dont les substances alimentaires sont le siège lorsqu'elles subissent les modifications qui ont pour but de les transformer en des *milieux nutritifs* pour les différentes cellules de l'organisme. Nous restons d'ailleurs absolument sur le terrain de l'hygiène en étudiant les modifications d'une substance alimentaire sous l'influence des agents avec lesquels elle peut se trouver en contact à un moment donné. Et les phénomènes que nous venons de passer en revue sont d'autant plus importants et intéressants, que leur mécanisme peut aussi bien s'appliquer à la manière dont la fibrine solide, l'albumine coagulée, la chair musculaire, les albuminoïdes végétaux, tous nos aliments en un mot, sont rendus assimilables.

On obtient à l'aide du lait des produits de transformation fort importants au point de vue alimentaire et sur lesquels nous reviendrons tout à l'heure : le beurre et le fromage. Le beurre est un produit de transformation de la *crème*, qui se sépare assez rapidement lorsqu'on abandonne le lait à lui-même dans un endroit frais. Le fromage résulte de la coagulation de la caséine et de sa transformation plus ou moins profonde, sous l'influence des ferments sur lesquels nous venons de jeter un rapide coup d'œil. Sous ces deux modifications et à l'état naturel, le lait entre pour une part considérable dans l'alimentation de tous les habitants du globe : il forme presque l'unique ressource en matière azotée d'origine animale dans certaines contrées pauvres.

Lorsqu'on prononce simplement le mot lait, c'est toujours du lait de vache que l'on entend parler; il n'est pourtant pas le seul qui entre dans l'alimentation : les laits de chèvre et d'ânesse y entrent pour une proportion qui a pris, dans ces dernières années, une notable extension.

Dans une très remarquable et consciencieuse étude, M. Féry (1) a fourni des documents fort intéressants sur le lait de la femme, de l'ânesse, de la vache et de la chèvre. Ses conclusions basées sur de nombreuses analyses comparatives, effectuées avec un soin scrupuleux, montrent qu'il existe une différence entre ces divers laits, non seulement au point de vue de la quantité des éléments dosés, mais encore au point de vue des propriétés spéciales de certains d'entre eux. C'est ainsi que, pour la caséine, non seulement la proportion varie de 10 grammes par litre, pour le lait de femme, à 12 grammes pour le lait d'ânesse, 30 grammes pour le lait de vache et s'élève jusqu'à 45 grammes pour le lait de chèvre, mais encore l'état sous lequel elle s'y trouve n'est pas le même. L'auteur rapporte à ce sujet l'expérience suivante.

Dans une série de quatre tubes à expérience, on verse 10 centimètres cubes de lait de chèvre, de vache, d'ânesse et de femme. On ajoute dans chacun des tubes une goutte d'acide acétique et on place les mélanges dans une étuve chauffée à 38°.

Dans une série de quatre autres tubes, on verse la même quantité de chacun des laits ci-dessus, on y ajoute une goutte de présure liquide et l'on porte également les mélanges dans l'étuve chauffée à 38°.

Au bout d'une heure et demie, on peut constater les résultats suivants. Le lait de chèvre et celui de vache forment une masse compacte dans les tubes où il y a eu de la présure; on peut renverser le tube sans qu'il s'écoule une goutte du liquide : dans ceux où l'on a ajouté de l'acide acétique, la masse coagulée, au lieu d'avoir envahi tout le liquide, flotte sur une couche de sérum.

(1) Henri Féry, *Étude comparée sur le lait de la femme, de l'ânesse, de la vache et de la chèvre*. Paris, 1884.

Le lait d'ânesse présente de légers flocons de caséine dans le tube à acide acétique; la coagulation est un peu plus prononcée dans le tube à présure, le beurre surnage le liquide : la coagulation du reste est bien manifeste.

Le lait de femme présente l'aspect suivant : une couche graisseuse mêlée d'une quantité excessivement petite de flocons de caséine surnage le liquide dans le tube à acide acétique; dans le tube à présure, l'aspect est identique, sauf que les flocons de caséine y sont légèrement plus abondants.

L'écart existant entre les quantités de caséine contenue dans le lait ne suffit pas à expliquer ces différences, car lorsqu'on étend le lait de vache de une ou deux fois son volume d'eau, ce qui amène la proportion de caséine à 15 grammes et 10 grammes par litre, on obtient des coagulations très manifestes et en masses compactes.

L'état de la matière grasse n'est pas non plus le même suivant le lait dont elle provient : outre la différence de coloration, le beurre d'ânesse présente la particularité curieuse de rester des mois entiers dans un état semi-liquide qui le fait ressembler à de l'huile d'olive à moitié figée.

On est donc amené à conclure de ces expériences que, dans le lait de femme, la caséine existe à un état particulier qui doit faciliter sa digestion par l'estomac de l'enfant. Le lait qui, par la nature de sa caséine, se rapproche le plus du lait de femme est le lait d'ânesse : les succès obtenus par ce genre d'alimentation des nouveau-nés dans le service du regretté Parrot, aux enfants assistés, confirment absolument cette déduction de l'expérience du laboratoire.

La proportion des sels minéraux contenus dans le lait est également fort intéressante à envisager, tant au point de vue de l'alimentation du nouveau-né, qu'au point de vue de l'alimentation de la mère; qu'il s'agisse de la femme ou des animaux. Les différences que l'on peut voir dans les tableaux d'analyse ci-après sont encore bien plus accentuées lorsqu'on les rapporte à la proportion de lait émise en vingt-quatre heures; on trouve ainsi, en nombres ronds :

		Quantité de lait.	Sels.
Femme....................	environ	0lit,850	1gr,80
Anesse....................	—	1 ,500	7 ,20
Chèvre....................	—	1 ,000	9 ,10
Vache hollandaise..........	—	18 ,500	111 ,00

La rapidité de l'accroissement du nourrisson, la masse du squelette qu'il lui faut développer, sont, évidemment, les principales causes qui influent sur la production des éléments minéraux. Il est intéressant, à ce point de vue, de rapprocher la composition des cendres du lait de femme et du lait de vache, de celle des cendres des globules et du sérum sanguins; c'est ce que montre le tableau suivant :

POUR 100 PARTIES :	FEMME. (1)	VACHE. (2)	GLOBULES DU SANG. (3)	SÉRUM DU SANG. (3)
Sodium	4.21	6.38	18.26	37.82
Potassium	31.59	24.71	39.76	3.94
Chlore	19.06	14.39	18.10	43.45
Chaux	18.78	17.31		
Magnésie	0.87	1.90	12.65	9.35
Acide phosphorique	19.00	29.13		
Acide sulfurique	2.64	1.15	0.81	1.15
Oxyde de fer	0.10	0.33	»	»
Silice	traces	0.09	»	»

(1) Analyse de Wildenstein.
(2) Analyse de Weber.
(3) Analyses de Ch. Schmidt.

Les cendres du lait de femme, plus riches en potasse que les cendres du lait de vache, par rapport à leur composition centésimale, sont plus pauvres en réalité, quand on les rapporte à la quantité de lait, en raison de la richesse plus grande du lait de vache en éléments minéraux. Cet excès de potassium n'a rien de surprenant chez les herbivores, eu égard à leur mode d'alimentation. Dans le lait des carnivores, le rapport entre le potassium et le sodium est à peu près constant; et le même que celui que l'on observe dans les aliments ingérés et que l'on retrouve dans l'organisme tout entier, ainsi que l'ont montré les observations de M. Bunge.

Les intéressantes recherches de M. Féry sont résumées dans le tableau suivant qui représente, pour lui, la composition moyenne des nombreux échantillons de lait dont il a fait l'analyse.

	FEMME.	ANESSE.	VACHE.	CHÈVRE.
Densité	1033.50	1032.10	1033.40	1033.85
	gr.	gr.	gr.	gr.
Eau	900.10	914 00	910.08	869.52
Extrait sec	133.40	118.10	123 32	164.34
Beurre	43.43	30.10	34.00	60.68
(Lactose.) Sucre	76.14	69.30	52.16	48.56
Caséine	10.52	12.30	28 12	44.27
Sels minéraux	2.14	4.50	6 00	9.10
Azote	1.63	1.91	4.36	6.86

On peut classer ces laits en deux groupes : d'une part, le lait de femme et celui d'ânesse, riches en lactose, pauvres en caséine et en éléments minéraux; et, d'autre part, le lait de vache et celui de chèvre, moins riches en sucre, plus riches en caséine et en éléments minéraux, le dernier surtout. Quant au beurre, il présente des écarts individuels énormes, tandis que les autres éléments s'éloignent beaucoup moins de la moyenne.

La composition du lait varie suivant un grand nombre de circonstances, mais plus particulièrement, suivant la région habitée par les animaux et suivant le mode de nourriture (consulter à ce sujet les tableaux des pages 302 et 314). L'âge n'aurait pas, d'après Vernois et Becquerel, d'influence sensible sur la composition du lait. Les vaches nourries à l'étable donnent un lait plus riche en lactose, mais contenant moins de beurre et de matières fixes (E. Marchand). Le lait des vaches pleines, à fin de lait, est plus riche en matières fixes, en beurre et en lactose ; tandis que c'est l'inverse pour le lait des vaches qui ont récemment vêlé (Petel et Labiche). Les vaches qui ont passé l'hiver à l'étable donnent un lait plus pesant, plus riche en matières fixes, beurre et lactose, que celles qui ont passé l'hiver au pré. (Petel et Labiche.)

La composition du lait varie encore aux différentes époques de la journée : la quantité de beurre croît du matin à midi, de un quart à un demi; et même du double dans la soirée (Bœdeker). Du commencement à la fin de la traite, la composition du lait varie dans une assez notable proportion : c'est surtout et presque exclusivement sur la proportion de matière grasse que porte cette variation. Le tableau suivant dû à Boussingault est très instructif à cet égard.

	1re TRAITE.	2e TRAITE.	3e TRAITE.	4e TRAITE.	5e TRAITE.	6e TRAITE.
Poids du lait en grammes.	398	628	1295	1390	1565	315
Densité	1033.9	1032.9	1032.5	1032.0	1031.2	1030.1
Extrait sec en centièmes...	10.47	10.75	10.85	11.23	11.63	12.67
Matière grasse en centièmes.	1.70	1.76	2.10	2.54	3.14	4.08

En ce qui regarde l'influence exercée par l'alimentation, une nourriture abondante élève notablament la proportion du beurre, tandis que le sucre et la caséine restent à peu près constants; une nourriture insuffisante détermine une diminution considérable du beurre et une diminution légère du sucre et de la caséine. Les aliments riches en azote augmentent beaucoup la quantité du lait et sa richesse en corps gras. La production du lait diminue à la suite de tout changement notable dans l'alimentation et reprend son cours habituel après quelques jours.

L'ingestion de certaines plantes peut communiquer au lait des propriétés désagréables, sinon même nuisibles. Le muséum agricole de

Berlin a établi, dans une exposition relative à un concours de laiterie, la classification suivante :

1° PLANTES QUI COAGULENT LE LAIT : Sucs des fruits de l'*Aspidosperma quebracho*, du *Carica papaya*, *Cirsium arvense*, *Oxalis acetosella*, *Cynara cardunculus*, *Ficus carica*, *Piper nigrum*, *Quercus infectoria*, *Rumex patientia*.

2° PLANTES QUI EMPÊCHENT LA COAGULATION DU LAIT : *Cochlearia armoracia*, *Pinguicula vulgaris*, *Sanicula europœa*.

3° PLANTES QUI DONNENT AU LAIT UNE COULEUR PARTICULIÈRE, LORSQU'ELLES SONT CONSOMMÉES PAR LES VACHES : coloration rouge pâle, *Galium verum*, *Rubia tinctorum*; coloration jaune pâle, *Daucus carota*, *Rheum palmatum*; coloration bleue, *Anchusa tinctoria*, *Butomus umbellatus*, *Melampyrum arvense*, *Mercurialis perennis*, *Polygonum aviculare*, *Polygonum fagopyrum*, *Rhinantus major*.

4° PLANTES QUI DONNENT AU LAIT UN GOUT PARTICULIER, SOUVENT ACRE : *Allium ursinum*, *Artemisia absinthium*, *Brassica napus*, *Brassica rapa*, *Euphorbia cyparissias*, *Gratiola officinalis*, *Helleborus niger*, *Matricaria chamomilla*, *Zea maïs*.

La composition chimique du lait des vaches atteintes de maladies subit des modifications qui sont encore peu connues, mais qui ne paraissent pas fort considérables. Tout l'intérêt de cette question réside, au point de vue de l'hygiène, dans la possibilité de la transmission d'affections contagieuses par les micro-organismes contenus dans le lait; l'état actuel de la science à ce sujet a été exposé dans une autre partie de cet ouvrage (Voyez tome II, pages 147, 158).

M. Henri Lajoux, directeur du laboratoire municipal de la ville de Reims, a fait des recherches fort intéressantes sur la composition chimique du lait de vaches castrées et de vaches atteintes de diverses maladies. Nous extrayons de son travail : « Recherches et documents du laboratoire municipal de la ville de Reims », le tableau (p. 314), qui reproduit les résultats d'analyses que leur auteur se propose de compléter en poursuivant ces études.

Quelques observations intéressantes ressortent déjà de ce tableau. C'est, tout d'abord, la diminution parfois considérable du beurre. Un fait très remarquable également est la surcharge, en beurre, du lait fourni par la mamelle saine dans le cas de mammite simple : la mamelle saine semble suppléer à l'insuffisance de la mamelle malade, de telle sorte que le mélange du lait fourni par les deux glandes donne un chiffre sensiblement normal. Une remarque identique peut être faite au sujet du lait des vaches affectées de mammite, lait obtenu à l'aide des différents trayons du même animal. Notons encore que la proportion des sels et de l'acide phosphorique est sensiblement constante dans les derniers échantillons de laits, pourtant si différents sous tous les rapports.

Analyses de lait de vaches malades.

MALADIE DONT LA VACHE est affectée.	MATIÈRES FIXES à 95°.	BEURRE.	MATIÈRES ALBUMINOÏDES.	LACTOSE.	SELS.	ACIDE PHOSPHORIQUE (P^2O^5).	OBSERVATIONS.
	gr.	gr.	gr.	gr.	gr.	gr.	
Fièvre aphteuse..	115.60	36.50	23.92	48.82	6.30	»	
Id.	148.40	50 50	33.43	56.87	7.60	»	
Péripneumonie..	98.70	24.20	43.01	22.68	8.80	»	
Mammite simple.	99.00	9.50	32.43	50.57	7 30	»	Mamelle malade.
Id.	148.80	58.90	22.09	61.71	6.10	»	Mamelle saine de la vache précédente.
Mammite double.	113.80	17.10	30 69	60.01	6.00	»	
Id.	115.60	15.90	33.47	59.53	6.70	»	Vaches de provenances diverses.
Id.	111.60	13.60	30.94	61.46	5.60	»	
Id.	114.80	13.10	36.52	58.08	7 10	»	
Mammite........	155.90	46.10	72.61	30.49	6.70	2.95	Mamelles de la même vache plus ou moins malad.
Id.	123.20	25.00	40.40	51.30	6.50	2.85	Id.
Id.	134.00	25.50	53.06	18.89	6.60	2.80	Id.
Id.	119.00	29.20	30 16	52.24	6 40	2.85	Id.
Fièvre vitulaire..	166.10	3.36	132.14	3.36	8.20	3.55	Deux jours après le part. Colostrum.
Id.	122.20	36.50	27.43	52.27	6.00	2.22	Autre vache. Huit jours après le part.
Vaches saines. — (Moyenne de la composition du lait dans la région de Reims.)	125.72	36.43	33.52	49.10	6.66	»	Pour servir de terme de comparaison.

La conclusion à tirer de ces expériences est que, malheureusement, l'analyse chimique, *seule*, n'est pas capable de nous renseigner sur la qualité hygiénique du lait d'animaux malades. Toutefois, à défaut d'expériences positives qui manquent dans certains cas, la simple prudence commande de bannir absolument de pareils produits de l'alimentation.

Les nombreuses analyses reproduites dans le travail de M. Lajoux montrent que les vaches castrées donnent un lait d'aussi bonne qualité que celui des autres animaux. Les intéressantes conclusions qu'il tire de ses expériences sont les suivantes.

Dans l'appréciation de l'influence de la castration sur la qualité du lait, il faut tenir compte de l'état de la vache avant l'opération.

1° Si la vache est saine, son lait ne sera pas sensiblement modifié par la castration : un lait riche restera riche, un lait pauvre restera pauvre.

2° Si la vache est taurelière et si cette affection est l'unique cause de la mauvaise qualité de son lait, l'effet de la castration est immédiat ; on voit la proportion du beurre se relever aussitôt.

3° Le lait des vaches saines, castrées, renferme une proportion de caséine très voisine de la normale.

4° Le lait des vaches taurelières castrées reste toujours chargé d'une quantité de caséine plus grande que celle que l'on trouve dans le lait normal.

5° Contrairement à ce que l'on a avancé, la castration ne diminue pas constamment la richesse en lactose qui, tantôt ne change pas sensiblement, tantôt augmente légèrement, tantôt enfin est diminuée.

6° La castration ne modifie pas sensiblement la quantité journalière de lait que la vache donnait dans les semaines qui ont précédé l'opération, mais la production est plus régulière et, par suite, plus élevée annuellement.

Les vaches continuent à donner du lait pendant une période assez longue après la castration : le maximum de durée de la lactation constatée est de six ans, mais on peut compter sur une moyenne de quinze à dix-huit mois.

7° Le lait des vaches castrées possède une saveur plus agréable que celui des vaches ordinaires : on cite le cas de jeunes enfants qui, nourris avec du lait de bœuvonnes, refusaient le lait ordinaire.

VII. Beurre. — Ce produit tient une très grande place dans l'alimentation ; c'est à lui que les populations pauvres empruntent la presque totalité de la matière grasse nécessaire pour compléter, dans la mesure du possible, leur alimentation végétale fort insuffisante en corps gras. C'est, après la viande, la substance alimentaire provenant des animaux qui présente, en France, la quantité et la valeur la plus considérable ; aucun autre aliment ne donne lieu à une exportation aussi importante, ce qui tient à la réputation universelle acquise par la supériorité de certains produits. Le beurre représente, en effet, la presque totalité des graisses contenues dans le lait ; et il renferme, de plus, une certaine proportion de caséine coagulée, plus ou moins forte suivant le procédé de préparation, un peu d'eau interposée, de lactose et des principes aromatiques. La richesse d'un lait en matière grasse et la composition même de cette matière grasse varient avec la race, la nature de l'herbage et même suivant chaque individu. Dans un fort intéressant travail, Boussingault a montré les variations que subit la composition du lait suivant qu'on l'examine au commencement, au milieu ou à la fin de la traite. En fractionnant en six parties la traite d'une même vache, il obtint, dans une de ces expériences, des produits présentant la composition suivante :

	I.	II.	III.	IV.	V.	VI.
Poids du lait en grammes......	398	628	1295	1390	1565	315
Densité........................	1033.9	1032.9	1032.5	1032.0	1031.2	1030.1
Extrait sec en centièmes.......	10.47	10.75	10.85	11.23	11.63	12.67
Matière grasse en centièmes....	1.70	1.76	2.10	2.54	3.14	4.08

Ces résultats montrent que, de la première à la sixième portion de la traite, le poids de l'extrait sec ayant augmenté de 2,2 et celui des matières grasses de 2,38, c'est presque exclusivement à ces dernières qu'il faut attribuer cette augmentation de poids. Il en résulte que la traite devant fournir le lait destiné à la préparation du beurre doit être poussée jusqu'à épuisement du contenu de la mamelle, afin d'obtenir le maximum de rendement en beurre.

La matière grasse en suspension dans le lait s'en sépare plus ou moins complètement par le repos, à une température et suivant certaines conditions physiques qui ne présentent pas d'intérêt pour nous : cette matière grasse, encore mélangée à d'autres éléments du lait, porte le nom de *crème*. En raison des conditions variables dont il vient d'être question, la richesse de la crème en beurre varie elle-même dans des limites fort étendues ; on trouve, par exemple, des crèmes qui ne donnent que 18 p. 100 de beurre après barattage, tandis que d'autres en fournissent jusqu'à 70 p. 100. L'expérience montre encore que les quatre cinquièmes, seulement, des matières grasses contenues dans le lait se retrouvent dans la crème et que, dans les conditions ordinaires, 100 parties de lait, destiné à la préparation du beurre, fournissent 8 parties de crème, 90 parties de lait écrémé et 2 pour 100 de perte par évaporation. Ces considérations permettent, d'après M. Duclaux, d'établir de la façon suivante la composition du lait écrémé et de la crème par rapport au lait initial.

	LAIT ENTIER.	LAIT ÉCRÉMÉ.	CRÈME.
Eau	87.25	80.74	4.69
Matière grasse	3.50	0.70	2.80
Caséine	3.90	3.61	0.22
Lactose	4.60	4.26	0.25
Cendres	0.75	0.69	0.04
	100.00	90.00	8.0[illegible]

Ce qui conduit à la composition centésimale suivante :

	LAIT ENTIER.	LAIT ÉCRÉMÉ.	CRÈME.
Eau	87.25	89.70	58 63
Matière grasse	3.50	0.77	35.00
Caséine	3.90	4.02	2.75
Lactose	4.60	4.74	3.12
Cendres	0.75	0.77	0.50
	100.00	100.00	100.00

Les chiffres ci-dessus permettent en même temps de juger de la valeur alimentaire du lait écrémé et de la crème.

Un produit présentant la composition qui vient d'être donnée pour la crème ne peut séjourner longtemps à l'air, surtout à une température insuffisamment basse, sans être rapidement envahi par des végétations cryptogamiques, dont les plus communes appartiennent au groupe des *mucors*. Les organismes dont nous avons cité l'existence, en parlant du lait, interviennent également pour déterminer la décomposition de la crème et sa transformation en produits odorants et sapides qui la rendent impropre à tout usage. Les germes de tous ces micro-organismes sont abondamment répandus dans l'air des laiteries; on ne peut éviter leur influence nuisible qu'en tenant la crème au frais et en en séparant, le plus rapidement possible, le beurre par l'opération du barattage. Quelles que soient les précautions prises pendant cette opération, le beurre n'en renferme pas moins des substances facilement altérables, en moins forte proportion dans les beurres délaités, c'est-à-dire lavés à plusieurs reprises avec de l'eau, que dans les autres; mais dont il est impossible de les priver, si ce n'est par la fusion qui permet de séparer, à peu près complètement, l'eau, la caséine et les corps étrangers : cette pratique présente l'inconvénient de faire perdre au beurre son arôme, par suite de la volatilisation des produits odorants. En outre, le beurre, en se rassemblant par le barattage, englobe des germes de micro-organismes qui, bien que ne trouvant pas là un terrain de culture des plus favorables, n'en évolueront pas moins avec le temps et fourniront des produits tels que le valérianate, le butyrate, l'acétate d'ammoniaque, qui communiquent à la masse, directement, ou mieux encore par leurs acides mis en liberté, l'odeur bien connue du beurre rance. A ces causes de destruction viennent encore se joindre le dédoublement des glycérides à acides gras volatils, contenus normalement dans le beurre, sous l'influence de la végétation des germes cryptogamiques en présence des matières grasses.

Les recherches de M. Van Tieghem (1) ont, en effet, démontré qu'il suffisait d'introduire de l'eau dans les corps gras pour voir se développer vigoureusement les germes de mucédinées contenus dans les huiles végétales ou les graisses animales. L'immersion, dans ces matières grasses, d'un corps poreux imprégné d'eau distillée stérilisée, permet aussitôt le développement de divers mucors, notamment des *Mucor spinosus* et *pleurocystis*, de plusieurs ascomycètes, notamment un *Verticillium*, un *Chætomium*, un *Sterigmatocystis*, et surtout du *Penicillium glaucum*, qui forme l'espèce de beaucoup prédominante. Ces mucédinées conservent, dans les corps gras, leur rôle d'agents de com-

(1) Van Tieghem, *Sur la vie dans l'huile*. Bulletin de la Société botanique de France, 1881.

bustion; et l'énergie de leur développement est un témoin des modifications dont les glycérides sont le siège, une fois que la matière azotée et les sels minéraux, préexistant dans ces matières grasses, ont suffi à constituer des végétations cryptogamiques aptes à continuer leur évolution. Les modifications subies par les corps gras se traduisent par l'apparition de nodules, constitués par des cristaux d'acides gras, indice assuré de leur saponification lente.

Les moisissures peuvent donc saponifier les corps gras, en s'y développant; et ce pouvoir, variable d'un organisme à l'autre, semble dû à l'acidité que prend la liqueur, sous l'influence de l'évolution du cryptogame.

Par suite de sa composition chimique, le beurre constitue un excellent milieu pour le développement de ces micro-organismes dont les germes pullulent; et l'altération *soi-disant spontanée* de cet aliment reçoit ainsi une explication absolument satisfaisante. Il faut se rappeler, d'autre part, que les corps gras, en présence de l'air et de la lumière, absorbent une notable proportion d'oxygène et que ce phénomène a pour premier résultat de faire disparaître le parfum et le goût délicat des beurres frais bien préparés.

On a cherché à empêcher ces altérations par addition, au beurre, de produits antiseptiques, tels que le borax, l'acide borique, l'acide salicylique, etc. Pour des raisons que nous indiquerons plus tard, à propos de la conservation des substances alimentaires, ces procédés doivent être absolument condamnés; ils n'atteignent, d'ailleurs, pas entièrement le but que l'on se propose, car ils n'agissent pas indistinctement, ni avec une égale énergie sur tous les ferments.

C'est en raison de sa constitution physique, de l'existence d'une certaine quantité de caséine et d'eau interposées, probablement aussi de la présence des germes de mucédinées dont le développement se fait ultérieurement, que le beurre fournit à notre organisme un aliment de facile digestion et dont toute la matière grasse est utilisée. On sait que les corps gras, liquéfiés d'abord dans l'estomac, sont ensuite émulsionnés dans l'intestin grêle par le suc pancréatique, ainsi que par leur mélange avec la bile et les sels biliaires. Cette émulsion et la saponification consécutive s'effectuent d'autant plus facilement, que les acides gras qui entrent dans la composition des graisses possèdent un point de fusion moins élevé. Il est parfaitement démontré, d'autre part, qu'un corps gras liquide renfermant un peu d'acide libre s'émulsionne facilement et sans qu'il soit besoin d'en opérer le mélange intime ou le malaxage avec une solution alcaline : or, tel est le cas du beurre qui renferme, même lorsqu'il est dans son plus parfait état de fraîcheur, de 0gr,10 à 0gr,25 par kilogramme d'acide volatil libre. Toutes les conditions se trouvent donc réunies pour que le beurre constitue le plus facilement attaquable et le plus aisément digestible des aliments gras et, sous ce rapport, aucun autre corps gras ne saurait lui être comparé. Au surplus, l'importance des conditions physiques dont il vient d'être question est bien prouvée par ce fait que certains estomacs délicats supportent difficilement (quelquefois même pas du tout) le beurre fondu dans lequel l'eau, entraînant avec elle la majeure partie des acides volatils solubles, la caséine en suspension et les germes de mucédinées, ont été mécaniquement séparés : le beurre n'a éprouvé cependant de modifications que dans sa constitution physique, la composition des glycérides solides, qui sont de beaucoup les plus considérables, n'a éprouvé qu'une variation absolument insignifiante.

Le beurre est naturellement fort peu coloré; on lui donne fréquemment une coloration jaune avec du safran, des fleurs de souci, du jus de carotte, de curcuma ou de rocou.

D'après les travaux les plus récents, le beurre présenterait, en moyenne, la composition suivante :

Oléine	42
Stéarine et palmitine	50
Butyrine, caproïne et capryline	8
	100

Il fond à 26°5 et se solidifie à 19°0.

Nous empruntons au remarquable travail de M. Duclaux (1) quelques analyses de beurre, exécutées en suivant les méthodes fort exactes qu'il indique dans ce mémoire. Ces analyses montrent combien les circonstances dans lesquelles le lait est recueilli influent sur la composition chimique du beurre.

N°s 1 et 2. — Beurres du Cantal, frais.

N°s 3 et 4. — Beurres d'Isigny : 3, beurre frais ; 4, beurre salé, de trois mois.

N°s 5 et 6. — Beurres de Valognes, datant de quelques mois.

N°s 7 et 8. — Beurres de la Prévalaye, en boites closes, datant de quelques mois.

N° 9. — Beurre du Cotentin, en état de rancidité.

N° 10. — Beurre de Sorcy (Meuse), frais.

N°s 11 à 18. — Beurres frais d'Isigny, préparés dans les conditions suivantes :

N° 11. — Obtenu avec un lait fourni par des vaches de race normande pure, paissant en liberté toute l'année, rentrées tous les soirs à l'étable du 15 décembre au 15 mars et y recevant, matin et soir, outre leur ration de foin, une ration de racines (betteraves et carottes), mélangée de farine d'orge, féveroles et son.

N° 12. — Obtenu avec un lait fourni par des vaches de race normande

(1) Duclaux. Troisième Mémoire sur le lait. Étude du beurre. *Annales de l'Institut national agronomique*, t. IX, 1884.

pure, paissant en liberté pendant le jour. De plus, ration journalière, composée à peu près invariablement comme il suit : *a*) foin de prairies naturelles à volonté ; *b*) 16 litres de betteraves ou carottes par tête et, en outre, 12 litres du mélange suivant : son, 50 litres ; farine d'orge, 30 litres ; farine de féveroles, 20 litres.

N° 13. — Obtenu avec un lait fourni par des vaches de race cotentine paissant en liberté pendant le jour et recevant, en outre, 8 kilogrammes de foin du haut pays, 10 litres de carottes et 6 litres de farine mélangée, orge, fèves et son.

N° 14. — Obtenu avec un lait fourni par des vaches de race cotentine paissant en liberté pendant le jour et recevant, en outre, du foin à volonté et, deux fois par jour, 3 kilogrammes de carottes et 2 litres de farine de fèves.

N° 15. — Obtenu avec un lait fourni, pour la majeure partie, par des vaches de race cotentine. Régime : foin, farine d'orge, de fèves et son ; herbe fraîche le jour.

N° 16. — Obtenu avec un lait fourni par des vaches de races normande et cotentine. Régime : foin, carottes, farine d'orge et son ; herbe fraîche le jour.

N° 17. — Obtenu avec un lait fourni par des vaches de races normande et cotentine. Régime : fourrage, carottes mélangées à du son du Mans. Sortie le jour dans la prairie.

N° 18. — Obtenu avec un lait fourni par des vaches de race cotentine. Même traitement des animaux que dans les cas précédents : sortie le jour et nourriture de foin, carottes et farine d'orge et de son.

	1	2	3	4	5	6	7	8	9
Eau	15.40	21.10	14.24	12.36	12.35	10.09	16 02	14.21	11.44
Matière grasse	84.30	75.81	84.82	80.56	80.00	84.13	79.40	83.03	78.34
Sel marin	0.94	0.60	»	5.08	6.20	4.47	2.25	1.81	7.11
Sucre de lait	0.60	0.26	0.50	0.57	0.36	0.42	0.80	0.70	2.68
Caséum et sels	0.76	2.23	0.44	1.43	1 09	0.89	1.53	0.25	0.43
Acide butyrique	3.72	4.86	3.08	3.10	3.88	3.75	4.04	3.47	4.00
Acide caproïque	2.05	2.68	2.24	1.77	2.76	3.00	1.76	2.09	2.38

	10	11	12	13	14	15	16	17	18
Eau	15.40	12.40	13.36	12.28	10.72	13.34	11.62	14.00	13.03
Matière grasse	83.52	86 71	85.48	86.7[illegible]	88.30	86.01	86.52	85.31	86.33
Sel marin	»	»	»	»	»	»	»	»	»
Sucre de lait	0.40	0.16	0.20	0.17	0.13	0.2	0.30	0 20	0.11
Caséum et sels	0.68	0.73	0.96	0.79	0.85	0.45	1.56	0 49	0.53
Acide butyrique	3.18	3.55	3.52	3.53	3.60	3.65	3.38	3.52	3.46
Acide caproïque	1.93	2.10	2.18	2.17	2.23	2.26	2.00	2.08	2.19

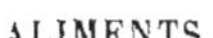

VIII. **Fromages**. — Les fromages sont des aliments riches en azote, que l'on obtient avec le lait d'un certain nombre d'animaux ; et, plus spécialement, avec celui de la vache, de la chèvre et de la brebis. Ils sont constitués par de la caséine mélangée à une certaine proportion de matière grasse et de sels, entraînés lors de la coagulation.

La préparation de ces produits remonte à la plus haute antiquité. Les Hébreux, les Égyptiens, les Grecs, les Romains, les Gaulois, connaissaient ce genre d'aliment auquel ils savaient communiquer, à l'aide de certains procédés de fabrication, l'odeur aromatique de plantes odoriférantes, ou une saveur spéciale en les trempant dans du vinaigre. La coagulation spontanée du lait, après quelque temps de conservation, mit évidemment sur la voie de la préparation des fromages, en conduisant à chercher l'utilisation, au point de vue alimentaire, du coagulum de caséine. De nos jours encore, du reste, le fromage dit *à la pie* est préparé par la simple coagulation du caséum.

L'importance du fromage comme substance alimentaire tient, non seulement à sa richesse en matériaux nutritifs, mais encore à ce que les différences de sapidité, suivant les divers modes de préparation, font, de ces produits, des aliments variés d'un goût relevé, permettant l'ingestion d'une grande quantité de pain, qualités des plus appréciables pour une grande partie des classes ouvrières qui se trouve dans l'obligation de réaliser le plus possible d'économie sur la nourriture. Le fromage forme à peu près la seule ressource en aliments azotés du paysan de certaines régions. La fabrication des fromages permet, en outre, dans les contrées riches en pâturages, d'utiliser une grande quantité du lait qui ne saurait être consommé sur place et qui se trouvant, à l'état naturel, trop altérable pour se conserver, trop volumineux et trop pesant pour être transporté à de grandes distances, serait perdu sans ce mode d'écoulement.

Les fromages sont dits *maigres* ou *gras*, suivant que le caillé, avec lequel ils ont été préparés, provient d'un lait écrémé ou non écrémé. Dans le premier cas, le beurre a été isolé, tandis que, dans le second, il est resté mélangé au caséum. Toutefois cette dénomination de fromage maigre n'est pas absolument exacte, car nous avons vu que l'écrémage n'enlève pas au lait toute la matière grasse qu'il contient. On divise les fromages en *fromages cuits*, qui sont de longue conservation ; *fromages crus à pâte ferme* et *fromages mous salés*, d'une conservation plus ou moins longue ; *fromages mous frais*, qui doivent être consommés presque immédiatement.

Les fromages cuits sont préparés à l'aide du lait de vache; les principaux sont les fromages de Gruyère, de Parmesan, de Bresse.

Les fromages crus à pâte ferme comprennent les fromages anglais de Chester et de Glowcester, ceux de Hollande, le fromage d'Auvergne ou du Cantal, les fromages maigres du Luxembourg, qui sont préparés avec du lait de vache; le fromage de Roquefort, fait avec du lait de brebis et de chèvre; et le fromage du mont Cenis, préparé avec du lait de vache, de brebis et de chèvre.

Les fromages mous salés comprennent ceux de Brie, fabriqués dans les départements de Seine-et-Marne et de Seine-et-Oise; de Coulommiers (Seine-et-Marne); de Langres (Haute-Marne); d'Epoisse (Côte-d'Or); de Marolles (Nord); de Géromé ou Gérardmer (Vosges); le fromage persillé de Limbourg; les fromages de Normandie et de Bretagne, Neufchâtel (Seine-Inférieure), Livarot, Mignot, Pont-l'Évêque (Calvados), Camenbert et Saint-Cyr (Orne); Sainte-Anne (Morbihan): tous ces produits sont préparés à l'aide du lait de vache. Il faut encore ranger dans cette catégorie le fromage du Mont-d'Or (Puy-de-Dôme), préparé avec du lait de chèvre; et celui de Montpellier (Hérault), fait avec du lait de brebis.

Enfin, les fromages mous frais, composés de lait de vache, comprennent les fromages à la Pie, les fromages à la crème de Neufchâtel, de Viry, de Montdidier et de Paris.

La coagulation du lait s'obtient, dans tous les cas, par l'addition de *présure :* on appelle ainsi la diastase qui imprègne le coagulum de lait caillé et la muqueuse du quatrième estomac (caillette) des ruminants encore à la mamelle. On choisit la caillette du veau dont on râcle la face muqueuse de façon à enlever la couche superficielle et les grumeaux de lait coagulé dont elle est recouverte, on ajoute du sel au produit de ce râclage et on dessèche : pour l'usage, on fait macérer le produit de cette dessiccation dans de l'eau vinaigrée, ou mieux encore, dans du petit lait aigre. Une cuillerée de la liqueur obtenue de cette façon suffit pour coaguler de 10 à 25 litres de lait. Dans certaines contrées, on remplace la présure par des fleurs de chardon ou par la grassette (*Pinguicula vulgaris*). La plante connue vulgairement sous le nom de *caille-lait* (*Galium verum*, *G. luteum*) ne possède pas, en réalité, de semblables propriétés : sa fleur pourrait, tout au plus, en raison de sa belle couleur jaune, servir à colorer la crème destinée à la préparation du beurre.

L'estomac du jeune mammifère encore en lactation ne contient que de la présure, c'est-à-dire une diastase capable seulement de provoquer, à une température convenable, la coagulation du lait, mais incapable de faire subir une modification plus avancée au coagulum qu'elle a déterminé. Au fur et à mesure que l'animal, avançant en âge, change son alimentation, on voit la présure disparaître de son estomac pour y être remplacée par de la pepsine; et, finalement, on ne trouve plus que de la pepsine dans les glandes de la muqueuse de l'estomac des êtres qui ne boivent plus de lait à l'état adulte.

Ceci explique pourquoi le choix de la présure n'est pas indifférent pour la fabrication des fromages; une diastase qui serait plus active que la présure seule et capable de déterminer une métamorphose de la caséine plus profonde que sa simple coagulation, pourrait compromettre tout le travail de préparation des fromages et même, ainsi que cela s'est présenté quelquefois, déterminer la présence, dans ces aliments, de produits toxiques du groupe des ptomaïnes, comme ceux qui prennent naissance dans les viandes en putréfaction.

C'est encore pour éviter ces produits nocifs, aussi bien que d'autres produits dont le goût ou l'odeur seraient désagréables, que l'art du fromager est délicat et nécessite des soins d'extrême propreté et de surveillance continuelle. S'il faut, en effet, faciliter le développement de certains organismes inférieurs qui donnent aux fromages fermentés leurs qualités sapides et leur arôme, il n'est pas moins nécessaire d'empêcher l'envahissement de certains parasites, ferments ou animaux, dont l'intervention est des plus redoutables au point de vue d'une bonne fabrication.

On doit à M. Duclaux de très intéressantes observations sur les phénomènes qui se succèdent pendant la fabrication des fromages; ces observations sont consignées dans ses mémoires sur le lait dont nous avons déjà parlé. Le savant professeur de l'Institut agronomique fait ressortir avec raison combien sont complexes les phénomènes qui interviennent pendant la préparation des fromages; en comparant la dissemblance qui existe entre des produits tels que le parmesan, le gruyère, le fromage de Brie, le fromage à la crème, qui proviennent cependant d'un liquide de composition beaucoup plus uniforme que les divers moûts de vin ou de bière qui, eux, fournissent, au contraire, des produits presque identiques.

Au cours de ses études sur le lait et le beurre, M. Duclaux a été conduit à étendre ses recherches aux modifications subies par la caséine pendant la maturation des fromages; et il a montré que l'on ne pouvait pas séparer l'étude des transformations subies par le beurre de celle des transformations éprouvées par la caséine. Les microbes produisent, aux dépens de la caséine, des composés ammoniacaux et rendent la masse alcaline; il en résulte une saponification qui met en liberté de la glycérine, transformée à son tour, et des acides gras qui, saturant l'ammoniaque au fur et à mesure de sa production, permettent à l'action des micro-organismes de se continuer sans interruption. Quant à la matière grasse, indépendamment des métamorphoses dont nous avons déjà parlé, à propos du beurre, en rappelant les travaux de M. Van Tieghem, elle éprouve encore une modification qui la transforme en un composé résinoïde, soluble dans l'alcool, le pétrole, le sulfure de carbone, l'essence de térébenthine, qui se gonfle et devient gélatineux en présence de la potasse concentrée et se dissout peu à peu dans la potasse étendue, en formant un véritable savon de résine. Cette substance absorbe rapidement l'oxygène de l'air, sous l'influence de la lumière solaire; et, par un contact longtemps prolongé avec la masse légèrement alcaline du fromage, elle finit par se transformer intégralement en une substance colorée en jaune brunâtre et soluble dans l'eau. L'action de la lumière, de l'oxygène et des alcalis, suffit pour opérer cette métamorphose de la matière grasse, qui n'exige pas, dans ce cas, le concours des végétations cryptogamiques. M. Duclaux envisage ce processus comme la principale voie de régression des matières grasses, permettant la transformation de ces composés en produits solubles dans l'eau et jouant, très probablement, un rôle utile dans les phénomènes d'assimilation.

Revenons aux phénomènes qui se déroulent pendant la période de maturation des fromages. Le coagulum de caséine une fois obtenu, on le divise et l'égoutte convenablement, de façon à le séparer du petit lait, puis on le rassemble en une masse élastique et ferme que l'on désigne, dans le Cantal, sous le nom de *tome*, appellation que M. Duclaux propose de conserver pour désigner, en général, ce produit. L'élimination du petit lait dont la tome reste malgré tout imprégnée, et la destruction de ses éléments fermentescibles constitue l'objectif principal et la grosse difficulté de toutes les fabrications. On peut avoir recours à la chaleur, comme dans la fabrication des fromages cuits (gruyère, par exemple); à un égouttage plus ou moins parfait, dans des conditions déterminées, comme dans la préparation du fromage de Brie; à des actions plus complexes, fermentations, modifications moléculaires sous l'influence des diastases, comme c'est le cas le plus général.

La maturation des fromages n'est pas autre chose, en effet, que le développement des métamorphoses qui transforment peu à peu la caséine en substances solubles. Elle fournit d'abord, sous l'action des diastases sécrétées par les micro-organismes contenus dans le lait et entraînés dans le coagulum, un produit de composition très voisine de la sienne, la peptone-caséine, soluble dans l'eau et fournissant une dissolution capable de traverser des filtres de porcelaine. A ces composés alibiles, viennent se joindre de nouveaux dérivés, attestant un dédoublement plus ou moins profond de la molécule albuminoïde et allant, depuis ces produits incristallisables mal définis, appelés *matières extractives*, mélangés de composés amidés moins complexes, tels que la leucine et la tyrosine; jusqu'aux sels ammoniacaux à acides gras volatils et même au carbonate d'ammoniaque, terme ultime et le plus simple de ces transformations : ces substances, bien que ne jouissant pas de propriétés alibiles, méritent cependant de fixer l'attention; elles constituent de puissants stimulants des fonctions digestives et jouent, dans l'alimentation, un rôle au moins aussi important que les condiments. Il faut encore envisager, en plus de l'ingestion de ces stimulants, celle des ferments contenus toujours en grande quantité dans les fromages et dont l'action vient s'ajouter à celle des matières extractives, des composés amidés et des sels ammoniacaux pour activer la digestion. L'emploi du fromage comme dessert n'est donc pas seulement une satisfaction gastronomique, mais encore une pratique des plus recommandables au point de vue de la stimulation imprimée aux fonctions digestives.

Les diverses espèces de fromages diffèrent entre elles par la nature et la proportion des différents composés dont il vient d'être question. Dans le gruyère, par exemple, on observe l'existence à peu près exclusive de la peptone-caséine mélangée à une certaine proportion de caséine encore intacte, ce qui lui donne la propriété, très recherchée des gourmets, de *filer* dans l'eau chaude. Dans les fromages affinés, au contraire, c'est-à-dire dans ceux qui ont subi une fermentation plus ou moins profonde, ce sont les produits de transformation du groupe des matières extractives, des composés amidés et des sels ammoniacaux à acides gras volatils qui prédominent. Dans certains fromages, celui du Cantal, par exemple, on trouve les deux sortes de produits mélangés en proportions à peu près égales. Il est aisé de comprendre que, dans tous les cas, un fromage quelconque pourra changer de type suivant que les modifications qu'il doit subir pour arriver à l'état parfait seront plus ou moins avancées. Aussi la sapidité et l'arôme de chaque espèce de fromage changent-ils dans des proportions considérables pendant la maturation. Les produits qui prennent naissance pendant ce travail sont même doués d'une telle action sur les organes du goût et de l'odorat qu'ils peuvent rendre le fromage immangeable s'ils s'y trouvent en proportion un peu exagérée; et, comme leur production est continue, il est évident qu'il existe, pour chaque espèce de fromage, un degré exact de maturation, fort connu et apprécié des amateurs, en deçà ou au delà duquel cet aliment ne possède pas les qualités gustatives que l'on recherche dans sa consommation.

Il est donc important que la fermentation qui mûrit le fromage ne soit pas poussée trop loin et marche avec une certaine lenteur, mais il est encore non moins indispensable que cette maturation soit toujours accomplie par la même espèce ou les mêmes espèces de micro-organismes, celles qui, depuis des siècles, fabriquent le type de fromage que l'on veut obtenir; et c'est en cela que consiste l'habileté du fromager, dont tous les soins s'appliquent à ne pas laisser s'implanter et prospérer dans sa fromagerie des espèces différentes de celles qui lui sont nécessaires. Une circonstance tout à fait favorable pour le fabricant dans cette sélection des espèces nuisibles et utiles résulte de ce que, dans la marche normale des opérations, les germes utiles existent en proportion beaucoup plus considérable que les autres : tous les ustensiles, le sol, les murs, l'air de la fromagerie, les vêtements des fromagers, en sont imprégnés; et la routine a appris à leur offrir les conditions de température, de lumière, d'humidité les plus propres à leur bonne évolution.

Mais si, pour une raison quelconque, parfois bien futile en apparence, la vitalité des germes utiles vient à décroître au point de laisser vivre, concurremment ou même d'une façon prédominante, une espèce étrangère nuisible, alors les phénomènes de maturation des fromages sont absolument troublés dans leur évolution ; et des composés différents de ceux dont nous avons parlé plus haut, désagréables au goût, parfois même nocifs, se montrent dans les produits de la fabrication. Le fabricant emploie, pour dépeindre cet accident, une expression pittoresque et fort expressive : *la cave est malade*. On voit tout l'intérêt qu'il peut y avoir, tant au point de vue de l'économie des substances alimentaires qu'à celui de l'hygiène, à connaître exactement, pour chacune des espèces utiles dans la fabrication des fromages, car il y en a souvent plusieurs qui se succèdent pour réaliser la maturation parfaite, les conditions les plus favorables d'existence et de développement.

Ce désideratum est à peu près réalisé pour quelques espèces telles que certaines mucédinées ou moisissures qui vivent surtout à la surface des fromages, enfonçant seulement dans la pâte leur mycélium, leurs filaments nutritifs, tandis que leurs organes de fructification forment au dehors des végétations parfois luxuriantes. L'exemple le plus remarquable, à cet égard, est fourni par le *Penicillium glaucum*, qui sert dans la préparation du fromage de Roquefort. Bien avant que la théorie eût permis d'interpréter ces pratiques, l'expérience avait montré l'utilité des caves froides pour la maturation du Roquefort, non pas qu'une basse température fût plus favorable au développement du *Penicillium*, mais parce qu'il redoute bien moins, à basse température, l'envahissement d'autres espèces, et surtout des vibrioniens. Le fromage ne constitue pas non plus un terrain bien favorable au développement de cette moisissure qui sécrète peu de diastase et a de la peine à se créer un milieu de matériaux solubles favorables à son évolution ; aussi a-t-on depuis longtemps reconnu qu'il était indispensable de faire de larges ensemencements du pénicillium, et l'on choisit, comme milieu de culture, le pain, qui constitue pour lui un excellent terrain. De même pour faire pénétrer la fructification dans l'intérieur de la pâte, la pratique séculaire avait démontré la nécessité d'y introduire de l'air, ce que l'on réalisait en transperçant les fromages à l'aide d'aiguilles à tricoter.

Nous voyons encore ici, comme dans nombre d'autres cas, la pratique devancer la connaissance théorique et exacte des phénomènes ; mais nous devons également remarquer que cette théorie nous permet à présent d'expliquer des phénomènes qu'il fallait auparavant se borner à enregistrer, et ce résultat est doublement heureux : au point de vue de l'hygiène, en ce qu'il nous met en garde contre les inconvénients qui peuvent résulter de ces accidents de fabrication pour la santé des consommateurs ; au point de vue pratique, en ce qu'il amènera peu à peu à remédier à ces inconvénients, et même à les faire disparaître.

Si l'on compare entre eux les différents fromages, on arrive à constater de très notables analogies entre ceux qui ont été obtenus par fabrication à froid avec le concours des organismes inférieurs d'une part ; et, d'autre part, entre ceux qui ont été préparés à chaud et sans le concours des moisissures. Les fromages affinés, obtenus à froid sous l'influence de fermentations prolongées, ont une réaction alcaline sous les moisissures, mais ordinairement acide au centre lorsque la pâte n'est pas amollie ; et cette réaction alcaline augmente avec les progrès de la maturation, tandis que les fromages cuits, obtenus sans le concours des moisissures, mais avec le concours momentané des bactéries, conservent une réaction acide, comme celle que présentent les fromages frais.

Il nous reste, pour terminer ce qui a trait aux fromages, à donner la composition chimique des plus importants d'entre eux ; cette composition permettra d'apprécier à sa juste valeur le rôle des fromages dans l'alimentation. Payen a donné, le premier, un certain nombre d'analyses que nous reproduisons dans le tableau suivant :

	FROMAGE A LA PIE.	NEUFCHATEL FRAIS.	NEUFCHATEL FAIT.	FROMAGE DOUBLE CRÈME.	BRIE.	CAMEMBERT.	ROQUEFORT.	GRUYÈRE.	HOLLANDE.	CHESTER.	PARMESAN.
Eau	68.760	36.58	34.47	9.480	45.25	51.94	34.55	40.00	36.10	35.92	27.56
Substances azotées	14.969	8.00	8.25	18.396	18.48	18.90	26.52	31.50	29.43	25.99	44.08
Matières grasses	9.429	40.71	41.90	59.878	25.73	21.05	30.14	24.00	27.34	26.34	15.95
Sels minéraux	0.810	0.51	3.63	6.472	5.61	4.71	5.07	3.00	6.93	4.16	5.72
Substances non azotées (lactose, acide lactique, etc.)	6.032	14.20	11.75	5.774	4.93	3.40	3.72	1.50	»	7.59	6.69
Azote	2.376	1.27	2.01	2.92	2.934	3.00	4.21	5.00	4.80	4.126	6.997

Comme on le voit à la simple lecture des chiffres de ce tableau, le fromage de Parmesan, qui contient près de la moitié de son poids de substances azotées et environ le sixième de matières grasses, constitue un aliment fort riche en principes nutritifs : il est consommé en grande quantité en Italie, où il s'ajoute au macaroni et à diverses autres préparations alimentaires. Le mélange de macaroni et de fromage de Parmesan fournit un aliment très voisin de la perfection en raison de la réunion, en proportions assez considérables, des trois groupes de principes alimentaires primordiaux : hydrocarbonés fournis par le macaroni, substances azotées de nature protéique et matières grasses fournies surtout par le fromage.

Les fromages de Gruyère, de Hollande, de Chester et de Roquefort sont également très riches en matières azotées et grasses : ils se conservent sans altérations pendant un temps assez considérable ; surtout le fromage de Hollande, qui doit cette propriété à l'absence de composés organiques non azotés, tels que le lactose et l'acide lactique, qui sont les causes premières des altérations que subissent ces aliments abandonnés librement à l'air, ainsi qu'à sa texture compacte et sa richesse en sel marin. Les autres fromages, notamment ceux de Brie, de Camembert, de Neufchatel, doivent être consommés rapidement lorsqu'ils sont à point, sans quoi ils perdent, sinon leurs propriétés nutritives, du moins leurs qualités alimentaires et risquent même de devenir nocifs.

Les fromages d'Auvergne représentent assez exactement un type intermédiaire entre ces deux catégories ; mais, eu égard à leur conservation assez longue, dans de bonnes conditions, ils se rapprochent plutôt de la première. M. Duclaux a donné les analyses suivantes de diverses variétés de fromages du Cantal :

	TOME de deux jours.	FROMAGES				COMPOSITION DE LA TOME à la fin du travail et avant la fermentation.
		de Cuelhes	de Salers.	de Cuelhes	de Cantal âgé de 8 mois.	
Eau	40.70	44.20	44.80	44.20	36.26	Caséine.... 25
Matières grasses	30.10	25.20	22.50	24.00	34.70	Beurre..... 25
Caséine	20.00	13.70	12.40	15.00	24.59	Petit lait... 50
Albumine (coagulable à l'ébullition)	4.10	7.80	10.50	6.60		
Matières solubles dans l'eau bouillante	4.30	7.00	7.60	7.10		
Sel marin	0.80	2.10	2.20	3.10	2.23	
Sels insolubles et phosphate de chaux	»	»	»	»	2.22	

Ces résultats montrent que la transformation de la caséine en produits solubles, protéiques ou non protéiques, croît avec le temps écoulé depuis le début de la fermentation.

§ 3. — Appendice à l'étude des aliments.

1. **Condiments.** — Il est aussi difficile de donner de ce mot une définition exacte et satisfaisante que de définir, d'une façon générale, un aliment. Comme dans ce dernier cas, il s'agit plutôt d'une question d'*espèce ;* et la définition ne peut embrasser tous les cas particuliers.

On donne, en général, le nom de condiments à des substances

n'ayant, par elles-mêmes, à peu près aucune valeur nutritive ; mais possédant la propriété de favoriser les transformations que doivent subir les aliments pour devenir assimilables.

C'est en provoquant la congestion vasculaire de la muqueuse gastrique et la sécrétion des sucs digestifs que les condiments favorisent la digestion des aliments. Aussi un certain nombre de substances alimentaires peuvent-elles être considérées comme aliments ou comme condiments, suivant le point de vue auquel on se place ; tels sont : le sel, le sucre, le bouillon, les salaisons, le caviar, le fromage, le vin, le chocolat, le thé, le café.

Cette excitation de l'appareil digestif peut même être de cause exclusivement cérébrale ou psychique ; et l'on serait alors conduit à envisager des *condiments moraux*, qui, si l'appellation peut paraître bizarre, ne sont cependant pas à dédaigner.

Sans insister sur ce fait de la sécrétion abondante de salive (et en même temps de suc gastrique, comme le Dr Beaumont l'a observé sur son Canadien à fistule gastrique) sous l'influence de la vue, ou même à la seule pensée d'un mets savoureux, observation que l'on a traduite en langage vulgaire par l'expression pittoresque *l'eau en vient à la bouche ;* chacun sait l'influence exercée sur l'appétit et la bonne digestion de tout individu par des idées gaies, un milieu agréable, ou le fait de manger en compagnie au lieu d'être seul. Était-il possible d'imaginer un procédé plus préjudiciable à l'hygiène alimentaire des enfants dans les lycées et collèges que le silence qui leur était imposé au réfectoire, pendant les repas ? Il n'a fallu rien moins que la campagne entreprise récemment à propos du surmenage intellectuel pour qu'il fût possible de reviser ces anciens règlements, et pour que l'on arrivât à proposer l'abolition de cette coutume anti-hygiénique et, du reste, absolument inutile.

Mais si, laissant de côté ces considérations philosophiques, qui trouvent cependant tout naturellement leur place dans un livre d'hygiène, nous nous en tenons au côté physique et chimique de l'étude des condiments, nous sommes amené à reconnaître que ces substances agissent surtout par la *sapidité* et le *parfum* qu'elles communiquent aux aliments ; aussi l'art de manier les condiments constitue-t-il une bonne partie de l'art culinaire.

Certains aliments, la viande rôtie saignante, le fromage, la plupart des fruits, jouissent à un haut degré de la propriété de stimuler la sécrétion des sucs digestifs ; d'autres, au contraire, tels que la plupart des aliments végétaux des groupes des céréales et des légumineuses, en sont presque entièrement dépourvus : c'est alors que l'emploi des condiments joue un rôle considérable pour l'utilisation de la substance ingérée. Il nous suffira de rappeler ici les différents modes d'assaisonnements du riz, en Asie et en Chine, sans lesquels il deviendrait impossible d'utiliser, longtemps et presque exclusivement, pour l'alimentation, un produit aussi dénué de propriétés organoleptiques.

Il faut encore noter, et ce fait est des plus importants au point de vue de l'hygiène, que cette stimulation réflexe des organes digestifs, par le simple contact des aliments, varie suivant les individus et surtout suivant l'âge : elle est d'une exquise sensibilité, presque exagérée, chez l'enfant; normale, chez l'adulte en bonne santé; fort émoussée, chez le vieillard. Il en résulte que l'usage des condiments, destinés à venir en aide à cette excitation, doit être surtout profitable aux personnes d'un certain âge, dont les organes digestifs fatigués ne réagissent pas avec une énergie et une régularité suffisantes; pour l'adulte bien portant, cet usage doit être modéré, sans quoi il tourne facilement à l'abus; et, pour l'enfant, il doit être aussi restreint que possible. L'usage des mets épicés, après avoir déterminé d'abord une excitation intense des muqueuses digestives, finit par entraîner leur atonie et par causer des accidents plus ou moins graves. La plupart des affections stomacales dont sont atteints les Européens qui se fixent dans les contrées tropicales n'ont pas d'autre origine. On commence pas faire un usage relativement modéré des condiments pour stimuler l'appétit, fort indolent sous ces climats torrides; puis on est peu à peu et fatalement amené à augmenter la quantité de ces excitants, et c'est alors que surviennent la torpeur de l'appareil digestif et les accidents qui obligent à quitter ces climats, sans permettre souvent un retour à la santé. Pour l'usage des condiments comme pour celui des boissons alcooliques, il est d'autant plus difficile de ne pas arriver à l'abus, dans les contrées tropicales, que leur emploi modéré est d'une incontestable utilité.

D'après leur importance, on peut diviser les condiments de la façon suivante : *condiments salins*, constitués à peu près exclusivement par le sel marin; *condiments acides*, dont le principal est le vinaigre; *condiments âcres et aromatiques*, dont font partie l'oignon, l'ail, le laurier, les épices, etc.; *condiments sucrés*, représentés pas le sucre et les pâtisseries.

A. Condiments salins. — Le sel de cuisine forme à peu près à lui seul ce groupe : on ajoute quelquefois aux aliments, pendant leur cuisson, du carbonate de soude ou de potasse, en petite quantité. Les sels de sodium n'existent, en général, qu'en proportion insuffisante dans les divers aliments que nous ingérons, tandis que ceux de potassium prédominent; le rapport du potassium au sodium n'est pas celui que l'on observe dans le sang ou les autres humeurs de l'organisme : il suffira au lecteur de se reporter aux tableaux que nous avons reproduits pages 235 et 262 relativement à la composition en sels minéraux des aliments d'origine végétale et animale pour avoir la preuve de ce fait. Nous avons déjà fait cette remarque, à propos des viandes, que le muscle est riche surtout en sels potassiques, comme les hématies, tandis que les sels sodiques prédominent dans le plasma sanguin et dans tous les liquides de l'économie.

Il est donc indispensable d'absorber du sodium et cette ingestion se fait principalement sous forme de sel marin, qui possède la remarquable propriété de fournir des composés solubles avec un grand nombre de substances albuminoïdes, ce qui en rend l'usage d'autant plus précieux. La consommation du sel marin est surtout considérable dans les ordres religieux voués au régime maigre. A cause de la richesse des aliments végétaux en sels de potasse, il est nécessaire de faire entrer, dans la ration journalière, une plus forte proportion de sel marin pour atteindre le rapport voulu entre le potassium et le sodium, rapport qui paraît absolument indispensable pour une alimentation normale. Il n'est pas sans intérêt de rapprocher de ce résultat d'expérience ce fait que la solubilisation des substances albuminoïdes s'effectue notablement mieux en présence des solutions diluées de sels de sodium qu'en présence des solutions analogues de sels de potassium.

La privation de sel marin est, pour les peuples civilisés, la plus pénible de toutes. On a attribué à l'abus des salaisons l'apparition du scorbut qui a sévi, à maintes reprises, sur les équipages de navires, obligés de faire de fort longues traversées sans pouvoir renouveler leurs provisions de vivres. Cette opinion, beaucoup trop exclusive, ne paraît plus guère soutenable : on a vu le scorbut se développer dans des conditions où l'usage à peu près exclusif de salaisons, comme aliments, ne pouvait être invoqué; il est beaucoup plus probable que cette affection est déterminée par un ensemble de circonstances, parmi lesquelles la *misère physiologique* et certaines altérations des conserves salées jouent le principal rôle.

Le sel est un agent des plus précieux pour la conservation des aliments. On a remarqué que le chlorure de sodium très pur conserve moins bien que le sel renfermant de petites quantités d'autres chlorures, notamment des chlorures de calcium et de magnésium : il possède aussi une saveur moins marquée; tout le monde sait en effet que le sel gris, ou gros sel des marais salants, sale davantage que le sel raffiné, c'est-à-dire plus pur.

B. Condiments acides. — Le vinaigre, qui est une solution diluée d'acide acétique, représente le plus important des condiments de ce groupe. On emploie quelquefois aussi les acides tartrique et citrique.

Tous ces acides déterminent, à des degrés divers, une irritation des muqueuses digestives, d'où résulte un écoulement plus abondant de liquides : salive, sucs gastrique et intestinal. Chez un certain nombre de personnes, l'ingestion, même modérée, des condiments acides, donne lieu à de la gastralgie; et, dans tous les cas, leur abus détermine, très rapidement, des troubles de la nutrition dont une dyspepsie rebelle et l'amaigrissement sont les premiers et les plus constants symptômes.

On sait que beaucoup de personnes, et surtout des jeunes filles, emploient le vinaigre pour combattre l'obésité ; on ne saurait trop blâmer cette détestable pratique qui ne réussit qu'à déterminer chez celles qui s'y livrent des affections gastro-intestinales graves, quelquefois incurables, et une chlorose qui ne tarde pas à leur faire regretter amèrement leur état de santé antérieur.

L'usage immodéré des fruits acides n'est pas non plus sans inconvénients : c'est à leur abus que l'on doit attribuer les troubles gastro-intestinaux qui se produisent tous les ans à l'époque des fruits, pendant la saison chaude; c'est à cela également que doit être rapportée une bonne part des affections qui sévissent sur les Européens dans les pays tropicaux.

C. Condiments acres et aromatiques. — Ce groupe est le plus important, au point de vue du nombre des produits qu'il renferme. Toutes les substances qui le composent sont empruntées à des familles de plantes remarquables par la présence, dans leurs parenchymes, de principes actifs tels que : huiles essentielles, résines, gommes-résines, camphres, phénols, alcaloïdes, etc.

Parmi les condiments cultivés dans nos régions, les produits tirés du genre *Allium*, famille des Liliacées, tribu des Hyacinthées, sont les plus nombreux et les plus usités. Nous ne ferons que citer l'ail (*Allium sativum*); l'oignon (*A. Cepa*); le poireau (*A. porrum*), qui peut être considéré autant comme légume herbacé que comme condiment; l'échalote (*A. ascalonicum*); la ciboule (*A. fistulosum*); la ciboulette ou civette (*A. schænoprasum*); la rocambole (*A. scorodoprasum*). Le principe actif de tous ces produits est constitué, pour la majeure partie, par des dérivés sulfurés de l'alcool allylique, sulfure et sulfo-cyanate d'allyle.

Dans la famille des Ombellifères, le cerfeuil (*Scandix cerefolium* et *S. odorata*); le persil (*Apium petroselinum*); les fruits du cumin (*Cuminum cyminum*); les fruits de l'aneth (*Peucedan umanethum*); les tiges et les racines de l'angélique (*Angelica archangelica*); les fruits du fenouil (*Fæniculum capillaceum*); les fruits du carvi (*Carum carvi*); les fruits de l'anis vert (*Pimpinella anisum*); les fruits de la coriandre (*Coriandrum sativum*); auxquels on peut ajouter les tiges, feuilles et racines du céleri (*Apium graveolens*); les racines du panais (*Pastinaca sativa*) et du chervis (*Sium sisarum*), qui peuvent être envisagés autant comme condiments que comme légumes, doivent leurs propriétés stimulantes, soit à des gommes-résines comme le panais et les espèces du genre Peucedanum; soit à des huiles essentielles, isomères de l'essence de térébenthine, comme celles que l'on isole de l'aneth, de l'angélique, du fenouil, de l'anis, du carvi, etc., soit à des composés du groupe des camphres, tels que l'apiol extrait du persil (1).

(1) Dans la plupart des cas, les huiles essentielles que l'on peut extraire des ombellifères sont constituées par un mélange d'hydrocarbure isomère de l'essence de térébenthine et d'hydrate d'un camphène.

Dans la famille des Labiées, le thym (*Thymus vulgaris*) et le serpolet (*Thymus serpyllum*) sont les plantes les plus fréquemment employées : dans beaucoup de contrées, on a encore assez souvent recours, à titre de condiments, à la sarriette (*Satureia hortensis*); aux diverses espèces de menthe (*Mentha*) et de sauge (*Salvia*); au romarin (*Rosmarinus officinalis*); à quelques espèces des genres *Teucrium* (*Germandrée-Ivette*) et *Melissa*. Ces plantes doivent leurs propriétés stimulantes et apéritives à une huile essentielle, isomère de l'essence de térébenthine, et à une substance du groupe des camphres. On attribue l'arôme particulier du miel de Narbonne au romarin butiné par les abeilles. Tout le monde sait, d'ailleurs, combien les nombreux représentants de la famille des labiées sont plus particulièrement visités par les insectes qui se nourrissent des sucs de plantes odoriférantes.

La famille des Composées qui fournit une si grande quantité de légumes herbacés n'est représentée, au point de vue des condiments, que par de rares espèces des genres *Matricaria* et *Artemisia* : la camomille (*Anthemis nobilis*) et l'estragon (*Artemisia dracunculus*), renferment, cette dernière surtout, une huile essentielle oxygénée constituée, pour la majeure partie, par l'hydrate d'un camphène.

La famille des Crucifères fournit un condiment des plus importants, la moutarde, qui est représentée par les graines de trois variétés du genre *Brassica* : la moutarde sauvage, vulgairement appelée Sanvé (*Brassica arvensis*, *Sinapis arvensis*); la moutarde noire ou sénevé (*Sinapis nigra*); la moutarde blanche ou sénevé blanc (*Sinapis alba*): dans quelques contrées du midi, on remplace les graines des espèces précédentes par celles de la roquette cultivée (*Brassica eruca*) dont la saveur est encore plus piquante et plus âcre et qui est renommée pour ses propriétés aphrodisiaques ; et, en Russie, on utilise, dans le même but, les graines du *Sinapis juncea*. Un certain nombre de plantes de cette famille dont les tiges, les feuilles ou les racines sont employées comme légumes, mériteraient tout autant de figurer parmi les condiments ; tels sont le cresson (*Nasturtium officinale*); le raifort (*Cochlearia armoracia*) ; le crambe (*Crambe maritima*); le sisymbre (*Sisymbrium alliaria*); les radis (*Raphanus sativus* et *Raphanus niger*). Tous ces produits doivent leur action énergiquement stimulante à des dérivés sulfurés de l'alcool allylique et à des produits particuliers, existant principalement dans les graines de moutarde, la *myrosine* et l'*acide myronique*, composé sulfuré que l'on trouve dans ces semences à l'état de myronate de potassium.

La myrosine est un ferment soluble du groupe des diastases : elle réagit, en présence de l'eau froide, sur le myronate de potassium et détermine la formation de glucose, de sulfate acide de potassium et de sulfocyanate d'allyle, ou essence de moutarde, qui possède des propriétés fortement irritantes. Ce dédoublement est notablement entravé, ou même empêché complètement, par l'action de l'eau bouillante ou des acides concentrés sur les graines de moutarde. Aussi, la moutarde employée à titre de condiment est-elle obtenue en faisant macérer les semences de moutarde, noire ou blanche, dans du vinaigre blanc ou dans du moût de raisin, de façon à diminuer l'énergie de cette transformation qui pourrait aller, sans cette précaution, jusqu'à produire la vésication que l'on recherche dans l'action de la farine de moutarde employée comme révulsif dans la préparation des sinapismes. Cette macération est aromatisée par addition d'autres substances condimentaires telles que la cannelle, le girofle, la muscade, l'estragon, etc. Ceci explique pourquoi les moutardes en poudre, comme la moutarde anglaise formée par un mélange pulvérisé de graines de moutarde blanche et de rhizôme de curcuma avec de la farine, mélange que l'on délaye dans l'eau au moment de s'en servir, sont toujours beaucoup plus irritantes que les préparations faites à l'aide de conserves dans le vinaigre. Les graines de moutarde noire sont beaucoup plus riches que celles des autres variétés en principes actifs.

MM. Ch. Piesse et Lionel Stanzell ont donné l'analyse suivante de la moutarde brune de Cambridge :

Humidité	8,52	Soufre	1,28
Matière grasse	25,54	Azote	4,38
Cellulose	9,01	Myrosine et albumine	5,24
Matières albuminoïdes	26,50	Myronate de potasse	1,70
Produits solubles	24,22	Cendres insolubles	4,98
Huile volatile	0,48	Cendres solubles	1,11
Cendres	6,09		
	100,36		

La myrosine se rencontre également dans les semences d'autres crucifères, par exemple dans celles du radis (*Raphanus sativus*), du navet (*Brassica napus*), du colza (*Brassica campestris*), du cresson alénois (*Lepidium campestre*), etc.

Dans la famille des Solanacées, on trouve, comme produits employés à titre de condiments, les fruits de différents genres de la tribu des Solanées : ce sont les baies du *Solanum edule;* et, surtout, les fruits de deux espèces du genre Capsicum, le *Capsicum annuum*, cultivé en France, qui fournit le piment ordinaire, ou piment des jardins et le piment doux, provenant des variétés potagères; et le *Capsicum fastigiatum*, commun dans l'Inde, à Java et dans tout le reste de l'archipel indien, dont la baie fraîche porte le nom caractéristique de piment enragé, tandis que le même fruit, pulvérisé après dessiccation, porte le nom de piment de Cayenne, ou poivre de Cayenne. Ces différentes espèces de piments doivent leurs propriétés stimulantes et digestives à la *capsicine*, alcaloïde isolé et étudié par J.-C. Thresh; et à un mélange d'huile essentielle volatile et d'une substance résineuse oxygénée, la *capsaïcine*, douée d'une odeur et d'une saveur extrêmement piquantes. Nous retrouverons tout à l'heure, dans une famille différente, celle des Myrtacées, d'autres produits désignés aussi vulgairement sous le nom de piments.

La flore de nos régions fournit encore quelques condiments très usités et provenant de diverses familles. Le concombre (*Cucumis sativus*), de la famille des Cucurbitacées, donne des fruits qui s'emploient, soit à l'état naturel lorsqu'ils sont parvenus à maturité, soit encore jeunes et confits dans le vinaigre : ils sont connus alors sous le nom de cornichons. La famille des Iridacées nous fournit le safran (*Crocus sativus*) dont les styles, très employés comme condiments, renferment une matière colorante particulière, la *polychroïte*, une essence odorante constituée par un hydrate de camphène et formant le principe stimulant des matières gommeuses et sucrées. Le câprier (*Capparis spinosa*), de la famille des Capparidacées, très voisine des Crucifères, donne ses jeunes boutons, connus sous le nom de câpres. La famille des Géraniacées est représentée par la capucine ou cresson d'Inde (*Tropœolum majus*) dont on emploie fréquemment les fleurs, quelquefois les graines et les feuilles : son action stimulante est due à une huile essentielle sulfurée, analogue à celle contenue dans les crucifères. Ajoutons à ces produits les baies du génevrier (*Juniperus communis*) de la famille des Conifères, dont les principes actifs sont un hydrocarbure, isomère de l'essence de térébenthine, et une résine.

Tous les condiments dont il nous reste maintenant à parler, et ce ne sont pas les moins importants, sont fournis par des végétaux exotiques. Ceux de leurs représentants que l'on a pu acclimater chez nous ne donnent que des produits à peu près complètement dénués des propriétés stimulantes qui les font rechercher.

La famille des Pipéracées est presque uniquement composée du genre *Piper*, qui fournit les différentes espèces de poivre, le plus universellement employé de tous les condiments. On utilise les fruits du *Piper album*, *P. nigrum*, *P. longum*, *P. cubeba*, *P. betle* (Bétel), *P. methysticum* (Kava), mais ce sont surtout les deux premiers qui fournissent les sortes commerciales. La saveur âcre et piquante et les propriétés stimulantes du poivre sont dues à un alcaloïde, la *pipérine*, dont le poivre noir, le plus riche, renferme de 2 à 3 p. 100, et à une huile essentielle volatile, isomère de l'essence de térébenthine, mélangée à une huile concrète constituée par un hydrate de camphène. Le poivre est originaire des Indes orientales, mais sa culture est, aujourd'hui, très répandue dans les contrées intertropicales : la presqu'île de Malacca, les îles de Bornéo, de Java, de Sumatra, nos colonies de Cayenne, de Cochinchine et du Tonkin, en produisent actuellement de très grandes quantités.

Plusieurs genres de la famille des Myrtacées fournissent encore des condiments très usités. Le piment de la Jamaïque est constitué par les fruits desséchés, lorsqu'ils sont encore verts mais arrivés à leur plus grande dimension, d'une espèce de Myrte, dit tout-épice, grand piment, piment couronné, poivre de la Jamaïque, tête de clou, etc. (*Myrtus pimenta*) : les fruits, cueillis trop mûrs, perdent leur arôme et une partie de leurs propriétés stimulantes. A la Jamaïque, où la culture de cet arbre est faite d'une façon suivie et très soignée, on exporte annuellement près de 4 millions de kilogrammes de ses fruits, qui représentent une valeur de plus de 75 000 francs. Aux Antilles et au Vénézuela, on emploie aussi les fruits du piment âcre ou cannellier sauvage (*Myrtus acris*). Le genre *Eugenia* fournit les clous de girofle, qui sont les boutons de la fleur du giroflier (*Caryophyllus aromaticus. Eugenia aromatica*). On les cueille au moment où ils sont devenus rouges, de verts qu'ils étaient jusque-là, et on les fait sécher au soleil : les produits les plus estimés proviennent d'Amboine et de Penang. On cultive également le giroflier à Sumatra, Malacca, Zanzibar, aux Seychelles, à la Guyane, aux Antilles et au Brésil. Le piment de la Jamaïque et les clous de girofle doivent leurs propriétés stimulantes à une huile essentielle isomère ou polymère de l'essence de térébenthine et à l'*eugénol*, isomère de l'acide cuminique et improprement appelé acide eugénique, car ce composé est un phénol, ainsi que l'ont démontré les recherches de M. Cahours : l'eugénol forme environ 92 pour 100 de l'huile essentielle de girofle.

La famille des Lauracées fournit aussi de très précieux condiments. La cannelle est constituée par l'écorce d'une espèce de cannellier, le *Laurus cinnamomum* (*Cinnamomum zeylanicum*) cultivé surtout à Ceylan : c'est la meilleure sorte. La cannelle de Chine est fournie par le *Cinnamomum cassia ;* le territoire de Canton produit aujourd'hui annuellement 6 millions de kilogrammes de cannelle, tandis que sa production va en décroissant à Ceylan, où sa culture est remplacée par celle du caféier. Les fruits du *Cinnamomum cassia*, recueillis avant leur maturité, forment une épice assez usitée en Chine sous le nom de *boutons de cassia ;* on utilise encore les fleurs desséchées de cet arbre. D'autres espèces de Cinnamomum fournissent encore des cannelles de qualité inférieure et fort peu estimées. On emploie aussi, à titre de condiment, les feuilles du *Cinnamomum malabathrum.* A Madagascar, la noix de Ravensara, fruit induvié du *Ravensara aromatica*, est très usité comme condiment : on l'exporte aussi en Europe. Les feuilles du Laurier d'Apollon (*Laurus nobilis*), cultivé dans l'Asie Mineure, la Syrie, la Grèce et acclimaté en Italie et dans le midi de la France, sont très employées pour l'usage culinaire : elles peuvent déterminer, à haute dose, des accidents sans gravité. Les diverses variétés de cannelle doivent leurs propriétés excitantes, pour la majeure partie, à l'aldéhyde cinnamique : les feuilles de laurier renferment, comme principes actifs, de l'acide laurique et une huile essentielle isomère de l'essence de térébenthine.

La noix muscade est une portion de la graine, représentée par l'albumen contenant encore l'embryon, du muscadier (*Myristica fragrans*), de la famille des Myristicacées : c'est un arbre croissant aux Moluques et dont toutes les parties, douées de propriétés fortement aromatiques, peuvent être employées à titre de condiment. Le macis est constitué par l'arille de la muscade, séparé à la main et séché au soleil : il perd alors sa couleur, généralement carminée, pour devenir orangé. Toutes les parties du muscadier renferment un composé oxygéné du groupe des camphres et une huile essentielle, fortement aromatique, isomère de l'essence de térébenthine, mélangée à des corps gras formés d'oléine, de myristine et d'un acide incomplètement étudié. Ce mélange de corps gras et d'huiles essentielles constitue le produit appelé « beurre de muscade ».

La famille des Zingibéracées fournit un certain nombre de produits employés, à titre de condiments, surtout dans lespays chauds. Le gingembre est le rhizome charnu, ou tige souterraine de l'*Amomum zingiber*, qui croît spontanément dans l'Inde et la Chine et qui est cultivé actuellement aux Antilles, à la Jamaïque, au Mexique, à Cayenne et sur la côte occidentale d'Afrique. En Angleterre, on fait des confitures avec ce rhizome et l'on prépare une boisson fermentée, dite bière de gingembre. Les rhizomes de Galanga (*Alpinia officinarum*) font l'objet d'une exportation assez considérable en Chine, dans la province de Canton : ils servent surtout, en Russie et dans l'Inde, à la préparation de boissons stimulantes et digestives. Les tiges souterraines de différentes espèces du genre Curcuma servent encore comme condiments ainsi qu'à la préparation de boissons fermentées. Dans l'Inde, on emploie les rhizomes du Curcuma rond (*Amomum curcuma*) et de la Zédoaire (*Amomum zedoaria*) : c'est à la présence des principes actifs du *Curcuma longa* que la sauce dite *Curry* doit sa saveur piquante qui en fait, dans les Indes anglaises, un condiment stimulant si recherché. Les semences de cardamome (*Elettaria repens*, *Amomum repens*) remplacent fréquemment, dans ces contrées, le poivre, le girofle et la muscade. En Cochinchine, et notamment au Cambodge, les gens riches mâchent après les repas les graines de l'*Amomum cardamomum*, dont les fruits, cultivés exclusivement sur un groupe de montagnes appelé Krewanh, sont récoltés spécialement pour le roi par une population autochtone du nom de *Penonys*. Les principes actifs de ces divers produits sont constitués par un hydrate de camphène mélangé à une huile essentielle volatile, isomère de l'essence de térébenthine, et une résine douée de propriétés assez fortement irritantes quand elle est absorbée en assez grande quantité et dont il est nécessaire de débarrasser, par une préparation spéciale, les rhizomes des espèces alimentaires, les

Maranta et certaines espèces de curcumas, qui fournissent la fécule connue sous le nom d'*Arrow-root*.

La vanille est constituée par le fruit du vanillier (*Vanilla claviculata, Epidendrum vanilla*), de la famille des Orchidacées, végétal qui se trouve à l'état sauvage dans les forêts chaudes et humides du Mexique austro-occidental : on le cultive dans la province de Vera-Cruz, aux Antilles, en Colombie, au Brésil, à Java, à Madagascar, aux îles Mascareignes, etc. La vanille la plus estimée est celle du Mexique qui est *givrée*, c'est-à-dire recouverte de cristaux blancs, aciculaires, constitués par de la vanilline, principe odorant et stimulant de cette substance et qui n'est autre chose, au point de vue chimique, que l'aldéhyde méthylprotocatéchique. Les fruits du vanillier subissent une préparation qui consiste dans les opérations suivantes : on en réunit un certain nombre lorsqu'ils sont arrivés au degré voulu de maturité, on les trempe dans l'eau bouillante et on les expose pendant une journée à l'air libre, en ayant soin de les placer à plusieurs reprises et pendant un temps assez court aux rayons du soleil. On les enduit alors très légèrement d'huile d'acajou pour que leur dessiccation s'opère lentement et qu'ils conservent leur mollesse, et on les entoure d'un fil de coton destiné à prévenir la séparation des valves. Ainsi préparés, ces fruits sont suspendus par une de leurs extrémités et ils laissent bientôt écouler une liqueur visqueuse dont l'issue est facilitée par une légère pression ; ils prennent alors assez rapidement leur parfum et les qualités qui les font rechercher. Les fruits de certaines espèces renferment en assez grande quantité une huile jaune, d'odeur désagréable, qui en modifie beaucoup l'arome et qui est cause de l'infériorité des vanilles de Bourbon et de Java, qui en contiennent une proportion plus considérable que la vanille de Mexico : cette dernière est cependant moins riche en vanilline que les deux autres, mais sa faible richesse en huile suffit à lui donner une valeur marchande plus considérable. La vanille bâtarde (*Vanilla simarouna*), beaucoup moins estimée, est constituée par les fruits grêles et courts, moins charnus, du *Vanilla aromatica;* et l'on attribue au *Vanilla pompona* le fruit qui constitue le produit désigné dans le commerce sous le nom de vanillon et dont les gousses épaisses, aplaties, un peu molles, visqueuses, possèdent un parfum beaucoup moins intense et, surtout, moins fin. La vanille est réputée comme aphrodisiaque.

Citons encore, pour terminer ce qui a trait aux épices et aux aromates, l'anis étoilé, fruit de la badiane de Chine (*Illicium anisatum*), de la famille des Magnoliacées. Cette famille fournit encore quelques autres produits utilisés comme condiments, tels que la cannelle blanche, écorce du *Canella alba*, employée aux Antilles; l'écorce de Winter, écorce du *Drimys Winteri*, dont on fait usage dans les deux Amériques, depuis le sud du Mexique jusqu'au cap Horn ; les écorces, les fleurs et les feuilles de plusieurs espèces de Magnolia que l'on emploie aux États-Unis, à la Martinique et à la Guadeloupe, dans la préparation de certains mets ou pour aromatiser des liqueurs digestives et stomachiques. Toutes les plantes de cette famille sont riches en huiles essentielles, constituées par un mélange de produits aldéhydiques, d'hydrocarbures isomères de l'essence de térébenthine et d'hydrates de camphènes, substances auxquelles elles doivent leurs propriétés stimulantes, toniques, fébrifuges et antiseptiques.

D. CONDIMENTS SUCRÉS. — Le sucre représenté par le sucre de canne ou de betterave et le glucose, sous forme de miel, constituent les condiments de ce groupe et sont, en même temps, des aliments. Avant l'extension considérable prise par la fabrication du sucre de betterave, le miel était à peu près le seul condiment de ce genre un peu répandu. Il y a seulement une quarantaine d'années, le sucre en pains était un condiment de luxe et, dans beaucoup de pays pauvres, on trouvait à peine cette cassonnade de couleur brun fauve, encore très chargée de mélasse. C'est au contraire, à présent, un produit universellement répandu et dont la valeur nutritive entre d'une façon efficace en ligne de compte dans le bilan de la ration alimentaire. Le sucre rend de grands services pour la conservation de beaucoup de fruits, et la quantité qui en est consommée sous forme de confitures est considérable. Il entre également pour une large part dans la confection des pâtisseries que l'on doit, comme les produits dont il vient d'être question, envisager plutôt comme des condiments que comme des aliments, en raison de la quantité restreinte de leur consommation et de leur faible valeur nutritive (1).

(1) Pour la préparation, la conservation des aliments et leurs falsifications, voir livre I, chapitre IV, article II.

CHAPITRE II

EAUX POTABLES

Par M. Armand Gautier.

INTRODUCTION

IMPORTANCE DE L'ÉTUDE DES EAUX POTABLES.

Les phénomènes chimiques, physiques et mécaniques, qui se passent dans l'intimité des organes vivants, ont besoin, pour s'accomplir avec la continuité et la régularité propre à la vie, d'un milieu qui se prête aux transformations successives de la matière et au jeu lent et graduel des forces moléculaires. Ce milieu destiné à mettre en rapport médiat les principes définis qui entrent dans la structure de chaque cellule, ce plasma commun à tout être vivant, qui réunit et met en conflit les éléments actifs de l'organisation, et sert comme de support à la vie, c'est l'eau. La plante puise au sein du sol qui la soutient les éléments de sa nutrition dissous dans l'eau qui baigne ses radicelles; c'est au sein de sa sève que s'organise son cambium et dans l'intérieur du parenchyme aqueux de ses feuilles que se passent les phénomènes qui vont transformer les produits saturés qu'elle absorbe, acide carbonique, eau, azotates, en produits organiques complexes qui lui serviront à former ses cellules et accomplir ses multiples fonctions. L'animal reçoit par la bouche ses aliments; il les humecte des sucs de la sécrétion salivaire, gastrique, pancréatique et intestinale; il les arrose de boissons. C'est ainsi transformés en un liquide aqueux, que, pêle-mêle, ces matériaux divers vont être portés au sang, et c'est à travers cette solution, dont l'eau est le véhicule, que chaque organe viendra choisir les éléments de sa nutrition et de son incessante activité.

L'eau est donc le support constant, le milieu propre à la vie; et ce milieu indispensable à tout être organisé, l'animal l'emmagasine par la boisson.

On conçoit donc qu'il soit excessivement intéressant d'étudier l'eau potable; c'est par elle, pour ainsi dire, que devrait commencer l'exposition des notions préliminaires de la physiologie chimique. Il est nécessaire de savoir quelles peuvent être les variations que ce milieu peut subir, et quelles sont les influences de ces variations sur le jeu de la vie.

Le père de la médecine, Hippocrate, avait bien saisi l'importance de cette étude, quand il écrivait son *Traité des airs, des eaux et des lieux*, réunissant ainsi en un même corps de doctrine l'histoire des influences de ces trois principaux agents en rapports immédiats et continuels avec l'homme, et plaçant l'étude des eaux au rang de celle de l'air et des climats. « Je veux, dit-il dès le début, exposer ce qui est à dire sur les eaux, et montrer quelles eaux sont malsaines et quelles sont très salubres, quelles incommodités ou quels biens résultent des eaux dont on fait usage, car elles ont une grande influence sur la santé (1). »

Tous les grands médecins, tous les peuples civilisés se sont préoccupés des eaux potables. A cet égard, les Latins tiennent le premier rang : Rome dédaignait les eaux paresseuses et jaunâtres de son Tibre. Au temps de ses empereurs, quatorze immenses aqueducs, d'une longueur totale de 428000 mètres, versaient tous les jours dans la grande cité plus de 2000 litres d'eau par habitant. Rome avait son *Curator oquarum;* on y célébrait tous les ans les *Fontanalia :* on ornait alors les puits et les fontaines de fleurs et de verdure, attachant ainsi au choix des bonnes eaux un culte public dont les monuments qu'ils ont partout laissés, et particulièrement en France, le pont du Gard, les aqueducs de Rodez et de Besançon, etc., nous font profiter encore aujourd'hui.

Ce culte des bonnes eaux suscita dès le début de l'ère moderne des traités spéciaux, quelquefois appuyés sur une vaste expérience, mais aussi sur des données scientifiques encore bien chancelantes. Nous pourrions citer à ce sujet les traités ou les ouvrages de Haller, Muschenbroeck, F. Hoffmann, Linnée, A. de Jussieu (2). Ce dernier écrivait en 1733 : « La bonne qualité des eaux étant une des choses qui contribuent le plus à la santé des citoyens d'une ville, il n'y a rien que les magistrats aient plus d'intérêt à entretenir que la salubrité de celles qui servent à la boisson, et à remédier aux accidents par lesquels ces eaux pourraient être altérées. »

Toutefois, malgré cette préoccupation constante du choix de bonnes eaux potables, quelque nombreux qu'aient été les publications et traités

(1) Trad. de Littré, t. VI, p. 27.
(2) *Histoire de l'Académie royale des sciences*, 1733.

qui se sont succédé sur ce sujet depuis les médecins grecs jusqu'à l'ère moderne, l'on peut dire que ce n'est qu'à notre époque que l'étude des eaux prises en boisson a été faite d'une façon scientifique et complète.

Le progrès de l'hygiène expérimentale et publique; les mémorables travaux en train de s'accomplir sur l'origine microbienne des maladies épidémiques; l'introduction des idées pastoriennes dans les préoccupations courantes de la foule; enfin l'habitude croissante du bien-être ont fait rechercher partout de bonnes et abondantes eaux potables. Toutes les villes importantes de l'Europe, et l'on peut dire du monde entier, se sont préoccupées de celles qu'elles boivent. En France, Bordeaux, Lyon, Paris, Marseille, Toulouse, viennent de remettre cette question à l'étude, et de ce *consensus* de besoins et de recherches est résulté tout un ensemble de principes, de données scientifiques, d'observations et de méthodes que nous allons exposer successivement dans ce travail.

ARTICLE I. — ROLE DE L'EAU COMME BOISSON.

L'expérience universelle et les études précises des chimistes et des hygiénistes les plus compétents ont établi que l'eau est non seulement la boisson naturelle de l'homme, mais que seule elle est nécessaire et suffisante. Les Arabes mahométans, les Turcs, les Indiens, les Chinois, n'ont pas d'autre boisson que l'eau ou les boissons qui en dérivent, telles que les infusions de thé ou de café : ils n'en constituent pas moins des peuples qui ont su conserver leur race par le travail ou la conquête et dont l'histoire démontre la vitalité.

L'eau de boisson doit satisfaire à quatre conditions principales :

Elle doit étancher la soif, aider la déglutition, favoriser la digestion et les actions chimiques qui l'accompagnent, contribuer à la constitution de nos tissus.

De la considération de l'eau potable sous ces divers points de vue, nous allons déduire les principes qui nous permettront d'apprécier les caractères auxquels on peut reconnaître les bonnes ou les mauvaises eaux.

L'eau doit étancher la soif. — La première condition que doit remplir une bonne eau potable, c'est d'inviter à boire par sa limpidité, de plaire au goût, de ne pas blesser l'odorat, de désaltérer par sa fraîcheur.

L'eau doit aider à la déglutition et favoriser la digestion et les actions chimiques qui l'accompagnent. — Dès les premières voies, avant même qu'elle ne soit entrée dans le torrent circulatoire, l'eau que nous buvons joue déjà ce triple rôle : elle humecte les aliments et permet leur déglutition; elle assure leur contact intime avec les ferments de la salive et du suc gastrique; elle dissout les parties solubles et assimilables et hâte l'absorption stomacale et intestinale. Il s'ensuit que toute eau, pour être bonne à boire, devra par sa température, sa saveur, son aération, plaire à l'estomac autant qu'à la bouche ; exiter la sécrétion du suc gastrique ; ne pas fatiguer les viscères par sa crudité, sa dureté, sa lourdeur. Elle devra préparer aussi l'acte définitif de l'assimilation, en permettant d'avance la cuisson parfaite des aliments. Par les matières salines qu'elle tient en dissolution, elle devra ne pas saturer les liquides digestifs, ne pas paralyser leurs effets, ne pas favoriser les transformations moléculaires opposées, ne pas apporter à l'estomac et au tube digestif des moisissures ou bactéries, qui produiraient des fermentations opposées aux fermentations normales de l'estomac ou de l'intestin.

Arrivée dans l'estomac, l'eau de boisson est rapidement absorbée. Mais une partie seulement, proportionnelle à celle qui s'élimine par les sueurs et les urines, s'assimile en réalité. Une portion très notable des boissons traverse l'économie et s'échappe par les reins sans séjourner dans le sang. Cette absorption, suivie d'une rapide élimination, explique comment il se fait que, même chez ceux qui boivent plusieurs litres d'eau à leurs repas, la composition du sang n'est pas altérée. Mais les reins n'en rejettent pas moins avec l'eau toutes ou presque toutes les matières que celle-ci tenait primitivement en dissolution. Il est donc nécessaire que ces substances, salines ou organiques, ne fatiguent pas ces organes par leur passage continuel, que l'eau de boisson, en un mot, ne contienne ni matières organiques ou minérales inutiles, ni substances toxiques même à faible dose, telles que seraient les sels d'alumine et surtout de plomb.

L'eau potable est un aliment. — L'eau prise en boisson répond à une nécessité encore, et c'est la plus importante. L'eau potable est un aliment si l'on donne ce nom d'aliment à *tout ce qui répare les pertes faites par l'organisme de l'un de ses éléments constitutifs nécessaires.* Or, non seulement l'eau fournit à l'organisme le substratum minéral qui forme les quatre cinquièmes du poids du sang et des tissus, mais il ne saurait être douteux qu'elle ne lui cède aussi, sinon continûment, du moins dans de nombreuses circonstances, une partie des sels plastiques, et en particulier des sels de chaux, qui sont nécessaires à l'organisme pour fabriquer ses cellules, ses plasmas, son squelette. Il est facile de le prouver dans nombre de cas, par exemple pour la période de développement des jeunes animaux, à la suite des crises qui terminent les grandes maladies, dans les conditions d'alimentation insuffisante, etc. Pour le montrer, examinons d'abord comment les choses se passent dans les quinze à vingt années qui précèdent l'âge adulte. Un homme, depuis sa naissance à 22 ans, construit son squelette. Si l'on admet pour les os le poids moyen de 5 500 grammes, et si l'on tient compte de cette donnée, que le tissu osseux contient 36 p. 100 de chaux (1), l'on voit que

(1) A. Gautier, *Chimie physiologique*, t. I, p. 333.

le squelette définitif d'un adulte emmagasine au minimum 1 980 grammes de chaux CaO. C'est en moyenne, pour les 6 935 jours qu'a duré l'accroissement normal, un emmagasinement journalier de 0gr,271 de chaux. Mais là ne se bornent pas les besoins du calcaire indispensable au développement normal. En même temps qu'elle construit son squelette, l'économie chez l'enfant et l'adolescent fabrique ses cellules, et l'on peut admettre que ce qui est nécessaire à chaque instant à l'être qui s'accroît est égal au minimum à ce qu'il perd par les urines, les gains et les pertes se compensant d'un jour à l'autre, puisque l'équilibre reste établi. Or, un adolescent perd en vingt-quatre heures, par ses urines, 0gr,400 de phosphate de chaux, soit 0gr,221 de chaux; et l'on peut apprécier que la chaux éliminée par d'autres voies, par les excrétions telles que la salive, les sucs intestinaux, la desquamation épithéliale, etc., s'élève au moins au dixième de cette quantité, soit 0gr,022 par jour. Nous ne tenons pas compte ici de la chaux que l'on trouve dans les excréments journaliers (environ 0gr,700), que l'on peut supposer représenter les sels calcaires de la partie des aliments non assimilés. En fait, l'économie humaine a donc besoin, en moyenne, tous les jours dans sa période de développement, de 0gr,513 de chaux au moins pour fournir à son mouvement régulier d'assimilation et de désassimilation. Or, d'après les chiffres que nous avons rapportés ailleurs (1), un jeune homme reçoit par jour, comme ration d'entretien normale (2) :

Viande fraîche	175gr	contenant CaO.	0gr,147
Pain ou autres aliments analogues	500	—	0 ,179
Légumes secs	80	—	0 ,144
Total de chaux CaO reçu par jour avec la ration normale...			0gr,470

Assurément, cette ration d'entretien quoique suffisante est souvent dépassée, mais que de populations où chaque individu ne dispose pas chaque jour de ces quantités de viande et même de légumes secs! Que de conditions exceptionnelles aussi dans lesquelles l'individu a besoin d'une réparation calcaire qui dépasse de beaucoup le chiffre moyen de 0gr,513 que nous venons de voir être un minimum journalier nécessaire à l'adolescent! Si donc l'on ne reçoit en moyenne que 0gr,470 de chaux et si l'on a besoin de 0gr,513, c'est au moins 0gr,043 de chaux qu'il faut emprunter à l'eau potable pour satisfaire à l'évolution journalière. C'est une quantité de 0gr,180 à 0gr,200 de chaux que nous devons extraire de nos boissons si, momentanément, nous sommes privés par le manque de viande ou de légumes secs de la chaux que nous apportent nos aliments journaliers complets.

L'on peut aussi établir la nécessité de la chaux dans les eaux potables d'après le calcul suivant que nous rapportons à l'adulte.

(1) A. Gautier, *Chimie appliquée à la physiologie*, t. I, p. 93.

(2) Nous ne citons ici que les aliments usuels proprement dits aptes à fournir de la chaux.

Nous excrétons chaque jour par les urines..................	0gr,220 CaO
Nous fournissons en plus par jour 130gr environ de fœces humides, soit 34gr,7 à l'état sec. Ils contiennent desséchés, d'après Porter, 6,7 p. 100 de cendres, ou 2gr,32 de matières minérales. Celles-ci laissant à la canalisation 26 p. 100 de CaO, 2gr,32 représentent en chaux....................................	0gr,603 CaO
Total de la chaux excrétée par jour................	0gr,824
Or nous recevons journellement par une alimentation ordinaire moyenne assez riche...............................	0gr,650 CaO
D'où : chaux qui doit nous être fournie par l'eau potable, ou par un supplément d'alimentation........................	0gr,174 CaO

On pourrait objecter, il est vrai, que la chaux paraît être en excès dans nos aliments, puisqu'elle se rencontre dans les excréments, et que l'économie pourrait trouver dans ce supplément de sels calcaires la chaux qui peut à un moment donné lui être nécessaire. Mais remarquons que la chaux qui traverse ainsi le tube digestif sans être absorbée se trouve dans un état de combinaisons chimiques qui ne permet que très difficilement son assimilation (voir à ce sujet A. Gautier, *Chimie appliquée à la physiologie*, t. I, p. 360 et 430). Tous les sels de chaux sont bien loin d'être assimilables; pour être utilisés, ils doivent être pris tels qu'ils existent dans le lait, les céréales, les légumineuses, le tissu nerveux et les bicarbonates des eaux potables.

Les calculs précédents, fondés sur les pertes faites par l'économie et sur l'assimilation journalière moyenne en sels de chaux, comparées à la composition de la ration habituelle d'entretien, ont été confirmés par des expériences directes faites sur les animaux.

Chossat (1) nourrit des pigeons avec des grains de blé bien choisis et contenant, d'après ses expériences antérieures, une quantité de sels calcaires insuffisante pour l'ossification de ces oiseaux. Mis à ce régime, les pigeons commencent à s'engraisser; mais, au bout d'un ou deux mois, on les voit, peu à peu, *augmenter instinctivement leur boisson et absorber deux fois, trois fois, puis cinq et huit fois la quantité d'eau ordinaire*, poussés ainsi par une sorte d'appétit spécial qui leur fait rechercher dans l'eau la quantité de sels calcaires restée insuffisante dans leur alimentation solide; puis, sous l'influence de cet excès de liquides délayants, une diarrhée s'établit, d'abord modérée, puis énorme, et l'animal finit par succomber. « C'est la diarrhée qu'on pourrait, dit Chossat, appeler par *insuffisance du principe calcaire*, et qu'on retrouve fréquemment chez l'homme lors du travail de l'ossification.

Une expérience plus directe et plus frappante encore est celle de Boussingault sur l'ossification du porc (2). Il prend trois de ces animaux de même portée et identiques entre eux; chez les deux premiers, il analyse les os et dose la chaux. Il sacrifie le troisième, après l'avoir engraissé 93 jours de pommes de terre, nourriture très favorable à ces

(1) *Compt. rend.*, t. XVI, p. 356.
(2) *Compt. rend.*, t. XXIV, p. 486, et t. XXII, p. 356.

animaux, et où il a eu le soin de doser la chaux. La quantité de cette substance qui avait été assimilée par les os de ce porc fut trouvée de 140 grammes (soit $1^{gr},50$ par jour). Or, la nourriture solide qu'il avait absorbée ne contenait que 98 grammes de chaux. Il avait donc assimilé 42 grammes de chaux de plus que celle qui existait dans les aliments : l'animal n'ayant avalé que les pommes de terre et l'eau, il a donc fallu que ces 42 grammes de chaux excédents aient été fournis par les boissons.

Pour faire la contre-épreuve, l'eau est analysée : la quantité de chaux correspondante à l'eau qui avait été bue dans les quatre-vingt-treize jours est trouvée de 180 grammes, qui, ajoutés aux 98 grammes de chaux des aliments solides, donnent le poids total de 278 grammes de chaux passés dans le corps de l'animal. Or, si l'on ajoute au poids de 140 grammes, absorbés par les os, celui de 116 grammes de chaux qui se trouvent dans la totalité des excréments rendus par l'animal, on arrive au nombre de 256 grammes, assez approché des 278 grammes de chaux fournis par l'alimentation totale. Les 22 grammes qui paraissent manquer sont ceux qui ont servi à former les autres parties du corps de l'animal : téguments, muscles, matière cérébrale, etc...

L'expérience de Boussingault est donc concluante : elle prouve, la balance à la main, qu'un animal bien nourri, qui ne reçoit que 98 grammes de chaux par son alimentation solide, en assimile 140 grammes en quatre-vingt-treize jours, et que c'est de l'eau de boisson que lui vient l'excès de cette chaux indispensable à son accroissement.

On trouve dans cette curieuse analyse chimico-physiologique des phénomènes de l'accroissement, la preuve de l'absorption directe de l'un des éléments minéralisateurs principaux de l'eau potable, la chaux. C'est aussi le plus important. Mais il est impossible de ne pas penser que si le carbonate de chaux est nécessaire et assimilé, les autres sels utiles à notre alimentation, tels que le chlorure de sodium, le sulfate de soude, les fluorures et silicates, les sels magnésiens, etc., ne soient pas absorbés et utilisés lorsqu'ils sont nécessaires. En effet, les autres sels dissous avec le carbonate de chaux et avec lui mélangés au chyle passent comme lui dans le sang et sont ainsi portés aux différents organes qui s'en emparent dès qu'ils en ont besoin.

Aussi M. Boussingault n'hésite-t-il pas à affirmer que de ses expériences il résulte *la preuve de l'intervention des substances salines de l'eau dans l'alimentation*, qui, sans leur concours, aurait été insuffisante.

Ces conclusions, quoique fondées à la fois sur le calcul de la ration d'entretien et des pertes et gains de l'organisme, aussi bien que sur l'expérimentation directe, n'ont pas été adoptées par tous les hygiénistes, en particulier par les Anglais. Il est bien évident que dans les pays où l'on mange beaucoup, en Angleterre, en Allemagne, où l'on dépasse, et souvent très notablement, la ration d'entretien et même de travail, les sels calcaires de l'eau ne sont pas nécessaires. Il est certain aussi que dans les hautes montagnes, où l'eau contient souvent à peine quelques centigrammes de chaux, les eaux potables très pures passent pour excellentes. C'est ainsi que les *eaux noires*, qui dans l'Amérique du Sud coulent des hauts plateaux granitiques des Andes vers l'Amazone et l'Orénoque, sont réputées très bonnes à boire, et que les peuplades qui les utilisent présentent souvent une apparence de santé satisfaisante, quoique leur boisson soit très pauvre en sel de chaux. C'est qu'elles trouvent dans une alimentation appropriée, quelquefois excessive à certains égards, l'excès de chaux indispensable. Mais que d'exceptions à cette prétendue règle que les habitants des hautes régions se trouvent bien de leurs eaux trop pures! Que de populations montagnardes scrofuleuses, rachitiques et goitreuses! D'autre part, que de pays où l'on ne peut recourir à une alimentation riche et variée et où la nourriture habituelle se compose de pommes de terre, de légumes et de céréales venues sur des terrains trop maigres! Et, dans nos grandes villes, que de malheureux ouvriers et ouvrières nourris d'aliments insuffisants et de mauvaise nature! Il est hors de doute qu'à tous ceux-là, comme aux enfants et aux adolescents, à tous ceux aussi qui traversent une période de réfection, comme les convalescents, à tous ceux qui fournissent un travail considérable, l'eau potable doit apporter le supplément de chaux que ne leur fournit pas l'alimentation.

Il résulte de cette discussion que dans tous les cas, et pour suffire à tous les besoins prévus ou imprévus, les eaux potables doivent être calcaires. L'expérience démontre bien que celles qui sont dénuées de sels de chaux peuvent être prises en boisson, mais seulement à titre exceptionnel, par des populations saines et riches qui reçoivent un excédent d'alimentation.

On verra plus loin que l'instinct général a donné une confirmation complète à ces déductions théoriques aussi bien qu'à ces expériences de laboratoire, et qu'on a toujours considéré comme les meilleures les eaux de sources et de fleuves des terrains crétacés et jurassiques, qui contiennent dissous par litre une dose de $0^{gr},15$ à $0^{gr},30$ de bicarbonate calcique.

D'une façon plus générale encore, nous conclurons que toute substance saline qui aura son représentant dans l'économie sera par cela même acceptable, sinon nécessaire dans les eaux potables, à la condition expresse toutefois que sa quantité soit telle que l'eau plaise au goût et à l'estomac, qu'elle n'entrave pas la digestion, qu'elle se prête aux usages domestiques.

Ces remarques préliminaires et ces premières indications fondamentales sur les qualités nécessaires à toute eau potable découlent, on le voit, du double rôle qu'elle doit jouer et comme boisson et comme aliment. Elles nous ont fait reconnaître un petit nombre de principes qui vont nous permettre de caractériser nettement et de classer les bonnes eaux potables.

ARTICLE II. — CARACTÈRES DES EAUX POTABLES.

§ 1. — Qualités des eaux potables.

Les qualités indispensables à toute eau potable résultent des considérations qui précèdent. L'eau doit plaire au goût, aider à la digestion, permettre les pratiques domestiques journalières, et contribuer aussi à la nutrition générale.

L'*Annuaire des eaux de France* (1), dont l'autorité sur cette question ne saurait être contestée, assigne aux eaux potables les caractères suivants :

« Une eau peut être considérée comme bonne et potable quand elle est fraîche, limpide, sans odeur ; quand sa saveur est très faible, qu'elle n'est surtout ni désagréable, ni fade, ni salée, ni douceâtre ; quand elle contient peu de matières étrangères ; quand elle renferme suffisamment d'air en dissolution ; quand elle dissout le savon sans former de grumeaux et qu'elle cuit bien les légumes. »

Dans mon *Cours de chimie* (t. I, p. 85), m'écartant fort peu de cette description, je résume de la façon suivante les qualités d'une bonne eau de boisson :

Toute eau potable doit être fraîche, limpide, sans odeur, agréable au goût, aérée, légère à l'estomac, imputrescible, apte aux principaux usages domestiques.

Nous allons revenir sur chacun de ces caractères pour les définir et en bien expliquer la signification et l'importance.

L'eau doit être fraîche. — Entre les limites de température de 8° à 13° ou 14° l'eau est fraîche, agréable à boire et désaltérante. Au-dessus de 15° et surtout à 20°, elle est tiède et paraît fade; elle devient légèrement nauséeuse et ne désaltère plus.

Les eaux sont fraîches si leur température est inférieure à celle du milieu ambiant durant les saisons moyennes de l'année, printemps et automne. A Paris, la moyenne des mois d'avril, mai et juin est de 14°, la moyenne d'août, septembre et octobre est de 15°. L'eau à 16° au printemps, à 17° en automne, n'est plus, à proprement parler, suffisamment fraîche.

La température de l'eau est généralement celle du sol ou de l'air où elle circule. Une eau de fleuve ne peut être fraîche en été, et c'est là une condition doublement défavorable, une eau tiède étant un milieu

(1) C'est un livre plein de documents, et toujours digne d'être consulté. Il est dû à la collaboration de MM. Héricart de Thury (président), Orfila, Becquerel, Bouchardat, Boutron, Chevalier, Dubois (d'Amiens), O. Henry, Milne-Edwards, Patissier, Payen, Ch. Ste-Cl. Deville (secrétaire).

très apte au développement des organismes inférieurs. Les eaux de source, au contraire, possèdent la température du sol d'où elles émergent, température qui, dans nos climats, oscille entre 8 et 11°. A Paris la température du terrain à dix mètres de profondeur est constante et égale à 10°,8. Il en résulte que si les tuyaux de conduite sont placés à 6 ou 7 mètres de profondeur au-dessous de la surface, ils amèneront de l'eau suffisamment fraîche. Cette règle peut être appliquée à peu près partout.

Dans certains pays, soit que les circonstances locales fournissent de l'eau trop froide, soit que les habitudes domestiques en soient la principale cause, on boit des eaux très froides ou glacées. La stimulation des fonctions digestives par l'eau glacée prise en petite proportion n'est pas douteuse, mais l'abus de telles boissons présente des inconvénients. Leur usage continu amène un certain degré d'affaiblissement et d'insensibilité des parois stomacales; des congestions intestinales, des diarrhées, etc. Des désordres graves peuvent suivre l'ingurgitation même d'un seul verre d'eau glacée. En 1825, on vit en été, à Paris, un si grand nombre d'accidents cholériformes causés par l'usage des boissons froides, que l'on crut un instant que ces eaux étaient empoisonnées. Vauquelin, Marjolin, Orfila prouvèrent que ces accidents étaient dus à l'action subite du froid sur les viscères. Du reste, qui ne garde dans ses souvenirs classiques l'histoire de la maladie d'Alexandre sur les rives de l'Oxus? A la suite d'une course forcée, il avait bu à longs traits cette eau glaciale qui pensa coûter la vie au conquérant et à son médecin Philippe. Le Dauphin, fils de François Ier, jouant à la paume, excédé de soif, but une gorgée d'eau fraîche : une pleurésie l'emporta en quelques jours. Montécuculli, son échanson, soupçonné de l'avoir empoisonné, mis à la torture et ne pouvant supporter ses souffrances, déclara pour en finir qu'il avait versé de l'arsenic dans son verre : il fut écartelé.

L'eau doit être limpide. — Toute eau de boisson qui n'est pas limpide doit être rejetée; elle contient des matières terreuses et organiques. Elle exige dans tous les cas une filtration ou une purification. Nous reviendrons plus loin sur ce point important.

Vue en grande masse, une eau limpide est incolore ou légèrement verdâtre (1). *Elle permet de distinguer les détails des objets et leurs arêtes vives* même à la profondeur de 3 à 4 mètres.

Toute eau jaunâtre ou vert jaunâtre n'est pas limpide. On peut s'en

(1) Voici au sujet de la couleur de l'eau un extrait des mémoires d'Arago (*Annuaire du Bureau des longitudes*, 1838, p. 483) : « C'est au bleu d'outremer que le capitaine Scoresby compare la teinte générale des mers polaires. C'est par les mots d'*azur vif* que le capitaine Tuckey caractérise les flots de l'Atlantique dans les régions équinoxiales; c'est aussi le bleu vif que sir H. Davy assigne aux teintes réfléchies par les eaux pures provenant de la fonte des neiges et des glaciers. Les bandes vertes, si étendues et si tranchées des régions polaires, renferment des myriades de méduses, dont la couleur jaunâtre, mêlée à la couleur bleue de l'eau, engendre le vert... En Suisse, d'après sir H. Davy, quand la teinte d'un lac passe du bleu au vert, c'est que ses eaux se sont imprégnées de matières végétales. »

assurer et se rendre jusqu'à un certain point compte de la nature des corps en suspension, en la laissant séjourner quelque temps à la cave après l'avoir préalablement chauffée à 100°. On la conserve alors une à deux semaines à l'abri des variations de température, soit dans de grandes bouteilles de verre clair, soit dans un long tube effilé par le fond, à la partie inférieure desquels viennent se réunir peu à peu les matières tenues en suspension que l'on peut alors recueillir et examiner au microscope.

Le *limon*, qui est la cause du trouble ou du manque de limpidité des eaux de fleuves, est emprunté au lit du cours d'eau et quelquefois au sol arable des campagnes voisines. Il contient généralement de 1 à 5 p. 100 (et quelquefois plus) de matières organiques et organisées, celles-ci de nature microbienne.

La limpidité n'implique pas la décoloration. Il coule sur les plateaux granitiques élevés de l'Amérique du Sud, des rivières dont les eaux vues en grande masse et à l'ombre sont colorées presque comme du café. Ces *eaux noires*, mises dans un verre, sont d'un brun jaunâtre. Elles doivent cette coloration à une matière humique. Ces eaux n'en sont pas moins tout à fait limpides et excellentes à boire.

L'eau potable doit être inodore. — L'odeur des eaux suspectes se développe surtout lorsqu'on les refroidit à 0, ou lorsqu'on les chauffe à 50 ou 60° dans un vase de verre ou de porcelaine. Pour bien faire cet essai, on remplit aux deux tiers un flacon à l'émeri de l'eau qu'on veut examiner, on le bouche et on le place au bain-marie à 45°. On le retire du bain au bout de quelques minutes, après avoir fortement agité, et on ouvre et examine l'odeur. Une eau excellente est celle qui ne prend aucune odeur, même au bout de 10 à 15 jours, lorsqu'on la conserve à 20 à 25° dans un vase fermé.

Il est fort peu d'eaux qui, gardées à l'obscurité, après avoir subi l'influence de la lumière, ne prennent après quelque temps une odeur de marée ou de croupi. Cette odeur est due à la décomposition des petits organismes que contenaient ces eaux. Mais ces boissons ne sauraient être réputées mauvaises que si, après un mois de conservation, elles se sont notablement troublées.

L'eau doit être agréable au goût. — Chaque eau potable possède une saveur propre, quoique légère, que distinguent le mieux les personnes qui ne boivent pas de vin et qui ne font excès ni de tabac, ni d'épices. Cette saveur doit être faible, agréable, sans fadeur (*matières organiques*), ni douceur (*sels d'alumine*), ni goût terreux (*sels d'alumine et de magnésie*), ni goût séléniteux (*sulfates de chaux mêlé de magnésie*), ni goût saumâtre (*sel marin*), ni amer (*sels de magnésie, de potasse*). On peut se rendre compte de ces diverses saveurs en ajoutant dans une bonne eau potable, telle que celle de la Vanne à Paris, un peu de ces différents sels. Quant à la fadeur, il suffit, pour en avoir une idée nette, de boire de l'eau de fleuve distillée récemment, dans laquelle la chaleur a détruit et condensé une partie des matières organiques de l'eau primitive.

Les variétés de goût dépendent des matières minérales, de l'aération, de l'acide carbonique, des matières organiques, etc.

L'eau doit être aérée, légère à l'estomac. — L'aération de l'eau provient de la dissolution d'une certaine proportion des éléments de l'air.

L'eau potable doit contenir par litre de 20 à 55 centimètres cubes de gaz formés de 50 p. 100 environ d'acide carbonique, le reste étant un mélange d'oxygène et d'azote, dans la proportion de 31 à 33 du premier gaz pour 69 à 67 du second. Ces quantités, celles de l'oxygène surtout, sont plus faibles dans les eaux de source, du moins au moment de leur émergence.

Les eaux aérées sont *légères*, elles plaisent à l'estomac. Les eaux privées d'oxygène sont *lourdes* et indigestes. Elles peuvent reprendre leur légèreté si on les bat et surtout si on les laisse quelque temps séjourner à l'air.

Une eau naturelle *non aérée* contient généralement des matières organiques en proportion sensible et doit être suspecte, sinon rejetée. Cette présence des matières organiques et organisées, qu'indique la désaération, est la véritable, et presque l'unique cause, de la difficile digestibilité des eaux non aérées. Les eaux bouillies, ou les eaux distillées avec soin sur un peu de permanganate de potasse qui détruit les matières organiques, quoiqu'elles soient privées d'oxygène et d'azote, ne sont pas indigestes et lourdes. L'expérience en a été faite par beaucoup d'observateurs dans les dernières épidémies de choléra, où l'on recommandait avec raison de ne boire que de l'eau bouillie. Enfin l'on sait que le peuple le plus nombreux de la terre, les Chinois, et en général les hommes de race jaune, ne boivent que de l'eau bouillie, sous la forme il est vrai d'infusion légère de thé.

Dans ces derniers temps, on a cru reconnaître que les eaux chargées d'acide carbonique et surtout d'oxygène étaient favorables à la digestion. Il paraît très probable que ce dernier gaz est, en effet, un excitant des fonctions digestives, mais rien jusqu'ici ne permet d'affirmer nettement que les eaux exemptes d'oxygène (lorsque son absence n'est pas attribuable aux matières organiques), soient des eaux indigestes.

Voici un tableau de la composition des gaz dissous dans quelques bonnes eaux potables de source et de rivière :

Tableau du volume des gaz en dissolution dans un litre d'eau.

(Volumes exprimés en cent. cubes et calculés à 0° et 760mm pression.)

PROVENANCE.	O.	Az.	CO^2.	VOLUME TOTAL.
Eaux de pluie à Paris	6.6	14.0	2.4	23.0
Source des environs d'Orthez (Basses-Pyrénées).	5.6	13.8	16.2	35.6
Source de Combs-la-Ville (Seine-et-Marne)	3.1	16.6	35.0	54.7
Puits artésien de Grenelle (1841)	3.6	13.0	1.5	18.1
Source près de Versailles (juillet 1858)	5.7	13.3	11.4	30.4
Seine à Bercy (1846)	3.9	12.0	16.2	32.1
Loire à Nantes (vis-à-vis le Château)	5.5	11.4	0.5	17.5
Garonne à Toulouse (juillet)	7.9	15.7	17.0	40.6
Doubs à Besançon (juin)	9.5	18.2	17.8	45.5
Rhône à Lyon (juillet)	6.5	11.5	6.5	24.5
Rhin à Strasbourg (mai)	7.4	15.9	7.6	30.9
Source du Duc (Fontfroide, près Narbonne), septembre 1861	6.2	15.4	2.0	23.6
Source Saint-Pierre (Fontfroide, près Narbonne), septembre 1861	5.3	15.3	9.1	29.7
Eaux de source de Narbonne (provenant du mélange des deux eaux précédentes dans le rapport de 3 parties de Duc pour 1 p. St-Pierre, et après un trajet de 7500 mètres en tuyaux de poterie fermés	6.2	17.0	15.1	38.3
Lac de Grandlieu (17 juillet)	5.9	13.4	0.6	19.9
Eau d'un puits de Paris, près le marché Saint-Honoré	1.4	20.7	38.1	60.2
Eau de glace fondue au soleil (février. T. = 7°).	8.3	16.9	1.0	26.2

Ce tableau nous montre que la quantité d'oxygène dissous dans les eaux de source des terrains jurassiques ou crétacés est à peu près la même que dans les eaux de fleuves et de lacs. L'oxygène tend à disparaître au contraire dans les eaux qui ne se renouvellent pas, comme dans les puits. L'azote paraît sensiblement augmenter dans les eaux de source qui coulent à la surface du sol. Quant à l'acide carbonique, il est très variable. A peine saisissable dans certaines sources et les eaux de lacs, il forme dans les fleuves environ la moitié du volume total des gaz dissous. Il s'accumule surtout dans les eaux croupissantes où se produisent des fermentations organiques, en même temps que l'oxygène décroît ou disparaît.

L'eau potable doit être imputrescible. — Ce caractère des eaux potables est certainement l'un des plus importants, mais il demande à être défini. Toute eau potable qui, conservée un mois à 30° dans une bouteille de verre, se trouble, blanchit, verdit et prend une odeur très sensible de croupi, d'hydrogène sulfuré, de putréfaction, doit être absolument rejetée. La putrescibilité de l'eau provient des matières organiques et organisées qu'elle tient en dissolution ou en suspension ; l'odeur marécageuse qu'elle peut lentement contracter et qu'accompagne la disparition de l'oxygène dissous, est l'une des meilleures marques et des plus faciles à constater, que l'eau doit être tenue pour suspecte. Dans ces divers cas, elle est souvent aussi d'une fadeur sensible. Toutefois, l'on a remarqué, en particulier sur les navires qui conservent leur eau potable à bord dans des bacs métalliques ou dans des tonneaux, qu'après avoir été quelques semaines détestable, l'eau peut redevenir plus tard bonne à boire. C'est qu'avec le temps, les microbes qui l'habitaient meurent et se déposent définitivement au fond des réservoirs.

Les eaux peuvent d'ailleurs contenir deux espèces de matières organiques. Les unes, solubles ou insolubles, sont peu actives ou inertes; ce sont des détritus ou des produits excrémentitiels *non vivants*. Les autres sont insolubles *organisées* et vivantes, quoique visibles à un fort grossissement elles ne se déposent généralement pas au fond de l'eau. De ces substances, les premières, tout en pouvant donner à l'eau un goût désagréable, n'offrent pas d'inconvénients bien graves. Elles contribuent seulement à la désaérer, à la colorer, à l'affadir. Les eaux que l'on boit, par exemple, après qu'elles ont traversé un sous-sol riche en détritus végétaux, comme à Arcachon; celles qui sortent des tourbières des hauts plateaux montagneux et de quelques sources superficielles, sont jaunâtres et peu aérées; mais, quoique colorées par de l'humus, on arrive assez rapidement à les supporter. Si elles sont limpides, elles peuvent même être très bonnes à boire. Au contraire, les eaux qui contiennent des matières organisées, des microbes, des êtres inférieurs d'origine suspecte; celles qui ont reçu des eaux d'égout déversées par les villes dans leurs fleuves; celles qui conservées se troublent d'abord, puis donnent un dépôt notable, doivent toujours être tenues pour mauvaises. Nous y reviendrons plus loin.

L'on a donné une règle assez approximative, et fort superficielle, il est vrai, pour juger dans quelques cas rapidement de la potabilité des eaux que l'on peut rencontrer à la surface du sol. Il s'agit de l'examen de sa flore et de sa faune. Le cresson est une des plantes qui ne viennent que dans les eaux fraîches et saines. Il en est de même de la *physa fontinalis;* elle ne pousse que dans les eaux excellentes. La véronique et les épis d'eau aiment aussi les eaux de bonne qualité où vivent la *limnæa ovata*, la *limnæa stagnalis*, le *planorbis marginatus*. Dans les eaux douteuses, ou au bord des eaux médiocres, à faible courant, marécageuses, poussent les carex, les joncs, les scirpes, la lentille d'eau, le roseau, les nénuphars, la patience, la ciguë dans nos climats; en Afrique, le laurier rose; à côté de ces végétaux vivent le *planorbis corneus*, le *cyclas cornea*. Dans les plus mauvaises croissent les *beggiatoa alba*, qui forment en se décomposant une vase tourbeuse et légère. Ajoutons que toute eau privée de poissons et de mollusques est une eau mauvaise à boire : mais on aurait tort de conclure que les eaux qui sont poissonneuses sont de bonnes eaux potables, témoin les eaux de marais où l'anguille, la carpe, le mulet, etc., vivent très volontiers.

L'eau doit être propre aux principaux usages domestiques. — L'eau potable doit permettre la cuisson parfaite des légumes, et pouvoir être utilisée aux principaux usages domestiques, entre autres au savonnage.

Une eau qui ne remplirait pas ces deux conditions ne pourrait être considérée comme bonne à boire. Elle aurait, en effet, d'autres désavantages encore, au point de vue de son emploi comme eau de boisson, inconvénients dont son incapacité à cuire convenablement les légumes et à servir au savonnage est le signe et presque la mesure.

Il existe, en effet, dans les légumineuses, en particulier dans leurs fruits (pois, haricots, fèves, etc.), une sorte de caséine végétale qui, en présence des sels calcaires, forme avec la chaux une combinaison insoluble. Les eaux qui durcissent ces aliments lorsqu'on les cuit doivent donc cette propriété à leur trop grande richesse en sels de chaux. Ce sont généralement des eaux *crues*, *dures*, *séléniteuses*, trop riches en carbonates ou en sulfates calciques ; quelquefois des eaux nitratées, ainsi qu'il arrive surtout pour les eaux de puits.

L'eau qui versée dans une solution limpide de savon donne plus qu'un simple louche et précipite presque aussitôt des grumeaux insolubles est impropre au savonnage. Les sels calcaires ou magnésiens qu'elle contient en trop grand excès forment avec les acides gras du savon des oléates, palmitates, stéarates terreux insolubles. Les eaux saumâtres chargées de chlorures alcalins ont le même défaut pour une autre raison : le savon ne se dissout pas bien en présence du sel marin. Toute eau qui précipite le savon est donc mauvaise non seulement parce qu'elle est impropre à l'un des usages domestiques les plus courants, mais aussi parce qu'elle contient généralement en dissolution un excès de sels alcalino-terreux ou alcalins. On ne peut faire d'exception que pour quelques eaux minérales bicarbonatées calciques qui, grâce à leur excès d'acide carbonique, sont bien supportées par l'estomac quoique très richement calcaires. Telle est l'eau de Saint-Galmier : encore ces eaux ne sauraient-elles suffire aux autres usages domestiques.

La propriété ou l'impropriété des eaux à cuire les légumes et à servir au savonnage sont deux caractères d'autant plus précieux qu'ils peuvent être constatés par tout le monde et pour ainsi dire en quelques instants.

§ 2. — Nature et proportion des matières minérales des eaux potables.

Les matières minérales que l'on trouve dans les eaux terrestres peuvent tantôt leur communiquer des caractères malfaisants, tantôt des propriétés thérapeutiques, tantôt enfin en faire d'excellentes eaux potables. En nous bornant ici aux eaux de boisson, remarquons que celles qui ont été toujours reconnues comme les meilleures contiennent toutes un certain nombre de sels minéraux, toujours les mêmes et en proportions peu variables. Il y a déjà dans cette première remarque comme un commencement de preuve en faveur de l'utilité de ces substances salines. Nous avons d'ailleurs montré plus haut que la principale, le carbonate de chaux, contribue à la formation du squelette et des tissus qui l'empruntent en partie aux eaux de boisson, et que par conséquent ce sel joue un rôle, sinon indispensable (un excès d'alimentation peut y suppléer), au moins fort utile. Nous avons établi aussi que la quantité de chaux que nous empruntons journellement à l'eau potable s'élève approximativement, et suivant la façon dont on se nourrit, de 0gr,050 à 0gr,150 de chaux, qui répondent au poids de 0gr,100 à 0gr,230 de carbonate calcique par 24 heures.

Si, raisonnant d'autre part *a posteriori*, nous jetons un coup d'œil sur l'analyse des eaux reconnues généralement bonnes et coïncidant avec un état de santé satisfaisant des populations qui les boivent, nous voyons que la somme de leurs éléments minéralisateurs ne varie qu'entre les limites de 1 décigramme à 5 décigrammes par litre (soit 1 à 5 dix-millièmes du poids de l'eau) et que pour les meilleures, le poids du résidu fixe n'oscille guère qu'entre 0gr,1 et 0gr,3 par litre. En même temps nous constatons que la moitié environ de ce poids correspond à du carbonate de chaux. C'est ce qu'indiquent les nombres suivants relatifs à quelques eaux que l'on peut prendre pour types :

	Résidu fixe par litre.	Carbonate de chaux correspondant.
	gr.	gr.
Eau du Rhin (Strasbourg)	0,232	0,135
Eau de Seine (amont de Paris)	0,254	0,165
Eau de la Garonne (Toulouse)	0,137	0,065
Eau du Rhône (Genève)	0,182	0,079
Eau du lac de Genève	0,152	0,072
Eau de la source Neuville (près Lyon)	0,230	0,201
Eau de Fontfroide (Narbonne)	0,212	0,090

Je pourrais ajouter ici une multitude d'autres exemples confirmant les remarques relatives au résidu fixe et à sa richesse en calcaire.

Il est donc prouvé par l'analyse *que les eaux potables contiennent de 1 à 5 dix-millièmes de leur poids de matières minérales, dont la moitié environ est formée de carbonate calcaire, le reste étant représenté qualitativement par les sels que l'on retrouve habituellement dans les tissus animaux.*

Au-dessous de 0gr,1 par litre d'eau, la quantité des principes minéralisateurs est insuffisante; l'emploi de ces boissons peut coïncider avec diverses maladies endémiques. Au-dessus de 0gr,5, les eaux deviennent crues, indigestes, et prennent une saveur saline ou terreuse désagréable.

D'après les analyses des meilleures eaux : *eaux de source* des terrains crétacés et jurassiques; *eaux des grands fleuves*, etc., nous conclurons donc que toute bonne eau potable doit contenir de 0gr,050 à 0gr,500 de matières minérales par litre. Ces sels seront généralement composés de 0gr,050 à 0gr,300 de carbonate et bicarbonate de chaux; de 0gr,005 à 0gr,015 de chlorures alcalins; de 0gr,003 à 0gr,028 de sulfates alcalins et terreux; de 0gr,015 à 0gr,050 de silice ou de silicates; d'une trace constante de fer, d'alumine et de fluor.

Nous avons amplement démontré plus haut que l'eau doit être calcaire. Cette opinion n'est pourtant pas partagée par les hygiénistes et les chimistes anglais. Frankland croit que la meilleure eau est celle qui se rapproche le plus de la pureté absolue de l'eau distillée, parce qu'il pense que les aliments suffisent à l'enrichissement de l'économie en sels de chaux. Cette opinion peut être vraie dans quelques cas; elle l'est surtout en Angleterre, où l'on mange beaucoup trop de viande. Mais nous avons montré par des chiffres et des expériences précises sur l'ossification et l'assimilation qu'elle n'est certainement pas exacte si l'alimentation est modérée et surtout si elle est insuffisante, comme c'est trop souvent le cas pour l'ouvrier de nos villes. L'opinion des hygiénistes anglais est encore moins fondée s'il s'agit de l'enfant ou de l'adolescent.

Toutes les fois que les eaux potables contiennent trop de carbonate de chaux elles sont calcaires, dures ou crues. Ces eaux ne sont bien supportées par l'estomac que saturées d'acide carbonique; mais elles ont d'autres inconvénients, en particulier pour les reins. Si les *sulfates* dominent, les eaux sont *séléniteuses* ou *amères;* si ce sont les chlorures, elles sont *saumâtres* ou *salées;* si elles contiennent une quantité trop sensible de sels d'alumine, elles ont une saveur fade, douceâtre ou terreuse.

Les eaux dures, crues ou séléniteuses sont presque aussi impropres à la cuisson de la viande qu'à celle des légumes; la fabrication du pain et surtout de la bière souffrent aussi de l'emploi de ces eaux, et plus encore de celles qui renfermeraient des sulfates et des nitrates en quantité, comme certaines eaux de puits.

Dans les eaux potables habituelles, l'acide carbonique tient en dissolution le carbonate de chaux, qui sous forme de carbonate neutre serait insoluble, mais qui se dissout assez facilement dans l'acide carbonique en excès. Il suffit donc de chasser par l'ébullition à la fois le gaz carbonique dissous et celui de ce bicarbonate calcique virtuel que la chaleur dissocie peu à peu, pour que le calcaire se précipite. C'est lui qui, se déposant avec quelques autres sels dans les conduites d'eau potable, amène ces incrustations qui les envahissent peu à peu.

Abondamment dissous dans certaines eaux, l'acide carbonique permet d'utiliser pour la boisson, mais pour elle seulement, des eaux qui sans l'excès de ce gaz seraient crues et impotables. Telles sont celles de Saint-Galmier, de Condillac, de Pyrmont. La première peut être bue presque indéfiniment, quoiqu'elle contienne par litre plus d'un gramme de bicarbonate de chaux et de magnésie et 0gr,2 à 0gr,7 de bicarbonate de soude; mais elle dissout près de 2 grammes d'acide carbonique par kilogramme.

Les nitrates et phosphates de chaux sont plus répandus qu'on ne le pense dans les eaux potables. Les premiers surtout existent dans beaucoup d'eaux de source des terrains tertiaires et secondaires; ils ne présentent d'inconvénients que si, comme il arrive pour beaucoup d'eaux de puits, ils sont accompagnés de matières organiques en voie de décomposition. Leur poids peut alors dépasser souvent 0^{gr},100 par litre.

Les eaux de boisson doivent renfermer une quantité de magnésie nulle ou très faible. Généralement on en trouve de 0^{gr},003 à 0^{gr},010 dans les meilleures eaux de fleuves; on en a signalé jusqu'à 0^{gr},060 dans certains puits dont les eaux sont imbuvables. Mais nous ne pensons pas que, même à cette dose, la magnésie puisse avoir d'inconvénients sensibles malgré l'opinion qui veut que la présence de la magnésie dans les eaux soit la cause du goitre et du crétinisme. D'ailleurs la quantité de magnésie que l'on peut trouver dans les eaux potables habituelles est tout à fait négligeable devant celle que nous fournissent nos aliments ordinaires et qui dépasse notablement les besoins de l'économie. Nous pouvons donc affirmer que les sels de magnésie ne sont pas indispensables dans les eaux de boisson, mais qu'ils ne sauraient devenir suspects que si la dose de 0^{gr},100 par litre est dépassée.

Les sels de fer, bicarbonate ferreux ou crénates, existent dans beaucoup d'eaux potables. Leur quantité ne s'élève guère au-dessus de 0^{gr},001 par litre, du moins dans les eaux fluviales où le bicarbonate dissous est sans cesse en train de se précipiter à l'état de sexquioxyde insoluble. Une dose décuple de fer ne présenterait aucun inconvénient.

Les sels d'alumine se rencontrent toujours en minime proportion dans les eaux de boisson; ils proviennent des terrains argileux qu'elles ont traversés. Ces sels existent rarement à une dose supérieure à 0^{gr},010 dans les bonnes eaux. Cette quantité est sans inconvénient. Mais l'alumine, ou plutôt l'argile, c'est-à-dire son silicate basique hydraté, est souvent tenue en suspension à l'état de limons légers dans les eaux des fleuves, qui ne se clarifient dans ce cas que fort lentement et deviennent dès lors impropres à un certain nombre d'usages industriels, ainsi qu'à l'arrosage des végétaux, par les méthodes dites en pluie ou à *la lance*.

Blondeau a trouvé jusqu'à 0^{gr},068 d'alumine dans quelques eaux de puits de Rodez, et il crut devoir rapporter à cette substance, en partie dissoute peut-être à la faveur d'un excès d'acide carbonique, en partie à l'état d'azotate, le goût terreux si désagréable de ces eaux. Du reste ces fortes proportions d'alumine semblent être corrélatives de l'exagération des autres matières salines et des matières organiques.

Les quantités de potasse ou de soude que l'on trouve dans les eaux potables varient de 1 à 50 milligrammes par litre. Ces proportions sont insignifiantes à côté du poids que l'alimentation nous en fournit journellement. Il s'ensuit que les alcalis sont inutiles dans les eaux de boisson; mais il convient de remarquer que des traces de chlorures alcalins paraissent contribuer à la saveur agréable des meilleures eaux potables.

Les recherches de Boussingault, Bineau, Marchand, etc., ont établi l'existence de l'ammoniaque dans les eaux de pluie, de rivière, de source et de puits, mais en proportions minimes. L'on peut dire qu'à très faible dose son rôle est insignifiant. Voici quelques nombres empruntés à Boussingault (1) :

	Moyennes d'ammoniaque par litre.
Eaux de pluie	0gr,0000008
— de rivières	0 ,0000002
— de sources	0 ,0000001
— de puits : jusqu'à	0 ,0343000

Les bonnes eaux potables ne contiennent donc généralement pas au delà de 1 millième de milligramme d'ammoniaque par litre. Les mauvaises peuvent en contenir jusqu'à 34 milligrammes, limite bien avant laquelle ces eaux doivent être tenues pour suspectes.

L'acide carbonique libre, à la dose de 18 à 20 centimètres cubes où il existe généralement dans les eaux potables, est-il nécessaire à leur digestibilité? Il est difficile de répondre à cette question. Quoique suivant de Saussure les montagnards des Alpes fassent impunément usage d'eaux de neige fondue, il semble que l'eau entièrement privée de gaz carbonique est lourde à l'estomac. Mais dès qu'elle circule elle s'enrichit très rapidement de ce gaz à l'air (2).

L'acide sulfurique, à l'état de sulfates alcalins ou terreux, se rencontre en petite proportion dans la plupart des eaux potables. Dans les meilleures il varie de 0gr,001 à 0gr,045. Dans les eaux légèrement séléniteuses, mais encore buvables comme celles de l'Ourq, il s'élève à 0gr,107 et peut même dépasser ce chiffre au delà duquel les eaux ne sont plus potables. L'acide sulfurique n'est pas un des éléments constitutifs nécessaires des eaux dont nous nous occupons, et les moins riches en sulfates sont toujours préférables. Voici quelques nombres pour fixer les idées à ce sujet :

Poids, en grammes, de l'acide sulfurique (SO^3) *contenu dans un litre d'eau.*

	gr.
Loire à Nantes	0,001
Doubs à Besançon	0,003
Rhône à Lyon	0,018
Seine à Bercy	0,018
Seine à Notre-Dame	0,033
Garonne	0,006
Rhin à Strasbourg	0,014
Escaut	0,005
Tamise	0,045
Canal de l'Ourcq (La Villette)	0,107
Eau d'Arcueil (Château-d'Eau)	0,126
Puits à Paris	0,776

(1) *Chimie agricole et physiologie*, 2e édit., t. II, p. 196, 202 et 272.

(2) Voir à ce sujet les expériences de M. Hugueny, *Recherche sur la composition chimique et les propriétés des eaux potables*. Paris, Strasbourg, 1865, p. 105 et suivantes.

Non seulement les sulfates sont lourds à l'estomac, et communiquent aux eaux, déjà à la dose de $0^{gr},300$ par litre, un goût déplaisant, mais encore celles-ci en acquièrent la propriété de s'altérer facilement sous l'influence des organismes réducteurs qui se rencontrent presque partout. Elles prennent souvent alors une odeur sulfhydrique fort désagréable.

L'acide silicique existe dans un grand nombre d'eaux potables excellentes telles que celles des grands fleuves. Il s'y trouve en partie à l'état libre, en partie à l'état combiné. Le Rhin, d'après Ch. Sainte-Claire Deville, contient $0^{gr},0488$ d'acide silicique libre, la Garonne $0^{gr},008$ au litre. Il serait difficile, devant l'amplitude de ces variations, d'affirmer que cet acide est indispensable à la constitution des eaux potables. Mais il est certain qu'on le retrouve dans la plupart des bonnes eaux, même dans les eaux de source qui sortent des terrains calcaires, aux doses de $0^{gr},004$ à $0^{gr},015$ par litre.

Le fluor est, d'après Nicklès (1), l'un des éléments presque constant des eaux potables naturelles; toutefois il s'y rencontre en si minime proportion qu'on ne saurait affirmer qu'il y joue un rôle utile quelconque. La Somme est l'une des rivières de France les plus riches en fluor, la Seine l'une des plus pauvres. Pour retrouver et doser cet élément, il faut le rechercher dans plusieurs mètres cubes d'eau.

Nous verrons plus loin que le brome, et surtout l'iode, se rencontrent dans quelques eaux de boisson : nous dirons le rôle qu'on a cru devoir attribuer à leurs sels; mais nous pouvons d'ores et déjà assurer que ces deux éléments ne se retrouvent pas, même à l'état de traces, dans d'excellentes eaux potables. La Seine, qui est de tous les fleuves de France le plus riche en iode, n'en contient que 1 milligramme par 200 litres (*Chatin*).

ARTICLE III. — CLASSIFICATION. — ÉTUDE DES DIVERSES EAUX POTABLES.

Les eaux que l'on rencontre à la surface du sol proviennent de diverses origines : les unes coulent, courent et se renouvellent sans cesse; les autres s'amassent, stagnent et se décomposent peu à peu. Parmi celles-ci, citons les eaux de marais et de puits; au contraire les eaux de pluie, de source et de fleuve sont des eaux courantes.

Les eaux courantes sont le plus souvent *légères, vives,* favorables à la digestion et généralement estimées comme eaux de boisson.

Les eaux stagnantes, ou celles qui se renouvellent difficilement, sont au contraire dans bien des cas *lourdes* et peu agréables.

Nous avons vu dans l'article précédent que ces caractères orga-

(1) *Mémoires de l'Académie Stanislas* de Nancy, pour 1857.

noleptiques correspondent à des différences de composition et de propriétés, qui suffisent à faire distinguer et séparer ces diverses eaux en deux principaux groupes dans lesquels nous les diviserons :

PREMIER GROUPE. — *Eaux courantes ;*
DEUXIÈME GROUPE. — *Eaux stagnantes.*

Nous conservons ainsi le classement populaire et instinctif qu'on a fait des eaux potables à toutes les époques. Il a cet avantage d'indiquer déjà *a priori* la valeur probable des eaux que l'on peut avoir à examiner, valeur déduite de leur manière d'être à la surface du sol. Cependant nous ajouterons tout de suite que cette distinction préliminaire ne doit avoir rien d'absolu ; par exemple, l'eau des pluies d'orage, chargée de matière organique, d'acide azotique et de germes divers, ne ressemble pas à l'eau de pluie ordinaire ; l'eau de certains puits est souvent délicieuse, et celle de certaines sources saumâtre et lourde. Il est donc impossible d'affirmer que toute eau courante est bonne et légère, toute eau dormante indigeste, et de dire avec Celse : *Aqua levissima pluvialis est, deinde fontana, tum ex flumine, tum ex puteo, post hoc ex nive aut glacie, gravior his ex lacu, gravissima ex palude.*

EAUX COURANTES. — Les eaux courantes comprennent les espèces suivantes :

1° Les *eaux de pluie* qui peuvent être recueillies et utilisées au moment de leur chute mais qui, le plus souvent, conservées dans des réservoirs souterrains, constituent les *eaux de citerne* que dans plusieurs pays l'on emploie exclusivement comme boisson.

2° *Les eaux distillées* que dans quelques cas l'on boit exclusivement et que recommandent souvent aujourd'hui les médecins, en particulier dans les maladies des reins. Ces eaux sont aussi celles que consomment les marins dans les voyages au long cours.

3° *Les eaux de source* et *les eaux de puits artésiens.* — Avec les rivières et les fleuves, les sources fournissent les plus importantes et les meilleures eaux potables. Les eaux de puits artésiens sont de véritables eaux de source auxquelles la sonde a donné une issue artificielle.

4° *Les eaux de fleuves, rivières et canaux.* — Elles constituent, avec les eaux de source, et plus souvent encore qu'elles, la principale boisson des grandes agglomérations humaines.

5° *Les eaux de montagne* (eaux de la fonte des neiges, eaux de torrents et de lacs). Ces eaux, dont s'alimentent une grande partie des habitants des régions élevées, servent comme de terme de passage entre les eaux courantes et les eaux stagnantes.

EAUX STAGNANTES. — Parmi les eaux stagnantes, nous ne parlerons dans cet article que de celles qui peuvent quelquefois, et par exception, présenter les qualités d'une eau potable, fût-elle médiocre. Ce sont :

6° *Les eaux de puits*, qui se renouvellent plus ou moins rapidement, et qui sont intermédiaires entre les eaux courantes et les stagnantes.

7° *Les eaux d'étangs et de marais* que l'on boit dans quelques contrées peu favorisées (pays de Caux, Bresse, plateaux de la Russie centrale, Nouvelle-Zélande). Elles constituent le plus souvent une boisson douteuse ou dangereuse.

8° Nous dirons enfin quelques mots des *eaux potables minérales ou artificiellement minéralisées*, qui sont souvent consommées aujourd'hui sur nos tables à la place des eaux potables ordinaires.

§ 1. — Eaux courantes.

I. — *Eaux de pluie. — Eaux de citerne.*

a. *Eaux de pluie.* — Recueillies partout où l'on manque d'eaux de fleuve ou de source dans des réservoirs souterrains ou *citernes*, les eaux de pluie constituent la boisson presque exclusive de certains pays : Venise, Cadix, une bonne partie du littoral de l'Asie Mineure et de l'Afrique du nord n'ont pas d'autres eaux. On a retrouvé de nos jours les vieilles citernes où les habitants de Carthage recueillaient l'eau de leurs maisons et de leur puissante citadelle. Ces eaux servaient seules aux hommes et aux animaux. Il existe encore aux environs d'Aden d'immenses citernes souterraines autrefois bâties par les Arabes pour recueillir précieusement les eaux des pluies qui ne tombent dans ce pays que chaque deux ou trois ans.

Il est remarquable que les anciens auteurs soient d'accord pour louer la pureté et la légèreté des eaux de pluie et en même temps pour en proscrire l'usage. Hippocrate, dans son *Traité de l'air, des eaux et des lieux*, nous dit que « les eaux de pluie sont les plus légères, les plus douces, les plus ténues, les plus limpides, car le soleil attire d'abord à lui et enlève ce que ces eaux ont de plus léger : comme il est prouvé par la formation du sel ». Puis il ajoute : « De toutes les eaux, celles qui se corrompent le plus vite sont les eaux de pluie; de toutes, elles sont le plus mélangées et ce mélange en accélère la corruption. »

Les médecins du siècle dernier admettaient que ces eaux sont de facile digestion; mais ils pensaient qu'il faut préférer l'eau de l'hiver et du printemps, parce qu'en passant à travers l'atmosphère cette eau se charge alors bien moins des *exhalaisons qui s'y rencontrent en été et en automne.*

Le célèbre médecin de Frédéric II, Zimmermann (1) remarque que l'eau de pluie paraît préférable à cause de sa légèreté, « mais elle pourrit promptement, dit-il, à cause des œufs d'insecte dont l'air est toujours rempli : voilà pourquoi on ne s'en sert pas sur les vaisseaux. Elle devient encore plus mauvaise quand on la garde dans des citernes. »

(1) *Traité de l'expérience.* Art. Boisson.

C'est ainsi que quelques sagaces observateurs devinaient, un siècle d'avance, la présence dans l'air de corpuscules organisés, et signalaient la cause principale de l'altération des eaux de pluie que les beaux travaux de M. Pasteur ont, de nos jours, définitivement mis en évidence.

Depuis longtemps l'on sait donc que les eaux de pluie subissent, surtout si elles tombent après une grande sécheresse et dans les pays chauds, une corruption, une sorte de fermentation qui peut en rendre l'usage dangereux. On avait remarqué qu'elles peuvent donner lieu à des digestions pénibles, à des coliques et à des dysenteries. On savait enfin qu'elles étaient excellentes pour faire lever la pâte panaire.

Les eaux qui tombent sous forme de pluie suffiraient en France pour couvrir le sol d'une couche annuelle de $0^m,760$, si elles n'étaient absorbées à mesure par les terres, ou ne s'écoulaient pas, à l'état d'*eaux sauvages*, aux ruisseaux et aux rivières. Dans notre pays le minimum de pluie tombe à Marseille ($0^m,50$), le maximum à Nantes ($1^m,05$) par an. Il suit de là, et la démonstration en est facile, que la quantité d'eau pluviale reçue chaque année sur les toits d'une habitation suffit, du moins en Europe, à alimenter d'eau potable tous ses habitants.

Recueillie directement au moment de sa chute, elle contient des traces d'azotate et de carbonate d'ammoniaque avec un peu de sel marin et de sulfate sodique empruntés à l'atmosphère. Les gaz dissous dans l'eau de pluie sont ceux de l'atmosphère, auxquels viennent se joindre une partie des produits gazeux que rejettent nos foyers et nos ateliers industriels, et ceux qui résultent de la destruction des matières organiques terrestres ou aériennes. L'eau de pluie, ainsi que nous le disions, ne constitue pas une bonne eau potable. La pluie entraîne avec elle les poussières de l'air, les bactéries et d'innombrables germes de moisissures.

Sous la pression de $0^m,760$ et à la température de 10°, les eaux de pluie contiennent environ la 25e partie de leur volume d'un mélange formé de 32 à 40 parties d'oxygène pour 68 à 60 parties d'azote. Si la pression atmosphérique diminue, ou si la température s'élève, elles dissolvent de moins en moins de gaz. Ainsi, d'après Boussingault, au niveau de la mer l'eau de pluie contenant 35 cent. cubes par litre du mélange précédent, ne donnait plus à Santa-Fé de Bogota, à 2 640 mètres de hauteur, que 14 cent. cubes, et à 3 000 mètres d'altitude que 11 cent. cubes des mêmes gaz (1).

La quantité d'acide carbonique varie aussi avec la pression, mais sans suivre la loi de Dalton. Elle augmente notablement dans l'eau de pluie des villes, en même temps que s'accroît la somme des divers produits gazeux qui sortent de nos foyers et de nos usines.

(1) Boussingault, *Ann. chim. phys.*, 2e série, t. XLVIII, p. 1831.

Il résulte des expériences de M. Péligot (1), qu'à Paris, 1 litre d'eau de pluie tient en dissolution 23 centimètres cubes de gaz, dont 2^{cc},4 d'acide carbonique; le reste est un mélange d'oxygène et d'azote, dans la proportion de 32 d'oxygène et 68 d'azote. Cette faible quantité d'acide carbonique est celle qu'indique la loi de Dalton et Henri en raison du coefficient de solubilité de ce gaz et de sa minime proportion (3 dix-millièmes environ) dans l'air.

On a depuis longtemps remarqué que l'eau de pluie, surtout l'eau de la rosée, prend à l'approche des mers un goût salé. Bergmann y découvrit le premier l'acide nitrique; Dalton le chlorure de sodium (2); Cavendish les composés nitrés dont il démontra l'origine électrique; Liebig, différents sels et l'ammoniaque; Marchand, le sulfate de soude. Barral a fait de ces divers matériaux salins des eaux de pluie les premiers dosages exacts en 1851. Voici résumés les résultats de ses recherches (3) :

Matières déterminées dans les eaux de pluie tombées sur la terrasse de l'Observatoire de Paris (de juillet à décembre 1851).

(Par mètre cube moyen.)

Azote	6,397
Ammoniaque	3,334
Acide azotique	14,069
Chlore	2,801
Chaux	6,220
Magnésie	2,100

Quand on descend dans la cour de l'Observatoire, l'ammoniaque monte à 21^{gr},8 et l'acide azotique décroît jusqu'à 2^{gr},769.

Ces quantités varient suivant les époques. Ainsi, de juillet 1851 à juillet 1852, M. Barral a noté par mètre cube d'eau de pluie :

ACIDE AZOTIQUE.	gr.	AMMONIAQUE.	gr.
Sept. 1851 (maxim.)	36,330	Août 1851	4,420
Oct. 1851	5,820	Oct. 1851 (minim.)	1,080
Févr. 1852	11,774	Déc. 1851	6,850
Juin. 1852 (minim.)	1,837	Févr. 1852 (maxim.)	9,646
		Mai 1852	1,135

Le chlore et la chaux passent aussi par des maximum et des minimum à des époques à peu près correspondantes (4).

L'ammoniaque et l'acide azotique varient à leur tour avec les contrées et les lieux. M. Bineau (5) a trouvé 28 à 31 millioniėmes d'am-

(1) *Comptes rendus de l'Acad. des sciences*, t. XLIV, p. 193.

(2) *Opusc.*, t. XXXI, p. 87.

(3) *Comptes rendus de l'Acad. des sciences*, t. XXXIV, p. 83 et 829, et t. XXXV, p. 427.

(4) D'après M. Isid. Pierre, un hectare de terre, dans les environs de Caen, reçoit annuellement, par les pluies, 59 kilog. de chlorures, dont 44 de sel marin, constaté pour la première fois par Dalton dans les pluies de Manchester, accompagnés de 23 kilog. de sulfates et 26 kilog. de chaux.

(5) *Comptes rendus de l'Acad. des sciences*, t. XXXIV, p. 357.

moniaque dans les eaux de pluie de Lyon, tandis qu'elle ne s'élèverait à Paris, d'après M. Barral, qu'à 2 à 3 millionièmes, chiffres conformes à ceux observés à Montsouris (2,2 millionièmes), il est vrai sur la bordure de la grande ville. En revanche, il n'y a pas constaté d'acide nitrique.

A mesure qu'on s'éloigne des villes, les quantités d'ammoniaque diminuent, comme l'ont démontré Bineau et Boussingault. Ce dernier, en comparant les eaux tombées à Paris, dans les champs et dans la vallée de Liebfrauenberg, a dosé dans un litre d'eau de pluie tombée à Paris, $3^{mgr},08$ d'ammoniaque, et seulement $0^{mgr},34$ pour celle de la vallée (1). « Paris, dit-il, sous le rapport des émanations, peut être comparé à un amas de fumier d'une étendue considérable. »

Les quantités d'acide azotique suivent une loi de variations différente. L'ammoniaque prédomine dans les pluies des villes, les nitrates dans celles de la campagne. La quantité de ces derniers sels s'accroît encore dans les pays chauds et durant la saison des orages.

Le tableau suivant résume les dosages d'azote ammoniacal et nitrique les plus précis faits dans les eaux de pluie :

Azote ammoniacal et nitrique des eaux de pluie, en milligrammes et par litre d'eau.

	AZOTE AMMONIACAL.	AZOTE NITRIQUE.	AUTEURS.
Liebfrauenberg (moyenne de 75 pluies, 1853).......	0.4	»	Boussingault.
Fort Lamothe (Lyon, 1853)........................	0.9	1.3	Bineau.
Observatoire (Lyon, 1853)........................	3.6	0.3	Id.
Toulouse (campagne), 1855........................	0.5	0.5	Filhol.
Toulouse (ville), 1855...........................	3.8	»	Id.
Montsouris (Paris, fortifications), moyenne de 1876 à 1884)......................................	1.8	0.7	A. Lévy.

D'après F. Marchand, l'eau de pluie recueillie à Fécamp en mars et avril, contenait par litre :

	gr.
Bicarbonate d'ammoniaque......................	0,00174
Azotate d'ammoniaque..........................	0,00189
Sulfate de soude..............................	0,01007
Sulfate de chaux..............................	0,00087
Matière organique.............................	0,02486

On a démontré, d'autre part, que les chlorures augmentent dans les pluies par les vents qui soufflent de la mer, ou lorsqu'on se rapproche du littoral. Les iodures, à l'état de traces, y ont été aussi signalés.

La pluie entraîne avec elle les poussières, les débris organisés, les germes de moisissures, les bactéries, les ovules ou spores d'un grand nombre de végétaux ou d'animaux inférieurs en suspension dans l'air.

Les corps minéraux ou les composés organiques non vivants empruntés par la pluie à l'atmosphère sont le plus généralement des grains d'ami-

(1) *Comptes rendus de l'Acad. des sciences*, t. XXXVII, p. 207, et t. XXXVIII, p. 249.

dons de toute espèce, des pollens gorgés de sucs et de granulations; des poils, des plumes d'oiseaux, des cellules épidermiques, des bractées végétales, des débris de diatomées et de confervoïdes, ainsi que d'innombrables poussières minérales, généralement celles des roches de la contrée (fig. 2).

Entre les *êtres vivants aérobies* aptes à se reproduire il faut distinguer

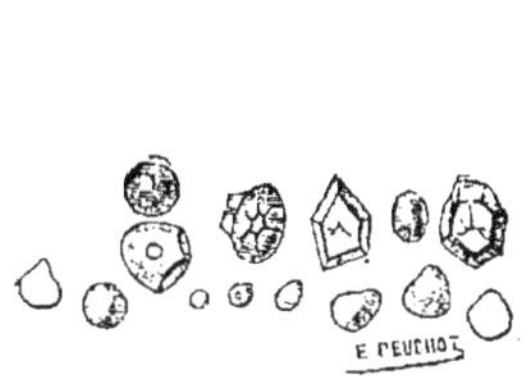

Fig. 1. — Grains d'amidon trouvés dans l'eau de pluie.

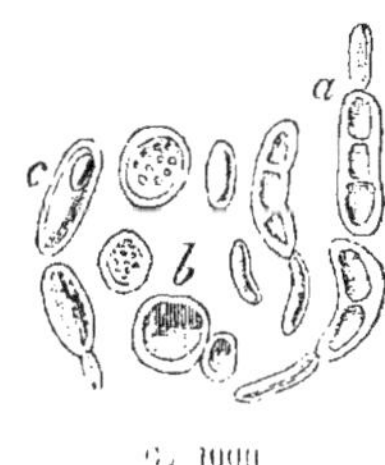

Fig. 2. — Torules ou levures trouvées dans la pluie.

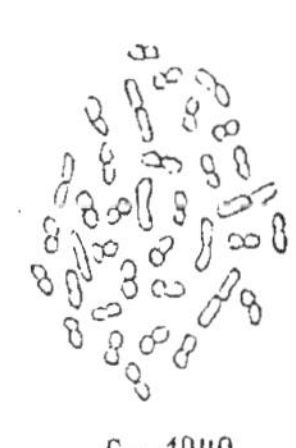

Fig. 3. — Diplococcus.

les *moisissures* et les *schyzophytes;* les premières se reproduisent par bourgeonnement, les seconds par scissiparité. Parmi les *moisissures* ou dans les classes voisines, citons : les *zygospores* qui germent en donnant des moisissures, des algues, des lichens, des levures (fig. 2). Des *végétaux complets* généralement unicellulaires, algues vertes, conidies, diatomées les accompagnent.

Parmi les êtres anaérobies appartenant à la classe des *schyzophytes*

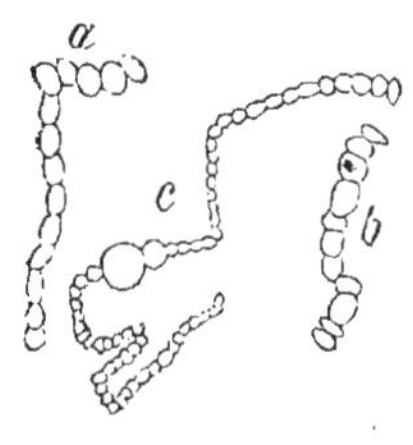

Fig. 4. — Streptococcus.

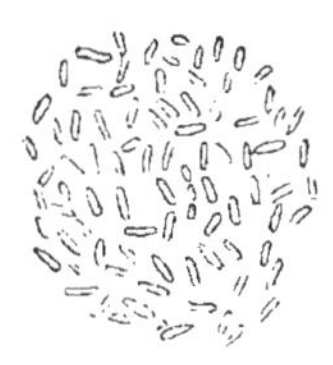

Fig. 5. — Bactéries.

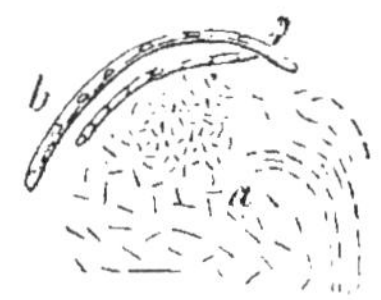

Fig. 6. — Bactéridies. *a*, bacilles proprement dits. — *b*, cultures à l'air.

on trouve : 1° les *micrococcus* ou *sphérobactéries*, cellules globuleuses de 5 à 30 dix-millièmes de millimètre de diamètre, douées de mouvements spontanés; les *sarcines* ou micrococcus en agrégations généralement cubiques par 8 ou par 27; les *diplococcus* en forme de 8 (fig. 3), les streptococcus ou coccus en chapelets (fig. 4); 2° les *bactériums*, bâtonnets courts, mobiles, isolés ou réunis par deux, trois, rarement par quatre, et dépourvus de noyaux (fig. 5); leurs mouvements lents ou vifs ont lieu en lignes droites, courbes, brisées, ondulantes ou hélicoïdales; 3° les *bactéridies* ou *bacilles*, filaments rigides, mobiles ou immobiles, d'une largeur de 2 à 3 μ (fig. 6); ils sont quelquefois rameux, formés d'articles contenant le plus souvent des noyaux, quelquefois comme englués au sein d'une gelée formatrice ou zooglée (fig. 7). Quelques-uns ont la forme de bacilles en virgules. Enfin des *vibrions* et des *microbes spiralés*, les premiers progressant dans l'eau en manière d'anguilles; les microbes spiralés ou *spirilles*, formés de filaments non extensibles et contournés en hélice de longueurs variables.

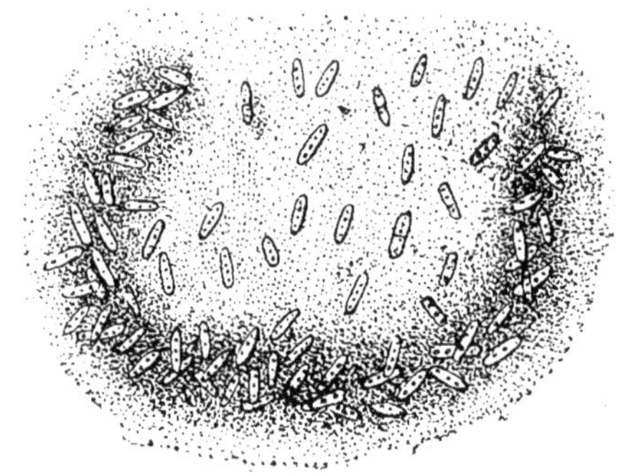

Fig. 7. — Bacilles des eaux dans leur zooglée.

Tous ces organismes sont emportés par les eaux de pluie, y restent en suspension et bientôt lorsqu'on conserve ces eaux en citerne, y pullulent aux dépens des traces de matières organiques et minérales, et des azotates ammoniacaux que ces eaux contiennent.

Or, si parmi ces êtres inférieurs quelques-uns paraissent inertes et sans action nocive sur l'économie, d'autres au contraire, tels que les *anaérobies* en particulier, constituent des agents puissants pouvant provoquer des fermentations putrides et former des produits dangereux; en se reproduisant, puis mourant dans ces eaux, ils leur communiquent le plus généralement des propriétés à la fois désagréables au goût et à l'odorat, sinon toujours nocives. Aussi, plus que toutes les autres, les eaux de pluie destinées à la boisson devraient-elles être soigneusement filtrées ou bouillies. Tout au moins, avant que d'en faire usage, elles doivent être longtemps conservées en citernes à l'abri de la lumière.

b. *Eaux de citerne.* — Les eaux de pluie destinées à l'alimentation sont généralement recueillies dans des réservoirs souterrains. Elles constituent alors les eaux de citerne.

Certaines villes boivent exclusivement ces eaux : Venise, Cadix, Cette, Neubourg, Vannes, une grande partie de Constantinople. Cette dernière offre les plus magnifiques citernes du monde : l'une d'elles, recouverte d'une voûte soutenue par 424 colonnes, peut contenir 1 288 000 mètres cubes d'eau.

La citerne est généralement placée dans le lieu de l'habitation où peuvent s'écouler le plus facilement les eaux pluviales. Elle est creusée dans le sol, et revêtue intérieurement de substances capables de retenir les eaux sans les altérer.

Les eaux conservées en citerne ne sont plus tout à fait des eaux de pluie. Celles-ci se chargent en effet, sur les toits, sur le sol, aux dépens des parois du réservoir, de matières minérales qui les améliorent ou les altèrent selon la disposition des lieux, le mode de construction et la nature des matériaux de la citerne. Si le réservoir est ouvert, exposé à l'air, à la lumière, à l'action directe de la chaleur, les êtres organisés apportés sous forme de germes par les eaux de pluie s'y développent, pullulent, meurent et se putréfient dans les réservoirs. L'eau finit alors par prendre l'odeur de marée, et par devenir impotable.

Mais, dans une citerne bien construite suivant les règles que nous établirons plus loin, enfoncée sous le sol et toujours couverte, les eaux se conservent et peuvent prendre le caractère des meilleures eaux potables, pourvu qu'on leur donne le temps de s'améliorer. Marchand a montré qu'à l'abri du renouvellement fréquent de l'air, de l'action de la chaleur et de la lumière, les eaux, même très chargées de végétaux et d'animalcules microscopiques, se clarifient au bout de très peu de temps par la mort et le dépôt de tous ces petits êtres dont les dépouilles tombent au fond du réservoir et s'y conservent sans s'altérer, ni pouvoir se reproduire dans ces conditions de fraîcheur et d'obscurité. Les eaux de pluie ou de citerne acquièrent alors toutes les qualités des meilleures eaux potables, et peuvent, en cas d'épidémie, rendre les plus grands services.

II. — *Eau distillée.* — *Eau de mer dessalée.*

L'étude de l'*eau distillée* employée comme boisson vient naturellement se placer à côté de celle des eaux de pluie. Ces eaux purifiées par la distillation sont aujourd'hui celles que consomment le plus souvent les marins, et il n'est plus de navire de l'État, ou de grand bâtiment de commerce, qui n'ait à bord son appareil à distiller l'eau de mer. Aussi serons-nous très bref à ce sujet, l'eau distillée employée en boisson dans les voyages sur mer devant être particulièrement traitée dans cet ouvrage à propos de l'*Hygiène navale*.

Mais ce n'est pas seulement en mer qu'on a l'occasion de distiller de l'eau impotable pour se procurer de l'eau bonne à boire. On a proposé de recourir à la distillation pour obtenir des eaux salubres, lorsqu'on soupçonne celles d'un pays, d'une citerne, d'une rivière, d'avoir été altérée par des matières toxiques minérales, ou d'autres fois de propager des épidémies. Dans ce dernier cas, il suffira généralement de faire bouillir les eaux suspectes et de les aérer ensuite. D'autre part, quelques médecins ordonnent à leurs malades de l'eau distillée à la place des eaux naturelles même légèrement calcaires. C'est ainsi que dans la gravelle oxalique ou phosphatique, les $0^{gr},2$ à $0^{gr},3$ de carbonate de chaux des eaux prises en boisson ne sauraient être indifférents. A cette précaution ils ajoutent d'autre part celle de priver les malades de sels de chaux, surtout d'oxalates, grâce au choix judicieux des aliments.

L'eau de mer ou l'eau douce soumise à la distillation, soit dans des vases de cuivre étamés à l'étain fin, soit même dans des vases de verre, possède une odeur et une saveur nauséeuses si on l'emploie immédiatement après qu'elle a été distillée. Ce défaut tient à la destruction par la chaleur des petits organismes que contenait l'eau primitive soumise à l'action du feu. Cette saveur peut se conserver longtemps dans les eaux distillées. Pour y remédier il suffit d'aérer l'eau par le battage. Les eaux destinées aux usages médicaux que nous rappelions tout à l'heure s'obtiennent exemptes de goût désagréable ou de fadeur en les distillant en présence de 1 à 2 millièmes de permanganate de potasse qui oxyde les matières organiques. On les aére ensuite et on les additionne de 0gr,05 à 0gr,10 de sel marin et de 0,15 de bicarbonate de chaux par litre.

J'ajouterai quelques mots encore au sujet de l'appropriation des eaux de mer à la boisson. Dans les mers polaires, les navigateurs s'abreuvent le plus souvent de l'eau fondue des glaçons qu'ils recueillent. L'eau de mer glacée est à peu près pure ou ne contient que fort peu de sels. Cook, Parry, Nordenskiöld et leurs équipages en ont bu pendant plusieurs mois : on ramassait les glaçons les plus homogènes, on les mettait à égoutter sur le pont du navire, puis on les introduisait dans une tonne où l'on versait de l'eau chaude; on avait ainsi de l'eau potable avec un peu de chlorure de sodium mélangé à des traces de chlorure de calcium et de nitrate de chaux. N'y aurait-il pas avantage, sur nos vaisseaux, à retirer l'eau potable de l'eau de la mer par la congélation plutôt que par la distillation? Les appareils à production de froid ne donneraient-ils pas, avec plus d'économie que la distillation, de l'eau douce propre à la boisson de nos marins et meilleure que celle qu'altère toujours un peu l'action de la chaleur?

III. — *Eaux de source.* — *Eaux de puits artésiens.*

a. Eaux de source. — L'énorme masse d'eau de pluie qui tombe sur le sol se divise suivant la configuration des terrains, leur aridité ou leur richesse en végétaux, leur composition géologique, leur structure physique, leur perméabilité, etc. Une faible partie de ces eaux revient sous forme de vapeurs à l'atmosphère; une autre est absorbée par les plantes ; une autre roule à la surface du sol sous forme d'eaux sauvages, se réunissant bientôt en ruisseaux et torrents; une dernière pénètre à travers les couches du sol et du sous-sol, suit les fentes et failles qui les traversent, et, entraînée par son poids et par la pression de la veine liquide surplombante, va former dans les parties déclives, généralement au contact des couches géologiques argileuses et imperméables, les grands amas d'eaux souterrains qui s'infiltrant ensuite à travers les fissures des stratifications voisines viennent reparaître à la surface sous forme de sources (1).

C'est généralement des terrains de transition et des couches secondaires et tertiaires : *dévonien*, *silurien*, *trias*, *lias*, *crétacé*, *éocène*, *miocène et pliocène*, que sortent les meilleures eaux potables. Au contraire, les grandes chaînes de montagnes, formées de la partie inférieure des terrains sédimentaires, gneiss, micaschistes et granits, sont surtout riches en eaux thermo-minérales. Telles sont en France les Alpes, les Pyrénées, les montagnes d'Auvergne ; en Autriche les Carpathes, en Russie l'Oural et le Caucase.

Les terrains stratifiés, et en particulier les terrains secondaires, par la disposition de leurs assises qui présentent généralement leurs tranches sur les flancs de coteaux le plus souvent boisés ou couverts de prairies, sont les mieux disposés pour retenir les eaux pluviales et les laisser filtrer entre leurs strates. Les eaux ainsi emmagasinées, après avoir souterrainement suivi la courbure de plus grande pente des vallées, reparaissent dans les parties déclives de la région presque toujours au contact de couches d'argile. Ces eaux sont généralement excellentes à boire et dénuées de matières organiques et organisées.

Suivant M. Pasteur, les eaux de source et de puits artésiens prises à leur point d'émergence seraient exemptes de microbes. Les germes pathogènes, apportés par les égouts et les fumiers, surtout par les gadoues des villes, existent pourtant dans les terres. Suivant Frankel ils sont cantonnés dans les couches superficielles; l'on n'en trouve plus à 40 ou 50 centimètres au-dessous. Ils se multiplient difficilement dans le sol, mais ils peuvent s'y conserver longtemps à l'état de germes ou de spores. La lumière détruit peu à peu ceux de la surface, la concurrence vitale des saprophytes détruit ceux de la profondeur; la culture en fait disparaître beaucoup grâce à l'air et à la lumière. Une couche de terre de 2 à 3 mètres de profondeur suffit pour les empêcher de pé-

(1) Nous ne parlons ici, bien entendu, que des sources d'eaux froides, car il n'est nullement démontré que les sources d'eaux chaudes aient pour origine les eaux de pluie; nous croyons, au contraire, avoir donné ailleurs la preuve que généralement les eaux thermales proviennent de l'infiltration des eaux de mer dans des failles sous-marines, à travers lesquelles elles permettront jusqu'à une très grande profondeur, sinon jusqu'au bas des couches terrestres solidifiées, sous les régions granitiques du sol. Descartes avait entrevu cette origine des eaux chaudes, mais il avait trop généralisé sa thèse et l'appliquait à toutes les sources. « Les eaux, dit-il, pénètrent par des conduits souterrains jusqu'au-dessous des montagnes, d'où la chaleur qui est dans la terre les élevant comme une vapeur sur leurs sommets, elles y vont remplir les sources des fontaines et des rivières. » C'est Bernard de Palissy qui donna le premier la vraie théorie de l'origine des sources froides. « Après y avoir, dit-il, mûrement pensé, j'ai conclu que les sources ne procédaient et n'étaient engendrées que de l'écoulement souterrain des pluies. » Dans les mines de Cornouailles, placées au-dessous des couches crayeuses, les mineurs remarquent que l'eau s'élève et augmente dans les galeries les plus profondes peu d'heures après qu'il a commencé de pleuvoir à la surface du sol.

nétrer dans les eaux de la nappe souterraine; aussi l'expérience a-t-elle prouvé que l'eau de source est à peu près exempte de germes.

Quoiqu'il soit difficile de juger *à priori* de la valeur d'une eau de source, et bien que ces eaux changent sensiblement de composition suivant la nature du sol de la contrée où sont tombées les pluies, les couches géologiques qu'elles ont traversées, la profondeur où elles sont arrivées, etc., quelques considérations générales peuvent permettre de juger d'avance approximativement de la bonne ou de la mauvaise qualité des eaux d'un pays géologiquement connu. C'est ce que nous allons essayer de montrer.

Les sources froides des montagnes élevées, celles surtout qui coulent à de grandes hauteurs sur des terrains granitoïdes, ou purement gréseux et quartzeux, proviennent de pluies qui ont filtré à travers des roches très pauvres en sels solubles; leurs eaux sont d'une pureté *excessive*. Elles tiennent le plus souvent en dissolution une petite quantité de silicates dissous à la faveur de l'acide carbonique, de l'acide silicique libre, des traces de chlorures, des sulfates de potasse et de soude, un peu de carbonate de chaux. Elles sont en général peu aérées, vu la diminution de la pression atmosphérique à ces altitudes; enfin examinées sur place leur température est froide ou très froide, de 2° à 7°.

Voici deux exemples de ces eaux des montagnes :

Eau du châlet du Compas, près d'Allevard, vallée de l'Isère.

	gr.
Carbonate de chaux........	0,012
Chlorure de calcium.......	0,007
Silice.....................	traces
	0,019 p. lit.

Cette source jaillit du milieu des rochers de protogine, au pied du pic du Grand-Charnier. Elle est très estimée.

Eau de la source des Pannots, près d'Avallon (Yonne).

	gr.
Carbonate de chaux et carbonate de potasse........	0,032
Chlorure de calcium et chlorure de sodium..........	0,013
Silice......................	0,021
	0,066 p. lit

Cette source sort d'une roche granitique. L'eau en est excellente. C'est celle que la reine Blanche faisait tous les jours servir sur sa table.

La trop grande pureté de ces eaux fait leur écueil. Si elles sont distribuées à des populations riches, saines, qui trouvent dans une alimentation variée et suffisante les sels qui font défaut dans ces boissons, leur usage pourra se prolonger sans inconvénient. Mais si, comme c'est le cas le plus communément, elles sont bues par un peuple de montagnards, soumis aux excès de travail, à la misère, aux intempéries de ces hautes régions, se nourrissant de pain de seigle et de végétaux mal venus, recevant rarement de la viande ou du vin, elles pourront contribuer, pour leur part, à engendrer le rachitisme, et les autres maladies endémiques si communes dans les régions élevées des montagnes.

Passons aux eaux de source des terrains stratifiés supérieurs. Ici le problème se dédouble. Si les eaux filtrent à travers des couches purement calcaires ou légèrement siliceuses, pauvres en terre végétale à leur surface, elles se chargeront en particulier de carbonate de chaux dissous soit directement, soit à la faveur d'un excès d'acide carbonique (1), et de petites quantités de chlorures de sodium et de sulfates que l'on retrouve dans tous les terrains stratifiés. En voici des exemples :

Eau de la source de Neuville, sur le versant occidental du plateau de la Bresse, près Lyon (D'après DUPASQUIER).

	gr.
Carbonate de chaux	0,206
Sulfate de chaux	0,008
Chlorure de calcium	0,011
Chlorure de sodium	0,005
Chlorure de magnésium	traces
Matières organiques	traces
	0,2304 par litre

Cette source est alimentée par les pluies qui ont filtré à travers un terrain formé d'alluvions irrégulièrement disposées, de galets, de sables et de poudingues à ciment calcaire.

Voici un autre exemple de ces eaux potables typiques :

Eaux des sources de Fonfroide bues à Narbonne (Analyse de A. GAUTIER).

	gr.
Carbonate de chaux	0,088
— de magnésie	0,014
— de protoxyde de fer	0,001
Chlorure de sodium	0,052
Sulfate de potasse	0,0006
— de soude	0,0058
— de chaux	0,036
Silicate de chaux	0,007
Acide phosphorique et alumine	0,009
Matières organiques	0,0005
Iodures, bromures, azotates	traces

Ce sont d'excellentes eaux potables : elles sortent des terrains jurassiques. L'analyse ci-dessus se rapporte au mélange des quatre sources de Fonfroide telles qu'elles arrivent à Narbonne après un parcours de 7000 mètres de tuyaux en poterie.

Voici encore l'analyse d'une eau réputée excellente, l'eau de la source de *Saint-Clément* distribuée à Montpellier. Celle-ci jaillit du terrain pliocène :

Bicarbonate calcique	0,275 par litre
— magnésique	0,032
— ferreux	0,002
— potassique	0,002
Chlorure de sodium	0,023
Sulfate de calcium	0,012
Acide carbonique, litre	0,000
Oxygène	6cc,2
Azote	14cc,2

Cette analyse est due à M. ROUSSET.

(1) M. Frésénius a démontré que 1 litre d'eau dissout à 100° jusqu'à 0gr,113 de carbonate de chaux neutre. D'après M. Peligot (*Comptes rendus*, t. XL, p. 1121), elle n'en dissoudrait à 15° que 0gr,020.

Les eaux de source les plus communes et les meilleures sortent des terrains secondaires. On y trouve toujours de 0gr,15 à 0gr,3 de carbonate de chaux. Elles peuvent contenir une petite quantité d'azotates, mais peu ou pas de matières organiques. Elles sont généralement fraîches, aérées, légères, et agréables au goût grâce surtout à leur bicarbonate calcique.

Si l'eau des pluies est tombée sur une région couverte de prairies, à strates et à surface peu inclinées, elle se sera chargée sur le sol et dans le sous-sol d'une grande quantité d'acide carbonique à la faveur duquel elle dissoudra un excès de calcaire ; mais elle entraînera de plus avec elle une partie de la matière organique azotée des terres végétales et celle-ci tendra peu à peu à se transformer en azotate sous l'action des ferments nitriques que contient presque partout le sol arable. En même temps ces eaux emprunteront au sol des sulfates, des phosphates, de la silice. Leur pouvoir dissolvant en sera aiguisé ; dans les parties profondes elles pourront, grâce à l'excès de leur acide carbonique et aux sels déjà dissous, se charger de nouveaux matériaux tels que sels d'alumine, silicates, oxydes et carbonates de fer.

On voit que ces eaux pourront différer beaucoup des précédentes. En voici deux exemples :

Eau de la source de la Mouillère, près Besançon.

	gr.
Silice	0,0250
Alumine	0,004
Carbonate de chaux	0,257
Sulfate de chaux	0,005
Chlorure de calcium	0,0007
— de magnésium	0,002
Azotate de sodium	0,012
— de potassium	0,0030
Total par litre	0,3085

Cette eau sort des terrains jurassiques du Doubs ; elle est bonne à boire.

Eau de la source de Marly-lez-Valenciennes.

	gr.
Chlorure de sodium	0,013
Azotate de magnésie	0,021
— de potasse	0,008
Sulfate de chaux	0,004
— de potasse	0,0015
Carbonate de chaux	0,254
— de magnésie	0,018
Phosphate de chaux	traces
Silice	0,011
Matières organiques	0,018
Total par litre	0,349

Terrain crayeux. Eau limpide ; saveur agréable ; bonne eau potable.

Si l'on compare ces eaux à celles qui précèdent, on y remarquera, outre l'augmentation de carbonate de chaux dissous, l'exagération de la silice, des azotates, de la matière organique.

Ce sont cependant encore de bonnes eaux potables, mais de qualité inférieure aux eaux, pour ainsi dire typiques, de Fontfroide et de Neuville.

Enfin, les eaux pluviales pourront traverser des couches altérables, ou solubles : au contact des bancs de gypse, elles se chargeront de sulfate de chaux et de divers sels de magnésie, de fer, d'alumine, de soude qui l'accompagnent souvent ; elles pourront s'enrichir en chlorures, et en particulier en chlorure de sodium à travers les bancs de sel gemme qui les rendront saumâtres ou salées; se charger de crénates de fer si, après avoir coulé sur des terrains riches en matières végétales humiques, elles parcourrent ensuite des sols schisteux ou ferrugineux. A travers les terrains anthraciteux ou tourbeux, l'eau se chargera de matières organiques, qui pourront réagir sur les sulfates dissous et les transformer en sulfures, ainsi qu'il arrive pour celles d'Enghien. Ou bien par l'oxygène que ces eaux dissolvent, elles pourront réagir sur les pyrites des terrains qu'elles parcourent, et les faire passer à l'état de sulfates, comme il arrive par exemple pour l'eau de Passy, près Paris. Après ces pérégrinations souterraines, à son émergence à la surface du sol, l'eau sera devenue gypseuse, magnésienne, saumâtre, salée, crénatée sulfureuse froide, ferrugineuse, etc., quelquefois fraiche et limpide, mais généralement impotable. En voici un exemple typique :

Source de Saint-Nicaise, près Rouen (Girardin et Preissier).

	gr.
Carbonate de chaux	0,931
Sulfate de chaux	0,617
Chlorure de sodium	0,091
— de magnésium	0,067
— de calcium	0,042
Matière organique	traces
Acide silicique	0,005
	1,753 p. lit.

Cette eau sort d'un coteau calcaire. Elle est dure, indigeste, ne cuit pas les légumes et grumelle le savon. On y remarquera l'excès de carbonate et de sulfate calcaire.

De cette discussion il faut conclure qu'il existe des différences tranchées entre les diverses eaux de sources; nous venons de voir comment la constitution de la surface, l'inclinaison des couches, la culture et le boisement du sol, aussi bien que la nature géologique et physique du sous-sol, peuvent amener jusqu'à un certain point à expliquer et même à prévoir ces différences. Il n'est donc pas possible de répondre d'une manière absolue à cette question souvent posée : L'eau de source est-elle préférable aux autres eaux potables?

On a remarqué qu'il existe dans le débit des sources froides des variations bien autrement importantes que pour les sources thermales, et l'on peut se demander quelles sont les causes de ces variations et si elles influent sur la composition des eaux de source, avec les années et les saisons.

Le raisonnement et l'observation confirment que les matières solubles qui minéralisent les eaux potables sont en grande partie empruntées aux couches qu'elles traversent, et peu ou pas à l'atmosphère. Leurs sels insolubles, et particulièrement les carbonates terreux, leur viennent des puissantes assises qui forment le sous-sol de la région, assises dont la nature chimique aussi bien que les surfaces souterrainement parcourues par les eaux ne varient pour ainsi dire pas d'une année ou d'une saison à l'autre, quelles que soient les nouvelles variantes que puissent suivre les courants souterrains. La dissolution du calcaire se produisant du reste, en vertu de sa solubilité invariable dans l'eau, en raison aussi de l'acide carbonique dissous à la surface par les pluies, cette proportion ne saurait beaucoup varier. En effet la quantité d'acide carbonique que les pluies empruntent à l'air est à peu près constante. D'autre part, si l'on considère de très grandes étendues de terrain, la nature du sol d'une même contrée ne varie pour ainsi dire pas d'une année à l'autre, et par conséquent aussi la quantité d'acide carbonique dissous qui pénètre dans le sous-sol. La composition des eaux de source, au moins dans les terrains jurassiques et crétacés, restera donc à peu près toujours la même. C'est ce qu'établissent les plus anciennes analyses d'eaux. Cette constance presque absolue de composition des bonnes eaux de source est même l'une des conditions qui doivent les faire préférer à toutes les autres, quand on le peut. Mais si la surface du sol vient à changer, si on la défriche et la cultive sur de grandes étendues, si elle se couvre de végétaux, ou bien si au contraire on la soumet aux déboisements, la nature des eaux s'en ressentira tout aussitôt. C'est ainsi que M. Chatin, et surtout M. Marchand, paraissent avoir montré entre autres choses que l'apparition des plantes sur le sol diminue la quantité d'iode dissous par les eaux de source de la région.

La température moyenne des eaux de source varie entre 9° et 13° sur les plateaux ou dans les vallées peu élevées ; de 11° à 14° dans les plaines. L'on a fait la remarque qu'elle est sensiblement égale à la température moyenne annuelle de la région. Elle décroît avec l'altitude ; c'est ainsi qu'on a noté dans les Alpes 8 degrés à 925 mètres, 5 degrés à 1500 et 2 degrés à 2275 mètres de hauteur. M. Daubrée (*Description géologique et minéralogique du département du Bas-Rhin*, p. 355) a observé que dans les plaines de l'Alsace la température des eaux diminue aussi à mesure que l'on s'élève. Dans celles qu'arrose le Rhin cette température est de 10°,2 et elle ne varie pas annuellement de plus de 0°,6. Sur les collines de hauteur inférieure à 280 mètres, le décroissement de la température est à peu près de 1° par 200 mètres ; de 280 à 360 mètres ce décroissement est de 1 degré par 120 mètres ; de 360° à 920 mètres il est de nouveau de 1 degré par 200 mètres. La température moyenne des sources est toujours de quelques dixièmes de degré plus basse que la moyenne annuelle de l'air de la région.

Les diverses saisons n'influent donc que très peu sur la température des eaux de source, à moins que celles-ci ne dérivent directement des infiltrations de terrains ou de cours d'eaux peu éloignés.

Au point de vue de la fixité de teur température, les eaux de source doivent donc être préférées à toutes les autres qui, glaciales en hiver et chaudes en été, se congèlent dans les fleuves et les tuyaux de conduite si le froid est trop vif, ou s'affadissent en été et dégoûtent l'estomac par leur tiédeur. L'avantage de cette constance de température doit être d'autant plus apprécié, que nous avons vu que le trajet souterrain dans les villes n'influe que fort lentement sur le degré thermométrique des eaux.

Ainsi pour nous résumer, les eaux de source, souvent excellentes, peuvent être parfois impotables, et même dangereuses, lorsqu'elles sont chargées de sulfates ou qu'elles ont traversé des terrains riches en humus et en matières organiques en décomposition active. Celles qui sortent des couches géologiques secondaires ou tertiaires, et jaillissent sur le versant et au pied des montagnes de moyenne élévation, constituent le plus généralement une boisson saine, fraiche et agréable. Ces eaux de source ont sur toutes les autres l'avantage d'une composition et d'une température à peu près constantes. Les sources des terrains gypseux, salés, anthraciteux, pyriteux ou trop riches en humus, celles qui proviennent d'infiltrations superficielles rapprochées, et celles qui sortent des terrains quaternaires les plus modernes, ne constituent généralement pas de bonnes eaux potables.

2° **Eaux de puits artésiens.** — Les eaux de puits artésiens sont à proprement parler des eaux de source auxquelles on a donné une issue artificielle par le forage (1). Comme celles des sources, elles ont pour réservoir les grandes nappes d'eau et les rivières souterraines qui parcourent les couches géologiques profondes. Elles ont même origine que les eaux de source, à savoir les eaux de pluie.

Arago a depuis longtemps montré (2) que la température des fontaines artésiennes est supérieure à la température de la surface et que l'augmentation de température est en général de un degré pour 20 à 30 mètres d'approfondissement.

Tout ce que nous avons dit des eaux de source s'applique donc à l'eau des puits *forés* ou *artésiens*. Mêmes rapports entre la composition des eaux et celle des terrains où sont tombées les pluies d'où elles dérivent ainsi que les couches géologiques parcourues; mêmes faibles variations dans la composition et la température; même valeur hygiénique relative. L'eau du puits de Grenelle, à Paris, donne $0^{gr},1494$ de résidu fixe, dont $0^{gr},068$ de carbonate de chaux. L'eau d'un puits foré

(1) Il y a longtemps que l'homme a songé à aller chercher l'eau destinée à sa boisson et à ses usages journaliers à de grandes profondeurs sous le sol. Arago nous dit (*Mém. scientif.*, *Ann. Bur. long.*, 1835) que, d'après nos missionnaires, les Chinois pratiquent depuis plusieurs siècles les sondages pour puits artésiens. Mais ce qui est plus remarquable encore, c'est qu'on peut lire dans le voyage de Schaw en Barbarie, que dans le Wadreag, amas de villages fort avancé dans le Sahara, les indigènes creusent la terre à 200 ou 300 brasses de profondeur, jusqu'à une assise de pierre noire très tendre qui, une fois percée, laisse jaillir l'eau jusqu'au sol. Ils appellent cet amas d'eaux souterraines *mer au-dessous de la terre*.

(2) *Annuaire du bureau des longitudes*, 1835, p. 235.

de la gare de Saint-Ouen, près Paris, contient 0gr,734 de résidus, dont 0gr,121 de carbonate de chaux. Ce sont là de bonnes eaux à boire. Au contraire l'eau impotable d'un puits artésien de la citadelle de Calais laisse jusqu'à 2gr,51 de résidu fixe, dont 1gr,87 de chlorure de sodium.

Il est donc impossible de se prononcer *à priori* sur la potabilité de ces eaux. Bien plus, il est impossible de rien préjuger de certain sur la valeur d'un puits foré, alors même qu'on connaît la composition des eaux d'un autre puits creusé à quelques centaines de mètres, ou moins encore. En effet, il existe souvent dans le même lieu, mais à des profondeurs différentes, plusieurs nappes d'eau superposées, qui peuvent varier considérablement de composition. Ainsi, dans le percement des puits forés de la gare de Saint-Ouen, on rencontra cinq nappes distinctes et susceptibles d'ascension à 36, à 45, à 51, à 59 et à 66 mètres au-dessous du sol. M. Degousée reconnut trois nappes successives à Tours, sous la place même de la cathédrale, à 95, à 112 et à 125 mètres. Chacune de ces nappes d'eau avait sa composition spéciale. Si les couches stratifiées du sous-sol sont fortement inclinées, non seulement l'on peut trouver à des profondeurs successives des amas d'eaux de différentes origines, mais sur des points peu distants entre eux, l'on peut pénétrer dans des lames liquides n'ayant pas même origine. En voici la preuve :

Eaux des puits artésiens de la gare de Saint-Ouen (près Paris).

		gr.
51 mètres de profondeur.	Résidu fixe	0,734
	dont :	
	Chlorure de sodium	0,002
	Carbonate de chaux	0,121
	Sulfate de chaux	0,456
66 mètres de profondeur.	Résidu fixe	0,2674
	dont :	
	Chlorure de sodium	0,0551
	Carbonate de chaux	0,0271
	Sulfate de chaux	traces

Eaux des puits artésiens de la citadelle de Calais.

Puits Robert	Résidu fixe	2,51
	dont :	
	Chlorure de sodium	1,87
Puits Bellonet	Résidu fixe	0,58
	dont :	
	Chlorure de sodium	0,15
	Carbonate de chaux et de magnésie	0,12

Ces nombres indiquent à la fois dans quelles limites étendues peut varier la composition de ces eaux, et combien on pourrait avoir de mécomptes à préjuger de la composition d'une eau artésienne par celle d'un autre puits même très rapproché.

Il est intéressant de faire suivre ces quelques remarques de l'analyse de l'eau du puits de Grenelle. Elle nous offre l'exemple d'une eau potable, il est vrai, mais de composition très spéciale. On sait qu'elle jaillit d'une nappe d'eau placée dans les grès verts, à 548 mètres de profondeur au-dessous du sol. Voici son analyse d'après M. Péligot :

Gaz par litre d'eau dont :	25^{cc}
Acide carbonique	9
Azote	14
Oxygène	nul

La température est de 28°

		Par litre d'eau.
Poids du résidu fixe pour 1 litre d'eau.	0g,132	
100 parties de ce résidu ont la composition suivante :		
Carbonate de chaux	40,8	0,058
— de magnésie	11,5	0,016
— de potasse	14,4	0,011
— de protoxyde de fer	2,2	0,003
Sulfate de soude	11,3	0,016
Hyposulfite de soude	6,4	0,009
Chlorure de sodium	6,4	0,009
Silice	7,0	0,010
Matière organique	traces	traces
	100,0	0,132

Il n'y a pas d'arsenic dans cette eau. Elle laisse dégager des traces d'hydrogène sulfuré provenant du sulfure de sodium formé par double décomposition entre les sels de soude et les sulfures métalliques des couches profondes. Ce sulfure alcalin, au contact de l'oxygène qu'apportent les eaux de la surface, se transforme en hyposulfite. Le carbonate de potasse, si rare dans les eaux, rend légèrement alcalines celles du puits de Grenelle. Il provient du silicate de potassium, qui lui-même a pour origine les feldspaths décomposés par l'acide carbonique dissous, ainsi que l'a autrefois démontré Ebelmen.

L'eau du puits de Grenelle est donc une eau potable médiocre, intermédiaire entre les vraies eaux de boisson et les eaux minérales.

L'on sait que tout le pays au sud de Constantine a été de tout temps la région des puits artésiens. Le niveau général de la contrée est au-dessous de celui des mers. Des eaux y existent en nappes souterraines à une faible profondeur au-dessous du sol, et par étages superposés ; de telle sorte que la composition de l'eau d'un puits n'implique pas à priori celle d'un puits foré voisin. Ces eaux proviennent en grande partie d'infiltrations d'eaux pluviales dans les couches quaternaires chloro-sulfatées des plateaux environnants (Tougourth, El Golea, In Salah, Touat, etc.), infiltrations arrêtées à diverses hauteurs suivant le dispositif des couches argileuses imperméables du sous-sol. Ces eaux artésiennes laissent généralement de 3 à 12 grammes de sels par litre. Elles peuvent être bues quelque temps, faute d'autre eau potable, lorsque la quantité de leurs sels est faible, mais elles sont généralement de qualité très inférieure. Elles contiennent surtout du sulfate de chaux, du chlorure de sodium, des sels magnésiens et des nitrates. Chose remarquable, près d'un cinquième du poids de leur résidu salin total est formé d'azotate de soude (*Ville*). Ces azotates paraissent avoir pour origine le nitre qui se forme dans les hauts plateaux sablonneux aux dépens des matières organiques, et peut-être directement l'azote atmosphérique qui sous l'influence de la tension électrique continue se fixerait sur les terres. Ils peuvent enfin résulter de la vie des ferments nitriques du sol.

Quand on se fonde sur les analyses d'eaux de la plupart des puits artésiens connus, on peut s'assurer qu'elles peuvent être bues dans beaucoup de cas sans inconvénient, mais qu'en principe il serait désavantageux de compter sur elles pour l'alimentation des cités. D'ailleurs, et contrairement à ce qui se passe pour les sources, le débit de ces eaux est variable et soumis aux grands mouvements de l'atmosphère et du sol : il varie aussi avec le creusement de nouveaux puits dans des régions peu éloignées : lorsqu'à Paris on fonça le puits artésien de Passy, le débit de celui de Grenelle tomba de 630 à 450 litres par minute.

Nous conclurons en résumé, que les eaux potables destinées aux grandes agglomérations d'hommes ne sauraient être généralement empruntées qu'aux sources ou, faute de celles-ci, aux rivières.

IV. — *Eaux de rivières et de fleuves. — Eaux de canaux, fossés et drains.*

1. **Eaux de rivières et de fleuves.** — Il est trois origines aux rivières et aux fleuves : une partie de leurs eaux provient des sources qui émergent du sol ; une autre a pour origine les pluies qui coulent à l'état d'eaux sauvages, ruisseaux et torrents suivant les lignes de plus grande pente des terrains pour aller se réunir ensuite aux rivières les plus voisines ; enfin les grands fleuves, et quelques rivières ou affluents élevés, ont encore pour troisième origine la fonte des neiges et des glaces : ainsi le Rhône, le Rhin et les principaux affluents du Pô coulent des sommets glacés du Mont-Blanc.

Selon les cas, les eaux de rivière et de fleuves peuvent être de qualités très diverses, presque privées de matières salines et organiques, comme le sont celles de l'Yonne et de la Sèvre par exemple, ou bien chargées de sels dissous et même de matières en suspension comme celles du Tibre ou du Pô. A mesure qu'elles s'éloignent de leur point de départ, ces eaux se minéralisent aux dépens des formations qu'elles traversent; elles reçoivent de nouveaux affluents qui les modifient; elles parcourent les campagnes et les lieux souillés par l'habitation et les déjections de l'homme et des animaux; elles se chargent, dans l'air, des éléments minéraux organiques ou organisés qu'il tient en suspension. Contrairement aux eaux de source, les eaux de rivières sont impressionnées par la chaleur et la lumière. Elles acquièrent ainsi, au fur et à mesure de leur trajet, des propriétés souvent fort différentes de celles qu'elles présentaient à leur origine.

Il est donc important de connaître les conditions modificatrices qui peuvent améliorer quelquefois, plus souvent souiller et même rendre impotables, les eaux des rivières et des fleuves. Ce sont elles, en effet, que l'on boit le plus généralement jusqu'ici. Presque toutes les grandes villes, Paris, Lyon, Bordeaux, Toulouse, Turin, Londres, Rome, Pétersbourg, sont à cheval sur un fleuve. L'homme a toujours aimé à fixer sa demeure auprès de ces grands cours d'eau, qui peuvent fournir à son alimentation, à sa boisson, à son industrie, à l'hygiène et à l'embellissement de son séjour. Il importe donc de connaître la valeur de ces eaux.

Nous avons déjà dit que, par la disposition de leurs assises dont les coupes relevées présentent leurs lèvres sur le flanc des montagnes, les terrains secondaires sont ceux qui permettent le plus facilement les infiltrations pluviales et fournissent les sources d'eaux potables les meilleures. En France, presque toutes nos petites rivières sortent de ces formations secondaires ou des terrains de transition. Tout le monde connaît la fraîcheur, la limpidité, le goût agréable et la pureté de ces eaux des pays de montagnes. Elles sont, en général, moins minéralisées que celles des fleuves à leur traversée dans les basses régions des plaines : ainsi, la Loire, qui contient à Orléans $0^{gr},1346$ de matière fixe par litre, reçoit sur son trajet, venant des pays montagneux circumvoisins, les eaux de l'Erdre ($0^{gr},0875$ résid. fixe), de la Sèvre Nantaise ($0^{gr},0633$ résid. fixe), du Cens ($0^{gr},1300$), et de bien d'autres petits cours dont les eaux sont moins minéralisées que les siennes.

Mais plus tard, lorsque tous ces ruisseaux se réunissent en rivières ou en fleuves, à mesure qu'ils roulent sur des sols de composition variable, qu'ils traversent les villes dont ils reçoivent les déjections, qu'ils se chargent aux dépens des rives de détritus de toute sorte, qu'ils empruntent à l'atmosphère de l'acide carbonique qui augmente leur pouvoir dissolvant, qu'ils sont soumis durant un long trajet à l'action des végétaux qui croissent sur leurs bords, à l'irradiation solaire, au contact de l'air et aux variations de température, etc., sous toutes ces influences modificatrices, les eaux changent peu à peu de composition durant leur long trajet. Elles subissent de plus grandes variations encore d'une manière brusque, au début de l'été, au moment de la fonte des neiges, après les chutes de pluies abondantes. Leur composition peut alors changer très rapidement. Aussi les eaux de rivière et de fleuve ont-elles pour caractéristique la variabilité de limpidité, d'aspect, de température et même de constitution chimique. On ne saurait en citer d'exemple plus remarquable que celui des eaux de la Marne : analysées, à différentes époques de l'année elles ont donné par litre les doses suivantes de sels fixes et de carbonate de chaux :

Résidu fixe.	Carbonate de chaux.
gr.	gr.
0,180	0,105
0,140	0,089
0,511	0,301

Ainsi, variabilité de composition chimique et d'état physique, variabilité de température, variabilité de débit, et, par conséquent, variabilité au point de vue de leurs usages alimentaires, domestiques et urbains, tels sont les défauts de ces eaux de rivière.

Toutefois, pour les grands fleuves tout au moins, une sorte de moyenne relative s'établit au milieu même de ces nombreuses causes de veriations. Les différences se fondent et semblent disparaître grâce à la masse d'eau charriée, à moins que l'étiage de fleuve ne soit très bas, à la suite des sécheresses de l'été, ou très haut, après les grandes fontes de neige.

Le tableau synoptique suivant (p. 381) nous donne la moyenne de la composition des grands cours d'eaux de la France. Il nous permet de remarquer que le poids du résidu fixe varie peu en général. La différence s'élève à moins de 0gr,12 par litre ; le carbonate de chaux forme toujours environ la moitié de ce résidu. Le chlorure de sodium, les sels de magnésie, les sulfates alcalins ou alcalino-terreux, la silice s'y rencontrent constamment, mais sous de très faibles poids.

Nous ajoutons à ce Tableau, comme terme de comparaison, l'analyse de l'eau de la rivière d'Arcueil qui est à l'*extrême limite* des eaux réputées potables.

Pour rendre les comparaisons plus certaines, nous nous sommes tenus pour les eaux françaises aux analyses d'un seul chimiste, très compétent on le sait, M. Ch. Sainte-Claire Deville. Toutes les eaux ont été puisées en amont des grandes villes et à un étiage moyen (*Voir le tableau* p. 381).

Ce tableau synoptique donne une idée de la composition assez constante, des principales eaux de fleuves réputées parmi les meilleures. On y remarquera la présence constante et la faible variation des éléments que nous avons signalés comme nécessaires dans les bonnes eaux potables. En particulier le carbonate de chaux n'y dépasse jamais 0gr,2 et ne va pas au-dessous de 0gr,05 par litre ; le chlorure de sodium, le fer, l'acide silicique, une très faible quantité de matières organiques qui n'a pas été signalée dans ce tableau, accompagnent l'élément minéralisateur principal, le calcaire. On trouve enfin dans ces eaux des traces constantes d'iode (*Chatin*), et de fluor (*Mène*).

Causes des variations dans la composition des eaux de fleuves. — Les principales causes de variations dans la composition des eaux fluviales sont : 1° la chute des pluies et la fonte des neiges ; 2° les débordements et l'envasement des fleuves ; 3° leur passage à travers les agglomérations humaines, 4° les grandes oscillations de la température extérieure.

Les pluies en augmentant le volume des rivières peuvent avoir deux effets contraires sur la composition de leurs eaux. Si elles sont tombées vers l'origine des sources, dans les hauts pays montagneux granitiques ou schisteux, en même temps que la masse des eaux augmentera,

Tableau de la composition moyenne, par litre, de l'eau de divers fleuves,
en regard de celle de la rivière d'Arcueil, limite extrême des eaux potables.

	LOIRE. — Pont de Meung, près Orléans.	GARONNE. — En amont de Toulouse (juillet).	RHONE. — Genève av^t. l'Arve (avril.)	SEINE. — Bercy (juin).	RHIN. — Strasbourg (mai).	DANUBE. — Vienne (amont).	RIVIÈRE D'ARCUEIL. — Fontaine de la place St-Michel.
	lit.	lit.	lit.	lit.	lit.		lit.
Gaz p^r 1 litre — Acide carbonique...	0.0018	0.0170	0.0080	0.0162	0.0076	»	0.0256
Gaz p^r 1 litre — Azote...	0.0202	0.0157	0.0184	0.0120	0.0150	»	0.0127
Gaz p^r 1 litre — Oxygène...		0.0079	0.0084	0.0039	0.0074	»	0.0050
	0.0220	0.0406	0.0348	0.0324	0.0309	»	0.0450
MATIÈRES FIXES.	gr.	gr.	gr.	gr.	gr.	gr.	gr.
Acide silicique...	0.0406	0.0085	0.0238	0.0244	0.0488	0.002	0.0306
Alumine...	0.0071	»	0.0039	0.0005	0.0025	0.002	0.0053
Peroxyde de fer...	0.0055	0.0031	»	0.0025	0.0058		
Carbonate de chaux...	0.0481	0.0645	0.0789	0.1655	0.1356	0.0858	0.1990
— de magnésie...	0.0061	0.0034	0.0049	0.0034	0.0051	0.0129	0.0082
— de soude...	0.0146	0.0065	»	»	»	»	»
— de manganèse...	»	0.0030	»	»	»	»	»
Chlorure de sodium...	0.0048	0.0032	0.0017	0.0123	0.0020	0.0033	0.0376
— de magnésium...	»	»	»	»	»	»	0.0166
Sulfate de potasse...	»	0.0076	»	0.0050	»	»	0.0201
— de soude...	0.0034	0.0053	0.0074	»	0.0135	»	0.0054
— de chaux...	»	»	0.0466	0.0269	0.0147	»	0.1638
— de magnésie...	»	»	0.0063	»	»	0.0164	»
Silicate de potasse...	0.0044	»	»	»	»	0.0078	»
Azotate de potasse...	»	»	0.0040	»	0.0038	»	»
— de soude...	»	»	0.0045	0.0094	»	»	»
— de magnésie...	»	»	»	0.0052	»	»	0.0570
Poids du résidu fixe...	0.1346	0.1367	0.1820	0.2544	0.2318	0.1414	0.5436

les matières dissoutes diminueront relativement. Si les chutes de pluies ont eu lieu au contraire dans les bassins des affluents de ces fleuves, dans les plaines, sur des terrains, en général meubles, riches en matières organiques végétales, en chlorures, en azote organique et en phosphates, les eaux fluviales deviendront bourbeuses et se surchargeront d'un excès de sels terreux, d'azotates et de sels ammoniacaux. Si ces pluies ont lavé tels ou tels terrains, les eaux se coloreront diversement et varieront de composition. Le fleuve pourra enfin déborder, inonder les campagnes, y séjourner, y dissoudre à l'aise les matières minérales et organiques du sol arable, s'y charger d'un limon qui les rendra impotables, et qui même deviendra dans les villes où on les livre à la consommation un grave embarras pour les filtres et pour les canalisations. Lyon, Toulouse, Bordeaux, Marseille, Narbonne, etc., sont dans ce cas. La distribution et la clarification en grand de ces eaux troubles devient alors d'autant plus difficile, que les matières terreuses qu'elles ont entraînées se précipitent avec plus de lenteur. Des expériences faites à Bordeaux, sur les eaux de la Gironde, ont démontré que laissées au repos, en grande masse, elles ne sont pas encore redevenues parfaitement limpides même au bout de dix jours. Or ce limon, quelque insignifiant qu'il puisse paraître à partir d'une certaine clarification, n'en est pas moins très gênant pour les pores des filtres qu'il obstrue, s'opposant ainsi à la distribution des eaux. Il peut même constituer un plus grave embarras : dans les eaux de la Durance distribuées à la ville de Marseille, il existe une matière minérale en suspension, si ténue qu'on ne s'en fût point préoccupé si l'on n'eut été amené par l'usage à reconnaître qu'elle produit un effet désastreux sur les végétaux que l'on arrose et asperge de cette eau; elle paraît en boucher les stomates si bien que les plantes arrosées se dessèchent au bout de peu de temps.

Après les pluies, à la suite d'une inondation, lorsque le fleuve est rentré dans son lit, ses eaux gardent encore fort longtemps une teinte jaunâtre manifeste et laissent peu à peu déposer une petite quantité d'un limon presque exclusivement formé d'une multitude de petits infusoires et de microbes; elles restent quelque temps désagréables à boire et ne peuvent servir à une foule d'usages; on ne saurait en fabriquer, par exemple, de bonne bière. La vase que dépose la Loire au moment où ses eaux, à la suite d'inondations, sont encore manifestement troubles, donne à l'analyse la composition suivante :

	gr.
Matière organique	10,5 (dont 0gr,0043 d'azote).
Résidu siliceux très ferrugineux et alumineux.	87,5
Alumine (pouvant se dissoudre dans l'acide nitrique faible)	2,0
Potasse et acide phosphorique	traces
	100.0

D'après Poggiale, le poids des matières en suspension dans l'eau de Seine troublée varie de 117 milligrammes à 7 milligrammes par litre. L'analyse de ce limon lui donna :

Carbonate de chaux — de magnésie	60,31
Silice	35.60
Matières organiques	3.39
	99.30

L'on voit que la nature de ces dépôts paraît varier suivant la rivière ou le fleuve, la composition géologique de la contrée, et les lieux où sont tombées les pluies qui ont amené le trouble des eaux.

La fonte des neiges sur les hautes montagnes produit aussi de notables changements dans la composition de l'eau des fleuves. Pendant les six mois d'été, l'Arve emporte dans le lit du Rhône les glaces et les neiges fondues du Mont-Blanc, et avec elles, les détritus de roches broyées qui louchissent toujours les eaux des torrents d'origine glaciaire. Le débit du Rhône, et celui des fleuves qui ont, comme lui, leur origine dans les glaciers, augmentent alors considérablement, en même temps que leurs eaux prennent cette teinte grise qui les caractérise en été. On a trouvé par litre dans le Rhône, à Lyon, 0gr,63 de matière en suspension au commencement de la crue, et 0gr,98 lorsqu'elle arrive à son maximum. Mais, en même temps, l'énorme quantité d'eau très peu minéralisée qui lui vient des montagnes diminue considérablement le poids relatif des matières salines dissoutes. C'est ainsi qu'au moment de la fonte des neiges, les eaux du Rhône ne contenaient plus que 0gr,10 de sels, tandis qu'elles donnaient en hiver 0gr,18 de résidu fixe par litre. (Boussingault.)

Les eaux de fleuves prennent généralement une température moyenne qui diffère peu de la température habituelle de l'air dans la même saison. Si c'est un grand cours d'eau, tel que le Rhin ou le Rhône, sa température est généralement de 1° à 5° plus haute que celle de l'air dans les grands froids de l'hiver; elle est au contraire de 0°,7 à 3° plus basse que l'air ambiant durant les chaleurs de l'été. En avril et octobre cette température est à peu près celle des sources de la même région.

Ces variations de température deviennent une nouvelle cause de variation de composition des eaux de rivière surtout lorsqu'on passe de l'été à l'hiver. Pour la Seine la quantité de sels dissous augmente dans la saison chaude; elle est alors à ce qu'elle était en hiver comme 4 à 3, ce qui s'explique en partie par le débit plus grand en hiver, saison où le fleuve reçoit la masse des eaux de pluies tombées dans les montagnes.

Ces causes multiples de variations jointes, pendant l'été surtout, à l'échauffement des eaux, à la putréfaction, à la pullulation des êtres vivants, font qu'une eau de fleuve bonne en hiver peut devenir médiocre et même mauvaise en été.

Ce ne sont point là les seuls changements de composition que peuvent amener dans ces eaux les oscillations de la température. En hiver dans les pays froids, nous pourrions dire dans une moitié environ de l'Europe et du monde, les eaux de fleuve se rapprochent beaucoup de leur point de congélation; elles peuvent même se geler et se charger ainsi d'une proportion nouvelle de sels, la glace formée n'en contenant pas ou presque pas. M. Peligot, qui s'est préoccupé de l'influence du glacement des rivières sur la composition de leurs eaux, a donné les nombres suivants pour le poids de sels dissous dans 1 litre d'eau de Seine durant les périodes de température moyenne, de congélation et de dégel de l'hiver 1855 (1) :

		Résidu fixe par litre.
Eau de Seine prise au large en amont du pont de Bercy.		0.225
Eau de Seine, amont du Pont de Bercy, température de 1° à 0°.		0.301
—	Pont-Neuf; dégel et fonte des neiges.........	0.363
—	grande crue, même endroit..................	0.200
—	gelée, temps neigeux, même endroit.........	0.217
—	forte crue, même endroit....................	0.150

On voit donc les matières salines augmenter dans ces eaux à mesure que la congélation envahit plus complètement les eaux, et leur différence de composition aller du simple au double, et plus qu'au double si l'on tient compte des variations amenées par les crues.

La température influe encore d'une autre façon sur la nature des eaux de fleuves. Les cours rapides, tels que le Rhin ou le Rhône, ont déraciné et bientôt détruit sur leur berge toute végétation, et lorsqu'ils restent dans leur lit, leur grande masse n'est pour ainsi dire pas influencée par la nature de leurs rives. Mais il est un grand nombre d'autres rivières dont le cours est lent : la Loire, d'Orléans à la mer; la Somme près d'Amiens; la Saône, dont la pente de Mâcon à Lyon est à peine de 8 mètres sur un trajet de 55 kilomètres; l'Ourcq aux environs de Paris, etc. Toutes ces rivières, surtout quand à la fin de l'été elles arrivent au-dessous de l'étiage ordinaire, ont des eaux presque dormantes, et sous l'influence combinée du repos, de l'élévation de la température et de l'insolation, les êtres microscopiques ambiants s'y développent en quantité. Aussi les rivières rapides ont-elles été toujours reconnues comme fournissant les meilleures eaux et les moins corruptibles.

La plus importante des causes de variation dans la pureté des eaux de fleuves, c'est leur passage à travers les villes. Depuis longtemps Chevreul (2) avait signalé la présence du carbonate d'ammoniaque dans les eaux de la Seine en aval de Paris ; ce sel y fut plus tard dosé par Bous-

(1) *Comptes rendus*, t. XL, p. 1121.
(2) *Comptes rendus de l'Acad. des sciences*, t. XXXIV, p. 465.

singault. D'après cet auteur, 1 mètre cube d'eau de Seine, puisé au pont de la Concorde, contient 0gr,12 d'ammoniaque (AzH^3) en temps ordinaire. Il est facile, surtout aujourd'hui, d'y démontrer la présence des matières organiques : elles proviennent soit des déjections animales, soit des résidus des diverses industries, soit du lavage du sol des villes par les pluies. Après avoir traversé Paris, la quantité et la nature des matières dissoutes par les eaux de son fleuve ont notablement varié; les composés organiques et minéraux, les chlorures surtout, ont augmenté de poids; elle contient des sels ammoniacaux, de l'urée provenant des égouts, de l'hydrogène sulfuré, etc. Aux heures où la Seine reçoit à la fois le plus d'immondices, on y rencontre des traces d'urate d'ammoniaque, et jusqu'à 1 et 2 décigrammes de phosphates et 1 gramme d'urée ou de matières extractives par litre.

Il est vrai qu'il s'agit ici de l'état d'impureté d'un fleuve qui coule au milieu d'une cité de plus de deux millions d'habitants; mais en admettant quelque exagération dans les nombres ci-dessus, il n'en reste pas moins démontré que les grandes agglomérations d'hommes et d'animaux, les villes importantes situées sur le bord des rivières, ont une fâcheuse influence sur la composition et la pureté de leurs eaux. A cause de son activité extrême et des transformations qu'elle peut subir, la matière organique des déjections humaines et des résidus de la vie journalière doit être, en effet, plutôt appréciée par sa qualité que par son poids. D'ailleurs, elle contient les germes et les éléments de l'éclosion et du développement facile d'un nombre infini de microbes, dont la multiplication explique l'apparition de la fièvre typhoïde, des dysenteries estivales, de la phtisie peut-être et de tant d'autres maladies endémiques. C'est sur le bord de trois fleuves ayant reçu les détritus de nombreuses populations riveraines : la Seine, le Gange, le Nil, que l'on rencontre les trois foyers de ces grandes maladies, la fièvre typhoïde, le choléra et la peste.

Pour nous résumer, si l'on tient compte des causes multiples de variations des eaux de fleuves et de rivière : variations de débit, variations de température et de composition presque indéfinies; débordements et trouble des eaux avec la chute des pluies; dans tous les cas long trajet à l'air dont les eaux recueillent les germes et les impuretés de toute sorte, augmentation des matières organiques si le fleuve sort de son lit ou arrose des plaines fertiles, ou s'il est simplement à faible étiage pendant les chaleurs de l'été, alors que foisonnent et se reproduisent les êtres microscopiques; si le cours d'eau surtout traverse de grandes cités, etc.; l'on voit qu'on ne doit, presque en aucun cas, conseiller à une ville de quelque importance de s'approvisionner comme eau de boisson au fleuve ou à la rivière qui la traverse. Aussi voyons-nous que partout où les populations jouissent d'eaux de source elles se déclarent satisfaites; qu'elles se plaignent au contraire partout où elles boivent de l'eau de rivière. Dans les grandes cités, comme Paris, les conseils d'hygiène et les corps compétents insistent tous aujourd'hui pour que les eaux de source soient désormais substituées aux eaux de rivière dans l'alimentation journalière.

II. **Des eaux de canaux, de fossés et de drains.** — Les eaux de canaux sont empruntées aux rivières, ou proviennent de la dérivation artificielle des ruisseaux, torrents et eaux sauvages qui allaient auparavant se perdre dans le sol, les fleuves ou la mer. Les eaux pluviales sont amenées soit dans les canaux eux-mêmes, soit plutôt dans de grands réservoirs destinés à alimenter ensuite régulièrement le canal dont ils deviennent comme la source; tel est le cas du canal du Midi. Ces eaux ont donc pour origine tantôt les rivières, tantôt les pluies. Mais encaissées entre des berges rapprochées, profondes et souvent marécageuses, ne possédant qu'un courant peu rapide qui permet le croupissement et la venue des plantes aquatiques, recevant latéralement des torrents bourbeux qui les salissent d'autant mieux que la masse du cours d'eau est plus faible, ces eaux constituent en général une mauvaise boisson. On ne trouve du reste sur leur composition qu'un petit nombre de documents. Celles du canal d'Hazebrouk (Alsace) contiennent 0gr,685 de résidu fixe, sur lequel le carbonate de chaux et celui de magnésie comptent pour 0gr,16 seulement, les sulfates et les chlorures pour 0gr,25, les matières organiques pour 0gr,03. On voit que ce sont là des eaux impotables. Les eaux du canal de Bercy donnent 0gr,4034 de résidu fixe, dont 0gr,193 de carbonate de chaux, et dans quelques cas, jusqu'à 0gr,12 de phosphate de soude; avec 0gr,686 de sulfates, chlorures et carbonates alcalins, accompagnés d'une proportion très sensible de matières organiques. Les eaux du canal du Midi sont plus pures, parce qu'elles sont beaucoup plus rapides.

Mais, à propos de ces eaux, l'on s'est plus spécialement préoccupé des matières d'envasement et de croupissement. Dans les villes l'essangeage et le savonnage qui se font sur les bords du canal; le passage des bateaux qui soulèvent la vase des berges, et renvoient au cours d'eau les déjections des mariniers et les eaux ménagères ; les matières boueuses provenant des égouts; les résidus des établissements industriels riverains, etc., contribuent à rendre ces eaux peu potables, parfois même dangereuses surtout si elles sont croupissantes. Dans le canal Saint-Martin à Paris, les boues et dépôts des eaux contiennent de 8 à 38 p. 100 de matières organiques. Les eaux du canal de Bretagne, à sa traversée de Nantes, peuvent, suivant Bobierre, renfermer une quantité d'ammoniaque s'élevant à 49 milligrammes par litre en été tout près du fond; l'eau restait dix fois moins ammoniacale à la surface. De bas en haut il constata des différences très notables dans la densité et la température, comme si le courant ne se renouvelait qu'à la surface et fort peu au-dessous (1).

D'après ce qui vient d'être dit, on comprendra pourquoi nous ne conseillons pas l'usage de telles eaux, faisant toutefois quelques restrictions pour celles des grands canaux larges, rapides et bien entretenus. Encore sont-elles, plus que celles des fleuves eux-mêmes, sujettes à de brusques variations de composition, et plus souvent qu'elles, bourbeuses et chargées de matières organiques.

Les *eaux de fossés*, *rus* et *drains*, qu'elles proviennent de l'arrosement des prairies ou qu'elles soient entretenues pas les eaux pluviales, les égouttements des surfaces submergées ou les filtrations des drains, sont toujours d'un goût fade et marécageux qu'elles doivent aux sels qu'elles dissolvent et à leur desaération par les matières organiques dont elles se sont chargées. D'ailleurs, ces eaux ne peuvent se renouveler assez pour ne pas devenir croupissantes sur certains points et quelquefois nauséabondes lorsque se fait la décomposition des matières organiques enlevées aux terres végétales, et qu'active encore l'action de la lumière solaire et de la chaleur. Il faut donc, autant que possible, s'abstenir de pareilles boissons. Leur description devrait plutôt se placer à côté de celle des eaux marécageuses et nous renvoyons à l'étude des *eaux stagnantes* pour signaler les inconvénients qui résultent de leur emploi.

V. — *Eaux de montagnes.*

1. **Eaux de neiges et de glaciers.** — **Torrents de montagnes.** — On ne saurait séparer l'étude des diverses eaux de montagne ; elles proviennent toutes de la même origine : la fonte des neiges ou des glaces et les nombreuses chutes de pluies de ces hautes régions. Presque toutes, elles ont une composition chimique et des qualités alibiles fort analogues.

Il semble que l'étude des eaux de lacs fût mieux placée en tête des eaux stagnantes. Mais je ferai remarquer que ces eaux ont même origine que celles qui coulent des hauteurs ; que ces grandes masses d'eaux lacustres sont sans cesse agitées, brassées par les vents et les courants, ou sont parcourues par de grands fleuves comme les lacs de Genève, de Constance ou de Waldaï, traversés par le Rhône, le Rhin et le Volga. Les lacs, en effet, ne sont souvent que le vaste épanouissement d'un torrent ou d'un fleuve ; leurs eaux doivent donc être étudiées comme les termes de passage entre les eaux courantes et les eaux stagnantes dont nous allons bientôt parler.

L'eau des montagnes provient de quatre origines distinctes : la fonte des glaces qui couvrent les sommets les plus élevés ; celle des neiges,

(1) *Comptes rendus de l'Acad. des sciences*, t. XLVIII, p. 462.

la chute des pluies ; enfin la condensation continue des vapeurs nocturnes.

Les pluies des hautes régions ne diffèrent de celles des plaines que par leur pureté plus grande et leur faible aération. A 2800 mètres d'élévation, sur les Cordillères, Boussingault n'a trouvé que 14 centimètres cubes d'un mélange d'oxygène et d'azote par litre d'eau de pluie. L'atmosphère y est aussi plus pauvre en sels, mais non dépourvue de chlorures et sulfates, ni probablement de composés ammoniacaux. Les courants atmosphériques ramènent ces substances des couches inférieures qui les reçoivent elles-mêmes de la mer. On ne sait rien de la proportion des nitrates qui, dans ces régions élevées souvent parcourues par de véritables fleuves d'air sec et électrisé, doivent exister en proportion plus sensible que dans les régions inférieures. Pour ce qui est des matières organiques, l'homme et les animaux n'apportent pas, il est vrai, en quantité à ces altitudes les détritus et les miasmes qui les suivent partout; mais l'on ne doit pas oublier que les plateaux élevés des montagnes servent, durant tout l'été, de pacage à de nombreux troupeaux.

Les petits êtres microscopiques, bactéries, levures, moisissures de l'air, etc., ne se trouvent qu'en petite proportion dans les eaux de montagne suivant les observations de M. Pasteur dans les Vosges, celles de Freudenreich sur les Alpes, et les nôtres dans les Pyrénées. Tandis que l'air de Paris contient 480 bactéries par mètre cube au parc de Montsouris, c'est-à-dire dans la partie frontière la plus saine de la ville, et 200 encore au sommet du Panthéon, d'après nos observations faites à 2200 et 2800 mètres de hauteur, l'air des montagnes ne contient que 6 à 10 bactéries par mètre cube. Les spores de moisissures y sont à celles de la plaine dans les mêmes proportions. En général donc, les pluies de ces régions sont presque exemptes des matériaux salins, de détritus organiques, de germes aériens, de composés ammoniacaux sinon azotiques, et de tous ces miasmes et microbes qui s'élèvent continuellement du fumier des grandes agglomérations humaines et qui chargent les eaux des régions inférieures.

La fonte des neiges est une seconde et importante source des eaux de montagnes. La limite des neiges perpétuelles est dans l'Europe centrale à 2500 et 2800 mètres au-dessus du niveau de la mer. Dans l'Amérique du Sud, d'après de Humboldt, cette limite monte à 4800 mètres. En hiver, presque toutes les montagnes se couvrent partout de neiges vers 1200 mètres. La composition des eaux de neige diffère peu de celles de pluie. Ces neiges dissolvent et englobent entre leurs cristaux une certaine quantité d'air. Mais mieux que les pluies elles-mêmes, elles entraînent en traversant les régions supérieures les quelques corpuscules organisés qui flottent dans l'atmosphère. Telle est l'origine du *protococcus* des neiges et d'une foule d'autres végétaux microscopiques, tels que ceux qui ont été décrits par W. Schimper dans les neiges colorées en vert ou en rouge du Grimsel et par Bravais et Martins dans celles du Spitzberg (1).

Les glaciers sont la troisième source des eaux de montagne. Ces immenses amas d'eau cristallisée sont les réservoirs où la nature tient en provision les eaux qui entretiendront le niveau des lacs et tendent à rendre le débit des fleuves constant. C'est ainsi que dans les Alpes de Savoie les grandes et froides cimes du Mont Blanc condensent, sous forme de brouillard neigeux ou de grêle, qui se changent lentement en masses homogènes et glacées, les eaux qui ressortiront plus tard à l'état fondu à la base du manteau conique du glacier pour entretenir le Rhin, le Rhône, le Tessin et ces mille torrents qui vont former les lacs de la Suisse et du nord de l'Italie.

Malgré la teinte bleu d'azur ou bleu verdâtre réfléchie par ces masses d'eau solidifiée, l'eau des glaciers n'est pas entièrement exempte de matières minérales ou organiques. Agassiz a démontré, il y a déjà longtemps, que les glaciers bleus contiennent par kilogramme de glace seulement 1 centimètre cube d'air interposé mécaniquement, tandis que les glaciers blancs doivent cette teinte à une plus grande masse d'air (15 centimètres cubes environ) que les glaces englobent entre leurs feuillets. Les glaces dissolvent en outre les gaz de l'air, mais en faible proportion. Boussingault d'une part, M. Hugueny de l'autre, ont analysé les gaz de la neige et de la glace recueillies l'hiver dans les plaines; voici leurs nombres :

	Neige par litre d'eau fondue.	Glace par litre d'eau fondue.
Oxygène	10.6	8.3
Azote	22.6	16.9
Acide carbonique	?	1
Total des gaz aériens dissous	33.2	26.2

On remarquera dans ces analyses la faible proportion d'acide carbonique, et le maintien du rapport du volume de l'oxygène à celui de l'azote, 33 p. 100, qui reste à peu près le même que dans l'eau liquide.

L'eau des glaciers contient encore des matières minérales et organiques. Grange a trouvé dans celles du glacier du Glezin, à 2 259 mètres de hauteur, une petite quantité de matières minérales ou les chlorures et les sulfates dominent. Le poids de ces sels augmente à mesure qu'on se rapproche de la base du glacier.

(1) Dans les régions inférieures, les neiges présentent de plus notables impuretés. Depuis longtemps, Berzélius avait remarqué que l'eau qui provient de la fonte des neiges tombées dans les villes possède une saveur nauséeuse et quelquefois une couleur jaunâtre. MM. Pouchet et Joly ont trouvé, dans la neige des plaines, des granules d'amidon, des grains de silice et de calcaire, des bacillaires, des navicules, des bactéries, une matière colorante verte, des graines diverses, des granules de pollen et des sporules de cryptogames.

Les glaces éternelles ne sont pas plus que les eaux d'autres origines dénuées d'êtres vivants. Dans ces hautes régions, Desor signala le premier l'existence de la puce des glaciers (*Desoria glacialis*), dont les petits corps brunâtres ternissent souvent la surface polie des glaçons. L'on recueille à la même altitude d'autres petits insectes. Il faut bien que tous ces êtres trouvent, même dans ces froides régions, des débris d'animaux ou de plantes dont ils puissent se nourrir. Or, si l'on réfléchit que bactéries, moisissures, protococcus, ou animaux inférieurs, microscopiques ou non, fonctionnent, se reproduisent, meurent et laissent sur place leurs dépouilles, que le glacier tout entier s'abaisse sans cesse par sa base, tandis qu'une nouvelle assise se forme à sa surface dès qu'il neige ou qu'il se fait une condensation des vapeurs atmosphériques, que par conséquent chaque mince couche nouvelle qui se dépose à la partie supérieure devient le tombeau d'une génération nouvelle, et que le glacier s'est ainsi constitué de tout temps et dans toute son épaisseur, on reste convaincu de l'importance que, même dans ces eaux qui nous paraissent très pures, la masse des détritus organiques doit jouer un rôle assez important.

M. Schmelck a trouvé en étudiant les eaux d'un glacier immense de Norvège, le *Jostedalsbrü*, les quantités de microbes suivantes : à 1 800 mètres d'altitude et par centimètre cube d'eau du glacier, 2 microbes; dans l'eau du ruisseau qui en découlait directement, 9 à 15; et à 5 kilomètres de là, 170 à 200 microbes par cent. cube. On trouvait dans la neige qui recouvrait ce glacier des restes de plantes et d'insectes mêlés à de la neige rouge, à des mucédinées et à des levures. Mais soit que le froid prolongé en soit la cause ou que le temps qu'ils y restent ensevelis y contribue, la plupart des êtres organisés périssent dans la glace. Le principal bacille était le *bacillus fluorescens liquefaciens* (1).

C'est de la base de ces amas d'eau glacée que partent les *torrents*, qui vont former les fleuves et les lacs. Chaque glacier possède, vers sa partie inférieure, une ou plusieurs bouches, ouverture d'une sorte d'antre voûté, d'où s'élance un flot d'eau bourbeuse qui contraste avec la limpidité des glaces dont elle provient. L'eau du glacier ne peut, en effet, s'écouler de la surface supérieure gelée qui tend au contraire à condenser sans cesse les vapeurs atmosphériques ambiantes. Mais, réchauffée par la chaleur terrestre, et par les frottements et pressions que provoque son immense poids, le glacier fond sans cesse par sa base, et l'énorme masse, oscillant sur cette couche liquide qui lui sert de support direct, broie la roche sur laquelle elle s'appuie et mêle à son eau de fusion les débris pulvérisés dus à cet incessant travail. C'est de ces eaux fangeuses, de couleur grise ou noirâtre selon la nature des poussières minérales qu'elles charrient, que se forment les torrents des

(1) *Comptes rendus de l'Acad. des sciences*, t. XXVII, p. 358.

glaciers. Ceux-ci, s'ils viennent à s'écouler dans les fleuves, en troublent à jamais la limpidité. C'est ce qui advient des eaux du Rhône, bleues et transparentes au sortir du lac Léman, grises et ternes après leur jonction à l'Arve, à 3 kilomètres à peu près de Genève.

Les eaux des torrents de montagnes emportent donc avec elles : 1° les matériaux que nous avons vus entrer dans la composition des glaciers, c'est-à-dire des traces de chlorures et de sulfates enlevées à l'air, 2° quelques silicates de potasse de soude, de magnésie et de chaux empruntés aux roches de la montagne sur laquelle ils s'appuient; 3° des matières organiques en petite proportion, 4° un peu d'air dissous en moindre quantité que dans les plaines. Boussingault n'a trouvé dans les eaux du torrent de Montuosa-Basa, à 2 800 mètres d'altitude, que 10 centimètres cubes d'air et 3 centimètres cubes d'acide carbonique par litre.

Nous donnons comme exemple à la page suivante l'analyse des eaux du glacier du Glezzin.

En descendant des lieux élevés, ces eaux se chargent peu à peu des matières solubles qu'elles rencontrent sur les terrains où elles coulent; elles s'aèrent de plus en plus, tempèrent leur fraîcheur, et passent petit à petit à l'état d'eaux potables excellentes.

Les diverses analyses qui ont été faites des eaux de torrents des montagnes s'appliquent surtout aux pays envahis par le goitre. Celles-ci dissolvent souvent un excès de certains éléments auxquels on a voulu rattacher cette maladie. Ainsi, Demortain et Grange ont trouvé comme éléments constants et en notable proportion : le premier, le sulfate de chaux dans les eaux de la Lombardie; le second, les composés magnésiens dans celles de la vallée de l'Isère. M. Chatin y a signalé la faible quantité d'iode dissous. D'autres enfin, et avec plus de raison, se sont préoccupés surtout de la présence des matières organiques. Nous examinerons ailleurs avec soin les conclusions qu'on a voulu tirer de ces diverses constatations lorsqu'il s'agira d'établir si certaines maladies des montagnes peuvent être véritablement attribuées à l'usage de ces eaux.

Grange a essayé de constater les transformations successives survenues dans la composition des eaux qui coulent à l'état de torrents à travers les vallées des Alpes dauphinoises. Il a montré qu'à mesure qu'elles descendent des sommets, les chlorures sodique et magnésien, ainsi que les sulfates alcalins et alcalino-terreux, augmentent légèrement. Dans les eaux qui ont coulé sur les terrains talqueux, ces sels forment de 25 à 30 p. 100 du résidu sec; les carbonates terreux s'y trouvent pour 36 à 47 centièmes. Dans celles qui parcourent les vallées à roches calcaires, les chlorures et sulfates diminuent relativement au carbonate de chaux; enfin sur les terrains dolomitiques les eaux s'enrichissent en carbonate calcaire et magnésien.

Voici, d'après Grange, quelques analyses de ces eaux de montagne. Les premières nous montrent les variations subies par l'eau d'un même torrent au fur et à mesure de son trajet :

Torrent de la vallée de l'Isère.

	EAU DE FUSION DE GLACE prise au glacier du Glezzin à 2259m de hauteur.	MÊME EAU prise à 678m de haut, après un trajet d'environ 25 kilomèt. sur un terrain talqueux.
	gr.	gr.
Chlorure de magnésium	0.0043	0.0118
— de sodium	0.0037	0.0059
Sulfates de soude et de potasse	0.0035	
— de chaux	0.0018	0.0163
— de magnésie	«	
Carbonate de chaux	0.0047	
— de magnésie	0.0001	0.0315
— de fer	»	
Acide silicique et alumine	0.0020	0.0090
Résidu fixe par litre	0.0201	0.0753

A 1 500 mètres de hauteur, le poids du résidu fixe de cette même eau était seulement de 0gr,0585.

Nous donnons encore, d'après le même auteur, deux autres analyses d'eaux des torrents des Alpes. Celles-ci coulent sur des terrains crétacés d'une part, sur des sols anthracifères de l'autre :

	TERRAINS CRÉTACÉS. — Eaux de la Tronche, 316m de hauteur.	TERRAINS ANTHRACIFÈRES. — Ruisseau du Goncelin, 281m de hauteur.
	gr.	gr.
Chlorure de magnésium	0.0065	0.0203
— de sodium	0.0026	
Sulfates de soude et de potasse	0.0147	0.0325
— de chaux	traces	0.0058
— de magnésie	0.0110	»
Carbonate de chaux	0.1800	
— de magnésie	0.0003	0.1475
— de fer	»	»
Acide silicique et alumine	0.0016	0.0022
Résidu fixe par litre	0.2167	0.2073

Les eaux des torrents, presque pures à leur origine, s'enrichissent donc peu à peu en matières minérales; et quand elles arrivent au fond des vallées pour y former les lacs, elles contiennent les impuretés primitives du glacier, des traces de la roche généralement silicatée sur laquelle reposent les glaces, les gaz et les sels enlevés à l'atmosphère ou dissous aux dépens des terrains parcourus torrentueusement, enfin les matières animales et végétales rencontrées au cours de leur long trajet. Ainsi constituée, l'eau des lacs laisse déposer lentement ses matériaux insolubles, dissout encore un peu d'air, et finit par former une excellente boisson.

On verra plus loin qu'on a, non sans raison, attribué un rôle important, au point de vue de l'hygiène des populations qui boivent ces eaux, aux diverses substances qu'elles dissolvent ou tiennent en suspension. Nous avons donc tenu à décrire avec quelques détails leur origine et celle des matières qui les constituent.

Comme eaux potables, quelle est la valeur des eaux de montagne? Il convient ici de faire des distinctions.

Si ces eaux sont prises au glacier lui-même, elles constituent une boisson légèrement trouble, insapide, désaérée, glaciale et partant lourde et indigeste. Cependant les montagnards la boivent, et les touristes peuvent s'en contenter durant quelques jours, surtout si l'on a le soin, avant de la boire, de la conserver quelque temps à l'air où elle se réchauffe et s'aère. La basse température joue en quelque sorte, dans cette boisson trop fraîche, le rôle tonique des sels et de l'oxygène qui y manquent. Mais en fait, ces eaux ne sont pas agréables au goût, et elles pourraient devenir dangereuses si l'on prolongeait longtemps leur emploi.

Moins pures que les précédentes, mais plus aérées, les eaux des torrents qui ont pour origine les eaux sauvages ou la fonte des neiges peuvent être considérées comme des boissons passables dans les pays où l'alimentation est suffisante. Toutefois, si ces eaux ont parcouru des terrains gypseux, elles y auront dissous des sulfates qui pourront, au contact des matières organiques ou des sols anthraciteux, former des sulfures ou des hyposulfites. Elles pourront dans les vallées profondes, surtout si ces vallées sont boisées et à l'abri des rayons solaires, livrées en pâture aux animaux ou habitées par l'homme, entraîner des détritus végétaux et des matières animales qui tendent à les désaérer. Dans quelques cas, en particulier sur les terrains dolomitiques, comme on le verra, elles peuvent se charger de germes des maladies épidémiques des montagnes : goitre, scrofulose, etc. Si, au contraire, les eaux de torrents coulent dans de larges vallées bien insolées, sur des sols siliceux ou calcaires, elles pourront s'y purifier de leurs germes, grâce à l'action de l'air et de la lumière, et s'enrichir peu à peu en éléments minéralisateurs utiles. Ainsi purifiées, aérées, minéralisées, elles arrivent au bas des vallées à constituer de belles et bonnes eaux potables.

II. **Eaux des lacs.** — Les lacs sont les vastes réservoirs où viennent se recueillir, souvent après de longs détours à partir des hauteurs, les eaux de la fonte des glaces et des neiges des régions supérieures. Aérées et chargées de sels calcaires dans leur long parcours, ces eaux soumises à un repos relatif, surtout dans les parties profondes de la masse lacustre, déposent peu à peu les sels terreux insolubles qu'elles tenaient en suspension, cèdent aux êtres vivants qui les habitent tout ou partie des matières organiques qu'elles avaient ramassées dans les vallées supérieures, et deviennent dès lors limpides, saines et agréables à boire.

La couleur et la limpidité des lacs indique à elle seule la pureté ou l'impureté relative de leurs eaux. Dès que cette couleur passe du bleu au vert ou au vert jaunâtre, c'est que les eaux se sont chargées de quelques matières végétales. Le lac de Genève, alimenté par les eaux du Valais, est d'un beau bleu d'azur; le lac Loison, dans le canton de Vaud, provenant de la fusion des neiges de la Tête-de-Moine, a la même couleur. Le lac d'Annecy est d'une belle teinte bleu verdâtre; le Bachalpsée, qui reçoit les eaux du Faulhorn à une altitude de 2 275 mètres, est d'une teinte verte; le lac de Brienz est vert pistache; il reçoit à travers la passe d'Interlacken les eaux du lac de Thun, qui sont d'un beau bleu. Les eaux du lac de Brienz sont donc altérées par la présence d'infusoires. Dans d'autres cas, ces êtres microscopiques impriment des variations de couleur différentes aux eaux lacustres. Ainsi de Candolle observait autrefois une coloration rougeâtre qui se produit chaque année au printemps dans le lac de Morat. Il reconnut qu'elle était due à la présence d'une *oscillaire*, l'*oscillaria rubescens*. On trouve dans les lacs des pays montagneux aux environs de Jurançon un très petit crustacé qui colore souvent ces eaux en rouge (*R. Blanchard*). En un mot toute autre couleur que le bleu pur indique dans les eaux la présence d'une matière organique et même, le plus souvent, d'un organisme vivant.

Les eaux des lacs de pays montagneux sont généralement d'excellentes eaux potables.

Les eaux du lac de Gérardmer, dans les Vosges, sont parfaitement limpides, incolores, vives, agréables à boire. Elles ne laissent presque pas de résidu, si ce n'est un peu de matière organique et de silicate de potasse.

Il n'en est pas de même des eaux de ces lacs que l'on trouve dans les grandes plaines de l'Asie, au Thibet, en Perse, en Amérique, au Pérou, au Mexique, eaux souvent chargées de borates ou de carbonates alcalins.

Nous en dirons autant des eaux de lacs de nos plaines. Le *lac de Grandlieu* dans la Loire-Inférieure, le plus beau lac de France, a une superficie de 7000 hectares; ses eaux contiennent par litre :

	gr.
Matières minérales	0.0650
— organiques	0.0126
Résidu fixe	0.0776

Ce ne sont point là des eaux pures et favorables à la boisson comme le sont celles des lacs de montagne.

Dans tous les cas, les eaux de lacs offrent dans les pays d'altitude élevée le type des eaux les plus pures, si l'on en excepte les eaux de source qui sortent de la roche vive. Fussent-elles alimentées par des torrents ayant coulé à travers des vallées suspectes, elles perdent par leur agitation continuelle à l'air et au soleil leurs propriétés fâcheuses, leur trop grande fraîcheur, leurs matières organiques; elles se minéralisent et deviennent excellentes. Fraîches et agréables à boire, l'on ne saurait leur reprocher que d'être un peu trop pauvres en sels.

§ 2. — Eaux stagnantes.

L'état de repos, le difficile renouvellement, le manque d'aération, caractérisent les *eaux stagnantes*. Elles ne sauraient donc le plus souvent constituer qu'une boisson médiocre. Aussi ne parlerons-nous ici que de celles qui peuvent quelquefois, et comme par exception, être utilisées en boisson.

Parmi les eaux stagnantes que l'on boit faute d'autres dans certains pays, nous devons noter :

1° Les *eaux de puits*, qui peuvent présenter les qualités de bonnes eaux potables;

2° Les *eaux d'étangs et de marais*, que l'on consomme dans quelques contrées dénuées d'eaux courantes, la Bresse, la Sologne, certains plateaux de la Russie centrale, la Nouvelle-Zélande, etc., mais qui représentent une boisson de qualité inférieure, dont l'emploi peut même devenir très dangereux.

1. — *Eaux de puits.*

Il existe un grand nombre de villes et de contrées où les eaux de puits constituent la boisson aqueuse presque exclusive des habitants. Dans plusieurs cités de l'Allemagne éloignées des grands fleuves, on ne boit presque que l'eau de puits. Il y a un peu plus d'un siècle que la ville de Reims devait l'état misérable de sa population à l'usage de ces eaux. A Rodez, à Strasbourg, à Liège, à Orléans même, à côté de la Loire, on s'alimente encore presque exclusivement d'eaux de puits.

Dans les grandes étendues sablonneuses de l'Asie et de l'Afrique, le manque d'eau a fait de tout temps creuser des puits. Nous voyons les premiers peuples historiques groupés autour de ces précieux puits du désert dont ils défendent la possession les armes à la main. Dans son voyage en Barbarie, Schaw ne fut pas peu surpris de trouver des puits, souvent des puits forés et d'une profondeur très grande, anciennement creusés par les habitants du Sahara.

Dans le cas le plus habituel, placés soit dans les villes, dans la cour banale de la maison, soit à la campagne, au centre des fermes, souvent dans le lieu le plus malsain, le plus déclive, entouré d'habitations dont les déjections remplissent le sous-sol de leurs infiltrations, les eaux de puits sont soumises à toutes les causes qui peuvent les rendre insalubres. Généralement bâtis en matériaux calcaires souvent reliés par du mortier, leurs eaux se chargent continuellement dans le sous-sol d'une surabondance de carbonate et de sulfate de chaux, de chlorures alcalins et terreux, de sels de magnésie et d'alumine, d'azotates, etc., empruntés aux terrains ambiants. Les infiltrations des cours d'eau les plus prochains et des eaux pluviales et ménagères, à travers un terrain rempli de débris de matières organiques et des ordures que l'homme et les animaux accumulent toujours autour de leurs demeures, viennent se mêler encore à ces eaux déjà trop riches en sels.

Il est facile de démontrer la réalité des infiltrations des eaux de pluie et des eaux ménagères à travers le sol, et l'entraînement dans les puits des immondices divers entraînés par les eaux d'égouttement du sous-sol. Les puits de Paris contiennent, d'après Boussingault, une forte quantité de carbonate d'ammoniaque bien supérieure à celle qui salit les eaux de la Seine. Ainsi, l'eau de ce fleuve prise au pont de la Concorde lui a donné $0^{gr},12$ de ce sel par mètre cube, tandis que l'eau d'un puits rue Parc-Royal contenait $1^{gr},32$ dans la même quantité; celle d'une maison quai de la Mégisserie en contenait $30^{gr},33$, et place de la Bastille $34^{gr},35$. Du reste, on a fait depuis longtemps la remarque que les boulangers emploient ces eaux de préférence à toutes les autres pour faire lever leur pâte.

La présence des substances animales putrides entraînées dans les puits des habitations est encore rendue plus dangereuse par le croupissement de ces eaux. Cette condition favorise la concentration des matières organiques, mais surtout le développement et la reproduction des germes empruntés au sol environnant sali de toutes les déjections que l'homme y dépose en tout temps.

L'eau devient alors un vrai milieu de culture où, pêle-mêle, vivent et se multiplient ces êtres inférieurs, vibrions et bactéries, mucédinées, levures, bacilles typhogènes ou dysentériques, germes aptes à développer le goitre, etc., avec lesquels l'expérience nous a dès longtemps appris à compter.

Ce n'est pas, en effet, seulement comme boisson peu agréable que l'on doit repousser l'eau des puits creusés au milieu des agglomérations humaines. J'ai déjà dit qu'il y a une centaine d'années, la ville de Reims ne buvait que de l'eau de ses puits; Thouvenel nous apprend que Reims possédait à cette époque un goitreux ou un cancéreux sur trois personnes (1). Au bout de quelques années, le nombre en diminua de plus de moitié, lorsqu'un honorable citoyen offrit à la ville une partie de ses biens pour doter Reims des eaux de la petite rivière de la Vesle.

(1) Observations sur les eaux potables (*Mém. de la Soc. de méd. et de chir.*, 1777 et 1778).

La même observation a été faite pour les eaux de puits de l'arrondissement de Laon : rien de plus commun que de trouver dans l'Aisne des hypertrophies glandulaires et des dégénérescences cancéreuses de l'estomac. La ville de Laon y échappe en partie depuis qu'elle a renoncé à boire l'eau de ses puits. Il faut ajouter cependant qu'il peut exister des exceptions dans quelques cas : ainsi, les eaux de puits de la ville de Rodez, quoique chargées en résidus fixes et peu agréables au goût, n'ont jamais produit sur la population les engorgements ganglionnaires qui se développent si fréquemment par l'usage prolongé de pareilles eaux.

Au contraire des précédents, les puits creusés à la campagne dans des terrains sablonneux ou calcaires, loin des habitations, ou même en pleine ville, à côté d'un grand fleuve dont la nappe souterraine renouvelle fréquemment les eaux, comme il arrive pour Orléans par exemple ; les puits qui, même lorsqu'ils sont peu éloignés des maisons habitées ou au centre des villes, sont fréquemment épuisés pour les besoins du ménage, fournissent presque des eaux de source et peuvent, surtout dans les terrains calcaires, donner d'excellentes eaux potables.

Les eaux de puits qui ne se renouvellent pas sont de véritables eaux croupissantes et présentent alors les divers caractères suivants.

1° Elles se chargent d'un excès de matières salines et principalement de carbonate de chaux et de magnésie, de chlorures et sulfates alcalins et terreux, de sels d'alumine, de sels ammoniacaux et d'azotates. Ces diverses substances, si leur poids total ne dépasse pas 4 à 5 décigrammes au litre, n'empêchent pas que ces eaux ne puissent servir aux usages domestiques, ou même comme boisson lorsqu'elles ne contiennent pas un excès de matières organiques ou organisées d'origine suspecte.

2° Si le poids des substances minérales précédentes dépasse 0gr,6 par litre, ces eaux sont mauvaises à boire et cessent même de pouvoir servir au savonnage et à la bonne cuisson des légumes. Si la dose de ces substances minérales s'élevait encore au-dessus de cette limite, ces eaux fussent-elles presque exemptes de matières organiques, exerceraient sur l'organisme une action nuisible sensible.

3° La présence des sels de magnésie dans les eaux de puits, même à la dose de 0gr,05 à 0gr,1 par litre, paraît être sans inconvénient.

4° Les sels d'alumine lorsqu'ils y abondent leur communiquent une saveur terreuse désagréable.

5° Si elles contiennent des matières organiques, ces eaux sont généralement très riches en même temps en azotates, et peuvent contenir des phosphates. Le poids des azotates peut s'élever au delà de 1 gramme par litre comme dans les eaux du puits de la Magdelaine à Rodez. Cette richesse en azotates indique toujours que les eaux subissent ou ont subi un mélange avec des détritus organiques provenant des déjections de l'homme et des animaux. Ces matières animales peu-

Analyses de diverses eaux de puits potables et impotables.

(Tous les nombres sont rapportés à 1 litre.)

	PUITS DE REIMS (MAUMENÉ).			PUITS DE RODEZ (BLONDEAU).		BESANÇON (DEVILLE).	PARIS (LASSAIGNE).
	Eau impotable — Jardin de l'Hôtel-Dieu.	Eau impotable — Puits de Bethléem.	Eau impotable — Puits de Paris.	Eau potable. — Puits du Séminaire.	Eau impotable — Puits place Magdeleine	Eau estimée. — Puits de la Grand'Rue.	Eau impotable — Puits rue Mézières.
	lit.	lit.	lit.	lit.	lit.	lit.	lit.
Gaz pour 1 litre. Azote	0.018	0.018	0.019	0.023	0.033	0.017	0.019
Gaz pour 1 litre. Oxygène	»	0.004	0.004	0.009	0.010	0.004	0.004
Gaz pour 1 litre. Acide carbonique	0.048	0.012	0.018	0.022	0.043	0.020	0.018
	gr.	gr.	gr.	gr.	gr.	gr.	gr.
Acide silicique	0.043	0.001	0.025	0.006	0.002	0.031	0.025
Alumine	0.006	0.002	0.017	0.035	0.003	0.009	0.017
Peroxyde de fer	0.011	0.0009	0.005	»	»	»	0.005
Carbonate de chaux	0.244	0.162	0.241	0.053	0.063	0.216	0.241
— de magnésie	»	»	»	0.014	0.042	0.009	»
Sulfate de potasse	»	0.002	0.317	0 015	0.022	0.006	0.327
— de soude	0.092	0.021	0.243	»	»	»	0 244
— de magnésie	»	»	»	0.025	0.029	»	»
— de chaux	»	»	0.846	0.017	0.012	0.080	0.846
— d'alumine	»	»	»	0.005	0.056	»	»
Azotate de potasse	»	»	»	0.085	0.235	0.090	»
— de soude	0.049	»	»	0.103	0.675	0.030	»
— de magnésie	»	»	«	0.051	0.145	»	»
— de chaux	0.083	0.003	0.428	0.110	0.014	»	0.428
Phosphate de soude	»	»	»	»	»	»	
— de magnésie	»	»	»	»	0.021	»	?
— de chaux	0.020	0.0002	»	»	0.047	»	
Chlorure de potassium	»	»	»	»	»	»	»
— de sodium	0.164	0.029	»	0.012	0.123	0.056	»
— de magnésium	»	»	»	0.020	0.061	0.007	»
— de calcium	»	»	0.301	0.048	0.055	»	0.301
Matières organiques ulmates, crénates.	0.141	0.022	0.071	0.006	0.010	»	0.072
Matières organiques matières azotées.			»				
Résidu fixe pour 1 litre	0.855	0.244	2.508	0.476	1.619	0.534	2.507

vent s'élever au poids de 2 décigrammes et plus par litre. Dans tous les cas elles doivent faire suspecter ces eaux, ne s'élevassent-elles qu'à la dose de $0^{gr},010$ par litre. Ce qui fait le danger de ces boissons, c'est surtout la présence des micro-organismes qu'elles tiennent en suspension et qui grâce aux sels, aux azotates et aux substances d'origine animale ou végétale, s'y organisent et pullulent rapidement. Comme l'a surtout démontré Pettenkoffer à Munich, lorsque par les temps de sécheresse la nappe d'eau souterraine s'abaisse, elle laisse à sec ou plutôt dans un état d'humidité et de température très favorable à la reproduction des micro-organismes, non seulement une partie des parois des puits, mais aussi les canaux souterrains qui mettent ces réservoirs en rapport avec la nappe d'eau du sous-sol. Dès que sous l'influence des pluies de la contrée cette nappe se relève, les eaux qui affluent de toute part entraînent dans le puits toutes les bactéries ou moisissures qui s'étaient produites et accumulées dans les canaux et fissures du sous-sol, aussi bien que les résidus organiques imparfaitement oxydés et souvent chargés de germes venus de la surface et qui avaient imprégné le terrain ambiant. L'eau des puits constitue alors un vrai cloaque; elle prend une odeur sensible, une saveur nauséeuse et devient un des agents de propagation les plus dangereux de la scrofulose, des dysenteries et surtout de la fièvre typhoïde.

Voici, comme types, quelques analyses d'eaux de puits (*Tableau* p. 398) : les trois premières sont celles des célèbres puits à goitre de Reims. Si l'on ne tenait compte que du dosage des matières minérales du puits dit *de Bethléem*, ces eaux paraîtraient normales, elles sont cependant très dangereuses et développent la scrofulose et le goitre à brève échéance. On remarquera dans celles de l'*Hôtel-Dieu* la dose énorme de $0^{gr},141$ de matière organique par litre. A la suite de l'analyse de ces eaux de Reims, nous donnons l'analyse d'une bonne et d'une mauvaise eau de puits de Rodez. On remarquera celle du puits de la Magdeleine qui contient plus de 1 gramme d'azotates par litre. Vient ensuite l'analyse d'une excellente eau de puits de Besançon prise comme type de bonnes eaux de puits; la matière organique y est indosable. Enfin nous donnons ici comme terme de comparaison la composition d'une eau impotable d'un puits de Paris.

S'il est quelquefois dans les villes des puits à eaux potables, à plus forte raison peut-on en rencontrer à la campagne; ce sont surtout ceux qui sont creusés loin des habitations, en plein champ, entretenus par la filtration des pluies à travers un terrain caillouteux ou sablonneux, par les sources du sous-sol, quelquefois par des courants ou cours d'eau souterrains. Dans ce dernier cas surtout, l'eau se renouvelant sans cesse présente toujours de bonnes qualités. Notre vieux professeur de géologie, Marcel de Serres, nous racontait qu'il possédait dans sa propriété de Bellevue, près Montpellier, un de ces puits d'une eau exquise;

il est d'une profondeur de 45 mètres et creusé dans l'alluvion ancienne. Ses eaux paraissent appartenir à une longue rivière souterraine, puisqu'elles apportent souvent *des feuilles de châtaignier*, *essence qui n'existe qu'à 30 ou 40 kilomètres environ* de cette ville dans les pays montagneux du nord de l'Hérault. Les puits d'Orléans paraissent de même être entretenus par des courants du sous-sol qui communiquent avec la Loire sur divers points ; leurs eaux limpides sont agréables, et préférées par les habitants à celles du fleuve lui-même.

Aussi ne doit-on pas proscrire absolument les eaux de puits. S'ils sont placés dans les villes, ou bien à la campagne a côté des habitations, ils devront toujours être tenus pour suspects lors même que l'analyse n'y indiquerait qu'une faible dose de nitrates et de matières organiques. Dans tous les cas, ces eaux ne pourront être considérées comme potables que si un long usage antérieur a permis de constater leur innocuité et si à aucune saison elles n'occasionnent ni trouble de santé, ni épidémies. En fait, toute eau de puits où les matières organiques et les azotates augmentent sensiblement à diverses époques, toutes celles dont l'odeur ou la saveur organique sont sensibles, doivent être considérées comme impotables ou du moins comme très suspectes.

II. — *Eaux d'étangs et de marais.*

Les eaux d'étangs ou de mares formées par la réunion des pluies amassées dans les parties les plus déclives des grands plateaux, sur des sols en général argileux et imperméables qui ne permettent pas aux plantes de prospérer, aussi bien que les eaux de marais qui baignent au contraire, dans les parties les plus déclives des plaines, une végétation aquatique luxuriante, sont malheureusement, faute de toute autre espèce d'eau, quelquefois grâce à l'incurie des habitants, la boisson habituelle de plusieurs contrées.

Toute la Sologne, une partie du pays de Caux et de la Bresse, ne s'alimentent qu'aux nombreuses mares de leurs plateaux. La ville de Versailles boit encore des eaux d'étangs que Louis XIV avait primitivement destinées à la magnificence de ses jardins. On sait qu'en France les marais occupent l'énorme superficie de 450,000 hectares ; l'on peut donc se faire une idée de la quantité de riverains qui tous les jours sont en rapport, par l'air et la boisson, avec ces immenses foyers d'infection. Sur les bords de notre Méditerranée, toutes les populations chétives de pêcheurs, de chasseurs et de laboureurs de la Camargue et des basses plaines en bordure des étangs et de la mer ne s'abreuvent guère que de ces eaux marécageuses.

Dans la saison d'hiver, alors que la plupart des êtres inférieurs restent ensevelis dans leurs germes, et que la rigueur de la température empêche la pullulation des micro-organismes, ces eaux, quoique stagnantes et chargées de débris fermentescibles, n'ont souvent à être bues de désavantage que leur fadeur, leur peu d'aération et l'excès de leurs sels terreux ou de leurs matières organiques. Mais, dès les premières chaleurs de l'été, et plus encore au moment des pluies d'automne, se développent dans ces eaux dormantes les innombrables germes d'infusoires et de microbes que l'air, le sol et les ensemencements des précédentes années y ont accumulés. Les produits de la vie normale, et plus tard de la décomposition de tous ces êtres microscopiques, se dissolvent dans ces eaux, et s'en exhalent même quelquefois à l'état de gaz miasmatiques et délétères. Leurs émanations peuvent devenir si denses que l'approche seule de certains marais et des lacs sacrés des solitudes et pèlerinages célèbres de l'Inde est quelquefois dangereuse pour le voyageur. A plus forte raison la boisson de ces eaux devient-elle pour l'homme et les animaux une cause active d'accidents de toute sorte et quelquefois d'épidémies meurtrières. On ne saurait douter que l'emploi de tels breuvages, plus encore que le séjour au bord de ces marais ou de ces lacs méphitiques, ne soit le mode le plus habituel par lequel se transmettent et se répandent la fièvre intermittente, la dysenterie et le choléra.

Marchand, qui a surtout étudié le développement de la matière organique dans les eaux de marais ou d'étangs du pays de Caux, a fait à ce sujet les remarques suivantes :

Si les eaux stagnantes sont exposées à la lumière et ne baignent pas de grands végétaux (c'est le cas des étangs), elles se recouvrent d'abord de productions cryptogamiques vertes ou rouges qui envahissent peu à peu la surface; puis quand cette végétation est arrivée à intercepter en partie la lumière dans les couches inférieures du liquide, il se développe au-dessous d'elles une infinité d'animalcules microscopiques. Ceux-ci ne vivent que d'une existence éphémère; ils meurent bientôt; de nouvelles générations se reproduisent, se succédant ainsi à bref délai, tandis que leurs restes se déposent au fond de l'eau et s'y putréfient. En même temps que se passent ces transformations, si l'eau contient des sulfates, et c'est le cas le plus général, ces sels se décomposent à leur tour, grâce aux matières organiques et aux bactéries réductrices, et deviennent une nouvelle cause de production de gaz fétides; il se dégage bientôt de l'hydrogène sulfuré, et jusqu'à des hydrures de phosphore, tandis que le liquide devient alcalin.

Si au contraire les eaux baignent des végétaux aquatiques (tel est le cas des marais), un grand nombre d'infusoires naissent au-dessous des feuilles des plantes, meurent et se déposent comme précédemment au fond de l'eau. Parmi les productions cryptogamiques apparaissent surtout des mucédinées, la *Conferva crispata* si envahissante, la *C. bombycina*, la *C. vesicata*, le *Meloseira varians*, l'*Orchalcæa* de Morren; les animaux sont représentés par de nombreux infusoires de diverses espèces, des insectes, des œufs et des germes. En même temps ces eaux fourmillent de bactéries de toute nature.

Dans le cas des marais où les *typha*, les *carex*, les roseaux abondent, sous l'influence de la disparition continue des gaz putrides que les végétaux absorbent ou détruisent grâce à leur oxygène, les eaux ne développent aucune ou presque aucune odeur. Elles se colorent seulement un peu par l'humus. Elles dissolvent une matière acide, jaunâtre, non azotée, et tiennent comme en suspension une sorte d'albumine qui leur communique une légère de viscosité. Elles acquièrent ainsi ce goût fade caractéristique, dit *goût marécageux*. L'été surtout, ces eaux sont difficilement supportées et fatiguent l'estomac. Elles produisent de l'embarras gastrique, des flatulences, du dévoiement, lors même qu'elles ne transmettent pas à l'homme ou aux animaux les germes de maladies plus graves : fièvres intermittentes, rémittentes ou pernicieuses.

Chose remarquable, l'air dissous et l'oxygène lui-même ne diminuent pas de quantité dans les eaux de marais. Sous l'influence des plantes qu'elles baignent, alors surtout qu'interviennent les rayons solaires, l'oxygène y devient prépondérant; l'on peut après une belle journée y trouver de 20 à 61 centièmes des gaz contenant près du tiers de son volume d'oxygène (1).

On possède peu d'analyses d'eaux de marais, mais elles suffisent à démontrer que les matières minérales sont loin de s'y dissoudre en quantité exagérée. Les eaux des marais de Saint-Brice près de Reims, analysées par M. Maumené, ne lui ont donné que $0^{gr},18$ de résidu fixe dont $0^{gr},170$ de carbonate calcaire. Dans les eaux d'étangs, privés de végétaux, l'on peut rencontrer de $0^{gr},0005$ à $0^{gr},0075$ d'azotates par litre, tandis que l'ammoniaque n'y est qu'en quantité presque insaisissable. Au contraire dans les eaux de marais où la végétation prospère, l'acide azotique est remplacé par une dose très sensible d'ammoniaque (*Bineau*).

En résumé, que ces eaux baignent ou non des végétaux, dès qu'elles deviennent croupissantes et soumises à l'action de la chaleur et de la lumière, elles constituent un terrain de culture où se développent non seulement les gaz et les miasmes les plus délétères, mais où pullulent en quantité innombrable les êtres les plus variés et les plus dangereux. Tout au plus pourra-t-on, si l'on vit dans des pays dénués d'autres eaux de boisson, détruire ces organismes et ces miasmes par l'ébullition préalable de ces eaux dangereuses. Mais presque toujours il vaudra mieux recourir aux eaux du ciel, ou à celles qui coulent à la

(1) Nous ne parlons pas ici des gaz qui s'extraient de la vase des marais, gaz où on a trouvé en 100 parties : 48 d'hydrogène protocarboné ; 6,3 d'éthylène; 18 d'acide carbonique; de 14 à 22 d'oxyde de carbone; en même temps qu'une trace d'hydrogènes phosphorés, d'ammoniaque et d'autres gaz indéterminés.

surface du sol, pour se procurer une boisson moins suspecte et plus agréable.

§ 3. — Eaux potables minérales. — Eaux de glace naturelles ou artificielles.

Dans ce dernier paragraphe, nous devons dire quelques mots des eaux potables minérales dites *eaux de table,* et des eaux préparées, dites *eaux de Seltz artificielles,* dont l'usage s'est depuis longtemps répandu sur nos tables. Nous examinerons aussi les eaux glacées naturelles ou artificielles qui servent souvent, surtout l'été, à rafraîchir nos boissons.

I. **Eaux minérales de table.** — Les principales eaux minérales naturelles employées comme boissons journalières sont les eaux acidules calcaires. En France les plus connues sont celles qui émergent des assises supérieures du plateau central de l'Auvergne : Saint-Galmier, Chabetout, Morny-Chateauneuf, Condillac, Saint-Pardoux, Vernet dans l'Ardèche ; en Westphalie, Pyrmont ; Seltz en Nassau ; en Angleterre *Apollinaris.* Plusieurs de ces eaux sont très légèrement alcalines. Toutes précipitent abondamment du carbonate de chaux presque pur lorsqu'on les soumet à l'ébullition. A côté d'elles, l'on pourrait classer aussi comme eaux de table *ferrugineuses* celles de Spa en Belgique, de Bussang dans les Vosges, d'Orezza en Corse, et quelques eaux *faiblement alcalines*, telles que celles de Chateldon en Auvergne, de Soultzmatt en Alsace. Les premières, les eaux acidules calcaires, diffèrent des eaux potables habituelles, par l'excès de bicarbonate de calcium qu'elles tiennent en dissolution grâce à l'acide carbonique qui s'y trouve dissous sous la pression de 1,5 atmosphère environ, et aussi par l'activité que leur communique la grande masse de gaz carbonique dont elles sont sursaturées.

Ces eaux, en général très pauvres en matières organiques, excitent la bouche et l'estomac par les gaz acides qu'elles dissolvent, plaisent au goût et facilitent la digestion. Elles sont toutes indiquées partout où l'on manque d'eaux potables agréables ou saines, mais surtout en cas d'épidémies. Toutefois je ne crois ni utile ni prudent d'en faire un usage journalier et d'habituer l'estomac à ne digérer que grâce au supplément d'excitation que ces boissons lui apportent. Elles finissent par fatiguer la muqueuse et par produire, dit-on, une sorte d'anesthésie légère due à leur acide carbonique. Elles sont d'ailleurs généralement très chargées en sels de chaux, principalement en carbonate, et peuvent à ce titre fatiguer les reins et même devenir dangereuses pour les personnes prédisposées à la gravelle oxalique calcique ou phosphatique. Il faut ajouter enfin que les plus renommées, les plus en vogue parmi ces eaux de table, paraissent être diversement falsifiées.

Nous donnons ici comme exemples deux analyses de ces eaux minérales de table :

	EAU ACIDULE CALCAIRE de Saint-Galmier (Fontforte).	EAU ACIDULE ALCALINE de Soultzmatt.
	gr.	gr.
Acide carbonique libre	2.082	1.946
Bicarbonate de sodium	0.238	0.957
— de lithium	»	0.020
— de calcium	1.037 (1)	0.431
— de magnésium		0.313
— de fer, de manganèse	0.009	»
Sulfate de potassium	»	0.148
— de sodium	0.079	0.023
Chlorure de sodium	0.216	0.071
Borate de sodium	»	0.065
Sulfate de calcium	0.180	»
Silice	0.036	0.063
Matière organique non azotée	0.024	»

(1) Le carbonate de chaux prédomine dans l'eau de Saint-Galmier. Elle contient en outre 0gr,007 de bicarbonate de strontiane, 0gr,060 de nitrate de magnésie et une trace de phosphates.

II. **Eaux gazeuses artificielles dites eaux de Seltz.** — A côté de ces eaux de table minérales gazeuses naturelles, il convient de dire un mot de celles qui paraissent souvent sur nos tables enfermées sous pression dans des vases spéciaux, dits *siphons;* elles portent à tort le nom d'eaux de Seltz artificielles. On les obtient en chargeant l'eau potable, enfermée dans des appareils métalliques généralement en cuivre étamé, d'acide carbonique qu'on comprime dans ces récipients sous une pression de 2 à 4 atmosphères.

Ces eaux artificielles ont plusieurs inconvénients : le principal pourrait être évité si les fabricants voulaient s'astreindre à n'employer que de bonnes eaux potables ou filtrées à travers de bons filtres de porcelaine ou même de grès. Mais il suffit d'examiner ces appareils, dits siphons, après les avoir gardés quelques jours à la cave, pour y constater le plus souvent des parcelles ou flocons de matière organique en suspension ou accumulée au fond du récipient. De telles boissons présentent les inconvénients des eaux potables non filtrées, boissons peu agréables qui deviennent dangereuses en temps d'épidémie.

Un second désavantage de ces eaux dites de Seltz, c'est qu'elles contiennent souvent, comme je l'ai montré ailleurs (1), et comme je m'en suis assuré de nouveau depuis en maintes occasions, du plomb dissous ou en suspension à l'état d'hydrocarbonate. On peut s'en assurer assez

(1) *Le cuivre et le plomb dans l'alimentation et l'industrie*, par A. GAUTIER. — Chez J.-B. Baillière, éditeur, Paris, 1881.

facilement. Il suffit de prendre un ou deux de ces siphons, de les agiter vivement, de les vider rapidement dans un ballon de verre placé au bain-marie et d'y faire circuler un courant d'acide sulfhydrique après avoir très légèrement acidulé la liqueur par un acide minéral pur. Le sulfure de plomb y apparaît bientôt, brunit l'eau et se dépose ensuite lentement au fond du vase pendant le refroidissement. Ce dangereux métal est emprunté aux appareils métalliques en cuivre, étamé souvent à l'étain plombifère, où l'on a chargé ces eaux d'acide carbonique sous pression, condition qui favorise l'attaque du métal. Il n'est pas rare de voir dans ces appareils l'alliage superficiel attaqué par points et comme criblé d'un pointillé qui met à nu le cuivre sous-jacent. Cette dissolution du plomb d'étamage est activée à la fois par les matières organiques de l'eau et par le gaz acide carbonique dissous. Dans tous les cas, il est nécessaire de se préoccuper du danger que fait courir l'usage de boissons aujourd'hui si répandues, car chacun connaît les coliques, les céphalalgies et les autres désordres nerveux qui sont la conséquence de l'absorption continue de ce métal vénéneux même à faibles doses.

Ces eaux ont enfin un dernier inconvénient. Le gaz carbonique n'y est tenu que mécaniquement en dissolution, contrairemment à ce qui a lieu dans les eaux gazeuses naturelles où ce gaz est pour ainsi dire attiré par les carbonates calcaire, magnésien ou alcalin qui entrent dans leur composition. Aussi le gaz carbonique fortement comprimé des eaux gazeuses artificielles se dégage-t-il violemment dès qu'il arrive dans l'estomac à une température un peu élevée, et par sa masse et sa tension fatigue ou excite outre mesure cet organe.

III. **Eau de glace naturelle ou artificielle.** — La glace, l'*eau frappée*, sont aujourd'hui très recherchées, surtout en été, soit qu'on les utilise directement, soit qu'on s'en serve pour rafraîchir les boissons habituelles.

Cette glace est tantôt artificielle, tantôt naturelle. Dans tous les cas, la glace artificielle se fabrique avec l'eau que livrent les villes où sont établies aujourd'hui les usines qui produisent couramment la glace par diverses méthodes que nous n'avons pas à exposer ici. La glace naturelle se recueille dans les lacs ou les canaux. Comme la glace artificielle, elle contient en partie les impuretés des eaux qui ont servi à la produire.

C'est ainsi que d'après un Rapport de M. Riche au Conseil d'hygiène de la Seine (décembre 1889) la *Société des glacières de Paris* livre la glace recueillie dans les étangs de la Briche, de Chaville et du Bois de Boulogne, aux environs de Paris, étangs dont les eaux sont souillées par d'abondantes matières organiques.

Pour se rendre compte de la pureté relative de cette glace destinée plus tard à être consommée comme boisson, M. Riche a choisi, à l'étang de la Briche même, deux blocs de glace de plusieurs kilogrammes.

Ils étaient d'apparence magnifique, quoique formés dans un véritable lac d'eau sale et croupie.

La glace ayant été lavée à la surface avec de l'eau pure, on a laissé ensuite la fusion s'accomplir. L'eau formée présente une réaction faiblement alcaline.

Un litre en a été évaporé lentement au bain de sable couvert. On a obtenu un résidu brun pesant 0gr,271. Chauffé, puis incinéré, ce résidu noircit en dégageant une odeur de corps gras ; les matières minérales pèsent 0gr,125. Elles sont formées surtout de sulfate calcaire.

On sera frappé de ce fait que le résidu de l'évaporation directe contient plus de matière organique que de matière minérale :

0gr,146 de produit organique.
0gr,125 — inorganique.
0gr,271 pour un litre.

Un litre de cette eau contient une proportion de matière organique correspondant à 0gr,140 d'acide oxalique. Or, une eau ne peut être considérée comme potable lorsque, entre autres résultats analytiques, elle fournit un poids de matière organique tel que, évalué en acide oxalique, ce poids n'est pas inférieur à 20 milligrammes par litre.

Cette eau, chauffée avec quelques gouttes d'acide sulfurique, laisse un résidu noir dégageant de l'acide sulfureux et des vapeurs désagréables indiquant la présence des matières organiques. Celles-ci sont azotées, car en évaporant 50 centimètres cubes de l'eau de glace avec quelques gouttes d'acide sulfurique et en chauffant le résidu avec un peu de soude, il se dégage de l'ammoniaque ou du moins une vapeur bleuissant le tournesol rouge. Distillée avec du carbonate de soude, l'eau de fusion de la glace ci-dessus indiquée fournit un liquide légèrement ammoniacal. Elle offre les réactions de l'acide nitreux et de l'acide nitrique. Enfin elle présente au microscope une grande quantité de débris divers, de microcoques et de vibrions.

Ces essais prouvent donc que, quoique de *très belle apparence*, cette glace produite dans une eau très impure, salie de matières organiques suspectes, de détritus animaux, de bactéries, etc., ne saurait être livrée sans danger à la consommation.

Les deux échantillons de glace, qui ont servi aux déterminations précédentes, formaient des blocs de quelques kilogrammes. Ils étaient magnifiques d'apparence, et d'une limpidité remarquable. L'on voit qu'on aurait tort de se fier aux signes extérieurs, fussent-ils des moins suspects.

Divers autres travaux ont été déjà publiés sur cette question des eaux de glace.

M. James Carder, appelé, en 1875, à examiner de la glace à Rye-Beach, territoire de New-York, à la suite d'une épidémie grave de diarrhée qui ne pouvait être attribuée à d'autre cause qu'à la contamination de la glace, conclut à l'interdiction absolue d'employer les eaux du lac Onondaga pour la fabrication de la glace destinée à l'alimentation.

M. Prudden, à New-York, entreprit à son tour de longues expériences sur la glace des eaux de rivière et d'étang (Voir *Medical Record*, 2 mars et 2 avril 1887). Il fit fondre la glace dans un vase stérilisé, après l'avoir bien lavée; il cultiva les microbes qui s'y développèrent, et les compara à ceux que l'eau primitive contenait avant la congélation.

Le *bacillus prodigiosus* disparaît totalement après une congélation de 5 jours : il y en avait 6300 par centimètre cube dans l'eau avant glacement. Il en est de même pour le *proteus vulgaris*.

Le *staphylococcus pyogenes aureus* résiste mieux; dans un milieu où il s'en trouvait un nombre incalculable, on en a compté encore 50000 par centimètre cube après 60 jours de congélation. Le bacille de la fièvre typhoïde résiste avec une grande énergie; après 103 jours de congélation il en restait encore, sur un nombre énorme, 7000 environ. Dans une seconde expérience il y en avait 72.300 après 77 jours, et 7348 après 192 jours. Les alternatives de congélation et de fusion lui sont plus fatales; le chiffre initial étant de 40000 par centimètre cube, il descend à 90 après 3 congélations en 24 heures et à 0 après 8 congélations en trois jours. Malheureusement il y a lieu de remarquer que ces circonstances ne se réalisent pas dans la nature.

Enfin, M. Prudden a établi que le nombre des microbes est toujours beaucoup plus grand dans la glace bulleuse, même lorsqu'elle se trouve située au milieu d'un bloc transparent qui est incomparablement moins chargé de bactéries. Faut-il attribuer cette différence à ce que les microbes aérobies recherchent les fissures pour y rencontrer l'air, ou bien à ce que les microbes de l'air s'y introduisent plus facilement?

M. Frankel (1) a étudié les diverses espèces de glaces consommées à Berlin. Il y en a qui provient d'étangs situés en amont et en aval de la ville; on en produit par la congélation d'eaux de puits; on en fabrique avec de l'eau distillée.

La glace naturelle renferme toujours des microbes, le nombre en est très variable, mais la moyenne est très considérable, de plusieurs milliers au centimètre cube.

La glace provenant de l'eau de puits n'est pas meilleure.

La glace d'eau distillée s'est montrée sensiblement pure : 14, 10, 8, 4 microbes, plusieurs fois on n'en a pas rencontré.

M. Heyroth Anton a publié, en 1888, des essais qu'il a exécutés de 1885 à 1888, avec le docteur Rieder (2), sur la glace naturelle et artificielle. En voici les conclusions :

(1) *Koch und Flug. Zeitschrift f. hyg.*, 1886.
(2) Institut impérial d'hygiène, 1888, d'après *Centralblatt f. Bakter. u. parasit.* vol. IV, n° 22.

1° L'eau qui se transforme en glace par la congélation se sépare constamment d'une partie de ses éléments chimiques et organiques;

2° Certaines substances organiques restent dans la glace avec plus de ténacité que ne le font les sels inorganiques eux-mêmes.

3° Les micro-organismes saprogènes ou pathogènes, peuvent supporter la congélation et même se conserver assez longtemps à l'état congelé sans perdre leur puissance de reproduction ni leur virulence.

En 1887, MM. Chantemesse et Widal ont soumis, pendant plusieurs jours, à la congélation des eaux qui renferment des bacilles typhiques sans que la vitalité de ces organismes en fût diminuée.

De ces nombreuses constatations on peut conclure que les microbes, soit inoffensifs, soit spécifiques et dangereux, existant dans une eau, ne disparaissent pas et peuvent même être conservés par la congélation. Qu'elle soit donc produite par le froid obtenu artificiellement ou par la rigueur des saisons, la glace employée au rafraîchissement des boissons, ou sous forme de carafes congelées, ne doit provenir que d'eaux pures, distillées ou bouillies, ou bien provenir de sources réputées fournir de bonnes eaux potables.

ARTICLE IV. — CONSERVATION ET ÉPURATION DES EAUX POTABLES.

Après avoir appris à reconnaître les bonnes et les mauvaises eaux potables, nous allons exposer maintenant comment on arrive à les emmagasiner et à les conserver si elles sont bonnes; comment on peut les améliorer si elles sont insuffisantes, les rendre même potables et sans danger lorsqu'elles ne le sont pas.

Il arrive souvent, en effet, que l'eau potable la meilleure s'altère lorsqu'on la conserve, ou bien qu'il faut nécessairement utiliser des eaux de citerne qu'on ne saurait recueillir qu'à certaines époques de l'année, ou dans certaines conditions défavorables, par exemple dans les pays arides, dénués de sources et de fleuves, qui ne reçoivent d'eaux pluviales qu'à la suite des orages et par des temps particulièrement favorables au développement des êtres microscopiques. Quelquefois il faut se hâter d'emmagasiner les eaux telles qu'on les rencontre, c'est le cas, par exemple, des marins au moment de leur embarquement sur les petits navires marchands dénués d'appareils distillatoires. Il peut se faire aussi que, faute d'eau claire ou potable, l'on soit obligé de recourir à l'épuration de celles dont on peut disposer : Les villes qui s'alimentent aux eaux si fréquemment troubles des rivières qui les traversent sont dans ce cas.

L'étude de la conservation et de l'épuration des eaux est, on le voit, d'un intérêt très général. Elle est le complément nécessaire de la description des eaux potables.

§ 1. — Conservation des eaux potables.

Tout système d'aménagement et de conservation des eaux de boisson doit répondre aux désidératum suivants :

Aider à la clarification de ces eaux; les conserver à une température égale ou inférieure à la moyenne de celle de l'air de la contrée; permettre leur purification et leur aération; les mettre à l'abri de tout mélange et de toute souillure étrangère.

1. **Conservation de l'eau dans les réservoirs des villes.** — L'étude de la conservation de l'eau prend surtout de l'intérêt lorsqu'il s'agit de celles qu'on destine à l'alimentation des villes un peu populeuses.

Je ne puis exposer ici longuement les considérations et calculs sur lesquels l'on se fonde pour établir de vastes réservoirs, choisir leur emplacement, déterminer leur capacité, assurer la facilité de leur nettoiement, décider les matériaux qui doivent entrer dans leur construction; tout cela se rattache trop indirectement à la question qui nous occupe.

Tout bon réservoir doit être étanche, conserver l'eau fraîche et sans altération et en permettre la facile distribution. Mais il est encore d'autres conditions importantes auxquelles on devra toujours avoir égard, si l'on veut distribuer aux villes des eaux de bonne qualité. Il faut que l'on n'oublie pas en effet que la meilleure eau potable contient toujours une petite quantité de substances organiques et organisées et que tout doit être fait en vue d'empêcher les altérations consécutives qui résultent de la présence de ces matières dans les eaux potables.

Si l'on peut choisir entre diverses eaux, il faudra donc prendre celles qui sont peu altérables, qui contiennent à la fois le moins de substances organiques inertes et de microbes, celles qui, sous diverses influences telles que variations de saisons, pluies, crues des fleuves, etc., ne sont pas exposées à être souillées, à se charger de germes et de débris putrescibles de toute espèce qui encombreraient bientôt tuyaux et réservoirs. Nous avons vu que les eaux de source, surtout celles qui sortent des terrains secondaires et tertiaires, sont les plus recommandables à tous ces points de vue.

Nous savons aussi maintenant que les causes qui favorisent le mieux la production des êtres microscopiques dans le sol et les eaux sont le renouvellement de l'air, la chaleur, l'état électrique de l'atmosphère, la lumière modérée. Pour éviter le mieux possible l'influence de ces divers agents, le réservoir devra donc être creusé autant que possible sur un emplacement élevé choisi sur l'un des points de l'enceinte de la cité de telle façon que les eaux puissent par leur propre poids s'écouler de ce réservoir dans les tuyaux de conduite. C'est ainsi qu'a été construit à Montsouris le beau réservoir des eaux de la Vanne. Elles arrivent par l'aqueduc d'Arcueil et s'y emmagasinent à une certaine altitude au-dessus des quartiers du côté Sud de Paris. Comme on l'a fait avec raison pour celui dont nous parlons, ces réservoirs urbains devront être enfoncés à quelques mètres sous le sol et couverts d'une couche suffisante de terre, si l'été l'on veut conserver à l'eau sa fraîcheur, si l'hiver l'on veut l'empêcher de se congeler et de faire crever les tuyaux de distribution. Dans tous les cas tout réservoir d'eau potable doit être sinon voûté, du moins couvert, de façon non seulement qu'il soit soustrait au renouvellement incessant de l'air ambiant qui amène les poussières, les microbes et les exhalaisons de la cité, mais encore pour échapper à l'action vivificatrice de l'air renouvelé et aux effets excitateurs de la chaleur et de la lumière qui feraient presque indéfiniment pulluler ses microbes. Les parois du réservoir pourront être faites de béton recouvert de ciment hydraulique lissé soigneusement et au besoin silicaté à l'intérieur afin qu'elles ne cèdent rien ou presque rien de leurs matériaux aux eaux qui y séjournent. Le réservoir sera lavé en été au moins une fois chaque deux mois. Il sera de temps en temps nécessaire d'en assainir l'atmosphère, au moyen de l'acide sulfureux en y faisant brûler 25 grammes de soufre par mètre cube de capacité. Enfin, chose importante, les canaux d'arrivée, le réservoir surtout, et les tuyaux de distribution principaux, ne devront pasmettre les eaux en contact direct avec les métaux vénéneux, et principalement avec le plomb ou les peintures et joints plombifères contenant de la céruse ou du minium qui leur communiqueraient des propriétés délétères (1).

II. **Conservation de l'eau dans les habitations particulières.** — En ce qui touche aux conditions de la bonne conservation de l'eau dans les ménages particuliers, on devra se conformer avant tout aux indications générales qui précèdent. Le réservoir de l'habitation sera tenu dans un endroit frais, on y évitera le renouvellement de l'air et l'accès de la lumière. On éloignera de sa construction les divers métaux, et surtout le plomb. Les coliques saturnines, les engorgements du foie, les paralysies, l'encéphalopathie, ont été souvent la suite de la négligence de précautions suffisantes à cet égard. Au château de Claremont plusieurs membres de la famille de Louis-Philippe (12 sur 30) furent pris de symptômes aigus d'intoxication saturnine, pour avoir bu de l'eau qui coulait à travers un tuyau de plomb et séjournait dans une citerne en partie doublée de ce métal. W. Hofmann découvrit dans ces eaux 0gr,01 de ce métal par litre, lorsque M. A. Guéneau de Mussy, le médecin de la famille d'Orléans, eût diagnostiqué l'empoisonnement saturnin. Du reste, nous avons autrefois montré dans notre analyse des eaux de Balaruc l'in-

(1) Voir sur ce point mon ouvrage : *Le cuivre et le plomb dans l'alimentation et l'industrie*, déjà cité.

fluence des tuyaux de plomb sur l'eau même lorsque celle-ci n'en parcourt que quelques mètres. Nous avons prouvé plus tard que les tuyaux de conduite en plomb où l'eau se mélange et se bat avec l'air finissent par y introduire une partie sensible du métal vénéneux, même lorsqu'il s'agit des eaux de fontaine. La dose devient bien plus dangereuse encore si ces eaux sont presque exemptes de sels, comme le sont celles de pluie ou de montagne. Enfin nous avons insisté sur un autre inconvénient, moins fâcheux il est vrai, la dissolution par les eaux de l'arsenic qui accompagne toujours et à peu près partout le plomb usuel.

On doit éviter aussi l'emploi des réservoirs de bois. On a depuis longtemps reconnu qu'ils désaèrent les eaux, les colorent et favorisent leur putréfaction, comme on le remarque pour celles qu'on emmagasine quelquefois encore pour les besoins des marins et que l'on conserve quelque temps en tonneaux.

Nous pensons que l'on peut employer sans inconvénient les réservoirs de tôle et même de zinc. Les habitants de Neubourg boivent depuis longtemps des eaux qui proviennent de pluies tombées sur des toits de zinc et qui s'écoulent par des tuyaux de zinc dans des citernes où elles séjournent souvent sur une épaisse couche d'oxyde zincique. D'autre part, après de longues enquêtes, l'Amirauté anglaise et le gouvernement français se sont décidés à conserver l'eau distillée à bord dans des réservoirs en tôle galvanisée, c'est-à-dire recouverts d'une couche de zinc; depuis longtemps on suit cette pratique sans avoir eu d'accidents à déplorer. Le zinc suffit à préserver le fer contre l'oxydation et à empêcher l'eau de prendre cette teinte jaunâtre, désagréable à l'œil, que lui communique la rouille tenue en suspension. Il n'y a du reste pas d'autre inconvénient que cette légère coloration, à conserver les eaux dans des réservoirs de tôle. Le contact direct avec le fer du réservoir ne pourrait du reste qu'améliorer l'eau : ainsi que l'a démontré M. Péligot, l'oxyde de fer jouit de la singulière propriété d'entraîner ou de détruire la majeure partie des matières organiques que l'eau tient en suspension. Mais il faut avoir grand soin d'éviter, dans le but d'empêcher l'oxydation des parois ou pièces en fer, de peindre l'intérieur des réservoirs à la céruse ou au minium, ou même, ainsi qu'on le fait encore quelquefois, avec une matière brune, que l'on appelle non sans quelque optimisme *minium de fer;* cette composition n'est autre que du sesquioxyde de fer mélangé à une grande proportion de minium ordinaire. Les eaux conservées dans des réservoirs ainsi peints sont très dangereuses, et j'ai relaté il y a peu d'années deux cas mortels d'intoxication saturnine arrivés par suite de l'emmagasinement d'eau potable dans des réservoirs fraîchement peints au minium sur un navire norwégien.

Dans les petits ménages, les réservoirs d'argile cuite, de grès, de porcelaine ou de pierre dure sont excellents à la condition qu'on les lavera de temps en temps avec une brosse trempée dans l'acide chlorhydrique du commerce, et qu'on les rincera soigneusement ensuite.

III. **Conservation de l'eau à bord.** — Pour se renseigner à ce sujet, nous renvoyons à l'article *Hygiène navale* de cette Encyclopédie, article où l'on trouvera traité tout ce qui concerne la boisson des marins et l'amménagement de l'eau à bord.

IV. **Conservation de l'eau en citernes.** — On a dit que, dans certains pays, à Venise, à Cadix, à Neubourg, à Cette, à Vannes et sur beaucoup de points de la Bretagne, on boit presque exclusivement l'eau de pluie recueillie en citerne. On a démontré d'ailleurs qu'il tombe toujours annuellement sur le toit d'une habitation assez d'eau pour fournir aux besoins de tous ses habitants. Conservée dans de bonnes conditions, l'eau de pluie constitue une eau suffisante. Mais il est fort difficile de construire une citerne parfaite, étanche, et qui réunisse tous les avantages des grands réservoirs.

Les mieux disposées sont celles de Venise. D'après Grimaux (*de Caux*) cette ville reçoit par an 82 centimètres de pluie. Elle contient 2077 citernes, dont 177 sont publiques; elles jaugent ensemble 202735 mètres cubes. Nous croyons être utile ici en faisant connaître en quelques mots la construction de ces réservoirs les mieux disposés peut-être qui soient au monde.

Pour faire une citerne vénitienne, on creuse dans le sol un trou de 3 mètres de profondeur (les infiltrations de la lagune empêchent à Venise d'arriver plus bas). On lui donne la forme d'une pyramide évasée, tronquée à son sommet tourné vers le bas, et dont la base regarde le ciel. On maintient les terrains au moyen d'un talus en bois injecté peu altérable. A sa surface intérieure, on dépose une couche d'argile de 30 centimètres d'épaisseur, parfaitement lissée. Ce revêtement est destiné à empêcher la végétation du sol de venir puiser dans l'eau de la citerne. Au fond de cette cavité quadrangulaire plus étroite par le bas, on place une pierre circulaire légèrement excavée. Celle-ci sert de base de sustentation à un puits à parois verticales et à section circulaire que l'on construit au centre du réservoir, dans la forme ordinaire des puits habituels, en se servant à cet effet de briques sèches parfaitement ajustées; on a seulement le soin de percer circulairement celles du fond. Le puits étant prolongé verticalement jusqu'au niveau de l'excavation, il reste entre la paroi verticale externe du puits et le réservoir pyramidal évasé en cône un espace que l'on remplit de sable de mer bien lavé. A chacun des quatre angles supérieurs de la pyramide sont placées ensuite des pierres creuses (*casetoni*), communiquant entre elles par une rigole étanche. Le tout est recouvert par le pavé ordinaire qui s'incline vers les *casetoni* pour y laisser écouler les eaux pluviales, qui de là filtrent à travers le sable et se rendent par le bas dans le puits de la citerne. Celle-ci est toujours fermée d'une pierre formant plafond circulaire, qu'on enlève quand on veut y puiser.

On conçoit que l'eau se conserve parfaitement dans ces réservoirs modèles, et qu'elles pourraient remplacer avec avantage les eaux dures et croupissantes de nos puits ordinaires. Mais selon nous, on devrait creuser la citerne un peu plus profondément pour y conserver l'eau plus fraîche, recouvrir le bâti de bois d'un ciment imperméable, placer au fond même du puits central une forte couche de sable siliceux facile à remplacer de temps en temps, ne recueillir que des eaux de pluie venant directement de toits de briques ou d'ardoises sans aucune armature ou joint plombeux, enfin s'arranger pour qu'il ne s'établisse aucune communication par la surface ou dans le sol des eaux de la citerne avec les eaux ménagères de la maison. Avec ces précautions on aurait partout et toujours une boisson délicieuse en suffisante quantité et répondant à certains besoins spéciaux dont nous parlerons plus loin.

V. Rafraîchissement des eaux de boisson. — On doit toujours s'efforcer de conserver les eaux vers 8 à 12 degrés, et de telle façon que leur température ne soit que faiblement influencée par celle de l'air ambiant. Nous avons dit que pour les eaux destinées à l'alimentation des villes, on satisfait à cette condition en creusant les réservoirs sous le sol et en faisant circuler toute la canalisation à 7 à 8 mètres de profondeur au-dessous du palier des rues.

Pour les usages domestiques journaliers, chacun sait qu'on rafraîchit les eaux en les laissant séjourner dans des cruches étanches placées dans un puits ou à la cave, ou bien dans des vases en terre poreuse qu'on installe dans un courant d'air. Ces vases portent les noms d'*alcarazas* ou *bordacks*. Les monuments de l'antiquité nous apprennent que dans la Sicile et en Egypte on rafraîchissait déjà les eaux en recouvrant les cruches de terre de feuilles de vigne ou de laitue qu'on arrosait de temps en temps et qu'on suspendait aux fenêtres sous le toit. L'usage de rafraîchir l'été les boissons avec des fragments de glace conservée depuis l'hiver ou congelée artificiellement n'est pas sans quelque inconvénient, ainsi que nous l'avons dit plus haut (voir p. 404). Il suffit en effet de fondre un peu de cette glace pour s'assurer qu'elle contient une proportion notable de matières organiques et de nombreux microbes en suspension.

§ 2. — Épuration des eaux.

L'eau destinée à être bue peut y être impropre de plusieurs manières : elle peut être trouble ou bourbeuse ; être souillée de matières organiques ou organisées ; contenir un excès de sels. Un mode d'épuration différent convient en chaque cas.

I. Épuration des eaux par simple dépôt. — Si les eaux tiennent en suspension des limons dus au débordement des fleuves, à la vase des torrents de montagne ou à toute autre cause, l'on devra recourir avant tout au repos dans de vastes bassins où pourront se déposer les matières terreuses. On devra filtrer ensuite ces liqueurs lorsqu'elles ne seront qu'imparfaitement clarifiées.

Malheureusement, et surtout s'il s'agit de grandes masses d'eaux, les matières limoneuses ne se déposent qu'avec une extrême lenteur. D'après les recherches de Leupold sur les eaux de la Garonne, de Terme sur celles du Rhône, etc., ce n'est qu'au bout de six à sept jours que l'eau trouble mise au repos devient à peu près claire, mais même après dix jours, elle n'est pas encore complètement limpide. Or, l'on ne saurait toujours attendre ce temps pour livrer à une ville les eaux indispensables à ses besoins. L'épuration par dépôt n'est donc presque jamais suffisante, et l'on est obligé le plus souvent de soumettre les eaux de fleuve à la filtration. Nous reviendrons un peu plus loin sur les diverses méthodes proposées à cet effet.

II. **Épuration chimique**. — L'on sait depuis longtemps qu'en ajoutant aux eaux une minime quantité d'alun, ce sel précipite en quelques heures toutes les matières insolubles en suspension sans rester lui-même dissous en quantité sensible. Les Chinois emploient depuis un temps immémorial ce moyen pour clarifier leurs eaux potables. Ils placent un morceau d'alun dans le creux d'un bambou avec lequel ils agitent le liquide. Mais si ce procédé peut être quelquefois utilisé en petit et dans des cas exceptionnels, il ne l'est plus en grand, tout moyen chimique d'épuration des eaux devant être dans ce cas rejeté, parce qu'il devient coûteux et qu'il rend toujours suspectes les eaux ainsi traitées.

Il est toutefois des cas où l'on ne saurait choisir ou attendre, et où les meilleurs filtres seraient d'ailleurs impuissants à rendre l'eau potable; par exemple lorsque ces eaux sont séléniteuses, magnésiennes, trop chargées de gaz ou de matières organiques putrescibles, etc., lorsqu'une colonne en marche, une famille de colons éloignée de tout cours d'eau potable, des voyageurs, des marins, etc., sont forcés, faute de mieux, de se contenter de ces eaux détestables.

Dans ces cas, si l'eau est séléniteuse, l'on pourra l'additionner de 1 à 2 millièmes de carbonate sodique ou d'un peu de lessive de cendre de bois; on en ajoutera tant que le louche qui se produit augmentera sensiblement ou tant que la liqueur restera neutre, ou encore tant qu'elle ne colorera pas la phénolphtaléine. La majeure partie des sels de chaux sera ainsi précipitée; c'est à peine si par cette pratique l'eau acquerra, dans les cas les plus défavorables, une très légère propriété laxative.

Si l'eau est surchargée de sels magnésiens ou de bicarbonates terreux (*eaux calcaires incrustantes*, *eaux de certains puits*, *quelques eaux de montagne*), il faudra la traiter par une petite quantité d'un lait de chaux clair. Un petit excès ne sera même pas défavorable et disparaîtra pourvu qu'on agite bien ensuite la liqueur à l'air et qu'on la laisse clarifier.

Si l'on veut opérer méthodiquement et exactement, l'on devra faire sur un litre de l'eau à épurer un dosage rapide de la quantité de chaux nécessaire pour enlever les carbonates terreux, ou de la proportion de carbonate sodique apte à précipiter exactement tous les sels calcaires et la majeure partie des magnésiens. Pour cela on se servira de phénolphtaléine comme témoin ; l'on sait que ce réactif prend une teinte rose persistante en présence de la chaux libre ou des carbonates alcalins. Un litre de l'eau à examiner ayant reçu dix à douze gouttes de phénolphtaléine alcoolique, on y versera une solution d'eau de chaux titrée jusqu'à obtenir la coloration rose qu'aura prise un litre d'eau distillée servant de témoin et ayant reçu d'avance la même quantité de phénolphtaléine additionnée de cinq gouttes de la même eau de chaux. En déduisant ces cinq gouttes de la quantité de chaux nécessaire pour arriver à la même coloration avec l'eau qu'on examine, on saura la quantité exacte de chaux qu'il faut ajouter pour précipiter tout l'acide carbonique libre ou semi-combiné et avec lui le carbonate calcaire de l'eau. Un litre de cette même eau sera ensuite, avant toute purification, réduit à 800 centimètres cubes par l'ébullition pour en chasser l'acide carbonique libre et précipiter la majeure partie du carbonate de chaux, puis remontée par addition d'eau distillée au volume primitif de un litre et additionnée comme ci-dessus de phénolphtaléine. On versera dans cette liqueur une solution titrée de carbonate sodique jusqu'à apparition de la couleur rose. On déduira les deux ou trois gouttes qui ont été nécessaires pour colorer le témoin, et l'on conclura de cette seconde expérience la quantité de carbonate sodique apte à précipiter tous les sels calcaires (autres que le carbonate), et la plupart des sels magnésiens dans un litre d'eau. En multipliant par 100 ces deux quantités de chaux et de carbonate sodique calculées une fois pour toutes, l'on aura la quantité de ces réactifs que l'on doit ajouter par hectolitre à une eau incrustante, séléniteuse ou calcaire déterminée pour la rendre potable ou industrielle.

Si l'eau est salie de substances organiques, on peut la fouetter avec de l'argile délayée, de la terre de pipe ou de la poudre de charbon de bois à raison de deux à trois cents grammes de chacun de ces ingrédients par hectolitre. Au bout de 36 heures de contact, une partie des matières animales les plus dangereuses et même une portion des substances minérales dissoutes auront été ainsi entraînées.

Ces divers traitements employés avec discernement peuvent faire d'une eau très mauvaise une eau potable suffisante. Il ne faut les considérer toutefois que comme des palliatifs, quelquefois nécessaires, mais qui ne sauraient être que passagers. Il vaut mieux s'abstenir d'employer d'une façon continue des eaux de boisson artificiellement modifiées.

III. **Épuration des eaux par la chaleur et la distillation.** — L'eau peut être purifiée par l'ébullition chaque fois qu'elle n'est rendue impure que par des matières volatiles, ou par la présence de microbes d'origine douteuse. Il suffit de la faire bouillir durant quelques instants. Les habitants des vastes contrées marécageuses du centre de l'Asie, de l'Inde, de la Chine et des nombreux archipels du Pacifique, se servent de ce moyen pour purifier les eaux croupies dont ils sont souvent obligés de s'abreuver. Généralement ils la font bouillir avec du thé ou tout autre végétal qui l'aromatise, lui cède son tannin, et fixe ou précipite une partie de ses matières organiques. L'eau bouillie a été employée avec succès en boisson dans nos dernières épidémies européennes de choléra; après son refroidissement et son battage à l'air elle est parfaitement potable.

Quant à la distillation, nous en avons dit un mot déjà, et nous renvoyons pour l'exposition de ce procédé de purification au chapitre de l'*Hygiène navale*, où il sera traité avec tous les détails qu'il comporte.

IV. **Filtration des eaux.** — C'est un problème capital, dans la distribution des eaux de rivière à une ville populeuse, que celui de leur filtration; aussi les eaux toujours limpides des sources sont-elles, surtout sous ce rapport, de beaucoup préférables à toutes les autres. Malheureusement l'on est souvent obligé de recourir aux eaux de rivière ou de fleuve. Nous n'avons pas à faire ici un traité de la filtration des eaux, c'est plutôt affaire d'ingénieur (1); mais nous dirons en passant quelques mots des principes qui doivent régir cette branche importante de l'hygiène hydraulique.

Un grand filtre établi pour une ville doit toujours pouvoir fonctionner avec rapidité, clarifier l'eau sans la désaérer ni la salir de débris végétaux, sans l'échauffer l'été ou la refroidir l'hiver. Sous ces divers rapports, le filtre naturel autrefois établi dans la *prairie des filtres* à Toulouse, au bord de la Garonne, par l'ingénieur d'Aubuisson, fut une heureuse idée que favorisa la disposition du terrain. C'est une série de galeries parallèles au fleuve, bâties dans une prairie vis à-vis le faubourg Saint-Cyprien. Sous sa propre pression l'eau filtre à travers un banc naturel de sables et de cailloux autrefois déposés par le fleuve et reposant sur la molasse. Elle se réunit dans des galeries formées de pierres sèches simplement juxtaposées, galeries dont le radier se trouve à $4^m,30$ environ au-dessous de la surface du sol de la prairie. La base de cette galerie est tout entière dans le banc de cailloux roulés, à 1 mètre environ au-dessous de la couche inférieure de terre végétale, et ne saurait ainsi recevoir que les infiltrations directes du fleuve dont les basses-eaux s'élèvent toujours à un minimum de 1 mètre au-dessus du radier. D'autre part celui-ci se trouvant à plus de $1^m,50$ au-dessus de la nappe d'eau des puits du faubourg Saint-Cyprien, niveau auquel

(1) Consulter à ce sujet les rapports de d'Aubuisson sur les filtres établis à Toulouse dans l'île sur la Garonne, ainsi que les *Études sur les filtres et l'eau des fontaines de Toulouse*, par le Dr Garrigou (Toulouse, 1873). Les articles d'Arago sur a filtration des eaux de la Seine à Paris contiennent aussi de bons renseignements.

s'arrêtent forcément les infiltrations des eaux du sous-sol toujours infecté par les détritus de la ville, la galerie filtrante ne saurait recevoir les eaux d'infiltration des maisons ni des rues voisines.

Se fondant sur ces observations et relevant les fautes qui paraissent avoir été commises à Toulouse dans la réfection de galeries nouvelles construites sur le principe de celles de d'Aubuisson, le Dr Garrigou essaye d'établir les règles à suivre dans la confection des tranchées filtrantes destinées à procurer aux villes de bonnes eaux potables. Nous transcrivons ici ses propres conclusions (1) :

« Il faut, sans doute, utiliser les eaux souterraines, mais seulement celles qui proviennent des infiltrations vraies, directes, des grands fleuves. Mais l'on doit éviter de vouloir donner un grand volume d'eau en descendant trop bas au-dessous du fleuve la partie filtrante des galeries à creuser dans les cailloux roulés. »

« Les règles à suivre sont les suivantes : 1° creuser ces galeries le plus près possible des rives du fleuve, dans des cailloux propres et résistants ; 2° descendre le radier, c'est-à-dire la partie la plus basse de la galerie, jusqu'à une faible profondeur dans la nappe filtrée. Une étude préparatoire et de longue durée peut seule permettre d'établir la limite ; 3° s'étendre en surface pour drainer sur une grande longueur et avoir une surface filtrante considérable ; 4° établir ces filtres naturels en amont des grandes villes, loin de toute cause d'altération de la part des hommes ; 5° garder l'eau ainsi obtenue exclusivement pour les besoins domestiques si la quantité en est limitée, et utiliser, dans ce cas, pour les arrosages et les besoins publics, l'eau provenant de toute autre source. »

« En agissant ainsi, l'on évitera : 1° de donner à une population de l'eau impure, car l'eau de la nappe souterraine et profonde est toujours moins propre à l'alimentation que les eaux de la surface ; elle contient des produits nitrés venant de la décomposition des matières organiques ; 2° de s'imposer des dépenses pour guérir un mal toujours coûteux à réparer ; 3° enfin de permettre, en temps d'épidémie, de disposer d'une eau potable irréprochable, car il ne faut pas oublier que l'eau d'alimentation d'une ville peut devenir l'un des grands propagateurs des maladies épidémiques. »

Nous devons signaler ici un ingénieux système proposé et mis en exécution dans ces derniers temps pour filtrer en masse l'eau des rivières : c'est le drainage de leur lit, pratiqué déjà par Hubert pour l'eau bourbeuse de la Marne. Des drains ordinaires sont établis au fond de la rivière et recouverts d'une couche de gravier de $0^m,60$ d'épaisseur. Sous l'influence de leur propre pression, les eaux passent à travers le sable, s'y dépouillent et coulent dans ces drains qui fournissent

(1) *De l'alimentation des grandes villes en eau potable*. Toulouse, 1885, p. 10.

toujours, quel que soit l'état du fleuve, une eau claire et pure. Ne pourrait-on trouver dans cette heureuse idée un des meilleurs moyens de filtration en grand des eaux destinées à l'usage des villes, et recueillir, en amont, des volumes d'eau pure à peu près indéfinis ?

Depuis les filtres de Toulouse, la filtration à travers les terrains sablonneux a été établie à Varsovie, à Berlin, à Calcutta et ailleurs. A Berlin les eaux déposent d'abord leur limon durant vingt-quatre heures dans des bassins particuliers; elles sont ensuite mises à filtrer à travers des couches de cailloux gréseux dont le grain va en diminuant jusqu'au sable fin. L'épaisseur traversée est de $1^{m},40$ environ. Ces eaux ainsi traitées ne contiennent plus que 10 à 30 microbes par centimètre cube.

On a essayé, mais sans succès, d'appliquer d'autres moyens que le sol à la filtration des eaux à distribuer aux villes. Mais si les appareils au charbon, au sable, à la laine, etc., ne réussissent pas en grand, ils ont rendu et rendent de précieux services lorsqu'il s'agit dans les ménages particuliers de se procurer la petite provision d'eau potable journalière.

Un grand nombre de systèmes de filtres domestiques ont été proposés, et nous allongerions beaucoup trop cet article à vouloir les décrire tous successivement.

Un filtre pratique très simple et qu'on peut construire extemporanément à peu près partout, consiste en une éponge ordinaire qu'on presse dans la douille d'un entonnoir et qu'on recouvre de sable. L'eau traverse ce petit appareil avec une lenteur proportionnelle à la compression de l'éponge. Le lavage de l'éponge à l'eau chargée de 3 pour cent d'acide chlorhydrique, ou seulement dans l'eau pure, et le renouvellement du sable suffit à remettre l'appareil en bon état. Il faut se garder de stériliser ou laver l'éponge à l'eau bouillante.

On a donné diverses formes aux filtres à charbon. Dans quelques-uns cette substance est maintenue autour d'un cylindre de flanelle ou d'amiante épais, entouré lui-même d'un cylindre rempli de sable. L'eau arrive par une embouchure dans le cylindre central, s'y purifie en partie, s'aère ensuite dans le sable extérieur et coule au dehors. Dans d'autres systèmes, l'eau arrive dans des cylindres en bois ou en métal divisés en compartiments successifs par des diaphragmes perpendiculaires à l'axe de l'appareil. Ces compartiments sont remplis de substances filtrantes; de haut en bas on trouve des éponges de grosseur variable, puis alternativement des couches de grains de sable et de charbon pilé. Chaque compartiment peut s'enlever, se remplacer ou se laver au moyen d'un double courant d'eau pouvant successivement arriver dans les deux sens opposés et produire ainsi des remous qui dégagent facilement les pores embourbés. Entre autres inconvénients, tous ces filtres ont celui de mettre peu à peu les eaux en équilibre de température avec le milieu ambiant.

Un appareil plus simple et qui peut être fabriqué partout, par exemple pour les soldats en campagne, est le filtre Souchon. La matière filtrante est la laine, généralement la laine tontisse bien lavée à la potasse faible. L'eau passe en très peu d'instants à travers l'appareil, dépouillée et limpide, mais non purifiée de ses matières organiques.

Un filtre excellent paru à l'exposition d'hygiène de 1885 à Paris consiste essentiellement en un cône de toile d'amiante, la base tournée vers le bas, cône placé au centre d'un vase de grès ou de faïence. Avec des précautions spéciales, on verse dans ce filtre d'abord de la poudre de charbon d'os finement pulvérisée, puis du noir animal en grains de plus en plus gros de bas en haut. C'est à travers ce noir et l'amiante imprégnée de charbon très fin que filtre l'eau à purifier. Comme on l'a reconnu par des expériences précises, elle abandonne au noir, surtout dans les vingt premiers jours, la presque totalité de ses microbes, et chose plus inattendue encore, elle laisse déposer sur le charbon tout ou partie des sels métalliques (plomb, zinc, etc.,) qu'elle peut contenir. Elle s'y dépouille enfin d'une partie de la chaux, de la magnésie, de l'ammoniaque, de tout le fer, et de la presque totalité de la matière organique.

L'action du charbon animal pour purifier l'eau paraît donc fort remarquable.

Tout le monde connaît le filtre ordinaire des ménages de Paris, la fontaine filtrante. Elle est formée d'un réservoir de calcaire ou de grès separé en deux compartiments inégaux par une pierre poreuse filtrante bien reliée aux parois verticales par un ciment spécial. Sous la pression de la petite colonne d'eau qui remplit le compartiment supérieur de l'appareil, la filtration se produit à travers les parois de la pierre poreuse qui en forme le fond. Lorsque celle-ci est bien intacte et que l'on a vérifié avec soin l'intégrité complète de la bande de ciment qui la relie aux parois verticales, l'on peut compter sur ce filtre. Il a seulement besoin d'être de temps en temps remis en état. A cet effet on vide entièrement la fontaine au-dessus et au-dessous de la paroi filtrante, on râcle modérément avec une lame d'acier la partie supérieure de la pierre poreuse; on lave à deux ou trois reprises avec de l'eau acidulée d'acide chlorhydrique, l'on rince et l'on remet à filtrer. Les deux ou trois premiers litres qui passent doivent être rejetés.

Le filtre de Nadaud de Buffon (1) consistant en un ensemble de tubes cylindriques à parois poreuses au travers desquels l'eau passe sous pression de l'intérieur à l'extérieur nous conduit à la description des filtres les plus modernes, en particulier à ceux qui sont fondés sur le principe du passage de l'eau sous pression à travers des tubes poreux de faïence ou de biscuit de porcelaine. Ces filtres portent différents

(1) *Comptes rendus de l'Acad. des sciences*, t. XLIV, p. 474, et pour 1881, p. 336.

noms. Mais l'auteur de cet article a le premier fait construire en grand et utilisé pour stériliser l'eau et les liquides de culture des filtres en faïence de Creil et en porcelaine (Voir à ce sujet *Bull. Acad. de méd.* 3e série, t. XI, p. 314 et 352, et *Bulletin de la Société chimique de Paris* (juin 1884), t. XLVII, p. 146. Le filtre dit *de Chamberland* (1) consiste essentiellement en un tube de biscuit (fig. 8) que l'eau traverse sous pression de l'extérieur à l'intérieur. Elle dépose sur la paroi extérieure de la porcelaine A toutes les parties insolubles et la majeure partie de ses microbes et coule limpide en B. Le filtre dit *aérifiltre* ne diffère de celui-ci qu'en ce que la filtration se fait de l'intérieur du tube filtrant à l'extérieur. Suivant l'inventeur, les gaz dissous dans l'eau, se réunissant à la partie supérieure de l'appareil filtrant, sont obligés de se dissoudre dans l'eau sous pression et de l'aérer.

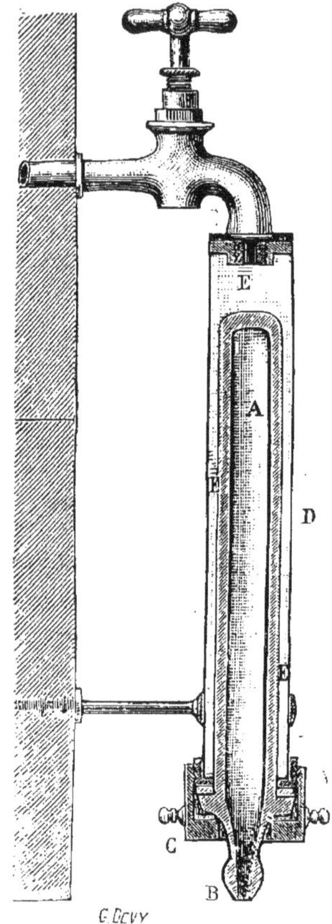

Fig. 8. — Filtre Chamberland.

Comme les appareils filtrants précédemment décrits, les filtres de porcelaine s'encrassent, mais ils peuvent être facilement dégorgés soit par lavage à l'eau acidulée d'acide chlorhydrique assez fort, soit par le feu.

Il est à remarquer qu'au bout de quelque temps, surtout si l'on ne surveille pas ces filtres, alors que la paroi du côté de l'arrivée de l'eau s'est recouverte d'une légère couche glutineuse de vase organique, la liqueur filtrée prend un léger goût marécageux. Si l'on examine à ce moment directement les dépôts que l'on dilue dans l'eau et traite à l'acide osmique (méthode qu'on décrira plus loin), ou bien les produits de cultures de l'eau filtrée, l'on voit que, loin d'être libérées de tout être vivant, les eaux qui ont passé à travers ces filtres contiennent un nombre considérable de microbes quelquefois plus grand que ceux de l'eau non filtrée. C'est que dans ces parois poreuses les colonies microbiennes, d'abord arrêtées, finissent par pulluler, et que leurs mycéliums ou leurs germes pénètrent à travers les pores de l'appareil filtrant qui devient dès lors un véritable foyer de culture. Cette remarque que j'ai faite dès le début de

(1) Voir *Comptes rendus de l'Acad. des sciences*, t. 99; 4 août 1884.

mes recherches sur ces filtrations à travers les parois de biscuit de porcelaine ou de faïence, m'a empêché d'en conseiller l'usage comme procédé de stérilisation absolue, au moins dans le cas de liquides alcalins ou neutres. Mes observations ont été confirmées plus tard par M. Galippe, puis par M. Villejean, pharmacien en chef de l'Hôtel-Dieu de Paris. Ces constatations sont importantes : depuis quelque temps l'industrie tend à fabriquer des filtres de porcelaine d'un débit toujours croissant pour une même surface filtrante, et chaque Compagnie industrielle se fonde sur la rapidité de filtration de ses appareils pour proclamer leur supériorité. Or cette rapidité dans la filtration ne s'obtient qu'en mélangeant à la pâte de porcelaine, destinée à fabriquer les cylindres filtrants, des substances solubles ou volatiles, telles que le sel marin, ou les matières organiques, substances qui, après la cuisson du biscuit, laissent dans la paroi de véritables pertuis béants. Grâce à ceux-ci, la rapidité de la filtration est certainement augmentée, mais l'appareil ne présente dès lors plus aucune garantie, même lorsqu'il est neuf, et ne saurait utilement fonctionner pour arrêter les germes ou même les organismes adultes.

Wolffhügel et Riedel ont démontré que, dans les eaux de toute provenance, eaux de rivière, de source, de puits, etc., filtrées ou non filtrées à travers la porcelaine, intactes ou mêlées à de l'eau distillée, les bactéries pathogènes les plus importantes, microbes de la fièvre typhoïde, du charbon, du choléra, etc., subissent une multiplication non douteuse.

En Angleterre Frankland, dont on connaît toute la compétence à ce sujet, est arrivé aux conclusions suivantes (*Recent bacteriological research*; Manchester, 1887) : « La filtration et le séjour dans les réservoirs, que les Compagnies d'eaux de Londres font subir à l'eau de la Tamise, débarrasse celle-ci d'environ 98 p. 100 des germes vivants qu'elle contenait primitivement. Les filtres employés ordinairement dans les ménages sont plus nuisibles qu'utiles; souvent ils augmentent le nombre des micro-organismes. Les seuls filtres qui paraissent avoir quelque utilité sont les bons filtres de porcelaine. Les micro-organismes se multiplient rarement dans l'eau potable, mais ils peuvent s'y conserver intacts. Si l'eau est souillée par des matières organiques, leur multiplication se fait rapidement. »

Cette dernière remarque présente, au point de vue de l'hygiène, la plus haute importance.

ARTICLE V. — EAUX DE BOISSONS NUISIBLES. — LEUR ROLE DANS LE DÉVELOPPEMENT DES MALADIES ÉPIDÉMIQUES.

Comme les peuples modernes, et plus qu'ils ne l'ont fait eux-mêmes jusqu'à l'époque actuelle, les anciens se préoccupaient de la nature de leurs eaux de boisson et attribuaient à leur bonne ou à leur mauvaise qualité une influence bien marquée sur la santé publique. Mais, privés de l'aide puissant de nos méthodes d'observation micrographique et encore plus ignorants de l'analyse chimique, ils cherchaient en chaque région à se rendre compte de la nature des eaux potables en observant leurs effets sur l'homme et sur les animaux. C'est ainsi que lorsque Rome envoyait ses légions dans un pays nouveau, avant toute installation définitive de l'armée, les augures ne manquaient jamais de consulter les viscères des animaux de la contrée. Leur état sain, l'absence d'engorgements glandulaires et de concrétions leur permettaient de juger de l'influence du milieu nouveau et en particulier de la bonté des eaux, et leur expérience à ce sujet était arrivée à un tel point, que Vitruve, qui s'est occupé de résumer tout ce qu'on savait de son temps sur cette importante question, se vantait de reconnaître à la seule inspection des habitants d'un pays, à leur état de santé ou de langueur, la valeur des eaux qu'on y buvait.

Nous nous proposons dans cette nouvelle partie de notre travail d'essayer de rechercher s'il existe en effet quelques rapports précis entre la composition des eaux, ou leur souillure telle qu'elle résulte de leur observation microscopique, et l'état de santé général des populations qui les boivent. Certes l'analyse et le microscope nous fournissent des données indiscutables : ils nous permettent de reconnaître l'exagération, l'état normal ou l'absence de telle ou telle substance réputée utile, l'existence et la dose de sels nuisibles, de matières organiques ou de gaz toxiques; ils nous renseignent sur le nombre plus ou moins restreint ou prodigieux des microbes qui vivent dans ce milieu, organismes qu'on apprend tous les jours à classer dans leurs familles naturelles et dont les effets pathogéniques sont quelquefois connus; mais ces résultats précis, il ne nous suffit pas de les enregistrer. Il faut faire parler ces nombres, ces analyses, ces observations muettes, les discuter comme le fait le mathématicien lorsque d'un système d'équations où il a inscrit quelques données particulières, il tend à déduire une vérité plus générale, une conséquence, une loi nouvelle.

Pour étudier le rôle que jouent lès eaux de boisson comme causes de maladies, nous les grouperons d'abord méthodiquement suivant la nature des substances dangereuses ou suspectes qu'elles peuvent contenir, ou d'après l'exagération, le défaut ou l'absence des matériaux salins et gazeux que nous avons reconnus être nécessaires. Nous rechercherons alors si les agglomérations humaines qui boivent ces eaux sont sujettes à certaines maladies épidémiques spéciales; si elles portent des tares communes sensibles, telles que défauts de développement du squelette, engorgements glandulaires, concrétions du foie ou des reins, etc.; de cette enquête préliminaire résultera pour nous une première présomption qui nous guidera pour rechercher si dans tout autre pays où règnent endémiquement les mêmes maladies, la composition normale des eaux est altérée dans le même sens. Ce sera seulement quand nous aurons établi d'une façon évidente la coïncidence de telle ou telle altération des eaux potables, la présence de tel ou tel microbe avec telle ou telle maladie endémique, que nous pourrons conclure à l'influence du défaut chimique ou du micro-organisme reconnu commun dans ces eaux potables. Nous nous permettrons, *seulement alors et à posteriori*, de nous fonder sur des considérations d'ordre général, pour expliquer soit le rôle malfaisant de ces organismes, soit l'influence qu'exerce sur la santé l'absence ou l'excès de tels ou tels sels. Il serait imprudent d'agir inversement, et de partir de conceptions théoriques pour attribuer à un vice de composition déterminée une maladie épidémique spéciale et préciser l'action pernicieuse de chaque espèce de microbe. L'observation des faits et leur retour constant dans des conditions définies peuvent seuls nous permettre d'apprécier s'il est des relations réellement constantes entre les défauts reconnus dans la composition des eaux de certains pays et les maladies communes à un grand nombre de leurs habitants.

Pour bien étudier le rôle attribuable à l'eau de boisson dans le développement des endémies, nous classerons les eaux potables douteuses ou nuisibles, de la façon suivante :

A. *Eaux caractérisées par l'appauvrissement notable ou le manque de l'un des principes minéraux reconnus utiles;*

B. *Eaux caractérisées par un excès de matières salines;*

C. *Eaux chargées par accident de matières minérales dangereuses ou toxiques;*

D. *Eaux contenant un excès de matières organiques dissoutes ou à l'état de détritus non vivants;*

E. *Eaux rendues suspectes par l'abondance de microbes reconnus être ou non spécifiques, ou par celle d'infusoires divers.*

Nous allons successivement examiner les effets que l'on a cru pouvoir rattacher aux diverses modifications fâcheuses des eaux potables que nous venons d'énumérer.

§ 1. — Eaux potables appauvries en principes minéraux.

Les eaux des hautes montagnes, qui sortent des glaciers et des neiges, celles des torrents qui n'ont coulé que sur des roches cristalliniennes, les eaux distillées, les eaux désaérées, celles qui sont exemptes d'iodures, rentrent dans cette première classe d'eaux potables imparfaites.

1° **Eau de la fonte des glaces et des neiges. Eaux de pluie. Eaux distillées.** — Ces diverses eaux sont caractérisées par l'absence presque complète de sels terreux, et en particulier de carbonate de chaux, ainsi que nous l'avons dit p. 387. Elles sont surtout consommées par des populations montagnardes, pauvres, manquant de viande, et ne s'alimentant en général qu'insuffisamment. Nous avons vu que, dans ces conditions surtout, le supplément de carbonate de chaux qu'apportent les eaux potables à l'alimentation est loin d'être indifférent et inutilisé pour la formation du squelette et des divers tissus. Pour les populations des plaines, il en est de même dans quelques cas particuliers. La ration alimentaire moyenne ne contenant que $0^{gr},470$ de chaux (CaO), nous avons vu que l'adolescent au moment de sa croissance en fixe journellement $0^{gr},513$, et que par conséquent un minimum de $0^{gr},043$ d'oxyde calcique ou de $0^{gr},075$ de carbonate de chaux doit lui être fourni par la boisson.

Un montagnard *bien nourri* peut manger en moyenne tous les jours :

		Contenant en chaux CaO.
Pain de seigle	500 gr.	0.180
Pommes de terre	1200	0.216
Lait	450	0.395
Légumes frais	200	0.120
Viande maigre	100	0.016
Total de la chaux des aliments		0.927

Or on a vu que le total de la chaux excrétée chaque jour par un adulte ordinaire s'élève à 0,824; par conséquent avec une telle alimentation, la chaux fournie à l'habitant des montagnes sera suffisante et même en excès. Mais que son régime vienne à se modifier, qu'il manque de lait, ou même qu'il ne puisse disposer que des deux tiers, de la dose journalière ci-dessus, la quantité de chaux qu'il recevra dans ce dernier cas en 24 heures tombera à $0^{gr},618$ et par conséquent deviendra insuffisante. De même si au lieu de disposer par jour de 1200 grammes de pommes de terre il n'en consomme que 600, la quantité de chaux contenue dans ses aliments tombera à 0^{gr}, 819; et sera donc à peine suffisante.

Certainement un marin qui boit de l'eau distillée, un campagnard qui s'abreuve d'eau de pluie conservée en citerne, reçoivent en général une alimentation assez riche en calcaire pour se passer d'un supplément que ne leur apporte plus la boisson ; mais dans les hautes vallées montagneuses où les eaux manquent de calcaire, avec une alimentation pauvre en viande, lorsque l'on ne boit pas de vin ou de bière, le déficit en chaux se fait sentir dès que le lait est en défaut, ou que l'on ne supplée pas à l'absence de chaux dans l'alimentation par un grand excès de légumes ou de pommes de terre. C'est là une des causes sans doute de l'apparition de ces maladies endémiques qui frappent le squelette et les tissus dans ces vallées élevées à la fois pauvres et mal exposées : le rachitisme caractérisé par une diminution très sensible de la matière calcaire des os; la scrophulose qui paraît provenir de l'envahissement de l'individu par des organismes de déchéance, dès que les tissus sont mal protégés, grâce à ce manque d'assimilation des phosphates calcaires; le goitre enfin sur lequel nous reviendrons plus loin en détail.

Les eaux de citerne ont longtemps et avec raison passé pour empêcher ou arrêter le développement des calculs rénaux. Elles sont, en effet, remarquablement privées de chaux : à ce titre, elles ne permettent pas les dépôts d'urate, et surtout d'oxalate de chaux, dans les bassinets des reins.

2° **Eaux désaérées.** — Les eaux bouillies, qui manquent d'air, peuvent être bues longtemps sans paraître lourdes à l'estomac. Elles le fatiguent au contraire si les eaux privées d'oxygène ont été recueillies à la surface du sol; dans ce cas elles produisent l'embarras gastrique, des gaz intestinaux, etc. Mais nous avons dit que généralement les eaux contenant des matières organiques suspectes sont privées d'oxygène, et l'on ne doit pas attribuer, comme on l'a fait quelquefois, au manque de ce gaz aérien, mais bien à la présence des matières organiques suspectes, accompagnées de nombreuses bactéries et de ferments anaérobies, les phénomènes de fadeur, de lourdeur, d'indigestibilité des eaux désaérées.

Dans tous les cas les eaux potables, même désaérées, se digèrent bien soit en infusion chaude avec le thé, soit lorsqu'après ébullition et à froid, elles ont été chargées d'un peu d'acide carbonique. Les eaux ordinaires, les eaux distillées non aérées sont au contraire assez mal supportées, même en l'absence de toute matière organique suspecte.

C'est à tort que l'on a quelquefois attribué à la désaération ou à la trop grande fraîcheur des eaux l'apparition du goitre dans les vallées humides et mal insolées des montagnes.

3° **Eaux privées d'iode et de brome.** — Il est permis de douter fortement que, dans les conditions d'alimentation ordinaires et pour les climats moyens, l'on puisse attribuer quelque importance à la présence ou à l'absence de traces d'iode ou de brome dans les eaux potables.

Il n'est nullement prouvé que les eaux potables reconnues les meilleures contiennent toujours de l'iode; les expériences de M. de Luca contredisent cette opinion.

Dans les eaux de fleuves *qui en contiennent le plus*, M. Chatin n'a rencontré que 1/200 de milligramme d'iode par litre. Ce ne sont point là, nous semble-t-il, des doses auxquelles on puisse accorder une action quelconque, et nous ne pouvons aucunement partager l'opinion, autrefois soutenue par le savant que nous venons de citer, que c'est à l'absence de ces minimes proportions d'iode dans les eaux de certains pays montagneux qu'on doit de voir apparaître le goitre et le crétinisme des hautes vallées.

Quelles sont les eaux riches en iode et quelles sont celles qui en sont privées? A cet égard on ne saurait établir de règle absolue. M. Marchand croit avoir remarqué que, dans les pays boisés ou riches en végétaux, les eaux sont toujours moins iodées que dans les pays arides; qu'il est constant que les plantes absorbent l'iode des eaux de pluie, qu'on en trouve toujours des quantités notables dans leurs cendres, et que, par conséquent, les sources entourées de bois doivent donner une eau appauvrie en ce minéral. Cette conséquence paraît aussi résulter des recherches de M. Chatin sur la diffusion de l'iode dans la nature; il a noté la présence de ce métalloïde dans les eaux de nos fleuves français, surtout dans celles de la Seine; dans celles du New-River à Londres; en quantité très faible dans celles du Pô à Turin; dans quelques eaux potables: la source du Rosoir à Dijon lui a donné 1/150 de milligramme d'iode par litre. Mais dans toutes ces eaux l'iode est toujours en moin-proportion que dans les eaux de pluie.

Le même auteur a cru reconnaître aussi que les eaux sont d'autant moins iodurées qu'elles sont plus riches en sels calcaires, et cette considération spéciale lui a fait nier, bien à tort selon nous, qu'une eau pour être potable doive contenir des sels de chaux.

M. Chatin croit que la quantité d'iode contenue dans une même eau n'est pas constante. Elle s'élève ou s'abaisse dans le même sens que la température; elle est en rapport direct avec le débit des eaux et en rapport inverse avec la masse de sels dissous. Ainsi la moyenne qui est de 1/200 de milligramme pour la Seine peut varier dans la proportion de 5 à 2.

Telles sont à peu près les observations faites déjà depuis longtemps par M. Chatin, observations dont les déductions et conséquences ont été contestées et que pour notre part nous ne saurions admettre.

Quant au brome, sa recherche a été généralement négligée dans les eaux potables. Mais il nous est impossible de penser que des traces de bromures s'il y en existe aient quelque influence et, par conséquent, que leur absence présente le moindre inconvénient dans les eaux potables.

§ 2. — Eaux caractérisées par l'excès de matières minérales dissoutes.

Les eaux chargées d'une trop forte proportion de sels quelle qu'en soit la nature, les eaux trop calcaires, les eaux magnésiennes, les eaux trop siliceuses ou trop alumineuses, les eaux riches en azotates et composés ammoniacaux, ont-elles une influence sensible sur la santé?

1° **Eaux trop calcaires. — Eaux séléniteuses.** — Nous avons vu que les eaux potables dans lesquelles la somme des sels de chaux dépasse $0^{gr},5$ par litre ne peuvent être considérées comme habituellement bonnes à boire; toutefois et passagèrement l'on peut consommer des eaux acidules calcaires chargées d'acide carbonique qui fait tolérer l'excès de leurs sels.

Les eaux potables ordinaires trop riches en sels de chaux se reconnaissent souvent à leur saveur fade et terreuse, qui impressionne défavorablement le goût et dispose l'estomac aux mauvaises digestions. Bouillies ou mélangées avec les viandes et les légumes, ces sels se combinent à l'albumine, aux graisses, aux oxalates, etc., et forment ainsi des combinaisons insolubles, incrustantes et indigestes. Les eaux trop calcaires ne se bornent pas à entraver la bonne cuisson des aliments et à enrayer l'action du suc gastrique, leurs azotates, leurs sulfates, si elles en contiennent, constituent un milieu par lui-même défavorable à la digestion. Arrivés dans le gros intestin, ces sels peuvent se réduire et donner naissance à de l'hydrogène sulfuré, peut être à des nitrites, que le sang résorbe en partie.

Depuis Hippocrate, les médecins ont attribué la formation des calculs vésicaux à l'usage d'eaux trop calcaires. Zimmermann avait de son côté fait cette même remarque relativement à l'emploi des eaux de puits séléniteuses. Les médecins des hospices d'Avignon ont observé que dans le faubourg de la ville dit l'*Isle de Vaucluse*, où l'on ne boit que les eaux de la source de Vaucluse très chargées en carbonate calcaire, il y a toujours eu un nombre bien plus considérable de calculeux que dans le reste de la ville, et cette maladie est également fort répandue autour d'Avignon dans toutes les campagnes qui boivent de ces mêmes eaux. La Société médicale de Glasgow a pu étudier les effets comparés des eaux potables de bonne nature venant des montagnes et marquant 5°,6 à l'hydrotimètre, et ceux des eaux crues trop calcaires de la Clyde, qui marquent 21 degrés. Elle a remarqué que depuis la substitution des eaux de montagne non calcaires aux eaux de la Clyde, les calculs vésicaux autrefois fréquents ont progressivement diminué et finalement disparu. Les mêmes faits ont été constatés à Faisley, Bolton et autres villes alimentées par des eaux pures depuis quelques années, après s'être longtemps alimentées d'eaux calcaires (1).

Une autre accusation a été encore formulée contre les eaux trop riches en chaux. On a dit que dans les pays où l'on buvait des eaux chargées de bicarbonate calcique les habitants étaient particulièrement sujets à des dépôts tophacés qui incrustent les articulations et peuvent devenir cause de douleurs rhumatoïdes. Cette curieuse observation mériterait d'être confirmée (2).

2° **Eaux trop magnésiennes.** — Elles sont à quelques égards plus dangereuses que les eaux calcaires. Comme les eaux calcaires elles précipitent les acides gras et sont par conséquent impropres au savonnage, mais elles cuisent mieux les légumes et les incrustent peu. D'autre part,

(1) Voir le *Rapport au maire de la ville d'Angers*, par MM. les ingénieurs Houzeau et Blanès, Angers, 1852.

(2) Il paraît démontré que les eaux qui contiennent moins de $0^{gr},250$ de carbonate de chaux par litre ne déposent pas de concrétions dans les tuyaux de conduite fermés. C'est encore là un des précieux avantages des eaux modérément calcaires.

elles ont un goût amer désagréable, qui n'invite pas à la boisson; elles sont légèrement laxatives et ne peuvent plaire à l'estomac. Ces eaux mettent, par conséquent, les actes de la digestion dans des conditions défavorables et débilitent l'économie. Mais, plus que les sels de chaux, les sels magnésiens, particulièrement le chlorure, sont purgatifs et peuvent, l'été surtout, ne pas être sans inconvénients.

Absorbés dans l'intestin et introduits dans le sang en surabondance, les sels magnésiens tendent à se précipiter à l'état de phosphate ammoniaco-magnésien et à former des dépôts dans les divers organes, les reins et la vessie, pour peu que l'économie soit disposée à l'affection calculeuse et dès que les urines deviennent neutres ou alcalines.

3° **Eaux riches en azotates.** — Les azotates peuvent se trouver dans certaines eaux, même dans celles de source, en quantités très sensibles. Les meilleures présentent à cet égard des variations qui vont de $0^{gr},0002$ à $0^{gr},022$ par litre (1). Mais c'est surtout dans les puits des villes que l'eau potable se charge d'azotates. Elle peut alors contenir jusqu'à 2 grammes de nitrates et plus par litre. Voici des dosages faits dans quelques eaux de puits de Paris par Boussingault :

	gr.	
Puits rue Saint-Martin, n° 294	0.2232	d'azotate de potasse.
— rue des Vinaigriers, n° 55	0.3093	—
— rue des Vieilles-Étuves, n° 8	0.4743	—
— rue Simon-le-Franc, n° 9	0.5089	—
— rue du Pas-de-la-Mule, n° 6 (24 novembre)	0.6071	—
— rue du Pas-de-la-Mule, n° 6 (17 décembre)	0.9278	—
— rue Saint-Louis-en-l'Ile, n° 54	0.7319	—
— rue du Fouare, n° 14	1.0309	—
— rue de la Mare, n° 66, Belleville	1.2680	—
— rue Levert, n° 14, Belleville	1.5464	—
— rue Saint-Landry, n° 16 (1er décembre)	2.0928	—
Le même (19 janvier)	2.2165	—

Il résulte de ce tableau que non seulement le poids des azotates est très variable suivant les puits, mais, pour le même puits, qu'il varie avec les époques, la chute des pluies, les épuisements et les remplissages, les oscillations de la nappe souterraine, ainsi qu'on l'a constaté en particulier pour les deux puits *rue du Pas-de-la-Mule* et *rue Saint-Landry*, dont les eaux ont été analysées à des époques différentes par un chimiste habile et consciencieux.

Il est incontestable que la présence des azotates à dose sensible dans les eaux potables est une condition défavorable. Toutefois ces sels sont assez bien supportés par l'économie; nous voyons les eaux du puits du séminaire de Rodez contenir $0^{gr},349$ d'azotates tout en restant potables, et celles de la Grand' Rue de Besançon, qui en contiennent $0^{gr},120$, passer pour d'excellentes eaux. On en trouve quelquefois des doses presque aussi élevées dans de bonnes eaux de source. Mais il

(1) Boussingault, *Chimie agricole et physiologie*, t. II, p. 72.

est évident que ces sels, le plus souvent à l'état de nitrates de chaux ou d'ammoniaque, peuvent fatiguer à la longue l'estomac et les reins et qu'ils constituent toujours un signe défavorable. Ils sont en effet généralement accompagnés d'une proportion sensible de matière organique animale suspecte dont ils proviennent par oxydation. A cet égard voici ce que dit Boussingault (*loc. cit.*, p. 65) : « J'ai montré à une autre époque que la pluie, après avoir balayé en la traversant l'atmosphère d'une grande cité, tient en dissolution ou en suspension beaucoup plus de principes organiques putrescibles que lorsqu'elle tombe au loin dans la campagne. Aujourd'hui je rappelle que l'eau de puits, après s'être infiltrée dans un terrain comparable à une nitrière, est souillée de substances évidemment nuisibles, tant il est vrai qu'une population condensée porte toujours en soi des germes d'insalubrité. » Puis, rappelant que le pain, que l'on fait si souvent à Paris avec l'eau des puits qu'il vient d'analyser, peut contenir de 0gr,140 à 1 gramme de nitrates par kilogramme, Boussingault ajoute : « A ces faibles doses il est douteux que les nitrates soient malfaisants, mais ce que leur présence dans le pain a de fâcheux, c'est qu'elle est l'indice des matières organiques provenant évidemment de sources suspectes, des eaux ménagères, par exemple, ou des infiltrations que laissent suinter les 60000 fosses d'aisance établies à Paris en contre-bas du sol. Qu'on n'oublie pas d'ailleurs que, chaque année, les crues de la Seine, les inondations souterraines, mettent en communication les assises inférieures du terrain avec les assises supérieures, là où sont les réceptables d'immondices, et que les eaux en lavant le sol charrient avec elles et entraînent des sporules de cette végétation cryptogamique, de ces moisissures toujours nuisibles et d'autant plus à craindre que leur organisme, si frêle en apparence, résiste néanmoins à la température que supporte le pain pendant la cuisson, comme l'a reconnu M. Payen et plus récemment M. Poggiale. »

Tout ce que dit si bien Boussingault des eaux chargées d'azotate des puits de Paris (devançant ainsi de plusieurs années les travaux de Pettenkoffer, de Munich, et même de Pasteur, sur la même question) s'applique également à toutes celles qui reçoivent les infiltrations de sols chargés des détritus organiques que l'homme déverse partout autour de lui.

4° **Eaux trop siliceuses.** — On a dit que le silice existe dans toutes les eaux potables (Ch. Sainte-Claire Deville). Guilbert, dans un travail enrichi d'un grand nombre d'analyses des sources du Noyonnais (1), a trouvé dans leurs eaux une proportion de silice supérieure à la moyenne générale des eaux potables ordinaires. Ainsi, l'eau de la fontaine de l'hôtel de ville de Noyon contient 0gr,026, celle du puits de l'hôpital

(1) Thèse de doctorat. Paris, 1857.

général $0^{gr},025$ de silice par litre. Dans les eaux du Noyonnais la silice ne s'abaisse jamais au-dessous de $0^{gr},014$. Les autres matières minérales y existent du reste en quantité normale. Le Dr Guilbert attribue à la quantité considérable de silice qu'il a rencontré dans ces eaux les caries et pertes de dents excessivement fréquentes dans ce pays. Il est difficile, dit-il, d'y trouver une bouche saine : rien dans la constitution des habitants, les usages de la contrée, la composition des eaux, sauf l'excès de silice, ne peut donner l'explication de ce fait singulier. A l'appui de son opinion, il cite l'exemple de M. J. Celui-ci avait toujours eu de sa bouche un soin scrupuleux; il va habiter Ribécourt, les eaux que l'on y boit sont tellement siliceuses qu'elles laissent déposer de la silice par leur simple exposition à l'air; là, malgré tous ses soins habituels, ses dents se recouvrent promptement de tartre, qui les fatiguent et les décharnent; les affaires de J. lui permettent de quitter le pays, et ses dents redeviennent belles comme par le passé.

Les caries dentaires ont été observées dans plusieurs autres lieux : ainsi, on a remarqué dans les Pyrénées, et à Amélie-les-Bains en particulier, que presque tous les habitants sont brèche-dents. On l'attribue dans le pays à la qualité des eaux. Je n'ai pu trouver leur analyse, mais elles doivent être fortement siliceuses, toutes les montagnes qui les entourent étant formées de roches quartzeuses, talqueuses et granitiques.

On conçoit assez bien que des eaux riches en silice puissent donner, au contact des sels de chaux de la salive, des composés insolubles qui recouvrent les dents d'un enduit qui les déchausse, détruit la gencive, les rend vacillantes, s'oppose ainsi à leur nutrition parfaite et peut devenir ainsi cause de carie. On sait d'ailleurs que les acides, même les plus faibles, ont la propriété d'attaquer l'émail des dents, c'est-à-dire leur couverte protectrice. Mais c'est très indirectement, pensons-nous, que la silice, et particulièrement la silice libre, agirait sur la nutrition des dents. Quoi qu'il en soit de l'explication, les faits restent et méritent attention.

§ 3. — Eaux chargées de matières minérales dangereuses ou toxiques.

De toutes les matières toxiques qui peuvent arriver dans nos eaux de boisson, la plus dangereuse certainement, c'est le plomb.

L'eau attaque d'autant mieux le plomb qu'elle est plus pure. Les eaux distillées, celles de pluie et de citerne, se chargent de ce métal, surtout s'il est en contact avec d'autres corps métalliques tels que des armatures de fer ou de cuivre, ou s'il fait partie de soudures. Il se dépose bientôt, ou il nage dans ces eaux lorsqu'on les agite, un précipité cristallin légèrement soluble qui n'est autre que l'hydro-carbonate de plomb ou céruse. Après filtration soignée, l'eau donne encore, par concentration, quand on la sature à chaud d'hydrogène sulfuré, des traces non douteuses de plomb.

Les eaux chargées de carbonate de chaux ou de sulfates attaquent mal le plomb. Celles qui sont légèrement salées le dissolvent mieux, mais bien moins que les eaux pures, surtout aérées. Les matières organiques transformées ou non en azotates, les acides organiques dus aux fermentations qui se passent dans les eaux impures, etc., favorisent sensiblement aussi la dissolution du plomb.

Voici à ce sujet quelques expériences de M. le Dr P. Coulier, alors professeur au Val-de-Grâce.

Le 18 avril 1866, ce savant mit dans six bocaux en verre 2400 cent. cub. des eaux potables indiquées dans le tableau ci-après. Il plongea dans chaque vase une lame de plomb laminé contournée sur elle-même, ayant 16 décimètres carrés de surface et soigneusement pesée. Après 64 jours, 5 ans et 8 ans, il repesa ces lames bien essuyées et séchées. Leurs pertes en poids furent les suivantes :

NATURE DES EAUX.	PERTE DE POIDS EN MILLIGR.			OBSERVATIONS FAITES APRÈS 8 ANS
	Après 64 jours.	Après 5 ans.	Après 8 ans.	
Eau distillée	1.8	60.10	58.9	Teinte violacée ; la lame est réduite en fragments.
Eau de la fontaine du laboratoire (Seine)	0.15	0.70	0.16	Attaquée en quelques endroits.
Eau distillée et carbonate de chaux	0.35	0.10	1.05	Teinte brune uniforme, lame intacte.
Eau distillée et sulfate de chaux	0.30	0.80	0.80	Teinte blanchâtre.
Eau distillée et chlorure de sodium	1.00	12.40	13.9	Teinte brune ; perforations aux plis de la lame.
Eau de la Dhuis	0.5	0.6	0.7	Teinte brune avec dessins, rappelant une végétation.

Les solutions employées dans cette intéressante expérience avaient été à demi saturées de chacun des sels, carbonate, sulfate et chlorure ci-dessus indiqués. Les vases étaient recouverts d'une vitre et placés dans le laboratoire. De temps en temps on remplaçait l'eau évaporée par de l'eau distillée nouvelle.

L'exemple le plus célèbre d'empoisonnement par les eaux chargées de sels de plomb est celui de la famille d'Orléans au château de Claremont, observation rapportée par le médecin de Louis-Philippe, M. H. Guéneau de Mussy, et insérée aux *Annales d'hygiène et de méd. lég.*, 1853, 2e série, t. IV, p. 318. Des eaux de sources reçues dans une citerne partiellement revêtue de plomb, après avoir parcouru 300 mètres environ de tuyaux de même métal, avaient gravement intoxiqué treize personnes sur trente-huit qui habitaient le château. M. H. Guéneau de Mussy reconnut chez ces malades tous les symptomes de l'empoisonnement saturnin. On finit par découvrir le plomb dans l'eau de boisson. W. Hofmann y trouva 1 grain de plomb par gallon, soit 14 milligrammes par litre. On remarquera que cette intéressante observation se rapporte à une eau qui *n'était pas de l'eau distillée ou* même *de pluie*, mais bien de l'eau de source. Il importe aussi d'observer que, d'après les données de l'analyse d'Hofmann, à la dose de 14 milligrammes par litre trente-quatre personnes sur cent furent frappées, dont deux très sérieusement. Les enfants avaient mieux résisté que les adultes.

L'introduction du plomb dans les eaux potables par les tuyaux et réservoirs formés de ce métal n'avait été, jusqu'en 1870, étudiée que par des expériences approchées et qualitatives. On admettait généralement alors que les eaux de source et de fleuves n'attaquent pas le plomb des conduites, et qu'il était dès lors sans danger d'amener ces eaux par des tuyaux de plomb. Pour me rendre compte du bien fondé de ces assertions, j'ai institué un grand nombre d'expériences que l'on trouvera relatées, p. 152, dans mon petit ouvrage *Le cuivre et le plomb*, paru en 1883.

Pour réaliser ces expériences longtemps poursuivies, je me suis placé dans trois conditions expérimentales très différentes répondant aux divers modes suivant lesquels les eaux peuvent se trouver au contact du plomb des tuyaux ou des réservoirs. Ces conditions sont les suivantes :

a. Séjour de l'eau potable ordinaire au contact de tuyaux et réservoirs de plomb neufs.

b. Séjour de la même eau au contact de tuyaux de plomb servant depuis longtemps à sa distribution.

c. Simple passage de l'eau dans ces mêmes tuyaux de plomb vieux ou neuf.

Je vais donner seulement les conclusions auxquelles m'ont conduit ces recherches.

En séjournant quelques jours ou quelques heures au contact de tuyaux ou réservoirs de plomb neuf, les eaux de source ou de rivière se chargent d'environ 1 demi-milligramme de plomb par litre.

Les eaux potables par leur séjour dans des tuyaux de plomb vieux, même incrustés de la croûte calcaire qui s'y forme peu à peu, peuvent dissoudre ou tenir en suspension une certaine dose de ce métal. Dans mes expériences, elle s'est élevée, par litre, à un demi-milligramme de carbonate de plomb pour les eaux de la Vanne. Il faut remarquer, en effet, que ces inscrustations, dites *calcaires*, des tuyaux de plomb, contiennent de 50 à 75 p. 100 de sels de plomb et se détachent sous la moindre influence, surtout par les coups de béliers qui résultent de la fermeture des robinets. Leurs plus menues parcelles se détachent alors et restent en suspension dans les eaux. La quantité de plomb dissoute augmente encore si ces eaux sont très aérées ou si elles ont séjourné dans les tubes de plomb en présence de l'air, comme il arrive si souvent.

Les eaux potables dissolvent une quantité de plomb qui paraît très variable lorsqu'elles restent longtemps enfermées et stagnantes dans des tuyaux de plomb; mais leur simple écoulement à travers des branchements de 30 à 50 mètres, conditions habituelles de leur distribution dans nos villes (la canalisation principale étant généralement en fonte ou en fer), n'introduit dans ces boissons aucune quantité appréciable de métal toxique. Toutefois comme le plomb n'est pas seulement en dissolution dans les eaux potables, mais surtout en suspension, comme d'autre part nous ne connaissons pas toutes les conditions accidentelles de ce problème dont la solution varie avec chaque eau de source, sa température, son admission avec l'air et le temps de séjour dans les tuyaux, il serait téméraire d'affirmer que les branchements en plomb qui conduisent l'eau de la rue à nos demeures doivent nous inspirer une complète sécurité.

Aussi un grand nombre de villes en Europe ont renoncé pour la conduite de leurs eaux potables à l'usage des tuyaux de plomb. Nous citerons en particulier Londres, Édimbourg, Stockolm, Munich et Vienne. A Barcelone comme à Paris, les grandes artères des conduites d'eau sont formées de larges tubes de fer; les branchements qui en partent pour monter dans les maisons sont seuls en plomb. Le système de Vienne en Autriche est préférable, les artères principales sont en fonte, mais les tuyaux qui distribuent l'eau aux maisons doivent être en plomb doublé d'étain ou en plomb sulfuré. Il en est de même à Buda-Pest.

Le danger des eaux provenant des laveries de mines plombifères ou de celles qui ont traversé des terrains à filons plombifères est connu depuis longtemps. On a cité comme accidents : les coliques saturnines, les avortements chez les animaux qui buvaient de ces eaux, la mort des poissons qui, vivant dans des rivières, y reçoivent même une petite proportion de ces liquides plombifères dangereux (1) : truites, cyprins, salmonides, meurent rapidement après avoir été pris de mouvements convulsifs suivis de résolution musculaire. On a fait l'importante remarque que, quel que soit le temps durant lequel on laisse clarifier ces eaux plombifères, elles gardent toujours leur toxicité. Le poison est donc partiellement dissous et reste actif même à très faible dose. Nous avons établi ailleurs que l'eau devenue plombifère par son séjour dans des tuyaux de plomb contient une partie de ce métal à l'état de sels solubles.

On a signalé aussi quelquefois des accidents tels que vomissements, coliques, dyspepsie, etc., causés par l'usage d'eaux qui peuvent accidentellement être souillées par des composés du cuivre. Les eaux d'une citerne commune à deux maisons de Paris furent autrefois soupçonnées d'avoir été cause d'un commencement d'intoxication par ce métal suspect. On les examina et l'on y rencontra du cuivre en proportion très sensible. Il provenait, paraît-il, d'un tuyau couronnant une des

(1) Congrès international d'hygiène, 1878. *Altération des cours d'eau*, par M. Proust, p. 72.

cheminées du toit de ces maisons. Le cuivre, transformé en sulfure par les gaz des foyers, entraîné par la fumée et le vent, allait se déposer sur les toits, où il passait à l'état de sulfate et se dissolvait dans les eaux de pluie qui alimentaient la citerne (1). Nous nous bornons à citer ce fait et l'explication un peu trop forcée qu'on en a donné, mais nous nous garderons de nous en porter garants. Lorsqu'il s'agit d'une eau de puits ou de citerne, il faut toujours, s'il y a des accidents, soupçonner qu'il peut y avoir eu mélange de ces eaux avec les matières organiques et microbiennes du sous-sol.

L'on peut rappeler encore ici les accidents graves causés par l'usage d'eaux de puits de maisons contiguës où l'on reconnut l'arsenic. Il y était entraîné d'une fabrique voisine de papiers peints. Les eaux de pluie dissolvaient le principe toxique, pénétraient dans le sol et portaient l'arsenic, par infiltration, dans tous les puits circonvoisins. L'on trouve dans les traités de *médecine légale* la relation de quelques cas où les couleurs vénéneuses des teintureries et imprimeries sur toiles, laines et papiers ont vicié les eaux au point de faire périr les poissons et d'intoxiquer les riverains. Nous-même avons connu aux environs de Paris une fabrique de fuchsine où les résidus des opérations de certains jours entraînaient à la Seine plus de 100 kilogrammes d'acide arsénieux. Des faits d'intoxication par des eaux de pluie ou de neige, empoisonnées en traversant des sols et terrains à minerais arsenicaux, se sont produits à Bâle et dans les environs de Nancy.

4. — Eaux contenant des matières organiques dissoutes ou à l'état de détritus non vivants.

Presque aucune eau potable n'est absolument privée de composés organiques; on en a trouvé dans les eaux de quelques sources, dans les eaux de rivière, les eaux de puits et d'étangs, dans celles de pluie, de lacs et de glaciers.

De ces substances, les unes sont purement chimiques ou représentent les résidus de la vie : produits de déjections, de décomposition ou de putréfaction. Les autres, organisées ou même vivantes, accompagnent souvent les précédentes. Lorsqu'elles sont douées de vie, elles peuvent se développer et se reproduire au sein des eaux, et tendre sans cesse, par leurs excrétions ou leur produits de destruction, à en augmenter les impuretés. L'influence nocive de ces matières organisées peut donc être très puissante.

Pour faire une étude méthodique des matières organiques des eaux potables, nous les diviserons : 1° en substances organiques proprement dites et détritus privés de vie; 2° en matières organisées vivantes, végétales ou animales.

(1) *Annales d'hygiène et de médecine légale*, t. XVI, p. 317.

Mais il faut tout de suite reconnaître qu'à cette heure il est bien difficile de savoir, d'après les relations des épidémies et les accidents qu'on a reconnus imputables à l'eau de boisson altérée, ce qu'il convient d'attribuer d'une part aux matières organiques banales dissoutes, généralement inertes, de l'autre aux organismes vivants qui les accompagnent toujours. Dans la plupart des cas, surtout avant les recherches modernes de microbiologie, l'on a confondu ces deux actions, et l'on a généralement attribué une trop grande importance aux matières organiques dissoutes et non organisées.

Sans doute le croupissement des eaux, leur désaération, la putréfaction des substances organiques altérables qui les charge de matériaux à odeurs infectes, d'acides gras organiques, de gaz délétères, de substances humiques, etc., constituent des conditions on ne peut plus défavorables au point de vue de l'aspect et du goût, aussi bien que de la digestibilité de ces eaux : ce ne sont plus là certainement de bonnes eaux potables. Mais, sauf quelques cas, comme dans les pays chauds de l'Afrique et de l'Orient, et ces lacs sacrés de l'Inde où se sont accumulées, durant des siècles, des matières animales de toute sorte, les accidents attribuables aux substances organiques dissoutes ne sauraient être bien graves, et ces eaux pourraient même dans bien des cas servir de boisson, à la condition qu'on prît la précaution de les faire bouillir, ou de séparer par un bon filtre les microbes qui sont bien autrement dangereux que les produits définis non vivants qu'elles contiennent lors même qu'ils seraient putrescibles. Sans doute on répugne à boire des eaux de couleur et d'odeur suspectes, de saveur nauséeuse; l'estomac s'en accommode mal. Mais combien sont plus redoutables ces eaux qui, sous l'aspect d'eaux potables limpides et sans goût, cachent les germes du choléra et de la fièvre typhoïde! Dans les deltas de Nil, du Mississipi, du Rhône, où des populations entières boivent sans inconvénient sensible, en temps ordinaire, des eaux chargées de matières organiques, lorsque ne règnent pas dans les contrées que traversent ces fleuves des endémies de peste, de fièvre jaune ou de fièvre intermittente, ces eaux, souvent chargées de nombreux détritus organiques, ne transmettent aucune grave maladie. On a remarqué, il est vrai, que les eaux jaunâtres des fleuves, surtout après les inondations, produisent des dérangements d'entrailles chez ceux qui en boivent, chez ceux-là surtout qui, étrangers au pays, n'ont pas acquis l'accoutumance; mais l'on n'a pas établi que, soigneusement séparées par le filtre des microbes qu'elles tiennent abondamment en suspension, ces eaux produisent aucun accident. L'on a prétendu que les eaux des tourbières sont rendues laxatives par les matières humiques qu'elles dissolvent; mais la petite ville d'Arcachon boit sans inconvénients sensibles des eaux jaunâtres colorées par la matière humique empruntée au sous-sol environnant. Les eaux des rivières des plateaux élevés de l'Amérique du Sud vues en masse présentent fort souvent une teinte noire ; à l'ombre elles prennent l'apparence de marc de café ; dans un verre elles ont une couleur d'un jaune brun plus ou moins foncé. MM. *Muntz* et *Marcano*, qui ont étudié ces eaux, ont montré qu'elles doivent cette coloration à une matière humique acide, non combinée à la chaux qui manque dans ces liqueurs : elles empruntent cette substance colorante aux sols granitiques sur lesquels elles coulent. Cette absence de chaux paraît être aussi la cause de la non-oxydation de la matière humique par les microbes aquatiques qui, dans ces conditions, ne semblent pas se développer aisément. Ces eaux noires (*aguas negras* des hauts plateaux des Andes) sont très limpides, très agréables au goût et, malgré leur couleur et la matière organique brune qu'elles dissolvent, on les boit de préférence aux eaux blanches (*C. rend.*, t. CVII, p. 908).

Il est donc établi que des eaux chargées de matières humiques peuvent quelquefois être excellentes. Mais cette matière organique, fût-elle douée d'odeur et de toute façon suspecte, peut ne provoquer aucun notable accident. Nous pouvons prendre comme type des boissons tout à fait altérées par les produits organiques en train de se décomposer les eaux jaunâtres, d'une odeur repoussante et d'un goût nauséabond, de ces petites rivières ou ruisseaux bordés de routoirs (1). Or, il résulte de nombreuses observations qu'elles peuvent, lorsqu'elles sont fortement chargées de matières organiques provenant du rouissage du chanvre, amener la mort des poissons, agissant ici à la façon des macérations de saule, de peuplier, de chou, qui désaèrent l'eau, mais même alors *elles ne tiennent en dissolution aucun principe vénéneux*. Cette observation faite par le peuple de quelques cas exceptionnels tend encore aujourd'hui à faire attribuer à ces eaux des propriétés directement toxiques ; mais il a été démontré par un consciencieux travail de Parent-Duchâtel et qu'il n'en est rien. Ou plutôt ces eaux doivent leur nocuité, qui réapparaît de temps à autre, à la présence de microbes spéciaux d'origine pathologique. *Après les avoir filtrées soigneusement*, le célèbre hygiéniste que je viens de citer, une partie de sa famille et plusieurs malades de la clinique d'Andral se dévouèrent à boire pendant plusieurs jours de ces eaux nauséabondes sans en éprouver le moindre accident.

Il n'y a donc pas de danger réel à avaler ainsi quelques gorgées d'eau filtrée, salie de matières humiques ou même en état de se décomposer. Sans doute une analyse minutieuse pourrait en extraire des traces de produits dangereux : des alcaloïdes putrides, des gaz délétères, tels que l'hydrogène sulfuré, l'hydrogène phosphoré, l'oxyde de carbone, etc. Mais en quelle proportion ? J'ai montré par des expériences directes qu'on peut injecter à un moineau ou à un serin $0^{gr},1$ de jus d'une viande en putréfaction depuis 3 semaines sans le tuer, à

(1) *Annales d'hygiène et de médecine légale*, t. VII, p. 237.

la condition que cette liqueur injectée ait été privée des microbes par filtration parfaite ou par la chaleur. Il se fait, il est vrai, dans toute décomposition des matières albuminoïdes animales ou végétales des ptomaïnes vénéneuses et, à certains moments, de la putréfaction, surtout au début, la septicité des matières putrides est à son maximum, mais ce n'est que tout à fait exceptionnellement que ces matières s'accumulent dans les eaux en quantité suffisante pour les rendre sensiblement et directement nuisibles.

L'une des principales causes d'altération des eaux de fleuves par des substances organiques suspectes, est leur passage à travers les cités populeuses.

La masse de matières putrescibles ainsi envoyée aux rivières par les grandes villes est considérable. D'observations poursuivies à Paris pendant vingt années, les ingénieurs ont pu conclure que le cube moyen d'eau d'égouts versées journellement à la Seine par les collecteurs est d'environ 260,000 mètres cubes, soit 125 litres par habitant, ou le trentième de la totalité de l'eau que débite le fleuve. A Londres on rejette à la Tamise 110 litres d'eau-vannes par tête. Les égouts débitent ainsi, d'une part environ 70 p. 100 de la totalité de l'eau reçue par la ville à l'état de pluie, de l'autre celle qui est distribuée chaque jour pour l'arrosage des rues et le service intérieur des habitations. 30 p. 100 de cette quantité d'eau de pluie ou de lavages se perdent dans le sol ou par évaporation, et il n'est pas douteux qu'une bonne partie ne revienne à la rivière par les infiltrations ou drains souterrains après s'être imprégnée des détritus ménagers du sous-sol.

Les villes très industrielles déversent aux égouts des quantités d'eau plus grandes encore et chargées des produits spéciaux de leur industrie : à Birmingham 223 litres par tête, à Glascow 363, à Reims, où les industries de la laine et d'autres sont très prospères, 406 litres par habitant.

Il est bien évident que la nature de ces eaux d'égouts varie dans chaque ville, dans chaque quartier et dans chaque saison. Voici la composition moyenne, par mètre cube, des eaux d'égout de Paris :

Azote	45 gr.
Autres matières organiques volatiles ou combustibles	678
Acide phosphorique	19
Potasse	37
Chaux	401
Magnésie	22
Soude	85
Résidu insoluble dans les acides (silice, argiles, etc.)	728
Matières minérales diverses	893

En se déversant en Seine ces eaux d'égout salissent la rivière dans une proportion qu'indique le tableau suivant, emprunté au mémoire sur la *pollution des cours d'eaux* présenté par M. Durand-Claye en 1878 au *Congrès international d'hygiène*. Tous les nombres sont rapportés à 1000 litres :

Pollution de la Seine par les eaux d'égouts de Paris.

	AZOTE organique non encore transformé en sels ammoniacaux.	AZOTE total y compris l'azote ammoniacal.	OXYGÈNE dissous exprimé en centimètres cubes.
	gr.	gr.	
Pont d'Asnières, en amont du grand collecteur. L'eau a déjà traversé Paris, mais n'a pas reçu les égouts généraux	0.85	1.9	5340
Clichy, en aval du collecteur	1.51	4.0	4600
Saint-Ouen (bras droit)	1.16	2.0	4070
Saint-Denis, en aval du collecteur	7.27	11.29	1020
Epinay (bras droit)	1.26	3.0	1050
Bezons	0.87	1.9	1540
Maisons-Laffitte	0.79	2.5	3740
Poissy	0.45	2.2	6120
Meulan	0.40	1.3	960
Rouen	»	»	10420

De ce tableau il résulte que l'eau de la Seine à sa traversée dans Paris est profondément souillée par les matières organiques. Que ce n'est qu'à Bezons qu'elle reprend à peu près la composition qu'elle avait au commencement de son parcours à travers la cité, mais qu'elle est encore très appauvrie en oxygène, et qu'elle n'est de nouveau suffisamment aérée qu'entre Poissy et Maisons-Laffitte; que, chargée déjà de matières fermencibles en traversant la ville, elle y a perdu plus de la moitié de son oxygène, qu'elle ne récupère entièrement qu'entre Meulan et Rouen.

Frankland est arrivé en Angleterre à des résultats analogues pour les eaux de fleuves qui traversent les cités populeuses. Il a trouvé qu'après un parcours de 200 kilomètres, il reste dans les eaux salies par les égouts des villes les deux tiers de leur carbone et de leur azote organique. Il a fait aussi l'importante remarque que dans les eaux polluées par des matières organiques, même stérilisées, les bactéries se développent avec une rapidité bien plus grande que dans les eaux pures.

Ainsi, infection de l'eau, goût nauséabond de croupi, désaération, terrain tout préparé et très favorable à la pullulation des microbes de toute espèce, production de gaz et d'autres matières putrides ou délétères, tels sont les principaux effets de la pollution des eaux potables par les égouts et les causes accessoires des effets de ces eaux sur l'économie. Nous disons accessoires, car il ne faut pas oublier que leur influence nocive principale réside bien plus dans les germes vivants de toutes sorte qu'elles charrient que dans les matières organiques en état de décomposition.

En terminant ce paragraphe, il ne sera pas inutile d'énumérer les principales industries qui concourent à altérer les eaux de rivière, nous citerons : le *rouissage* du chanvre, dont on a déjà parlé : les *blanchisse-*

ries, si pernicieuses d'autre part par les germes morbides dont elles ensemencent les eaux potables; les *féculeries*, dont les eaux infectes font périr jusqu'aux arbres et au gazon des rives; les *sucreries;* les *cartonneries* et *papeteries;* les *abattoirs* et *boucheries*, les *clos d'équarissage*, les *boyauderies;* les *fabriques de chandelles* et celles de *margarines;* les *lavoirs* à dégraisser les *draps*, les *laines*, le *suint*, les *peaux de mouton;* les *fabriques de lard et poissons salés;* enfin, et par-dessus tout, les *fabriques de poudrettes et dépôts d'engrais.*

Nous pouvons conclure d'une manière générale que toute eau ayant traversé une grande ville, toute eau ayant reçu des produits industriels, toute eau bourbeuse, odorante, colorée ou désaérée, toute eau croupissante ou en rapport avec des flaques ou étangs marécageux, ne devra être employée en boisson qu'exceptionnellement faute d'autres, et après avoir été mise à bouillir ou avoir été filtrée avec le plus grand soin.

5. — Eaux contenant des microbes ou des infusoires divers.

A l'exception de quelques eaux de source qui sortent de la roche vive, presque toutes les eaux potables, même les meilleures, contiennent un grand nombre de micro-organismes que nous apprendrons tout à l'heure à recueillir, examiner, cultiver et classer. Il nous suffit pour le moment de dire qu'au point de vue de leurs effets, on peut diviser ces microbes en utiles, indifférents et nuisibles. Les organismes utiles sont généralement des algues contenant de la chlorophylle et des diatonées. Ils s'opposent par leur grand nombre et leur rapide développement à la prolifération des microbes infectieux, ainsi qu'on le verra plus loin. Quelques-uns tendent aussi à oxygéniser l'eau désaérée.

Un des plus curieux exemples de l'action de ces êtres à chlorophylle est certainement celui qui a été observé dans les eaux stagnantes de l'Anjou par MM. A. et C. Morren (1). Sous l'influence de leur exposition à l'air, du repos et de l'action de la lumière, il apparaît en quantité dans les nombreux étangs de ce pays un petit être de couleur verte, l'*enchélide monadine*, qui s'empare de l'acide carbonique dissous dans les eaux, le décompose sous l'influence de la lumière et d'autant mieux que celle-ci augmente davantage d'éclat, fixe le carbone et excrète l'oxygène absolument comme le feraient les parties vertes des plantes; de sorte qu'au bout d'un certain temps la quantité d'oxygène dissous dans l'eau peut devenir considérable, arriver, par exemple, jusqu'à 61 p. 100 de la totalité des gaz dissous.

Cette propriété des parties vertes des végétaux ou des animaux inférieurs explique ce fait, depuis longtemps observé d'ailleurs, que les plantes et les animaux semblent se fournir mutuellement protection

(1) *Annales de chimie et de phys.*, 3e série, t. I.

et pâture, et par un heureux balancement, s'opposer à toute corruption du liquide au milieu duquel ils vivent.

Les organismes indifférents existent en grand nombre dans les meilleures eaux. Celles du réservoir de la Vanne à Paris contiennent, quoique excellentes, 200 microbes par centimètre cube. L'eau de Seine en amont de Paris en contient 20,000. Ce sont généralement des êtres aérobies, ou indifféremment aérobies et anaérobies, tels que ferments divers, levures, diatomées, à côté desquels on rencontre souvent les anaérobies proprement dits : micrococcus, bactéries ou bacilles aquatiques généralement inoffensifs.

Les organismes dangereux sont presque tous anaérobies. L'on peut citer au premier rang les *schizophytes* de la putréfaction des matières albuminoïdes : *micrococcus*, *streptococcus* en *chapelets*, *bactériums* en bâtonnets courts et mobiles, *bacilles* ou *bactéridies* rigides ; *vibrions* et *spirilles* de diverses espèces. C'est parmi ces schizophytes qu'on trouve la plupart de ceux qui nous transmettent les maladies épidémiques graves : le choléra, la fièvre typhoïde, les fièvres paludéennes, etc. Nous donnons ici pour fixer les idées une figure (fig. 9) des diverses espèces de bactéries. Elle permettra au lecteur de se rendre compte de la valeur des termes et de la nomenclature aujourd'hui employée pour distinguer ces petits êtres et les classer sous diverses rubriques.

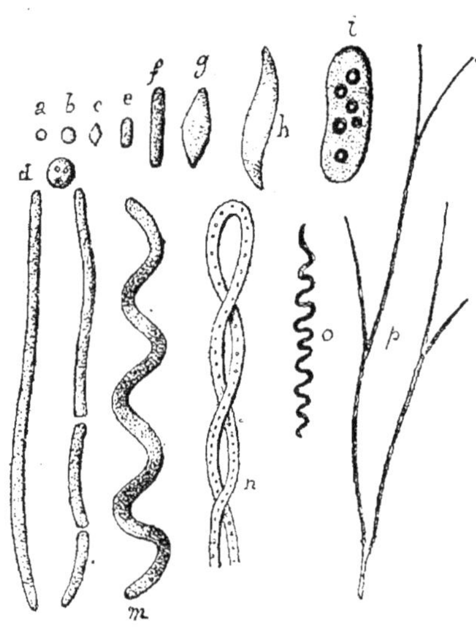

Fig. 9. — Variétés de formes des bactéries.

a, micrococcus. — *b*, *c*, *e*, coccus. — *f*, bacille. — *g*, clostridium. — *h*, rhabdomonas. — *i*, monas. — *k*, filament de leptothrix. — *l*, vibrions. — *m*, spirilles. — *n*, spiruline. — *o*, spirochète. — *p*, cladothrix.

Quelle est sur la santé publique l'action habituelle de ces microbes que nous absorbons tous les jours par nos boissons? Nous pensons que leur influence est le plus souvent nulle ; ne les retrouve-t-on pas, comme nous venons de le dire, dans presque toutes les eaux potables, même les meilleures? Mais, dans les conditions favorables d'exposition à l'air, d'échauffement, de croupissement, d'état électrique, etc., du milieu ambiant, les eaux, réceptacle naturel de tout ce qui est emporté par les vents, milieu tout préparé pour recevoir et nourrir les germes atmosphériques et telluriques, chargées du reste par elles-mêmes de détritus organiques qui servent à ces germes de terrain et de pâture, les eaux sont le véhicule d'un nombre immense de microorganismes, de toute sorte et deviennent, dans quelques cas, les vrais agents de transmission des maladies endémiques.

Voici, d'après M. Cornil, ce que l'on sait de plus certain sur les microorganismes et, plus particulièrement, sur les bactéries des eaux potables.

Quelques-uns de ces petits êtres sont bien connus des bactériologistes. Ils doivent cette notoriété spéciale à ce que, producteurs de pigments verts, violets, rouges, etc., l'on a eu la curiosité d'étudier leurs caractères. D'autres sont moins bien examinés et moins bien déterminés dans leurs effets.

Les principaux sont les suivants :

1° Le *bacille violet*, bâtonnet mince, mobile, fluidifiant la gélatine en forme d'entonnoir, et communiquant au milieu de culture : gélatine, agar, pomme de terre, etc., une magnifique couleur violette.

2° Le *bacille rouge*, un peu plus gros que le précédent, très mobile, fluidifiant lentement la gélatine et donnant à tous les milieux de culture une teinte rouge brillante.

3° Le *bacille vert*, fin bâtonnet très mobile, fluidifiant la gélatine et faisant naître des bulles de gaz autour de la piqûre. Il donne sur la pomme de terre une teinte jaune brunâtre.

Ces trois organismes ne produisent pas de matière colorante quand ils sont cultivés dans le vide.

Parmi ceux qui ne fluidifient pas la gélatine notons :

4° Le *bacille vert de l'eau*, bâtonnet petit et mince, mobile, donnant sur la gélatine de fines colonies à bords découpés, rappelant un peu l'apparence des colonies du bacille typhique. Sur la pomme de terre il donne naissance, au point d'inoculation, à une luxuriante culture rosée, tandis que le reste de la surface prend une teinte d'un vert pâle.

5° Le *bacille fluorescent*, petit bacille immobile, à extrémités arrondies. Ses colonies sur plaques de gélatine ont l'apparence de feuilles de fougère ; elles sont brillantes, un peu nacrées. Cultivées sur le gélatine et l'agar elles ont une couleur verdâtre fluorescente.

6° Le *bacille blanc*, petit bâtonnet court, produisant sur la gélatine de petites colonies blanches et, sur la pomme de terre, une végétation d'un blanc jaunâtre.

M. Macé a décrit dans les eaux douces ou saumâtres, surtout dans les eaux stagnantes, une bactérie filamenteuse, le *cladothrix dichotoma*, reconnaissable en ce que, si on l'inocule sur les plaques de gélatine, ses colonies apparaissent vers le quatrième ou cinquième jour comme des points jaunâtres entourés d'une auréole brune qui peut avoir de 1 à 2 millimètres. A leur contact la gélatine se liquéfie lentement. Cette bactérie est très commune et semble inoffensive. Elle paraît occasionner dans les tuyaux de conduite des eaux des dépôts de sels de chaux (*Comptes rendus de l'Acad. des sciences*, t. CVI, p. 1622.)

Meade Bolton a décrit six espèces de bactéries qui se multiplient dans l'eau. Les deux suivantes sont les plus communes :

1° Un *micrococcus aquatilis*, formant de petites colonies porcelainées, saillantes sur la gélatine. Vues à un faible grossissement, ces colonies sont arrondies, mûriformes, d'un jaune clair. Leur surface et leur contour présentent des stries rayonnées comme les acini du foie.

2° Le *bacille erythrospore*, coloré en rouge.

Les autres bactéries examinées par Bolton se multiplient seulement si on les cultive en grand, qu'il s'agisse d'eau distillée ou d'eau de fontaine. Cette multiplication dépend beaucoup de la température. A 6 degrés elle est déjà très puissante.

D'après le même auteur, les bactéries pathogènes ne se multiplieraient pas dans l'eau, *à moins qu'on n'introduise avec elles une quantité notable de substance nutritive* ou qu'on ne stérilise au préalable cette eau par la chaleur. Nous allons voir que l'opinion de Bolton à cet égard est trop absolue.

Il convient, en effet, de se demander comment se comportent vis-à-vis les unes des autres les bactéries qui se trouvent habituellement ou par occasion dans l'eau. Y a-t-il lutte et incompatibilité d'existence entre elles, et dans quelle mesure?

Il y a peu de temps encore l'opinion régnante affirmait que l'eau ordinaire était un milieu impropre au développement des microbes pathogènes.

Cette hypothèse fut démontrée en partie fausse par les recherches de MM. Chantemesse et Widal. Ils ont trouvé le bacille typhique dans l'eau d'une borne-fontaine alimentée par l'eau de Seine. Il était d'ailleurs depuis longtemps notoire qu'à Paris la distribution momentanée à un ou plusieurs quartiers de la ville de l'eau du fleuve était toujours suivie d'une explosion d'épidémie typhoïde. Les auteurs que nous venons de nommer ont ensemencé avec le bacille typhique l'eau de l'Ourcq stérilisée et non stérilisée. Ils ont vu que dans la première eau, au bout de trois mois, les microbes vivaient encore et donnaient des colonies plus vigoureuses et plus belles que si on les avait conservées dans le meilleur bouillon nutritif. Dans l'eau de l'Ourcq non stérilisée, au contraire, le bacille typhique disparaissait après quelques jours.

En Angleterre Frankland est arrivé aux mêmes résultats en expérimentant sur l'eau de source et sur l'eau de la Tamise (1).

Dans les eaux très pures, la pullulation de micro-organismes saprogènes se fait avec une très grande rapidité. D'après M. Miquel, les eaux de la Vanne distribuées à Paris contiennent à leur arrivée au réservoir

(1) Chantemesse et Widal, *Recherches sur le bacille typhique et l'étiologie de la fièvre typhoïde* (*Arch. de physiol.*, avril 1887). — Meade Bolton, *Ueber das Verhalten verschiedener Bacterien im Trinkwasser* (*Zeitschrift für Hygiene*, Bd I, 1886). — Frankland, *On the multiplication of micro-organismus* (*Proceedings of the royal Society*, London, 1886). — Kraus, *Archiv für Hygiene*, Bd XII, 1887, Heft 2. — Wolffhügel et Riedel : *Arbeiten aus d. k. Ges. zu Berlin*, Bd I, p. 455.

de Montsouris 48 bactéries par centimètre cube. Voici à la température moyenne de 16 à 20° comment elles prolifèrent :

	Bactéries par cent. cub. d'eau.
Eau de la Vanne au réservoir d'arrivée	48
— 3 heures après	125
— 24 —	38.000
— 48 —	125.008
— 72 —	590.000

Les eaux de la source Maugfall distribuées à Monaco arrivent en ville, d'après T. Leone (1), avec 5 micro-organismes par centimètre cube. Voici comment ils se multiplient :

A l'arrivée	5
Après 24 heures	Plusieurs centaines.
— 2 jours	10.500
— 3 —	67.000
— 4 —	315.000
— 10 —	300.000
— 30 —	129.000
— 6 mois	95

C'est donc entre le quatrième et le dixième jour, environ au bout d'une semaine, que les eaux même les plus pures paraissent arriver au maximum de pollution par les microbes, pour repasser ensuite à l'état d'eaux presque dénuées de microbes après quelques mois.

L'on savait depuis longtemps, en effet, que les eaux rendues impotables par leurs microorganismes redevenaient potables lorsqu'on les conservait quelque temps.

Le Dr J. Karlinski (*Achiv. f. hygiène*, t. IX, p. 113, 1889) a reconnu lui aussi que les bacilles pathogènes ne se multiplient pas et disparaissent au bout de quelques jours dans les eaux de source ou de rivière, tandis que les bactéries aquatiques s'y développent à merveille et étouffent facilement les bacilles du choléra, du charbon et de la fièvre typhoïde. Si l'eau reçoit des déjections, des urines, de l'eau d'égoût, etc., c'est encore aux bacilles saprophytes, c'est-à-dire inoffensif, que cette addition profite. Ayant ensemensé de l'eau d'égout avec des bacilles typhiques à raison de 39 000 par centimètre cube, le lendemain M. Karlinski n'en trouva plus trace.

M. A. Dubarry a recherché quelle était la durée de la vie des différents microbes pathogènes dans les eaux potables ordinaires, *stérilisées ou non*, conservées dans des flacons à la température du laboratoire. Il est arrivé aux résultats suivants (2) :

A. — *Dans les eaux de fontaine ou de fleuve stérilisées :*

Le *bacillus anthracis* de la maladie charbonneuse a été retrouvé encore vivant dans l'eau après 131 jours.

(1) *Rendiconti Acad. dei Lincei*, 4 octobre 1885.

(2) *Thèses de Paris*, 1889, p. 64 et suivantes.

Le *bacille de la fièvre typhoïde* a résisté durant 81 jours et aurait résisté sans doute encore si l'expérience n'eut pris fin.

La *spirille du choléra asiatique* était encore revivifiable après 39 jours; Wolffhügel et Riedel l'avaient vu, avant M. Dubarry, résister plus de 7 mois dans l'eau de rivière stérilisée.

Le *bacille de la tuberculose* vit encore dans l'eau après 115 jours; toutefois son action paraît s'atténuer lentement.

Le *bacille de la morve* y vit après 57 jours.

Le *streptococcus piogenes* était encore revivifiable après 15 jours de séjour dans l'eau de Seine stérilisée.

Le *staphylococcus phyogenes aureus* vit encore après un mois de séjour dans la même eau.

Le *bacille du pus bleu* résiste 73 jours.

Le *pneumobactérie de Friedlænder* y vit encore après une semaine.

Le *micrococcus tetragenus* est encore vivant après 19 jours.

Le *microbe du choléra des poules* s'est trouvé encore revivifiable après 8 jours.

Le *bacille du rouget du porc* résiste 34 jours.

Le *bacille de la septicémie de la souris* vit après 3 semaines de séjour dans l'eau potable stérilisée.

Pour celles des bactéries que nous venons de citer et qui sont aptes à vivre longtemps dans l'eau les chiffres ci-dessus ne sont que des minimum, l'expérience n'ayant pu être continuée assez longtemps. Les bacilles se conservent beaucoup plus de temps que les microcoques. Ces microorganismes, sauf celui de la tuberculose, ne paraissent pas perdre de leur virulence dans l'eau distillée ou stérilisée et vivent aussi longtemps dans l'eau distillée que dans l'eau de source ou de rivière stérilisée.

B. — *Dans les eaux non stérilisées.*

Lorsque l'on sème au contraire des microbes pathogènes dans l'eau non stérilisée de source ou de rivière, ils y disparaissent rapidement par suite de la concurrence vitale, arrêtés qu'ils sont dans leur développement par les microbes qu'on rencontre communément dans toutes les eaux. C'est encore un résultat très important de l'intéressant travail de M. Dubarry.

Dans ces nouvelles conditions, le *bacillus anthracis* disparaît après le quatrième jour; le *bacille de la fièvre typhoïde* après 48 heures; le *spirille du choléra* après 24 heures environ. Le *bacille de la morve* résiste au contraire plus de trois semaines.

C'est ainsi que grâce à une concurrence vitale, fort heureuse pour nous, nous voyons les bacilles vulgaires et inoffensifs nous débarrasser des bacilles pathogènes.

Lorsque les hôpitaux, les égouts, les lavoirs, rejettent aux fleuves leurs eaux résiduelles rendues fort dangereuses par leurs microbes pathogènes, la pollution passe donc par un maximum pour retomber ensuite plus tard sensiblement à ses chiffres moyens. Le plus grand danger se présente donc pour l'eau des fleuves pendant et immédiatement après leur passage à travers les villes, aussi bien comme nombre que comme qualité nocive des microbes. Avant de passer dans Paris la Seine contient par centimètres cubes, à Choisy, 300 bactéries, à Neuilly 180 000, à Saint-Denis 200 000, au Pecq 180 000 microbes par centimètre cube d'eau, et à Mantes moins encore.

Les eaux d'essangeage et de lavage des linges sales contiennent jusqu'à 26 millions d'organismes par centimètre cube. On les a soumises à des cultures et à des séparations méthodiques. Douze espèces principales de microbes ayant cette origine ont été examinées par M. Miquel au point de vue de leur action physiologique : dix sont restés sans effet, deux ont produit la mort des lapins et cobayes avec abcès intestinaux. Il suit de ces constations que la sixième partie environ de ces bacilles, soit 30 mille par centimètre cube d'eau prise à Saint-Denis, est extrêmement dangereuse.

La science n'est pas à cette heure assez avancée pour déterminer dans tous les cas le rôle qui revient à chacun des micro-organismes que l'on peut recueillir et observer dans les eaux. Mais il est quelques maladies épidémiques dont on semble avoir saisi l'agent infectieux et le mode de transmission par l'eau potable.

Nous allons passer ces divers cas en revue :

1° *Intoxication paludéenne.* — Depuis des siècles on a remarqué que l'usage des eaux marécageuses prises en boisson suffit pour transmettre les fièvres intermittentes. *Aqua vero stans et putrida splenem augmentat, complexionem corrumpit et generat febres*, disait déjà Rhazès au IXe siècle, d'après une translation de l'arabe citée par Boudin dans son *Traité de géographie et de statistique médicale.* Toutefois cette opinion de la transmissibilité des fièvres par l'eau, professée par les anciens médecins, est longtemps restée obscure et douteuse, et la transmission des fièvres intermittentes par les miasmes aériens des marais, mode de transmission que l'on peut démontrer en effet par des faits bien réels, a fait presque oublier le danger des eaux marécageuses prises en boisson. Mais aujourd'hui il est prouvé que l'usage des eaux marécageuses suffit à lui seul pour produire l'impaludisme. L'importante observation suivante, citée par Boudin qui on a été le témoin (*loc. cit.*, t. I, p. 142), suffirait à l'établir de la façon la plus incontestable :

Au mois de juillet 1834, par un beau temps, 800 soldats français sont embarqués à Bône sur trois navires. La santé se conserve parfaite sur deux d'entre eux. Des 120 militaires embarqués à bord du troisième bâtiment, *l'Argo*, 13 succombèrent pendant la traversée à des fièvres pernicieuses. Sur les 107 survivants, 68 débarquèrent à Marseille, atteints de fièvres intermittentes de tout type, de toute variété; à l'exception de quatre, ils furent guéris par du sulfate de quinine. Les deux autres navires, partis du même lieu, le même jour, emportant des hommes de même origine, soumis avant leur départ aux mêmes fatigues, aux mêmes conditions morales, aux mêmes influences locales, ne présentèrent pas un seul cas de maladie. Une enquête médicale, ordonnée par l'autorité militaire, fit connaître qu'au départ de l'*Argo*, dans un moment de précipitation, plusieurs tonneaux d'eau, puisée dans un lieu marécageux, avaient été embarqués pour la boisson des soldats, qui se plaignirent pendant la traversée du goût désagréable de ce breuvage; et comme pour compléter la démonstration, ceux des marins de ce même vaisseau *l'Argo* qui avaient fait usage de leur provision d'eau ordinaire, ne présentèrent aucun cas de fièvre.

Un fait presque identique est cité par M. Rochard à propos d'un navire qui fut envahi par la fièvre jaune; mais il nous paraît que l'exemple précédent est on ne peut plus concluant et qu'il suffit à prouver l'influence directe de l'eau prise en boissons dans les intoxications paludéennes.

En 1789, Klebs et Tommasi Crudeli ont fait l'examen de l'air, de l'eau et de la terre des Marais Pontins. En particulier ils ont ensemencé divers terrains de culture avec la vase de ces marais et ont vu s'y développer d'une façon assez générale des petits nuages qui, après 48 heures, paraissent formés de bacilles de 4 à 6 μ de longueur, aérobies mobiles, portant souvent des spires à leurs extrémités (fig. 10). Ces microbes injectés dans le tissu sous-cutané des lapins leur donnent la fièvre intermittente; la liqueur filtrée ne produit aucun accident semblable. Cuboni et Marchiafava ont aussi observé ces mêmes bacilles de Klebs et Crudeli: ils ont trouvé dans le sang des fébricitants, durant la période algide, des filaments mesurant de 1 à 3 fois le diamètre d'un globule rouge avec des spires à leurs extrémités, des chaînettes, etc. Enfin, plus récemment, Cecci dit avoir retrouvé ces mêmes bacilles et transmis par eux la fièvre intermittente aux lapins.

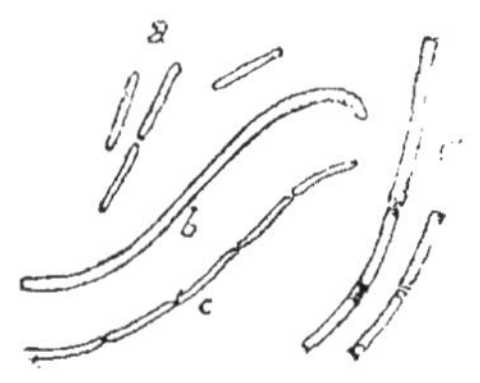

Fig. 10. — Bacilles de la malaria, d'après Klebs.

Il serait difficile d'affirmer si les bacilles trouvés par Klebs et Crudeli dans les eaux et les terrains paludiques sont bien ceux de la fièvre intermittente. Maurel n'a observé aucun bacille caractéristique dans le sang des fébricitants, et M. Laveran n'a jamais eu que des résultats négatifs lorsqu'il injectait du sang d'impaludiques à des animaux. Les filaments mobiles qu'il décrit dans le sang des malades atteints de fièvre intermittente n'ont rien de commun avec les bacilles de Klels et Crudeli. Mais nous n'avons pas ici à rapporter les recherches de Laveran, qui s'appliquent au sang et non plus à l'eau elle-même, que seule nous étudions dans ce chapitre.

2° *Fièvre typhoïde. — États typhiques. — Embarras gastrique.* — Les preuves de la transmission de la fièvre typhoïde par l'eau sont aujourd'hui convaincantes. En 1885 une épidémie grave de fièvre typhoïde éclate à Auxerre. Elle se localise dans un des quartiers de la ville et sur un des côtés seulement de certaines rues dont les maisons sont seules alimentées en eau potable par une source spéciale. M. le Dr Dionis des Carrières découvre que, sur son trajet, les eaux de cette source avaient reçu les déjections d'une ferme où quelque temps auparavant éclatait la fièvre typhoïde. Ces déjections, jetées sur le fumier, avaient contaminé l'eau du sous-sol et de là s'étaient mélangées jusqu'à celles de la source qui alimentait le quartier d'Auxerre frappé par l'épidémie. Pour démontrer la contamination de la source par les déjections jetées sur le fumier, l'on répandit sur lui une certaine dose de fuchsine, qui alla colorer en rose l'eau de ces mêmes quartiers d'Auxerre où régnait le fléau.

En 1887, à Pierrefonds, une famille composée du père, de la mère, de trois jeunes filles et d'une domestique, est frappée de fièvre typhoïde. La mère est gravement atteinte, deux des enfants sur trois et la domestique succombent; le père et un enfant, qui avaient eu antérieurement la même maladie, résistent seuls. Une enquête faite par M. Brouardel démontra que cette famille parisienne, en villégiature, avait bu durant la première semaine de son séjour à Pierrefonds de l'eau d'un puits contaminé à travers le sol par les infiltrations de la fosse d'aisances d'une maison voisine où, l'année précédente, avait succombé un typhique (1).

En septembre 1886 une épidémie de fièvre typhoïde éclate à Clermont-Ferrand, frappant brusquement la population civile et militaire. L'épidémie suit un mouvement de décroissance très net en octobre et reparaît plus violente en novembre et décembre. Quoique entouré de plusieurs bourgs, Mont-Ferrand, Royat, Chamaillères, une seule de ces localités, Mont-Ferrand, subit l'épreuve de l'épidémie qui régnait à Clermont, présentant, comme à Clermont, même temps d'arrêt en octobre et même redoublement en novembre-décembre. L'enquête établit que Mont-Ferrand seul était alimenté par la même source que Clermont, mais qu'on buvait des eaux différentes à Royat et à Chamaillères. Bien mieux, à Clermont, un couvent possédait une source spéciale d'eau potable; dans cette maison toutes les personnes restèrent bien portantes, à l'exception d'une seule qui était allée en ville passer une seule journée dans sa famille, dix jours avant. A Royat et à Chamaillères quelques cas de maladie se déclarèrent seulement chez des ouvriers qui avaient été travailler peu de jours auparavant à Clermont (2).

A Paris, dans l'été de 1886, on est obligé de suppléer à l'insuffisance des eaux de source. Le 20 juillet on distribue de l'eau de rivière à quelques quartiers. Pendant la précédente semaine, du 18 au 24, il entrait

(1) Brouardel, *Annales d'hygiène* pour 1887, t. XVII, p. 97.
(2) Brouardel et Chantemesse, *ibid.*, t. XVII, p. 385.

40 malades atteints de fièvre typhoïde dans les hopitaux; du 1er au 7 août il en entre 150. On cesse la distribution de l'eau le 7 août, l'épidémie baisse bientôt et du 15 au 21 il n'entre plus que 80 malades dans les hôpitaux. En janvier 1887 on recommence à distribuer de nouveau à Paris de l'eau de rivière, et aussitôt les admissions pour fièvre typhoïde dans les hôpitaux s'élèvent progressivement jusqu'à la semaine qui suit celle où l'on cesse la distribution de cette eau mortelle. Le chiffre des typhiques s'abaisse rapidement ensuite jusqu'au 12 juin et reprend son taux normal; en ce moment l'on distribue une troisième fois de l'eau de rivière et, une troisième fois encore le nombre des typhiques s'élève et atteint le chiffre de 154 dans la première semaine de septembre (1).

L'on sait qu'Éberth a découvert dans le foie et la rate des typhiques le bacille qui porte son nom et auquel il faut attribuer la transmission de la fièvre typhoïde; ce sont (fig. 11 et 12) des bâtonnets ayant à peu près

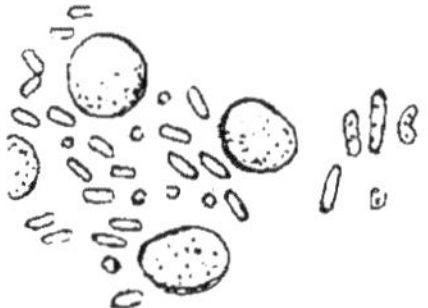

Fig. 11. — Bacilles de la fièvre typhoïde.

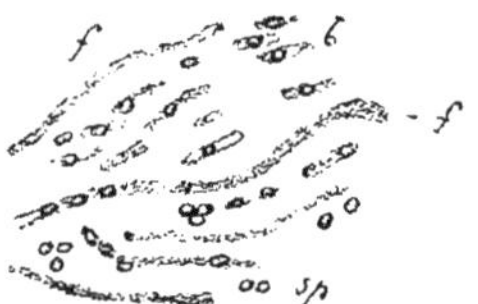

Fig. 12. — Culture des pommes de terre des bacilles de la fièvre typhoïde.
b, bacilles. — *f*, filaments. — *sp*, spores.

les dimensions des bacilles minces qu'on trouve dans le sang putréfié; ils sont ovoïdes, allongés, terminés par des extrémités arrondies. Leur contour est fin; leur substance est homogène et difficile à colorer. On y arrive toutefois avec le bleu de méthylène en solution alcoolique forte en les y laissant séjourner durant des heures. Ils possèdent un mouvement propre suivant Gaffky, se cultivent sur la gélatine sans la

(1) Brouardel, *Modes de propagation de la fièvre typhoïde*. Conférence faite au Congrès d'hygiène et de démographie de Vienne. Paris, J.-B. Baillière, 1887. — Devant de pareils faits l'on se demande qui doit être rendu responsable de l'inertie, du laisser-aller que l'on rencontre lorsqu'il s'agit de prendre des déterminations fermes pour empêcher le retour de pareilles calamités. La distribution des eaux est confiée à nos ingénieurs; ils ouvrent et ferment indifféremment la porte à la mort. Leur rôle, en effet, n'est pas de ménager la santé publique, mais de donner à la ville l'eau nécessaire à ses besoins. L'édilité, qui pourrait se faire entendre et obéir, déplore ces faits sans doute, mais ne prend aucune détermination. L'administration rejette de bureau à bureau la responsabilité; il lui est doux de dormir sur l'oreiller de l'irresponsabilité et d'invoquer son incompétence. Les médecins seuls protestent, mais individuellement. L'Académie de médecine hésite à émettre des vœux qui ne sont pas suivis d'une sanction, et qui s'adressent à des administrateurs et presque à un gouvernement impersonnel. Il nous manque des lois d'hygiène générale et des hommes spéciaux, compétents et bien armés pour les faire exécuter. Mais nos Chambres ont bien d'autres préoccupations que de défendre la santé publique et d'enrayer les causes de dépopulation !

liquéfier, et se développent avec activité en donnant naissance à des spores et à des filaments.

D'autre part tout le monde est d'accord aujourd'hui pour reconnaître dans les matières fécales des typhiques l'agent direct de l'infection. En 1885, Pfeiffer parvint à retirer de ces matières le bacille d'Eberth et à le cultiver sur la gélatine. En 1886, Michael et Moers, d'une part, MM. Chantemesse et Widal, de l'autre, retrouvaient ce même bacille dans l'eau qui avait servi à l'alimentation de personnes frappées en grand nombre de fièvre typhoïde. L'identité du bacille ensemencé par MM. Chantemesse et Widal sur gélatine, additionnée de phénol dans le but d'empêcher le développement des autres microbes, avec celui d'Eberth ne saurait être mise en doute. Ils ont cultivé d'ailleurs les microbes recueillis dans les eaux, parallèlement avec ceux qu'ils avaient retirés, par ponction au trocart stérilisé, de la rate des typhiques. Dans les deux cas, le mode de développement des colonies, les caractères morphologiques, la sporulation, les propriétés morbigènes des bacilles de l'eau polluée et de la rate typhique ont été les mêmes.

MM. Chantemesse et Widal, le Dr Thoinot, en France, Wolffhügel et Riedel, en Allemagne, ont constaté que ces bacilles pouvaient vivre et pulluler dans les eaux de rivières et de sources.

Il ne reste donc plus de doute aujourd'hui sur le mode le plus commun de transmission d'une maladie qui fait encore de si nombreuses victimes et sur la nature de son microbe spécifique. Mais ce n'est pas la seule importante conclusion qui dérive de l'ensemble de ces intéressantes et utiles recherches. M. Brouardel, dans le mémoire ci-dessus cité, fait observer que dans une des épidémies par lui signalées au cours de ce travail, sur vingt-quatre personnes qui avaient bu de l'eau ayant notoirement produit l'empoisonnement typhique et contenant le bacille d'Éberth, vingt furent frappées mais de différentes façons; six furent malades de la fièvre typhoïde classique bien caractérisée; six autres présentèrent des états fébriles typhiques plus légers; deux, *des embarras gastriques;* deux autres eurent des accès de fièvre assez violente. Devant ces constatations, il est impossible de douter que ce ne soient là des états morbides qui, quoique développés simultanément dans un même milieu, et dus à la même cause, présentent des différences très sensibles parce qu'ils viennent frapper des organismes différents.

La courbe suivante (fig. 13), empruntée au mémoire de M. Mosny sur l'*eau potable à Vienne*, indique mieux que tout discours l'influence de la substitution de l'eau de source à l'eau de rivière sur les épidémies de fièvre typhoïde dans la capitale de l'Autriche. Elle démontre ce que peut faire pour la santé publique le choix d'une bonne eau potable. Aujourd'hui la fièvre typhoïde a presque disparu de Vienne. Nous réclamons à notre tour, et demandons que l'on protège aussi la vie des citoyens de nos cités françaises, qui, telles que Paris, sont exposées à une cruelle maladie que la science sait aujourd'hui, à cette heure, maîtriser. Nos administrateurs, nos édiles, notre corps médical seraient responsables de plus longs atermoiements.

3° *Dyssenterie.* — Le même genre de preuves de transmission par l'eau peut être fourni pour la dyssenterie. Avant 1874, les Viennois buvaient l'eau du Danube. De 1867 à 1873 les morts par dyssenterie s'élevaient dans la capitale de l'Autriche en moyenne à quatre-vingt-

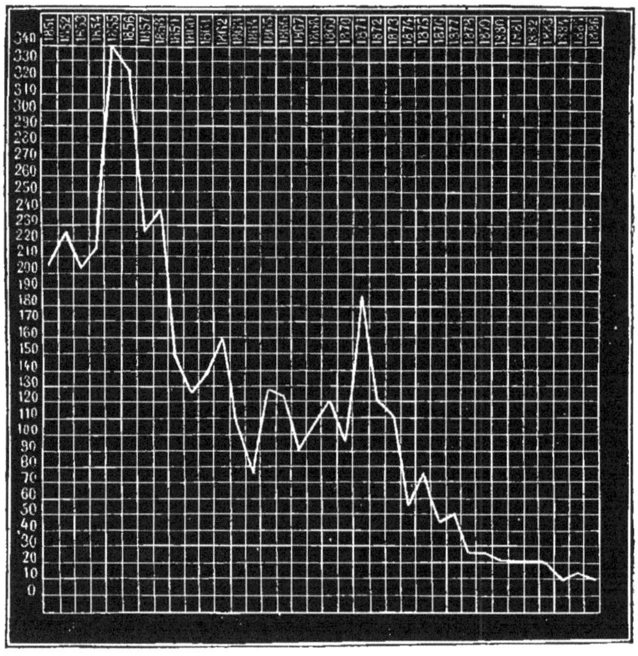

Fig. 13. — Influence de la substitution de l'eau de source à l'eau du Danube sur les épidémies de fièvre typhoïde à Vienne (Autriche).
Nombre de décès par 100 000 habitants de 1851 à 1886.

quatre par an. A partir de 1874 on distribua l'eau de source ; or, dans les sept années 1874 à 1880, la mortalité par dyssenterie est tombée à vingt-deux et à cette heure cette maladie a presque complètement disparu de Vienne.

En Italie, en Algérie, M. Colin a vu des accidents gastro-intestinaux plus ou moins graves, vomissements, diarrhées, dyssenterie, atteindre les soldats qui buvaient des eaux chargées de matières organiques. On trouverait facilement dans les anciens auteurs des relations d'épidémies semblables frappant les armées en campagne. Grellois cite deux épidémies de dyssenterie, l'une qui atteignait l'armée danoise en 1677, l'autre éclatant à Zurich en 1749, occasionnées dans les deux cas par l'ingestion d'eau surchargée de matières organiques.

On a quelquefois signalé l'ictère et l'hépatite comme résultant de l'emploi d'eaux potables malsaines.

4° *Choléra.* — Il paraît certain que cette maladie qui nous est toujours venue par importation de l'Inde ou de l'Asie centrale, avec les migrations, les pèlerinages, les mouvements de troupes, etc., est transmise par les matières fécales qui se mélangent aux eaux de boisson ou qui, transformées en poussières, peuvent vivre à la surface des aliments humides tels que les légumes. Kock, Marey, Brouardel, ont démontré que les épidémies de choléra s'étaient développées dans presque tous les cas suivant la distribution des cours d'eau, fleuves, ruisseaux et canalisations qui viennent infecter les quartiers où elles se répandent. L'eau polluée par ces dangereuses déjections conserve quelque temps ses propriétés nuisibles, surtout lorsqu'elle est stagnante comme dans les marais, les deltas, sur les bords des fleuves, des mares, des puits. Les eaux à grand courant détruisent bien plus rapidement les germes infectieux qu'elles ont reçus sans doute grâce à l'accès facile de l'air et de la lumière.

M. Kock aurait trouvé le bacille spécifique du choléra dans les eaux de certains marais de l'Inde en plein pays infecté. D'après lui, les bacilles du choléra ont une forme incurvée en virgules ou en spires (fig. 14). Ils se cultivent aisément sur la gélatine qu'ils liquéfient. Sous le microscope ils paraissent animés de mouvements oscillatoires rapides. Ils serpentent les uns au-dessus des autres, ils se contractant en rapprochant leurs extrémités et augmentant leur courbure; ou bien ils sont le siège d'un mouvement de reptation. Cultivés dans le bouillon, ils atteignent après quinze ou vingt heures 1 μ,5 de long sur 0 μ,5 d'épaisseur. Le violet de methyle se fixe surtout à leurs deux extrémités. Ils se multiplient par scissiparité et prennent alors l'aspect d'une virgule ou d'une S avec une extrémité plus effilée que l'autre. Ils se multiplient facilement dans le linge humide, le lait. Ils meurent de 65° à 75°. La dessiccation les tue très rapidement.

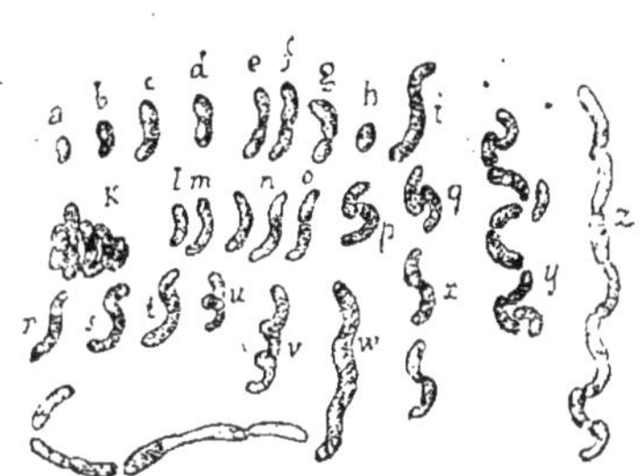

Fig. 14. — Bactéries du choléra.

Des bacilles en virgule se rencontrent souvent dans les eaux les plus innocentes. M. Certes les a observés depuis longtemps et décrits dans les eaux des bassins du Jardin des plantes de Paris; M. Madox dans l'eau de certains réservoirs de Londres; M. Malassez en a rencontré dans les selles dyssentériques. Le fait de trouver dans les eaux potables des bacilles présentant cette forme ne peut donc permettre d'affirmer que ces boissons sont aptes à donner le choléra ou même la dyssenterie. Réciproquement, observer des bacilles en virgules dans des eaux ayant transmis le choléra ne démontre pas que ces bacilles soient la cause efficace de la contagion.

5° *Fièvre jaune.* — M. le Dr Angel Gavino de la Vera-Cruz a fait connaître le fait suivant au Congrès international d'hygiène tenu à Paris en 1889 :

Autrefois à la Vera-Cruz peu d'étrangers échappaient à la fièvre jaune. L'eau de la ville était polluée par les égouts. Depuis que l'eau de source a été distribuée dans toutes les maisons, c'est-à-dire depuis trois ans, la fièvre jaune a complètement disparu (1). M. Rochard a démontré lui-même il y a longtemps que la fièvre jaune pouvait se transmettre à bord des bâtiments par l'eau emmagasinée au départ des pays infectés.

6° *Goître et crétinisme.* — Peut-on rapporter à l'influence de certaines eaux malsaines l'apparition endémique du goître et du crétinisme?

On pourrait citer bon nombre de faits qui semblent prouver que c'est bien sous l'influence des eaux que se développe le plus souvent l'affection goîtreuse. En Savoie existent des sources où le principe toxique paraît s'être tellement accumulé, que les jeunes gens viennent *en quelques mois* y acquérir cette hideuse difformité dont ils attendent l'exemption du service militaire. Il y a quelques années que, dans un régiment de jeunes hommes bien portants en garnison à Genève, tous les soldats furent pris en peu de temps d'hypertrophie du corps thyroïde pour avoir bu exclusivement l'eau malsaine d'une pompe de leur caserne: cet accident disparut quand ils recoururent à une autre boisson (*Coindet*). D'autre part, il existe, au dire de Boussingault, dans les Andes de l'Amérique du Sud des familles entières qui se préservent du goître, *au milieu des pays infectés*, en buvant exclusivement de l'eau qu'elles envoient recueillir dans des lieux qui ne sont pas atteints par l'endémie.

Tous ces faits semblent incontestablement prouver que c'est dans les eaux qu'il faut rechercher le principe producteur de cette affection. Nous allons donc prendre une à une les diverses hypothèses qui ont été formulées sur leur mode d'action et en discuter la valeur.

a. — On a attribué le développement du goître à la *pureté et à la fraîcheur des eaux de montagne.* Mais contrairement à cette opinion, l'on observe que sur les terrains granitiques, *au-dessous même des glaciers, le goître est on ne peut plus rare* (Mac Clelland et Grange). Au Chili et au Thibet, où toutes les rivières proviennent de la fonte des glaces, le goître est

(1) *Semaine médicale*, 7 août 1887, p. 271.

inconnu, tandis qu'à Sumatra, où l'on n'a jamais vu ni neige ni glace, cette maladie est extrêmement répandue. Il en est de même dans les plaines de la basse Seine.

b. — On ne saurait davantage attribuer l'affection qui nous occupe à la *désaération des eaux*, contrairement à l'opinion que Boussingault a soutenue en se fondant sur ses observations faites dans les Cordillères (1). Il raconte que dans les villages de Montuosa-Basa, à 2 654 mètres d'altitude, à Paramo-Rico, à 3 800 mètres, à l'Alto-del-Barometro, à 3 950 mètres, dans toutes ces montagnes, les habitants boivent des eaux qu'il s'est directement assuré ne contenir que le tiers environ de la quantité d'air dissous dans les eaux des plaines. A ces hauteurs le goître est partout endémique. Or ces eaux dangereuses, en descendant dans les pays plus bas placés, perdent leur propriété toxique, à mesure qu'elles dissolvent plus d'air. C'est ainsi que la rivière de Chicamocha, par exemple, semble s'assainir en allant arroser des lieux d'une moindre altitude. Telle est la thèse de Boussingault. Mais cette théorie ne saurait soutenir un examen attentif. Le célèbre voyageur chimiste nous apprend lui-même que, sur le penchant occidental de ces Cordillères, à la même altitude, le goître est infiniment rare et souvent inconnu. D'un autre côté, nous savons que ce n'est généralement pas au sommet des montagnes, mais bien dans leurs vallées moyennes, que se trouvent les pays à goître. Enfin, dans les plaines de Rouen arrosées par la Seine, sur la rive gauche du Pô, dans le Valais, au pied des grandes montagnes et non sur leurs hauts plateaux, le goître est très commun, quoique les eaux que l'on y boit coulent dans des pays de plaine, ou sur des plateaux de faible altitude, et soient parfaitement aérées. Les observations de Boussingault démontrent seulement que l'aération et l'insolation contribuent à faire disparaître des eaux potables le principe auquel elles doivent la fâcheuse propriété de développer le goître.

c. — Les eaux fortement calcaires, en particulier les eaux séléniteuses, ont été soupçonnées de produire le goître. Demortain, analysant les eaux des vallées goîtreuses du Piémont, reconnut dans toutes une surabondance de sulfate de chaux. Mac-Clelland, qui étudia les endémies goîtreuses aux Indes sur plus de 400 lieues carrées, a toujours observé qu'elles règnent sur les terrains chargés de sulfate de chaux. Boussingault a fait les mêmes observations dans les Cordillères. Sur l'esplanade de Bogota, dit-il, à une grande élévation et dans le même site, se trouvent deux villages, Énemocion, où l'on boit l'eau d'une superbe source jaillissant du grès, et Soccoro, où l'on fait usage d'une eau sortant d'un terrain sulfaté calcaire. Ici le goître est très commun, tandis qu'il est inconnu dans la première localité.

Mais, répondrons-nous, combien ne connaît-on pas de pays où l'on

(1) *Annales de chimie phys.*, 2e série, t. XLVIII, p. 1831.

boit des eaux fortement séléniteuses et où le goître est inconnu ! Il n'en existe pas un cas peut-être à Rodez, dans un pays entouré de montagnes infectées de cette maladie, et où l'on n'a bu jusqu'à ces derniers temps que des eaux de puits saturées de sels de chaux. A Liège, les eaux de puits dont on fait aussi usage sont assez riches en sels calcaires solubles pour grumeler fortement le savon : le goître n'y est cependant pas endémique, et de combien de contrées ne pourrions-nous pas en dire autant !

d. — Les eaux fortement magnésiennes ont-elles plus que les précédentes la propriété de développer le goître ? Cette opinion a été soutenue par quelques savants, et, de fait, les ophites, les talcs, les dolomies surtout, c'est-à-dire les roches magnésiennes, forment les roches principales des pays à goître non seulement en Europe, mais, au rapport de de Humbolt, Boussingault, Élie de Beaumont, Darwin, etc., dans toutes les parties du monde. Comme l'a démontré Grange, dans les vallées goîtreuses de l'Isère, des Hautes-Alpes, du Piémont, des Vosges, ces eaux contiennent en sels magnésiens jusqu'à 10 et 25 pour cent de leur résidu sec. Ces remarques faites par Grange lui ont fait attribuer aux eaux magnésiennes l'affection goîtreuse. Elles indiquent dans tous les cas que la cause, quelle qu'elle soit, qui produit cette maladie existe ou se développe tout particulièrement dans les sols et dans les eaux contenant des sels de magnésium. Mais certes, ce n'est point la magnésie elle-même qui développe le goître : en effet, les puits de Rodez contiennent une quantité de sels de cette base trois et quatre fois plus considérable que la moyenne donnée par les analyses de Grange pour les eaux de pays goîtreux et cependant le goître est inconnu dans le chef-lieu de l'Aveyron.

D'autre part, M. Maumené a prouvé qu'il n'existe de traces de magnésie ni dans les terrains ni dans les puits de la ville de Reims. Cependant le goître y était tellement commun autrefois, quand on n'y buvait que l'eau de ces puits, qu'il y avait alors un goîtreux ou un écrouelleux sur trois habitants. Mêmes remarques pour plusieurs villages situés dans la vallée d'Aoste et de l'Isère. Cassano et Gorgonzasa, dans le Piémont, regorgent de goîtreux quoiqu'on n'y boive pas d'eaux magnésiennes. Le Dr Nivet a fait les mêmes observations pour les eaux des pays à goître du plateau central de la France.

e. — Les eaux qui communiquent le goître ne doivent pas davantage cette propriété au manque d'iode. M. Chatin en France, M. Cantin en Piémont, avaient cru reconnaître dans l'absence de ce métalloïde la cause efficace du goître. Après avoir prouvé que l'iode existe dans l'air, dans l'eau et dans les divers aliments habituels, M. Chatin a publié une statistique d'où il résulterait que dans tous les pays où la quantité d'iode absorbée dans les vingt-quatre heures par la respiration, les boissons et les aliments, est inférieure à $\frac{1}{400}$ de milligramme, le goître est endémique ; qu'au contraire il est à peu près inconnu quand cette quantité dépasse $\frac{1}{100}$ de milligramme. De là, pour cet auteur, trois grandes régions. A la dose de $\frac{1}{100}$ de milligramme (et au-dessus) d'iode absorbé en vingt-quatre heures, le goître est très rare; Paris, Londres, Orléans sont dans ce cas. De $\frac{1}{500}$ à $\frac{1}{600}$ de milligramme en 24 heures le goître commence à se manifester; il en est ainsi à Lyon, Chambéry, Grenoble, Soissons. Si l'iode tombe à un chiffre inférieur à $\frac{1}{600}$ de milligramme par 24 heures, le goître est endémique.

Ainsi, d'après cet auteur, ce ne serait pas l'eau seulement, mais aussi l'air des pays à goître qui serait appauvri en iode. M. Chatin dit n'avoir retrouvé dans l'atmosphère des Alpes qu'une très faible quantité de ce métalloïde. A ses recherches analytiques il joint des observations qui paraissent tout d'abord concluantes : c'est ainsi que les habitants de Saillon, où le goître était autrefois inconnu quand ils buvaient l'eau d'un torrent qui se mélangeait à celle d'une source supérieure fortement iodurée, ont été victimes de l'affection goîtreuse quelques années après avoir détourné le cours de cette source iodifère. Boussingault avait lui-même observé que dans la province d'Antioquia, en pleine Cordillère, l'on ne voyait pas autrefois de goîtreux alors qu'on faisait usage dans la préparation des aliments du sel extrait d'une petite source salée et iodurée des environs.

Sans méconnaître que l'iode soit un agent très puissant lorsqu'il s'agit de combattre les affections goîtreuses, l'on peut opposer à toutes ces observations des preuves certaines que l'absence de ce métalloïde ne suffit pas à faire apparaître cette maladie, et d'autre part que sa présence ne l'empêche pas.

L'on a trouvé de l'iode dans les eaux des pays affligés du goître, et souvent en notable proportion. Dans l'une des communes les plus infectées de la Savoie, Saint-Pancrace, près Saint-Jean de Maurienne, M. Bebert a trouvé jusqu'à 1 centigramme d'iodure et bromure alcalins par litre d'eau potable. Il a fait la même observation pour le village de Saint-Vincent. D'autre part, dans l'hypothèse de M. Chatin, comment expliquer l'apparition du goître dans le département de la Seine-Inférieure où l'on boit les eaux du fleuve, suivant lui, le plus riches en iode?

Le manque d'iode dans les eaux, dans l'air peut-être, et dans les matières de l'alimentation constitue donc simplement l'absence de l'une des conditions avantageuses pour résister à cette affection. Elle se déclare plus facilement chez les sujets prédisposés si la mauvaise alimentation, la boisson d'eaux magnésiennes et privées d'iode, le manque d'insolation dans des vallées froides et humides, l'hygiène défectueuse, etc., favorisent la cause vraiment spécifique. Mais toutes ces conditions ne suffisent pas à la faire naître.

f. — On a attribué le goître à l'empoisonnement des eaux par les matières organiques en train de se décomposer. On a remarqué que dans la vallée de l'Oise, à Appilly, Bretigny, Varesnes, Pontoise, où les habitants boivent de l'eau de puits creusés dans un sol d'alluvion riche en matières organiques, le goître est assez commun. La même observation a été faite pour les fameux puits à goître de Reims. Mais, ainsi formulée, cette thèse manque de précision : Rodez, Besançon, plusieurs quartiers de Paris, qui n'usent ou n'ont usé longtemps que d'eaux de puits ou de citernes ayant reçu les infiltrations d'un sol imprégné de liquides putrescibles, n'ont cependant pas de goîtreux. Et ne sait-on pas au contraire que les eaux de montagne des pays infectés sont souvent remarquables par leur limpidité, leur apparente pureté et leur fraîcheur? Ce ne sont donc pas les matières organiques banales qui sont la cause de cette affection. Mais aujourd'hui l'on sait que toujours ces matières organiques sont accompagnées de micro-organismes, et souvent, oublieux du rôle dévolu à ces agents difficiles à voir et à préciser, on a été conduit à attribuer leurs effets spécifiques à la matière organique qui les accompagne (1).

A la suite d'une enquête qui a duré près de vingt années, Mgr Billet, alors archevêque de Chambéry, est le premier arrivé, en 1850, à cette remarquable conclusion que l'endémie qui nous occupe provient d'une cause *miasmatique qui s'élabore dans certains sols, surtout dans les sols magnésiens riches en matières organiques en train de se putréfier, et que ces miasmes empruntés au sol communiquent aux eaux leurs propriétés toxiques*, en un mot, comme nous le dirions aujourd'hui, la cause de cette affection doit être attribuée à un microbe spécifique préexistant dans le sol qui le transmet aux eaux.

Quand on étudie le développement de cette endémie on la voit suivre certains terrains et paraître incompatible avec certains autres. Ainsi les gneiss, les granits, semblent ne point se prêter au développement du miasme spécifique. Les formations calcaires et surtout dolomitiques, les terrains d'alluvion, favorisent au contraire sa production. Si dans un même pays la nature du sol vient à varier, on voit paraître ou disparaître le goître chez des populations qui boivent les mêmes eaux, vivent sous le même ciel et sont soumises aux mêmes conditions hygiéniques. C'est ce qui arrive pour les rives gauches dolomitiques du Pô et de l'Isère couvertes de goîtreux, comparées aux rives droites appartenant à une autre formation géologique et préservées de cette affection. Il paraît même que certains sols s'imprègnent si fortement du poison qu'ils peuvent le transporter ensuite avec eux. Ainsi, l'on voit apparaître le goître là où les débordements des torrents ont amené les terres et les détritus des pays envahis par la maladie. Bien plus,

(1) M. le docteur Garrigou a examiné cette matière organique dans les eaux d'Asté, pays à goître des Pyrénées. Elles contiennent en abondance une substance organique qui se dépose avec les sels fixes et qui durant l'évaporation prend une couleur jaune foncé et répand une odeur infecte de matières fécales en décomposition.

il semble que les miasmes peuvent être enfouis sous des terres neuves non infectées et y disparaître : témoin ce fait bien remarquable du village de Martigny, dans le Valais, l'un des plus ravagés par l'endémie jusqu'au commencement de ce siècle, aujourd'hui presque absolument à l'abri depuis qu'une grande avalanche a roulé des montagnes une quantité énorme de terres vierges et de cailloux qui ont rehaussé de plus d'un pied le sol de toute la commune. Tous ces faits tendent à prouver que c'est dans les terres des pays goîtreux que se procrée, sous l'influence sans doute d'une fermentation putride spéciale, un agent toxique, un microbe spécifique, dont les eaux deviennent accidentellement le véhicule après s'en être chargées au contact du sol infecté.

Si l'on réfléchit que ces affections frappent surtout les pays pauvres, mal cultivés, couverts d'habitations sales et misérables, entourées de débris organiques de toute espèce provenant des ménages, des déjections des habitants et du fumier du bétail; ou bien qu'on le retrouve dans des bourgs et villes tels que Reims, et les villages de la Seine-Inférieure et de la vallée de l'Oise où l'on ne boit que les eaux d'infiltration des pluies, ou bien recueillies à travers un sol chargé de matières animales putrides; si l'on remarque aussi que ce n'est pas le propre des eaux tenant en dissolution des matériaux organiques de nature banale de provoquer l'affection spécifique qui nous occupe, témoin l'innocuité des eaux de puits de Rodez, de Besançon, de Paris, de Liège, celles des petits cours d'eau et les eaux marécageuses, l'on verra que l'on doit en effet, avec Mgr Billet, attribuer cette endémie à un agent spécifique qui se développe plus particulièrement dans les sols magnésiens si communs dans les régions montagneuses ; cet agent, ce microbe est transmis à l'organisme par les eaux qui l'ont emprunté elles-mêmes aux sols infectés. Chose inattendue, cette infection par le sol avait été pressentie par Sydenham qui s'exprime ainsi à propos de l'origine d'un certain nombre d'épidémies : *Ab occulta et inexplicabili quadam alteratione in ipsis terræ visceribus pendent, unde aer ejusmodi effluviis contaminatur, quæ humana corpora huic aut illi morbo addicunt determinantque.*

ARTICLE VI. — MÉTHODES D'ESSAI ET D'ANALYSE DES EAUX. — EXAMEN MICROGRAPHIQUE.

Nous ne saurions vouloir donner ici l'ensemble des méthodes qui servent à analyser les eaux. Celles qui s'appliquent aux eaux potables aussi bien qu'aux eaux minérales et à d'autres liquides se trouvent exposées dans tous les traités d'analyse. Nous nous proposons seulement de faire connaître dans cet article les essais spécialement propres aux eaux potables et les méthodes qui permettent soit de les connaître, caractériser et classer rapidement, soit d'y rechercher par l'examen microscopique, ou par la méthode des cultures, etc., les matières rares ou les organismes vivants dont on n'a pas l'habitude de se préoccuper dans les analyses ordinaires.

§ 1. — Examen de la dureté des eaux. — Hydrotimétrie.

On a vu que la *dureté* des eaux se mesure par la propriété plus ou moins prononcée qu'elles possèdent de durcir les légumes à la cuisson et de précipiter le savon de ses dissolutions. Ces défauts tiennent à la richesse des eaux en sels calcaires et magnésiens. Nous avons dit aussi que l'aptitude des eaux potables à satisfaire aux principaux usages domestiques, à bien cuire les légumes, à permettre le savonnage, à déposer peu de matières incrustantes lorsqu'on les fait bouillir, est l'une de leurs plus importantes caractéristiques. L'on a donc essayé de chercher une mesure précise de la valeur des eaux à ce point de vue, ou inversement de classer les eaux potables selon leur degré de *dureté*. La méthode qui répond à ce but porte le nom d'*hydrotimétrie*.

C'est Clark, en Angleterre, qui le premier eut l'idée d'employer les solutions de savon titrées pour mesurer la dureté des eaux de boisson ou destinées aux usages industriels. Boutron et Boudet en France perfectionnèrent et généralisèrent beaucoup la méthode primitive de Clark. Dans tous les cas, la base de cette méthode repose sur cette observation fondamentale qu'une solution de savon versée dans une eau contenant des sels calcaires ou magnésiens ne mousse, par agitation, que lorsque tous les sels terreux de l'eau qu'on examine ont été préalablement précipités par les acides gras du savon. C'est seulement après que tous les sels calcaires ou magnésiens ont été éliminés à l'état de grumeaux insolubles formés de stéarate ou d'oléate de chaux, que l'excès de savon qui reste dissous dans la liqueur lui communique la propriété de mousser lorsqu'on l'agite.

La méthode hydrotimétrique de Boutron et Boudet, que nous allons exposer (1), permet de déterminer la valeur des eaux relativement au plus grand nombre de leurs usages. Cette méthode est rapide et suffisamment précise pour doser les sels de chaux et de magnésie, c'est-à-dire les sels les plus importants. Quoique indépendamment de ceux-ci les eaux de source et de rivière puissent contenir une petite quantité d'alumine, de silice, de sels de fer, qui forment aussi avec le savon des précipités insolubles, ces dernières substances, ne se rencontrant pas dans la plupart des eaux non minérales, ou plutôt ne s'y rencontrant qu'en proportion trop faible pour fausser sensiblement le degré observé à l'hydrotimètre qui ne saurait en tenir compte.

(1) *Hydrotimétrie*, par MM. Boutron et Boudet. Paris, V. Masson, 1856.

La méthode de Boutron et Boudet s'applique de la façon suivante : on prépare une liqueur savonneuse dite *liqueur hydrotimétrique* en dissolvant à chaud 100 grammes de savon blanc de Marseille bien desséché à l'étuve, dans 1600 grammes d'alcool à 90° centésimaux, l'on filtre et l'on ajoute un litre d'eau distillée. Cette liqueur, ainsi approximativement dosée, doit être ensuite définitivement titrée comme il suit :

On pèse $0^{gr},25$ de chlorure de calcium pur et sec et on le dissout dans de l'eau distillée, de manière à en faire un litre. On prend d'autre part un flacon de verre étroit (fig. 15) de 60 centimètres cubes de capacité, portant quatre traits de jauge qui marquent à partir du fond 10, 20, 30 et 40 centimètres cubes, et l'on verse dans ce flacon de la liqueur de chlorure de calcium ci-dessus jusqu'au trait 40. Ces 40 centimètres cubes contiennent $0^{gr},25 \times \frac{40}{1000} = 0^{gr},01$ de chlorure de calcium $CaCl^2$. On précipite goutte à goutte cette solution par la liqueur savonneuse hydrotimétrique dont on a dit tout à l'heure la composition. A cet effet on se sert d'une petite burette appelée *burette hydrotimétrique* (fig. 16), formée d'un tube étroit fermé par en bas et de 7 à 8 centimètres cubes de capacité. Cette burette est graduée de la façon suivante. L'instrument porte en haut, près du col, un trait circulaire au dessous duquel est marqué le zéro, de telle façon que l'espace compris entre le trait zéro et ce trait circulaire corresponde à la petite quantité d'eau de savon qui est nécessaire pour former une mousse persistante lorsqu'on agite cette petite quantité de liqueur avec 40 centimètres cubes d'eau distillée. On gradue ensuite le volume de la burette à partir du zéro en mesurant une capacité de 2 centimètres cubes et 4 dixièmes au-dessous du trait zéro, et divisant ce volume en 23 parties égales. Ces divisions sont prolongées jusques au bas de la burette.

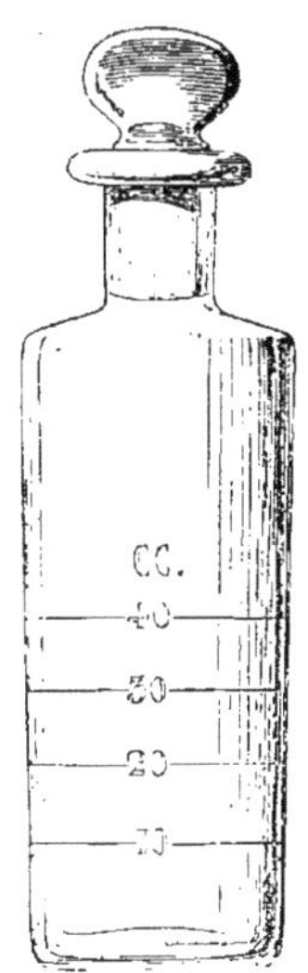

Fig. 15. — Flacon hydrotimétrique.

Ceci fait, le tube mesureur étant garni de solution de savon normale jusqu'au trait placé au-dessus du zéro, et le flacon hydrotimétrique ayant reçu 40 centimètres cubes de solution titrée de chlorure de calcium, qui correspondent à $0^{gr},01$ de ce sel, on verse goutte à goutte, avec la burette, la liqueur de savon dans le flacon hydrotimétrique, en agitant vivement celui-ci chaque fois. Si la liqueur de savon est exacte, 22 divisions de la burette (non compris le volume entre le trait circulaire et le zéro) produiront par agitation une mousse persistante. S'il fallait moins ou plus de liqueur savonneuse, on l'étendrait d'eau, ou dans le cas contraire, on la concentrerait jusqu'à ce qu'elle fût juste. La liqueur au savon ainsi exactement titrée correspond alors par degré de la burette hydrotimétrique à $0^{gr},0114$ de chlorure de calcium par litre (1). 22 divisions de la burette contiennent $0^{gr},1$ de savon réel dissous.

Que l'on remplisse maintenant avec une eau de source ou de rivière le flacon hydrotimétrique jusqu'au trait 40, et qu'on y verse goutte à goutte avec la burette, comme on vient de le dire, la liqueur savonneuse titrée, on arrivera à constater le nombre de division nécessaires pour obtenir par l'agitation une mousse persistante. Ce chiffre représente le *degré hydrotimétrique* de l'eau, c'est-à-dire le nombre de fois que cette eau contient $0^{gr},0114$ de chlorure de calcium par litre ou la proportion équivalente à $0^{gr},0114$ de chlorure de calcium d'un sel calcaire quelconque, à la condition, lorsqu'il s'agira de transformer en poids le degré hydrotimétrique observé, de prendre pour chacun de ces sels un multiplicateur convenable, différent de $0^{gr},0114$. Chacun de ces multiplicateurs a été déterminé une fois pour toutes par expérience. Le degré hydrotimétrique d'une eau exprimera en même temps le nombre de décigrammes de savon que cette eau sature par litre ; et c'est encore là une donnée pratique qui n'est pas indifférente, surtout pour les teinturiers, blanchisseurs, etc...

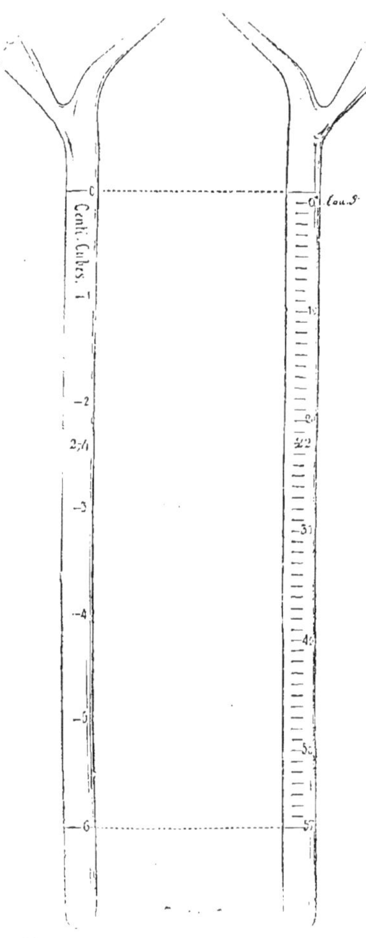

Fig. 16. — Burette hydrotimétrique.

Si l'eau dépassait 25 ou 30 degrés hydrotimétriques, on titrerait seulement avec 20 ou même 10 centimètres cubes de cette eau qu'on mesurerait dans le flacon spécial grâce aux traits de jauge qu'il

(1) On a vu plus haut que 40 cent. cubes de liqueur normale de chlorure de calcium contenaient $0^{gr},01$ de ce sel à l'état sec. 22 degrés de la burette précipitent donc $0^{gr},01$ de chlorure dans 40 cent. cubes. Si l'on calcule maintenant la teneur de la liqueur par litre, et non par 40 cent. cubes, ils en précipitent $\frac{0^{gr},01}{22} \times \frac{1000}{40} = 0^{gr},0114$ par degré.

porte. On compléterait ensuite avec de l'eau distillée les 40 centimètres cubes, et l'on ferait le dosage comme il vient d'être dit. Pour les calculs on emploierait les mêmes coefficients, mais l'on devrait multiplier le degré trouvé par 2 ou par 4 si, pour faire l'essai, l'on n'avait pris que 20 ou que 10 centimètres cubes de l'eau à examiner.

Si l'on fait bouillir une eau de rivière ou de source durant une heure, de façon à décomposer son bicarbonate de chaux et qu'après avoir rétabli le volume primitif on filtre et reprenne le degré hydrotimétrique de la liqueur, ce titre correspondra à la totalité des sels autres que le carbonate de chaux que l'ébullition a déjà précipité. Soit une eau marquant primitivement 24° hydrotimétriques : on la fait bouillir et l'on n'obtient plus que 14 degrés. Ce second titre devrait théoriquement correspondre aux chlorures et sulfates de chaux et de magnésie et aux traces de silice et de fer restés dissous. Mais l'expérience ayant montré que l'eau après ébullition dissout encore une quantité de carbonate de chaux correspondant à 3 degrés de l'hydromètre (ou à environ 0gr,031 de CO^3Ca par litre), on devra réduire de 3° le nouveau titre trouvé. On aura donc $14° - 3° = 11°$ pour les chlorures et sulfates alcalins et terreux, tandis que $24° - 11 = 13$ degrés correspondront à l'acide carbonique et aux carbonates de chaux de l'eau primitive. L'on peut encore de l'eau que l'on examine éliminer d'abord la chaux par l'oxalate d'ammoniaque, filtrer, calciner, redissoudre dans l'eau le résidu en revenant au volume d'eau d'où l'on était parti, et prendre alors le nouveau degré hydrotimétrique qui correspondra presque entièrement aux sels de magnésie. Quant aux sels alcalins qui fausseraient légèrement ce résultat, ils sont généralement en trop minime proportion dans les eaux potables et ménagères pour qu'il y ait lieu d'en tenir compte.

Si l'on veut connaître les poids des divers sels de chaux, de magnésie, etc., correspondant à chacun de ces titrages, il faudra appliquer le coefficient, d'avance déterminé par les auteurs de la méthode, qui correspond à chacun des sels que l'on titre. Si c'est une eau calcaire, le coefficient 0gr,0103 par lequel on multipliera le degré trouvé donnera le carbonate de chaux. Si c'est une eau séléniteuse, on séparera d'abord le carbonate par ébullition, et l'on appliquera ensuite au degré trouvé à l'eau bouillie et filtrée le coefficient 0gr,0140 qui répond au sulfate de chaux. Si c'est une eau salée, le coefficient 0gr,0120 lui sera applicable, etc. Voici du reste quelques nombres qui donnent en poids, *par litre d'eau*, et pour chaque espèce de sel, la valeur du degré hydrotimétrique.

Un degré de l'hydrotimètre correspond par litre à :

Chaux (CaO) calculée d'après le degré total des sels de chaux. 0gr,0057
Chlorure de calcium ($CaCl^2$)........................ 0 ,0114

Carbonate de calcium (CO^3Ca)	0gr,0103
Sulfate de calcium (SO^4Ca)	0, 0140
Magnésie (MgO) (calculée d'après le degré total des sels de Mg).	0, 0042
Chlorure de magnésium	0, 0090
Chlorure de sodium	0, 0120
Acide carbonique	5 cent cub.
Savon à 30 p. 100 d'eau	0gr,1061

Comme on le voit par ce tableau, dans les cas habituels, la valeur du degré hydrotimétrique brut d'une eau de boisson représente approximativement le nombre de centigrammes de sels terreux contenus dans cette eau potable. Mais il ne faudrait pas appliquer cette règle aux eaux minérales ou aux eaux résiduelles de certaines industries.

Si elles marquent de 10 à 30 degrés hydrotimétriques les eaux sont propres à être bues. Les meilleures varient entre 15 et 20 degrés. De 30 à 60 degrés, elles sont à la fois impropres au savonnage et à la cuisson des légumes. Elles sont aussi à peine utilisables comme boisson, à moins qu'elles ne soient très riches en gaz acide carbonique qui fait supporter à l'estomac l'excès de sels calcaires.

Voici, comme termes de comparaison, le degré hydrotimétrique total d'un certain nombre d'eaux connues :

	Degrés hydrotimétriques.
Eau distillée	0°
— de pluie à Paris	3°,5
— de la Seine au pont d'Ivry (décembre 1854)	15°
— — — (février 1855)	17°
— — à Chaillot (février 1855)	23°
— de la Marne à Charenton (février 1855)	19° à 23°
— d'Arcueil	28°
— du canal de l'Ourcq	30°
— de Belleville	128°
— de la Garonne à Toulouse	5°
— de la Loire à Tours et à Nantes	5°,5
— du Rhône à Lyon	13°,5
— de la Saône	15°
— de la Dordogne à Libourne	4°,5
— de l'Allier à Moulins	3°,5
— de l'Oise à Pontoise	21°
— de l'Escaut à Valenciennes	24°,5
Source sortant du granit (Morvan)	2° à 11°
— des sables de Fontainebleau	6° à 22°
— de la craie blanche	12° à 17°
— de la craie marneuse	14° à 22°
Source du niveau d'eau des marnes vertes non gypsifères	20° à 30°
— du niveau d'eau des marnes vertes gypsifères.	23° à 155°
Eau du lac de Genève	11°
— de l'Arve	11°
— du lac de Longemer	1°,1
Source de Grandfontaine (Vosges)	7°
— de Fromont (Vosges)	6°
— de la forêt de Guirbaden	1°,5
Eau du grand Rhin (prise d'eau d'Altersheim)	12°,2
— du petit Rhin	12°,5

	Degrés hydrotimétriques.
Eau de l'Ill	13° à 14°
Eaux de Londres	15° à 23°
— de Liverpool	16°,8 à 21°
— de Manchester	16°,8
— de Glasgow (eau de la Clyde)	21°
— — (eau des montagnes)	5°,6
— d'Édimbourg	7°
— de Newcastle	7°
Eau du Tibre	29°
— Felice à Rome	18°,2
— Vergine à Rome	11°,2

§ 2. — Essai rapide des eaux potables.

L'essai hydrotimétrique, tout en fournissant un chiffre assez exact pour le poids des sels calcaires contenus dans une eau, reste muet ou d'une application difficile et un peu incertaine, s'il s'agit de déterminer la nature et le poids des autres éléments. Sans être obligé de procéder à une analyse complète toujours longue, l'on peut recourir à la méthode d'analyse approximative rapide que nous allons exposer, dans les cas où l'on veut se renseigner sur la nature d'une eau potable ou même minérale.

1° L'on évapore successivement au bain-marie, dans une petite capsule de porcelaine, ou mieux de platine, un litre de l'eau à essayer après addition préalable de 0gr,05 de carbonate de soude pur et calciné. L'augmentation de poids de la capsule, déduction faite du carbonate de soude ajouté, donne le poids du résidu sec de l'eau à 100°.

Si l'on reprend ce résidu sec par un peu d'alcool à 83° cent. et qu'on évapore cette solution, on aura généralement un faible résidu salin où l'on pourra facilement déceler l'iode en ajoutant une trace de nitrite de soude, une goutte d'empois d'amidon frais et une petite quantité d'acide sulfurique. Ce mélange bleuira aussitôt s'il y a des iodures dans l'eau qu'on examine.

2° Un nouveau litre d'eau est mis à bouillir dans une fiole de verre en remplaçant de temps en temps le liquide qui s'évapore par de l'eau distillée. Il se forme peu à peu par dissociation du bicarbonate calcique un précipité qu'on recueille, qu'on pèse et qu'on sèche. Celui-ci est presque uniquement formé de bicarbonate de chaux, entraînant une trace d'oxyde de fer, *mais pas de magnésie*. Si l'on ajoute au poids de ce précipité, séché à 120 degrés, 0gr,031 pour le calcaire qui reste en dissolution par litre d'eau, on aura le poids de carbonate de chaux par 1000 cent. cubes. Le poids du précipité dû à l'ébullition est une donnée très précieuse : il représente, en effet, la partie incrustante de l'eau, celle qui précipite le savon, forme des laques avec les matières colorantes tinctoriales, se dépose dans les chaudières à vapeur, les bassins, les tuyaux de conduite. L'on voit combien cette détermination est importante et donne des renseignements nombreux et précis.

3° On réduit au dixième de son volume primitif l'eau dont on a séparé le bicarbonate de chaux, ainsi qu'il vient d'être dit au 2°, et l'on additionne la liqueur, non séparée du précipité nouveau qui a pu s'y produire, de son volume d'alcool à 83° centésimaux. On obtient ainsi un résidu insoluble formé par les sulfates de chaux et de magnésie qu'on lave à l'alcool et qu'on sèche à 180°. Après la pesée, on lave de nouveau ce résidu avec un peu d'eau saturée de plâtre. Il ne reste plus alors sur le filtre que du sulfate de chaux qu'on égoutte sur une brique et qu'on sèche de nouveau à 180°. La différence des deux pesées donne le sulfate de magnésie, et comme on connaît le poids total des deux sulfates, on en déduit le poids du sulfate calcaire.

4° La liqueur d'où l'on a extrait ainsi les carbonates et sulfates de chaux et de magnésie ne contient donc plus que les chlorures et azotates terreux s'il en existait dans l'eau, ainsi que les sels alcalins. L'on peut alors, si l'on reconnaît dans ce résidu la présence d'une dose sensible de sels calcaires ou magnésiens, l'additionner de carbonate d'ammoniaque, évaporer à sec, chasser au rouge naissant l'excès de carbonate ammoniacal ajouté, et reprendre par de l'eau distillée qui laisse les carbonates de chaux et de magnésie correspondant aux chlorures et azotates terreux, tandis que la liqueur filtrée donne les chlorures et azotates alcalins. Grâce à l'azotate d'argent et au chlorure de baryum titrés, l'on pourra déterminer rapidement dans cette liqueur résiduelle à quel état, et dans quels rapports de composition, se trouve la majeure partie de ce dernier reste formé des sels alcalins de l'eau.

Cette méthode d'essai est très rapide. En la suivant avec soin on pourra se rendre compte en quelques heures de la valeur et de la nature d'une eau potable ou minérale. On verra plus loin avec détail comment on détermine le poids et la nature des matières organiques que ces eaux pourraient contenir.

§ 3. — Analyse proprement dite des eaux potables.

Matières minérales. — Nous ne donnerons ici que les méthodes de dosage délicates propres aux eaux potables, renvoyant aux Traités spéciaux d'analyse pour les autres documents.

En général, la recherche des matériaux, même les plus rares, n'a pas besoin de se faire dans une eau potable sur une quantité supérieure à 10 litres, car l'on peut affirmer qu'une matière non dosable dans cette masse d'eau réduite à un faible volume s'y trouve en quantité inférieure à 1 milligramme ou un demi-milligramme par litre, soit à un dix-millionième du poids de l'eau. Or, les matières que l'on trouve communément dans les eaux, telles que sulfates, carbonates, chlorures, sels de chaux, de magnésie, alumine, etc., si elles sont inférieures à ce poids, peuvent être considérées comme n'y existant pas.

Quant aux autres substances plus rares et plus actives : le cuivre, l'arsenic, l'iode, dont les eaux potables contiennent en général une quantité inférieure à 0gr,003 par litre, elles peuvent avoir de l'intérêt, non seulement au point de vue purement scientifique, mais aussi sous le rapport de leur utilité ou de leur extrême activité. Pour celles qui ne pourraient être dosées que sur un très grand volume d'eau, il faut réserver l'analyse qualitative, dont les procédés, plus sensibles, en général, que ceux qu'emploie l'analyse quantitative, permettent d'affirmer non seulement que telle ou telle substance, l'iode, le brome, l'arsenic, les métaux rares, existent ou non dans l'eau que l'on examine, mais aussi que la quantité de ces substances est inférieure par litre à une fraction très petite, et que l'on peut souvent apprécier approximativement, du poids total de l'eau.

Ainsi conçue et employée, l'analyse donne une signification mieux déterminée que celle qu'on exprime souvent par le mot de *traces*. Mais d'autres considérations permettent d'arriver à une précision plus grande encore, je veux parler de celles qui reposent sur l'analyse des concrétions. Les composés métalliques les plus intéressants, le fer, le nickel, le cobalt, le manganèse, le zinc, le cuivre, le plomb et l'arsenic lui-même, se précipitent en général dans les bassins et les tuyaux de conduite, entraînés avec le carbonate de chaux et l'oxyde de fer. L'étude des sédiments revient donc à l'analyse quantitative très précise, et faite en grand, des eaux au point de vue des métaux lourds et de l'arsenic. Quant aux métaux alcalins on pourra décéler les plus rares par les méthodes délicates de l'analyse spectrale.

Les dosages doivent être faits, en général, dans les eaux fraîchement puisées.

a. *Gaz dissous.* — Les expériences doivent se faire à la source même ou à côté du lieu d'émergence de l'eau.

L'on peut avoir à déterminer la totalité des gaz dissous dans les eaux, ou bien, se proposer d'y doser simplement l'oxygène.

Pour extraire la totalité des gaz dissous dans l'eau, j'ai donné la méthode suivante que je résume ici rapidement. On prend un ballon, A (fig. 17), de deux litres environ, portant un bouchon de caoutchouc à deux trous qui reçoivent chacun un tube. L'un, D, très large, permettra aux gaz que dégagera la chaleur de se rendre sous une cloche placée sur le mercure. L'autre, B, sert à puiser l'eau à la source ou dans la bouteille B. On introduit d'abord dans le ballon A, et sans mesurer, 20 à 30 centimètres cubes d'eau, on ouvre les pinces *p* et *q*, l'extrémité du tube B trempant d'abord dans un verre d'eau bouillie. On porte l'eau du ballon A à l'ébullition. Sa vapeur chasse bientôt tout l'air de l'appareil. En laissant légèrement refroidir et fermant en q, l'air du tube pB est balayé et ce tube se remplit d'eau dès qu'on ferme la pince p. La vapeur qui s'échappe alors par Dq chasse rapidement tout l'air de l'appareil. On place en ce moment en B la bouteille contenant l'eau à examiner : cette bouteille doit avoir été préalablement tarée. En ouvrant la pince p on laisse entrer 1500 à 1600 centimètres cubes de cette eau dans le ballon A. On enlève alors la bouteille et on la repèse. On connaît par sa perte de poids, si l'on a la densité de

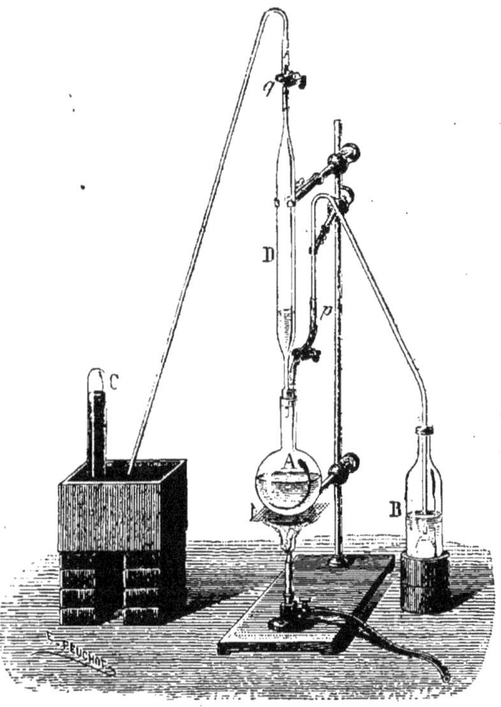

Fig. 17. — Appareil de M. Gautier pour extraire et doser le gaz des eaux.

l'eau, le volume introduit. En rouvrant la pince p l'extrémité B plongeant cette fois dans l'eau bouillie, on aspire en A l'eau restant dans le tube étroit pB, la totalité de l'eau à examiner est donc ainsi introduite dans le ballon vide A. On ferme la pince p et on ouvre q; il suffit dès lors d'une ébullition de quelques instants pour que les gaz dissous, chassés par la vapeur, soient entraînés en C sur le mercure. Le large tube D a pour but de condenser la majeure partie de la vapeur d'eau et de recevoir les gaz de l'eau qu'on examine. A mesure qu'elle arrive dans le ballon A vide et chaud, les gaz montent en D dès que l'ébullition commence. Ils sont alors bientôt entraînés par la vapeur et rendus en C sans emporter avec eux une quantité d'eau sensible.

On peut analyser alors ces gaz par les méthodes ordinaires : l'acide carbonique est absorbé par la potasse; l'oxygène l'est ensuite par le phosphore ou par un mélange de potasse et de pyrogallol; l'azote reste comme résidu.

Lorsqu'on veut simplement doser l'oxygène de l'eau, l'on peut recourir à la méthode de M. Schutzenberger et se servir encore de l'appareil précédent. Il ne porte dans ce cas que le tube pB et la pince p. La partie CqD est remplacée par une burette de Mohr contenant de l'hydrosulfite de zinc neutre et titré. On chasse d'abord comme ci-dessus l'air du ballon, grâce à l'ébullition d'un peu d'eau dans laquelle on a introduit une solution de carmin d'indigo. On décolore cette solution en y faisant couler l'hydrosulfite par la burette jusqu'à coloration jaune. En ouvrant alors la pince p on aspire enfin et mesure, par le procédé ci-dessus dit, l'eau à examiner. L'oxygène dissous recolore aussitôt le carmin d'indigo; il ne reste plus qu'à verser goutte à goutte l'hydrosulfite jusqu'à décoloration nouvelle. La quantité de cette liqueur titrée qu'on emploie pour arriver à ce résultat fait connaître, par un calcul rapide, le volume d'oxygène de l'eau introduite (1).

M. Winkler a donné une méthode qui paraît assez commode pour le dosage de l'oxygène dissous dans les eaux. Elle est fondée sur ce fait que l'hydrate manganeux s'oxyde à froid par l'oxygène libre en donnant un oxyde supérieur qui par l'acide chlorhydrique dégage du chlore. Celui-ci à son tour en réagissant sur l'iodure de potassium met l'iode en liberté : on le dose par les moyens connus (*Bull. Soc. chim.*, 3e sér., t. I, p. 147).

b. *Dosage de l'ammoniaque.* — Pour en apprécier de très faibles quantités, l'on peut recourir au dosage de l'ammoniaque par le réactif de Nessler. On sait que ce réactif consiste dans une solution d'iodure de mercure dans l'iodure de potassium faiblement alcalinisé par la soude. Il jouit de la propriété de précipiter en rouge les solutions des sels ammoniacaux et de donner une coloration rougeâtre avec les moindres traces de ces sels. L'eau à essayer est versée dans un tube jaugé; une pipette graduée contient de l'eau distillée additionnée d'une solution titrée très faible d'ammoniaque. On ajoute dans un second tube de l'eau distillée et les deux tubes, celui à eau potable et celui à eau distillée reçoivent 2 centimètres cubes de réactif de Nessler. L'eau potable se colore et rougit si elle contient de l'ammoniaque. On verse alors dans le tube à eau distillée de la solution ammoniacale titrée jusqu'à obtenir la même coloration dans les deux tubes. On n'a plus qu'à lire sur la

(1) Pour les détails de cette méthode, voir *Bull. de la Soc. chimique*, t. XX, p. 147 et suiv. — Voir aussi un autre procédé dans l'*Annuaire de l'Observatoire de Montsouris* pour 1885, p. 416.

pipette la quantité d'ammoniaque employée. On s'arrange généralement pour que chaque centimètre cube de la pipette corresponde à 1/100 de milligramme d'ammoniaque.

Voici le procédé suivi à l'Observatoire de Montsouris. Un litre d'eau additionné d'un centimètre cube d'acide sulfurique au 10ᵉ est évaporé dans un petit ballon jusqu'à réduction à 30 centimètres cubes. Le résidu, réuni à 5 ou 10 centimètres cubes de l'eau primitive réservés pour ce lavage, est introduit dans une petite cornue avec un peu de magnésie calcinée pure et en excès. Les deux premiers cinquièmes de cette liqueur sont distillés dans une fiole contenant de 2 à 5 centimètres cubes d'acide sulfurique mesuré et titré, préalablement coloré par trois gouttes d'une solution alcoolique de cochenille. Le titrage nouveau de cet acide par une liqueur alcaline connue indique, par différence avec le titre acide initial, le poids de l'ammoniaque déplacée par la magnésie.

c. *Dosage des acides nitrique et nitreux.* — Pour déceler l'acide nitrique dans une eau on peut se servir de la méthode de Graebe. Un dixième de milligramme d'azotate de potasse introduit dans de l'eau est décelé par quelques gouttes de carbazol dissous dans l'acide sulfurique ; on obtient ainsi une coloration verte très sensible.

Pour doser l'acide nitrique, la meilleure méthode est celle de Schlœsing. Elle consiste à introduire une certaine quantité d'eau dans un ballon muni d'un tube à gaz, à chasser complètement l'air par l'ébullition de cette eau, puis à laisser pénétrer par un tube latéral dans ce ballon ainsi vidé d'air une certaine dose de sulfate ferreux acidulé. Sous son influence, les azotates et azotites se transforment en bioxyde d'azote que l'on recueille en reproduisant l'ébullition et recevant les gaz sous une cloche graduée. C'est une méthode à la fois qualitative et quantitative très précise.

L'on peut aussi évaporer l'eau au tiers de son volume, après l'avoir très légèrement alcalinisée. En entourant alors de glace le ballon qui contient l'eau concentrée, on l'additionne de 5 grammes de potasse *bien exempte de nitrates*, et de 2 grammes d'aluminium en copeaux par litre d'eau primitive. On distille le lendemain en évitant, grâce à l'interposition d'un long et large tube vertical rempli de gros tessons de verre, les projections et entraînements de l'alcali fixe; enfin l'on dose, au moyen d'un acide titré, l'ammoniaque qui a passé avec le liquide distillé. Sachant que 17 grammes d'ammoniaque correspondent à 63 grammes d'acide nitrique pur AzO^3H, l'on peut conclure, par le calcul, l'acide nitrique total qui se trouvait dans l'eau primitive.

M. Arnaud a donné un procédé facile et rapide pour doser l'acide nitrique des eaux potables. On les évapore au bain-marie ; le résidu est repris par de l'alcool à 83° centésimaux ; celui-ci évaporé laisse quelques sels qu'on redissout dans un peu d'eau. On acidule très faiblement la liqueur par une goutte d'acide sulfurique étendu, et l'on ajoute du sulfate de cinchonamine. Le nitrate de cinchonamine, tout à fait insoluble dans les liqueurs légèrement acides, se précipite et permet un dosage facile de l'acide nitrique. C'est le seul procédé connu de dosage en poids de l'acide nitrique sous la forme de nitrate.

L'on peut encore se servir de la méthode de MM. Grandval et Lajoux consistant à évaporer l'eau à sec, et à traiter le résidu par un mélange d'acide sulfurique (37 grammes) et de phénol (3 grammes). Il se fait ainsi une petite quantité d'acide picrique, proportionnelle à la dose des nitrates. En ajoutant alors un excès d'ammoniaque, la liqueur se colore en jaune rougeâtre : on l'étend à un certain volume et l'on compare au colorimètre cette coloration avec celle que donne, dans les mêmes conditions, un poids connu de nitrate de potasse.

S'il y avait beaucoup de matières organiques ce procédé serait défectueux et nous ne le citons du reste ici que sous réserves.

La recherche et le dosage des nitrites dans les eaux peut se faire par la méthode suivante due à M. Griess. On prépare de l'acide sulfanilique en traitant à chaud une partie d'aniline par deux d'acide sulfurique fumant. Le précipité qui se forme, lavé à l'eau froide, est recristallisé ensuite dans l'eau bouillante. Si, à de l'eau potable, à de l'eau de puits ou de pluie, par exemple, contenant la plus petite proportion d'un nitrite, on ajoute de l'acide sulfanilique et de l'acide sulfurique, il se fait un composé diazoïque qui, en présence de la naphtylamine, donne lieu à une coloration rouge cramoisie intense due au sulfate d'azobenzolnaphtylamine. Cette réaction demande un certain temps pour se produire en liqueur très étendue. Elle permet d'apprécier dans l'eau un cent-millionième et moins d'acide nitreux.

S'il s'agit simplement de reconnaître qualitativement dans une eau potable ou minérale la présence des nitrites ou des nitrates, l'on évapore cette eau après addition de $0^{gr},05$ de carbonate de soude par litre, et l'on ajoute aux dernières eaux mères un peu d'acide sulfurique et une parcelle de plomb. La liqueur bleuit dès qu'on y verse une goutte d'iodure de potassium mêlé d'empois. Pour caractériser les nitrites la parcelle de plomb serait inutile.

d. *Recherche et dosage des métaux toxiques : zinc, cuivre, plomb, étain.* — Pour rechercher ces métaux, si l'on en soupçonne l'existence, on évapore 5 à 10 litres de l'eau suspecte ; l'on acidule *très faiblement* le résidu avec un peu d'acide nitrique, on évapore au bain-marie, et l'on reprend par de l'eau froide. La *solution* contient le zinc et le cuivre ; dans le *résidu* se trouvent le plomb et l'étain. L'on continue comme suit :

Zinc et cuivre. — On acidule la liqueur avec un peu d'acide sulfurique, on porte à 100° et l'on fait passer un courant d'hydrogène sulfuré qui précipite le sulfure de cuivre. Celui-ci est transformé en sulfate et dosé par les procédés ordinaires soit à l'état d'oxyde, soit à l'état de cuivre métallique réduit ou précipité par la pile sur une lame de platine. La liqueur contenant le zinc est étendue d'eau mise à bouillir, et traitée par de l'acétate de baryte. On filtre pour séparer le sulfate de baryte qui se forme et dans la liqueur acidulée alors d'acide acétique l'on fait passer, à chaud, un courant d'hydrogène sulfuré qui précipite le sulfure de zinc qu'on dose par les méthodes habituelles.

Plomb et étain. — Le résidu de l'évaporation de l'eau, obtenu comme il est ci-dessus dit, contient ces deux métaux ; il est mis à bouillir avec un léger excès d'hydrate de baryte *exempt de plomb.* Il se fait ainsi un mélange d'hydrate de plomb et de stannate de baryum ; après une heure d'ébullition, on reprend le tout par de l'acide chlorhydrique pur étendu de deux fois son volume d'eau ; on filtre sur l'amiante, et après avoir saturé partiellement la liqueur acide, on la précipite par de l'hydrogène sulfuré. Le précipité ainsi obtenu est lavé et mis à digérer avec du polysulfure de sodium qui enlève l'étain qu'on sépare et dose s'il y a lieu.

La partie du précipité par l'hydrogène sulfuré insoluble dans le polysulfure de sodium est lavée et traitée par un mélange d'acide sulfurique et nitrique ; on chauffe pour chasser l'acide nitrique, et le résidu est, sans aucune filtration préalable, soumis plusieurs jours à l'électrolyse avec deux à trois éléments de Bunsen. Le plomb se précipite à l'état de bioxyde sur l'électrode négative. On peut le redissoudre, mais il vaut mieux le traiter directement, après lavage, par un mélange d'un peu d'acide sulfurique et nitrique qui le transforme en sulfate. On dose alors le plomb sous cet état.

Si l'on voulait simplement s'assurer de la présence de ce métal, après avoir dissous dans l'acide nitrique concentré le dépôt formé sur la lame de platine, on évaporerait cette solution et l'on caractériserait le plomb dissous en le précipitant à l'état d'iodure jaune par l'iodure de potassium, et à l'état de sulfate insoluble dans l'eau et les acides, au moyen de l'acide sulfurique étendu.

e. *Silice.* — Pour doser la silice dans les eaux potables, un volume d'eau connu doit être évaporé en présence d'un peu d'acide azotique. On fritte le résidu au bain de sable tant qu'il se dégage des vapeurs acides et l'on reprend par de l'eau chargée d'acide chlorhydrique aussi longtemps qu'il se dissout quelque chose. Le résidu insoluble représente la silice totale.

f. *Matières organiques brutes.* — Le dosage du poids total des matières organiques d'une eau potable présente de l'intérêt, mais les méthodes données jusqu'ici pour atteindre ce but sont toutes insuffisantes.

L'on fait dessécher un litre d'eau à 100°, puis à 160°, *tant qu'il y a perte de poids du résidu*, après l'avoir additionné, dans cette seconde phase de l'opération, de $0^{gr},1$ de carbonate de soude, par gramme de sels résiduels. Dans ces conditions non seulement on chasse complètement l'eau d'hydratation des sels, mais encore lorsqu'on chauffe à 160°

on s'oppose à la décomposition ultérieure du chlorure de magnésium. Le résidu séché est alors porté sur un bec de Bunsen ou mieux dans un four à moufle à la température du rouge à peine naissant; la matière organique se brûle, on humecte le produit restant avec un peu de carbonate d'ammoniaque, on évapore, et sèche de nouveau à 150° ou 160° et l'on pèse de nouveau. La différence des deux pesées donne le poids des substances organiques combustibles.

Cette méthode est imparfaite; elle pèche toujours par excès. Frankland en a indiqué une autre assez compliquée consistant en principe à oxyder, par l'oxyde de plomb, le résidu de l'évaporation de l'eau dont on a chassé au préalable l'acide carbonique par un peu d'acide sulfurique. On calcine ce résidu avec de la litharge dans un tube à analyse, et l'on dose l'acide carbonique et l'azote formés. Cette méthode délicate demande de trop longs développements pour que nous puissions l'exposer ici (Voir *Water analysis*, London, 1880 et *Journ. chem. Soc.*, t. XXI, p. 87).

Le dosage de la matière organique au moyen du permanganate de potasse titré ne donne que des résultats très douteux. On en reparlera.

g. *Dosage des matières organiques solubles et en suspension.* — Dans un long tube effilé par le bas et à diamètre assez large (fig. 18), on verse un volume connu de l'eau à examiner. Si cette eau était sensiblement trouble, il faudrait au préalable la faire bouillir avec 4 à 5 millièmes d'acide phénique. Si elle paraît au contraire bien limpide, on se borne après quelques jours à séparer le résidu qui s'est déposé au fond d'un certain nombre de bouteilles laissées quelque temps au repos à la cave, dépôt qu'on verse dans le tube effilé dont nous parlions. Pour cela, on agite vivement ce dépôt avec les quelques centimètres cubes d'eau qui après syphonage de la partie claire surnageante surmontent immédiatement ce résidu. Les matières en suspension ne tardent pas à tomber au fond de l'effilure, et l'on peut alors les recueillir soit directement, soit sur un tout petit filtre de papier séché et taré d'avance à 100°.

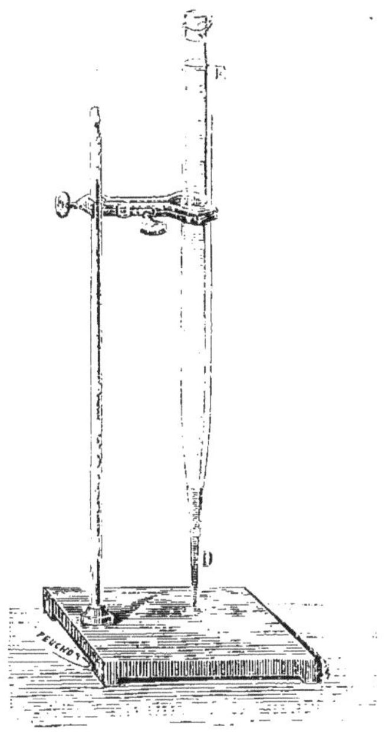

Fig. 18. — Tube pour recueillir les matières organiques insolubles en suspension dans les eaux.

Cette pesée donne le poids total des matières en suspension, minérales ou organiques. L'on calcine alors de nouveau au rouge naissant le filtre où elles ont été recueillies, l'on humecte les cendres de carbonate d'ammoniaque, l'on sèche et pèse le résidu. Si de ce poids l'on déduit les cendres du filtre (qui peuvent être presque nulles et en tous cas exactement connues), on obtient le poids des matières minérales qui étaient en suspension dans la totalité de l'eau primitive. Par différence avec la première pesée, l'on a le poids des matières organiques qui étaient en suspension; abstraction faite toutefois d'une partie presque impondérable, les microbes, qui ont pu ne pas être arrêtés par simple filtration.

Les matières organiques brutes, et plus encore les êtres organisés qui vivent dans les eaux potables, méritent la plus sérieuse attention. Mais en ce qui touche les êtres vivants, les procédés de culture et de numération et les essais physiologiques seuls donnent des renseignements précis et utilisables.

Quant aux matières organiques en dissolution dans les eaux, elles sont le signe d'une altération, d'une infection plus ou moins avancée : déversement dans ces eaux des égouts, déjections et immondices de toute espèce que l'homme rejette partout autour de lui. Il est donc important de savoir rapidement doser, ou tout au moins, de reconnaître le degré de pollution plus ou moins avancée des eaux de boisson. On y arrive par deux méthodes : ou bien l'on dose la quantité d'oxygène que les matières organiques généralement très altérables empruntent au permanganate de potasse; ou bien l'on détermine l'azote ammoniacal ou organique provenant des substances azotées.

Voici la marche suivie à l'Observatoire de Montsouris pour apprécier le poids de la matière organique par réduction du permanganate :

On introduit dans un ballon 100 centimètres cubes de l'eau à analyser, 2 centimètres cubes d'une dissolution de bicarbonate de soude au 10e et 5 à 10 centimètres cubes d'une solution de permanganate de potasse titrée à 0gr,395 par litre, de façon qu'on ait toujours un grand excès de ce réactif. On fait bouillir durant dix minutes : après refroidissement, on ajoute 2 centimètres cubes d'acide sulfurique pur pour redissoudre les flocons d'oxyde de manganèse formés, et l'on détermine le permanganate de potasse qui reste en solution en ajoutant un excès connu de sulfate de fer et d'ammoniaque titré, puis dosant par la solution titrée de permanganate, la quantité de sel ferreux que les 5 à 10 centimètres cubes de permanganate primitif n'avaient pas peroxydé. L'équation suivante :

$$2MnO^4K + H^2O = 5O + 2MnO + 2KHO$$

montre que le poids de 158 grammes de permanganate fournira 40 grammes d'oxygène. Si donc l'on a une liqueur titrée contenant 0gr,395 de permanganate par litre, chaque centimètre cube de cette liqueur qui est réduit correspond à 0gr,001 d'oxygène que la matière organique de 1000 centimètres cubes d'eau emprunte pour s'oxyder. L'on voit que par cette méthode l'on peut comparer les diverses eaux d'après leur pouvoir réducteur pour le permanganate.

L'on a déjà dit (p. 467 et 468) comment on dose dans les eaux l'ammoniaque et l'acide nitrique. L'azote qui correspond à chacun de ces états est appelé *azote ammoniacal* et *azote nitrique*. L'azote ammoniacal mesure en général la pollution des eaux par des matières telles que l'urée, ou ses dérivés et les autres substances qui l'accompagnent dans les urines. Cet azote ammoniacal est, jusqu'à un certain point, proportionnel à l'altération des eaux par les déjections urineuses et fécales immédiates. L'azote nitrique est proportionnel au poids de l'acide nitreux ou nitrique qui dérive de ces mêmes matières ammoniacales ou amidées, plus ou moins lentement oxydées, soit dans le sol, soit dans les eaux elles-mêmes, par les ferments nitriques. Il est comme le témoin de l'introduction dans ces eaux de détritus et déjections d'origine généralement animale, mais de date plus ancienne que l'azote ammoniacal ou l'urée. Au point de vue de sa signification hygiénique, l'on peut dire que l'azote nitrique indique que les matières azotées primitives sont devenues peu ou pas dangereuses. Mais souvent les deux formes de l'azote d'origine organique coexistent; et lors même que prédominerait l'azote nitrique, il faut toujours se préoccuper de cette substance et craindre que l'infection du terrain et le foyer de matières suspectes persiste, et qu'une occasion imprévue ne reproduise la pollution des eaux.

L'azote peut se trouver dans les eaux sous une troisième forme : celle d'*azote albuminoïde*. Celui-ci correspond soit à des amides complexes que l'ébullition avec la potasse ne parvient pas à dédoubler en acides non azotés et en ammoniaque (telles sont la leucine, la tyrosine, etc.); soit même aux substances protéiques qui peuvent exister en nature dans les eaux potables.

Si après avoir évaporé un volume connu d'eau potable en présence d'un petit excès de chaux ou de magnésie, l'on dose l'azote total dans le résidu au moyen de la chaux sodée, ou mieux par l'oxyde de cuivre, on aura : 1° par la chaux sodée, l'azote albuminoïde seul; 2° par l'oxyde de cuivre, l'azote albuminoïde et l'azote nitrique. De cet azote d'origine albuminoïde l'on pourra conclure approximativement le poids de ces albuminoïdes eux-mêmes, sachant que 15 parties d'azote gazeux correspondent environ à 100 d'albumine sèche et à 500 d'albumine humide.

Le poids d'oxygène emprunté au permanganate de potasse en excès, et la détermination de l'azote ammoniacal et albuminoïde, permettent de classer les eaux potables suivant leur degré relatif de pollution par des matières organiques plus ou moins putrescibles. Les matières animales azotées, celles surtout qui contiennent l'azote à l'état albuminoïde, sont de beaucoup les plus dangereuses.

§ 4. — Examen microscopique des eaux.

Les corps en suspension dans les eaux, que l'on peut immédiatement reconnaître à la loupe ou au microscope, après les avoir recueillis par les méthodes et procédés plus haut indiqués, sont les suivants :

Le *sable* calcaire ou siliceux, celui-ci à angles plus vifs, à cassure vitreuse au microscope, souvent partiellement cristallisé, inattaquable aux acides minéraux ; l'*argile*, en général amorphe, rendant la liqueur opaque presque indéfiniment à froid, se contractant et se précipitant à l'ébullition, inattaquable par les acides étendus ;

Les *débris de végétaux*, fibres de coton, de bois, feuilles ou autres parties végétales, en général facilement reconnaissables à leur organisation ;

Les débris d'animaux, insectes, fragments de plumes, de laine, etc., assez faciles aussi à reconnaître par leur structure ;

Les vibrions, *bactéries*, *protococcus*, *micrococques*, *diatomées*, *spores*, *infusoires*, *œufs divers*, *organismes plus ou moins complexes*, *conferves*, *oscillaires*, *algues*, etc.

On peut, sous le microscope, déceler ces divers corps au moyen des réactifs suivants :

La teinture d'iode employée seule ou en solution dans l'acide chlorhydrique affaibli colore en bleu toutes les parties contenant de l'amidon.

La solution de carmin dans la glycérine colore en rouge toutes les cellules végétales. Le violet de méthyle est absorbé surtout par les bactéries.

Examen des bactéries des eaux. — Nous empruntons en grande partie les détails qui suivent aux publications que M. Cornil a successivement faites, sur cet intéressant sujet, soit dans le *Journal des connaissances médicales*, soit dans son *Traité des bactéries*.

Les échantillons d'eau dont on veut faire l'analyse micrographique doivent être contenus dans de petites éprouvettes flambées mesurant environ 20 centimètres cubes, bouchées à la ouate préalablement stérilisée, et fermées par un bouchon de caoutchouc passé à la flamme.

L'analyse doit commencer aussitôt que possible après qu'on a recueilli l'eau ; lors même qu'elle aurait été conservée dans de la glace, les microbes s'y multiplient avec une prodigieuse rapidité, si l'on attend quelques jours (*Miquel*).

Dans l'échantillon d'eau préalablement bien agitée, l'on prend, à l'aide d'une pipette graduée et stérilisée, quelques centimètres cubes pour la culture et pour l'examen microscopique direct.

Ce dernier procédé se compose de deux temps :

1° *Examen microscopique simple des bactéries de l'eau.* — On examine une goutte de l'eau recouverte de la lamelle avec un objectif sec pour éviter les oscillations qu'un objectif à immersion homogène imprimerait à la goutte. On doit avoir aussi un oculaire muni d'un micromètre. On fait varier la lumière soit à l'aide des diaphragmes, soit par la simple rotation du miroir. Sur la surface sombre de la préparation, les bactéries interceptent la lumière et se dessinent immobiles, ou douées de mouvements rapides. On peut ainsi reconnaître leur présence, examiner leurs mouvements, apprécier leur nombre; mais ce procédé ne permet pas de pénétrer bien loin dans l'analyse bactériologique.

2° *Coloration et numération des bactéries sur des lamelles.* — On fait tomber de la pipette une ou plusieurs gouttes de l'eau à examiner sur des lamelles qu'on soumet ensuite à une dessiccation rapide à l'étuve. Une fois desséchées, on les passe lentement dans la flamme d'une lampe à l'alcool et on les colore de diverses manières, suivant les méthodes connues.

Il est bien entendu qu'on doit se servir d'une solution colorante fraîchement préparée et totalement exempte de bactéries.

On rencontre toutefois des difficultés. Elles tiennent principalement aux éléments inorganiques de l'eau qui restent sur la lamelle après l'évaporation. Les gros cristaux sont facilement reconnaissables, mais les rayures formées par le chauffage, les petits corps sur lesquels s'attache la matière colorante, peuvent en imposer pour des bactéries ou du moins inspirer des doutes à l'observateur. En vain essaye-t-on de faire agir sur la préparation desséchée divers agents chimiques pour enlever ou l'acide silicique ou les carbonates et sulfates terreux; on réussit difficilement à atteindre le but désiré.

La préparation colorée sert à l'examen et à la numération des microbes. Si l'on a employé une goutte d'eau pour la préparation, la pipette graduée indique combien de gouttes d'eau sont contenues dans un centimètre cube, et la numération des bactéries que renferme cette goutte permettra de conclure au nombre total des microbes par centimètre cube.

Si l'eau contient peu de bactéries, l'on peut déterminer leur nombre en comptant la préparation tout entière, mais si ce nombre est très considérable, il faut calculer pour toute la surface la moyenne trouvée pour plusieurs parties semblables. Il est alors préférable de se servir d'un porte-objet pourvu de divisions en carré, comme pour la numération des globules de sang; la grandeur du champ de vision est ainsi déterminée.

Il est dans ce cas indispensable d'amener à l'immobilité les bactéries qu'il s'agit de compter; il suffit de toucher la goutte d'eau qu'on examine avec une trace d'une solution au 30e d'acide osmique (*Certes*).

Il est évident que cette méthode de numération n'a pas de grandes prétentions à l'exactitude. Les causes d'erreurs sont nombreuses et, dans les calculs, ces erreurs se multiplient énormément.

Si l'eau contient très peu de bactéries, les inconvénients ne cessent pas d'exister. Car, si l'on ne compte, par exemple, que cent bactéries par centimètre cube, comme c'est le cas pour l'eau des réservoirs de la Vanne par exemple, il faudra, étant donné le faible diamètre du champ de vision des microbes, multiplier les changements de position de la préparation pour apercevoir une seule bactérie. Avec un objectif à immersion homogène et un fort oculaire, il sera nécessaire de varier trois ou quatre cents fois le champ visuel pour observer un microbe.

Malgré ces inconvénients, on ne peut se passer de pratiquer cet examen tel que nous l'avons dit, parce que seul il nous renseigne sur le nombre approximatif de bactéries contenues dans un échantillon d'eau, et sur les organismes anaérobies, ou autres, qui ne se cultivent pas dans les milieux artificiels que nous possédons.

3° *Cultures.* — La forme seule ne permettant pas de déterminer la nature d'un microbe, il faut recourir aux procédés de culture. On utilise surtout la méthode de culture en plaques sur gélatine pure ou peptonisée.

Les plaques de gélatine ensemencées, *secundum artem*, avec l'eau à examiner, conservées à l'étuve dans la chambre humide, ne tardent pas à se couvrir de colonies de diverses espèces. On les examine attentivement à l'œil nu et à la loupe. Elles fluidifient ou ne fluidifient pas la gélatine. L'observation de ces colonies, avec un faible grossissement, cent diamètres par exemple, permet de noter les différences de structure et de développement de chacune d'elles. Celles qui paraissent être de même espèce sont examinées au microscope au moyen de solutions colorées. Toutes ces colonies doivent être successivement mises en culture dans des tubes ou sur des plaques nouvelles.

Bien que cette méthode soit la meilleure, on y relève plusieurs défauts dont il importe de prévenir le lecteur :

a. Il y a des bactéries dans l'eau d'analyse dont on peut ne pas soupçonner même la présence, parce qu'elles ne croissent pas dans la gélatine nourricière ou qu'elles ne peuvent y germer qu'au delà des limites de température qui, maintenues, fluidifieraient la gélatine.

b. Les bactéries qui demandent un temps assez long pour se développer sur les plaques n'ont pas le temps d'apparaître parce qu'elles sont détruites ou masquées par les bactéries qui croissent plus rapidement.

C'est là le grand défaut qui s'oppose à la recherche de cortains microbes dans les eaux potables fort riches en bactéries. En trente-six ou quarante-huit heures, les germes qui fluidifient la gélatine ont liquéfié la plaque et empêché toute reconnaissance possible des diverses colonies pathogènes. Ce défaut de la méthode de culture sur plaque a empêché pendant bien longtemps de retrouver dans l'eau potable le microbe de la fièvre typhoïde. En ajoutant à l'eau à examiner un peu d'acide phénique qui s'oppose avec efficacité à la fluidification de la gélatine, et qui, d'autre part, ne gêne pas l'évolution des colonies typhogènes, MM. Chantemesse et Widal ont rendu la recherche du microbe d'Eberth beaucoup plus facile. Il suffit de verser au préalable dans les tubes de gélatine, où l'on fera les ensemencements d'eau, 4 ou 5 gouttes d'une solution au 20e d'acide phénique.

c. Il est des bactéries qui ne croissent pas du tout dans la gélatine trop alcaline ou trop acide pour elles.

d. Les microbes anaérobies croissent mal. Ils doivent être étudiés séparément par les procédés de cultures sans air.

e. Sur les plaques de gélatine, il y a des bactéries qui ne proviennent pas de l'eau à examiner; elles sont souvent dues à l'air ambiant; mais il est facile d'obvier à cet inconvénient en préparant des plaques de contrôle sans addition d'eau suspecte.

f. Si l'eau à examiner contient trop de bactéries, l'on peut l'étendre avec de l'eau distillée exempte de germes. Ce procédé expose à des erreurs assez grandes, car on n'a pas la preuve que les microbes soient uniformément répandus dans la masse et qu'une partie du mélange puisse servir à établir une moyenne exacte. Il faut toujours faire un très grand nombre d'essais de contrôle.

L'examen bactériologique d'une eau ne doit pas aboutir seulement à la constatation d'un nombre plus ou moins grand de bactéries; le point de vue qui s'impose surtout est celui-ci : les bactéries trouvées sont-elles aptes à engendrer des maladies? et, dans le cas contraire, quel est leur rôle ?

Nous savons que les microbes du choléra et de la fièvre typhoïde ont été trouvés dans l'eau potable; la connaissance des caractères de ces bactéries est assez avancée pour qu'on puisse toujours reconnaître leur présence quand ils y existent en suffisante quantité.

Pour les autres microbes non pathogènes, ou saprophytes, les effets de leur activité vitale consistent dans la création de combinaisons inorganiques et organiques; les uns nitrifient, les autres oxydent, réduisent les sulfates aux dépens desquels ils forment de l'hydrogène sulfuré ou du soufre; transforment les nitrates en nitrites, en ammoniaque et même en azote gazeux; donnent de l'alcool, de l'acide butyrique, lactique, acétique, carbonique, produisent du phénol, etc.

Malgré la puissance de développement et les effets chimiques des bactéries saprophytes, l'expérience nous enseigne qu'elles n'exercent pas beaucoup d'influence sur la santé humaine. L'eau que nous buvons tous les jours en contient une quantité considérable. Mais parmi ces organismes prétendus inoffensifs, combien nous sont encore inconnus et méritent peut-être d'être classés au nombre des microbes pathogènes! (*Cornil.*)

Nous avons dit que les eaux filtrées sur *de bons filtres de porcelaine récemment stérilisés* ne contiennent que peu ou pas de bactéries. Les eaux distribuées aux villes après avoir été comme à Toulouse, Berlin,

Varsovie, filtrées à travers des bancs de grès siliceux à grains de plus en plus fins, peuvent n'en contenir que 10 à 30 par centimètre cube. Dans les eaux potables les meilleures on trouve jusqu'à 200 de ces petits êtres par centimètre cube de bactéries sans qu'elles cessent d'être excellentes à boire. Les eaux de source les meilleures en sont exemptes ou n'en tiennent en suspension, ainsi qu'on l'a vu, que 4 à 5 par centimètre cube.

Il nous resterait peut-être maintenant à indiquer les principes qui doivent présider à la distribution des eaux potables dans la cité et dans la maison; à dire quelles sont les règles générales à suivre pour cette distribution urbaine et privée; le cube d'eau nécessaire par habitant, la nature et la disposition des conduites générales et des branchements, etc. Mais c'est ici moins une partie de l'étude des *eaux de boisson* qu'un chapitre d'hygiène générale proprement dite. Il touche à tant d'autres questions de salubrité publique, que nous croyons qu'il sera mieux à sa place dans cet ouvrage à propos de l'aménagement de l'habitation et de l'hygiène de la cité.

CHAPITRE III

BOISSONS

Par M. Alfred Riche.

Les boissons usitées sont de deux sortes : celles qui contiennent de l'alcool, et celles où l'alcool n'existe pas.

Les premières se divisent elle-mêmes en deux classes : les boissons fermentées proprement dites, au sein desquelles l'alcool reste associé aux substances, autres que les sucres, qui étaient dans la matière mise en fermentation, et aux produits qui ont pris naissance pendant la fermentation : le vin, le cidre, la bière sont les principales ; les boissons où l'alcool de fermentation a été séparé par la distillation des produits non volatils : ce sont les alcools divers et les liqueurs.

Les boissons non alcooliques sont désignées ordinairement sous le nom de boissons aromatiques : telles sont le thé, le maté et le café.

On les étudiera dans l'ordre qui vient d'être indiqué.

ARTICLE I. — VIN.

§ 1. — La vigne.

La vigne a été découverte dans le terrain paléocène à Sézanne (Marne) par un savant géologue de Reims, M. Lemoine. Ce n'est pas, il est vrai, le *Vitis vinifera*, c'est-à-dire l'unique espèce cultivée par nos pères, mais une espèce qui paraît identique au *Vitis Vulpina* de Linné, ou *Vitis rotundifolia* de Michaux. Elle est donc antérieure à l'existence de l'homme.

La vigne appartient à la famille des Ampélidées, dont les *vitis* constituent le principal genre.

MM. Portes et Ruyssen, auxquels on doit un ouvrage aussi complet qu'intéressant, le *Traité de la vigne*, véritable monographie encyclopédique de la vigne et du vin (1), classent les *vitis* en deux grands groupes : les vignes indigènes, dont ils distinguent dix-sept espèces, et les vignes américaines, dont ils citent treize espèces, et que J.-E. Planchon divise en deux sections : les *Muscadinia*, et les *Euvites* ou vignes proprement dites.

Les vignes, et notamment le *Vitis vinifera*, se subdivisent elles-mêmes en une foule de variétés.

Romuald Déjernon, l'auteur d'un remarquable traité de *La vigne en France*, s'exprime ainsi :

« La vigne est fille de la France, car elle est indigène sur les bords du Rhône, dans le Midi, dans une partie du Sud-Ouest, et elle croît vigoureusement dans tous les bois, dans toutes les haies et sur tous les cours d'eau de ces contrées; les Celtes la connaissaient et la cultivèrent alors qu'ils ignoraient encore qu'il existât des Grecs et des Romains. »

D'après des traditions, le vin existait déjà dans le Midi de la Gaule, six cents ans avant notre ère, à l'époque de Tarquin.

Plutarque, Tite Live, Strabon, Columelle, Cicéron, Diodore de Sicile, Pline, parlent des raisins et du vin de la Gaule et en font l'éloge. C'est donc à tort qu'on a attribué à l'empereur Probus l'introduction de la vigne dans notre pays ; ce qu'on est en droit de penser, c'est que les Romains avaient, avant cette époque, fait tous leurs efforts pour arrêter la culture de la vigne dans la Gaule et que Probus prit à tâche de reconstituer ses vignobles : il mit, paraît-il, ses légions à la disposition des populations gallo-romaines pour les aider dans le repeuplement des vignes.

1. **Viticulture.** — L'exposition, le climat, le terrain, le cépage, sans parler de la taille, sont les grands facteurs de la culture de la vigne, et par suite, de la production du vin.

Le climat doit être tempéré. Dans les pays chauds comme le sud de l'Espagne, la Sicile, la vigne viendra dans tous les terrains, à toutes les expositions, quelle que soit l'altitude. Sous une latitude plus élevée, elle ne se développera convenablement que dans un terrain meuble, calcaire ou sableux, ensoleillé; à une altitude faible, sous une bonne exposition : il lui faut, en un mot, certaines conditions de chaleur et de lumière, nécessaires pour que le fruit arrive à maturité. Le viticulteur se trouve dans les contrées, comme sont le centre et le nord de la France, obligé de choisir le terrain, l'altitude, l'exposition, et aussi le cépage, car telle variété mûrira dans ces contrées et telle autre n'y amènera pas à bien ses fruits. Vers la latitude de Paris le raisin ne mûrit que rare-

(1) Octave Doin, 1886, trois forts volumes grand in-4°, avec nombreuses figures.

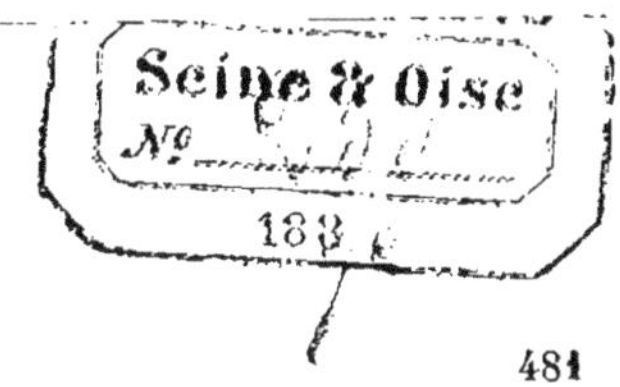

ment au-dessus de 100 à 150 mètres; en Provence il réussit sur les plateaux jusqu'à 800 mètres, comme au mont Ventoux.

Un climat trop chaud arrête cependant sa croissance. Arago a dit que la vigne cesse de réussir dans les pays où mûrit la datte.

En résumé, la vigne ne donnera de bons produits au nord que sur les coteaux peu élevés à l'exposition du midi, tandis qu'elle ne prospérera vers la région des dattiers qu'au nord et à une altitude un peu élevée.

La vigne s'accommode de tous les terrains, pourvu que ses racines ne soient pas dans l'eau ou dans un sol gardant son eau; c'est pour cette raison que la vigne vient mal dans les terrains argileux et non pas parce que l'argile exerce une action fâcheuse; aussi a-t-on obtenu de bons résultats dans le Médoc, l'Yonne, en drainant les terres fortes. L'humidité développe, outre mesure, la végétation ligneuse, fournit des vins albumineux, retarde la maturité, et ces inconvénients sont d'autant plus sensibles que le climat est plus frais et plus humide. Le terrain caillouteux est très propice à la vigne, et cette propriété qu'elle possède de croître dans les terrains ingrats rend les ravages du phylloxera plus redoutables encore parce que beaucoup de bonnes terres à vignobles sont inhabiles à donner d'autres récoltes. Les cailloux réfléchissent la chaleur solaire et la conservent pour la nuit; les terres blanches s'échauffant plus difficilement que les terres colorées, donnent des produits moins bons et plus tardifs que ces dernières, dans les pays frais surtout, et les vignerons ont, depuis les temps anciens, reconnu ce fait en cultivant dans les sols blancs les raisins précoces et les raisins blancs, et en réservant dans une même contrée les sols foncés aux raisins rouges.

La France nous montre le peu d'influence de la nature du sol. Les vins estimés de l'Anjou, de la Côte-Rôtie provienennt de terrains schisteux; ceux de l'Hermitage sont dus à un sol granitique; les sables du Rhône, d'Aigues-Mortes donnent aujourd'hui du vin en abondance; la Bourgogne et la Champagne sont des terrains calcaires. On peut dire cependant que le calcaire favorise le développement du sucre, fortifie le bouquet, active la végétation et hâte la maturité; de telle sorte qu'il convient de choisir un terrain calcaire pour les vignobles, vers la limite Nord.

On a cru d'abord qu'il n'y avait pas lieu de fournir des engrais à la vigne, mais il y a déjà longtemps qu'on a reconnu que c'était une erreur grave.

L'analyse des moûts ayant montré qu'ils sont riches en sels de potasse, l'engrais à employer doit contenir cet alcali pour restituer au sol celui qu'il a perdu. La potasse s'administre sous forme de chlorure de potassium, de cendre et de mélanges divers contenant cette matière.

Les Anciens avaient déjà reconnu l'utilité des cendres.

La vigne recevra aussi, suivant la loi de la restitution, les autres éléments que les feuilles et le fruit lui enlèvent, c'est-à-dire l'azote, le phosphore et la chaux principalement. Les viticulteurs sont arrivés dans chaque pays, pour les crus estimés au moins, à des composts plus ou moins complexes dont la pratique, plus encore que la théorie, a sanctionné les bons effets. Les gadoues des villes, les détritus de la vigne, feuilles, sarments, marcs épuisés, sont d'excellents engrais pour la vigne, si l'on a soin de les enfouir avant ou pendant l'hiver.

Le choix du cépage est de la plus haute importance. Dans les pays froids, le *Pinot* noir, qui est le cépage des bons crus de Bourgogne, ne mûrira pas toujours, on lui préférera la variété nommé le *Meunier* ou mieux le *Morillon* hâtif, riche en sucre, auquel on donnera de l'acidité par un coupage avec le *Gamay*.

Sur le bord de la mer et dans les terrains humides, on devra choisir la *Passoline*, seule vigne qui ne craint pas l'humidité, et dont les feuilles sont, dans certaines îles de Grèce, baignées par l'écume de la mer. Il devra varier avec la nature du sol ; tel cépage, très mauvais, à rejeter dans un terrain, fournira d'excellents résultats dans un autre : ainsi le Gamay, qui ne réussit pas sur le calcaire bourguignon, donne dans les porphyres du Beaujolais des crus très estimés.

Les principaux plants cultivés anciennement dans le Midi de la France sont :

1° Dans les plaines et les endroits les plus fertiles, l'*Aramon* ou *Ugni* ;

2° Dans les mêmes sols le *Terret* et ses variétés rose, grise et noire ;

3° Le *Carignan*, originaire d'Espagne, qui réussit dans les terres maigres ;

4° L'*Alicante* ou *Grenache*, qui donne un vin alcoolique, coloré et résistant ;

5° Le *Mourrastel*, plant d'origine espagnole, qui fournit du vin très rouge, alcoolique, un peu commun ;

6° Le *Mourvèdre*, d'origine italienne, plus particulièrement répandu dans le Vaucluse, le Var et les Bouches-du-Rhône ;

7° L'*Espar*, qui produit un vin coloré et frais dans les terrains ferrugineux et caillouteux.

Les espèces blanches, outre les *Terrets* et ses variétés, sont :

1° Le *Piquepoule*, produisant un raisin à grains petits, dont le jus fait un vin alcoolique et savoureux ;

2° L'*Ugni* ou *Aramon blanc*, qui, comme son congénère noir, est originaire d'Italie ; il participe des qualités du fruit rouge, son vin est frais et agréable.

Depuis que le phylloxera a détruit les vignes françaises on a confié aux cépages américains la reproduction de toutes les espèces ci-dessus indiquées ; le choix des porte-greffes a été très laborieux et leur adaptation au sol fait encore l'objet d'études et d'expériences quotidiennes.

Il y a très peu de plants américains qui soient susceptibles de production directe.

Le *Jacquez*, dont on s'était engoué, soit comme porte-greffe, soit comme production directe, donne des déceptions; on le greffe et on l'arrache presque partout. Le *Riparia*, bien sélectionné, donne de bons résultats, comme porte-greffe, dans les terrains froids et profonds.

Le *Solonis* réussit très bien quand il est dans les terrains calcaires et secs, mais profonds. Le *Rupestris*, bien que la greffe ne se réalise qu'avec quelques difficultés, peut être employé dans les sols caillouteux, mais toujours profonds. Le *York-Madeira* est aussi un bon porte-greffe. L'*Othello* donne en certaines régions de bons produits directs. En résumé, on a greffé sur Riparia, Jacquez, Solonis et Rupestris toutes les anciennes qualités de raisin, et leur reproduction, comme identité, paraît indéniable.

Les cépages bordelais d'origine française n'ont pas subi de modifications appréciables pour les vins supérieurs et même pour les vins de bon ordinaire, depuis le phylloxera. Ce sont, pour les grands vins rouges : Cabernet, Sauvignon, Malbec, Merlot, Jerdot;

Pour les grands vins blancs : Semilion, Sauvignon, Muscadette;

Pour les vins rouges ordinaires : Mansin, Colon, Parde;

Pour les vins blancs ordinaires : Folle Blanche, Chalosse, Jurançon blanc.

Tous ont été atteints également par le phylloxera quand ils se trouvaient dans des conditions identiques. Les différences constatées dans la résistance ont tenu à la nature du terrain, qui est d'autant plus réfractaire qu'il est plus siliceux, ainsi qu'au mode de conduite de la vigne, qui résiste d'autant plus que sa charpente et, par suite, son appareil radiculaire sont plus développés.

On n'a substitué les cépages américains, producteurs directs, aux cépages français que dans les régions à vins communs, et on a pris :

Pour les vins rouges : Herbemont, Jacquez, Othello;

Pour les vins blancs : Noha, Elvira, Triumph.

Partout ailleurs on a greffé sur Riparia, Solonis, Vialla, Jacquez, Clinton.

Le vignoble bordelais compte, en 1889 :

126 697	hectares de cépages	français,	francs de pied.
10 138	—	—	— greffés sur américains.
4 127	—	—	américains, producteurs directs.

Le vignoble girondin, qui comprenait 190 000 hectares en 1875, sera reconstitué d'ici à 8 ou 10 ans, tant au moyen des insecticides que par les greffes.

Enfin la taille est un facteur très mal étudié encore dans beaucoup de contrées.

II. **Maladies de la vigne.** — En 1865 les vignerons des environs de Roquemaure (Gard) s'aperçurent que leurs vignes dépérissaient sous l'action d'un mal inconnu. En 1867 le fléau s'étendait dans le Comtat, dans la Crau, dans les Alpines, aux environs de Tarascon. A la suite d'une visite effectuée en juillet 1868 par une commission de la Société de l'agriculture de l'Hérault dans les vignobles contaminés de l'Hérault et du Gard, J.-V. Planchon, professeur à l'Ecole de médecine et à celle de pharmacie de Montpellier, que la science a récemment perdu, fit un travail considérable et des plus remarquables sur la question et annonça que le mal provenait de la piqûre de la racine par un insecte, déjà signalé en Amérique comme ampélophage, auquel il donna le nom de *phylloxera vastatrix*.

L'animal et la maladie — le fait n'est pas douteux — avaient été importés d'Amérique par des plants de vignes dont on voulait essayer l'acclimatation en France.

Il est hors du cadre de cette publication de suivre pas à pas la marche rapide de cet animal si justement nommé dévastateur. Je dirai seulement qu'en 1887 le total des destructions atteignait 1 492 862 hectares, qu'il y avait 690 081 hectares atteints, et que le nombre des départements attaqués s'élevait à soixante.

En résumé, la France possédait, avant l'invasion, 2 millions et demi d'hectares de vigne ; le phylloxera lui en a enlevé, en vingt-deux ans, un million et demi. Comme des plantations de ceps américains ou des replantations successives ont été faites, l'enquête administrative de 1887 constate qu'il y avait à ce moment 2 millions d'hectares plantés en vigne. Depuis cette époque le nombre s'en est considérablement accru, et j'ai vu à la Provenquière, en plein rapport, la propriété de M. Teissonnière ; il a lutté, cep à cep, avec l'ennemi ; il a conservé beaucoup de vignes françaises, et là où il a été battu, il a immédiatement planté les ceps américains greffés avec des espèces françaises.

La défense, organisée par des propriétaires éclairés comme celui dont je viens de parler, a chassé la panique, relevé les courages, et le vignoble français n'a pas cessé d'être le premier vignoble du monde.

Un heureux symptôme s'est manifesté dans ces deux dernières années : les récoltes de 1888 et de 1889 ont été très satisfaisantes, dans le Midi principalement et dans les régions où le phylloxera avait frappé le plus cruellement. Malheureusement, et par suite d'autres maladies, le mildew notamment, le raisin fournit peu d'alcool et d'extrait.

Les moyens de défense sont la submersion, l'emploi du sulfure de carbone et du sulfocarbonate de potassium.

En 1889 on comptait 30 000 hectares soumis à la submersion, et 67 000 hectares traités par les insecticides, dont 58 000 par le sulfure et 9 000 par le sulfocarbonate. Les cultures de cépages américains, producteurs directs et porte-greffes, représentaient, en 1887, 165 517 hectares pour 38 départements et s'étendent, en 1889, à 299 801 hectares pour 44 départements ; c'est une augmentation de 134 000 hectares dans les deux dernières campagnes.

Enfin on a constaté que la vigne donne d'excellents résultats dans les terrains sablonneux, sur les bords de la mer comme aux environs d'Aigues-Mortes, et sur les rives du Rhône dans la Camargue ; aujourd'hui de très grandes surfaces, récemment sans valeur, donnent d'excellents produits et ont acquis, de par la plantation de la vigne, une valeur considérable.

Oïdium. — La première maladie qui ait frappé nos vignes d'une manière très sérieuse a été causée par un petit champignon s'attaquant aux sarments, aux feuilles et aux fruits, appelé *oïdium Tuckeri.*

En 1851 l'invasion des vignobles d'Europe était à peu près générale, et dans les années suivantes, 1852, 1853, 1854, 1855, 1856, elle sévit avec une grande intensité. Depuis cette époque, grâce à l'emploi du soufre en fleur qui s'est généralisé, on a raison de la maladie.

Mildew ou *mildiou* (*peronospora viticola*). — Ce n'est que depuis douze ans que le mildew s'est répandu dans nos vignes. Il y a été introduit d'Amérique où il causait des ravages considérables. C'est en 1878 que Planchon a reconnu, pour la première fois, la présence du mildew en France, sur des feuilles de Jacquez provenant des environs de Coutras. Le fléau s'est répandu vivement dans tout le vignoble ; en 1886, notamment, il a eu la plus fâcheuse influence sur la qualité de la récolte. Aujourd'hui on peut combattre ses atteintes à l'aide des sels de cuivre.

Le mildew se reproduit au moyen de spores, que le vent transporte à l'état de poussières et qui se développent à la surface des feuilles de vigne.

Il se forme du mycélium, qui se fixe dans la feuille, envahit toute son épaisseur et finit par en sortir par la face inférieure et y produire des fructifications, si bien que cette face inférieure se montre recouverte d'un réseau ayant quelque ressemblance avec une toile d'araignée. Ces fructifications reproduisent d'innombrables spores que le vent emporte.

La feuille, ainsi attaquée, jaunit, se dessèche et tombe, si bien que la vigne se trouve privée de ses feuilles et ne peut plus développer et mûrir son fruit.

M. Millardet a montré que des traces d'un sel de cuivre contenues dans l'eau qui imprègne ces spores s'opposent à leur développement ; mais lorsqu'elles ont germé et que le mycélium a pénétré sous l'épiderme le sel de cuivre est impuissant.

Le traitement est donc nécessairement préventif, et il doit être répété plusieurs fois. Il est efficace si le composé cuprique a le temps de pénétrer dans la feuille ; mais s'il survient une pluie immédiate, abondante, ou s'il se déclare des pluies successives, le cuivre sera entraîné et le traitement pourra être inefficace.

M. Millardet a indiqué l'emploi d'un mélange de sulfate de cuivre et de chaux qui est connu sous le nom de *bouillie bordelaise*. Ce mélange fournit l'oxyde de cuivre hydraté, qui est insoluble par lui-même; l'acide carbonique de l'air et de l'eau, les acides des végétaux, doivent lui donner la solubilité nécessaire. M. Joulie a remplacé la chaux par du carbonate de soude, puis par de la craie, pour diminuer la causticité du mélange.

M. Andoynaud a recommandé ensuite la solution de sulfate de cuivre dans les eaux ammoniacales, qui est préférable par les temps absolument secs parce que le cuivre s'y trouve à l'état soluble. M. Joulie a modifié ce procédé par l'emploi d'un mélange de sulfate de cuivre, de sulfate d'ammoniaque et de carbonate de soude en proportion telle que ce dernier transforme en sulfate de soude tout l'acide sulfurique des deux sulfates; on dissout cette poudre dans l'eau.

Les autres ennemis de la vigne sont : le black-rot, qui est détruit par les sels de cuivre, l'anthrachnose par le sulfate de fer, la pyrale, l'eumolpe, le pourridié, l'altyse, le ver blanc.

§ 2. — Le vin.

Les renseignements qu'on vient de lire sur la vigne, et les détails dans lesquels je vais entrer sur quelques points de la préparation du vin, me paraissent utiles à connaître, parce que, malgré les désastres qu'ont produits les maladies de la vigne, la routine joue encore un rôle fatal dans la viticulture et dans l'art de fabriquer le vin.

Il est certain que si, au lieu de s'en tenir aux habitudes séculaires du pays, on s'étudiait à concilier les facteurs du vin, on arriverait à obtenir une maturation plus certaine du raisin et une fermentation régulière; que si, surtout, on soignait cette fermentation, on éviterait beaucoup d'altérations du vin, et on ne serait pas obligé de le corriger par des pratiques qui nuisent à sa qualité.

En outre, avec une fermentation bien conduite, lorsque le vin est brûlé pour en faire de l'alcool, on obtiendrait un produit contenant en proportion moindre les matières plus nocives que l'alcool vinique, qui sont le résultat de fermentations accessoires. Le fait a d'autant plus d'importance qu'on est arrivé à cette conclusion qu'il est impossible de faire administrativement l'essai pratique de l'alcool des bouilleurs de cru, comme on peut l'exécuter pour l'alcool industriel proprement dit.

I. **Fabrication**. — Le vin peut être défini : le liquide obtenu par la fermentation du jus (moût) de raisin frais.

La première condition à remplir est de ne cueillir le raisin qu'au moment de sa maturité.

Le grain de raisin contient d'abord divers acides et divers sels acides de ces corps, — acide tartrique, acide malique, bitartrates —. Au moment où le raisin se colore et se ramollit les composés acides diminuent et sont remplacés par des principes sucrés formés, à peu près exclusivement, par le sucre lévogyre nommé le sucre interverti. C'est un mélange de deux glucoses, l'un lévogyre, l'autre dextrogyre, à équivalents égaux, qui s'obtient lorsque le sucre de la canne ou de la betterave (*saccharose*) est traité par les acides : la déviation gauche du premier étant très forte par rapport à la déviation droite du second, le sucre interverti est lévogyre.

Le raisin est mûr lorsque le sucre a atteint son maximum, que les acides ont diminué proportionnellement à la formation du sucre pour former un liquide doux et sans astringence.

La composition du grain de raisin est très complexe. D'après Comboni, elle se rapprocherait de la suivante au moment de la maturité.

A. — *Matériaux solides.*

Rafles...... Ligneux. Tannin. Substances albuminoïdes. Sels et acides organiques. Sels et acides minéraux. Chlorophylle. Matières gommeuses. Phosphates. Potasse, chaux, magnésie, silice.

Peau....... Cellulose. Œnocyanine. Œnorubine. Tannin. Crème de tartre. Catéchine, quercétine? Matières cireuses, germe du ferment. Principes éthérés odorants. Azotates, phosphates. Potasse, chaux, magnésie, fer, silice.

Pulpe....... Parenchyme cellulaire. Substances azotées. Crème de tartre. Gomme, pectine, dextrine. Gaz azote et acide carbonique. Sels divers.

Pépins...... Ligneux. Matières grasses. Matières azotées. Gomme. Amidon. Phosphates. Sels divers. Tannin.

B. — *Matériaux liquides.*

Jus...... { Sucre interverti.
Gommes et congénères.
Sucre de canne et dulcite.
Substances azotées diverses.
Crème de tartre, tartrate de chaux.
Acides tartrique, malique, citrique, racémique.
Sels halogènes (traces).
Sels ammoniacaux et dérivés organiques.
Phosphates, sulfates, nitrates.
Potasse, chaux, magnésie.

On ne cherche pas à déterminer d'une manière précise le moment où la maturité est parfaite, et l'on se contente, d'ordinaire, de l'examen de certains caractères apparents : mollesse et couleur du grain, manière dont il se détache de la grappe, perte de l'astringence. On commence dans quelques grandes exploitations à substituer à ces procédés empiriques le dosage du sucre par liqueurs titrées, dosage qui est très rapide et qui n'a besoin d'être réalisé que pendant quelques jours.

Il existe aussi des appareils simples de physique, appelés *gleucomètres*, qui permettent, par la considération des densités, de résoudre la question; un raisin sera mûr lorsque la densité de son jus restera invariable, parce que cela prouve que le sucre cesse d'augmenter.

D'ailleurs, on ne doit pas attendre dans tous les pays, pour vendanger, que la maturité soit parfaite ou seulement atteinte.

Ainsi, en Bourgogne, dans l'est, l'ouest de la France, à Bordeaux même, il sera bon d'atteindre, de dépasser même un peu le moment de la maturité pour que l'acidité soit à son minimum. Dans le Languedoc, le Roussillon, on n'attendra pas tout à fait la maturité et s'il y a des raisins de maturation différente on vendangera lorsque la moitié est bien mûre; c'est pour ne pas respecter cette prescription que souvent le vin du Midi est sans bouquet et sans verdeur, qu'il est très altérable et que la pratique du plâtrage devient indispensable.

En Algérie, dans le midi de l'Europe, une vendange tardive sera plus nuisible encore.

La récolte du raisin ne sera pas exécutée par la pluie; dans les pays à température élevée, comme l'Algérie, par un temps trop chaud ou, au moins, pas pendant les heures de la grande chaleur; sans cette précaution la fermentation se déclare trop vite et donne un mauvais produit. Le mieux est même de laisser refroidir le raisin cueilli, pendant une nuit, dans un courant d'air.

L'emploi d'ustensiles sales peut donner le goût de moisi, de pourri, ou d'amertume au vin; si c'est facile à éviter pour les outils ou les paniers il n'en est pas de même pour les cuves, les futailles et les foudres, et un traitement au chlorure de chaux légèrement acidulé par l'acide sulfurique, suivi de plusieurs lavages à l'eau, est quelquefois nécessaire. On emploie plus fréquemment des mèches soufrées, de la chaux, de la soude.

Je ne parlerai pas du *triage des raisins;* de l'*égrappage*, qui ne doit pas être fait dans les pays où le raisin ne contient guère d'acide et de principe astringent ; du *foulage*, quoique le remplacement du piétinement de l'homme par les broyeurs mécaniques actuels, qui constitue un progrès sérieux au point de vue de la propreté et du prix de revient, ait des inconvénients sérieux : l'écrasement des grains verts, des pépins, qui contiennent une huile fixe, nuisible au vin, et une aération insuffisante du moût.

Le raisin, foulé ou broyé, se trouve dans la cuve à la température ambiante qui, dans le midi de la France, est assez élevée pour que la fermentation ait lieu rapidement et dans de bonnes conditions. Dans les pays plus au nord la température est souvent inférieure à 15° au moment de la vendange en octobre, et la fermentation, qui se déclare plus lentement, a une durée trop longue; on y remédie quelquefois en chauffant le cellier, ou le moût en totalité ou en partie.

En Algérie, au contraire, l'action est trop rapide, et comme la fermentation élève la température de 10 à 12 degrés, il peut se faire que la chaleur atteigne le point où le ferment cesse de fonctionner normalement, et il y a là une cause de difficultés sérieuses dans la vinification.

Les éléments les plus importants du moût sont le sucre, la crème de tartre et les acides libres, tartrique et malique, et aussi, malgré le poids infiniment petit qu'ils représentent, des corpuscules organisés, doués de vie, existant dans l'air et surtout dans les poussières déposées sur les grappes et sur les grains du raisin, comme l'a démontré M. Pasteur.

Je décrirai avec détail la *fermentation* à propos de la bière et je me contente de dire ici qu'au bout d'un temps très court, variable suivant la température, il se dégage des bulles gazeuses dont le nombre s'accroît rapidement, au point de déterminer bientôt une ébullition véritable du liquide : sous l'influence du ferment, le sucre interverti se transforme en gaz carbonique qui produit le dégagement observé, en alcool et en de petites quantités de quelques autres substances.

Il y a peu d'années encore on ne connaissait qu'un seul mode opératoire, appelé la fermentation *à cuve ouverte et à chapeau flottant*, lequel malheureusement est encore très usité dans beaucoup de régions.

Le gaz carbonique soulève une grande quantité de pellicules, de grains, de grappes et il se forme au-dessus de la surface du liquide une masse flottante ou suspendue, nommée le *chapeau*, qui reste imprégnée de liquide.

Lorsque la fermentation est très active, le gaz qui baigne ce chapeau et qui remplit la cuve est surtout de l'acide carbonique, mais bientôt l'air arrive à constituer la majeure partie du gaz dans la cuve, car une allumette continue à y brûler. L'air, baignant le chapeau, acidifie l'alcool pour donner du vinaigre qui altère le vin ; aussi a-t-on eu l'idée rationnelle de boucher la cuve pour entraver la diffusion de l'acide carbonique : de là un deuxième système, *la fermentation à cuve fermée et à chapeau flottant.*

Néanmoins, dans cette méthode, le chapeau reste dans l'atmosphère de la cuve et l'air, quoique y pénétrant plus difficilement, n'en est pas absent. Aussi les deux systèmes précédents doivent-ils être abandonnés et remplacés par la *fermentation en cuves fermées* et à *chapeau submergé.*

On atteint ce dernier résultat par divers moyens et notamment par un double fond, formé d'un seul bâtis ou de plusieurs pièces de bois plongeant dans le moût ; le marc étant immergé, on évite le refoulement, la vinification est plus prompte et plus complète, sans formation d'acide acétique. Le vin provenant de l'expression du marc peut être ajouté au vin de *goutte*, qui s'est écoulé directement de la cuve.

La cuvaison se fait, pour les bons crus du Bordelais, en cuves fermées et plâtrées sur le fond supérieur, avec un tuyau de dégagement pour l'acide carbonique qui arrive dans un sceau d'eau pour retenir les vapeurs alcooliques. Dans les vignobles ordinaires on emploie la cuve ouverte et on refoule le chapeau toutes les douze ou les vingt-quatre heures. Enfin, les petits producteurs de vins très communs ne refoulent qu'une fois, à la veille du décuvage, quand ils n'attendent pas que le vin soit refroidi ou que le chapeau se soit immergé de lui-même à la fin de la fermentation : ce qui est une pratique détestable.

Cette fermentation dans la cuve, appelée *tumultueuse* en raison du dégagement abondant de gaz, doit être opérée dans un moût *aéré*, pour donner un bon produit, et c'est en raison de cette circonstance que le broyage du raisin par les appareils actuels est inférieur au long piétinement, parce que le moût et le marc tombent immédiatement dans la cuve.

C'est encore M. Pasteur qui a reconnu l'utilité de cette aération. « J'ai constaté, dit-il, que lorsque le moût est exposé au contact de l'air en grande surface, pendant plusieurs heures, ou agité avec de l'air, la fermentation du moût est incomparablement plus active que celle du même moût non aéré.

« Les expériences montrent que l'activité plus grande de la fermentation pendant les premiers jours n'est pas durable, qu'elle fait bientôt place à un ralentissement très marqué... »

Par l'aération, le ferment reçoit une activité nouvelle et le vin acquiert des propriétés qui assurent sa conservation.

Cette dernière action paraît démontrée et, en Amérique, l'aération des moûts est pratiquée en grand. On peut l'opérer soit en insufflant de l'air, chaque jour pendant quelques minutes, durant les cinq à huit ou douze jours que dure la fermentation, soit, plus simplement pour nos vignerons, en soutirant, deux ou trois fois pendant la fermentation, le moût et en le remontant dans la cuve. Un séjour prolongé dans une cuve avec chapeau flottant, en présence d'un ferment non aéré, fournira des vins d'une extrême altérabilité où il restera du sucre en présence du ferment devenu inactif, et cette pratique si commune est la cause ordinaire des mécomptes fréquents dont on se plaint et qu'on subit sans vouloir y appliquer le remède connu.

M. Portes m'a montré du vin du Languedoc préparé par lui à l'aide de l'aération ; il est de conservation parfaite et on ne l'obtient autour de lui que par le plâtrage.

L'Académie de médecine a émis récemment, à l'unanimité, le vœu que le plâtrage ne soit admis qu'à la condition qu'il ne reste pas dans le vin une proportion de sulfate de potasse supérieure à 2 grammes. Il devrait être entendu que cette tolérance, si le gouvernement exécute le vœu de l'Académie, n'est que momentanée, en vue de venir en aide aux vignerons que la routine retient dans des habitudes vicieuses, non éclairées par l'observation scientifique ; un délai d'une durée suffisante devrait être fixé au delà duquel la pratique du plâtrage serait supprimée.

Le cuvage sera plus ou moins prolongé suivant qu'on se proposera d'obtenir un vin plus ou moins coloré et plus ou moins riche en tannin et en principes donnant au vin son bouquet et son arôme ; néanmoins on ne devra jamais prolonger l'opération bien au delà de la fermentation apparente : huit à douze jours.

La diminution de la densité et surtout le dosage du sucre sont des moyens certains d'éclairer ce point, aussi simples que peu employés en France.

Le vin, à ce moment, ne doit contenir que la petite quantité de sucre qui disparaîtra pendant la fermentation extrêmement faible qui se continue et dans laquelle se forme le bouquet par l'action de l'alcool sur diverses principes.

C'est pour avoir mal conduit la fermentation, pour avoir laissé dans le vin un excès de sucre, que nombre de vins du Midi subissent des altérations irrémédiables.

Je laisse de côté le *décuvage*, le *pressurage* et l'*ouillage*. Le vin décuvé, et plus ou moins trouble, s'éclaircit, éprouve une modification de couleur par le repos dans les tonneaux et laisse déposer les cellules de ferment qui s'y trouvent encore. Lorsque ces effets sont réalisés, vers la fin de décembre ou en janvier, on le soutire une première fois.

L'acide carbonique qui s'échappe amène une séparation de quelques principes dissous à sa faveur ; une très légère fermentation se continue, de telle sorte que de nouveaux soutirages sont nécessaires, en mars ou avril, puis au besoin en août et en décembre.

Je n'insisterai que sur un point qui est intimement lié à notre sujet : ces soutirages doivent être faits très rapidement pour que l'acide carbonique du vin soit aussi peu éliminé que possible et remplacé par de l'air, et pour que les germes de l'air ne pénètrent pas dans le vin.

Enfin, le vin n'acquiert une limpidité parfaite que s'il est filtré ou collé.

Le filtrage est à repousser parce qu'il est lent et qu'il amène l'aération du vin et par suite son altération.

Le collage est opéré au moyen de produits divers qui agissent de trois façons différentes.

Les uns, comme le sable, l'argile, le papier réduit en pâte, agissent mécaniquement et sont peu usités. D'autres possèdent, outre l'effet mécanique d'entraîner en se déposant les impuretés en suspension, la propriété de saturer les acides, comme la craie, le marbre, les écailles d'huîtres en poudre, et même le plâtre, qui a une action plus complexe sur laquelle je reviendrai.

Les plus importants enfin sont des corps dissous, qui se solidifient ou forment des composés insolubles avec divers principes du vin : ce sont la colle de poisson, la gélatine et l'albumine de l'œuf ou du sang qui est le meilleur de tous les clarifiants.

Le vin blanc peut-être préparé avec des raisins noirs comme avec des raisins blancs ; il faut avoir soin de séparer, avant la fermentation, le moût des pellicules du raisin qui contient la matière colorante, laquelle est insoluble dans l'eau et le sucre et ne se dissout que dans l'alcool au fur et à mesure de sa formation. Cependant le raisin blanc est à peu près seul employé pour la préparation des bons crûs de vins blancs.

II. **Composition du vin.** — Le vin est un produit extrêmement complexe, dont l'étude est loin d'être terminée. Le principe dominant et constant est l'alcool éthylique, dit aussi vinique, qu'accompagnent des alcools à formule plus élevée qu'on a eu le tort de désigner, en raison de cette circonstance, sous le nom d'alcools *supérieurs :* ce qui peut laisser supposer que ceux-ci sont préférables, tandis qu'ils sont, au contraire dangereux. On y trouve d'autres genres d'alcools, la glycérine, l'isobutylglycol, la mannite ; des sucres, glucose, levulose : des gommes, des matières pectiques ; des aldéhydes, soit l'aldéhyde vinique, le furfurol ; des acides très nombreux, organiques et minéraux, dont le plus abondant est l'acide tartrique libre ou à l'état de crème de tartre ; des huiles essentielles mal connues et des éthers auxquels il faut attribuer le bouquet des vins, lequel se forme et se modifie par le développement lent et indéfini de ces corps ; des matières colorantes ; des substances albuminoïdes dont l'excès produit l'altération du vin ; des bases organiques ; des sels minéraux où l'on trouve des phosphates, c'est-à-dire une matière indispensable au développement de la charpente osseuse.

Examinons les principales de ces substances au point de vue de leur nature (1).

Alcools. — 1° *Alcool éthylique* C^2H^6O. — Si les boissons fermentées sont connues de toute antiquité, ce n'est qu'au moyen âge qu'on en a retiré le produit auquel elles doivent leur action excitante et enivrante.

Les alchimistes en ont fait un médicament héroïque, une panacée douée de merveilleuses propriétés, sous les noms d'eau de *feu*, d'eau *ardente*, d'eau de *vie*.

Ce corps, dont on donnera la fabrication, est, industriellement parlant, toujours obtenu par la fermentation du sucre *interverti*, lequel existe tout formé dans le raisin; par celle du saccharose (*sucre de cannes, de betteraves*), qui est changé en sucre interverti avant de fermenter; ou par celle du glucose, obtenu artificiellement.

L'alcool est un composé ternaire formé de :

52,17 p. 100 de carbone.
13,04 — d'hydrogène.
34,79 — d'oxygène.

C'est un liquide blanc, d'odeur agréable, de saveur brûlante. Il est plus léger que l'eau : sa densité est 0,7939 (*Gay-Lussac*) et 0,7955 (*M. Berthelot*) pour la température de 15°.

L'alcool devient visqueux dans l'acide carbonique solide et se solidifie vers —130°. Il est soluble dans l'eau en toutes proportions. Lorsqu'on mélange ces deux corps on observe un dégagement de chaleur et une diminution du volume. Cette contraction est à son maximum, d'après M. Mendeleyeff, lorsque le mélange contient 46 p. 100 d'alcool absolu : elle représente 3,77 p. 100 volumes des deux corps mélangés.

Ce maximum de contraction aurait lieu lorsqu'on mélange 1v,078 d'alcool à 1v d'eau : il se produit 2 volumes.

L'alcool est, après l'eau, le dissolvant le plus usité : citons les alcalis, potasse, soude; le sublimé corrosif, le chlorure d'or, les autres alcools, les éthers, les essences, de nombreux acides et matières organiques. Il dissout également beaucoup de gaz. Il bout, d'après Gay-Lussac à 78°,41 sous la pression de 760 millimètres ; sa tension de vapeur est beaucoup plus forte que celle de l'eau. Sa chaleur spécifique est de 0,60 à 20°.

L'alcool introduit dans le sang en précipite divers éléments. Il coagule l'albumine et la gélatine et cette propriété est la base du

(1) L'étude des effets physiologiques de ces corps est renvoyée au chapitre de l'alcool, parce que nous retrouverons dans les alcools commerciaux les produits nuisibles qui existent dans les vins à côté d'un certain nombre d'autres, et que cette étude ne peut en être séparée ; elle fera l'objet d'un chapitre étendu sous le nom *d'alcoolisme*.

mode de clarification le plus ordinaire (collage). Il coagule aussi les gommes, divers principes des tissus et il sert en raison de cette circonstance à conserver les pièces anatomiques, les animaux, etc.

Si l'on enferme un mélange d'alcool et d'eau dans une vessie, l'alcool se concentre par le passage de l'eau à travers la membrane.

Il retient l'eau avec énergie et il faut employer des agents très avides d'eau, le carbonate de potasse, la chaux, la baryte, le sodium, pour en enlever les dernières traces et obtenir par distillation l'alcool absolu, qui n'a d'ailleurs d'emploi que pour les recherches scientifiques.

L'alcool prend feu au contact d'un corps enflammé et donne de l'eau et de l'acide carbonique, produits ultimes de l'oxydation des matières organiques. Le micro-organisme connu sous le nom de *fleurs* de *vin*, *mycoderma vini*, se comporte de même, comme on le verra plus loin.

Si l'on fait tomber de l'alcool sur du platine divisé, il s'échauffe pour donner deux produits d'oxydation intermédiaires,

l'aldéhyde...... C^2H^4O, qui résulte d'une hydrogénation de l'alcool.
et l'acide acétique, $C^2H^4O^2$, qui provient d'une oxydation de l'aldéhyde.

L'existence de ces corps est importante à retenir parce que l'acide acétique, principe actif du vinaigre, se produit dans la fabrication de ce corps par la vie d'un autre micro-organisme, le *diplococcus aceti* ou *mycoderma aceti*.

D'autre part, l'aldéhyde est un des produits les plus toxiques de l'alcool commercial.

L'alcool, en réagissant sur les acides, perd de l'eau et fournit des composés nommés les *éthers*, auxquels surtout le vin doit son bouquet. Le vin peut gagner en alcool pendant quelques mois s'il restait du sucre non fermenté. A partir du cinquième ou sixième mois, une partie de l'alcool disparaît pour donner très lentement pendant un temps très long et en proportion toujours faible, des éthers, de l'acétal, etc.

L'alcool est resté un produit pharmaceutique jusqu'en 1514, où Louis XII, créant la corporation des vinaigriers, lui accorda le monopole de la distillation et de vente de l'esprit-de-vin.

L'alcool employé en médecine doit être pur de toute matière étrangère à l'exception de l'eau, car il est difficile, et d'ailleurs fort inutile pour les usages médicaux, de l'amener à 100° alcoométriques à l'état d'alcool absolu. Le codex de 1884 définit ainsi l'alcool à 95° :

« Cet alcool a pour densité 0,8161 à + 15°, il bout à 79°,9. Sa composition en poids est exprimée par 92gr,43 d'alcool pur et 7gr,57 d'eau. A la température de + 15°, 100 volumes renferment 95 volumes d'alcool pur et 6,19 d'eau. »

« Il doit être neutre aux papiers réactifs ; chauffé dans une capsule, au bain-marie, il ne doit par laisser de résidu et on ne doit percevoir aucune odeur étrangère pendant ou après son évaporation. Il ne doit pas brunir par l'addition de son volume d'acide sulfurique officinal. Dilué avec le double de son volume d'eau distillée il doit donner une solution limpide dans laquelle l'azotate d'argent ne produit ni précipité ni coloration. »

Les liquides résultant de l'action de l'alcool sur les substances médicamenteuses prennent le nom général de *teintures alcooliques* ou *alcoolés*.

Quand il s'agit de plantes fraîches on les nomme *alcoolatures*. Les procédés usités pour leur préparation sont la solution, la macération et la lixiviation.

Lorsque les préparations résultent de la distillation de l'alcool sur les substances on les appelle *alcoalats*.

Le degré de l'alcool doit être approprié à la nature des matières à dissoudre, et on emploie en pharmacie l'alcool à 60°, 80° et 90° centésimaux.

L'alcool possède des propriétés antiseptiques qui ont été fréquemment utilisées en chirurgie sans qu'on se rendit compte de la manière dont il agissait; Arnauld de Villeneuve, à qui l'on attribue la découverte de l'alcool, Guy de Chauliac, Paracelse, Ambroise Paré, s'en servaient pour le pansement des plaies. Ses emplois en médecine sont nombreux; il est usité, notamment dans les affections où il y a dépression de l'organisme, comme tonique, reconstituant (vins généreux, alcooliques, extraits de malt, potion de Todd), et pour produire une excitation passagère.

Depuis qu'on a établi qu'il n'est pas brûlé dans la circulation intravasculaire, et qu'au contraire, il agit sur le système nerveux pour amener, après une période d'excitation, un ralentissement dans l'activité de la respiration et, par suite, dans la chaleur des corps, il a reçu de nouvelles applications comme adjuvant dans un grand nombre d'affections.

Il resterait à traiter de l'alcool au point de vue de l'hygiène et de la santé, c'est-à-dire de l'alcoolisme. Il me paraît préférable de renvoyer cette étude après celle de tous les liquides fermentés, parce qu'elle sera plus claire.

Je vais maintenant faire connaître les substances principales qui existent dans les vins et aussi dans les bières, les cidres, les alcools, parce qu'elles jouent un rôle, qui n'est jamais négligeable et qui est quelquefois prépondérant dans les intoxications par les liquides à base d'alcool éthylique.

L'alcool éthylique est de beaucoup le plus important des corps auxquels on a donné le nom général d'*alcools*. Ce sont des composés ternaires de carbone, d'hydrogène et d'oxygène, neutres, dont la propriété la plus caractéristique est de réagir directement sur les acides pour donner de l'eau et des corps neutres appelés *éthers*.

Voici une égalité représentant la formation de l'éther acétique de l'alcool éthylique, produit qui existe dans les vins :

$$C^2H^6O + C^2H^4O^2 = H^2O + C^4H^8O^2.$$

Ces alcools ont la propriété de fournir un aldéhyde en perdant de l'hydrogène, et un acide par oxydation, comme on vient de le voir pour l'aldéhyde vinique et pour l'acide acétique, dérivés par oxydation de l'alcool ordinaire.

Disons seulement ici que ces alcools offrent des cas nombreux d'isomérie, c'est-à-dire qu'ils se présentent fréquemment avec des propriétés différentes quoique ayant la même composition élémentaire ; on distingue les alcools primaires (normaux), secondaires (isoalcools) et tertiaires.

Les alcools peuvent être mono-atomiques, comme l'alcool éthylique, diatomiques, comme l'isobutylglycol, triatomiques, comme la glycérine qui est un produit normal de la fermentation sucrée. Tandis qu'un alcool monoatomique ne peut donner qu'un éther avec un acide monobasique comme l'acide acétique en perdant H^2O, un alcool diatomique donne deux éthers en perdant H^2O ou 2 fois H^2O, et un alcool triatomique fournit trois éthers par la perte successive de H^2O, $2H^2O$, $3H^2O$.

2° *Alcool méthylique*, CH^4O. — Cet alcool ne se forme pas dans la fermentation qui donne l'alcool éthylique, et il n'existe pas davantage, normalement, dans le vin, la bière, le cidre ; mais ce corps, qui est l'homologue inférieur de l'alcool vinique, le prototype des alcools dits *gras*, est employé pour dénaturer les alcools industriels, et on le fait, par une fraude coupable, entrer dans les liqueurs.

Ce corps constitue, avec l'acide acétique (pyroligneux) et la créosote, un des principaux produits de la distillation du bois. C'est un liquide qui, à l'état de pureté, possède une odeur douce, mais qui répand, à l'état ordinaire, une odeur très infecte et qui a une saveur caustique, désagréable, dues à des essences produites dans la distillation du bois ; c'est cette odeur et cette saveur qui l'ont fait choisir comme le principal agent de la dénaturation de l'alcool pour les vernis et les autres produits industriels, non alimentaires.

L'alcool méthylique a pour densité 0,814 à 0°. Il bout à 66°,5. C'est un dissolvant tout à fait comparable à l'alcool éthylique.

Alcools dits supérieurs. — Ceux qui existent dans les liquides alcooliques sont, par ordre d'élévation de formule ou de poids moléculaire :

L'alcool	propylique	C^3H^8O	
—	butylique	$C^4H^{10}O$	
—	amylique	$C^5H^{12}O$	A partir de cet alcool, la proportion contenue dans les liquides de fermentation va en décroissant considérablement.
—	hexylique ou caproïque....	$C^6H^{14}O$	
—	heptylique — œnanthylique	$C^7H^{16}O$	
—	octylique — caprylique...	$C^8H^{18}O$	
—	nonylique — pélargonique,	$C^9H^{20}O$	
—	décylique — caprique.....	$C^{10}H^{22}O$	
	et d'aures plus élevés encore.		

3° *Alcool propylique*. — L'alcool propylique normal a été extrait, en 1853, par M. Chancel des résidus de la distillation des eaux-de-vie de marc.

Dans les campagnes de 1865-1866-1867 et 1868, MM. Isidore Pierre et Ed. Puchot l'ont séparé, par décalitres, des produits bruts de la distillation des alcools obtenus avec des flegmes de cidre.

D'après M. Ordonneau, un hectolitre de vin blanc qui avait donné 10 kilogrammes d'alcool éthylique a fourni 10 grammes d'alcool propylique ; l'eau-de-vie vieille en contenait plus de 41 grammes par litre, et l'eau-de-vie nouvelle de Vendée environ 56 grammes.

Il bout à 97° quand il est pur, et vers 84° s'il contient des traces d'eau.

Il est soluble dans l'eau. Sa présence dans les trois-six et dans les divers produits de fermentation n'est pas manifestée par un goût désagréable comme les alcools butylique et amylique, parce qu'il présente une saveur piquante, douce, de fruit. Tous ses caractères rendent très difficile sa séparation d'avec l'alcool éthylique.

4° *Alcools butyliques*. — Wurtz a découvert l'alcool isobutylique, en 1852, dans les produits supérieurs des alcools de betteraves.

Henninger a annoncé qu'il existait dans les vins, et il en a extrait 6 grammes de 50 litres d'un vin de Bordeaux; d'après M. Ordonneau, ce ne serait pas cet alcool, mais l'alcool butylique normal, car le premier bout à 108° et le second à 116° ou 117°, or l'alcool retiré du vin bout vers ces dernières températures.

M. Ordonneau a retiré 55 grammes d'alcool butylique d'un hectolitre de vin blanc qui avait fourni 10 kilogrammes d'alcool éthylique, et il en a extrait 218 grammes, par hectolitre, d'une eau-de-vie à 50°, et 300 grammes d'une eau-de-vie nouvelle de gros plant de raisin de Vendée.

D'après lui, cet alcool normal n'existe pas dans les produits de fermentation par la levure de bière, car il n'en a pas trouvé dans un litre d'huile essentielle de maïs, tandis qu'il y a rencontré beaucoup d'alcool isobutylique.

La présence de l'alcool butylique normal dans une liqueur serait donc la preuve qu'elle provient d'une eau-de-vie de vin ou de fruits, car il existe seul dans le kirsch, le cidre, le marasquin : il serait un produit spécial de la sécrétion de la levure des fruits.

Par contre, la présence de l'alcool isobutylique démontrerait que la liqueur ou l'alcool provient des grains ou de la betterave.

L'odeur et la saveur de l'alcool normal sont douces et grasses; celle de l'iso-alcool sont âcres et sèches.

Ces différences rendraient compte, à la fois du goût agréable d'une eau-de-vie de fruit et du goût désagréable d'une eau-de-vie de grains, renfermant l'une et l'autre de l'alcool butylique.

On verra, dans l'étude des impuretés de l'alcool, que ce résultat, signalé par M. Ordonneau, paraît être exceptionnel et alors ce caractère serait sans valeur.

5° *Alcools amyliques.* — L'alcool amylique a été découvert dans le vin par Balard. Il existe en grande quantité dans l'huile des distilleries de pommes de terre, *fuseloil.* Il se trouve dans tous les liquides fermentés, et MM. Pierre et Puchot en ont extrait de grandes quantités des alcools de betteraves.

Il se forme surtout pendant les fermentations tumultueuses dues au *mycoderma cerevisiæ.* Henninger en a constaté 15 grammes par hectolitre dans les vins du Rhin.

M. Ordonneau en a trouvé 27 grammes dans un hectolitre de vin blanc qui avait fourni 10 kilogrammes d'alcool éthylique; 83gr,80 par hectolitre dans une vieille eau-de-vie; 148 grammes dans l'eau-de-vie nouvelle de Vendée.

La proportion paraît varier : avec la maturité du raisin, le raisin mal mûri en fournissant beaucoup plus; avec la rapidité de la fermentation.

On trouve dans les produits des fermentations l'alcool amylique inactif et l'alcool actif; ce dernier paraît être plus abondant.

Cet alcool bout à 132°, il a une consistance huileuse, il est peu soluble dans l'eau, soluble dans l'alcool.

6° *Alcool caproïque* ou *hexylique.* — Cet alcool primaire a été découvert par Faget dans l'essence de marc de raisin et dans l'eau-de-vie de marc. M. Ordonneau en a retiré 0gr,60 par la distillation d'un hectolitre de vieille eau-de-vie.

Cet alcool bout à 157°, il possède une odeur agréable, il est presque insoluble dans l'eau.

Les vins fournissent d'autres alcools dont le point d'ébullition s'élève de 180° à 260°. L'analyse de ce mélange donne des nombres qui correspondent à la formule de l'alcool nonylique; il est donc probable qu'il y a dans ces liquides

de l'alcool	heptylique	qui bout	vers 165°
—	octylique	—	à 178°
—	nonylique	—	vers 200° à 220°
—	décylique	—	vers 220° à 230°,

et aussi des alcools supérieurs, puisque le point d'ébullition atteint 260°.

Un hectolitre d'eau-de-vie vieille a donné à M. Ordonneau 1gr,05 de ce mélange, dans lequel se trouvent vraisemblablement de petites quantités d'huile sécrétée par le raisin.

Ces alcools jouissent d'une odeur agréable, ils ne paraissent pas être éthérifiés, ils sont insolubles dans l'eau et solubles dans l'alcool.

7° *Glycol isobutylique*, $C^4H^{10}O^2$. — Cet alcool diatomique secondaire a été trouvé par Henninger dans un vin de Bordeaux à la dose de 50 grammes par hectolitre.

Son odeur est faible et sa saveur sucrée; sa consistance est grasse, et cette propriété donne lieu de penser qu'il existe en quantité notable dans certaines eaux-de-vie qui ont ce caractère d'être grasses au toucher.

8° *Glycérine*, $C^3H^8O^3$. — Ce produit, alcool triatomique, qui se forme toujours dans la fermentation du sucre, est un liquide visqueux, neutre, blanc, de saveur douce, de toucher onctueux.

Sa densité est 1,264 à 15°. La glycérine bout à 285°, mais on ne peut la distiller que dans le vide ou dans la vapeur surchauffée.

Elle est soluble dans l'eau et dans l'alcool.

Théoriquement, d'après M. Pasteur, sa proportion dans le vin est de 1 pour 16 d'alcool, mais on n'en trouve guère que 1 à 14 ou même 1 pour 11, soit 3 à 8 grammes par litre et ordinairement 5 à 7.

La bière en contient à peine 2 grammes par litre.

La glycérine est trop peu volatile pour que l'eau-de-vie en renferme sensiblement.

9° *Mannite*, $C^6H^{14}O^6$. — *Inosite*, $C^6H^{12}O^6$. — Ces composés sont des alcools hexatomiques. Le premier a été trouvé par Prat dans les vins de Bordeaux blancs. Il se forme pendant la fermentation visqueuse du sucre de cannes et des glucoses, en même temps qu'une matière gommeuse.

L'inosite a été signalée par M. Robinet dans les vins blancs; c'est un isomère du glucose, qui en diffère notamment par sa stabilité. Ni l'un ni l'autre de ces corps n'est susceptible de fermenter.

Aldéhyde éthylique ou acétique, C^2H^4O. — Ce composé a été trouvé par Magnes-Lahens dans les vins, en 1855. Il a été signalé par MM. Pierre et Puchot dans les mauvais goûts de tête des alcools de grains et de betteraves, et ils en ont séparé des quantités considérables.

On verra (*alcoolisme*) que ce corps, d'odeur vive, est très dangereux.

Une eau-de-vie de vingt-cinq ans en a fourni 9 grammes à M. Ordonneau par hectolitre, mais, en raison de sa volatilité il a dû s'en perdre beaucoup car il bout à 20°,8. L'aldéhyde paraît se former dans certains cas pendant le vieillissement de l'alcool et il doit s'en trouver moins dans les eaux-de-vie nouvelles; certains produits nouveaux de Vendée en ont fourni 7gr,5. Les eaux-de-vie de marc paraissent en renfermer davantage. Cet aldéhyde doit être accompagné d'aldéhydes supérieurs, propylique, butylique, mais on n'est pas arrivé à les séparer.

Acétal, $C^6H^{14}O^2$ — Ce corps, d'odeur éthérée, bout à 104° Ce composé, se formant au contact de l'alcool et de l'aldéhyde, doit exister dans les vins; il a été signalé dans les vins vieux par Dœbereiner, et dans les liquides renfermant l'aldéhyde et l'alcool. M. Ordonneau en a pu retirer quelques grammes des eaux-de-vie vieilles, mais il n'a pu les séparer entièrement des alcools supérieurs.

Furfurol, $C^5H^4O^2$. — Il bout à 161°, il est soluble dans 11 parties d'eau. Il brunit à l'air et produit une matière noire. Il a une odeur agréable de noyaux.

Il a été trouvé dans l'alcool brut des distilleries en quantités notables; le vin, quand il en contient, n'en renferme que des traces.

Acides. — Les acides du vin sont organiques ou minéraux. Ces derniers sont, sauf le cas d'un plâtrage excessif peut-être, à l'état de sels et ils existent dans le moût. Les acides organiques existent à l'état libre, à l'état de sels acides ou neutres et à l'état d'éthers. Les uns existent dans le moût, d'autres sont le résultat de la fermentation; il en est qui résultent d'oxydations ou de dédoublements de l'alcool et des autres éléments du vin.

Les sels minéraux ordinaires sont les sulfates, phosphates, chlorures, silicates; on y trouve dans des conditions spéciales des sulfures, des azotates, des fluorures, des bromures et des iodures.

On va donner un aperçu des propriétés des principaux acides organiques en le proportionnant à leur importance.

1° *Acide carbonique*, CO^2. — C'est, avec l'alcool, le produit principal de la fermentation dite *alcoolique*. Il en reste toujours dans le vin, car l'eau et l'alcool le dissolvent, ce dernier en beaucoup plus forte proportion que le premier.

On en trouve 15 à 20 centigrammes par litre dans les vins ordinaires, 2 grammes et même davantage dans les vins mousseux.

C'est un gaz doué d'une saveur aigrelette qu'il transmet au vin.

Il ne faut pas oublier qu'il éteint les corps en combustion et surtout qu'il est irrespirable : d'où un danger sérieux d'établir les cuves à fermentation dans des caves et dans des celliers où l'air ne se renouvelle pas suffisamment.

Parmi les acides du vin, il en est un grand nombre qui appartiennent à une série appelée, en chimie, les *acides gras*, parce que les acides palmitique et stéarique en font partie : ce sont les termes élevés de cette série. Les vins renferment les acides gras depuis le terme le plus inférieur, qui est l'acide formique.

Ces acides répondent à la formule

$$C^nH^{2n}O^2.$$

Ils sont homologues, c'est-à-dire qu'on passe d'un terme au terme immédiatement supérieur, en lui ajoutant (CH^2).

Ils correspondent, terme à terme, aux alcools dont l'alcool éthylique est le principal, l'alcool méthylique le prototype, et dont la formule générale est

$$C^nH^{2n+2}O.$$

A chacun de ces alcools correspond un acide gras qui peut être envisagé comme un produit d'oxydation de cet alcool.

Alcool méthylique, CH^4O	Acide formique.... CH^2O^2
— éthylique... C^2H^6O	— acétique..... $C^2H^4O^2$
— propylique. C^3H^8O	— propionique. $C^3H^6O^2$
— butylique.. $C^4H^{10}O$	— butyrique... $C^4H^8O^2$
— amylique... $C^5H^{12}O$	— valérianique, $C^5H^{10}O^2$

Les alcools primaires possèdent, comme caractère typique, de donner un acide *gras*, monobasique, en perdant de l'hydrogène et en gagnant un excès d'oxygène, ce qui revient à dire en s'oxydant, ou encore en échangeant les éléments de l'eau contre un volume égal d'oxygène :

Alcool éthylique $(C^2H^4)\,H^2O$	Acide acétique $(C^2H^4)\,O^2$

2° *Acide formique*, CH^2O^2. — Les raisins verts en contiennent, par conséquent le vin doit en renfermer d'autant plus que le raisin était moins mûr; une partie doit être à l'état d'éthers formiques.

L'acide formique est un liquide bouillant à 101°.

3° *Acide acétique*, $C^2H^4O^2$. — Cet acide est celui qui se trouve le plus fréquemment et le plus abondamment dans les vins, parce qu'il se forme quand on abandonne le vin à l'air sous l'influence du *mycoderma aceti*. Dans les fermentations à chapeau non submergé, il s'en produit une quantité notable par suite de cette pratique vicieuse. L'acescence ou acétification des vins est une de leurs maladies les plus communes.

L'acide acétique se forme par le vieillissement dans les eaux-de-vie. M. Ordonneau dit :

« L'eau-de-vie nouvelle possède une acidité représentée par 12 à 14 grammes d'acide sulfurique par hectolitre, et l'acide acétique paraît en former la moitié. L'eau-de-vie de quinze ans possède 48 grammes d'acide, celle de vingt-cinq ans 58 grammes; enfin une eau-de-vie hors d'âge, d'environ soixante-quinze ans, contenait 138gr,76 d'acidité. Une partie de cet acide se change en éthers acétiques. »

L'acide acétique fond à + 17° et bout à 118°.

4° *Acide propionique*, $C^3H^6O^2$. — M. Béchamp l'a signalé dans les vins altérés. Dumas, Malaguti, Nicklès, Nœller, l'ayant obtenu dans la fermentation du tartrate de chaux, il doit se former fréquemment dans les vins par suite de cette fermentation secondaire.

M. Ordonneau pense qu'il en existe à peine 2 grammes par hectolitre. L'eau-de-vie de marc en renferme beaucoup plus.

L'acide propionique est liquide, cristallise à — 21° et bout à 141°.

5° *Acide butyrique*, $C^4H^8O^2$. — D'après M. Ordonneau, le vin en contient toujours des quantités notables, mais il n'est pas entraîné par l'alcool à la distillation. Winckler l'a retiré du vin. D'après MM. Brun, Maumené, Robinet, il n'existe qu'accidentellement dans les vins, lorsqu'ils subissent une fermentation spéciale, dite butyrique, et il leur communique l'odeur du beurre rance, ou même une odeur putride.

parce qu'il s'accompagne de la formation de divers autres produits infects.

Suivant M. Ordonneau, il abonde assez dans certaines eaux-de-vie, comme celles d'Aigrefeuille, pour leur communiquer son goût. Il y en a 3 à 4 grammes, au maximum, par hectolitre d'eau-de-vie de Cognac ; il s'en trouve aussi à l'état d'éthers qui ont une saveur agréable.

L'acide butyrique normal est un liquide bouillant de 162 à 164° ; l'acide isobutyrique bout de 154 à 156°.

6° *Acide valérianique*, $C^5H^{10}O^2$. — Cet acide, qui est infect, n'existe qu'en très petite quantité dans le vin et les eaux-de-vie et il s'y trouve a l'état d'éthers dont l'odeur et la saveur sont agréables.

7° D'après M. Ordonneau,

L'acide caproïque.... $C^6H^{12}O^2$	L'acide pélargonique. $C^9H^{18}O^2$
— œnanthique... $C^7H^{14}O^2$	— caprique..... $C^{10}H^{20}O^2$
— caprylique.... $C^8H^{16}O^2$	— laurique..... $C^{12}H^{24}O^2$

et des acides à formule encore plus élevée existent en proportions très minimes dans le vin et l'eau-de-vie, à l'état libre et sous forme d'éthers ; ces acides ont généralement une odeur et une saveur désagréables, tandis que celles de leurs éthers sont suaves.

Il a trouvé l'acide caproïque aussi dans les produits de la fermentation du *mycoderma cerevisiæ*, tels que l'alcool de betteraves.

Suivant Pelouze et Liebig, on ne sait pas si l'acide œnanthylique provient du jus de raisin ou des pépins.

Un hectolitre d'eau-de-vie vieille contient environ 0gr,85 d'éther caprylique et à peine 0gr,40 d'acide libre.

L'eau-de-vie contient par hectolitre 3gr,10 d'éther pélargonique qui bout à 224°, 4gr,45 d'éther caprique, 2gr,60 d'éther laurique mélangé à l'éther de son homologue inférieur $C^{11}H^{22}O^2$, et 0gr,80 des éthers d'acides supérieurs.

8° *Acide lactique*, $C^3H^6O^3$. — Il ne se forme qu'accidentellement et en très minime proportion dans les vins à la suite d'une fermentation secondaire, spéciale.

9° *Acide tartrique*, $C^4H^6O^6$. — C'est l'acide principal du raisin et, par suite, du vin, où il existe libre, sous forme de sels divers, neutres et acides, et à l'état d'éthers. C'est Scheele qui a découvert l'acide tartrique, et il l'a extrait du tartre des vins.

A l'état libre, il se trouve dans certains vins, jeunes surtout, mais il est beaucoup plus fréquent, constant, on peut dire, dans le vin, à l'état de bitartrate de potasse (*tartre des tonneaux*). Cependant M. Glénard a observé que ce sel faisait défaut dans quelques cas ; on admet que cette absence tient à une fermentation secondaire, spéciale, qui fournit de l'acide acétique seul ou un mélange d'acides acétique et propionique.

Le plâtrage consiste principalement en une action du sulfate de chaux sur le bitartrate de potasse, de laquelle résultent du tartrate de chaux et du bisulfate de potasse; il y a donc une destruction de bitartrate, mais comme la fermentation a lieu dans la cuve, ce sel contenu en excès dans le marc s'y redissout.

Kestner, de Thann, a retiré de certains vins de l'est une espèce d'acide tartrique auquel il a donné le nom d'acide *racémique* ou *paratartrique*. L'acide tartrique ordinaire dévie à droite le plan de polarisation de la lumière, tandis que celui-ci est inactif sur la lumière polarisée. M. Pasteur a montré qu'il se dédouble en deux acides, l'un déviant à droite, qui est l'acide ordinaire et qu'on appelle, de cette propriété, l'acide *droit* et l'autre déviant à gauche et qui est nommé l'acide *gauche*. Ces deux acides fournissent l'acide racémique par leur union directe à poids égaux : il est donc sans action sur la lumière polarisée par suite de *compensation*. Enfin, il existe un quatrième acide, qui est inactif aussi, mais qui n'est pas dédoublable.

L'acide droit cristallise en gros prismes rhomboïdaux, obliques, à facettes hémiédriques, très solubles dans l'eau, moins solubles dans l'alcool. Il fond à 180°, puis noircit en se boursouflant.

Cet acide diffère des acides gras en ce qu'il est bibasique.

10° *Acide malique*, $C^4H^6O^5$. — Ce corps, l'acide principal de la pomme, existe dans le vin, aux mêmes états que l'acide tartrique, — acide libre, malates divers, neutres et acides. — Il est dans le vin en bien moindre quantité que l'acide tartrique; Ladrey, Mülder, Boyer, croient même que l'acide libre n'existe que dans le verjus. Au contraire, d'après Robinet, le vin en contiendrait toujours une quantité notable. Il doit en disparaître peu à peu parce que Dessaignes a montré que les ferments du vin transforment à la longue l'acide malique en acides succinique et butyrique.

Cet acide forme de beaux cristaux blancs, de saveur acide agréable. Il fond à 100°, et se décompose vers 175°. Il est soluble dans l'eau et dans l'alcool. Il est bibasique.

11° *Acide citrique*, $C^6H^8O^7$. — Sa présence dans le vin est discutée; en tous cas il y en a fort peu, et il est plutôt à l'état de sel et d'éther.

Il forme de gros cristaux rhombiques, droits, contenant de l'eau qu'il perd à 100°. Il est très soluble dans l'eau.

12° *Tannin, acide tannique*, $C^{14}H^{10}O^9$. — Ce corps est toujours en faible proportion dans le vin, et il est la cause de son astringence. D'après MM. Mülder et Fauré, il y en aurait 0gr,30 à 1gr,30 dans le vin rouge et 0gr,65 à 0gr,70 dans le vin blanc; suivant MM. Portes et Ruyssen, la proportion serait plus forte et atteindrait souvent 2 grammes et quelquefois davantage. Le tannin des vins est différencié des autres par le nom d'acide œnotannique. Il provient de la grappe du raisin, des pellicules, des pépins. Il assure la conservation du vin et lui donne de l'astringence; il sert aussi à le clarifier lorsqu'on fait le collage, parce qu'il forme avec l'albumine et la gélatine de volumineux précipités qui entraînent des sels, des matières gommeuses, colorantes et azotées; aussi l'emploie-t-on pour soigner les vins altérés, dans la maladie de la graisse, par exemple, ainsi que les bières et les cidres. Le vin de Bordeaux en renferme des proportions sensibles sans être fortes, et on admet qu'il doit à cette quantité convenable de tannin, en partie au moins, la faculté de se conserver, de voyager mieux que d'autres vins de richesse voisine en alcool et en extrait, ainsi que ses propriétés toniques et reconstituantes. Ce tannin colore les sels de fer en noir.

13° *Acide succinique*, $C^4H^6O^4$. — M. Schmidt avait signalé sa présence dans les liquides fermentés. M. Pasteur a établi que c'est un produit constant de la fermentation alcoolique, et il existe à l'état libre et à l'état d'éther dans les vins. Il y entre pour 1/6 environ du poids de la glycérine, soit par litre de vin à la dose de 1gr,00 à 1gr,50.

Cet acide forme des prismes rhombiques, blancs, fusibles à 180° et bouillant vers 235°. Il est soluble dans l'eau et dans l'alcool.

Composition moyenne des vins.

ORIGINE DES VINS.	ALCOOL en degrés centésim.	EXTRAIT à 100 degrés.	TARTRE.	CENDRES.	GLYCÉRINE.	ACIDITÉ. Total exprimé en SO^4H^2.	MATIÈRES réduisant la liqueur cupro-potassique. Exprimé en glucose.	SULFATE de potasse.
Moyenne de vins de Bourgogne ordinaires.....	10.8	20.5	2.6	2.1	4,5 à 7	4.7	1.3	»
Moyenne de vins rouges de Mâcon	10.1	19.3	2.2	1.9	»	5.5	0.7	»
Moyenne de Bordeaux ordinaires............	9.8	22.5	1 9	2.2	5 à 7.5	4.1	1.1	»
Vins de Narbonne plâtrés.	11.7	21.8	»	4.5	»	4.5	1.3	2 à 2.5
Vins blancs français....	7 à 11	13 à 18	1.8 à 2.4	1.7	»	5.5 à 7	»	»
Moyenne de 74 analyses de vins divers (1).....	10.9	24.28	1.52	3.48	7.5	»	1.15	»
Vins rouges d'Algérie (2) (dép. de Constantine).	12.2	22.3	0.75	3.1	»	6.4	1.04	»
Vins de coupage.........	9.5	19.1	1.9	3.1	»	»	1.8	1 à 2
Moyenne de vins rouges d'Italie importés en France (3)............	13.72	33.70	»	3.92	»	»	»	»
Vins d'Espagne, rouges ordinaires............	13.1	18.5	»	3.8	»	4.6	1.4	»
idem................	13.8	23.5	1.8	4.3	»	»	1.9	2.5
		p. lit.	p. lit.	p. lit.	p. lit.	p. lit.	par lit.	p. lit.

(1) Laboratoire municipal de Paris.
(2) M. Gautier.
(3) Laboratoire municipal de Paris.
Les autres analyses sont des moyennes résultant de nombreux essais faits à mon laboratoire au Ministère du commerce.

§ 3. — Maladies des vins.

C'est Lavoisier qui a dévoilé la nature des fermentations au point de vue de la composition du corps qui fermente et de sa transformation sous l'influence du ferment, en établissant que le sucre se change en alcool et en acide carbonique. Vers la même époque, un savant italien, Fabroni, étudiait les mêmes questions et remportait le prix proposé sur ce sujet par l'Académie de Florence, en 1785, et on lui doit d'avoir constaté que la fermentation se déclare en ajoutant au sucre diverses matières végétales ou animales.

Chaptal, éclairé par ces travaux, s'attacha à l'étude du vin et publia un traité sur *l'art de faire le vin*, où l'on rencontre les premières indications sur ses maladies (1). On y trouve énoncé ce principe que c'est l'excès de ferment dans le vin qui produit ces maladies. « Si le ferment prédomine, dit-il, dans le moût sur le principe sucré, une partie du ferment suffira pour décomposer tout le sucre et ce qui reste produit presque toutes les maladies propres au vin.

« Ce principe de fermentation existant toujours dans le vin, ou bien il réagit sur les principes que contient la liqueur, et dans ce cas il produit une dégénération acide; ou bien il se dégage de la liqueur qui le retenait en dissolution et lui donne alors une consistance sirupeuse qui produit le phénomène qu'on appelle *graisser*, *filer*, etc. »

C'est à M. Pasteur qu'on doit une étude précise des maladies des vins (2).

Pour notre illustre compatriote, les variations qui s'accomplissent dans les vins ne sont pas dues, en général, à un travail intérieur, incessant, mais elles ont pour cause des influences extérieures.

Ainsi le vieillissement est accompagné, sans doute, par une formation lente d'éthers résultant de l'action des acides sur l'alcool, mais il réside essentiellement dans des phénomènes d'oxydation produits par l'oxygène de l'air qui se dissout et s'infiltre dans le liquide.

Il faut abandonner les idées d'altérations spontanées des matières albuminoïdes, et de modifications par des causes inconnues, et attribuer les altérations à des végétations parasitaires infiniment petites qui se développent, soit en enlevant au vin certains de ses éléments, soit en y créant de nouvelles substances. Le remède découle de cette connaissance de la cause de ces maladies : « Détruire la vitalité des germes des parasites de façon à empêcher leur développement ultérieur. »

I. **Acescence. Vins piqués, aigres. Fleurs de vin.** — Chaptal disait : « Lorsque le principe végéto-animal prédomine sur le principe

(1) Chaptal, *L'art de faire le vin*, édition de 1807.

(2) Pasteur, *Études sur le vin, ses maladies, causes qui les provoquent*. — 1 vol. Imprimerie impériale, 1866.

sucré, il reste du ferment dans le vin, lequel s'exerce sur les autres principes, se combine avec l'oxygène de l'air atmosphérique et fait passer la liqueur à la dégénération acide. »

M. Pasteur a prouvé que ce n'est pas la matière azotée qui condense et qui transporte l'oxygène de l'air, mais que c'est un mycoderme qui a pris naissance et se développe en formant de l'acide acétique.

Le *mycoderma aceti*, *diplococcus aceti*, est une végétation des plus simples, formée d'articles en chapelets, étranglés vers le milieu, dont le diamètre un peu variable, est moyennement de 1/5 de millième de millimètre; la longueur de l'article est environ le double. Il paraît, en raison de l'étranglement central, être formé de deux petits globules, et l'ensemble d'une couche de ces articles ressemble à un amas de petits grains.

Le mode de reproduction est très simple : chaque article se divise en deux au point d'étranglement.

Le vin ordinaire, le vin rouge nouveau particulièrement, ne fournit que rarement le *mycoderma aceti* sans ensemencement, mais il donne le *mycoderma vini;* souvent même ce dernier se développe avec une énergie suffisante pour que du *mycoderma aceti*, semé dans ce vin, ne s'y accroisse que péniblement, et soit refoulé dans le fond du liquide, où il meurt.

On produira un développement très rapide et extrêmement abondant du *mycoderma aceti* en mélangeant :

100 parties d'eau de levure de bière ou d'eau bouillie avec de la lie de vin;

1 à 2 parties d'acide acétique;

3 à 4 parties d'alcool;

et en semant à la surface du mélange quelques taches de *mycoderma aceti* vers 20 à 25 degrés; le lendemain ou le surlendemain, un voile uni recouvrira tout le liquide.

Si on n'avait pas de mycoderme, il suffirait de placer le liquide dans un cristallisoir; au bout de trois, quatre ou cinq jours, le voile commence à se former par suite du développement de germes provenant de l'air ou des liquides.

Ce mycoderme se produit sans ensemencement avec :

1 volume de vin,
1 — de vinaigre,
et 2 volumes d'eau,

ou encore avec :

1 volume de bière,
1 — d'eau,
1/2 — de vinaigre.

Les fleurs du vin, *mycoderma vini*, *saccharomyces vini*, ne peuvent pas être confondues avec leur congénère précédent. Elles forment des globules ovalaires, réunis en chapelets qui se divisent peu à peu ; dans leur intérieur on observe une ou deux vacuoles. Elles se reproduisent par bourgeonnement dans les liqueurs alcooliques. Les dimensions, l'aspect, le mode de reproduction différencient donc ces deux végétations. La rapidité du développement du mycoderme du vinaigre est beaucoup plus grande et véritablement prodigieuse.

L'action des fleurs de vin est différente de celle du mycoderme du vinaigre. Ce dernier fournit de l'acide acétique par l'absorption de l'oxygène, tandis que le premier oxyde complètement l'alcool pour le transformer dans les produits ultimes de la combustion des matières organiques, l'eau et l'acide carbonique sans formation intermédiaire d'acide acétique. Il porte son action aussi sur le sucre, sur l'acide acétique ; il se développe surtout dans les vins nouveaux, faibles en alcool.

Cette transformation de l'alcool développe de la chaleur ; ce qui s'explique par la fixation très forte d'oxygène qu'elle exige, et la nécessité de cette grande quantité d'oxygène limite l'influence nocive de ce mycoderme parce qu'il a bientôt absorbé l'oxygène du vase fermé où il se développe, d'un tonneau par exemple.

Les remèdes sont l'ouillage et surtout le soutirage dans des tonneaux soufrés, ou encore le chauffage.

Le *mycoderma aceti* se développe dans les cuves, si le chapeau, laissé à l'air, retombe à la surface du liquide, ou si le séjour dans la cuve est prolongé au delà de la fermentation.

Il se forme surtout dans les tonneaux laissés en vidange, lorsque la température de la cuve est un peu élevée.

La réaction produite est celle-ci :

$$O^2 + \underbrace{C^2H^6O}_{\text{Alcool.}} = \underbrace{C^2H^4O^2}_{\text{Acide acétique.}} + H^2O$$

Il est donc nécessaire qu'il soit à la surface du liquide pour puiser l'oxygène dans l'air ; son action s'arrête si on le noie dans la liqueur.

Les anciens, pour empêcher l'acescence, recouvraient le vin d'une couche d'huile qui le préservait du contact de l'air, mais qui communiquait au vin le goût d'huile rance.

Ils ont fait usage aussi du soufrage dans les tonneaux.

Liebig a conseillé comme remède le tartrate neutre de potasse, qui forme de l'acétate de potasse et de la crème de tartre qui se sépare dans les lies ; l'acétate de potasse existe naturellement dans le vin, et la petite quantité qui est ainsi formée en plus est sans inconvénient.

On emploie aussi une solution de carbonate de potasse. Ces deux matières doivent être ajoutées en proportion faible, et déterminées par un essai préalable, fait comparativement sur un vin de même nature, non acescent, de façon à n'enlever que l'excès d'acidité produit par le mycoderme.

La craie, le marbre, la chaux, sont usités quelquefois pour saturer l'acide acétique, mais la présence du sel de chaux qui reste dans le vin n'est certainement pas sans inconvénient.

Le tartrate de chaux me paraît le moyen préférable, mais il ne peut être tenté que si l'acescence n'est pas forte et ne correspond pas à plus de 2 grammes par litre.

Quand l'acétification est faible, le mieux est de soufrer le vin ou de le chauffer pour que l'altération soit enrayée.

Lorsque l'acescence est forte, il n'y a pas de remède; il ne reste qu'à utiliser le vin pour en fabriquer du vinaigre.

II. **Maladie de la pousse, vins tournés, vins montés.** — Pendant les chaleurs, si la température de la cave s'élève, il arrive que certains vins *poussent*. Ce nom provient de ce que si on pratique un fausset dans le tonneau, le vin jaillit avec force. Si le tonneau est plein, il arrive que le liquide suinte aux joints des tonnes.

Versé dans un verre, il donne à la surface une sorte de couronne formée par de petites bulles; agité, il fournit des stries soyeuses. Il est légèrement trouble; à l'air il brunit et se trouble davantage. Sa saveur est fade.

Les vins rouges et blancs, la bière, le cidre sont sujets à cette maladie, qui se déclare après des soutirages mal faits.

Balard, consulté par un propriétaire du Midi sur cette altération, qui est très commune dans ces contrées, en remit à M. Pasteur, qui constata que le trouble résulte de la présence dans le vin d'un micro-organisme en filaments, formés de chapelets, d'articles très ténus, variables de longueur, ayant souvent moins de $\frac{1}{1000}$ de millimètre de diamètre, qui forment des stries dans le liquide et se précipitent en une lie noirâtre, glutineuse. Le pétillement dans le verre, la pression dans le tonneau fermé sont dus à un dégagement de gaz carbonique. Ce ferment ressemble au ferment lactique avec lequel Balard l'avait identifié. M. Duclaux le rapproche de celui qui produit la fermentation du tartrate de chaux et donne des acides acétique et propionique avec ce sel, et, de fait, le vin qui a la pousse perd de l'acide tartrique, et son acidité augmente par la formation d'acide acétique et d'acide propionique.

Le remède consiste à ajouter dans le vin de la crème de tartre, à le chauffer, à le laisser en repos dans un tonneau soufré et à le soutirer dans un tonneau méché.

Vins tournés, rebouillis. — Cette maladie, longtemps confondue avec la précédente, a été étudiée par M. A. Gautier. Elle se déclare dans les années pluvieuses, lorsque les grappes ont moisi, ou après le premier soutirage.

Le vin, qui paraît en bon état au sortir du tonneau, s'irise et se trouble, la matière colorante devient violette et se dépose et le liquide reste jaunâtre ; sa saveur est amère et aigre.

Elle est produite par un micro-organisme en longs filaments semblables à ceux de la pousse, qui s'attaquent, comme ceux-ci, à l'acide tartrique ; mais les produits sont différents. Il ne se forme pas d'acide carbonique et les acides produits sont, outre de l'acide acétique, de l'acide tartronique, et de l'acide lactique.

Le traitement n'est pas certain. Les uns chauffent le vin additionné de tannin et de crème de tartre, et le soutirent dans un tonneau méché avec soin. D'autres le mêlent avec des vins très verts, riches en tartre, en tannin et en couleur, ou le traitent avec des lies fraîches contenant beaucoup de tartre et de matière colorante.

III. **Graisse.** — Cette maladie, commune chez les vins blancs faibles en degré, est rare dans les vins rouges. Elle est caractérisée par ce fait qu'ils filent comme de l'huile. Ils deviennent fades, plats, mucilagineux ou visqueux. Elle se déclare dans les bouteilles comme dans les tonneaux. Elle résulte de la formation de chapelets de globules sphériques qui ont généralement moins de $\frac{1}{1000}$ de millimètre. Ils restent en suspension et ne se déposent souvent qu'avec une extrême lenteur. Chaptal a proposé, pour guérir cette altération, d'agiter les bouteilles pendant un quart d'heure, et de les déboucher ensuite pour laisser échapper le gaz et l'écume. La propriété filante tient, suivant M. Pasteur, à ce que les chapelets du ferment guident le jet liquide ; quelquefois ils s'enchevêtrent assez fortement pour constituer des pellicules glissantes au toucher, semblables à la mère du vinaigre, mais ne contenant cependant pas de *mycoderma aceti* ou *vini*, pas plus que le vin ne renferme du vinaigre.

M. François, de Châlons-sur-Marne, attribuait cette maladie à la précipitation d'une substance non organisée, glutineuse, la *gliadine*, tandis que c'est un micro-organisme, mais il a donné un remède qui réussit bien, l'emploi du tannin, certainement préférable à l'agitation conseillée par Chaptal et Vergnette-Lamotte.

On dissout 15 grammes de tannin et on les ajoute dans une pièce de 230 litres. On obtient le même effet avec 50 grammes de noix de galle, ou encore avec 500 grammes de sorbes prises avant maturité.

On a recommandé aussi de faire macérer dans de l'eau chaude des pépins de raisin et d'ajouter au vin le produit filtré.

Lorsque les vins d'un pays ou d'une année sont sujets à cette maladie, c'est qu'ils ne renferment pas 10° d'alcool; on la préviendra par le vinage ou le sucrage.

Le vin, après le traitement, doit être collé et soutiré dans un fût soufré.

IV. **Amertume, goût de vieux.** — M. de Vergnette-Lamotte en distingue deux sortes, l'une atteignant les vins dans leur deuxième ou troisième année, l'autre s'attaquant aux vins très vieux.

Le vin commence par devenir fade et sa couleur s'atténue, puis il tourne à l'amertume en même temps qu'il prend un goût de fermentation qui est dû à de l'acide carbonique; quelquefois même la couleur s'altère profondément.

C'est la maladie organique des vins de *pinots;* elle fait de grands ravages en Bourgogne et en Champagne, c'est la seule qu'il y ait à redouter pour les vins de pinots.

Elle est produite aussi par un parasite qui se développe avec une extrême facilité dans les grands crus de Bourgogne et moins bien dans les vins ordinaires de Bourgogne, du Jura et de Bordeaux.

On voit se former dans la bouteille un abondant dépôt, qui est constitué par des amas de filaments rigides dont le diamètre n'atteint pas $\frac{1}{1000}$ de millimètre. Ces filaments, contournés dans le jeune âge, divisés en articles, se recouvrent d'un dépôt rougeâtre et ils prennent l'apparence de rameaux bourgeonnés.

Leur mode d'action diffère de celui de la pousse et de la tourne, car l'acide tartrique du vin n'est pas attaqué, et il ne se forme pas d'acide propionique ou tartronique, mais de l'acide acétique et de l'acide butyrique.

L'acidité s'accroît parce que ces acides se forment aux dépens de la glycérine, qui diminue fortement.

Longtemps on s'est contenté de corriger leur goût par une addition de vin sucré. Maumené a conseillé de les traiter par un peu de chaux. Le vrai remède est le chauffage.

V. **Remèdes généraux des maladies des vins**. — Puisque les maladies du vin sont dues au développement de parasites microscopiques divers, les remèdes seront, devront être naturellement des moyens de détruire ces matières vivantes. Les principaux sont le soufrage, le chauffage, la réfrigération. Certaines de ces maladies ne se déclarant que dans les vins pauvres en alcool, un autre procédé sera l'accroissement de l'alcool soit au moyen du vinage, soit au moyen du sucrage suivi de la fermentation de ce sucre.

Parmi ces moyens, le chauffage et le sucrage sont les plus employés; le chauffage est dû à M. Pasteur qui, ayant constaté que les altérations du vin sont dues au développement de micro-organismes, fut naturellement conduit à essayer la chaleur, c'est-à-dire le procédé le plus sûr de destruction des êtres vivants.

1° *Soufrage.* — Caton signale cette pratique du soufrage comme très usuelle de son temps. Antérieurement on conservait le vin en y introduisant des mélanges complexes où figurent des matières antiseptiques, la myrrhe, la résine, la poix, des essences, de l'iris.

La pratique du soufrage repose sur l'absorption de l'oxygène par le soufre brûlant et sur les propriétés antiseptiques du gaz sulfureux formé. On y a recours dans diverses circonstances : pour préserver les tonneaux des moisissures, pour arrêter la fermentation des moûts, pour s'opposer à des fermentations secondaires.

Le *méchage* des tonneaux par des mèches soufrées est assez connu pour qu'il suffise de le citer.

Le *mutage* est l'opération qui consiste à empêcher le vin de fermenter au moyen de l'acide sulfureux.

Pour le produire, on mèche fortement un tonneau, on y verse 50 litres de moût environ; on ferme et on tourne vivement le tonneau; après avoir méché de nouveau le tonneau débouché on rajoute 50 litres de moût, et on continue jusqu'à ce que le tonneau soit rempli.

L'acide sulfureux formé se change finalement en acide sulfurique, mais l'expérience a montré que cet acide, qui est saturé par les bases des sels du vin était en si petite quantité qu'il n'augmentait qu'insensiblement les sulfates du vin et, par suite, qu'il était sans inconvénient.

L'emploi des sulfites de soude de chaux où l'on peut déterminer la proportion d'acide sulfureux tandis qu'on ne peut pas le réaliser en brûlant du soufre, n'a pas réussi : ces sels sont d'une pureté variable, leur action est lente, l'eau dans laquelle ils doivent être dissous dilue le vin.

2° *Chauffage.* — Il est certain que, très anciennement dans le sud de la Grèce, on chauffait le moût et que cette pratique existe chez les Arabes, au Maroc notamment. Cette concentration par la chaleur, qui est souvent remplacée par l'action du soleil dans ces pays, avait pour but d'obtenir des vins de liqueur en même temps que d'assurer leur conservation, et ces usages se continuent dans le Midi, en Espagne et en Italie, et c'est ainsi que l'on fabrique les vins de liqueur dans ces pays.

Appert a indiqué, sans l'appliquer, que le vin pourrait être conservé par la chaleur, à la façon des autres substances alimentaires. Vers 1850, M. de Vergnette-Lamotte a fait des expériences desquelles il résulte que certains vins chauffés en vases clos se sont conservés, alors que les mêmes vins non chauffés se sont ordinairement altérés, mais dans d'autres il observa que ce procédé exagère les défauts des vins faibles, et la méthode ne se répandit pas.

La publication du mémoire de M. Pasteur, qui établit que les maladies des vins sont dues au développement d'êtres vivants, ramena M. de Vergnette à l'étude du chauffage, de telle sorte qu'il est juste d'admettre que c'est à M. Pasteur qu'est due la solution du problème de la conservation des vins. Il détermina la température, 55° à 60°, où le vin doit être porté, afin d'obtenir la conservation sans donner le goût de *cuit*.

Il existe diverses sortes d'appareils : ceux où le vin est chauffé par la vapeur, ceux où le chauffage a lieu par un bain-marie, ceux-ci à travail intermittent, les autres à circulation continue.

3° *Congélation.* — Déjà Van Helmont indiquait l'action du froid pour conserver le vin et en accroître la saveur. Stahl reprit plus tard cette question, qui n'a été étudiée avec soin et appliquée que par M. de Vergnette-Lamotte pour certains vins faibles et les vins des grands crus dans de mauvaises années. A moins d'un essorage très dispendieux, la glace entraîne de l'alcool qui est perdu.

Le chauffage est préférable à la congélation, qui est peu usitée.

4° *Vinage.* — Cette opération, appelée aussi l'*alcoolisation*, consiste à faire pénétrer dans le vin une certaine quantité d'alcool.

Pasteur a dit : « L'alcool est un des ennemis des parasites du vin. »

P. Thénard ajoute : « Nous rappellerons seulement que le vinage existe depuis que l'alcool a été découvert; qu'il est indispensable à la conservation de certains vins. »

Dans beaucoup de vins du Midi se trouve, avec une faible acidité, un excès de principes albuminoïdes et de sucre, qui rend ces vins mous et très altérables.

Il est utilisé aussi pour des petits vins très faibles des pays du nord.

« Viner ces vins me paraît une nécessité, car on redresse, comme je le disais dans la discussion qui a eu lieu en 1886, à l'Académie de médecine, une harmonie boîteuse de la nature, au lieu de bouleverser cette harmonie, comme on l'affirmait. »

En effet, un vin de bonne nature doit contenir une proportion d'alcool dans un certain rapport avec le sucre, les matières albuminoïdes et l'acidité. Si tout ou partie de ces éléments s'est accrue et que celle de l'alcool soit restée stationnaire ou ait même diminué dans le cas où c'est le sucre qui est resté en trop forte quantité, il est logique, il est préférable d'y ajouter la quantité, faible, d'alcool qui est dans le vin naturel obtenu dans des conditions normales.

Gay-Lussac a prouvé que l'alcool existe tout formé dans le vin à l'état de mélange, en établissant qu'il est extrait en totalité par la distillation du vin dans le vide à une température inférieure à celle qui se développe dans la fermentation alcoolique.

Il se forme, dans le vin, une réaction de l'alcool sur les acides, mais elle ne se produit qu'à la longue.

Comment alcoolise-t-on les vins? par le vinage à la cuve; par le vinage au tonneau.

On réalise aussi l'alcoolisation par le sucrage, dont nous parlerons plus loin.

Le vinage ne sert malheureusement pas toujours à donner à des vins faibles, acides ou altérables, la richesse alcoolique qu'une année sans soleil et trop humide, qu'une saison trop froide, qu'un cépage défectueux ou que toute autre cause, ont laissée insuffisante; il est aussi la première étape du mouillage des vins.

Cette pratique, quoique n'étant pas nuisible lorsqu'elle est opérée avec de l'alcool pur, est mauvaise au point de vue moral, parce que c'est une tromperie sur la nature de la marchandise vendue, et au point de vue matériel, parce que le vin perd, en partie, ses propriétés alimentaires. Mais elle devient dangereuse lorsqu'on emploie au vinage des alcools impurs : ce qui arrive fréquemment, car, — ainsi que je le disais dans la discussion rappelée plus haut —, il n'y a pas d'impurs que les alcools de l'industrie ; les alcools de marcs, ceux des bouilleurs de crû qui brûlent sous le couvert de leur privilège, dans des appareils imparfaits, les produits les plus divers, souvent altérés, le sont nécessairement, tandis que les alcools d'industrie peuvent ne pas l'être parce qu'on dispose, dans les fabriques, de procédés et d'appareils qui fournissent de l'alcool éthylique à peu près chimiquement pur.

Les lois sont, d'ailleurs, tellement mal coordonnées aujourd'hui sur ce point que nous sommes condamnés à subir les effets d'un vinage dangereux sans pouvoir l'empêcher jusqu'au renouvellement des traités de commerce. On n'a pas degrevé, en France, l'alcool qui doit servir au vinage, et alors quand on se propose de viner, on ne peut le faire économiquement qu'en fraude, ce qui a lieu généralement avec de l'alcool impur.

Depuis les ravages du phylloxera et les autres maladies de la vigne, nous recevons d'Espagne, d'Italie, d'Autriche, d'immenses quantités de vins.

Tous les vins paient le même droit lorsqu'ils renferment moins de 15°,9 d'alcool ; or, en Espagne et dans les pays voisins, le vinage revient à 3 francs à peine, tandis qu'en France, au droit intérieur de 156fr,25 il s'élève à 7fr,30. Par conséquent, le commerce honnête de notre pays ne peut pas viner le vin, tandis que le commerce de l'étranger a le plus grand intérêt à viner celui qu'il nous envoie, et il ne s'en prive pas. Pour opérer cette alcoolisation, il n'emploie pas d'alcool des pays producteurs de vigne, mais il fait venir de l'alcool industriel d'Allemagne et il a été dit au Reichsthag que la France arrivait par cette voie, aussi certaine que détournée, à débarrasser l'Allemagne de ses alcools impurs.

On tend à réagir contre cet empoisonnement étranger en refusant à la frontière les vins vinés, parce que la loi n'autorise l'introduction des vins au droit limité que s'ils sont purs, mais la majeure partie traverse ce crible parce qu'on ne peut reconnaître le vinage que s'il y a trois ou quatre degrés d'alcool ajoutés et qu'en additionnant le vin de glycérine, de tannin, de matières extractives, de dextrine, de chlorure de sodium, d'acide nitrique, on empêche le chimiste de reconnaître le vinage : ce qui conduit en définitive l'étranger à nous faire boire d'horribles mélanges qui n'ont souvent du vin que la couleur et qui sont des piquettes additionnées des produits les plus divers et les moins alimentaires. Il est grand temps, dit M. Magnier de la Source, qui a étudié avec autant de conscience que de succès ces questions importantes au point de vue hygiénique, de flétrir ces honteuses pratiques et d'y porter remède.

Le remède existe, à mon avis, et il ne réside pas tant dans l'analyse de ces vins, où il ne paraît plus cependant impossible de décéler les impuretés de l'alcool, que dans l'établissement d'une taxe proportionnelle au titre alcoolique du vin, ce qui ne porte aucune atteinte à la liberté du commerce.

Je crois, avec M. Magnier de la Source, qu'il n'y a pas impossibilité d'établir cet impôt proportionnel avant 1892, c'est-à-dire avant l'époque de l'échéance des traités de commerce avec l'Espagne, parce que si l'on ne peut pas modifier avant cette époque les droits à l'entrée sur le sol français, rien n'empêche de transformer le régime intérieur de la circulation des boissons destinées à être consommées chez nous.

En résumé, le vinage modéré, à la cuve quand il est possible, au tonneau pour les vins qui, une fois terminés, sont reconnus trop acides ou trop altérables, vinage opéré avec de l'alcool pur, est une opération nécessaire et sans inconvénient.

A la fin de l'étude du vin, on donnera des renseignements sur les procédés à employer pour reconnaître si un vin a été viné, mouillé, ou viné puis mouillé.

5° *Sucrage.* — Chaptal nous apprend que c'est Macquer qui a eu, en 1777, le premier l'idée d'améliorer le moût de raisin.

Chaptal, s'appuyant sur ce fait que, dans les mauvaises années où la vigne mûrit mal, le moût manque de sucre et contient les autres éléments du vin, reprit cette étude, et la méthode qu'il proposa prit le nom de *chaptalisation;* elle consiste à faire dissoudre du sucre ou de la cassonade dans le moût jusqu'à ce que sa consistance ait atteint le degré qu'elle possède dans les années où la maturité a été parfaite.

Plus tard Gall eût la prétention d'améliorer cette méthode en ajoutant au sucre de l'*eau* pour diminuer l'acidité trop forte que possèdent les vins des mauvaises années; ce procédé, connu sous le nom de *gallisation*, est, en somme, un mouillage.

En 1854, un viticulteur de Bourgogne, M. Pétiot, proposa et appliqua l'emploi du sucre pour faire des vins de seconde, troisième et même quatrième cuvée, profitant des matières colorantes extractives, des sels, tartre, acides, etc., qui restent dans le marc, et produisant, par la fermentation du sucre, l'alcool, la glycérine et tous les éléments de la fermentation du sucre qui était dans le raisin.

Dans les années de disette ces vins étaient fabriqués, mais ce ne fut jamais qu'en petite quantité, jusqu'au moment où la vigne fut frappée, en France, par l'oïdium, le phylloxera et le mildew. A partir de cette époque cette quantité est devenue considérable.

En 1885, 14,873 propriétaires de vigne ont employé, pour le sucrage des vins, 7,290,240 kilogrammes de sucre exprimé en raffiné, savoir :

1re cuvée....................................	2.344.394kil
2e —	4.945.846
Total égal.............	7.290.240kil

643, 647 kilogrammes de sucre ont, en outre, été affectés au même usage, par les acheteurs de vendanges; ce qui porte à 7,933, 887 kilogrammes la quantité de sucre entrée dans la fabrication du vin. Pour le cidre il n'a été utilisé que 24,142 kilogrammes de sucre.

6° *Piquettes, vins de raisin sec.* — De tout temps on a préparé dans les campagnes de la piquette en lavant le marc privé de la goutte-mère par la compression. Depuis le renchérissement du vin on vend beaucoup de ces piquettes. On les reconnaît à la pauvreté de l'extrait, à la faiblesse de la somme alcool-acide, et on donnera des renseignements sur ce sujet à la fin de ces études sur le vin.

La destruction des vignes a amené aussi la vente sur une grande échelle de vins de raisin sec. L'Administration n'a pas réagi contre cette fabrication, elle l'a plutôt encouragée parce qu'elle prélève, aux octrois, sur ces vins, le droit du vin de raisin frais.

On aura une idée de cette quantité par ce fait que l'importation des raisins de Smyrne, de Grèce, s'est élevée de 7 millions de kilogrammes à 55 millions. La production était environ de 2 millions d'hectolitres en 1880, et elle doit atteindre aujourd'hui 5 millions. Cette fabrication a lieu surtout dans le midi de la France et aux environs de Paris. Le faible droit d'octroi prélevé à Paris sur le raisin sec, comparé à celui du vin, avait, jusqu'à ces temps derniers, encouragé une industrie interlope considérable, qui a frustré le Trésor de sommes énormes, industrie qui consistait à fabriquer ce vin dans l'intérieur de Paris; les droits sur le raisin ayant été récemment augmentés en forte proportion, la fraude va être très atténuée de ce chef.

Malheureusement les chimistes n'ont pas, jusqu'à ce jour, de procédé pour distinguer le vin de raisin sec d'avec le vin de raisin frais. Ce vin, d'ailleurs, n'est pas répréhensible au point de vue de l'hygiène; il n'est pas employé seul, il sert à opérer des coupages avec de gros vins du Midi.

7° *Plâtrage.* — L'étude du plâtrage trouve ici sa place parce qu'il constitue un véritable collage du vin et en même temps un moyen de conservation.

Columelle parle du plâtrage comme d'un moyen de conservation des vins très altérables, tels que ceux qui proviennent des terrains marécageux; on ajoutait le plâtre à la fin de la fermentation.

Le plâtrage, tel qu'on le pratique actuellement dans le Midi, c'est-à-dire le plâtrage de la vendange, est de date récente. En 1829 il n'était usité que dans quelques localités, le Gard par exemple. Il n'a été importé dans l'Aude, et vraisemblablement dans tout le Narbonnais, qu'à partir de 1850.

Jusqu'à l'année dernière j'avais cru cette pratique nécessaire pour les vins du Midi, mais un voyage dans les Pyrénées-Orientales et dans l'Hérault, et l'étude que j'en ai faite à propos de la question soumise à l'Académie de médecine par le Gouvernement, m'ont convaincu qu'elle était avantageuse, mais non indispensable. Comme elle présente des inconvénients pour la santé, des dangers même dans certains cas, il faut l'interdire, ou, si le moyen paraît trop radical de le faire immédiatement, il est urgent de limiter, pour un temps, la dose de plâtre avant de supprimer son emploi lorsqu'on aura convaincu les vignerons qu'avec des soins on peut se dispenser du plâtrage.

M. Ferrer, président de la Société d'agriculture de Perpignan, viticulteur important dans la région la plus méridionale de France, où le plâtrage devrait être nécessaire plus que ailleurs, m'écrivait ceci à la date du 9 février 1889 :

« Vous voulez bien me demander mon avis sur la question du plâtrage de la vendange.

« En principe, je ne suis pas partisan de cette pratique. Je n'admets pas que l'addition du plâtre soit nécessaire pour la conservation de nos vins. Dans nos départements, aussi bien que dans le Bordelais et la Bourgogne, on peut faire du vin de bonne qualité et le conserver sans cette addition. Quelques soins suffisent pour obtenir ce résultat.

« Personnellement je n'ai jamais employé le plâtre et n'ai pas eu de mauvais vins. Tout au contraire, nos vins ont gagné après quelques mois de fabrication et se sont fort bien conservés.

« Bien des propriétaires de mon département, qui croyaient ne pouvoir pas se passer de plâtrer leur vendange, ont essayé d'y renoncer lorsqu'ils ont vu que les vins sans plâtre étaient recherchés par le commerce. J'en connais dont les vins se sont tout aussi bien conservés qu'auparavant. »

Un grand propriétaire de l'Hérault avait l'habitude de plâtrer sa vendange; on lui a demandé sa récolte de 1887 à Bordeaux à la condition de ne pas la plâtrer; le vin s'est parfaitement fait et conservé.

M. Portes, pharmacien en chef de l'hôpital Saint-Louis, auteur, avec M. Ruyssen, du livre très estimé : *Traité de la vigne*, auquel je fais de nombreux emprunts, pense que si l'on cueillait le raisin avant son extrême maturité, que si on le foulait à l'air au lieu de l'écraser, que si on opérait la fermentation à chapeau submergé : ce qui peut se faire très économiquement en plaçant dans la cuve des madriers en travers les uns des autres, que si on aérait deux ou trois fois le moût, que si on soutirait le vin aussitôt après la fermentation tumultueuse, — 5 à 6 jours —, que si on le soignait dans les tonneaux, en ouillant, en méchant et en collant convenablement, l'addition du plâtre deviendrait inutile.

On a dépensé des flots d'encre sur cette question; je vais chercher à être bref en renvoyant les personnes qu'elle intéresse au rapport très complet et très intéressant de M. Marty à l'Académie de médecine (1), dont je donnerai seulement les résultats.

L'emploi du plâtre dans la vinification peut se faire de deux façons bien différentes, qui entraînent deux résultats forts dissemblables.

Dans le premier procédé, qui paraît le plus ancien, on ajoute le plâtre au vin fait, déjà soutiré : c'est le plâtrage au tonneau. Cette pratique limite l'action du plâtre aux composés que le vin tient en dissolution.

Dans le second procédé, le plâtre est ajouté à la vendange au moment où le raisin est versé dans les vaisseaux vinaires : c'est le plâtrage à la cuve. Dans ce second cas, le plâtre mis en contact, pendant toute la durée de la fermentation, avec les diverses parties du raisin, agit non seulement sur les composés tenus en dissolution dans le moût, mais aussi sur ceux que renferment les semences, les pellicules et les rafles.

Le premier procédé est loin de présenter les avantages pratiques que l'on retire du second ; aussi est-il généralement abandonné aujourd'hui pour le plâtrage à la cuve, le seul, par conséquent, dont nous ayons à nous occuper.

La proportion de plâtre employée varie avec la contrée, la nature du terrain, le cépage et, on peut ajouter, les habitudes de chaque viticulteur.

D'après Sérane, il faut employer au moins 1 kilogramme de plâtre par hectolitre de vendange, et les meilleurs résultats s'obtiennent en élevant cette dose à 1 750 grammes.

Cette pratique a sa raison d'être. Le vin, pour se maintenir rouge, brillant, limpide, a besoin d'une certaine acidité, surtout dans les contrées du Midi où le raisin est souvent trop mûr. Le plâtre augmente cette acidité et engendre dans le liquide qui fermente un produit insoluble et lourd, qui s'empare des matières en suspension et les entraîne en se précipitant.

En réalité, le plâtrage procure les avantages suivants : il rend la fermentation plus rapide et plus complète; il augmente l'acidité du vin et en avive considérablement la couleur; il dépouille et clarifie rapidement le vin; il en assure la conservation et en facilite le transport.

Mais ces avantages sont largement atténués par une modification et une altération profonde dans la composition du vin.

Le plâtrage a pour conséquence fâcheuse et inévitable d'introduire

(1) *Bulletin de l'Académie de médecine*, 5 et 12 juin 1888.

dans le vin un composé étranger, le *sulfate acide de potasse*, dont l'action sur l'économie ne peut être que nuisible.

Un vin plâtré se reconnaît, en effet, à ce caractère constant : il renferme un poids variable, mais toujours élevé, de sulfate de potasse. Ordinairement ce poids est compris entre 2 et 4 grammes par litre de vin. On a cependant constaté la proportion énorme de $7^{gr},38$ dans un vin des Pyrénées-Orientales, et celle, plus considérable encore, de $8^{gr},23$ dans un vin de Clermont (Hérault). Or, les vins *naturels* ne donnent pas à l'analyse plus de *six décigrammes* ($0^{gr},60$) par litre de sulfate de potasse (calculé d'après le poids de l'acide sulfurique total) (1).

Une circulaire ministérielle du 16 août 1876 réduisit à 2 grammes la quantité de sulfate de potasse tolérée dans les vins destinés aux subsistances militaires.

Le savant rapporteur entre ensuite dans de longs détails sur le plâtrage. On peut les résumer en ceci : MM. Bérard, Chancel et Cauvy ont adressé à la Chambre de commerce de Montpellier, en 1856, un rapport d'après lequel l'addition du plâtre décomposerait le bitartrate de potasse (*crème de tartre*) pour donner du tartrate de chaux insoluble, du sulfate *neutre* de potasse et de l'acide tartrique qui restent en dissolution. Or, le sulfate neutre de potasse, sel très stable et *neutre*, ne paraît pas avoir, à dose modérée, une action fâcheuse sur l'économie, et c'est en s'appuyant sur cette donnée que Bussy chargé, à cette époque, d'un rapport au Comité consultatif d'hygiène de France, émit les conclusions suivantes, qui furent adoptées.

1° « Rien dans les faits connus jusqu'alors n'autorisait à considérer le vin plâtré comme pouvant, dans l'usage habituel, apporter quelque trouble appréciable dans la santé ;

2° « Il n'y avait, *à ce point de vue*, aucune raison pour en interdire la vente et la circulation ;

3° « L'emploi du plâtre dans la fabrication du vin ne saurait être assimilé aux mixtions nuisibles à la santé que la loi a pour mission de poursuivre et de réprimer.

De nouveaux avis furent demandés en 1858 et en 1862 : La même réponse fut faite. Cependant, en 1858, une circulaire du ministre de la guerre fixa un maximum de 4 grammes de sulfate de potasse par litre dans les vins destinés à la consommation de l'armée.

L'opposition de Michel Lévy à ces conclusions, et les travaux de Poggiale sur les vins du Midi, où il trouva de fortes doses de sulfate de potasse, décidèrent Bussy à étudier la question avec Buignet, et leurs travaux, en démontrant que la réaction, qu'on supposait exister pendant le plâtrage, était inexacte, devaient, du même coup, faire changer d'avis les personnes désintéressés, sur l'innocuité ou la nocuité de cette

(1) J'ai trouvé $0^{gr},9$ dans certains vins du Midi.

pratique parce qu'ils établirent que ce n'est pas le sulfate neutre de potasse qui prend naissance, mais le bisulfate de potasse, sel qui est formé par l'union d'un équivalent de sulfate neutre de potasse avec un équivalent d'acide sulfurique libre, ou à peine combiné, sel décomposable sous les plus faibles influences pour donner le plus actif des acides, l'acide sulfurique.

A partir de ce moment, change avec juste raison l'avis du Comité consultatif au ministre.

Adoptant, à l'unanimité, dans la séance du 12 mai 1879, le rapport de M. Legouest, il émit l'avis :

1° Que *l'immunité absolue* des vins plâtrés ne devait plus être officiellement admise;

2° Que la présence du sulfate de potasse dans le vin, quelle qu'en soit l'origine, ne devait être tolérée que dans la *limite maxima de 2 grammes par litre.*

Par arrêté du 27 août 1880, le conseil d'État du canton de Genève a déclaré considérer comme boissons falsifiées les vins dans lesquels la présence du sulfate de potasse, résultant soit du plâtrage, soit d'un mélange de plâtre ou d'acide sulfurique au vin, soit de coupages de vins non plâtrés avec des vins plâtrés, serait régulièrement constatée dans une proportion supérieure à 2 grammes par litre.

Les autorités du canton de Zurich ayant manifesté l'intention d'interdire dans une certaine mesure la vente des vins plâtrés, le vice-consul de France adresse de ce chef une réclamation au ministre de l'agriculture et du commerce qui, à son tour, pose au Comité consultatif d'hygiène les questions suivantes :

Le plâtrage doit-il être *absolument prohibé*, ou peut-il être toléré ?

La *tolérance* peut-elle être *absolue*, ou doit-elle être maintenue dans de certaines limites ?

Le rapporteur M. Gallard répondit, au nom du Comité, comme M. Legouest.

Une circulaire du ministre de la jutisce, en date du 27 juillet 1880, donna satisfaction à l'hygiène; mais à la suite de vives réclamations des intéressés soutenus par de hautes influences, la tolérance absolue fut maintenue.

Une enquête générale a été exécutée alors par le ministre de commerce, et les documents recueillis dans cette enquête, ont donné lieu à un rapport de M. Richard, professeur agrégé au Val-de-Grâce.

Le dossier de l'enquête se compose de 652 pièces.

102 des corps consultés se sont déclarés incompétents sur la matière et s'en rapportent, pour la solution demandée, aux opinions qu'auront manifestées, soit les conseils d'hygiène, soit le Comité, soit d'autres assemblées scientifiques.

550 ont exprimé un avis, et, sur ce nombre :

47 concluent à la prohibition absolue du plâtrage, à quelque dose que ce soit;

386, c'est-à-dire 70 p. 100, réclament le maintien de la fixation maxima à 2 grammes par litre de sulfate de potasse toléré;

6 demandent qu'elle soit portée à 2gr,50;

10 — — à 3 grammes;

18 — — à 4 grammes;

56 demandent qu'il ne soit apporté aucune restriction à la pratique du plâtrage.

Enfin, 27 sont favorables à cette même liberté, mais exigent que le vendeur déclare à l'acheteur la quantité de sulfate de potasse contenue dans son vin et inscrive la mention *vin plâtré* sur les récipients.

En somme, on constate 433 avis favorables et 117 avis opposés au maintien des dispositions de la circulaire ministérielle du 27 juillet 1880.

Le classement par groupes donne les résultats suivants :

1° Sur les 270 *conseils d'hygiène* qui se sont prononcés, 229 — soit 84,8 p. 100 — sont favorables au maintien de la limite à 2 grammes; 41 — soit 15,2 p. 100 — demandent la liberté absolue, mais 16 avec la restriction de l'étiquette.

2° Sur les 154 *chambres* ou *sociétés d'agriculture* qui se sont prononcées, 129 — soit 83,7 p. 100 — sont favorables au maintien de la limite à 2 grammes; 25 — soit 16,3 p. 100 — demandent la liberté complète ou une tolérance plus grande.

3° Sur les 59 chambres, sociétés, tribunaux de commerce et syndicats de marchands de vin qui se sont prononcés, 26 — soit 44 p. 100 — sont favorables au maintien de la limite à 2 grammes; 33 — soit 56 p. 100 — demandent que la tolérance soit portée à 4 grammes, ou la liberté absolue.

On voit que le commerce seul donne une légère majorité (12 p. 100) contre la réglementation proposée. Les chambres ou sociétés d'agriculture et les conseils d'hygiène, au contraire, présentent une majorité énorme en faveur de la limite à 2 grammes.

Le rapport de M. Richard renferme un grand nombre de faits intéressants et des considérations médicales sur l'usage des vins plâtrés qui viennent corroborer celles qui sont signalées dans les rapports de ses prédécesseurs. Nous croyons devoir les reproduire ici :

« Les vins plâtrés jouissent, dans le public même, de la plus mauvaise réputation. Au rapport du maire de Saint-Ismier, « tous les consommateurs « reconnaissent qu'ils leur dessèchent la gorge et leur occasionnent des coli- « ques » ; et le maire de Sassenage écrit : « J'ai vu plusieurs personnes qui en ont « fait l'expérience; elles ont été fortement incommodées : toutes ont éprouvé « des maux d'estomac assez sérieux, et, s'étant abstenues de breuvages de ce « genre, leurs malaises ont disparu. » La station agronomique de Châteauroux cite également des indispositions produites par l'usage des vins plâtrés. Ces dépositions, émanant de personnes étrangères à la médecine, n'ont pas une valeur scientifique, mais nous les avons reproduites parce qu'elles expriment l'opinion d'une grande partie du public sur la question des vins plâtrés, et qu'elles sont, d'ailleurs, conformes à celles contenues dans les rapports médicaux de l'enquête.

« Plusieurs médecins, membres du conseil d'hygiène de Provins, font observer qu'il est à leur connaissance que l'usage des vins plâtrés est mauvais pour la santé, quelle que soit la proportion de plâtre employée, et que ces vins seront d'autant plus pernicieux qu'ils contiendront une quantité plus forte de sulfate de potasse. Le conseil d'hygiène de l'Isère ne met nullement en doute les mauvais effets produits par l'usage de ces vins.

« M. le Dr Ferrand, de Lyon, a constaté dans des familles des accidents occasionnés par l'usage des vins plâtrés.

« Dans le rapport du conseil d'hygiène de Clermont (Puy-de-Dôme) est relaté le fait d'un vin contenant plus de 3 grammes de sulfate de potasse par litre et ayant donné lieu à des coliques et à des diarrhées répétées, constatées par M. le Dr Rabu.

« Dans le conseil d'hygiène de la Vienne, M. Jablonski rapporte qu'il a lui-même éprouvé des accidents de superpurgation par l'usage des vins plâtrés du Midi, et M. Chedevergne affirme également la réalité de pareils accidents.

« M. Baudoin, directeur du laboratoire de chimie de Cognac, expose devant le conseil d'hygiène de cette ville que, sur 172 échantillons de vins examinés, 150 étaient plâtrés à 4 grammes et avaient incommodé ceux qui les avaient apportés à analyser.

« M. Hébert entretient le conseil d'hygiène de la Côte-d'Or de deux échantillons de vins contenant, l'un un peu moins, l'autre un peu plus de 4 grammes de sulfate de potasse par litre et qui avaient produit chez les consommateurs des coliques et des purgations.

« M. le Dr Duval, rapporteur du conseil d'hygiène de l'arrondissement d'Arles, a fait sur lui-même et sur sa famille des observations et même des expériences avec du vin plâtré à 2 gr. 50, acheté à Saint-Gilles (Gard). Il en buvait en moyenne un litre par jour. A cette dose, les phénomènes observés ont été, dès le premier jour, une grande sécheresse de la bouche et de la gorge après chaque repas, et une soif très vive; au bout de quelques jours, survinrent des maux d'estomac et un pyrrhosis très intense et très douloureux. Tous les membres de la famille éprouvèrent les mêmes accidents, qui disparaissaient dès qu'on cessait l'usage du vin plâtré, pour reparaître dès qu'on le reprenait. M. le Dr Duval a constaté des symptômes identiques chez plusieurs personnes consommant également du vin plâtré de Saint-Gilles; il estime que l'usage prolongé d'un pareil vin pourrait à la longue produire des accidents très graves et, pour donner plus de poids à son assertion, il ajoute que le propriétaire qui lui avait vendu le vin et qui était lui-même médecin, M. le Dr Bouzinac, lui avait dit qu'il n'avait jamais bu de vin plâtré et faisait une cuve spéciale pour son usage personnel. M. Raynaud, vétérinaire, a éprouvé lui-même les accidents signalés par M. Duval, en faisant usage d'un vin plâtré à plus de 2 gr. 50, accidents qui disparaissaient aussitôt qu'il en cessait l'usage.

« Votre rapporteur (M. Marty) est en mesure de citer un fait analogue à ceux relatés ci-dessus et dont il a été témoin à Philippeville (Algérie) en 1878.

La famille d'un officier, en tout trois personnes, débarquée depuis quatre jours, consomme un soir à dîner un litre de vin qu'un commerçant de sa localité lui avait envoyé comme échantillon; aussitôt après le repas, la dame est prise de vomissements; pendant la nuit, la bonne, une jeune fille âgée de dix-huit ans, est à son tour atteinte par les vomissements, par une diarrhée abondante et des coliques qui durent jusqu'au matin; l'officier ne fut pas incommodé. L'analyse fit découvrir dans le vin une quantité de sulfate de potasse supérieure à 5 grammes.

« On voit par là que les accidents aigus attribuables aux vins plâtrés, s'ils ne sont pas souvent graves, sont loin d'êtres rares; mais avec eux n'est pas épuisée la liste des charges qui pèsent sur ces vins. Les affections chroniques viscérales, dont la filiation est plus difficile à établir, sont probablement plus fréquentes et au moins aussi graves. Les médecins faisant partie du conseil d'hygiène de Bar-sur-Aube attribuent à l'usage des vins plâtrés les nombreux cas de dyspepsie observés dans leur région. M. Hébert, rapporteur du conseil d'hygiène de la Côte-d'Or, fait remarquer avec raison que si une dose *modérée et unique* de sulfate de potasse est déclarée nuisible, ce sel sera certainement plus pernicieux, pris quotidiennement à chaque repas, alors que le tube digestif est entretenu dans un état permanent d'irritation. »

Le Comité approuva ce rapport.

Aucune application ne suivit cette nouvelle consultation. Le comité fut saisi, à nouveau, de la question à la suite d'une réclamation de l'ambassadeur d'Espagne, et, sur un rapport de M. G. Pouchet, il maintint ses précédentes conclusions.

Le 29 septembre 1886, M. le ministre de l'agriculture chargea l'École d'agriculture de Montpellier d'instituer des recherches sur le plâtrage et sur ses conséquences au point de vue de l'hygiène. Je regrette que le défaut de place m'empêche de le reproduire (1) : tout ce que je puis en dire, c'est qu'il ne m'a paru nullement concluant.

M. Marty fait connaître l'appréciation de M. Andouard, qui demande la prohibition du plâtrage, celle de M. Hugounenq, qui a été un des premiers à étudier cette question, et qui a constaté que le plâtre enlève au vin un de ses principaux aliments minéraux, les phosphates, et celle des divers autres savants, qui concluent à la nocuité de la pratique du plâtrage. Il rappelle que l'Allemagne a interdit la vente des vins plâtrés, et qu'une circulaire de M. le ministre de l'intérieur d'Italie, en date du 24 juin 1887, défend de mettre en vente des vins contenant une proportion de sulfate de potasse supérieure à 2 grammes par litre, et oblige même les revendeurs à déclarer plâtré leur vin chaque fois qu'ils en mettent de pareil en vente.

Enfin il termine son rapport par les conclusions suivantes, que l'Académie de médecine a sanctionnées par un vote unanime :

1° Les documents relatifs à l'enquête faite à l'école nationale d'agri-

(1) Voir rapport Marty.

culture de Montpellier ne paraissent pas à votre Commission de nature à infirmer les résultats de l'enquête générale ordonnée, en 1884, par M. le ministre du commerce;

2° Les renseignements et les faits analysés dans le présent rapport démontrent que le plâtrage exagéré exerce sur la santé publique une influence fâcheuse;

3° Se plaçant au point de vue exclusif de l'hygiène, la Commission ne peut approuver, en principe, le plâtrage des vins;

4° Cependant, préoccupée des nécessités de la production et du commerce, et tenant surtout compte de l'intérêt des consommateurs qu'il serait imprudent, par une mesure trop absolue, de priver, dans certaines années, de vins que seul, jusqu'à ce jour, le plâtrage modéré paraît propre à conserver;

5° Considérant que, si le sulfate de potasse se rencontre normalement dans les vins purs, il n'y existe jamais dans une proportion sensiblement supérieure à *six décigrammes* (0gr,60) par litre;

Qu'il n'est pas clairement démontré que, *jusqu'à la dose de deux grammes par litre de vin*, le sulfate de potasse, introduit par le plâtrage, ait une action nuisible sur la santé, mais qu'il est indispensable de fixer la dose maxima de sulfate de potasse qui peut sans danger sensible, être introduite dans le vin par le plâtrage;

Emet l'avis :

Que la présence du sulfate de potasse dans les vins du commerce, *quelle qu'en soit l'origine*, ne doit être tolérée que *jusqu'à la limite maxima de deux grammes par litre.*

En outre, la Commission exprime le vœu que la circulaire de M. le garde des sceaux, ministre de la justice, reçoive une application effective.

M. Rabuteau a entrepris sur lui-même des expériences. Ayant suivi pendant trois jours un régime à peu près identique, il ne prit pas de sulfate de potasse le premier jour; le second, il en a absorbé 1gr,50 dans son vin à déjeuner et la même quantité à dîner, soit 3 grammes dans sa journée, le troisième, il n'en prit plus. Or, la quantité de sulfate de baryum obtenu par précipitation des urines fut successivement de 2gr,42, 5gr,58 et 2gr,20, correspondant à 1gr,80, 4gr,167 et 1gr,64 de sulfate de potasse.

En prenant la moyenne de 2gr,42 et de 2gr,20, soit 2gr,31, et retranchant ce nombre de 5gr,58, on obtient pour différence 3gr,27; cette différence calculée en sulfate de potasse correspond à 2gr,45 de ce sel. Il en résulte que le sulfate de potasse ingéré par l'homme sain, à la dose de 3 grammes, s'élimine presque en totalité par les reins. La proportion a été dans ce cas celle des 5/6 du sulfate ingéré, le reste a dû s'éliminer par le tube digestif.

M. Rabuteau ne ressentit rien à la suite de cette expérience, mais il ajoute qu'il n'aurait pas osé prendre une dose double ou triple de sulfate de potasse, c'est-à-dire 6 ou 9 grammes de ce sel.

M. Nencki, partant de cette opinion que le plâtrage introduit dans le vin du bisulfate de potasse, a fait quelques essais sur des chiens.

On admet, d'après des expériences de Salkowski, de Lassar, de Schmiedeberg et de Gæthgeus, que lorsqu'on fait absorber aux animaux de l'acide sulfurique dilué par petites fractions il sature une certaine quantité de l'alcali du sang. Cette soustraction d'alcali paraît pouvoir occasionner la mort chez les herbivores, et elle semblerait moins à redouter chez les carnivores, parce que, sous l'influence de l'acide, il se formerait de l'ammoniaque qui, dans une certaine mesure, neutraliserait l'acide.

M. Nencki a soustrait à un chien une certaine quantité de sang, dont il a pris le titre. Puis il a fait ingérer quotidiennement au chien, pendant huit jours $2^{gr},5$ de sulfate acide de potasse à l'aide d'une sonde. Le chien vomit fréquemment et son appétit diminua. Après les huit jours l'alcalinité du sang avait diminué de 22 p. 100.

8° *Phosphatage.* — Un pharmacien de Lodève, M. Hugounenq, conseiller général de l'Hérault, viticulteur très distingué, a mis, le premier, en doute, et dès 1857, l'innocuité du plâtre, et il avait cherché à remplacer le plâtrage par d'autres pratiques. Le 7 juin 1887, il a présenté à l'Académie de médecine les résultats heureux d'essais exécutés sur une grande échelle en 1886 et en 1887. Suivant M. Hugounenq, le phosphate de chaux bibasique et même tribasique, précipité chimiquement, exerce sans danger les effets de clarification et de conservation qu'on obtient avec le plâtre. Du vin, qui a mis quarante-cinq jours pour se clarifier, s'est épuré très vite par l'addition de 350 grammes de phosphate de chaux bibasique précipité, pour 100 hectolitres de vin. M. Gautier, dans un rapport à l'Académie de médecine (1), conclut ainsi sur les expériences comparatives de plâtrage et de phosphatage :

1° La pratique du phosphatage augmente très sensiblement (de 0°,2 à 1° et plus) la proportion d'alcool contenue dans les vins. Le même résultat s'obtient par le plâtrage. Ce singulier et important phénomène, tour à tour entrevu et nié jusqu'ici, paraît avoir pour principale cause la fermentation aussi bien que la défécation très rapide des liqueurs sucrées. Dans ce milieu, plus favorable au ferment vinaire, la puissante reproduction de la levure alcoolique aussitôt après le foulage, a pour conséquence l'arrêt ou, du moins, le difficile développement des ferments secondaires, qui auraient produit, aux dépens d'une partie du sucre, des isoalcools, des alcools supérieurs et les autres produits accessoires réputés avec raison les plus délétères.

« On remarquera que, tout en surélevant dans tous les cas le titre alcoolique des vins, cette influence du plâtrage ou du phosphatage est très variable. La différence en faveur des vins plâtrés ou phosphatés, par rapport aux vins naturels, paraît devoir être d'autant plus grande

(1) *Bulletin de l'Académie de médecine,* 17 juillet 1888.

que ceux-ci proviennent de vendanges faites dans des conditions de température et d'humidité qui favorisent le mieux l'éclosion et le développement des moisissures, bactéries et ferments autres que la levure alcoolique. De telle sorte que, dans ces cas, le plâtrage et le phosphatage n'ont pas seulement pour effet de conserver ces vins, mais encore d'élever leur titre alcoolique d'une façon sensible.

« 2° Contrairement aux vins plâtrés, qui perdent la moitié au moins de leurs phosphates naturels, les vins phosphatés s'enrichissent de 1 gramme à 1gr,5 par litre de phosphate acide de potasse mêlé d'un peu de phosphate de chaux dissous, grâce à l'acidité légère du milieu : on le retrouve dans les cendres. Ces quantités minimes de phosphates alibiles ne sauraient qu'élever la valeur nutritive du vin produit.

« 3° L'acidité augmente dans les vins phosphatés ; elle n'est pas inférieure, elle est même quelquefois supérieure, à celle des vins plâtrés. Ce phénomène s'explique par la formation de phosphate acide de potasse, dû à la double décomposition du phosphate de chaux dissous et du tartre, en même temps peut-être qu'à la rapidité de la fermentation qui enraye dès le début la vie des ferments bactériens propres à produire de l'ammoniaque et des composés alcalins divers. L'acidité de la liqueur s'oppose ensuite ultérieurement au développement de ces bactéries.

« 4° Déduction faite d'un peu de sucre réducteur, l'extrait des vins phosphatés est sensiblement supérieur à celui des vins naturels correspondants. Il est supérieur à celui des mêmes vins plâtrés, diminué du poids de sulfate de potasse.

« 5° Dans les vins phosphatés, le poids de la crème de tartre est supérieur ou égal à celui des mêmes vins naturels, et très notablement plus grand que dans les vins plâtrés. L'alcalinité des cendres, par rapport aux vins naturels, est légèrement diminuée dans les vins phosphatés : observation importante qui permet de conclure à la présence dans ces vins d'une faible proportion seulement de phosphates acides. En raison de l'accroissement de la crème de tartre et de la formation d'un peu de phosphate acide de potasse, le poids de la potasse augmente par litre de 0gr,3 à 1gr,3.

« 6° Dans les vins phosphatés, le poids du sucre réducteur et des gommes est généralement un peu supérieur à ce qu'il est dans les mêmes vins naturels, et surtout dans les vins plâtrés. Cette observation est, à quelques égards, défavorable aux présomptions qu'on peut former de la bonne conservation de ces vins ; mais nous devons ajouter que beaucoup de vins de Bordeaux ou de Bourgogne ne s'en conservent pas moins dans ces conditions. Il suffit qu'ils soient soumis à des soins ultérieurs, en particulier à des soutirages et collages méthodiques et suffisants. »

« 7° L'intensité colorante des vins phosphatés est toujours supérieure à celle des vins naturels, et généralement inférieure à celle des mêmes vins plâtrés. »

Ces premiers résultats sont très favorables, mais ils demandent à être répétés et généralisés. Le remplacement du bisulfate de potasse par du phosphate de cette base serait avantageux au point dé vue de l'hygiène parce que l'acide phosphorique fait partie de nos os, de nos tissus, et manque généralement aux habitants entassés dans les villes. La rapidité de la fermentation, comme avec le plâtrage, permet de penser que le vin renfermera moins de produits étrangers, parce que les fermentations secondaires seront enrayées par l'énergie de la fermentation vineuse ; l'excès d'alcool obtenu en est une preuve. La promptitude de la défécation, la production d'un acide assurent la conservation.

9° *Tartrage.* — M. H. Calmettes, de Narbonne, a présenté à l'Académie de médecine, le 8 novembre 1887, un procédé de vinification qui consiste à ajouter au raisin, au moment même de la mise en cuve, et par hectolitre de vin à fabriquer, de 200 à 300 grammes d'acide tartrique et de 120 à 180 grammes de craie concassée, chacune de ces deux substances, d'où résultera le tartrate calcique, séparée l'une de l'autre par des lits successifs de vendange. A mesure que l'acide tartrique se dissout lentement dans le moût, il agit sur le carbonate de chaux et forme avec lui du tartrate de chaux très divisé que le dégagement du gaz carbonique entraîne et brasse au sein de la liqueur. Il y rencontre des matières altérables, fermentescibles, albuminoïdes, pectiques, auxquelles la chaux, peut-être même un peu des sels calciques, se combine en mettant de l'acide tartrique en liberté. Après que la fermentation a pris fin, le tartrate de chaux insoluble, artificiellement formé dans la liqueur, se précipite au fond des tonneaux. Il ne reste plus dans le vin qu'un très léger excès d'acide tartrique libre.

M. Filhol a montré, en effet, que le tartrate de chaux est en faible proportion dans les vins du sud-est de la France, le Tarn, l'Aude, l'Hérault, les Pyrénées-Orientales, le Gard, et ce serait pour cette raison que leur clarification et leur conservation seraient difficiles; M. Calmettes a vérifié que l'addition de sels calcaires (sulfate, tartrate, phosphate) à des vins qui en manquent, en active la défécation et en assure la conservation.

D'après M. Gautier, les résultats obtenus seraient les suivants :

« 1 La pratique du tartrage des moûts est favorable à la fermentation vineuse. Elle peut élever d'un degré et plus le titre alcoolique des vins produits. Nous avons vu le même important phénomène résulter du plâtrage et du phosphatage, quoique à un moindre degré peut-être dans ce dernier cas, et nous en avons donné plus haut l'explication.

2° Abstraction faite des alcools, l'extrait sec total, les matières minérales solubles ou insolubles, l'acide phosphorique, la chaux, le tartre et la potasse, et, en général, l'ensemble des éléments du vin tartré reste le même que dans le vin naturel.

3° L'acidité de la liqueur est un peu diminuée. Dans un seul cas, cette acidité a paru tomber de 9gr,31 à 5gr,43 par litre, mais ce vin malade avait subi une notable altération.

4° L'intensité colorante du vin tartré est généralement un peu supérieure à celle des vins naturels; elle a été double dans un cas, mais elle reste le plus souvent inférieure à celle des mêmes vins plâtrés. Toutefois, ce point délicat paraît susceptible de notables variations : ainsi, le vin de Montrabech plâtré ayant 1 pour intensité colorante, le même vin tartré avait une intensité de 0,63 ; au contraire, le vin tartré de Romillac était légèrement plus coloré que ce même vin plâtré.

5° Le moût tartré fermentant plus rapidement que le moût naturel, et le vin formé se dépouillant et se clarifiant plus vite et plus complètement, il faut admettre que, dans les vins tartrés, comme dans les vins phosphatés et plâtrés où la fermentation alcoolique a devancé et étouffé les autres ferments, on trouve moins d'alcools supérieurs et de produits secondaires que si ces vins provenaient des mêmes moûts naturels ayant fermenté trop lentement.

6° Les vins tartrés, ne contenant pas ou contenant peu de produits fermentescibles sucrés ou albuminoïdes et de ferments aptes à provoquer l'altération tardive de ces substances, doivent se conserver plus facilement que les mêmes vins naturels. »

M. Portes a entrepris des expériences sur ces questions.

Il a opéré sur 60 kilogrammes de raisin noir dont le produit a été divisé en 10 parties dont une a servi pour chaque essai.

La fermentation a été maintenue 15 jours de 22° à 28°.

Le tartrage a été produit en ajoutant à la vendange le tartrate de chaux tout formé.

Certaines conclusions des deux expérimentateurs sont identiques, mais il y a divergence sur plusieurs et notamment sur une des plus importantes : d'après M. Portes, le plâtrage, le phosphatage et le tartrage, n'accroîtraient pas le titre alcoolique des vins.

Ce sujet mérite donc de nouvelles recherches.

10° *Amélioration des vins.* — On doit à M. Rommier des expériences très intéressantes sur la modification du bouquet des vins, expériences qui, poursuivies dans des voies parallèles, pourraient amener à remplacer le ferment naturel du raisin, toujours mélangé de diverses espèces, par un ferment artificiel, préparé avec des soins convenables, et de meilleure nature. On appliquerait au vin, en définitive, les procédés de sélection du ferment qui ont tant amélioré la nature de la bière.

Parmi les levures de vin, la principale, celle qui a reçu les noms de *sacchraromyces ellipsoïdeus*, de *levure ellipsoïdale* et de *levure elliptique*, a été longtemps considérée comme une levure unique; on peut la différencier actuellement suivant le parfum qu'elle communique aux liquides qu'elle fait fermenter et qui rappelle l'odeur du vin d'où la levure dérive. Il suit de là qu'il y aurait presque autant de levures ellipsoïdales qu'il y a de crus et de variétés de vignes et qu'il suffirait de changer le ferment d'un vin pour en modifier le bouquet.

Les levures de vin toutes préparées se multiplient à une température basse, en moins de temps que les spores des levures et celles des moisissures, qui se trouvent sur la pellicule du raisin, se mettent à germer. Si donc on introduit une levure active dans une vendange, au commencement du foulage, elle se développe rapidement, envahit bientôt toute la cuve et paralyse la germination des levures naturelles. Il se produit le même fait que lorsqu'on sème dans un champ plusieurs espèces de graines : celle qui germe et se développe la première étouffe bientôt toutes les autres. Mais, si la température de la cuve vient à s'élever au-dessus de 21° à 22°, ce qui arrive le plus souvent, les spores des levures naturelles germent alors rapidement et se multiplient parallèlement à la levure ajoutée.

D'après ces explications, on pouvait être assuré qu'en introduisant une levure étrangère en activité, dans une vendange, au commencement de la mise en cuve et par une température basse, cette levure s'emparerait de la fermentation et communiquerait au vin les principes aromatiques qui la distinguent de ses congénères. Il restait à déterminer si, en opérant à une température supérieure à 22°, lorsque les deux levures marchent parallèlement, au *prorata* de leurs doses initiales, la levure étrangère posséderait encore assez de force pour modifier le bouquet du vin.

Ces expériences ont été faites comparativement par M. Rommier, en 1888, sur du chasselas du midi de la France. Ce raisin fournit un vin plat, presque sans bouquet, dosant environ 8 p. 100 d'alcool. On a fait réagir sur ce raisin trois levures ellipsoïdales extraites des grands vins blancs de la Champagne, des grands vins rouges de la Côte-d'Or et des vins blancs de Buxy de la côte de Chalon-sur-Saône.

Le raisin égrappé, afin d'en séparer les râfles, et mis dans de grandes terrines, a été écrasé, après l'avoir arrosé avec un peu d'une culture d'une de ces trois levures, Champagne, Côte-d'Or ou Buxy. On l'a ensuite introduit dans de grands flacons à deux tubulures, dont l'une supérieure, était surmontée d'un tube abducteur plongeant dans l'eau, et l'autre, inférieure, était munie d'un robinet destiné au tirage du vin.

Cette disposition était semblable à celle des cuves du Bordelais, dont le couvercle possède une fermeture hydraulique, qui permet le dégagement du gaz acide carbonique et préserve le marc du contact de l'air. Une quatrième expérience qui pouvait servir de témoin a été faite avec du chasselas de serre, ne contenant pas de ferment, suivant l'observation de M. Pasteur; on l'a ensemencé avec la levure de Champagne.

Ces expériences ont été mises en train le 8 août 1888, par une température élevée, qui s'est maintenue les jours suivants entre 22° et 28°. Au bout de dix-huit heures, la fermentation en était déjà tumultueuse; elle a duré jusqu'au 18 août, pour les trois premières expériences, et s'est prolongée jusqu au 21 août pour celle qui a été faite avec le chasselas de serre. La fermentation de ce raisin ayant eu lieu seulement avec la levure ajoutée, sa plus longue durée indiquerait la part qui revient dans les autres expériences à chacune des levures.

Le troisième jour de la fermentation, on a mis dans ces cuves une quantité de sucre calculée de manière à en élever le titre alcoolique de 8 à 13 p. 100 environ, titre inférieur à la plupart des vins de qualité; lorsqu'on introduit du sucre dans une cuve, dès la mise en train, on doit craindre que l'inversion qui en résulte ne nuise à la reproduction des levures et ne rende la fermentation incomplète, surtout si le titre du vin doit s'élever au-dessus de 12 p. 100 d'alcool.

Lorsque la fermentation de ces vins a été entièrement terminée, on les a tirés et on les a introduits pendant quelques jours dans de grands flacons bien remplis, où ils se sont éclaircis; enfin on les a mis en bouteilles. Actuellement, ces vins sont bien aromatisés; ceux qui ont fermenté avec la levure de Champagne ont un bouquet prononcé de vin de Champagne; ceux qui ont été faits avec les levures de la Côte-d'Or et de Buxy possèdent des parfums qui rappellent ceux des vins de ces régions.

§ 4. — Essai des vins.

Cette question est du plus haut intérêt parce que le vin n'est pas un liquide de fantaisie, mais une boisson journalière qui constitue un véritable aliment et qu'il est l'objet de fraudes nombreuses, souvent dangereuses, depuis que le vignoble français a été cruellement frappé par diverses maladies qui en ont diminué considérablement la quantité et amoindri la qualité.

Pour bénéficier des droits de douane et d'octroi, on additionne le vin avec de l'alcool, et une fois qu'il a pénétré dans notre pays ou dans la ville, on le mouille. La faiblesse de la coloration est-elle un obstacle à la fraude, on le colore artificiellement! le manque d'extrait éclairerait-il l'expert consulté, on en ajoute à l'état d'extraits de bois, de glycérine, de plâtre, de sel, etc.! Le vin naturel, ou plus souvent le vin successivement viné et mouillé se trouble-t-il ou s'altère-t-il, on l'additionne d'un antiseptique tel que l'acide salicylique, etc.!

L'essai des vins, même en dehors de ces falsifications, est extrêmement compliqué parce que les éléments qui le constituent sont nombreux et que leur rapport de poids varie notablement; de telle sorte qu'il n'est souvent pas possible de porter un jugement certain sur le fait de savoir si un vin est ou n'est pas naturel, lorsqu'on n'a pas comme terme de comparaison un vin du même pays, du même cépage et de la même année.

Cet essai se complique encore de ce que les modes de dosage de certains éléments, comme celui de l'extrait qui est un des plus importants, sont conventionnels et variables suivant les pays et même suivant les opérateurs dans un même pays; il en résulte alors des divergences profondes dans les résultats analytiques qui rendent souvent très difficiles les jugements des tribunaux.

Je ne produirai que des renseignements généraux et brefs sur les déterminations qui ne donnent pas lieu d'ordinaire à des contestations comme celle de l'alcool et j'insisterai, au contraire, sur celles qui sont exécutées par des méthodes variables, produisant des résultats différents. Je crois bon, notamment, de faire connaître les procédés officiels des pays étrangers, car il m'arrive souvent des vins de ces contrées au laboratoire du ministère du commerce, et nos résultats sont très éloignés de ceux fournis par les chimistes étrangers quand il s'agit de certains dosages conventionnels, mal définis.

I. **Dosage de l'alcool.** — Le dosage de l'alcool dans les vins est basé sur les différentes propriétés des mélanges alcooliques, c'est-à-dire sur la densité, le point d'ébullition, la tension superficielle, la réfraction.

1° *Densité.* — Pour déterminer la quantité d'alcool d'après la densité, il est indispensable de procéder à la distillation du vin de façon à obtenir un mélange d'alcool et d'eau débarrassé des autres produits du vin; on mesure ensuite le degré au moyen d'un appareil nommé alcoomètre.

En France, la distillation se fait d'ordinaire au moyen de l'alambic de Gay-Lussac et on détermine le degré par l'alcoomètre de Gay-Lussac.

Il existe aujourd'hui des alcoomètres fabriqués et vérifiés dans un bureau spécial dépendant de l'administration. C'est à ces appareils qu'on a recours dans les cas de contestation.

2° On appelle *ébullioscopes* ou *ébulliomètres*, des appareils fondés sur la détermination du point d'ébullition des mélanges d'eau et d'alcool, lequel diffère suivant la richesse du liquide en alcool, — l'alcool bouillant à 78°6 et l'eau à 100° sous la pression de 760 millimètres —. Ces instruments généralement pratiques se répandent de plus en plus. Bien construits et dans de bonnes mains, ils donnent des résultats suffisamment exacts, ils ne consomment qu'une minime quantité de liquide, leur manœuvre est facile et rapide. Les plus connus sont ceux de Malligand et Vidal, Salleron, Amagat, Benevolo.

On a observé à mon laboratoire du ministère du commerce que le titre obtenu avec l'appareil Malligand était généralement supérieur de 0,2 ou 0,3 au titre obtenu par l'alcoomètre légal.

Les vins sucrés doivent être préalablement coupés d'un volume d'eau, et il n'y a pas à recommander l'emploi des ébullioscopes pour les vins de liqueur renfermant beaucoup de sucre.

3° *Appareil fondé sur la tension superficielle* (M. Duclaux). — On évalue le degré alcoolique au moyen du nombre et du poids des gouttes qui s'écoulent d'une pipette, compte-gouttes, construite spécialement à cet effet. Pour une même quantité de vin, le nombre des gouttes sera d'autant plus grand que la proportion d'alcool sera plus considérable, et le poids sera d'autant plus grand que la quantité d'alcool sera plus petite. L'auteur a publié une table qui donne la relation existant entre le degré alcoolique d'un vin et le nombre de gouttes.

4° *Appareil fondé sur la réfraction.* — M. E. H. Amagat a appliqué la réfraction au dosage de l'alcool.

Dans ce but il a construit un réfractomètre d'une disposition spéciale. Le titre s'obtient en comparant le liquide alcoolique fourni par le vin distillé à de l'eau pure.

II. **Dosage de l'extrait.** — L'extrait se détermine :

1° A 100° au bain-marie;

2° Dans le vide;

3° Au moyen du poids spécifique, *a*, directement (méthode œnobarométrique); *b*, d'après la densité du vin privé d'alcool.

1° *Extrait à 100°.* — Au point de vue théorique, cette méthode est absolument critiquable parce que, pendant la dessiccation, le vin s'altère, la glycérine est entraînée par l'évaporation, de sorte qu'il est impossible d'avoir un poids constant; il s'ensuit que le résidu ne représente pas exactement la somme des matières fixes à 100°.

Cependant, ce procédé est généralement employé parce qu'il est rapide, et il est suffisant à la condition que les expérimentateurs aient le soin de préciser le temps de chauffe, la nature et la forme du vase employé.

Une instruction ministérielle prise en vertu d'une délibération du comité consultatif des arts et manufactures a fixé le mode opératoire suivant dans les laboratoires officiels français :

« On évaporera au bain-marie d'eau bouillante 20 centimètres cubes de vin placés dans une capsule de platine à fond plat, de diamètre tel que la hauteur du liquide ne dépasse pas un centimètre. La capsule sera plongée dans la vapeur, elle émergera seulement de un centimètre de la plaque sur laquelle elle sera supportée. Les capsules devront être placées sur le bain préalablement porté à l'ébullition et l'évaporation sera continuée pendant six heures.

En Allemagne, on emploie le procédé suivant : 50 centimètres cubes de vin mesurés à 15°, sont mis dans une capsule de platine de $0^m,085$

de diamètre et de $0^{m},020$ de haut, évaporés au bain-marie, puis chauffés pendant deux heures et demie à l'étuve à 100°. Pour les vins riches en sucre (contenant plus de $0^{gr},5$ de sucre dans 100 centimètres cubes) on en prend une plus petite quantité de façon à n'avoir qu'un gramme à $1^{gr},5$ d'extrait.

Le congrès des chimistes œnologues autrichiens tenu à Bozen a adopté des conditions voisines des précédentes.

« Dans les vins secs on déterminera l'extrait en évaporant 50 centimètres cubes de vin pendant deux heures et demie au bain-marie dans une capsule de platine. Les vins doux seront préalablement étendus d'eau, de manière à ne laisser que 2 ou 3 p. 100 d'extrait, et traités ensuite comme vins secs. »

Ces conditions me paraissent mauvaises : la quantité de matière est trop élevée et le temps trop court.

Les chimistes autrichiens ont raison d'étendre les vins sucrés; dans mon laboratoire on met de l'eau de façon que l'extrait représente 15 à 25 grammes par litre.

2° *Extrait dans le vide.* — Ce procédé recommandé par le docteur Magnier de la Source est certainement le meilleur, parce que les matières extractives du vin ne s'altèrent pas et que la glycérine ne s'évapore pas; mais il n'est pas suivi, en raison de la lenteur de l'opération qui est de plusieurs jours.

3° *Extrait au moyen du poids spécifique.* — *a.* Directement au moyen de la méthode œnobarométrique Houdart.

Connaissant le titre alcoolique d'un vin et sa densité, et admettant que la densité de l'extrait des vins soit constante, on peut déterminer la quantité d'extrait de ce vin. M. Houdart a trouvé que la densité de l'extrait varie de 1,83 à 2,05 et qu'elle est en moyenne de 1,94; il a établi ensuite la relation qui existe entre :

p le poids de l'extrait sec déterminé à 100° sur un litre de vin,
D la densité de ce vin à 15°,
D' la densité d'un mélange d'eau et d'alcool au même titre et à la même température que le vin essayé,
c la densité de l'extrait sec,
d la densité de l'eau à 0°.

Cette relation est

$$p = \frac{1000\,c}{c-d}(D - D')$$

ou, en remplaçant c et d par leur valeur,

$$p = 2062\,(D - D').$$

Pour éviter les calculs, M. Houdart a dressé des tables, de sorte que l'opération est très pratique.

M. Magnier de la Source, qui a vérifié la méthode sur 600 échantillons de vins, a trouvé que la différence entre le poids de l'extrait à 100° et le poids de l'extrait Houdart n'a pas dépassé $0^{gr},5$ par litre dans le cas de 480 déterminations et que la différence maxima a atteint $2^{gr},07$ par litre, mais pour un seul échantillon seulement.

4° *D'après le poids spécifique du vin privé d'alcool.* — *b.* On peut encore déterminer l'extrait sec au moyen du poids spécifique du vin débarrassé d'alcool. Cette méthode n'est pas employée en France ; elle a été recommandée par le Congrès des chimistes œnologues autrichiens qui s'exprime ainsi :

« On déterminera le poids spécifique soit au flacon, soit au densimètre contrôlé par le chimiste lui-même et dont l'échelle marque distinctement le dixième de degré.

« Cependant, comme les résultats fournis par les deux méthodes (extrait au bain-marie et méthode précédente) sont souvent assez différents, il conviendra toujours d'indiquer le procédé suivi pour déterminer l'extrait sec. »

III. **Dosage des autres matières.** — 1° *Cendres.* — L'emploi d'une capsule de platine pour le dosage de l'extrait facilite le dosage des matières minérales ou cendres qui s'opère en brûlant cet extrait dans la capsule même.

L'incinération s'exécute au moufle, lentement, sans dépasser le rouge sombre, de façon à brûler le charbon sans fondre ni volatiliser les sels : il y a dans les vins des chlorures alcalins dont la volatilité et l'entraînement ont lieu si l'opération est conduite trop rapidement et à trop haute température. Dans le cas où le charbon persiste à ne pas brûler il est bon d'humecter la masse avec deux ou trois gouttes d'eau et de porter au moufle de nouveau.

On dose le chlore directement dans la cendre, au moyen d'une solution de nitrate d'argent en présence d'une goutte ou deux de bichromate de potasse ; préalablement on aura soin de neutraliser la solution aqueuse. Ce dosage a acquis une certaine importance parce que depuis quelques années, les fraudeurs ajoutent quelquefois du sel marin dans les vins pour en aviver le goût s'il est trop plat et pour augmenter l'extrait dans les cas de mouillage.

Les vins naturels ne renferment jamais 1 gramme par litre de chlorure de sodium.

2° *Cuivre et plomb.* — Le cuivre se rencontre fréquemment dans les vins parce que le traitement du mildew repose sur l'emploi des sels de cuivre, comme il a été dit au commencement de cette étude.

Il n'y a pas lieu de s'en préoccuper, parce que ce métal n'y existe qu'à très faibles doses et que l'action des sels de cuivre sur l'économie peut être considérée comme sans danger dans ces circonstances. Néanmoins il constitue une indication utile pour se renseigner sur un vin.

Il est facile de le doser par l'électrolyse, comme je l'ai proposé (1). En Autriche, quand il n'y a que fort peu de cuivre on complète cet essai de la façon suivante :

On soumet directement à l'électrolyse le vin à essayer et l'on estime colorimétriquement le cuivre ainsi séparé. Comme les vins ne contiennent guère plus de quelques dixièmes de milligramme de cuivre par litre, le seul réactif assez sensible pour le présent essai est la teinture de bois de gaïac contenant de l'acide cyanhydrique. On prépare cette liqueur en traitant 5 grammes de copeaux de gaïac avec 100 centimètres cubes d'alcool à 50 p. 100 jusqu'à ce que le dissolvant ait pris une belle couleur jaune pure. On filtre et l'on ajoute 2 à 3 centimètres cubes d'acide cyanhydrique étendu.

On prépare une solution nitrique du dépôt formé à l'electrode négative ; on évapore à siccité et l'on reprend par l'eau pour amener à un volume déterminé, 150 centimètres cubes par exemple. On fait arriver au moyen de la pipette, à la surface de la solution aqueuse, 2 centimètres cubes de la teinture de gaïac ci-dessus, on ferme le matras gradué avec un bouchon de caoutchouc et l'on mélange rapidement le tout. S'il y a du cuivre présent, il se produit bientôt une coloration bleue qui atteint son maximum d'intensité après cinq minutes environ, mais qui se conserve égale pendant plus d'une heure. On reconnaît ainsi un demi-centième de milligramme de cuivre avec certitude.

Le plomb provenant de la litharge ajoutée au vin dans certains cas (fraude généralement abandonnée aujourd'hui) se trouve dans le vin à l'état d'acétate. On reconnaîtra sa présence dans le vin décoloré et additionné d'acide tartrique au moyen de l'hydrogène sulfuré qui précipite du sulfure noir de plomb.

3° *Sulfates.* — Le dosage des sulfates est très important depuis que le plâtrage est devenu une pratique usuelle dans le Midi et qu'il s'exerce à outrance dans certaines contrées.

Rigoureusement, ce dosage doit s'effectuer par pesée, mais comme dans la pratique il s'agit surtout de savoir si le vin à expertiser est plâtré ou non et, dans l'affirmative, s'il renferme plus ou moins de 2 grammes, dose tolérée en France par les règlements de la guerre et de la marine, on a imaginé différentes méthodes rapides. Nous recommandons celle de M. Marty. On commence par préparer une solution titrée contenant par litre :

14 gr. chlorure de baryum cristallisé pur et sec,
50 gr. d'acide chlorhydrique pur.

Cette liqueur correspond à :

10 gr. de sulfate de potasse par litre,
$10^{cc} = 0^{gr},10$ de sulfate.

(1) *Acad. de méd.*, 8 mai 1877.

Pour déterminer si le vin est plâtré on chauffe 50 centimètres cubes du vin, on y ajoute 3 centimètres cubes de la solution acide de chlorure et au bout de quelques minutes d'ébullition on constate si le liquide filtré précipite ou non par addition de quelques gouttes de la solution barytique. Si le vin reste limpide c'est qu'il n'a pas été plâtré.

Pour établir s'il renferme plus de 2 grammes de sulfate par litre on en chauffe 50 centimètres cubes avec 10 centimètres cubes de solution de chlorure. Après ébullition et filtration si le liquide précipite encore c'est qu'il renferme plus de 2 grammes.

Le procédé Marty, appliqué comme il suit, est très suffisant pour apprécier d'une façon assez sensible la proportion de sulfate.

A 50 centimètres cubes du vin on ajoute 2^{cc},5 de la solution barytique, on porte à l'ébullition pendant quelques instants, puis on filtre 2 ou 3 centimètres cubes sur un petit filtre. Au liquide filtré on ajoute 0^{cc},1 de chlorure; s'il ne se forme pas de précipité c'est que le vin contient 0^{gr},5 de sulfate ou moins et qu'il n'est pas plâtré; s'il se forme un précipité on verse le liquide filtré et l'eau de lavage dans le récipient et on ajoute encore 2^{cc},5 de la solution de chlorure. Après ébullition on filtre 2 ou 3 centimètres cubes. On regarde si le liquide précipite encore et ainsi de suite.

L'opération se fait très rapidement; avec l'habitude et en constatant l'excès de baryte par un sulfate on arrive à doser le sulfate de potasse dans les vins plâtrés à 0^{gr},25 près, ce qui est très suffisant.

4° *Tartre et acide tartrique.* — Le procédé de MM. Berthelot et de Fleurieu plus ou moins modifié est généralement employé.

Dans un petit ballon on verse 10 centimètres cubes de vin avec 20 centimètres cubes d'un mélange d'alcool à 95° et d'éther à volumes égaux, on bouche le ballon, on agite et on abandonne soixante-douze heures. Le bitartrate se dépose. On verse le liquide sur un petit filtre, on lave par décantation avec le mélange éthéro-alcoolique jusqu'à ce que la liqueur de filtration ne soit plus acide. On place le filtre sur le ballon, on le perce et après l'avoir lavé à l'eau chaude on l'introduit dans le ballon. On chauffe afin de dissoudre tout le bitartrate et l'on détermine le titre acide au moyen d'une solution de baryte. 100 parties de baryte correspondent à 245,88 parties de bitartrate de potassium.

Pour augmenter l'insolubilité du bitartrate nous employons 10 centimètres cubes de vin et 50 centimètres cubes du mélange éthéro-alcoolique; au bout de 48 heures nous évaluons l'acidité du bitartrate au moyen d'une solution titrée de potasse ou de soude.

En Allemagne, on prend 20 centimètres cubes de vin et 200 centimètres cubes d'un mélange à parties égales d'éther et d'alcool absolus.

En Autriche on a adopté le procédé de MM. Berthelot et de Fleurieu modifié comme suit :

50 centimètres cubes de vin sont évaporés au 1/5 dans un matras de 120-150 centimètres cubes. Après refroidissement, on ajoute 100 centimètres cubes d'un mélange à parties égales d'alcool à 96° et d'éther; on agite bien puis on laisse déposer dans un endroit frais. Après 12-18 heures on sépare la liqueur.

On lave par décantation avec l'éther alcoolique. On dissout dans l'eau chaude et on titre. Il convient d'ajouter 2 milligrammes et demi au poids indiqué par le dosage pour le tartre de 50 centimètres cubes.

D'après MM. Berthelot et de Fleurieu, pour doser l'acide tartrique libre on sature 50 centimètres cubes de vin avec 10 centimètres cubes de potasse, puis on les mélange avec 40 autres centimètres cubes et l'on agite un cinquième de ce liquide avec 50 centimètres cubes du mélange éthéro-alcoolique. On continue l'opération comme pour le dosage du tartre. La quantité d'acide tartrique que l'on trouve dans le bitartrate, ajoutée à celle que l'on avait obtenue sans addition de potasse correspond à la moitié environ de l'acide tartrique libre renfermé dans le vin.

En Allemagne et en Autriche on emploie le procédé adopté par la commission sanitaire de Berlin : On évapore l'alcool éthéré séparé du dépôt de tartre dans la détermination du bitartrate; il est bon d'ajouter un peu de sable pour que la liqueur ne soubresaute pas vers la fin. Le résidu est repris par l'alcool à 96 p. 100 et additionné d'un peu de potasse caustique ou d'acétate de potasse. Le tartre cristallisé est ensuite recueilli et titré comme précédemment. Dans le calcul du dosage il faut naturellement compter deux équivalents d'acide tartrique pour l'équivalent d'alcali employé à la neutralisation.

5° *Matières sucrées et dextrine.* — Cette question est très importante au point de vue de l'hygiène parce qu'on fabrique des vins glucosés qui peuvent ne pas être sans inconvénient pour la santé ; la présence de la dextrine permet souvent de déceler cette fraude parce que le glucose contient d'ordinaire de la dextrine ; cependant on prépare aujourd'hui du glucose complètement débarrassé de dextrine et la solution du problème n'est qu'approximative.

Le dosage des sucres et celui de la dextrine doivent être fréquemment exécutés dans l'essai des bières et les renseignements qui vont suivre s'appliquent à ce liquide et au cidre comme au vin.

On commence par décolorer le vin, — 150 à 200 centimètres cubes, — soit par le noir, soit par le sous-acétate de plomb.

Le noir a l'avantage de fournir un liquide limpide réduisant convenablement la liqueur cupro-potassique dont on se sert pour doser le sucre réducteur et les matières réductrices, mais il a l'inconvénient de retenir une certaine quantité de ces matières, de sorte que dans les cas de vins très sucrés, il est préférable de ne pas en faire usage.

Le sous-acétate de plomb est employé dans les laboratoires officiels français.

Le vin décoloré est examiné au saccharimètre et l'absence de déviation, la déviation gauche ou droite, donnent de précieuses indications sur la nature des matières sucrées contenues dans le vin.

Les matières sucrées sont dosées soit par fermentation, soit à l'aide de la liqueur cupro-potassique.

Quand on cherche à connaître la teneur en matières sucrées proprement dites, on emploie le procédé de la fermentation, mais quand on se propose de doser l'ensemble des matières sucrées et des matières réductrices, — et c'est le cas le plus fréquent, — on se sert de la liqueur de cuivre ou liqueur de Fehling.

La question est d'une solution très difficile parce qu'on est en présence d'un liquide de composition complexe, dont certains éléments, les gommes, les tannins se comportent à l'essai, comme le font les matières sucrées, et qu'il se trouve diverses sortes de sucre dans le vin, la bière et le cidre.

On peut en effet rencontrer dans les vins :

1° Du sucre de raisin n'ayant pas subi la fermentation. Ce sucre n'est pas une espèce chimique simple, mais un mélange de deux sucres qui, bien qu'ayant une composition élémentaire, identique, représentée par la formule

$$C^6H^{12}O^6$$

agissent diversement sur la lumière polarisée. L'un, nommé glucose, dévie à droite le rayon polarisé; l'autre, nommé lévulose, le dévie à gauche. Ces deux sucres se comportent qualitativement et quantitativement de la même façon à l'égard de la liqueur de Fehling;

2° Du sucre cristallisable ou saccharose, ajouté à dessein, déviant à droite le rayon polarisé, n'agissant pas sur la liqueur de Fehling. Par l'action de la chaleur ou des acides étendus, ce principe se transforme en un mélange à proportions égales de glucose et de lévulose qui dévie à gauche le rayon polarisé, et réduit la liqueur de Fehling. Dans certaines conditions cette transformation du saccharose en sucre interverti peut être totale. Le dédoublement s'opère alors en vertu de la réaction suivante :

$$\underset{\text{Saccharose.}}{C^{12}H^{22}O^{11}} + H^2O = \underset{\text{Glucose.}}{C^6H^{12}O^6} + \underset{\text{Lévulose.}}{C^6H^{12}O^6}$$

et l'opération qui provoque ce dédoublement porte le nom d'*interversion* ou d'*inversion*. Le produit final, composé de parties égales de glucose et de lévulose, se nomme sucre *interverti*.

Les acides faibles provoquent ce dédoublement; par suite, au bout d'un certain temps dont la durée varie avec l'acidité du vin, et les circonstances dans lesquelles ce liquide a été placé, une partie du saccharose ajouté se sera transformée en sucre interverti et le mélange renfermera trois sucres différents : saccharose, glucose, lévulose; à la longue la transformation sera complète et le saccharose aura disparu;

3° Du glucose ajouté intentionnellement et provenant de la saccharification des fécules. Le produit commercial renferme ordinairement 25 à 30 p. 100 d'un produit intermédiaire entre l'amidon et le glucose, auquel on a donné le nom de dextrine;

4° De la dextrine ajoutée directement, ou provenant de l'introduction de glucose commercial;

5° Des matières gommeuses, des tannins et autres matières existant naturellement dans le vin, et qui ne troublent que légèrement les résultats de l'analyse quand, ce qui est le cas ordinaire, ces corps ne se trouvent qu'en minime proportion dans le vin.

Matières réductrices. — On introduit dans une capsule de porcelaine d'une contenance d'environ 150 centimètres cubes, 10 centimètres cubes de liqueur de Fehling titrée et environ 40 à 50 centimètres cubes d'eau. On porte à l'ébullition et on y ajoute lentement le vin décoloré contenu dans une burette graduée. On continue ces additions jusqu'à ce que le liquide de la capsule ne soit plus bleu. La fin de l'opération se reconnaît aisément par ce fait que le précipité rouge d'oxydule de cuivre formé se rassemble au fond de la capsule, laissant surnager un liquide clair dont la teinte s'apprécie facilement.

On déduit le poids des matières réductrices que renferme le vin de la façon suivante :

Si 10 centimètres cubes de la liqueur de Fehling $= h$ grammes de sucre et qu'il ait fallu employer n centimètres cubes de vin, on dira :

n^{cc} de vin valent h de glucose,

1 — vaut $\frac{h}{n}$

et 1000 — valent $1000\,\frac{h}{n}$.

Soit p ce poids.

Il représente l'ensemble des matières réductrices; c'est-à-dire le glucose et le lévulose provenant, soit du sucre de raisin non fermenté, soit de la transformation du saccharose ajouté au vin; le glucose droit introduit dans ce vin; les matières réductrices autres que ces sucres.

Saccharose. — Dans un ballon jaugé à 100 centimètres cubes on introduit 50 centimètres cubes de vin décoloré et 1 centimètre cube d'un mélange à parties égales d'eau et d'acide chlorhydrique. On porte au bain-marie et on maintient pendant quinze minutes à 90°; au bout de ce temps on retire le ballon, on le laisse revenir à la température ambiante, on affleure à 100 centimètres cubes au moyen d'eau distillée, on rend homogène par agitation et, dans le liquide, on dose les matières réductrices comme il vient d'être dit plus haut : cette fois on obtient un poids p' de matières réductrices. Ce nombre doit être multiplié par 2, puisqu'ayant étendu 50 centimètres cubes de la solution primitive à 100 centimètres cubes, la solution actuelle est deux fois moins forte que la solution primitive : la quantité des matières réductrices, existant dans la liqueur à ce moment, sera donc $2\,p'$. Deux cas peuvent se présenter ; ou bien, $p = 2\,p'$: ce qui prouve que la proportion de matières réductrices n'a pas varié, et alors on conclut à l'absence de saccharose ; ou bien $2\,p' > p$, et alors il y a du saccharose. La proportion de ce sucre s'obtient en s'appuyant sur le fait que, par l'inversion, 0,95 de saccharose produisent 1,00 de sucres réducteurs (glucose et lévulose).

On aura donc :

$$\text{Saccharose par litre} = (2p' - p) \times 0{,}95$$

Glucose ajouté au vin. — Sa recherche est souvent très difficile, parfois même impossible. Cependant, dans un grand nombre de cas, on obtient des indications capables d'éclairer l'expert et même d'amener la certitude.

Si le liquide décoloré dévie à droite le plan de la lumière polarisée, si cette déviation reste nettement droite même lorsque le liquide a été interverti, et si, d'autre part, on constate l'absence de dextrine, la liqueur contient du glucose additionnel pur.

Si la déviation est droite même après inversion, et si le liquide contient de la dextrine, le vin renferme, soit du glucose et de la dextrine, soit de la dextrine seule. En tous cas il est adultéré.

Dextrine. — Ce corps, sous l'influence des acides et de la chaleur, se saccharifie, c'est-à-dire se transforme en glucose droit qui agit sur la liqueur de Fehling. Cette propriété est appliquée pour doser la dextrine.

A cet effet, dans un ballon jaugé de 100 centimètres cubes, on introduit 50 centimètres cubes de vin décoloré avec 4 centimètres cubes d'un mélange à parties égales d'eau et d'acide chlorhydrique. On le ferme par un bouchon dans lequel pénètre un long tube destiné à prévenir une trop grande évaporation, et l'on chauffe pendant trois heures au bain-marie entre 95°-100°. On laisse refroidir, on complète les 100 centimètres cubes, on rend homogène par agitation, on neutralise la liqueur, et dans le liquide on dose les matières réductrices comme il a été dit précédemment. On obtient un poids π de matières réductrices qui doit être multiplié par 2 comme dans le cas précédent.

Or on peut avoir 2 cas : oubien $2\,p' = 2\,\pi$ et alors la liqueur ne renferme pas de dextrine, ou bien $2\,\pi > 2\,p'$ et il y a de la dextrine. Sachant que 0,9 de dextrine produisent 1,00 de sucre réducteur, on en déduit que la quantité de dextrine que renferme chaque litre de liquide est :

$$(2\pi - 2p)\,0{,}9$$
$$\text{soit : } (\pi - p) \times 1{,}8.$$

EXEMPLE.

Un vin a donné :

Matières réductrices directement (p)................	71.60
— après inversion (p')............	40.8
— après saccharification (π).......	43.7

D'après les formules données, on aura :

Cristallisable par litre..................	$= (2p' - p) \times 0.95$
Soit : $(2 \times 40.80 - 71.60) \times 0.95$........	$= 9.50$
Cristallisable..........................	= 9gr,50
Dextrine par litre......................	$= (\pi - p) \times 1.8$
Soit : $(43.7 - 40.8)\,1.8$.................	$= 5.22$
Dextrine par litre......................	= 5gr,22

6° *Glycérine et acide succinique.* — La glycérine et l'acide succinique sont des produits constants de la fermentation du vin; d'après M. Pasteur les quantités de glycérine et d'acide succinique que l'on devrait trouver dans un litre de vin d'après les proportions d'alcool sont les suivantes :

Alcool p. 100.	Glycérine.	Ac. succinique.
11	4gr,980	0gr,924
12	5gr,430	1gr,086
13	5gr,882	1gr,176
14	6gr,425	1gr,250

Les méthodes de dosage varient suivant que les vins sont secs ou sucrés, plâtrés ou non plâtrés.

En France, pour les vins non plâtrés, on se sert de la méthode Pasteur. On décolore 250 centimètres cubes de vin par le noir animal et on les évapore lentement à 70°. Arrivé à 100 centimètres cubes environ on sursature par quelques grammes de chaux éteinte, puis on continue l'évaporation dans le vide. La masse est traitée par un mélange de 1 partie d'alcool 92° et de 1,5 d'éther à 62°, ce liquide enlève la glycérine. Il est alors filtré et évaporé lentement dans une capsule tarée, desséché dans le vide et pesé.

Suivant M. Chancel, on procède comme suit :

On prend 100 centimètres cubes et on y ajoute un petit excès de chaux vive délitée, on évapore au bain-marie, puis on reprend le résidu par 10 lavages successifs de 5 centimètres cubes chacun d'un mélange de 1 partie d'alcool à 85° et de 2 parties d'éther. On évapore le tout dans la fiole même, puis on verse le contenu en lavant avec de l'eau dans une capsule tarée. On évapore au-dessous de 100° jusqu'à poids constant. Le résultat multiplié par 1,07 donne le poids de la glycérine.

En Allemagne, on évapore au bain-marie 100 centimètres cubes dans une grande capsule à fond rond jusqu'à 10 centimètres cubes. On ajoute un peu de sable et un lait de chaux jusqu'à réaction fortement alcaline, puis on dessèche. On traite le résidu par 50 centimètres cubes d'alcool à 96 p. 100 en broyant constamment avec un pilon. On verse la solution sur un filtre et on épuise la masse par de petites quantités du même alcool dont on a en tout 100-200 centimètres cubes; on distille, on reprend le résidu sirupeux par 10 centimètres cubes d'alcool absolu, on filtre, on ajoute 15 centimètres cubes d'éther, on laisse déposer, on filtre et on évapore: on sèche une heure à l'étuve et l'on pèse.

La méthode autrichienne est la suivante :

A. Vins secs. — Dans une capsule en porcelaine à bec, on concentre au bain-marie 100 centimètres cubes de vin jusqu'à 3 à 5 centimètres cubes, après refroidissement, on ajoute à peu près 3 à 5 grammes de chaux éteinte en poudre bien fine. On mélange intimement et l'on traite la masse par 50 à 80 centimètres cubes d'alcool de 90° à 96° en portant la capsule au bain-marie pour faire bouillir l'alcool pendant quelques minutes. On jette sur filtre et l'on reprend ce qui reste dans la capsule par 40 à 50 centimètres cubes du même alcool. On jette le tout sur un filtre et on lave le filtre et la capsule à plusieurs reprises en n'employant que 50 centimètres cubes environ.

La liqueur alcoolique est évaporée au bain-marie dans un petit matras de 230 à 250 centimètres cubes de contenance. En opérant avec précaution, on peut faire distiller et recueillir la majeure partie de l'alcool employé. On reprend le résidu par 20 centimètres cubes d'alcool absolu et l'on ajoute 15 à 30 centimètres cubes d'éther. On laisse reposer la liqueur en vase bouché jusqu'à clarification; on décante, en filtrant au besoin, et l'on évapore dans un matras taré. Le résidu et le filtre sont lavés avec un liquide formé de 1 volume d'alcool absolu et 1 volume et demi d'éther.

La solution éthérée alcoolique, distillée pour la plus grande partie jusqu'à ce qu'elle soit devenue épaisse, est poussée à dessiccation dans l'étuve d'eau bouillante jusqu'à ce qu'une nouvelle exposition d'une demi-heure à l'étuve ne cause plus qu'une perte de 3 ou 4 milligrammes au plus. Il faut faire cette dessiccation dans un matras et non dans une capsule ouverte pour éviter les pertes par volatilisation de glycérine. On arrive à poids constant au bout de deux heures et demie à trois heures dans l'étuve à 100°.

B. Vins sucrés. — Dans les vins sucrés qui contiennent 5 grammes au plus par 100 centimètres cubes, on réduit dans une capsule de porcelaine 50 à 100 centimètres cubes de vin à consistance de sirop; on met la liqueur encore chaude dans un matras, en lavant la capsule avec un peu d'alcool chaud à 96° et l'on complète 100 centimètres cubes avec le même alcool. On réchauffe au bain-marie pour redissoudre le tout; on ajoute après refroidissement, 150 centimètres cubes d'éther et on laisse reposer dans un endroit froid. Après quarante-huit heures, on décante la liqueur claire et on lave le dépôt avec une nouvelle quantité d'éther alcoolique. Les liqueurs réunies, filtrées au besoin, sont traitées comme en A.

La glycérine obtenue doit toujours être essayée au point de vue du sucre et, dans le cas où l'on reconnaîtrait la présence de cette substance, on en ferait le dosage pour porter son poids en déduction de celui de la glycérine.

L'Agenda du chimiste indique une méthode très pratique pour doser l'acide succinique. 250 centimètres cubes de vin sont évaporés dans le vide avec du sable. Le résidu est épuisé par de l'éther anhydre (environ 250 centimètres cubes en plusieurs fois) on filtre, on évapore à sec sans chauffer et on titre le résidu par la potasse normale décime dont 1 centimètre cube $=0^{gr},0059$ d'acide succinique.

IV. **Dosage de l'acidité.** — On dose l'acidité totale et les acides volatils.

1° *Acidité totale.* — On emploie encore aujourd'hui la méthode Pasteur qui consiste à saturer le vin par l'eau de chaux dont on fixe préalablement le titre au moyen d'une solution normale d'acide sulfurique ou d'acide oxalique. A 15° il faut environ 44 centimètres cubes pour saturer 10 centimètres cubes d'acide $=0^{gr},1$ SO^4H^2.

En Allemagne on détermine les acides libres dans 10 ou 20 centimètres cubes de vin avec une lessive normale au tiers.

On prend, par exemple, 20 centimètres cubes de vin et l'on fixe le point de neutralisation au moyen du papier de tournesol.

Préalablement on doit chasser l'acide carbonique en portant le liquide à l'ébullition.

En Autriche on se sert de la même méthode, et comme en Allemagne, on exprime l'acidité en acide tartrique.

A mon laboratoire on se sert comme indicateur de la phtaléine du phénol; on opère sur 2 à 5 centimètres cubes du vin suivant la coloration, on les verse dans un vase conique avec 100 centimètres cubes environ d'eau distillée, on ajoute quelques gouttes de solution alcoolique de phénol-phtaléine, et on titre par une liqueur étendue de soude : la coloration violacée, finale, est facile à saisir.

Les uns expriment l'acidité en acide sulfurique, d'autres en acide tartrique.

Il serait préférable de la représenter en alcali, c'est-à-dire en équivalent comme l'a proposé M. Tony-Garcin au Congrès international de chimie de 1889.

2° *Acides volatils.* — Suivant M. A. Gautier, si l'on veut déterminer l'acidité due aux acides volatils libres, on versera dans le liquide un volume exactement connu d'eau de baryte, titrée, suffisant pour l'alcaliniser très légèrement. On distillera presque à sec et l'on ajoutera une quantité d'acide sulfurique titré justement équivalente à l'eau de baryte versée d'abord dans le vin. En redistillant de nouveau, mais cette fois jusqu'à sec, ajoutant un peu d'eau et redistillant encore, on obtiendra une liqueur qui contient l'ensemble des acides volatils qu'on dosera par l'eau de chaux titrée.

En Allemagne et en Autriche les acides volatils sont déterminés par distillation et exprimés en acide acétique.

On distille trois fois sur le résidu une quantité d'eau égale à celle du vin analysé, en poussant chaque fois la distillation assez loin pour n'avoir dans le matras qu'un volume de liquide égal au 1/10e environ du vin initial. Dans ces conditions on peut estimer que tout l'acide volatil a passé dans le liquide distillé. On s'assure d'ailleurs que ce but est atteint en recevant une goutte du liquide condensé dans le serpentin, sur un bout de papier de tournesol bleu sensible.

Dans la pratique des analyses, on combinera le dosage de l'alcool avec celui des acides volatils. A cet effet on recueillera dans un même recipient les 100 premiers centimètres cubes provenant de la distillation de 100 centimètres cubes de vin, et, après en avoir pris le titre alcoolique on les réunira aux portions distillées ensuite.

Acide nitrique. — L'acide nitrique, qui a été récemment introduit dans certains vins pour en jaunir la couleur rouge et lui donner la teinte du vin vieux, se caractérise d'une façon très sensible par la coloration bleue qu'il donne avec la solution sulfurique de diphénylamine. L. Weggert a fait remarquer que les résidus de certains vins fournissent cette réaction; c'est seulement quand elle est très intense qu'on peut conclure que le vin examiné a été additionné d'eau renfermant des nitrates.

La recherche de l'acide nitrique peut se faire de la façon suivante :

100 centimètres cubes de vin sont évaporés presque à sec; après refroidissement on traite le résidu par de l'alcool fort, l'extrait alcoolique est évaporé dans une capsule de porcelaine avec un peu de noir animal puis le résidu repris par 15 centimètres cubes d'eau environ. On fait couler goutte à goutte ce liquide dans un verre de montre contenant 10 centimètres cubes d'une solution de 0gr,01 de diphénylamine dans l'acide sulfurique. L'acide nitrique est caractérisé par une coloration bleue plus ou moins intense et fugace.

V. **Recherche des matières colorantes.** — Les méthodes de recherche des colorants étrangers ajoutés au vin sont basées sur les différences de propriétés qui existent entre ces colorants et la matière colorante naturelle du vin.

La recherche des colorants dérivés du goudron de houille est souvent très délicate.

La première matière dérivée du goudron de houille employée pour la coloration des vins a été la fuchsine ; elle a été bientôt remplacée par le sulfo-conjugué de fuchsine, puis par d'autres colorants rouges, jaunes ou orangés : la safranine, la mauvaniline, la chrysotoluidine, l'amidoazobenzol, la chrysoïdine ; par les nombreux azoïques tels que la roccelline, les rouges Bordeaux, les ponceaux, les rouges Biebrich, les orangés, etc.

Toutes les méthodes chimiques de recherche connues aujourd'hui, n'ont qu'un seul but : isoler le colorant étranger au vin ou sa base incolore, et, pour arriver à ce résultat il n'y a en somme qu'un seul procédé général : laquer ou insolubiliser le colorant végétal et dissoudre le colorant de la houille dans un dissolvant approprié, tel que l'éther, l'alcool amylique, pour ne citer que les deux liquides le plus généralement utilisés.

Comme les réactions des couleurs de la houille sont très sensibles, on peut, après les avoir isolées soit à l'état libre, soit par teinture sur fibres, les caractériser chimiquement.

Je vais choisir trois exemples qui peuvent servir de types pour les matières dérivées de la houille :

Vin rouge additionné de fuchsine
— — de sulfo-fuchsine.
— — d'un azoïque.

1° *Vin rouge additionné de fuchsine.* — On prend 25 à 50 centimètres cubes de vin ; on y ajoute de l'ammoniaque jusqu'à réaction alcaline et on agite à plusieurs reprises avec de l'éther. On attend que les deux couches soient bien séparées, puis on décante l'éther dans une petite capsule de porcelaine en ayant bien soin de n'entraîner aucunes traces de liquide aqueux. L'éther est évaporé très doucement, presque complètement ; si le vin renferme de la fuchsine une goutte d'acide acétique fera apparaître immédiatement une coloration rose plus ou moins intense.

En somme, l'ammoniaque fait virer au vert la matière colorante du vin, la précipite en partie et la rend insoluble, dans l'éther ; en même temps la rosaniline de la fuchsine est mise en liberté, l'éther la dissout et l'acide acétique reforme le sel de rosalinine qui est coloré. Tous les procédés de recherche de la fuchsine sont basés sur le même principe.

2° *Vin rouge additionné de sulfo-fuchsine.* — Ce colorant diffère du premier en ce qu'il est insoluble dans l'éther et l'alcool amylique.

Au laboratoire municipal de Paris, pour rechercher le sulfo de fuchsine, on ajoute à 10 centimètres cubes de vin, environ 2 centimètres cubes de potasse à 10 p. 100 de façon à avoir une légère réaction alcaline, puis 2 centimètres cubes d'une solution d'acétate mercurique à

20 p. 100 pour précipiter la matière colorante du vin. La quantité d'acétate doit être proportionnelle à la quantité de solution de potasse. Après l'addition de la solution d'acétate mercurique on s'assure que le liquide est bien alcalin et l'on filtre. Si le vin est pur la liqueur est incolore et ne vire pas au rouge par les acides; si au contraire le vin renferme de la sulfo-fuchsine le liquide filtré est coloré ou se colore en rose par addition d'acide.

M. Cazeneuve a recommandé deux autres procédés fondés sur l'action décolorante de l'oxyde jaune de mercure et du bioxyde de manganèse. Quand on emploie l'oxyde de mercure il suffit de traiter à chaud ou à froid 10 centimètres cubes de vin par 0,2 de bioxyde de mercure. La sulfo-fuchsine est respectée et dans ce cas le liquide filtré passe coloré.

Dans l'autre procédé il suffit de traiter 50 centimètres cubes de vin suspect par 50 grammes de bioxyde de manganèse et de l'eau. On agite cinq minutes, on filtre et on acidifie le liquide filtré. Les vins naturels ou les vins colorés artificiellement avec les matières colorantes végétales, avec la plupart des azoïques, et même avec la fuchsine passent incolores ou légèrement teintés en jaune. Les vins qui renferment du sulfo de fuchsine passent colorés et la moindre trace se reconnaît si on a soin de teindre un brin de laine dans le liquide filtré en faisant bouillir.

3° *Vin rouge additionné d'un azoïque.* — La recherche des azoïques est généralement la plus facile parce que ces colorants ne sont pas décolorés par les alcalis et sont solubles dans l'alcool amylique, l'éther acétique, etc.

La manière d'opérer est très simple. A 50 centimètres cubes de vin, par exemple, on ajoute un léger excès d'ammoniaque, puis 25 centimètres cubes d'alcool amylique. On agite doucement pendant quelques instants et on laisse reposer. Le dissolvant s'empare de l'azoïque. En évaporant ou en teignant un mouchet de soie on peut ensuite caractériser le colorant par l'acide sulfurique concentré. On obtient les colorations suivantes :

Avec la roccelline,	coloration	violet pourpre.
— le rouge pourpre,	—	violette plus bleutée que le précédent.
— les rouges Bordeaux,	—	bleue.
— les ponceaux R, RR, RRR,	—	cramoisie.
— le ponceau B,	—	rouge.
— les rouges de Biebrich,	—	vert foncé (avec les dérivés sulfoconjugués dans le noyau benzique).
— les rouges de Biebrich,	—	bleue (avec les dérivés sulfoconjugués dans les deux groupes).
— les rouges de Biebrich,	—	violette (avec les dérivés sulfoconjugués dans le groupe naphtol).
— l'érythrosine,	—	brun jaune à chaud.
— la crocéine 3B,	—	bleue.

Avec les éosines,	coloration jaune.
— la safrosine,	— jaune.
— l'éthyléosine,	— jaune.
— l'orange I,	— violette.
— l'orange II,	— rouge magenta.
— l'orange III,	— brun jaune.
— l'orange IV,	— violet rougeâtre.
— la chrysoïne,	— jaune orangé.

Il faut avoir soin de filtrer l'alcool amylique sur un petit filtre en papier, imprégné d'alcool amylique, sans entraîner la partie aqueuse. Pour teindre la floche on introduit l'alcool amylique teinté dans un tube à essai, puis la soie. On porte à l'ébullition et l'on évapore jusqu'au quart environ en faisant brûler les vapeurs qui se dégagent; de cette façon on obtient une coloration beaucoup plus pure que par simple évaporation au bain-marie.

Voici quelques renseignements sur la manière de reconnaître les couleurs végétales les plus usitées par les fraudeurs : la cochenille, l'orseille, les bois de Campêche, de Fernambouc, le maqui.

On acidule légèrement le vin par l'acide chlorhydrique et on l'agite à plusieurs reprises avec l'alcool amylique, dans lequel la cochenille et l'orseille se dissolvent en rouge ou en rouge violet. Il est indispensable d'aciduler par l'acide chlorhydrique afin d'empêcher la sulfo-fuchsine de passer dans l'alcool amylique (s'il y en a).

Si l'alcool amylique s'est coloré en rose, on sature environ 30 centimètres cubes de vin par l'eau de baryte jusqu'à coloration verte et on agite avec 15 centimètres cubes d'éther acétique. On laisse déposer. Si l'éther acétique se colore en rose, et si la couleur séparée du solvant n'est détruite que lentement par l'hydrosulfite de soude, *cochenille.*

A 50 centimètres cubes de vin on ajoute un léger excès d'ammoniaque, puis de l'alcool amylique pur. On agite à plusieurs reprises et laisse déposer : deux cas. La couche supérieure si elle est colorée peut être violette, ce qui fait supposer la présence de l'orseille.

a. Le vin est agité directement avec de l'éther. Le liquide éthéré, décanté, et traité par l'ammoniaque, reste violet, — *orseille.*

Dans ce cas, le vin collé par addition du dizième de son volume d'une solution renfermant 1,5 de blanc d'œuf battu pour 1 d'eau, est filtré après repos d'une demi-heure.

On prélève 2 centimètres cubes de vin ainsi préparé, on ajoute 1 centimètre cube desous-acétate de plomb à 2° B. On agite et filtre.

La liqueur passe colorée en rose, — *orseille.*

b. Le liquide éthéré, décanté et traité par l'ammoniaque vire au rouge.

A 4 centimètres cubes de vin, collé comme il est dit précédemment, on ajoute 2 centimètres cubes d'une solution d'alun à 10 p. 100 et 2 centimètres cubes d'une solution de carbonate de soude à 10 p. 100. On jette sur un filtre. Il y a eu formation d'un précipité.

Ce précipité est vineux violacé. Le liquide clair est brun ou marron, ou vert bouteille. L'ébullition avec le bicarbonate de soude à 8 p. 100, donne une solution d'un beau violet, — *Campêche*.

La matière colorante soluble dans l'éther, séparée du solvant, et reprise par l'eau, donne un précipité violet avec le nitrate de bismuth et rouge avec les sels d'étain. Affirmation de la présence du campêche.

La laque alumineuse est lilas. Par l'action de l'air elle passe peu à peu au roux. Le filtrata est gris avec teinte marron. Le bicarbonate de soude à 8 p. 100 avive la teinte rouge à chaud, — *Fernambouc*.

M. Halphen a fait dans mon laboratoire des recherches sur les vins au *maqui* et il est arrivé à discerner ce colorant par l'emploi simultané de l'azotate de bismuth et des chlorures d'antimoine et d'étain.

Dans un tube à essai on verse quelques gouttes d'une solution de nitrate de bismuth, puis peu à peu du carbonate de soude étendu jusqu'à formation d'un précipité persistant. (Il ne faut pas employer un excès d'alcali). On mélange alors avec 2 ou 3 centimètres cubes du vin suspect; on étend à 10 centimètres cubes environ et, après s'être assuré que la solution est légèrement acide, on agite le tube, que l'on regarde ensuite par transparence. Si le vin examiné renferme du maqui, on observe sur les parois du tube une coloration violette. Dans ces mêmes conditions, le Jacquez est brun rouge et les vins de Portugal et d'Espagne sont rouges.

Par réflexion ces trois derniers liquides sont d'un brun plus ou moins violet, tandis que le maqui est nettement violet.

Dans un tube à essai on introduit 10 à 20 centimètres cubes du vin suspect, puis une petite quantité de carbonate de baryte. On agite quelques instants. Quand l'attaque du carbonate paraît complète on filtre. On prélève 3^{cc} du liquide filtré et on y ajoute au moyen d'un tube compte-gouttes, 3 gouttes d'une solution ainsi faite :

Chlorure d'antimoine	4 gr.
Acide chlorhydrique	15 c. c.
Eau distillée	35 c. c.

On agite. Tandis que dans ces conditions la majorité des vins français donne un liquide rouge ayant à peine un reflet lilas clair, les vins au maqui donnent un violet franc. Les vins de Jacquez virent au brun violet, ceux d'Espagne et de Portugal au gris violet. M. Lajoux a constaté que l'action du carbonate de soude étendu et de l'acétate d'alumine peut servir à reconnaître le maqui, le premier en faisant passer la liqueur au vert olive à froid et au jaune à chaud, le second en donnant un liquide violet; mais si la majorité des vins français donne, par ces essais, des réactions différentes de celles de l'infusion de maqui, certains vins provenant de cépages particuliers présentent des réactions voisines de celles du maqui.

VI. **Réflexions sur l'emploi des matières colorantes introduites dans les vins.** — Certains colorants de la houille sont toxiques; leur emploi sera donc une cause sérieuse de danger pour la santé publique. Si le nombre des colorants de la houille était restreint, si leur recherche qualitative et quantitative était facile ou possible, l'administration pourrait autoriser celles qui sont reconnues inoffensives; mais la liste des colorants de la houille est très longue, elle s'étend chaque jour, et il est extrêmement difficile, impossible même de distinguer beaucoup de ces corps les uns d'avec les autres. D'autre part, comment avoir la preuve qu'une substance est sans danger? Telle matière qui, à dose unique quoique élevée, n'a pas causé de désordres dans l'économie, peut intervenir dangereusement à la longue par suite d'effets répétés, s'accumuler et devenir nuisible dans un organisme fonctionnant imparfaitement.

Il y a des colorants qui renferment des composés nitrés, du brome, de l'iode, du mercure et qui sont certainement toxiques: le jaune de binitronaphtol est dans ce cas; le bleu de méthylène, la safranine le sont aussi, quoiqu'à un degré moindre. D'autre part, le falsificateur recherche le bon marché, et il achète des produits mal préparés que l'industrie rejette, des résidus d'opérations; c'est ainsi qu'au début on a trouvé dans des vins de l'arsenic qui provenait de fuchsine préparée à l'arsenic et mal purifiée. J'estime donc que l'on doit prohiber pour les vins tous les colorants de la houille, mais je suis également d'avis qu'il faut empêcher la coloration des vins par les matières colorantes, végétales ou animales plus ou moins naturelles, telles que les baies de sureau, de phytolacca, l'indigo, la cochenille, le campêche; en effet les baies de sureau, de phytolacca ont une action purgative incontestable, quoique faible; la préparation de l'indigo, de la cochenille, du campêche peut introduire dans ces produits, mal purifiés, des substances étrangères, qui ne sont peut-être pas toutes inoffensives, et enfin, comme je l'ai dit ci-dessus, on ignore l'effet que ces corps exerceront à la longue, au bout de quelques mois, de quelques années d'ingestion d'un vin coloré artificiellement.

On objectera peut-être que les règlements tolèrent la coloration des sirops, des bonbons par ces derniers colorants; c'est exact, mais il ne faut pas perdre de vue que ces substances ne s'emploient qu'à petites doses, et exceptionnellement, tandis que le vin est d'usage continuel, qu'il représente un véritable aliment.

C'est donc à tort, selon moi, que ces procédés de coloration sont tolérés sinon autorisés (1), et il y aurait lieu de prohiber l'emploi de toute substance colorante employée à la coloration du vin, car en suppo-

(1) J. Bergeron : Rapport sur les propriétés toxiques de fuchsine non arsenicale. *Recueil du comité consultatif*, VII, 321 — et Wurtz : Rapport sur divers procédés pour reconnaître la falsification des vins, VII, p. 337.

sant même qu'on puisse être assuré qu'elle soit sans danger, il est incontestable qu'elle a pour double effet de faire vendre comme de bonne nature un vin de basse ou de mauvaise qualité, et de tromper l'acheteur d'un pareil liquide; ce qu'exprimait très judicieusement le rapport de la loi de 1851 par les termes suivants : « si le breuvage n'est pas malfaisant d'une manière positive, il est nuisible d'une manière négative. »

Il n'a pas encore été fait beaucoup d'expériences sur les colorants des vins artificiels. Les premières datent de 1876. Elles ont porté sur la fuchsine, très employée au début, à peu près abandonnée aujourd'hui, et sont dues à MM. Bergeron et Clouet. Ils ont administré jusqu'à 20 grammes de fuchsine par jour à des chiens et 65 grammes en six jours sans qu'aucun effet spécial ait pu être observé. Il en a été de même pour un homme qui en avait ingéré 3gr,5 en huit jours. Pour ces expérimentateurs, la fuchsine pure est une substance inoffensive.

MM. Feltz et Ritter ont entrepris aussi, en 1876, des expériences sur le même corps et ils sont arrivés à une conclusion inverse. Ils ont opéré sur deux chiens auxquels ils administraient la fuchsine, en solutions aqueuses et ils ont constaté de la diarrhée, de l'albuminurie et de l'amaigrissement; la gueule et les premières voies digestives étaient très irritées. La fuchsine était-elle pure? les fâcheux résultats obtenus par ces deux derniers savants ne sont-ils pas dus au mode d'ingestion dont ils ont fait usage? Le comité consultatif d'hygiène fut consulté à la suite de saisies nombreuses de parties considérables de vins fuchsinés et M. Bergeron rédigea un rapport au nom d'une commission composée de MM. Bussy, Wurtz, Fauvel, Proust et Bergeron.

Après avoir rappelé que le vin est un aliment, qu'aucune des substances employées pour relever sa couleur ou pour colorer les vins blancs ne possède les propriétés du colorant de la grappe, que toutes altèrent la qualité et ont pour but de favoriser le mouillage et que leur emploi constitue une tromperie sur la qualité de la marchandise vendue, le savant rapporteur établit une distinction capitale entre les couleurs naturelles des végétaux, — mauve noire, sureau, myrtille, betterave, campêche, cochenille, — qu'il envisage comme inoffensives et la fuchsine qu'il considère, même à l'état non arsenical, comme capable, sinon de produire immédiatement des accidents d'empoisonnement, du moins d'amener, au bout d'un laps de temps encore indéterminé, des troubles fonctionnels et même des altérations organiques de nature à compromettre la santé du consommateur, et il conclut finalement que la vente et l'emploi de la fuchsine pour la coloration des vins sont passibles des peines sévères fixées par les articles 2 et 3 de la loi de 1851, rendue appliquable aux boissons par la loi de 1855.

Ces conclusions me paraissent bien dures pour la fuchsine et bien douces pour les colorants végétaux, et je renvoie le lecteur à l'opinion que j'ai émise plus haut sur ce dernier point.

Plusieurs auteurs, MM. Sonnenkalb, Eulenberg, Vohl considèrent d'une façon générale les couleurs de l'aniline comme non dangereuses et ne concluent à leur toxicité que lorsqu'il entre dans leur préparation des composés toxiques comme l'arsenic, le mercure, l'iode, l'étain dont ils sont souvent mal débarrassés, néanmoins ils appuient leurs conclusions sur la proportion très minime de ces colorants qui est nécessaire par suite de leur puissance intense de coloration : ce qui semble montrer qu'ils ne sont pas absolument convaincus.

Au contraire, suivant le docteur Lewin, l'azobenzol et le diazobenzol sont toxiques. D'après MM. Tardieu et Roussin, la coralline exercerait une action irritante comparable à celle du croton tiglium, mais M. Landrin me paraît avoir combattu victorieusement cette dernière affirmation, qui reposerait vraisemblablement sur l'emploi d'un produit arsenical.

On doit à M. Poincaré un mémoire très étendu sur ces questions (1). Ses expériences le conduisent à envisager la safranine, la chrysoïdine et le violet d'Hofmann comme toxiques et le bleu de méthyle comme inoffensif. M. Cazeneuve qui a publié, avec M. Lépine, un travail d'ensemble, très considérable et très bien conduit, sur l'action physiologique des couleurs de la houille, regrette que M. Poincaré ne précise pas suffisamment la nature des couleurs bleues, jaunes, rouges, vertes dont il a fait usage.

Les travaux de MM. Cazeneuve et Lépine empruntent un grand intérêt à ce fait que la nature des matières mises en œuvre a été constatée avec certitude et leur pureté contrôlée (2).

Ils ont d'ordinaire employé la voie stomacale directe; la matière était placée à l'état de poudre dans la bouche ou plus souvent dissoute dans la soupe. Quelquefois l'injection sous-cutanée a été appliquée à des cobayes et à des animaux inférieurs. Les injections intra-veineuses ont été mises en œuvre dans des séries d'expériences afin d'arriver à établir une échelle de nocuité dans des substances comparables par leur nature, et de déterminer si l'on peut rapprocher l'action physiologique et la composition chimique.

Enfin, les auteurs ont expérimenté, sur eux et sur des personnes à l'état sain ou à l'état malade, certaines matières dont l'usage prolongé sur des animaux n'avait paru exercer aucune action.

Le rouge soluble sulfo-conjugué de la rocelline s'est comporté vis à vis de l'homme et des animaux comme sans action toxique. Il en a été de même pour le sulfo-conjugué de la fuchsine, corps appelé aussi *fuchsine* S ou *fuchsine acide* et préparé par la Société « la *Badische* ».

La safranine $C^{21}H^{20}Az^{4}$ absolument privée d'arsenic, et ses isomères se sont montrées moins actives que celle sur laquelle avait opéré

(1) Recherches expérimentales sur les couleurs d'aniline, dangers de leur fabrication et de leur emploi. *Ann. d'hyg.*, t. XIV, p. 21, 1885.

(2) *La coloration des vins*, par M. P. Cazeneuve, J.-B. Baillière et fils, 1886.

M. Poincaré; néanmoins les selles étaient rouges : ce qui prouve que la safranine n'était pas entièrement absorbée, et les chiens soumis aux expériences perdaient l'appétit et diminuaient de poids.

Le *rouge pourpre*, produit par l'action du dérivé diazoïque de l'α naphtylamine monosulfo-conjugué sur le β naphtol α disulfo-conjugué, n'est pas toxique, et l'organisme semble avoir une tolérance spéciale pour ce corps.

Le *rouge Bordeaux* B qu'on appelle encore *violet* I, *cérasine*, *œnanthine*, corps diazoïque comme le précédent, qui s'obtient dans l'action du composé diazoïque de la naphtylamine α sur le β naphtol α disulfo-conjugué, semble inoffensif. MM. Cazeneuve et Lépine ajoutent qu'il leur paraît cependant moins inerte que le *rouge pourpre*.

On a administré, pendant cinq mois, à un chien, $1^{gr},20$ de ce produit, soit $0^{gr},1$ par kilogramme de son poids. L'animal avait augmenté de poids et était en bonne santé.

Un homme sain a pris $1^{gr},50$ par jour, pendant dix jours, de rouge Bordeaux sans éprouver aucune modification dans son état.

Le *ponceau* R, composé dans lequel entre la xylidine, dont la formule est C^8H^9Az, n'est pas un poison.

L'*orangé* I, nommé aussi *tropæoline* 1, produit par l'action du dérivé diazoïque de l'acide sulfanilique sur le naphtol α, n'a paru produire aucune altération chez un chien auquel on a donné successivement $0^{gr},50$, — 2 grammes, — 4 grammes de ce corps.

De nombreux essais ont été entrepris avec le *jaune de binitronaphtol*, appelé aussi *jaune de Martius*, de *Manchester*, qui est employé pour colorer les pâtes alimentaires dans la proportion de 2 à 3 grammes par 100 kilogrammes. Sa formule est $C^{10}H^6(Az^2O^2)^2O$; on a expérimenté sur le composé sodique qui est livré couramment dans le commerce sous le nom de *jaune d'or*.

Un chien auquel on en donnait $0^{gr},05$ par jour en a éprouvé de fâcheux effets dès le second jour, — selles diarrhéiques, vomissements. La respiration est devenue pénible, l'inappétence complète. Au sixième jour l'urine est albumineuse et colorée en jaune, la température rectale atteint 42°, et l'animal meurt intoxiqué. A l'autopsie on constate que ses viscères sont fortement congestionnés, et que plusieurs sont teints en jaune.

D'autres expériences par injection ont confirmé ce résultat; le jaune de binitronaphtol est donc une substance dangereuse.

Au contraire, le jaune NS, c'est-à-dire le jaune sodique de binitronaphtol sulfo-conjugué, ne semble pas toxique, il paraît légèrement laxatif.

Le jaune *solide*, composé sodique sulfo-conjugué de l'amido-azo-ortho-toluol, n'a pas présenté non plus d'action toxique sensible; mélangé à du rouge et à du bleu, il est usité pour la coloration des vins.

Le bleu de *méthylène*, produit d'oxydation de la para-amidodiméthylphénylène-diamine, et qui contient du soufre, a été administré à un chien, à la dose de 2 grammes pendant quatre semaines. L'animal a eu sans cesse des vomissements et de la diarrhée, il a maigri. Au bout d'un mois, au lieu de continuer à lui donner 2 grammes de bleu à l'état pulvérulent, on lui a mis dans sa soupe 1 gramme de ce composé dissous; les accidents disparurent.

Au bout de cinq mois à ce nouveau régime, l'animal a été sacrifié; l'autopsie n'a montré aucune lésion.

Ce composé ne serait cependant pas sans danger vraisemblablement!

Ces auteurs ont expérimenté enfin sur :

L'*induline*, produit sodique de l'action de l'amido-azobenzol sur l'aniline;

Le *bleu Coupier*, sel sodique d'un acide sulfo-conjugué dérivé de la violaniline;

Le *vert acide*, mono-sulfo conjugué sodique du tétraméthyl-dipara-amido-triphényl-carbinol.

Ces matières administrées pendant quarante-cinq jours, à dose progressive, de quinzaine en quinzaine, de $0^{gr},50$ à 2 grammes et 4 grammes, ont paru sans action. Il n'y avait ni diarrhée ni vomissements, pas d'albumine dans les urines. Les animaux n'ont pas maigri.

Les composés sodiques sulfo-conjugués qui ont été examinés ont donc paru se comporter comme des substances inoffensives; ainsi le binitronaphtol est toxique alors que le jaune NS, son sulfo-conjugué sodique, est sans action.

Il semblerait aussi que la tolérance croîtrait à mesure que la sulfo-conjugaison augmente : le pourpre dérivé trisulfo-conjugué de la diazonaphtaline est plus inerte que le rouge Bordeaux, dérivé bisulfo-conjugué.

Ces conclusions sont assurément pleines d'intérêt, mais M. Cazeneuve reconnaît qu'il y aurait nécessité de poursuivre des expériences sur d'autres substances pour vérifier ces résultats et conclure à leur généralisation.

Il résulte de ce qui précède que les divers colorants artificiels, à l'état de pureté parfaite, c'est-à-dire débarrassés de l'arsenic, du mercure, de l'iode, etc., qui ont pu servir à leur fabrication, ont une action très différente sur l'économie; elle peut aller de la toxicité manifeste à une inertie très grande. Mais, comme je l'ai dit plus haut, il est très difficile de distinguer ces colorants les uns des autres, et surtout de les discerner dans un mélange savamment fait, comme on le pratique aujourd'hui par l'union de matières rouges, bleues et vertes; c'est pourquoi je persiste à dire qu'il y a lieu de les prohiber toutes pour le vin, qui est un produit courant dont on consomme de grandes quantités, et qui est un véritable aliment.

M. Salis avait déposé au parlement un projet de loi aux termes duquel la fabrication et la vente des matières colorantes destinées à la fabrication artificielle des vins seraient rigoureusement défendues.

Les chambres de commerce de Paris, de Bordeaux, de Montpellier, de la Meuse et de Mâcon, ont déclaré ne pas pouvoir accepter une pareille loi, parce qu'elle est une atteinte à la liberté de fabrication ; il existe, en effet, des couleurs susceptibles de colorer les vins, mais aussi d'avoir d'autres applications.

Ces chambres commerciales ont demandé de modifier la rédaction, et d'interdire la vente et même l'annonce de mise en vente de produits quelconques désignés comme devant servir à colorer les vins. Le comité consultatif s'est associé à ces vœux. Il a déclaré par l'organe de M. Ogier (1) qu'il y a lieu de considérer comme falsification et de prohiber formellement l'addition au vin de toute matière colorante étrangère, d'empêcher la vente de produits annoncés comme devant servir à la coloration artificielle des vins, et qu'il est regrettable que, dans l'état actuel de notre législation, l'annonce de mise en vente de ces produits ne puisse être efficacement réprimée.

Il ne faut pas conclure de ce qui vient d'être dit, qu'il n'y a pas, au point de vue des expertises, de distinction à établir. Je crois que l'expert qui rencontre dans un vin un produit colorant autre que la matière naturelle doit la rechercher avec soin, et si cette substance est toxique, le déclarer afin d'appeler toute la sévérité des lois sur l'auteur d'une pratique dangereuse pour la santé du consommateur.

VII. **Salicylage**. — Depuis quelques années on introduit frauduleusement de l'acide salicylique dans le vin, la bière, les sucs de fruits, pour arriver à en obtenir la conservation.

Cette pratique a été justement prohibée par l'Administration, parce que, s'il paraît que cet acide ne soit pas nuisible à petite dose pour une personne saine et adulte, il résulte d'expériences faites en divers pays que chez les vieillards notamment et chez des sujets atteints de certaines affections des reins, il n'est pas éliminé en entier ; alors il peut s'accumuler dans l'organisme et y causer des désordres graves. D'autre part, la présence d'un agent antiseptique peut ne pas être sans danger dans le tube digestif, parce que le travail qui s'y opère repose en grande partie sur des fermentations et que ces fermentations peuvent être arrêtées ou entravées par l'acide salicylique. Enfin il n'est pas démontré que son usage prolongé, même à doses faibles, ne puisse pas entraîner des inconvénients au point de vue de la santé.

M. Lajoux a constaté qu'à la dose de $\frac{1}{2000}$ cet acide empêche la fermentation alcoolique de se déclarer.

L'acide salicylique se caractérise par la coloration violette qu'il donne avec le perchlorure de fer étendu.

(1) *Comité consultatif d'hygiène de France*, 4 juin 1888.

La recherche et le dosage de l'acide salicylique ont fait l'objet de nombreux travaux de MM. Rémont, Pellet, Lajoux, Ch. Girard, Weggert-Rœse, etc.

Toutes les méthodes sont basées sur l'extraction de l'acide par un dissolvant. On a proposé l'éther, le chloroforme, le sulfure de carbone, le toluène, la benzine, l'éther de pétrole. Mais le meilleur dissolvant de l'acide salicylique n'est pas toujours nécessairement celui qu'on devra employer; ainsi la plupart des chimistes se servent de l'éther, et cependant l'éther présente un inconvénient capital, c'est de dissoudre une quantité appréciable des acides œnotanniques du vin, de sorte que le résidu de l'évaporation donne avec le perchlorure de fer une réaction plus ou moins noirâtre qui salit ou masque la coloration violette.

Comme l'acide salicylique est prohibé en France, sa recherche seule suffit ordinairement. Dans mon laboratoire, M. Bishop obtient de très bons résultats en opérant avec la benzine. L'essai est très simple: dans une éprouvette on prend environ de 25 à 50 centimètres cubes qu'on acidule par 2 gouttes d'acide chlorhydrique, puis on verse moitié environ de benzine rectifiée. On agite doucement à plusieurs reprises. On laisse reposer et l'on décante une partie de la benzine bien claire dans un tube contenant quelques centimètres cubes d'eau distillée et une ou deux gouttes de perchlorure de fer très étendu. On agite vivement : si le vin renferme de l'acide salicylique, il se produit immédiatement une coloration violette dans la couche aqueuse.

Pour procéder au dosage il suffit de faire des types et d'agir colorimétriquement d'une façon bien comparative.

D'après la méthode allemande on agite à plusieurs reprises 100 centimètres cubes de vin avec du chloroforme. On décante ce dernier, on l'évapore et on essaye le résidu en solution aqueuse par le perchlorure de fer.

Pour doser approximativement il suffit de peser le résidu de l'évaporation du chloroforme après recristallisation.

Le Congrès autrichien a critiqué ce dernier procédé de dosage, mais il a proposé une recherche qualitative analogue à la précédente: on prend 50 centimètres cubes de vin et 50 centimètres cubes de chloroforme; pour les vins très riches en tannin on emploiera, au lieu de chloroforme, le sulfure de carbone. On agite dans un récipient fermé sans toutefois former une émulsion. On verse dans un entonnoir à séparation bien sec et l'on filtre le chloroforme ou le sulfure de carbone sur un petit filtre de papier sec qui retient l'eau interposée, entraînée par le dissolvant.

A 30 centimètres cubes de liqueur chloroformique, on ajoute 5 centimètres cubes d'une solution fraîchement préparée de chlorure ferrique, contenant 1 de perchlorure de fer pour 1000 d'eau. On agite vigoureusement. La coloration violette indique l'acide salicylique.

La question du salicylage a été soumise à l'Académie de médecine, et M. Vallin a fait sur cette question, le 28 décembre 1886 (1) un rapport, approuvé par cette Compagnie, dont voici les conclusions :

1° Il est établi par l'observation médicale que des doses faibles mais journalières et prolongées d'acide salicylique ou de ses dérivés, peuvent déterminer des troubles notables de la santé chez certains sujets impressionnables à ce médicament, chez les personnes âgées, chez celles qui n'ont plus l'intégrité parfaite de l'appareil rénal ou des fonctions digestives.

2° En conséquence, l'addition de l'acide salicylique et de ses dérivés, même à doses faibles, dans les aliments solides et liquides, ne saurait être autorisée.

De son côté, le comité consultatif d'hygiène saisi de la question, a conclu à l'interdiction de l'acide salicylique, dans un rapport de M. Dubrisay qui se termine ainsi (2) :

1° L'acide salicylique est une substance dangereuse dont la vente doit être soumise aux règlements qui s'appliquent à la vente des autres substances dangereuses ;

2° Cet acide considéré au point de vue de la conservation des substances alimentaires n'est antifermentescible qu'à la condition expresse d'être employé à doses élevées, c'est-à-dire à doses toxiques ;

3° On devra considérer comme suspecte toute substance alimentaire solide ou toute boisson contenant une quantité quelconque d'acide salicylique ou de l'un de ses dérivés, et il y a lieu d'en interdire la vente.

Conformément à ces conclusions et malgré des plaintes nombreuses de viticulteurs, de brasseurs et de fabricants de conserves, l'emploi de l'acide salicylique pour la conservation des denrées alimentaires a été interdit en France le 7 février 1881.

VIII. **Saccharine.** — La saccharine, anhydride orthosulfamide benzoïque, dont la formule est C^7H^2O,SO^2,AzH^3, peut être employée pour sucrer les vins.

Son introduction est répréhensible quoique ce ne soit pas un composé toxique. Mais si elle est le plus souvent bien tolérée à doses modérées quand la digestion s'accomplit dans les conditions normales, elle peut provoquer des troubles chez les individus dont la fonction digestive ou le travail éliminateur des reins est affaibli.

Il n'est pas impossible d'une façon générale qu'elle entrave les fonctions digestives, parce qu'elle est antiseptique et que le travail de la digestion est dû en partie à des fermentations.

Enfin, rien ne prouve qu'à la longue son usage, même à doses faibles, ne puisse avoir une action fâcheuse sur l'économie.

(1) *Bullet. de l'Acad. de méd.* [2], t. XVI, p. 582.
(2) *Comité consultatif d'hygiène*, X, p. 332, 1881.

On trouvera des renseignements précis sur cette substance dans plusieurs numéros du *Journal de pharmacie et de chimie* pour l'année 1888. Disons seulement qu'elle a un pouvoir sucrant environ 300 fois plus élevé que celui du sucre ordinaire, et que la saveur douce est encore sensible à une dilution de $\frac{1}{100000}$.

On l'extrait du vin facilement avec l'éther. Une fois isolée, on peut la reconnaître soit au goût, soit chimiquement.

Pour la reconnaître par sa saveur, M. Schmidt propose de reprendre l'extrait éthéré par l'eau chaude, d'ajouter de l'acétate de plomb, de l'acide sulfurique pour enlever l'excès de plomb et du carbonate de baryte pour saturer l'excès d'acide. La liqueur filtrée offre le goût sucré bien net de la saccharine barytique.

La saccharine possède toutes les réactions communes à tous les acides sulfamiques; traitée par l'acide chlorhydrique concentré, elle donne de l'ammoniaque; fondue avec un alcali caustique et du salpêtre, elle donne de l'acide sulfurique.

On peut aussi transformer la saccharine en acide salicylique. Dans ce but, à 100 centimètres cubes du vin sacchariné on ajoute 50 centimètres cubes d'un mélange d'éther et d'éther de pétrole, on épuise trois fois, on réunit les liqueurs et on les filtre.

On ajoute quelques gouttes de lessive de soude caustique et l'on évapore d'abord à sec, puis le résidu est mis dans un creuset d'argent ou de porcelaine et chauffé à 250° pendant une demi-heure.

Le produit de la fusion est repris par l'eau, acidulé par l'acide sulfurique et repris par l'éther.

On évapore et on caractérise l'acide salicylique dans le résidu, au moyen du perchlorure de fer étendu, qui donne la coloration violette.

Il est nécessaire de rechercher préalablement si le vin contient de l'acide salicylique.

D'après M. Ch. Girard si, en même temps que la saccharine, le vin renferme de l'acide salicylique, on peut les séparer en dissolvant le résidu éthéré dans l'alcool et en ajoutant une solution alcoolique de potasse; dans ces conditions le saccharinate de potasse est partiellement précipité, le salicylate reste dissous.

Pour caractériser la saccharine il est préférable de s'appuyer sur ce que, chauffée avec la résorcine et l'acide sulfurique, la saccharine fournit une fluorésorcine : on chauffe le résidu éthéré séché à 100° avec un petit excès de résorcine et quelques gouttes d'acide sulfurique concentré; il se développe une coloration jaune rouge, puis vert foncé, et il se dégage un peu d'acide sulfureux ; on laisse refroidir, on étend d'eau et on ajoute de la potasse; le liquide devient rouge avec une fluorescence verte prononcée. Cette réaction est encore sensible avec 1 milligramme de saccharine et la coloration est encore visible dans 5 à 6 litres d'eau.

D'après M. Halphen, on peut rechercher la saccharine dans le vin de la façon suivante :

Le vin suspect est additionné de quelques gouttes d'acide chlorhydrique et porté à l'ébullition. On laisse refroidir, on agite avec de l'éther.

La solution éthérée est évaporée et le résidu repris par quelques gouttes d'une solution de soude étendue. On filtre. Le liquide filtré est mis dans un petit tube à essai dans lequel on fait passer un courant électrique d'environ 4 volts (deux Bunsen); au bout de quelques heures la solution est examinée :

1° Par le chlorure de baryum acide;

2° Par le réactif des nitrates (sulfate de diphénylamine).

Si on constate à la fois la présence de sulfate et de nitrate dans la solution, le vin renferme de la saccharine ou un composé du même ordre.

On peut d'ailleurs s'en assurer encore, en chauffant légèrement la solution électrolysée avec du nitrate d'argent ammoniacal, additionné d'un peu de potasse; on obtient un dépôt noir métallique d'argent si la solution renfermait de la saccharine.

Une commission du conseil d'hygiène publique et de salubrité de la Seine, composée de MM. Peligot, Gautier, Jüngfleisch, Riche et Dujardin-Beaumetz, rapporteur, a adressé au préfet de police, le 25 mai 1888, sur l'introduction de la saccharine dans les matières alimentaires, un rapport dont voici le résumé :

De nombreuses recherches ont été faites, sur l'action physiologique et toxique de la saccharine, par de nombreux expérimentateurs de divers pays, Salkowski, en Allemagne, Aducco et Mosso, en Italie, et Worms, Mercier, Dujardin-Beaumetz, en France.

La saccharine jouit de propriétés antifermentescibles et antiseptiques incontestables; elle retarde l'action du suc gastrique sur les matières albuminoïdes, ralentit la saccharification de l'amidon par la ptyaline et possède enfin une action microbicide évidente, car, d'après Mercier, une solution de saccharine à 3 p. 1000 serait supérieure à cet égard à une solution d'acide phénique ou d'acide salicylique à 1 p. 1000.

Au point de vue toxique, les expériences faites sur les animaux ont montré que l'on pouvait leur administrer sans inconvénient des doses massives de cette substance. On a donné à des lapins et à des chiens, jusqu'à 2 grammes et même 6 grammes de saccharine par jour, sans produire de phénomènes toxiques.

Ces expériences n'ont pas la portée qu'on a voulu leur attribuer; pour un aliment d'un usage aussi journalier et aussi répandu que le sucre, le point important c'est de savoir si de petites doses administrées pendant longtemps chez l'homme peuvent produire des troubles dans son économie.

Sur ce point particulier, la réponse paraît être affirmative, et les faits signalés par le Dr Worms en sont une preuve péremptoire.

Chez quatre personnes auxquelles il avait administré la saccharine à la faible dose de 10 centigrammes par jour, il a constaté sur trois d'entre elles au bout d'une quinzaine de jours des douleurs d'estomac et des troubles de la digestion tels, qu'on a dû cesser l'administration de cette substance. Ces désordres reparaissaient d'ailleurs chaque fois que l'on voulait reprendre chez ces personnes l'usage de la saccharine.

Ces faits ne sont pas isolés et le plus grand nombre des observateurs désintéressés qui ont expérimenté la saccharine en ont trouvé de semblables. Il paraît donc établi que si chez certaines personnes l'usage de la saccharine peut être prolongé à petites doses pendant longtemps, d'autres, au contraire, en éprouvent de sérieux nconvénients.

En présence de ces observations et en se basant sur ce fait que la saccharine n'est pas un aliment, puisque, éliminée en nature, elle ne subit dans l'économie aucune modification, la Commission a été unanime pour considérer la saccharine comme un médicament et non comme un aliment.

De plus, convaincue que la saccharine ne servirait qu'à augmenter les falsifications déjà si nombreuses des denrées alimentaires, falsicafitions que l'administration a le devoir de poursuivre avec énergie, elle a émis l'avis que l'on doit repousser la saccharine de l'alimentation générale comme pouvant avoir des dangers pour la santé publique.

IX. **Mouillage ou addition d'eau dans le vin**. — La preuve du mouillage du vin est difficile à fournir dans beaucoup de cas, et l'analyse comparative d'échantillons types est nécessaire; cependant diverses considérations peuvent permettre de résoudre cette question. Telle est une règle empirique donnée par M. Gautier et nommée *somme alcool-acide*. Cette somme est le total obtenu en ajoutant la proportion en centièmes de l'alcool donné par ce vin à la quantité d'acide, par litre, qu'il fournit, quantité calculée en acide sulfurique. Elle doit atteindre 12,5 au moins pour les vins ordinaires; si le vin est plâtré on retranchera de l'acidité 0gr,2 par gramme de sulfate de potasse.

On peut aussi se baser sur la teneur en alcool et en extrait qui devient très faible dans les vins mouillés et dans les piquettes; néanmoins il ne faut pas perdre de vue que, dans différentes circonstances, et notamment lorsque la vigne a été atteinte par le mildew, l'alcool et l'extrait sont fortement réduits.

Un moyen plus sûr, mais plus long, consiste dans la détermination de la glycérine. M. Pasteur évalue le poids de glycérine de 6gr,5 à 8gr,5 dans les vins du Midi, et de 5gr,5 à 7gr,5 dans ceux de Bourgogne; ces nombres sont plutôt faibles que forts. Lors donc qu'on trouve des chiffres inférieurs à ceux-là on peut, sans crainte d'erreur, conclure au mouillage.

Il est rare, d'ailleurs, qu'on se contente simplement de mouiller les vins; d'ordinaire on les mouille, puis on les additionne d'alcool, on les *vine*.

X. Vinage. Vinage et mouillage. — Une commission composée de MM. Debray, Gautier, de Luynes, Bardy et Riche, a étudié, à la demande du comité consultatif des arts et manufactures, ces questions si complexes.

A la suite de leur travail, est intervenu un règlement administratif très court que je crois devoir copier textuellement. Il traite aussi de la question du mutage. Enfin il règle le procédé opératoire pour l'analyse officielle des vins, procédé donné plus haut à l'Essai des vins.

« Calcul du vinage. — 1° *Vins rouges.* — L'expérience a démontré que dans les vins de vendange naturels il existe un rapport déterminé entre le poids de l'extrait sec et celui de l'alcool.

« Le poids de l'alcool est au maximum quatre fois et demie celui de l'extrait.

« Lorsque ce rapport est dépassé (avec une tolérance de $\frac{1}{10}$ en plus, soit 4,6), on doit conclure au vinage.

« Pour déterminer le rapport, on divisera le poids de l'alcool (obtenu en multipliant la richesse exprimée en volume par 0,8) par le poids de l'extrait réduit déterminé comme on l'a dit plus haut.

« 2° *Vins blancs.* — Pour les vins de cette nature le rapport maximum est fixé à 6,5.

« A titre de renseignements on pourra se servir des indications fournies par la densité; l'expérience a en effet montré que, dans la grande majorité des cas, la densité des vins est voisine de celle de l'eau et jamais inférieure à 0,985.

« Lors donc qu'un vin aura une densité inférieure à 0,985, on pourra être certain qu'il a été viné.

« Cette densité pourra être déterminée soit par la balance, soit par le densimètre, soit par l'alcoomètre, qui n'est qu'un densimètre spécial.

« Calcul du vinage accompagné de mouillage (1). — Dans certains cas il peut être intéressant de rechercher si un vin a été viné et mouillé, c'est-à-dire additionné d'eau; la règle suivante pourra être appliquée :

« Dans tous les vins normaux la somme de l'alcool pour cent, en volume, et de l'acidité par litre, en poids, n'est presque jamais inférieure à 12,5.

« L'addition d'eau affaiblit ce nombre, l'addition d'alcool au contraire l'augmente.

« Lorsque l'on soupçonnera un vin d'avoir été mouillé et alcoolisé, on déterminera d'abord le rapport de l'alcool à l'extrait; si le nombre obtenu est supérieur à 4,5, on ramènera par le calcul le rapport à 4,5 et on

(1) En Allemagne on admet que la glycérine forme les 7 à 14 p. 100 de l'alcool. Si l'on en trouve moins de 7 p. 100, on déclare le vin viné.

aura ainsi le poids réel de l'alcool, et par suite la richesse alcoolique du vin naturel, la différence avec la richesse trouvée directement représentera la surforce alcoolique; puis on fera la somme acide-alcool telle qu'elle a été précédemment définie; si le vin a été mouillé, le nombre deviendra inférieur à 12,5, c'est-à-dire anormal, et le mouillage sera manifeste.

« Soit, par exemple, un vin donnant :

Extrait sec, par litre	14gr,200
Acidité, par litre	3gr,100
Alcool (en volume), p. 100	16cc,000

Le rapport, en poids, alcool-extrait, = 9,01;
La somme alcool-acide = 19,100.

« En ramenant le rapport à 4,5, on a :

Poids de l'alcool naturel 14,200 × 4,5 = 63,900;
Richesse alcoolique correspondante 63,900 : 0,8 = 7,99;
Surforce alcoolique 16 — 7,99 = 8,01;
La somme alcool-acide devient 7,99 + 3,100 = 11,090.

« On se trouve donc en présence d'un vin dont le rapport alcool-extrait, déterminé directement, est supérieur à 4,5 et dont la somme alcool-acide, corrigée du vinage, est inférieure à 12,5, et l'on doit conclure à une double addition d'eau et d'alcool.

« En règle générale, lorsque la somme alcool-acide directe est comprise entre 18 et 19 ou supérieure à ce chiffre, il y a une grande présomption de vinage. »

L'administration française et les pouvoirs publics se préoccupent avec la plus grande raison de moraliser le commerce des vins et, l'année dernière, le Sénat approuvant une proposition de M. le sénateur Griffe, a proposé le projet de loi suivant :

« Nul ne pourra expédier, vendre ou mettre en vente sous la dénomination de vin un produit autre que celui de la fermentation des raisins frais.

« Le produit de la fermentation des marcs de raisins frais avec addition de sucre et d'eau ; le mélange de ce produit avec le vin, dans quelque proportion que ce soit, ne pourront être expédiés, vendus ou mis en vente que sous le nom de vin de sucre.

« Le produit de la fermentation des raisins secs avec de l'eau ne pourra être expédié, vendu ou mis en vente que sous la dénomination de vin de raisins secs; il en sera de même du mélange de ce produit, quelles qu'en soient les proportions, avec du vin.

« Tout mélange ou toute addition à ces vins du produit de la fermentation des figues, caroubes, fleurs de mowra, clochette, riz, glucose, mélasses et autres matières sucrées, constitue la falsification de denrées alimentaires prévue par la loi du 27 mars 1851. »

Le Comité consultatif, appelé à émettre un avis sur ce projet, se référant à des conclusions données par lui en 1886, déclare l'approuver, en regrettant que les dénominations de *vin de sucre* et *vin de raisins secs* soient adoptées de préférence à celles de *piquette* ou de *boisson*.

Pour lui la dénomination de *vin* devrait être exclusivement réservée au produit de la fermentation du jus de raisins frais soit seul, soit additionné de sucre pur et cristallisé suivant la pratique admise pour le sucrage des moûts.

Il propose enfin de diviser en deux grandes catégories les vins et les boissons similaires : la première comprendrait les vins de diverses provenances, le mot vin étant pris dans le sens restreint et étroit qui vient d'être indiqué.

La seconde comprendrait, sous le nom de *boissons*, tous les liquides constitués *par la fermentation* des fruits secs ou des diverses matières sucrées, mélangés ou non à des vins. Cette division en deux groupes, en quelque sorte naturels, n'en rendrait pas moins nécessaire la déclaration de provenance des vins ou d'espèce des boissons, déclaration sans laquelle tout contrôle efficace et certain est impossible.

L'application de cette loi me paraît d'une extrême difficulté.

Production, importation, exportation et consommation des vins pendant la période décennale 1879-1888 et en 1889.

ANNÉES. 1	PRODUCTION. 2	IMPORTATION. 3	TOTAL (col. 2 et 3). 4	EXPORTATION. 5	QUANTITÉS applicables à la consommation intérieure, aux stocks dans les entrepôts et aux approvisionnem[ts]. (Différence entre les colonnes 4 et 5). 6	OBSERVATIONS. 7
	hectol.	hectol.	hectol.	hectol.	hectol.	
1879	25.770.000	2.938.111	28.708.111	3.046.737	25.661 374	
1880	29.677.000	7.220.574	36 897.574	2.487.788	34.409.786	Pendant la période décennale 1879-1888, la consommation des vins a été, en moyenne, de : 27,500,000 hectolitres par année.
1881	34.139.000	7.838.807	41.977.807	2.572 196	39.405.611	
1882	30.886.000	7.537.137	38.423.137	2.618.276	35 804.861	
1883	36.029.000	8.979.788	45.008.788	2.538 401	42 470.387	
1884	34.781.000	8 129.874	42.910 874	2.471.765	40.439.109	
1885	28.536.000	8.183.665	36.719.665	2 602.776	34.116.889	
1886	25.063.000	11.042.091	36.105.091	2.749.324	33.355.767	
1887	24.333 000	12.189.024	36.522.024	2.401.918	34.120.106	
1888	30.102.000	12.282.286	42.384.286	2.116.743	40.267.543	
1889	23.224.000	10.474.852	33.698.852	2.178.931	31.519.921	

La production algérienne représente 7,4 p. 100 du total de la production française.

Le rendement moyen à l'hectare ressortirait, pour la période 1885-89, à 24,8 hectolitres en Algérie et à 13,7 hectolitres seulement en France.

Si cet état prospère continue à se développer il y a lieu d'espérer que dans un avenir prochain l'Algérie fournira une grande partie des vins que nous sommes actuellement obligés d'acheter à l'étranger.

L'importation en France des vins d'Algérie a été pendant les onze premiers mois de 1889, 1,346,000 hectolitres contre 1,006,000 hectolitres pendant les onze premiers mois de 1888.

La viticulture occupe une place de plus en plus importante dans notre grande colonie africaine.

Voici l'indication des superficies plantées et des quantités de vins recoltées depuis cinq ans.

Année 1885.

Provinces.	Hectares.	Hectolitres.
Province d'Alger....	22.337	398.330
— de Constantine............	14,753	261.890
— d'Oran......................	23.320	358.080
Totaux.............	60.410	1.018.300

Année 1886.

Provinces.	Hectares.	Hectolitres.
Province d'Alger.....................	24.422	624.347
— de Constantine.............	19.130	385.556
— d'Oran......................	26.114	559.381
Totaux.............	69.666	1.569.284

Année 1887.

Provinces.	Hectares.	Hectolitres.
Province d'Alger.....................	27.512	809.190
— de Constantine.............	20.470	426.508
— d'Oran......................	30.705	666.759
Totaux..............	78.687	1.902.457

Année 1888.

Provinces.	Hectares.	Hectolitres.
Province d'Alger.....................	30.979	1.149.041
— de Constantine.............	35.182	1.081.328
— d'Oran......................	22.165	498.004
Totaux..............	88.326	2.728.373

Année 1889.

Provinces.	Hectares.	Hectolitres.
Province d'Alger.....................	34.422	916.745
— de Constantine.............	38.205	1.070 768
— d'Oran......................	22.395	524.685
Totaux..............	95.022	2.512.198

§ 5. — Effets physiologiques du vin.

On a fait connaître, à propos du vinage, du plâtrage, de l'adjonction des matières colorantes, du salicylage et de l'introduction possible de la saccharine dans les vins, les inconvénients, les dangers même que ces pratiques présentent au point de vue de l'hygiène.

Quelle est l'action du vin sur l'économie? Lorsque le vin est pur, elle sera favorable s'il est ingéré à dose *très* modérée. Quand il contient certaines impuretés, dont il a été traité ci-dessus, il devient malsain. Même à l'état de pureté, il sera mauvais au point de vue de la santé s'il est absorbé à dose immodérée, parce que, durant la fermentation du raisin, il se produit, outre l'alcool, des produits divers dont la toxicité est assez forte, et que l'alcool lui-même exerce une action énergique sur l'organisme, comme on le verra dans l'étude des alcools : l'alcool est un médicament.

L'ingestion du vin produit des effets différents suivant sa nature, et personne en France n'ignore l'action tonique, cordiale d'un vin de Bordeaux naturel, et l'action excitante des vins purs de l'Anjou, de la Moselle : ce qui s'explique moins par la différence dans la proportion d'alcool que par celle qui existe dans la quantité des matières astringentes, du tartre et des acides, et par la nature du cépage.

On distingue, parmi les vins, ceux qui sont très alcooliques, qu'on dit être très *spiritueux*, comme ceux d'Espagne et du Portugal. Le plus souvent ils sont vinés, souvent avec excès, et la dose d'alcool atteint 18 jusqu'à 25 et plus d'alcool; ils activent momentanément la circulation, et ils irritent les voies digestives.

A côté de ces vins *secs* on doit ranger les vins de *liqueur* qui contiennent du sucre non fermenté et du sucre ajouté dont la saveur masque celle de l'alcool sans en arrêter les effets physiologiques. Ce sont des mélanges plutôt que des vins naturels, et la dose de sucre y est souvent considérable. On ne les consomme guère qu'en petite quantité, à la fin des repas.

Les vins de Bordeaux surtout, ceux de Bourgogne, de Mâcon, du Beaujolais, doivent à leur richesse moyenne en alcool (8 à 11 p. 100), à une dose notable de tannin, à leur faible acidité, à leur extrait moyen comme poids, souvent ferrugineux et phosphaté, d'être plus ou moins toniques et reconstituants sans être excitants ni fatigants pour l'estomac. Ce sont ces vins qui sont bienfaisants, qu'on a nommés le *lait* des vieillards et dont tant de poètes ont pu chanter à juste titre les louanges.

Plus au nord, le sucre diminue dans le raisin et par suite l'alcool dans le vin; l'extrait faiblit aussi, tandis que le tartre et les acides croissent; ces vins se rapprochent plus ou moins des piquettes, leur action est débilitante, laxative, pénible à l'estomac, destructive pour les dents; ils causent souvent des gastralgies, des diarrhées.

Les vins blancs contiennent fort peu de tannin, et beaucoup renferment des produits qui portent au cerveau, affectent la moelle épinière et agissent sur tout le système nerveux; ils *cassent les jambes*, suivant l'expression vulgaire. La cause de ces troubles est due, dit-on, à des éthers et, suivant Rabuteau, spécialement à l'éther acétique qui s'y trouve toujours, quelquefois dans la proportion de 4 à 5 grammes par litre ; — ce point mérite de nouvelles recherches. — Il faut citer enfin les vins mousseux, plus ou moins artificiels, comme le vin de Champagne, par le sucre qu'on y ajoute. Leur action capiteuse tient autant peut-être à l'acide carbonique qu'à l'alcool; aussi est-elle passagère. Aujourd'hui la médecine en tire un fréquent parti, surtout à l'état de vin frappé. L'homme qui boit exclusivement du vin, surtout à l'état naturel, est rarement frappé d'alcoolisme, et l'on doit à M. Lancereaux des recherches qui prouvent que c'est le foie qui est l'organe généralement atteint. Les capillaires de la veine-porte deviennent irrités; il se forme une induration du foie par le développement d'un tissu fibreux et il se déclare une cirrhose.

M. Armaingaud, de Bordeaux, a constaté aussi dans les classes aisées de cette ville, chez les personnes buvant beaucoup de vin, outre l'altération du foie, des lésions de l'estomac et surtout la dégénérescence artérielle du cerveau, qui explique la fréquence de l'apoplexie chez ces personnes.

Enfin les accidents arthritiques sont très communément la suite de l'abus du vin.

ARTICLE II. — CIDRE.

On ne sait pas d'une façon précise si le pommier existait en Asie Mineure et en Grèce ; mais Pline et Columelle nous apprennent d'une manière non douteuse qu'il était cultivé dans le nord de l'Italie, et Tacite déclare formellement que cet arbre croît naturellement dans certaines parties de la Gaule.

Aucun document sérieux ne témoigne que le cidre ait été connu des Grecs; tout porte à penser que ce sont les Romains qui ont appris aux Gaulois l'art de faire cette boisson, qui y est connue depuis les premiers siècles de l'ère chrétienne, mais qui n'est devenue journalière que vers le quatorzième siècle.

A cette époque les Normands avaient avec l'Espagne des communications fréquentes par mer. Ayant été à même d'apprécier la bonté des espèces cultivées dans le Nord de l'Espagne, il les introduisirent chez eux et notamment dans le Cotentin; de là l'usage du cidre se répandit rapidement dans le reste de la Normandie, où il devint dès le siècle suivant, la boisson ordinaire.

Mes renseignements ont été puisés surtout dans les ouvrages intitulés; *Le cidre*, de deux pharmaciens de mérite, M. Eug. Grignon (1), M. Hauchecorne (2).

(1) Paris, O. Doin, 1888.
(2) Rouen, Hauchecorne, 1889.

§ 1. — Préparation.

Les pommes à cidre se divisent en trois sortes : les pommes précoces à fruits tendres, mûrissant en août et septembre, qu'on récolte à maturité et qu'on traite peu de temps après ; les pommes à fruits demi-tendres, mûrissant en octobre et novembre, qu'on cueille en octobre ; les pommes tardives à fruits durs, qui ne mûrissent qu'en novembre et décembre, mais qu'on récolte en novembre. Le pilage ne doit s'opérer que lorsque le fruit est mûr ; il est donc nécessaire d'attendre ce moment pour les deux dernières sortes de pommes, et il faut les conserver dans un cellier ou un grenier, ou les mettre à l'abri de la pluie et du froid sous des paillassons.

On est bien loin, dans les campagnes, de suivre ces prescriptions, et le fait est très regrettable, parce que la boisson y perd en qualité.

Le fruit doit être mûr, mais non pas blet ou pourri. On a constaté, pour un même lot de pommes, qu'elles renfermaient 4,90 de sucre pour 100, à l'état vert, et que la proportion de sucre s'était élevée à 11 au moment de la maturité pour redescendre à 7,95 après le blettissement ; cependant une grande quantité de cultivateurs, des savants même considèrent qu'il est bon d'attendre qu'il y ait un quart et même davantage de pommes pourries; ce préjugé très vivace régnera longtemps encore.

Les pommes à cidre se divisent en trois espèces à un autre point de vue :

Pommes douces,

Pommes acides,

Pommes amères.

Les premières sont riches en sucre ; elles donnent peu de jus et il y a nécessité d'ajouter de l'eau : ce qui donne un cidre agréable au début, qui devient fade et plat.

Les pommes acides fournissent assez de jus pour qu'il ne soit pas nécessaire d'ajouter de l'eau, mais il brunit rapidement et n'est pas de conserve.

Les pommes amères, étant riches en tannin et suffisamment sucrées, donnent un jus dense, coloré, de bon goût et d'excellente conservation.

Il faut donc éliminer les pommes acides et employer deux tiers environ de pommes amères si l'on se propose de fabriquer du cidre de conserve.

Les pommes sont concassées par des moyens divers, souvent très primitifs ; le mieux est d'employer des cylindres à cannelures ou à dents.

La pulpe n'est pas passée de suite au pressoir, il vaut mieux l'abandonner douze à dix-huit heures à l'air en remuant la masse de temps à autre, pour que les cellules s'entr'ouvrent, que le ferment se multiplie, et que l'air colore le fruit pour donner un cidre à teinte franche et recherchée.

Les pressoirs sont de nature fort différente au point de vue du résultat; en effet, on estime que 100 parties de pomme contiennent 95 à 96 p. 100 de jus et seulement 5 à 4 de matériaux solides; or, les pressoirs des campagnes ne fournissent guère que 30 à 35 de moût, tandis que les pressoirs hydrauliques rendent 75 à 80 p. 100.

Quelquefois on recueille à part le liquide qui s'écoule spontanément de la plateforme de la presse avant de la faire agir; le cidre obtenu, peu alcoolique, mais très fin, est nommé cidre de la *mère goutte.*

D'autres fois on met à part le liquide de la première pression qui donnera le cidre de première pression.

Le plus souvent on réunit ces liquides et on en retire un mélange, appelé *pur jus*, qui forme un cidre de choix qu'on garde en bouteilles.

Le résidu est retiré du pressoir, brisé, délayé dans l'eau. Le choix de cette eau exige quelques développements. Chacun connaît les mares de Normandie avoisinant les fermes; très agréables d'aspect pour le touriste, elles contiennent une eau très souillée, par ce qu'elles servent à la boisson comme au lavage du bétail et que de leurs bords sont jetés des détritus de toute espèce. Il est admis encore dans beaucoup de contrées que cette eau est préférable à toute autre; nombre de gens éclairés partageant cette opinion, et l'on doit, au nom de l'hygiène, réagir avec énergie contre cette routine invétérée.

Le marc ainsi humecté, émié, est pressuré : il en résulte un cidre léger, agréable, qui donne le cidre ordinaire du producteur. Ce marc subit un troisième traitement à l'eau, *tiersage*, et un nouveau pressurage qui fournit un liquide très faible qui est souvent réuni au précédent et qui constitue alors le *petit* cidre ou *boisson.*

Le moût est alors abandonné à lui-même et il éprouve la fermentation alcoolique, sur laquelle une étude assez complète, faite plus loin à propos de la bière, nous permet d'être bref. M. Hansen (laboratoire de Carslberg) a constaté que le *saccharomyces apiculatus* existe en abondance sur la pomme, et dans le sol où croissent les pommiers, en été, même en hiver; on a vu que c'est aussi celui qu'on trouve sur les raisins au début, et sur les fruits, en général.

Si la température n'est pas trop basse, la fermentation se déclare; il est préférable que la température soit au voisinage de 15 à 18°, et on peut, dans le cas d'une année froide, élever un peu la température du cellier où se fait l'opération.

Dans certaines régions on opère la fermentation avant le pressurage, et on a récemment recommandé cette pratique qui, suivant MM. de Boutteville et Hauchecorne (1), aurait besoin d'être examinée de plus

(1) *Le Cidre*, par de Boutteville et Hauchecorne; Rouen.

près ; elle ne me semble pas pouvoir être avantageuse, parce qu'elle doit amener une perte d'alcool.

En Normandie on opère généralement dans de grands tonneaux qui sont remplis jusqu'à la bonde quand on ne doit pas soutirer : sous l'influence de la fermentation, une écume brune d'abord, puis blanche, sort et entraîne la lie qu'on recueille en formant, à une certaine distance autour de la bonde une sorte de capsule avec de la terre glaise.

Lorsque le dégagement est terminé, on bouche la bonde avec une toile qu'on recouvre de sable, ou mieux on la ferme après y avoir percé une faible ouverture dans laquelle on passe une tige de paille.

Le cidre subit alors une deuxième fermentation, très lente, complète sa richesse alcoolique et acquiert son bouquet. Les gens éclairés ne remplissent pas le tonneau, et l'écume, formant chapeau, se loge dans l'espace laissé libre ; au bout de quelque temps on soutire le liquide qui est devenu très clair, et on le sépare sans difficulté de la pulpe déposée et du chapeau qui s'est aggloméré à la surface.

Dans quelques contrées, à Jersey notamment, la fermentation tumultueuse n'est pas opérée en futailles, mais en cuves ouvertes. Suivant M. Morière (1), le cidre ainsi préparé se conserve mieux sans altération.

Beaucoup de personnes ne soutirent pas leur cidre, en prétendant qu'il se conserve mieux sur lie. M. Grignon, avec tous ceux qui ont étudié cette question, déclare que c'est une pratique vicieuse et qu'on doit le soutirer dans de petits tonneaux pour les cidres à consommer de suite et dans des foudres ou dans de vastes tonneaux pour les cidres de conserve.

A ce moment on le colle, et, d'après MM. de Boutteville et Hauchecorne, il faut employer le cachou, dont le principe astringent forme avec les matières albuminoïdes, la pectine, l'excès de levure, des combinaisons insolubles qui se précipitent en entraînant les matières en suspension sans nuire à la qualité du cidre ; ils recommandent d'ajouter ensuite un peu de colle de poisson si l'on veut obtenir du cidre de limpidité parfaite. Ils considèrent que le blanc d'œuf et la gélatine entraînent en outre des principes utiles et l'affaiblissent, sans préciser exactement ce qu'ils entendent par ce mot ; ils conseillent 60 grammes de cachou ou 10 grammes de tannin par hectolitre. Quand le soutirage a été opéré, on ferme exactement la bonde en laissant libre 3 ou 4 p. 100 du volume du fût pour que le peu de gaz qui se dégage maintienne le cidre sous une légère pression d'acide carbonique ; il s'opère un dernier travail, et le cidre devient *paré*, suivant l'expression admise.

La cidre est potable, suivant sa nature, du troisième au sixième mois pour le cidre d'automne, du sixième au neuvième mois pour le cidre

(1) Conférences agricoles, Caen, 1884.

d'hiver. Il ne se conserve guère plus de douze à quinze mois ; celui qui est de qualité supérieure peut atteindre rarement trois ou quatre ans. Quand il doit rester longtemps en vidange, on le préserve de l'air en le tirant à une cannelle placée au centre du fût, ou mieux en versant à sa surface une faible proportion d'huile comestible.

Il est préférable encore de mettre en bouteilles le cidre de bonne qualité.

D'après MM. Denis Dumont, Grignon, on peut le conserver limpide, mousseux, excellent pendant six à huit ans. M. Bazin, pharmacien à Trun, déclare avoir goûté du cidre excellent après vingt-deux ans de bouteille.

Pour que le cidre conservé soit mousseux ou pétillant, il faut qu'il retienne une minime proportion de sucre et qu'il ait été mis en bouteilles peu de temps après la première fermentation. S'il est logé en bouteilles après la complète fermentation alors qu'il est paré, il se conservera sans devenir mousseux, mais il sera capiteux et d'une saveur franche et agréable.

Les bouteilles bien ficelées seront couchées.

On ajoute souvent aux cidres de richesse saccharine faible une cuillerée à soupe de sirop de sucre et une cuillerée à café d'eau-de-vie par bouteille.

§ 2. — Composition et analyse.

Nous allons donner maintenant, d'après M. Grignon, quelques tableaux qui résument la composition des moûts.

ÉLÉMENTS.	POMMES			POIRES		
	VERTES.	MURES.	BLETTES ou pourries.	VERTES.	MURES.	BLETTES ou pourries.
Eau	85.50	83.20	63.35	86.28	83.38	62.73
Matière sucrée	4.90	11.00	7.95	6.45	11.52	8.77
Tissu végétal	5.00	3.00	2.00	3.80	2 19	1.85
Gomme	4.01	2.10	2.00	3.17	2.07	2.62
Albumine	0.10	0.50	0.00	0.08	0.21	0.23
Acides malique, pectique, tannique, tartrique, gallique ; chaux, acétates alcalins, huiles grasses et volatiles, chlorophylle, matières azotées non solubles	0.49	0.20	0.60	0.22	0.73	0.85
	100.00	100.00	75.90	100.00	100.00	76.86
	(Frésénius.)					

ÉLÉMENTS.	POMMES.		
	VERTES.	MURES.	BLETTES.
Eau	85.50	83.20	63.55
Sucre	4.90	11.00	7.95
Tissu végétal	5.00	3.00	2 06
Gomme	4.01	2.10	2.00
Mucilage	0 10	0.20	0.06
Albumine végétale, acides malique, pectique, tannique, gallique; chaux, acétates, alcalins, matières grasses, chlorophylle	0.49	0.50	0.60
	100 00	100.00	76 22
	(GIRARDIN.)		

PRINCIPES.	POMMES ET POIRES.		
	MURES ET FRAICHES.	CONSERVÉES.	MOLLES ET BLETTES.
Chlorophylle résinoïde	0.08	0.01	0.04
Sucre	6.45	11.52	8.77
Gomme	3.17	2.07	2 62
Fibre végétale	3.80	2.19	1.85
Albumine végétale	0.08	0.21	0.23
Acide malique	0.11	0.08	0.61
Chaux	0.03	0 04	traces.
Eau	86.28	83.88	62.73
	100 00	100.00	76.85
	(BERARD.)		

M. Truelle a montré que le sucre de la pomme et de la poire était un mélange de saccharose et de sucre interverti, et que la proportion en est très variable, — de 8 à 12 et 15 p. 100.

Enfin, M. Girardin résume comme il suit les résultats que lui ont fournis diverses variétés de pommes à cidre :

Composition d'un moût de pomme.

ÉLÉMENTS.	QUANTITÉ.
Eau	800.00
Sucre alcoolisable	173.00
Acide tannique	5.00
Mucilage ou pectosine (pectine soluble, gomme)	12.00
Acides libres (malique, tartrique, etc.), rapportés au type de l'acide sulfurique monohydraté	1.07
Matières salines (chaux, malate de potasse et de chaux, phosphate de chaux)	1.75
Acide pectique, matière colorante, huile grasse et volatile, substances non solubles en suspension	2.18
Albumine et ferment	5.00

§ 3. — Essai des cidres.

L'essai des cidres ne nous arrêtera pas, parce qu'ils contiennent les mêmes éléments principaux que les vins et les bières et que nous insistons, à l'étude de ces boissons, sur le mode de dosage de ces composés.

L'alcool sera dosé, vu sa faible proportion, sur 200 centimètres cubes; quelques gouttes d'huile empêcheraient une mousse trop abondante de se produire; il est bon de saturer le cidre à distiller par quelques gouttes d'une solution alcaline pour que l'alcool ne contienne pas d'acide carbonique qui troublerait la densité.

Le dosage exact des sucres doit être exécuté comme dans les vins. Dans la pratique, on se contente de déterminer la densité du moût, ou de le peser à l'aréomètre de Baumé. L'expérience a montré la proportion de sucre et d'alcool qui correspond à cette densité, et des tableaux les font connaître. Le résultat pratique est toujours un peu inférieur au titre alcoolique donné par ces tableaux.

Le tannin existe dans la pomme, mais la proportion est assez variable : de 1 gramme à 5 grammes par kilogramme de moût. Comme 2 à 3 grammes disparaissent à la clarification, certains cidres n'en renferment pas et ce n'est pas un fait sans importance, car sa présence aide à la conservation de la boisson et en arrête certaines altérations; aussi doit-on, dans une bonne fabrication, choisir les pommes de façon que le moût arrive à contenir 4 ou 5 grammes de tannin par kilogramme.

L'acidité de ces moûts est assez variable, on la rapporte à l'acide sulfurique monohydraté, elle oscille moyennement entre 0,90 et 1,75. Ces acides sont l'acide tartrique droit et l'acide malique actif.

Cette détermination est impossible par l'emploi du tournesol comme colorant, parce qu'il se forme une liqueur brune en présence de la solution alcaline filtrée. On réussit mieux en étendant le cidre de quinze à vingt volumes d'eau et en prenant comme réactif indicateur la phtaléine du phénol, dont la teinte violacée apparaît nettement au moment de la saturation.

Les maladies du cidre sont analogues à celles du vin.

L'*acétification, acescence* se déclare dans les cidres faibles sous l'action du *mycoderma aceti*, ou dans ceux qui restent longtemps en vidange. On a vu qu'il était possible d'empêcher son développement en soutirant avec une cannelle placée au milieu du tonneau ou en mettant à la surface une mince couche d'huile comestible, car on ne doit pas saturer cet excès d'acide par de la chaux ou du bicarbonate de soude. On a indiqué aussi des bondes spéciales (Bélicard, Pasteur).

Les *fleurs* sont dues, comme celles du vin, au développement du *mycoderma vini*, qui brûle l'alcool en donnant de l'eau et de l'acide carbonique. On s'en débarrasse en remplissant le tonneau jusqu'à ce que le liquide débordant entraîne les fleurs au dehors, ou mieux en soutirant le cidre avec lenteur et en le recueillant dans un tonneau soufré qu'on remplit en totalité.

Une fois piqué, le cidre ne peut pas être ramené à l'état potable.

La *graisse* est caractérisée par ce fait que le cidre *file*, devient visqueux comme certains vins blancs. Elle tient généralement à l'emploi de pommes pauvres en tannin et en sucre, et on remédie à cet état, soit en ajoutant 300 à 400 grammes d'alcool par hectolitre, soit en y incorporant pour le même volume 25 grammes de cachou, 20 grammes de noix de galle pulvérisées ou 6 grammes de tannin.

Le *noircissement* est caractérisé par une coloration vert brunâtre et par la perte de la saveur du cidre. Elle est due à la saturation des acides par suite de l'emploi d'eaux calcaires ou contaminées par des matières organiques. Le remède consiste dans une addition de 20 à 25 grammes d'acide tartrique par hectolitre.

Si ce noircissement est dû à la présence du fer qui se change en peroxyde hydraté, on rend au cidre sa teinte ambrée en introduisant dans le tonneau des copeaux de chêne ou du tan; on emploie aussi 50 grammes par hectolitre de sulfite de soude ou de chaux, mais ce n'est pas à recommander.

La *pousse*, qui se produit dans le cidre comme dans le vin, vers le printemps, se reconnait à une pression qui se déclare dans les tonneaux et à un trouble du liquide accompagné d'un goût désagréable. On améliorera ce cidre en y ajouant du cachou ou du tan et en le soutirant ensuite dans un tonneau soufré.

L'*opacité* est l'état d'un cidre qui ne peut pas s'éclaircir; elle tient à la pauvreté du moût en sucre, à un arrêt rapide de la fermentation. On y remédie par l'addition de 150 à 200 grammes de sucre par hectolitre; le cidre s'éclaircit à la suite de la fermentation qui se déclare.

§ 4. — Falsifications.

La principale est le mouillage. Il est caractérisé par la faiblesse des trois éléments principaux du cidre, — alcool, extrait, cendres — et par l'altération notable du rapport de ces éléments.

L'alcoolisation se reconnait à la faiblesse de l'extrait et des cendres, comparativement à l'alcool, et l'on trouvera plus haut les rapports de ces éléments.

Le sucrage pourra être découvert par la richesse anormale du sucre en cet élément qui dépassera 2 grammes par litre, et par la déviation polarimétrique droite qui sera observée après décoloration par l'acétate de plomb et le sulfate de soude.

Si ce sucre est du glucose, on y trouvera d'ordinaire de la dextrine par les procédés donnés à l'essai des vins, ainsi que du sulfate de chaux, mais celui-ci peut provenir d'une eau séléniteuse.

L'acide salicylique, les sulfates, les acétates alcalins, se reconnaîtront comme dans le vin et la bière. Il en est de même pour les sels toxiques. M. Duchemin, pharmacien, essayeur du bureau de Garantie à Rouen, a fait connaître une cause fréquente d'introduction du plomb dans les cidres qui résulte de ce qu'on peint à la céruse et au minium les parties intérieures des pressoirs. L'administration doit veiller à ce que cette dangereuse pratique soit abandonnée.

J'ai eu l'occasion de trouver dans des cidres des matières colorantes de la houille, employées pour donner à des boissons très mouillées la teinte ambrée du bon cidre. Les cidres purs brunissent à peine en présence de l'aluminate et du carbonate de soude, tandis que les cidres que j'avais à expertiser fournissaient dans ces circonstances une laque et un liquide roses; on a pu teindre avec ce liquide des tissus mordancés.

On teinte aussi les cidres avec des colorants végétaux, la cochenille surtout; ces falsifications se reconnaîtront, comme les précédentes, par les procédés que j'ai indiqués pour les vins. On a employé aussi le coquelicot, la nitro-rhubarbe et le caramel.

Le cidre pur, neutralisé par l'ammoniaque, traité par le chlorure d'étain, donne une laque jaune, tandis qu'elle est violacée avec le coquelicot et brune avec la nitro-rhubarbe.

Le cidre pur, traité par une solution de tannin au 50e, puis par une solution de gélatine au 30e (M. Fauré) donne une laque surnagée par un liquide incolore, tandis qu'avec le caramel ce liquide est jaunâtre.

§ 5. — **Production et consommation.**

L'importation du cidre était presque nulle, et ne s'élevait qu'à 500 ou 1,000 hectolitres par an (1) : l'exportation tend à devenir de plus en plus importante et elle atteint déjà le chiffre annuel de 10 à 20,000 hectolitres.

La production du cidre, variable avec les années, s'élève en moyenne à 11,900,000 hectolitres pour la totalité de la France.

Depuis 1830, la récolte la plus abondante est celle de 1883, qui a produit 23,492,268 hectolitres ; celle de 1848 donna 21,900,000 hectolitres ; celle de 1851 s'éleva à 16,181,000 hectolitres ; enfin celle de 1852 fournit 18,428,000 hectolitres.

Sans avoir atteint le chiffre énorme du la récolte 1883, la récolte de

(1) L'importation augmente depuis un an. En 1889, le transatlantique *La Bretagne* a débarqué au Havre 700 fûts de cidre provenant de l'Amérique, le 24 juin, et *La Normandie* en a débarqué autant le 1er juillet dans le même port. Cela fait en huit jours 13,320 hectolitres.

l'année 1885 s'est élevée au chiffre fort respectable de 19,955,000 hectolitres.

Production, importation, exportation et consommation du cidre en France pendant la période décennale de 1879 à 1888 et en 1889.

ANNÉES. 1	PRODUCTION. 2	IMPORTATION. 3	TOTAL des deux colonnes précédentes. 4	EXPORTATION. 5	QUANTITÉS consommées intérieurement ou en stocks. (Différence entre les colonnes 4 et 5). 6	OBSERVATIONS. 7
	hectol.	hectol.	hectol.	hectol.	hectol.	
1879	7.738.000	1.804	7.739.804	21.215	7.518.589	
1880	5.465.000	1.114	5.466.114	11.063	5.455.051	Pendant la période décennale 1879-1888, la consommation des cidres a été, en moyenne, de : 5.435.000 hectolitres par année.
1881	17.122.000	2.853	17.124.853	8.035	17.116.818	
1882	8.921.000	912	8.921.912	16.134	8.905.778	
1883	23.492.000	880	23.492.880	10.645	23.482.23[illegible]	
1884	11.907.000	540	11.907.540	16.704	11.890.836	
1885	19.955 000	376	19.955.376	16.838	19.938.538	
1886	8.300.000	554	8.300.554	16.104	8.284.450	
1887	13.437.000	405	13.437.405	13.312	13.424.093	
1888	9.767.000	578	9.767.578	12.656	9.754.922	
1889	3.701 000			11:840		

§ 6. — Effets physiologiques.

L'usage du cidre s'est beaucoup répandu à Paris depuis quelques années; il y a atteint plus de 100,000 hectoliires par an de 1882 à 1885.

C'est à l'exagération du prix du vin et à l'altération de sa qualité qu'il faut attribuer cet accroissement de consommation du cidre. Il est douteux qu'il s'étende beaucoup plus, comme le fait la bière d'année en année, parce que c'est une boisson froide qui fatigue l'estomac et l'intestin de beaucoup de ceux qui la consomment tant qu'ils ne s'y sont pas habitués, et il est des personnes qui s'y habituent difficilement.

Il faut cependant reconnaître qu'on lui reproche diverses sortes de méfaits dont il n'est pas coupable. Il est généralement admis, par exemple, qu'il est une cause rapide de détérioration des dents, et on s'appuie sur ce fait que les Normands ont souvent de mauvaises dents. Rien n'est moins prouvé; tout porte à penser que telle n'est pas la cause de cet état assez général dans ces contrées, car on l'observe tout aussi bien chez les habitants qui ne boivent pas de cidre que chez ceux qui en consomment journellement : c'est l'acidité du cidre, dit-on généralement, qui produit cette action fâcheuse ; or le bon cidre est moins acide que le vin. Si c'est le cidre qui amène ces effets, cela tient à ce que le cultivateur normand soigne très mal le liquide qu'il boit et le laisse aigrir en l'abandonnant en vidange dans de grands tonneaux de débit. Cette boisson devient alors d'une acidité qui le rend insupportable pour ceux qui n'en ont pas l'habitude, et l'acidité doit certainement attaquer les dents avec énergie; mais cette action fâcheuse cessera du moment où le cidre sera convenablement préparé et conservé. La présence d'une quantité faible d'alcool qui le rend stimulant sans amener l'ivresse, celle de l'extrait qui lui donne une action nutritive par ses matières organiques, ternaires et quaternaires, ainsi que par les phosphates, l'existence d'une proportion sensible, souvent notable, d'acide carbonique qui facilite le digestion, et celle du tannin qui exerce une action salutaire sur la muqueuse gastrique, font du cidre soigné une boisson dont la valeur se rapproche de celle de la bière; mais c'est à la condition que ce cidre soit bien préparé : ce qui est fort rare par suite de pratiques invétérées dont nous avons signalé les principales pour les combattre et chercher à les faire disparaître.

Lunier a montré dans ses graphiques, que l'alcoolisme augmente dans les pays à cidre quand la récolte est abondante; M. Leudet attribue ce fait à ce que dans les années où la pomme est en très grande quantité, on emploie une partie du cidre à fabriquer de l'alcool, qui est de très mauvaise nature. Le contraire a été observé dans les contrées à vin.

Thérapeutiquement, le cidre possède des propriétés lithotritiques incontestables et il peut être utilement employé comme agent curatif dans les affections de cette nature. Il paraît rationnel d'attribuer ces heureux effets à l'existence des acides et notamment de l'acide malique dans cette boisson.

Par eux-mêmes ou par leur transformation en carbonates alcalins dans l'organisme, ils excitent les fonctions des reins, ils augmentent la proportion d'urine, et, par un lavage plus actif, ils s'opposent à la formation des concrétions dans la vessie.

Hygiéniquement, il y a lieu d'insister sur ce fait que la pauvreté du cidre en alcool rend l'ivresse à peu près impossible par son usage exclusif, et son emploi serait un précieux secours dans la lutte contre l'alcoolisme si malheureusement, et plus encore que je ne le ferai remarquer pour la bière, le buveur de cidre n'avait pas la désastreuse habitude de corriger cette boisson froide par une consommation considérable d'alcool distillé; la statistique ne laisse malheureusement aucune incertitude sur ce fait regrettable, et l'alcoolisme fait au moins autant, sinon davantage, de ravages dans les pays à cidre que dans les pays à bière.

ARTICLE III. — BIÈRE.

La bière est une boisson fermentée et, par suite, alcoolique, préparée avec une infusion ou une décoction d'orge germée, aromatisée par du houblon.

Théophraste, trois siècles avant Jésus-Christ, l'indique clairement par l'expression de vin d'orge. Elle a été connue d'abord chez nous, sous le nom de *cervoise* et jusqu'au milieu de ce siècle elle n'était consommée pendant le repas en France que dans le nord et le nord-est.

Aujourd'hui elle est entrée dans la consommation journalière du pays à la suite des maladies qui, frappant coup sur coup la vigne, ont exagéré le prix du vin et multiplié ses falsifications. Il s'est créé en France, dans l'est surtout, des brasseries qui rivalisent avec les meilleures d'outre-Rhin et la bière tient une place importante dans l'alimentation à côté du vin, de telle sorte qu'on ne peut plus dire aujourd'hui qu'il y a une ligne limite de la consommation de la bière qui se confond avec celle de la culture de la vigne : ce qui d'ailleurs n'a jamais été vrai que pour l'est et le nord-est car au nord-ouest et à l'ouest, c'est le cidre qui remplace le vin.

§ 1. — **Fabrication.**

On a essayé de substituer à l'orge dans certains pays, le froment, le riz, le maïs, le seigle, l'avoine et même la pomme de terre; le premier de ces grains est trop cher, et les autres donnent des produits de qualité trop inférieure pour que leur usage se généralise ; ce n'est que dans certaines conditions toutes spéciales que ce remplacement peut avoir lieu ; certaines bières de Louvain sont obtenues avec l'avoine ; dans l'Inde on se sert du riz, et dans quelques parties des États-Unis on emploie le maïs qui y est extrêmement abondant et à très bas prix.

L'orge doit être jaune paille, lourde, à peau fine, l'amande tendre et farineuse ; on doit rejeter l'orge brune, dure, grasse, vitreuse. Plus elle est lourde, plus elle est riche en matières nutritives, et son poids doit être au moins de 64 kilogrammes à l'hectolitre ; le malteur essaye toujours sa faculté germinative et il faut que, sur cent grains, quatre-vingt-quinze germent.

Le grain d'orge est formé surtout de cellulose, d'amidon, de dextrine, de maltose de matières grasses, azotées et minérales ; dans celles-ci se trouvent toujours de la soude, de la potasse et des phosphates et le brasseur ou le malteur font généralement une analyse dans laquelle ils dosent l'eau, l'amidon, les matières azotées et l'acide phosphorique. Les matières azotées renferment environ 16 pour 100 d'azote et l'orge doit en renfermer, d'après Lintner, au moins 10,5 pour 100 pour que la levure puisse se nourrir et se développer suffisamment.

L'eau destinée à la fabrication de la bière doit être aussi pure que possible de matières organiques. On a cru longtemps qu'il convenait qu'elle ne fût pas calcaire, mais Lintner n'y reconnaît pas d'inconvénient, il admet que la présence du sulfate de chaux dans l'eau a pour résultat de former avec les matières albuminoïdes des combinaisons imputrescibles.

L'aromatisation doit être opérée avec les cônes du houblon (*humulus lupulus*), plante dioïque de la famille des Urticées. Il y en a plusieurs variétés : on cultive le houblon de couleur blonde dans les bons terrains et le houblon rouge, qui est plus robuste, dans les terres médiocres.

Le houblon est une plante grimpante, sarmenteuse, qui s'élève à 4, 6 et même 8 mètres quand elle est bien soutenue. On enlève d'abord les pieds mâles, on laisse compléter la maturité des pieds femelles, puis on cueille les cônes au mois d'août, en choisissant un temps sec, et on les sèche par l'air chaud à une température peu élevée.

La culture du houblon est très soignée dans le nord de la France surtout depuis une dizaine d'années ; néanmoins on en importe plus qu'on n'en exporte.

D'après les dernières statistisques la production serait la suivante :

Allemagne	447.500	quintaux.
Angleterre	384.000	—
Autriche	92.000	—
Belgique	97.500	—
France	44.000	—

A la base des bractées qui forment les cônes se trouve une sécrétion jaune, granuleuse, aromatique et amère, nommée *lupulin*, qui est un composé d'huiles essentielles, et d'une ou plusieurs résines. Une des huiles peut s'oxyder à l'air et fournir une certaine quantité d'acide valérianique dont l'odeur infecte se reconnaît dans les houblons anciens ; la résine s'oxyde aussi. Ce sont ces principes qui produisent la saveur amère de la bière ; ils lui donnent aussi la faculté de se clarifier, et par leurs propriétés antiseptiques ils empêchent ou retardent son altération.

La première opération de l'art du brasseur est le *maltage* ou préparation du *malt*, mot synonyme d'*orge germée*. Souvent aujourd'hui la fabrication est exécutée dans des usines spéciales qui livrent le malt aux brasseries.

Elle consiste en un mouillage de la graine, pendant vingt-quatre à trente-six heures suivant la saison, dans des cuviers en bois ou dans des réservoirs en briques, où l'eau est en quantité telle qu'elle s'élève de quelques centimètres au-dessus des grains.

Le mouillage est suivi de la germination, qui a lieu dans des caves dallées ou bitumées, peu éclairées.

Dans les grandes malteries, les germoirs sont des bâtiments épais, en pierres, formés de voûtes superposées, sur lesquelles l'orge est étendue en couches de 12 à 15 centimètres d'épaisseur. La température de 15 à 18 degrés au début est élevée peu à peu jusqu'à 30 ou 32 degrés. Une germination dure 10 à 20 jours.

Lorsque la tigelle a acquis les deux tiers de la longueur du grain on arrête la germination en refroidissant le malt dans des celliers ou sous des hangars très aérés, quelquefois même refroidis par un courant d'air, puis on le dessèche dans des chambres, à planchers de fer perforés, placées les unes au-dessus des autres.

La température de ces étuves, nommées *touraillcs*, ne doit pas dépasser d'abord 60° pour que le grain humide ne forme pas de l'empois, puis elle est portée à 75, 90, et même à plus de 100 degrés suivant la nature de la bière qu'on prépare.

Pendant la germination, il s'est développé près de la tigelle du grain une substance azotée, soluble, nommée *diastase*, ayant pour propriété de transformer en sucre plus de 2000 fois son poids d'amidon.

Cette matière, qui joue un grand rôle dans la nature, est un ferment, type d'un certain nombre d'autres qui opèrent des transformations du même ordre dans les organismes végétaux et animaux.

On enlève par frottement dans un crible les radicelles qui se détachent facilement, on écrase le grain entre deux meules peu rapprochées et on a une graine concassée, constituant le malt, qui doit être conservée à l'abri de l'humidité.

Un bon malt contient moins de 5 pour 100 d'eau. Son acidité correspond, au plus, à 3 centimètres cubes d'acide normal pour 100 grammes. Il doit être clair et blanc, non vitré, d'odeur franche. Si on le conserve ce doit être à l'abri de l'humidité.

Le malt est placé dans de grandes cuves en bois sur un diaphragme percé de trous, disposé à quelques centimètres du fond. On fait arriver de l'eau, chauffée vers 60°, dans le double fond et l'on *brasse* avec un agitateur : de là le nom de *brasseur* donné au fabricant de bière. On laisse reposer, on amène de l'eau à 90° de façon à obtenir une température moyenne de 70°, on brasse de nouveau et on soutire après un repos. Le malt n'est pas épuisé après ce traitement que l'on fait suivre d'un second et d'ordinaire on en exécute un troisième qui donne de la petite bière. Il reste une pulpe, nommée *drèche*, qui sert à la nourriture des animaux et qui n'est pas sans inconvénient pour cet usage lorsqu'on en donne une trop forte proportion.

Ce mode d'opérer *par infusion*, qui était le seul usité autrefois, s'emploie encore dans le nord et dans le centre de la France, en Belgique et en Angleterre, mais il est remplacé dans l'est, en Allemagne et en Autriche, par un procédé par décoction. On empâte le malt à l'eau froide, puis on prend une partie du liquide qui surnage le malt, on le porte à l'ébullition et on le jette sur le malt. Cette opération, nommée trempe, est répétée quatre fois et le moût est amené de 30 à 75 degrés successivement.

Le moût obtenu par ce système est plus chargé d'amidon soluble et de dextrine et moins riche en glucose, et en matières albuminoïdes qui sont coagulées en plus forte proportion ; la bière produite est plus nutritive, plus moelleuse, de meilleure garde, mais moins alcoolique. Le maltose représente au maximum les deux tiers de l'extrait.

Le moût obtenu par l'un ou l'autre procédé est soumis au houblonnage dans de vastes chaudières.

Quand le liquide est à l'ébullition on y jette la proportion déterminée de houblon, on recouvre la chaudière pour perdre le moins possible de l'arôme et empêcher l'évaporation. Le houblon fournit l'arôme, la matière amère, et du tannin qui a pour effet d'assurer la bonne garde de la bière et sa limpidité.

Les réactions qui se passent sous l'action de la diastase en présence de l'eau sont complexes.

L'amidon est changé en dextrines, en maltose et en glucose.

Le maltose lui-même est transformable en glucose par l'action de l'eau chaude en présence d'un acide étendu ou de la diastase. Il en est de même pour les dextrines.

$$\underbrace{C^{18}H^{30}O^{15}}_{\text{Amidon.}} + H^2O = \underbrace{C^{12}H^{20}O^{10}}_{\text{Dextrine.}} + \underbrace{C^6H^{12}O^6}_{\text{Glucose.}}$$

$$\underbrace{C^{18}H^{30}O^{15}}_{\text{Amidon.}} + 2H^2O = \underbrace{C^{12}H^{22}O^{11}}_{\text{Maltose.}} + \underbrace{C^6H^{12}O^6}_{\text{Glucose.}}$$

$$\underbrace{C^{12}H^{22}O^{11}}_{\text{Maltose.}} + H^2O = \underbrace{2C^6H^{12}O^6}_{\text{Glucose.}}$$

La liqueur brassée, cuite et houblonnée, est filtrée sur le houblon, et refroidie le plus rapidement qu'on peut, soit en la plaçant en couches peu profondes dans des réservoirs disposés sous des hangars où dans des chambres énergiquement ventilées, soit en la versant dans des bacs en cuivre ou en tôle où sont des serpentins que traverse un courant d'eau glacée ; puis elle est soumise à la fermentation.

Les ferments employés sont désignés par le mot de *levure;* ils proviennent de fermentations antérieures et ils doivent leur nom à ce que si l'on porte une parcelle de leur substance dans de l'eau sucrée, dans du moût de raisin, d'orge, on voit au bout d'un temps généralement très court les liquides se soulever pour ainsi dire par suite du dégagement de l'acide carbonique.

La fermentation du moût de bière est, comme celle du jus de raisin ou de la pomme, un cas particulier de la fermentation alcoolique.

La fermentation alcoolique est elle-même un cas particulier d'actes très répandus dans la nature, et désignés sous le nom général de *fermentations*.

Il existe des êtres vivants, organismes cellulaires, infiniment petits, nommés *microbes*, *ferments figurés*, qui se développent et vivent aux dépens de certaines matières, dites *fermentescibles* et transforment celles-ci en d'autres substances généralement plus simples.

Le principal ferment alcoolique est la levure de bière, la matière fermentescible est le *glucose*.

La fermentation est donc le résultat corrélatif, la conséquence de la vie d'un être, mais son mode de vivre est essentiellement différent de celui des végétaux et des animaux, et M. Pasteur a pu dire : *la fermentation est une conséquence de la vie sans air.*

Nous ne pouvons insister davantage sur la fermentation en général, mais on ne doit pas oublier que c'est M. Pasteur qui, dès 1861, a jeté les bases de la nouvelle doctrine.

Si cette science nouvelle a pu faire les progrès que personne n'ignore, c'est parce que notre illustre compatriote a créé une méthode de culture de ces organismes qui permet de les obtenir dans des milieux artificiels, de les isoler, de les séparer les uns des autres.

Les produits dominants de la fermentation alcoolique sont l'alcool et l'acide carbonique et leur prédominance pondérale est telle qu'on a admis, après les expériences de Lavoisier et de Gay-Lussac, que le dédoublement du sucre était représenté par l'équation :

$$\underbrace{C^6H^{12}O^6}_{\text{Glucose.}} = \underbrace{2\,C^2H^6O}_{\text{Alcool.}} + \underbrace{2\,CO^2}_{\text{Acide carbonique.}}$$

Si l'on suppose, dit Gay-Lussac (1), que les produits formés par le ferment puissent être négligés relativement à l'alcool et à l'acide carbonique qui sont les seuls résultats sensibles de la fermentation, on trouvera qu'étant données 100 parties de sucre, il s'en convertit, pendant la fermentation, 51,34 en alcool et 48,66 en acide carbonique ou, en nombres ronds, que le sucre se change par la fermentation en parties égales d'alcool et d'acide carbonique.

En 1847, C. Schmidt (2) constata la présence de l'acide succinique dans les divers produits de la fermentation.

M. Pasteur vérifia le fait, signala la présence de la glycérine, la formation de la cellulose dans les globules de levure qui se développent et celle de très petites quantités d'autres corps. Considérons le cas le plus complexe, celui où l'on a du sucre ordinaire, le saccharose; il commence par s'intervertir, c'est-à-dire par se changer en glucose.

100 parties de sucre ordinaire fournissent : 105,36 de glucose qui donnent :

Alcool	51.11
Acide carbonique	49.42
(Dont 0,53 proviendrait de la fermentation succinique.)	
Acide succinique	0.67
Glycérine	3.16
Cellulose, matières grasses et extractives	1.00
	105.36

(1) *Ann. de chim.*, t. XCV, p. 318; 1815.
(2) Liebig, 1re édit., t. III, p. 224.

D'après M. Pasteur, sur 100 parties de sucre ordinaire, 95 fermenteraient suivant l'équation de Gay-Lussac. Sur les 5 parties qui restent, 4 (ou 4,21 en sucre interverti) donneraient l'acide succinique, la glycérine et l'acide carbonique d'après l'équation (en équivalents) qui suit :

$$\underbrace{49\,C^{12}H^{11}O^{11}}_{\text{Saccharose.}} + 109\,HO = \underbrace{12\,C^{8}H^{6}O^{8}}_{\text{Acide succinique.}} + \underbrace{72\,C^{6}H^{8}O^{6}}_{\text{Glycérine.}} + 30\,C^{2}O^{4}$$

La dernière unité du sucre est transformée en cellulose, en matières extractives et grasses.

Ces nombres ne sont pas absolus ; il se produit de l'acide succinique et de la glycérine en proportion croissante avec la durée de la fermentation, l'affaiblissement du ferment, la diminution de l'acidité.

Outre ces produits fondamentaux, il se forme dans la fermentation des jus sucrés des quantités variables d'autres matières dont on a parlé à l'étude du vin et dont l'origine tient à diverses causes : à des fermentations secondaires variant avec la température, le milieu, etc. ; à des altérations du ferment ; à des fermentations spéciales, car on verra qu'il existe plusieurs ferments alcooliques.

On donne le nom de *levures* à des champignons thécaphores simples sans véritables mycéliums, se développant généralement par bourgeonnement.

Les cellules des levures sont formées par un protoplasma, incolore, transparent au début de la vie, se remplissant ensuite de granulations. Elles sont de formes variables, ordinairement isolées. Elles se développent par bourgeonnement dans les solutions sucrées, et le liquide éprouve la fermentation alcoolique ; si elles manquent de nourriture, elles donnent naissance à des spores.

Vers la fin d'une fermentation alcoolique, les cellules de levure peuvent prendre une nouvelle vigueur et rebourgeonner lorsqu'on les met en présence de l'air pur. Ces formes spéciales ont été nommées par M. Pasteur levures *aérobies ;* ensemencées dans les moûts sucrés, elles produisent la fermentation alcoolique et bourgeonnent, à la manière des levures ordinaires, sans être identiques avec elles.

Les ferments alcooliques (levures) sont nombreux. Ils ont été étudiés par MM. Pasteur, Rees, Meyen, etc. M. Rees, qui a découvert le mode de reproduction de la levure par formation de spores lorsque la levure, privée de nourriture, cesse de se reproduire par bourgeonnement, leur a appliqué le nom général de *Saccharomyces* donné d'abord à une espèce par M. Meyen, et il a désigné chaque espèce par un nom qui est généralement admis.

Les principales espèces sont les suivantes :

1° Le *Saccharomyces cerevisiæ* (Meyen), qui est la levure ordinaire de la fermentation, dite *basse*. Elle reste toujours au fond du liquide et agit dès la température de 6 à 8 degrés.

M. Rees considère comme une variété du *Saccharomyces cerevisiæ* la levure *haute*, parce qu'il est possible, d'après lui, de passer de l'une à l'autre. M. Pasteur rejette cette opinion.

Les cellules de la levure haute sont plus globuleuses et un peu plus grandes que celles de la levure basse. Leur bourgeonnement est plus rameux et plus rapide. Elles ne se développent que de 16 à 20 degrés, et elles montent à la surface des liquides.

M. Pasteur a signalé une autre levure haute qui se rapprocherait de la levure basse par l'aspect de son bourgeonnement, mais qui monterait à la surface (1).

Le *Saccharomyces apiculatus* (Rees). — Il se présente en cellules ellipsoïdales, portant à chaque extrémité une petite saillie en apicule, à la façon d'un citron. Il est très répandu sur les fruits, et c'est le premier qui se développe dans le moût de raisin; mais il est étouffé presque aussitôt par le *Saccharomyces ellipsoïdeus*, et surtout par le *Saccharomyces Pastorianus*. Il n'intervertit pas le sucre ordinaire.

Le *Saccharomyces ellipsoïdeus* (Rees). — Les cellules elliptiques de cette levure sont longues de 6 μ, et larges de 4 à 5 μ; c'est le ferment principal du moût de raisin. Nous avons dit qu'il avait donné lieu à des expériences intéressantes, contradictoires pour la formation des alcools à équivalents élevés. Il transforme le moût de bière en liquides vineux, véritables vins d'orge. (M. Pasteur, M. G. Jacqmin).

Le *Saccharomyces Pastorianus* (Rees). — Cette levure, ovale, pyriforme ou allongée en massue, est très polymorphe. Elle fait partie des ferments des fruits, du raisin, et ne se développe dans le moût de raisin qu'après les deux précédentes.

On a distingué aussi les *Saccharomyces exiguus*, *conglomeratus* (Rees); *minor* (Engel), levain de la farine; une levure caséeuse (Pasteur); une levure sans ferment inversif (Roux); des levures aérobies découvertes par M. Pasteur, qui se produisent vers la fin des fermentations en présence d'un air pur, sans germes; celles-ci, semées dans du moût de bière, donnent une fermentation haute et la bière offre des caractères spéciaux.

Le *Saccharomyces ou mycoderma vini*. — Ce végétal se développe à la surface des liquides alcooliques sur lesquels il forme un voile. Dans ces conditions, il est aérobie et il transforme l'alcool en acide carbonique et en eau; mais, submergé, il devient ferment alcoolique sans fournir de globules de levure.

Enfin M. Pasteur a obtenu sur du moût de raisin, mis en présence des germes de l'air, des globules d'une levure ne produisant pas traces d'alcool (2).

(1) *Études sur la bière*, p. 201.
(2) *Études sur la bière*, p. 77.

M. Hansen en Danemark, plus tard M. Max à Marseille (1) ont repris dans des conditions industrielles l'examen des levures et ils ont obtenu diverses autres espèces ou variétés.

L'existence de diverses sortes de levures fait comprendre qu'il y ait différents modes de fermentation, divers modes de fabrication de la bière, puisque, contrairement à ce qui se passe pour le vin et le cidre, c'est la main de l'homme qui introduit le ferment.

Le vin et le cidre sont produits par des fermentations spontanées et la bière par des fermentations préparées avec des ferments qu'on peut sélecter, mélanger, varier.

L'art du brasseur en est une preuve, et c'est en raison de l'existence de divers ferments qu'il a éprouvé des transformations radicales depuis un demi-siècle.

Il n'existait qu'un seul genre de bière, il y en a deux maintenant : le plus ancien ou bière *haute*, bière à *fermentation haute* et la bière *basse* ou à *fermentation basse*. Chacun de ces genres se divise lui-même en plusieurs espèces :

La bière anglaise qui est toujours à fermentation haute et présente divers degrés de saveur, de couleur, de force sous les noms de porter, ale, pale-ale, stout, bitter-beer; la bière de *Strasbourg*, ou bière *allemande* qui est presque exclusivement à fermentation basse, tout aussi variable dans son aspect, dans sa teneur en alcool et en principes divers et qui porte divers noms.

La bière basse a été préparée d'abord en Bavière. En général elle est plus blanche que la bière haute; ce qui est dû à ce que le moût à fermentation haute est soumis à une cuisson plus prolongée. La bière haute diffère aussi en ce que le brassage est opéré en une seule fois, souvent à la main, tandis qu'il est exécuté pour la bière basse par plusieurs trempes à des températures de plus en plus élevées.

Ces différences dans les premières opérations du brasseur se retrouvent plus accentuées dans celles dont il nous reste à parler et notamment dans la plus délicate de toutes, qui est la fermentation.

Le moût destiné à la fabrication de la bière haute, refroidi sur les bacs, est envoyé dans des cuves ouvertes, à une température de 20° environ, si l'on opère sur de petites quantités, et il est ensemencé, mis en levain, par addition de levure. Dès qu'une agitation sensible se manifeste et qu'une mousse blanchâtre apparaît à la surface, ce moût est soutiré dans de petits tonneaux, nommés *quarts*, rangés en grand nombre sur des poutrelles de bois dans un cellier maintenu vers une température voisine de 20°. Bientôt il s'échappe de la bonde une écume, entraînée par le gaz carbonique, qui devient de plus en plus visqueuse parce que la levure s'y développe pendant un certain temps

(1) *Moniteur scientifique*, décembre 1888.

avec une abondance croissante ; un caniveau incliné reçoit ce mélange liquide, qui est recueilli dans des vases pour servir aux fermentations qui suivront.

La quantité de levain employée peut être évaluée au millième du poids du moût, et elle fournit environ 5 à 7 fois son poids de levure : ce qui tient à ce que ce moût contient, outre le sucre, des matières organiques azotées et phosphatées qui constituent un aliment très bien approprié au développement du ferment.

Au bout de trois ou quatre jours la fermentation a cessé et la bière éclaircie est livrée à la consommation dans les quarts. Le peu de dépôt, qui se sépare dans le fond des tonneaux, se précipite en quelques jours dans la cave du consommateur et la bière tirée directement au tonneau ou mise en bouteilles est limpide et prête à boire.

La température s'élève pendant la fermentation. En Angleterre où la première fermentation est exécutée dans de vastes cuves, la mise en levain est faite à des températures variables suivant la nature du produit qu'on prépare, mais toujours plus basses que 20° (14 à 17° environ). Les tonneaux dans lesquels on la transvase sont plus grands et atteignent 10,15 et 20 hectolitres.

Le moût destiné à l'obtention de la bière basse, refroidi rapidement, est envoyé mécaniquement ou par la pente naturelle dans des cuves en bois, refroidies par des moyens divers. On choisit une cave très profonde, et à Paris, par exemple, il y en a plusieurs dans les parties supérieures des catacombes de Montrouge où l'on descend environ par 100 à 150 marches. Les cuves sont refroidies par deux systèmes : ou bien on y introduit des cylindres en métal, pleins ou percés de trous, contenant de la glace, ou bien on y aménagé — ce qui est préférable — des serpentins dans lesquels circule de l'eau glacée. La température ne doit pas s'élever au-dessus de 6° à 8°, aussi la fermentation dure-t-elle douze, quinze et vingt jours. Il n'y a pas de levure à la surface, elle est déposée au fond des cuves où on la recueille après le soutirage de la bière pour l'utiliser en partie aux opérations subséquentes.

On s'explique alors les mots fermentation *haute* et *basse* tant parce que la température est plus haute dans la première que parce que la levure se fixe à la surface dans celle-ci et se dépose au fond dans l'autre.

La bière basse nécessite aussi d'être conservée à la température de 5° à 6° ; il faut la garder dans des caves-glacières, la transporter dans des wagons-glacières et M. Pasteur évalue à 100 kilogrammes environ le poids de glace qui aura été consommé par 1 hectolitre de bière depuis le commencement de sa fabrication jusqu'au moment où il est mis en vente. Au sortir des glacières, elle doit être enfûtée dans de petits tonneaux et consommée rapidement.

Cette bière revient donc plus cher que la bière haute et cependant, sur le continent, elle a détrôné celle-ci. Il faut attribuer ce résultat à ce que, par l'emploi généralisé des réfrigérants, elle peut se préparer aussi bien par les grandes chaleurs de l'été que pendant toute autre saison, puisqu'on règle exactement la température; à ce qu'elle est beaucoup moins altérable que la bière haute : elle est de *garde* pendant des mois entiers. Si en Angleterre on ne fabrique que de la bière haute, c'est par habitude d'abord, car l'Anglais est avant tout fidèle à ses coutumes, en raison du bon marché aussi, et enfin parce que les brasseries, existant surtout dans les grandes villes, il faudrait augmenter dans une forte proportion leur étendue : ce qui est fort difficile à Londres, par exemple.

La bière basse doit d'être moins altérable que la bière haute, à ce fait d'expérience que les ferments étrangers si communs dans l'air d'une brasserie, les ferments de *maladie* comme les a appelés M. Pasteur, se développent difficilement au-dessous de 10° et que leurs germes y ont une très faible vitalité.

La clarification de la bière s'opère par divers agents, la gélatine surtout. Les peaux de raies ou d'autres poissons; la mousse d'Islande, carragaheen, fucus crispus; la graine de lin; la gélose, algue du Japon, sont employées aussi à cet usage.

Quand la bière a été mal préparée et qu'on n'arrive pas à l'éclaircir, on la filtre sur des copeaux de hêtre ou de buis, on ajoute un peu de tannin, ou, ce qui est répréhensible, on la clarifie avec 4 ou 5 grammes d'alun par hectolitre.

De ce qui a été dit ci-dessus il faut retenir spécialement les points suivants : le vin est le résultat d'une fermentation naturelle, spontanée dans le bon sens de cette expression; la bière est le produit d'une fermentation artificielle.

Il y a plusieurs sortes de levures et divers ferments de maladie qui trouvent tous dans le moût de bière un excellent terrain de culture. Plusieurs de ces levures fournissent des bières troubles, d'odeur et de saveur désagréable. M. Pasteur a établi que les altérations de la bière sont dues à des organismes microscopiques alcooliques différents, des levures, dont le développement amène la production de substances qui dénaturent ses propriétés et s'opposent à sa conservation.

Il a constaté d'autre part, que ces ferments étrangers ne naissent pas dans les moûts ou dans la bière, mais qu'ils y sont toujours introduits par les levains, les ustensiles de travail, ou par les poussières de l'atmosphère. Il s'est assuré enfin que ces ferments sont détruits dans les moûts à la température de l'ébullition et que ceux-ci, placés dans de l'air pur, n'y subissent aucune altération. Ces résultats étant établis par M. Pasteur avec sa sûreté habituelle, il en a déduit logiquement un nouveau mode de fabrication de la bière qui repose sur la sélection de la levure et un travail exécuté absolument à l'abri de l'air *ordinaire*.

L'air, en effet, est indispensable, et la fermentation n'aurait pas lieu ou serait très imparfaite si le moût ne pénétrait pas dans les cuves, aéré par son refroidissement en couches minces dans les bacs. Mais l'addition de l'air doit être réglée : le moût abandonné avec un excès d'air perd sa saveur ainsi que le parfum fourni par le houblon, et la bière obtenue est d'un goût fade, plat et privée d'arôme. Un verre de bière excellent et un verre de bière défectueux peuvent être tirés du même tonneau s'il reste longtemps en vidange, parce que l'air, qui pénètre dans le tonneau, chasse l'acide carbonique contenu dans la bière et lui donne le goût d'évent ; la bière très bonne au début peut être détestable vers la fin si le tonneau exige seulement quelques jours pour être vidé.

M. Pasteur (1) décrit ainsi son procédé : « Le moût de bière est amené à la température de 75 à 80 dans une cuve à double fond. De là, par un tube il descend dans un réfrigérant, le réfrigérant *Baudelot* par exemple, mais fonctionnant en sens inverse des appareils ordinaires, c'est-à-dire que le moût circule à l'intérieur des tubes et l'eau à l'extérieur. Le moût refroidi, dont un thermomètre donne la température, redescend et vient remplir la cuve de fermentation qui est en fer-blanc ou mieux en cuivre étamé et dont le couvercle est muni d'un trou d'homme et de regards.

Une trompe amène de l'air pur ; le moût qui s'écoule entraîne de l'air appelé du dehors, lequel air se brûle sur son parcours parce qu'un bec de gaz échauffe le tube de cuivre par où cet air arrive.

Lorsqu'une cuve de fermentation est en marche, on peut mettre en levain une deuxième cuve de la manière suivante. A l'aide d'un robinet situé sur la cuve vers le tiers de sa hauteur, on fait passer aussitôt quelques litres de bière en fermentation dans la nouvelle cuve et on achève de remplir la cuve de moût qui vient se mêler au levain. Ces diverses manipulations se font dans des conditions de pureté complète sans le moindre contact soit avec l'air extérieur, soit avec des ustensiles souillés de germes d'altération.

M. C. Amthor s'est proposé de rechercher dans quelle mesure peut varier la composition de la bière, lorsque, étant donné un moût, on détermine la fermentation par différentes espèces de levures, employées à l'état de pureté.

Pour cela, il s'est servi de ballons Pasteur de la contenance de 1 litre et il a institué deux séries de fermentations.

Pour la première série, la fermentation fut arrêtée alors qu'il existait encore un faible dégagement d'acide carbonique. Pour la seconde, on attendit la fin de la fermentation. Dans le premier cas, l'expérience dura quatorze jours, la température moyenne ayant été de 11° 9. Dans

(1) L. Pasteur, *Études sur la bière*, Gauthier-Villars, 1876.

le second elle dut être prolongée jusqu'au quarantième jour. La température moyenne des vingt-six derniers jours a été + 13°,7.

Les levures appartenaient à huit variétés, mais comme quelques-unes de ces variétés n'ont d'autre désignation que celle de la brasserie d'où elles provenaient, on ne s'attachera ici qu'aux résultats fournis par quatre d'entre elles, à savoir :

1. Saccharomyces cerevisiæ, dite Carlsberg n° 1.
2. S. Pastorianus.
3. Une levure haute de Berlin.
4. Sacch. ellipsoïdeus.

Le moût possédait la composition suivante :

Pour 100^{cc} *à* 15°.

Maltose	10^{gr},8042
Azote	0^{gr},1075
Extrait sec	17^{gr},73

Les tableaux ci-dessous donnent la composition des bières de la première série :

	Alcool p. 100 en poids.	Extrait sec.	Poids spécifique.
1. Levure de Carlsberg n° 1	4.69	8.71	1.0259
2. Sacch. Pastorianus	4.31	9.34	1.0278
3. Levure haute de Berlin	4.37	8.59	1.0260
4. Sacch. ellipsoïdeus	2.83	12.61	1.0432

En ce qui concerne les bières de la deuxième série, M. Amthor a remarqué que les numéros 2 et 4 étaient fortement troubles et les autres limpides. La bière fournie par le S. ellipsoïdeus possédait un bouquet de vin très caractéristique.

Voici la composition des bières de cette série. Les chiffres se rapportent également à 100 centimètres cubes :

	Alcool p. 100 en poids.	Extrait sec.	Glycérine	Subst. réductrice calculée comme maltose.
1. Levure de Carlsberg n° 1	4.81	8.46	0.123	1.937
2. S. Pastorianus	4 69	8.46	0.0777	1.915
3. Levure haute de Berlin	4.75	8.33	0.1196	1.887
4. S. ellipsoïdeus	3.47	11.23	0.1494	»

Donc les levures de culture effectuent un travail chimique qui diffère avec l'espèce à laquelle elles appartiennent.

Un fait curieux à noter est la faible proportion de glycérine trouvée dans les trois premières bières. Ainsi, tandis qu'en moyenne la bière d'Alsace renferme 0^{gr},144 de glycérine pour 100 centimètres cubes, on voit que la moyenne est seulement de 0^{gr},111.

§ 2. — Composition de la bière. Son analyse.

« Une bonne bière », dit M. L. Marx auteur d'une étude très intéressante sur la bière (1), « ne doit être faite qu'avec de l'eau, du malt et du houblon. Il ne doit y entrer ni glucose ou autres matières sucrées, ni succédanés du houblon ; elle ne doit renfermer aucun antiseptique ».

Elle doit être brillante, sans dépôt et exempte de substances nageant dans le liquide. La mousse doit être blanche, fine, ferme; plus les bulles sont grosses et privées de cohérence, plus la bière est pauvre en acide carbonique.

Le goût de la bière ne doit rappeler que le malt et le houblon, tout en étant spiritueuse et rafraîchissante. Il ne doit y avoir aucun goût acide ou de levure. Un goût trop amer ferait présumer le présence d'une substance amère, étrangère au houblon, et un goût douceâtre la présence de la glycérine.

L'alcool, l'acide carbonique, l'extrait en constituent les trois parties essentielles.

L'alcool est en quantité variable, de 1 p. 100 en volume à 7 et 8, ce qui est exceptionnel; la bière est donc beaucoup moins alcoolique que le vin.

La quantité d'extrait oscille ordinairement entre 1,3 à 2 parties en poids pour 1 partie d'alcool, mais cependant ce rapport peut baisser sans qu'il y ait fraude certaine.

Le maltose atteint au maximum 3 p. 100 de la bière et ne descend pas au-dessous de 1,5. Le rapport du maltose à l'extrait est très variable; dans les bonnes bières il y a sur 100 parties d'extrait, 25 à 35 de maltose.

La moyenne des matières albuminoïdes est de 0,30 à 0,60 dans les bonnes bières, et celle de l'anhydride phosphorique de 0,05 à 0,10 p. 100.

Le degré d'acidité d'une bière ne doit pas dépasser 4 d'acide sulfurique normal pour 100.

La proportion d'acide carbonique a pour minimum 0,20 p. 100, à moins d'être éventée par son séjour dans un tonneau.

La quantité de glycérine est au maximum de 0,6 p, 100; s'il y en a davantage, la bière aura été additionnée de glycérine. Celle des matières minérales ne dépasse pas 0^{gr},3.

L'extrait est formé surtout par le maltose, le glucose, l'amidon soluble, la dextrine, les matières albuminoïdes, des acides, de la glycérine et des substances minérales contenant surtout des alcalis, de la chaux, un peu de fer et d'acide phosphorique.

Les détails qui ont été donnés sur l'analyse des vins s'appliquent aux bières d'une manière générale et souvent particulière; je n'insisterai

(1) *Le Laboratoire du brasseur*, par M. L. Marx, chez M. G. Masson, 1888.

que sur quelques points spéciaux. L'extrait du moût et de la bière se détermine comme celui du vin.

On nomme *extrait approximatif* l'extrait que renferme la bière avec son alcool. Cet extrait approximatif est souvent déterminé pour le moût et pour la bière, parce que cette indication est rapide. Elle est utile pour se renseigner sur des produits de bonne nature, mais elle expose à l'erreur si la bière est falsifiée. Pour l'obtenir, on prend la densité de la bière avec un des appareils spéciaux usités et on cherche dans des tables dues à Schulze la proportion d'extrait qui correspond à cette densité expérimentale.

On détermine souvent l'alcool par une méthode indirecte sans avoir recours aux procédés exacts, tels que la distillation, les ébulliomètres, etc. On prend la densité de la bière avec son alcool, et sans alcool après ébullition; on divise le premier nombre par le second, et le quotient donne la proportion p. 100 d'alcool à l'aide d'un tableau dû à M. Holzner. D'où la formule :

$$A = P \text{ pour } \frac{s}{S}.$$

Elle donne un résultat toujours un peu trop fort et l'on emploie généralement la formule suivante, due à M. Reischauer :

$$A = P \text{ pour } \frac{\frac{s}{S}}{S}$$

où A est le poids d'alcool, P le quotient de la division, s la densité de la bière avec l'alcool, S la densité de cette bière sans alcool.

Les sucres et les produits saccharifiables seront dosés comme dans les vins.

Quand on connaît l'extrait réel d'une bière et son alcool, on peut avoir, avec une certaine approximation, l'extrait du moût avant la fermentation en multipliant la quantité d'alcool par 2 et en y ajoutant le poids d'extrait réel.

Soit 5 l'alcool et 7 l'extrait réel.

L'extrait du moût sera $2 \times 5 + 7 = 17$.

La fermentation doit être conduite à un certain point, au-dessous et au-dessus duquel elle sera dans de mauvaises conditions. C'est ce que l'on appelle le degré de fermentation, qui doit être de 48 à 50 p. 100 de l'extrait primitif.

M. Marx le calcule de la façon suivante :

Extrait du moût	13.68
— réel de la bière	7.03
Extrait fermenté	6.65

Le degré de fermentation est :

$$\frac{6.65 \times 100}{13.68} = 48.6$$

Il faut que la bière ait une certaine acidité pour qu'elle ait bon goût et qu'elle soit de garde. Si on dépasse ce point, sa saveur devient piquante, acétique. On détermine cette acidité sur 100 centimètres cubes de bière que l'on a portée à l'ébullition pour la priver d'acide carbonique; on se sert à cet effet de solutions de baryte, ou de soude diluées, titrées par l'acide sulfurique normal. Supposons que 1,54 d'acide normal ait été nécessaire, le degré d'acidité sera 1,54; cette acidité ne doit pas dépasser 4 centimètres cubes de soude ou d'acide sulfurique normal.

L'acidité due aux acides volatils est importante à connaître dans les bières piquées par suite du développement de l'acide acétique; on la détermine comme dans les vins. Le rapport des acides fixes aux acides volatils est voisin de 30 à 1.

Pour doser l'acide carbonique, on se contente d'ordinaire de chauffer 200 à 300 centimètres cubes de bière pesés, à une température de 70 à 80°, dans un ballon auquel sont adaptés des tubes pesés contenant du chlorure de calcium desséché. L'angmentation du poids de ces tubes fait connaître l'eau entraînée par le gaz carbonique que l'on déduit du poids perdu par le ballon.

Si l'on avait besoin d'une exactitude rigoureuse, il faudrait employer les procédés classiques de dosage de l'acide carbonique en présence de l'eau, c'est-à-dire porter la bière peu à peu à l'ébullition, condenser l'eau et recueillir le gaz carbonique dans une solution de soude dont le titre est connu; c'est un dosage délicat.

§ 3. — **Altérations de la bière.**

La bière est beaucoup plus altérable que le vin, non parce qu'elle renferme plus de matières en dissolution, mais parce que ce sont des substances très altérables, non ou à peine acides, tandis que le vin, plus acide, renferme du tartre qui semble jouer un grand rôle dans sa conservation. La bière est, en un mot, un excellent terrain de culture pour les levures et les ferments étrangers comme les mucors, penicilium, aspergillus, etc.

M. Pasteur a montré, — et j'y ai insisté plus haut, — qu'en résumé les maladies de la bière sont dues au développement de ferments spéciaux qu'il a nommés ferments *de maladies* pour rappeler le rôle fâcheux qu'ils jouent.

Le premier soin d'un brasseur est donc de soigner, de cultiver ses levures, de préserver celles qui sont bonnes du développement des autres. C'est aujourd'hui un véritable travail de culture; ainsi la plupart des ferments étrangers ne se multiplient pas dans un milieu contenant, outre deux ou trois pour cent d'alcool, un demi pour cent d'acide tartrique, tandis que le saccharomyces Pastorianus s'y développe convenablement.

Moyenne des quantités d'alcool, d'extrait, de cendres, contenues dans les différentes bières d'exportation et de conserve.

(Documents du laboratoire municipal de Paris.)

DÉSIGNATION.	ALCOOL.			EXTRAIT.			CENDRES.		
	Minima.	Maxima.	Moyenne.	Minima.	Maxima.	Moyenne.	Minima.	Maxima.	Moyenne.
Bières françaises.									
Strasbourg	4.0	5.8	4.7	4 0	5.6	4.65	0.30	0.35	0.32
Lille	4.0	4.2	4.1	4.0	5.3	4.65	»	0.35	»
Paris	3.5	3.5	3.5	4.0	8.0	6.00	»	»	»
Nancy, Tourtel, Tantonville, Vittel, Vézelise, Toul.	5.0	6.0	5.6	4.0	7.6	5.70	0.19	0.35	0.29
Lyon	5.5	»	»	5.0	»	»	»	»	»
Bières allemandes.									
Saxe	2.08	6.9	3.7	4.4	7.4	5.8	0.18	0.45	0.25
Bavière	3.00	8.3	4.5	3.9	11.3	7.2	0.13	0.47	0.29
Hanovre, Holstein, Poméranie	3.93	4.81	4.2	5.07	6.7	5.9	0.25	0.26	0.25
Bières autrichiennes.									
Vienne, Moravie	3.00	4.5	3.5	5 0	8.0	6.1	0.18	0.28	0.20
Bohême	3.29	4.59	3.6	4.10	5.9	4.7	0.17	0.28	0.20
Bières anglaises.									
Ale	5.0	8.5	6.2	4.8	14.0	6.6	»	»	»
Porter	4.0	6.9	6.4	5.9	7.4	6.5	»	»	»
Bières belges.									
Lambick	4.5	7.7	6.02	2.07	5 6	3.7	0.30	0.35	0 32
Faro	2.5	4.9	4.15	2.9	5.1	4.2	0.29	»	»
Bière d'orge	3.0	4.9	4.35	2.7	4.5	3.4	0.29	»	»
Uytzet	2.7	3.2	3.0	4.0	5.0	4.4	»	»	»
Bières blanches	2.2	4.4	»	3.0	5.0	4.0	»	»	»
Bières diverses	3.5	8.4	5.8	3.1	8.0	5.5	»	»	»
Moyenne pour les bières de débit.									
Bières saxonnes	1.7	2.1	1.9	4.4	7.4	5.7	0.12	0.13	0.125
— bavaroises	»	»	1.1	»	»	7 8	»	»	0.28
— de Poméranie	1.9	2.6	2.2	2.6	5.7	3.8	»	»	»
Bières de Vienne	2.5	2.8	2.7	4 6	4.9	4.7	0.14	0.18	0.17
— de Bohême	»	»	2.4	»	»	6.9	»	»	»

Les germes des levures existent dans l'air, surtout pendant les mois de juillet, d'août et de septembre et ce sont eux qui, fixés sur les fruits, le raisin, la pomme etc., en amènent rapidement la fermentation quand leur suc est extravasé. L'air d'une brasserie en renferme considérablement, et il s'y trouve de nombreux ferments spontanés qui, faute de soins, se mêlent au saccharomyces, s'accroissent et peuvent finir par constituer la majeure partie du levain. Leur action est aussi variable que fâcheuse; on les voit troublant la bière, entravant la fermentation, lui communiquant un goût plat, amer ou aigrelet.

Certains mycodermes, de nombreuses moisissures, les bactéries surtout, sont des ennemis de la bière, plus redoutables encore que les levures étrangères, et ces êtres microscopiques pullulent dans les brasseries malpropres, dans les caves et les celliers communiquant avec les égouts ou tout autre foyer d'infection.

Il n'est pas possible le plus souvent de reconnaître par le microscope si une levure contient des ferments de maladie, parce que les cellules des uns et des autres se ressemblent beaucoup et qu'elles se multiplient par bourgeonnement d'une manière analogue.

Le brasseur peut aisément s'assurer de la pureté de l'air des salles de fermentation et de conserve en faisant bouillir pendant quinze à vingt minutes du moût de bière dans deux ou trois petits ballons à long col effilé. La pointe est alors fermée, puis les ballons sont ouverts, en cassant la pointe dans la salle où l'on veut examiner l'air. L'air de ce lieu y rentre avec rapidité en entraînant les impuretés qu'il renferme. Le col étant bouché avec un peu de cire molle, les ballons sont portés dans une étuve tenue vers 25° et examinés pendant quelques jours : l'air sera pur si l'on ne voit pas de fermentation, de moisissures, de trouble envahir le moût. Dans le cas où le moût s'altérerait, le brasseur recueillerait les dépôts, les cultiverait par les méthodes connues, et il se rendrait compte au microscope de la nature des organismes produits en les comparant aux descriptions et aux figures que M. Pasteur et d'autres savants ont données.

On distingue les bières tournées, lactiques, filantes, acétiques, noircies, putrides.

De petits bâtonnets caractérisent, au microscope, la bière tournée; de petits articles légèrement étranglés au milieu, la bière envahie par le ferment lactique; des grains en chapelet, la bière filante; le développement du mycoderma aceti, la bière acétique; la présence des moisissures, les bières moisies et non putrides; le développement des vibrions, les bières putrides.

Un exercice soutenu est nécessaire pour ne pas confondre, avec les ferments de maladie et les bactéries, des dépôts amorphes, globuleux, existant dans les moût, formés de débris de houblon, de résines ou de matières albuminoïdes, de grains d'amidon. On facilitera ces recherches en additionnant les préparations avec de l'éther ou du chloroforme qui dissoudront les résines, avec e la soude à 10 p. 100 qui liquéfiera les substances albuminoïdes, avec de l'iode qui colorera l'amidon ; la coloration des bactéries par le bleu d'aniline est un bon moyen de les reconnaître.

M. Pasteur a donné plusieurs procédés de purification des levures dans ses *Études sur la bière*. M. Hansen a examiné cette question au point de vue industriel et on trouvera dans le *laboratoire de M. Marx* déjà cité un travail d'un haut intérêt scientifique et technique sur la purification des levures, qui permet d'éliminer les bactéries, les mycodermes, les moisissures, de séparer les levures, de les reconnaître, d'éliminer les levures de maladies et de cultiver en grand ainsi que de conserver les bonnes espèces de brasserie.

Les bases de ces recherches pratiques sont la stérilisation des moûts et des cultures successives dans des conditions diverses, étudiées pas à pas, avec le microscope.

Les troubles de la bière sont un indice fréquent d'altération qui peut tenir à quatre causes différentes :

A de l'amidon saccharifié, à des bactéries, à des levures et à de la glutine.

On reconnaît le premier état au bleuissement du dépôt sous l'influence de l'iode, et on l'éclaircit par l'addition d'une très petite quantité de malt concassé, suivie du repos.

La bière troublée par des bactéries devient aigre et souvent visqueuse et filante; elle est perdue sans remède.

La bière qui n'a pas suffisamment fermenté se trouble par la levure qui se forme peu à peu sous l'influence de la continuation de la fermentation; on pourra l'éclaircir et la corriger par la filtration.

Les bières fabriquées avec des orges grasses, riches en matières azotées, donnent un trouble dû à la glutine si on n'a pas prolongé le trempage, la germination et le touraillage. On les corrigera en ajoutant du tannin avant la fermentation et en activant celle-ci.

On pourra aussi éclaircir les bières, une fois la fabrication terminée, en les chauffant et en les filtrant après refroidissement.

§ 4. — Falsifications.

Le remplacement du malt d'orge par une partie d'orge non germée et par d'autres graines n'est pas usuel, dans notre pays du moins. On fraude, au contraire, de la façon la plus fréquente, la bière forte avec des petites bières ; la faiblesse de l'extrait, de l'alcool et des matières minérales décèle facilement cette falsification.

Partout, chez nous comme ailleurs, la fraude s'exerce par la substitution plus ou moins complète du glucose au malt. Si la bière n'était qu'une solution d'alcool, de gaz carbonique, de glycérine dans de l'eau aromatisée, il n'y aurait pas d'inconvénient grave, sauf cependant au point de vue de l'arôme et du goût, car la bière au glucose produit à la bouche une sensation particulière de dessèchement, elle ne *mouille* pas, dit-on dans le langage technique. Mais la bière est un aliment plus accusé encore que le vin, parce qu'elle est plus riche que lui en substances nutritives : la bière au glucose ne renferme pas de matières albuminoïdes, de peptones, de phosphates, qui sont les meilleurs principes nutritifs. En supposant que le glucose n'y introduise pas d'arsenic qui résulte de l'acide sulfurique entrant dans la fabrication, il y laisse un sel inerte qui est le sulfate de chaux.

Le lecteur est prié de se reporter à l'*Essai des vins* pour la détermination des sucres et de la dextrine.

Voici, d'autre part, le procédé suivi au Laboratoire municipal de Paris (1) pour le dosage de ces produits et des matières albuminoïdes.

On évapore au bain-marie à consistance sirupeuse 50 centimètres cubes de bière; on délaye le sirop dans 10 centimètres cubes d'eau et on verse ce liquide dans 100 centimètres cubes d'alcool à 90° centésimaux; on lave le vase avec de l'alcool au même degré, et l'on filtre sur un filtre taré.

On pèse le résidu séché et on le divise en deux parts : la première est incinérée et fournit le poids des sels insolubles dans l'alcool, c'est-à-dire de presque tous les sels de la bière; la deuxième est introduite dans un tube à combustion, et on y dose l'azote par les méthodes connues; ce poids sert à calculer la matière albuminoïde et les peptones mélangées, en se fondant sur ce que ces matières renferment 15, 5 p. 100 d'azote; en multipliant, par conséquent, le poids de l'azote obtenu par 6,5 (exactement 6,452), ou bien celui de l'ammoniaque par 5,3, suivant que l'on emploie le procédé de Dumas ou la chaux sodée, et ramenant le chiffre trouvé au poids du précipité total, on aura la quantité p. 100 de la matière albuminoïde; en retranchant ce poids et celui des cendres du poids du précipité, on aura la quantité p. 100 des dextrines et des gommes. Les dextrines que renferme la bière sont peu étudiées; on comprend sous ce nom les corps intermédiaires entre l'amidon et le glucose, non dialysables, insolubles dans l'alcool et dextrogyres; la coloration par l'iode est un caractère particulier de quelques-uns de ces corps.

La liqueur alcoolique dont il a été question plus haut est distillée et le résidu additionné d'eau, puis évaporé pour chasser les dernières traces d'alcool; on redissout dans l'eau de manière à faire 100 centimètres cubes, et on dose le glucose dans le liquide au moyen de la liqueur de Fehling.

Les bières renferment d'autant plus de matières albuminoïdes et de

(1) *Documents sur les falsifications*. G. Masson, 1885.

peptones qu'elles sont plus jeunes et que l'infusion a été maintenue plus longtemps vers 40°.

On peut également doser les peptones et matières albuminoïdes par précipitation au moyen de tannin.

Les bières de garde contiennent à peu près parties égales de dextrine et de sucre; les bières fermentées complètement ne renferment plus que des traces de sucre. On peut aussi doser le glucose par fermentation; 100 p. de glucose donnent en moyenne 50 p. d'alcool absolu. La dialyse sépare bien le glucose de la dextrine.

La plus grande partie du sucre contenu dans la bière est constituée par le maltose $C^{12}H^{22}O^{11}$.

Glycérine. — On évapore à sec dans le vide 300 centimètres cubes de bière et l'on malaxe le résidu avec de l'éther de pétrole (1). On ajoute de la baryte au résidu; on évapore de nouveau dans le vide et on épuise par un mélange de 200 centimètres cubes d'éther pur et de 200 centimètres cubes d'alcool absolu; enfin on évapore la solution éthéro-alcoolique et on maintient le résidu pendant vingt-quatre heures sur l'anhydride phosphorique dans le vide; il est formé généralement de glycérine pure et peut être pesé directement.

Certains brasseurs ajoutent un demi à un litre de glycérine par hectolitre de bière en vue d'en accroître le moelleux et quelquefois d'en diminuer l'amertume. C'est une fraude, et cette fraude peut ne pas être sans action fâcheuse sur la santé, comme on le verra plus loin.

Les agents antiseptiques les plus usités sont le bisulfite de chaux et l'acide salicylique; on trouvera dans l'*Essai des vins* des détails complets sur la recherche et sur le dosage de ce dernier. Quant au bisulfite, on reconnaîtra sa présence en distillant 100 centimètres cubes de la bière dans une cornue munie d'un tube recourbé plongeant dans de l'eau. La vapeur dégagée exhale l'odeur de l'allumette qui brûle et présente les caractères de l'acide sulfureux.

Si la bière renferme peu de cette substance, il sera préférable d'ajouter 3 à 4 centimètres cubes d'acide sulfurique à 100 centimètres cubes de la bière incriminée et de diriger dans ce mélange chauffé vers 50° un courant d'acide carbonique pur en recueillant les vapeurs dans une solution de chlorure de baryum additionné d'un peu d'eau iodée : s'il y a de l'acide sulfureux, un précipité de sulfate de baryte se produira.

Le procédé suivant est préférable : on additionne 100 centimètres cubes de la bière ou du vin avec quelques grammes d'acide phosphorique et on distille dans un courant d'acide carbonique. Le liquide est reçu dans 5 centimètres cubes d'une solution normale d'iode. Après la dis-

(1) On l'obtient en agitant des pétroles légers avec de l'huile d'olive, décantant la couche supérieure, distillant et recueillant tout ce qui passe avant 60°.

tillation du premier tiers la liqueur iodée est acidulée par l'acide chlorhydrique, chauffée et additionnée de chlorure de baryum.

On ajoute quelquefois aussi depuis quelques années dans les bières de l'acide borique, du borax et du silicate de soude.

Le prix élevé du houblon a de tout temps poussé les fraudeurs à lui substituer d'autres substances plus ou moins amères; le nombre des matières employées est considérable, et ils n'ont pas reculé devant l'emploi des matières les plus dangereuses, telles que la noix vomique et son principe toxique lui-même, la strychnine. On affirme que le mélange suivant est vendu dans le commerce :

150	grammes	noix vomique,
400	—	cubèbe,
500	—	bicarbonate de soude.

Je me plais à croire que l'emploi de ces derniers produits est rare. Ceux qui sont le plus communément employés sont l'acide picrique, le buis, le quassia amara, l'aloès, la gentiane, l'écorce et la salicine, la coque du Levant, la coloquinte, la petite centaurée.

La recherche de ces substances nous entraînerait trop loin, le meilleur mode de faire est celui qui a été donné par divers auteurs, Draggendorf notamment, pour la recherche des alcaloïdes, car la plupart des matières employées comme succédanés du houblon contiennent des alcalis organiques.

On le trouvera dans les ouvrages de toxicologie, dans la dernière édition du *Dictionnaire des falsifications* (1) et aussi dans le livre de C. Husson intitulé : *Le café, la bière et le tabac* (2), où ce savant pharmacien décrit avec les plus grands détails une méthode basée sur l'analyse chimique et micrographique.

L'acide picrique, dont la valeur est faible aujourd'hui, tend à se généraliser comme amer et colorant. M. Marx donne, pour le reconnaître, le procédé suivant, qui est très rapide.

On prend environ 20 centimètres cubes de bière que l'on mélange dans un tube à robinet avec 10 centimètres cubes d'alcool amylique. On agite plusieurs fois, on laisse reposer : l'alcool amylique se sépare de la bière. Comme nous l'avons fait pour l'alcool salicylique, on laisse couler la bière et on évapore l'alcool amylique. Au résidu on ajoute une ou deux gouttes de sulfure d'ammonium ou la même quantité d'une dissolution de cyanure de potassium en chauffant un peu. Si une couleur rouge sang apparaît, c'est la preuve qu'il y a de l'acide picrique.

On a constaté dans diverses circonstances l'introduction dans les bières de matières colorantes de la houille autres que l'acide picrique.

(1) Paris, Asselin et Cie.
(2) Paris, Asselin et Cie, 1879.

L'observation suivante de M. P. Guyot est très nette. Il s'agit d'une bière dans laquelle les acides produisaient une teinte analogue au sirop de grenadine étendu d'eau.

M. Guyot a isolé la matière colorante en faisant bouillir cette bière avec des fils de laine ou de soie. Elle se fixe sur ces fils et les colore en brun-jaunâtre. Si on les traite par un acide il se produit une belle teinte rosée qui disparaît peu à peu dans un excès d'acide et qui laisse la soie ou la laine de nouveau incolore.

Le cyanure de potassium ne donne aucune réaction caractéristique avec les fibres colorées ; il faut donc éloigner l'idée de l'existence de l'acide picrique.

Les caractères de la matière colorante extraite du liquide examiné, montrent que la falsification a été opérée avec du *méthyl-orange*, produit tinctorial aujourd'hui très répandu et peu cher relativement à son grand pouvoir colorant.

M. Guyot appelle l'attention sur cette falsification, beaucoup plus fréquente qu'on ne le suppose, surtout dans les bières allemandes, dites de *Bavière*, aujourd'hui si répandues à Paris.

Les procédés qui ont été donnés pour la recherche des matières colorantes de la houille dans les vins s'appliquent aux bières.

L'introduction de certains métaux et notamment du plomb a été signalée dans des bières du Nord; la présence du plomb résulte ordinairement de l'emploi de tuyaux en plomb ou de tuyaux en étain plombeux dans les cafés, et il y aurait lieu d'exercer une surveillance fréquente de ces appareils.

On reconnaîtra le plomb, les autres métaux, l'alun, dans la bière en l'incinérant et en appliquant aux cendres les procédés ordinaires d'analyse.

L'essai de l'orge, du malt, du moût, du houblon, de la levure, constitue des recherches du plus grand intérêt pour le brasseur; je ne puis traiter ici de ces questions spéciales et je renvoie au livre de M. Marx, cité plus haut, ceux qu'elles intéressent.

§ 5. Production, importation, exportation, consommation des bières en France pendant la période décennale 1879-1888.

ANNÉES. 1	PRODUCTION. 2	IMPORTATION. 3	TOTAL (col. 2 et 3). 4	EXPORTATION. 5	QUANTITÉS applicables à la consommation intérieure, aux stocks dans les entrepôts et aux approvisionnem^ts. (Différence entre les colonnes 4 et 5). 6	OBSERVATIONS. 7
	hectol.	hectol.	hectol.	hectol.	hectol.	
1879	7.375.114	310.726	7.685.840	28.106	7.657.734	Pendant la période décennale 1879-1888, la consommation de la bière a été, en moyenne, de 8.200.000 hectolitres par année.
1880	8.227.040	378.792	8.605.832	29.267	8.576.565	
1881	8.624.786	413.684	9.038.470	26.702	9.011.768	
1882	8.305.595	414.703	8.720.298	26.976	8.693.322	
1883	8.619.494	413.837	9.033.331	25.721	9.007.610	
1884	8.492.853	381.351	8.874.204	39.264	8.834.940	
1885	8.008.170	332.416	8.340.586	27.422	8.313.164	
1886	7.978.860	292.542	8.271.402	36.618	8.234.784	
1887	8.233.647	234.639	8.468.286	31.798	8.436.488	
1888	7.952.426	188.306	8.140.732	39.624	8.101.108	

L'*Annuaire du bureau des longitudes* donne pour Paris, en 1864, une consommation annuelle de 20 litres par tête. A Londres, à la même époque, elle s'élevait à 125 litres.

D'après Lunier, la consommation était, il y a quinze ans :

Angleterre	139 litres par habitant.
Bavière	219 —
Belgique	182 —
Wurtemberg	154 —
France	21 —

L'*Annuaire des longitudes* de 1889 indique 263,000 hectolitres pour la consommation parisienne en 1887; elle était de 266,000 en 1884.

Production étrangère d'après une statistique de 1886.

	Hectolitres.		Hectolitres
Grande-Bretagne	44.080.000	Hollande	1.436.000
Allemagne (provinces soumises au régime commun)	24.291.000	Duché de Bade	1.245.000
Bavière	12.666.000	Danemark	1.148.000
Autriche-Hongrie	12.143.000	Suisse	1.147.000
Amérique du Nord	11.280.000	Suède	936.000
Belgique	9 282.000	Alsace-Lorraine	691.000
Russie	6.500.000	Norwège	616.000
Wurtemberg	2.878.000	Italie	175.000
		Luxembourg	70.000

§ 6. — Hygiène.

La bière est une boisson de premier ordre, supérieure au vin même pour ses propriétés nutritives, quand elle a été fabriquée convenablement; pour la juger il faut tenir compte de ses trois principaux éléments, qui sont l'alcool, les matières nutritives et le principe amer.

Sauf dans certaines bières d'exception, elle contient moins d'alcool qu'un vin ordinaire et, par suite, elle est moins excitante; elle a même l'inconvénient d'être débilitante par l'excès d'eau qu'elle renferme, et M. Coulier fait remarquer que le soldat — français au moins — ne fournit pas sans peine une longue marche sous l'influence de cette boisson, tandis que le vin lui permet d'atteindre la fin de l'étape plus aisément, et il ajoute : « C'est pour remédier à cette débilitation aqueuse qu'en Flandre on a l'habitude malheureuse de boire, après la bière, du genièvre. »

Lunier annonce qu'elle apaise bien la soif en raison de son alcool et de ses matières toniques, et qu'elle évite les sueurs abondantes; ces deux opinions sont difficiles à concilier et je me rallie à la première, car il est de notoriété que la bière excite, immédiatement après son ingestion, une sueur pénible et cause un alourdissement général.

La plupart des hygiénistes font cette autre remarque, très juste et très bonne à mettre en relief dans cette étude, que la faible proportion d'alcool de la bière lui donne le précieux avantage d'empêcher le buveur de s'enivrer. On voit des buveurs de bière en ingurgiter des quantités prodigieuses sans que leur raison soit atteinte ; l'alcoolisme aigu ou chronique n'est possible que si l'on ajoute à cette boisson une liqueur, genièvre ou autre. « Une demi-bouteille de vin, dit M. Coulier, à 12 p. 100 d'alcool, qui est la dose ordinaire d'un adulte, contient 375 grammes de vin et, par conséquent, 45 grammes d'alcool anhydre. Une bouteille de bière à 4 p. 100 d'alcool suffit dans les mêmes circonstances et contient 30 grammes d'alcool. C'est donc par jour, en supposant deux repas, une quantité d'alcool égale à 30 grammes qui est introduite en moins dans l'économie, soit 11 kilogrammes ou 14 litres pour une année. » L'hygiène peut donc, à ce point de vue, tirer un parti précieux de la substitution de la bière de bonne nature, qui est couramment fabriquée, aux vins de basse qualité, additionnés si fréquemment d'alcool impur que nous recevons de l'étranger depuis la disette des vins français.

Il est vrai d'ajouter que dans le Nord, en Belgique, en Allemagne, on dit qu'il faut de l'alcool pour *faire couler* la bière, et qu'en Angleterre on boit fréquemment de l'alcool à la fin du repas, comme, en Normandie, on en prend après avoir consommé du cidre avec la nourriture.

La présence de l'acide carbonique, qui est constante et notable dans la bière, rend cette boisson rafraîchissante et facilite la digestion ainsi que celle des aliments.

La bière est plus nutritive que le vin parce qu'elle renferme davantage de matières extractives et que ses sels contiennent toujours des phosphates et des composés alcalins. Il y a lieu de remarquer, en outre, que la germination de l'orge a transformé en principes très assimilables les corps organiques, puisqu'ils ont été amenés à un état tel qu'ils étaient assimilables par la jeune plante, qui se serait développée si on n'avait pas arrêté la germination par l'action de la chaleur. Aussi contribue-t-elle à produire l'embonpoint et même l'obésité, et les médecins l'ordonnent-ils, ainsi que les extraits de malt, dans le traitement des personnes amaigries, dont la nourriture habituelle ne suffit pas à reconstituer les tissus.

Les principes amers du houblon donnent à la bière des propriétés toniques et stomachiques. Néanmoins elle paraît produire un certain état de somnolence et d'hébétude qui résulte, je crois, surtout de la grande quantité de liquide absorbé; cependant il n'est pas impossible que cet effet ne soit dû, en partie, aux huiles essentielles de houblon, car cette plante appartient à la famille qui produit le haschich. D'après Rabuteau, le lupulin pris à haute dose amène de l'engourdissement, de la fatigue musculaire, de la pesanteur de tête, mais ne provoque ni vertige ni céphalalgie. Lorsqu'il a été ingéré à des doses modérées, on observe une action sédative, anti-aphrodisiaque, que Page a utilisée aux doses de 30 centigrammes à 2 grammes.

Quoi qu'il en soit, l'abus de la bière détermine l'embonpoint et l'alourdissement, tandis que l'abus du vin amène l'amaigrissement et, au moins dans le début, une excitation bruyante. Elle peut donc rendre des services comme agent sédatif chez les sujets nerveux ou dont le tempérament est bilieux.

On admet que certains principes du houblon lui communiquent des propriétés diurétiques ; il ne faut pas oublier que cet effet tient, en forte partie, à ce que la bière est ingérée en grande quantité. L'alcool qu'elle renferme joue aussi un rôle dans cette action, car on a observé qu'à un grand état de dilution il est absorbé rapidement par les parois du tube digestif et qu'il amène une absorption rapide des matières salines et sucrées.

La bière est recommandée pour les nourrices de préférence au vin ; les matières nutritives très assimilables et le principe amer qui la rend apéritive justifient cet emploi.

Pettenkofer, Simanowsky et d'autres expérimentateurs, ont observé que la bière incomplètement fermentée, troublée par de la levure, pouvait amener des troubles plus ou moins graves : inflammation catarrhale de l'estomac, vomissements, diarrhée.

En résumé, une bonne bière est stimulante, plutôt qu'excitante, par la proportion peu élevée d'alcool qui s'y rencontre; elle est rafraîchissante et rendue plus légère à l'estomac en raison de l'acide carbonique; elle est nutritive grâce aux matières ternaires et quaternaires organiques et aux phosphates; elle a des propriétés diurétiques, elle est eupeptique, tonique, par les principes amers et aromatiques du houblon.

L'école de Salerne a exprimé ces effets dans les vers suivants :

Grossos humores nutrit cervisia, vires
Præstat et augmentat carnem, generatque cruorem;
Provocat urinam, ventrem quoque mollit et inflat.

L'action hygiénique et même thérapeutique de la bière peut être très compromise par l'addition de substances étrangères à l'orge et au houblon. On a vu que, depuis quelques années, on a pris l'habitude dans certains pays d'ajouter de la glycérine à la bière; la proportion atteint un demi et même un litre par hectolitre, affirme-t-on. D'après M. Catillon, cette substance serait brûlée dans l'économie; employée à petite dose, elle accroîtrait la production d'acide carbonique et elle diminuerait celle de l'urée : ce qui peut être avantageux dans certains cas, mais fâcheux dans d'autres. Elle irrite les reins et la vessie jusqu'à produire même, à la dose de 40 à 60 grammes, un passage du sang dans l'urine. Elle est susceptible, à hautes doses, de déterminer de véritables empoisonnements.

J'ai indiqué, à propos des falsifications de la bière, les inconvénients que présente la substitution du glucose à l'orge.

Le remplacement du houblon par d'autres substances aromatiques et amères peut avoir les plus graves conséquences si l'on emploie comme succédanés la noix vomique, la coque du Levant, la strychnine; on n'en introduit, il est vrai, que de minimes proportions, mais ces corps sont actifs aux doses les plus faibles, et comme le bière se prend par grandes quantités, la proportion de toxique ingérée finit par être de poids notable. Il est juste d'ajouter que ces agents si dangereux n'ont jamais été signalés dans les bières françaises.

Les autres substances aromatiques, colorantes et amères, quoique moins actives que les précédentes, ne sont pas sans danger. Ainsi, l'aloès est purgatif, irrite fortement les dernières parties de l'intestin, et provoque l'évacuation de la bile; l'acide picrique en proportion très faible produit des crampes d'estomac, et il est toxique à haute dose; la gomme-gutte est drastique, elle amène l'inflammation et l'ulcération du tube digestif; l'absinthe fournit une essence dont l'action fatale sur le système nerveux sera examinée à propos des alcools; la coloquinte est purgative à doses modérées, et d'après Gubler, à dose forte, elle détermine des vomissements, la suppression de l'urine, de violentes coliques suivies d'évacuations séreuses, même sanguinolentes; les feuilles de buis sont purgatives à la dose de 4 grammes, et une quantité exagérée peut être toxique. Les lichens, les patiences, le ményanthe, la gentiane, la petite centaurée, seraient sans action fâcheuse, mais leur prix élevé ou leur faible amertume ne permettent guère leur emploi.

Les fâcheuses conditions dans lesquelles la bière est débitée dans les restaurants et les cafés, le mauvais état des appareils de débit, sont des causes fréquentes d'altération de la bière, qui amoindrissent sa qualité et peuvent même la rendre dangereuse.

Le plomb doit être absolument prohibé des appareils et des tuyaux conducteurs.

Les fûts de bière à débiter sont généralement placés dans des caves, le plus souvent très mal tenues, dont l'air est plus ou moins vicié ; on devrait exiger que l'air, qui est envoyé dans les tonneaux par les pompes, soit pris au dehors ou que la cave soit tenue dans un état parfait de propreté, mais il sera toujours difficile de faire exécuter rigoureusement cette condition. D'autre part, l'air qui pénètre dans le tonneau a l'inconvénient de chasser l'acide carbonique et prend sa place, la bière acquiert le goût d'évent et perd, en partie, le pouvoir rafraîchissant, stomachique, qu'elle tient de l'acide carbonique. Aujourd'hui l'acide carbonique liquéfié est fabriqué en France très économiquement ; une maison de Paris annonçait à l'Exposition universelle de 1889 qu'elle le produit à 1fr,50 le kilogramme ; elle le livre en appareils de petite contenance d'une manœuvre facile et sans danger pour les pompes à bière ; il y a grand intérêt, au point de vue hygiénique, à propager cet emploi de l'acide carbonique.

Il est possible actuellement de livrer la bière dans les établissements publics à l'état de pureté et de bonne conservation, et comme cette boisson est devenue de première importance, l'administration a le devoir de veiller à ce qu'elle soit préparée et servie dans de parfaites conditions.

ARTICLE IV. — ALCOOLS.

Les alcools, les eaux-de-vie, les liqueurs de toute sorte ont, comme les boissons précédemment étudiées, pour base l'alcool de fermentation. Ils en diffèrent par ce fait qu'ils ont subi ensuite une distillation qui en a séparé les principes nutritifs, désignés sous le nom d'extrait, de telle sorte qu'ils sont constitués essentiellement par l'alcool de fermentation, aromatisé d'une manière variable, naturellement ou artificiellement, sucré ou non.

L'alcool est un produit du dédoublement du sucre.

L'origine de la matière sucrée dans les sucs végétaux est encore obscure malgré de nombreuses recherches.

On l'a attribuée à l'amidon, lorsqu'on a eu constaté qu'au moment de la germination l'amidon se transforme en dextrine et en glucose, et que la dextrine subit la même modification. Ce changement de l'amidon en glucose est opéré très facilement par l'homme au moyen des acides étendus, et c'est le procédé qu'utilise l'industrie pour fabriquer ce composé; mais ce sucre est un glucose toujours dextrogyre, et le sucre ordinaire ou saccharose résulte de l'union de ce glucose avec un autre glucose, nommé lévulose parce qu'il est lévogyre; ce dernier ne s'obtient pas avec l'amidon. On sait que l'action des acides et de certains ferments solubles transforme le saccharose en glucoses droit et gauche, et que le saccharose n'éprouve la fermentation alcoolique que s'il a été préalablement dédoublé en ces deux glucoses qui le constituent à équivalents égaux.

Les transformations que subit l'amidon sous l'influence de la diastase ou des acides ne paraissent donc pas susceptibles d'engendrer le sucre ordinaire.

Dans les fruits verts ne contenant pas d'amidon il existe, d'après Buignet, une espèce de tannin, matière astringente, de la famille des glucosides, qui, en présence des acides, donne encore et seulement du glucose lévogyre.

Il ne semble donc pas qu'il puisse être l'origine du saccharose dans les végétaux, quoiqu'on constate peu à peu sa disparition alors que le sucre croît en sens inverse pendant la maturation. Des travaux plus récents permettent de penser qu'il se forme pendant la végétation, dans la sève, un hydrate de carbone, CH^2O, l'aldéhyde formique, par une réduction en présence de l'acide carbonique et de l'eau, sous l'influence de la lumière et de la matière verte de la plante; que la molécule de ce corps se polymérise et donne

$$6(CH^2O) \quad \text{ou} \quad C^6H^{12}O^6, \text{ le glucose;}$$

et que deux molécules de glucose, l'une dextrogyre, l'autre lévogyre, se combinent avec élimination d'eau pour produire le saccharose :

$$C^6H^{12}O^6 + C^6H^{12}O^6 - H^2O = C^{12}H^{22}O^{11}.$$

M. Joulie a constaté un fait qui viendrait à l'appui de cette formation du saccharose aux dépens du glucose; c'est que dans le suc du sorgho le glucose se développe avant le sucre ordinaire.

L'amidon ne serait pas le générateur du sucre dans la sève, il dériverait des glucoses par des condensations moléculaires et des déshydrations : ce qui expliquerait cet autre fait que la matière sucrée diminue peu à peu, pour disparaître, dans les graines et dans les tubercules, tandis que l'amidon s'y développe graduellement.

MM. Lechartier et Bellamy ont constaté que l'alcool se forme dans l'intérieur des fruits par une fermentation intracellulaire ; la cellule dédouble le sucre dans un fruit mûr à la façon de la levure. M. Müntz a établi que des rameaux de vigne enfermés dans une atmosphère d'azote produisent de l'alcool, et M. Van Tieghem a montré que cette action est générale.

Néanmoins, l'alcool se prépare toujours par le dédoublement du sucre, sous l'influence de la levure, c'est-à-dire par la fermentation alcoolique.

On le fabrique, soit en soumettant à la fermentation les liquides sucrés, naturels, soit en changeant d'abord les fécules, les grains en sucre de glucose, puis en faisant fermenter celui-ci.

Le vin et le cidre sont le résultat de la fermentation directe de jus sucrés, naturels ; la bière est le produit de la fermentation du sucre formé par la saccharification de l'amidon de l'orge.

On a donné, dans l'article de la bière, la théorie de la fermentation alcoolique, et le procédé par lequel on transforme en sucre l'amidon des grains. Je serai donc très bref sur ces sujets.

§ 1. — **Préparation de l'alcool.**

L'alcool s'extrayait presque exclusivement du vin autrefois ; le haut prix que le vin atteint aujourd'hui a fait, pour ainsi dire, délaisser cette source, et l'on s'adresse aux mélasses de betteraves, aux betteraves elles-même, au seigle, au maïs et à d'autres grains, à la pomme de terre, etc.

On retire beaucoup d'alcool des mélasses de betteraves. Deux méthodes sont employées pour leur mise en fermentation ; on opère sans aucune addition de matières nutritives pour la levure, ou bien on ajoute des substances destinées à la nourrir.

Dans le premier système, on commence par préparer du levain dans les cuves en bois où se fera la fermentation ; ces cuves ont quelquefois une contenance de 250 000 litres.

La cuve est remplie aux deux tiers avec de l'eau à laquelle on ajoute de la vinasse épuisée en proportion suffisante pour avoir un liquide marquant 3° B., et l'on y fait couler de la mélasse à 30° B. jusqu'à ce que le mélange pèse 4°,5. On ajoute $0^{k},500$ à $2^{k},500$ d'acide sulfurique pour que le liquide soit franchement acide, puis une quantité de levure, variable suivant sa qualité, soit environ 1 à 2 1/2 p. 100 de la mélasse.

Quand, après quelques heures, la fermentation est devenue tumultueuse, on remplit la cuve avec de la mélasse à 30° B. de façon que le liquide renferme 20 à 25 kilogrammes de mélasse à 40° par hectolitre de moût.

Lorsque la fermentation est achevée, que la cuve *tombe*, on la refroidit par un courant d'eau froide dans un serpentin en cuivre placé dans la cuve, et on y verse du lait de chaux de façon à saturer la presque totalité de l'acide libre pour arrêter la production de fermentations secondaires.

L'opération est très délicate ; on doit suivre sans cesse sa marche par l'examen au thermomètre et à l'aréomètre ainsi que par l'essai à la liqueur cupro-potassique.

Le liquide, après avoir reçu son chargement complet, doit être environ à 25° et peser 10° B. ; la température doit s'élever régulièrement pour atteindre 28 à 30° et le degré aréométrique baisser progressivement; quand l'opération est à la fin, le liquide ne contient plus que 0,15 à 0,25 de sucre si la fermentation a été exécutée dans de bonnes conditions. Elle dure 45 à 75 heures.

Dans le second procédé, on acidule la mélasse à 30° B., on la chauffe vers 100°, et on la laisse refroidir. La mise en fermentation est précédée de la formation d'un *pied de cuve*, c'est-à-dire d'un liquide riche en substances albuminoïdes et en sels utiles au développement du ferment. On amène ce mélange à un état de fermentation active et l'on fait arriver sur ce moût la mélasse acidulée et étendue de vinasse et d'eau. Généralement, le pied de cuve est préparé avec du maïs concassé, saccharifié par de l'eau contenant de l'acide chlorhydrique. Le liquide sucré est saturé presque complètement par un lait de chaux et additionné de 1,30 à 2 p. 100 de levure.

La betterave sert directement à donner de l'alcool; trois procédés sont en usage pour atteindre ce but.

Le premier consiste à extraire le jus de la racine, et à le faire fermenter. Dans le deuxième, qui est dû à Champonnois et qui est le procédé *agricole* ordinaire, on commence par découper la racine en cossettes qu'on fait macérer dans des vinasses d'opérations antérieures. Le troisième, dû à Leplay, repose sur la fermentation du sucre dans l'intérieur même des cossettes; il est à peu près inusité.

Il n'y avait, pour ainsi dire, pas en France de distilleries de grains avant l'invasion du phylloxera; on retirait l'alcool soit du vin, soit des mélasses de sucreries et de raffinerie. Aujourd'hui, cette branche d'industrie, qui est très florissante en Belgique, en Hollande et en Allemagne, est devenue importante dans notre pays et elle grandit d'année en année.

Les usines sont assurées de leurs approvisionnements par les grains étrangers à défaut de ceux de la contrée. Elles ont comme résidus la levure et surtout la drèche.

On utilise, suivant le cours du marché, le seigle, le blé, le maïs, l'orge, l'escourgeon, l'épeautre, l'avoine, le riz, le millet. Rarement on emploie une graine seule, c'est, d'ordinaire, un mélange. En Allemagne, il se compose de seigle, d'orge et d'avoine ; en Angleterre, d'orge et de froment, ou d'orge, de froment, d'avoine et de seigle ; en Italie, de riz et d'orge germée ; en France, de grains divers et d'orge germée. Partout le maïs d'Amérique devient de plus en plus usité.

Deux agents sont employés pour la saccharification : le malt ou l'acide sulfurique suivant les conditions où se trouve l'industriel. S'il est en relation directe avec des agriculteurs, ou à proximité des grandes villes, la levure et la drèche sont d'un débit certain et avantageux : il emploie le malt. Dans les cas contraires, il emploie l'acide.

Lorsqu'on se sert du malt, le travail présente beaucoup d'analogie avec celui du brasseur. Néanmoins le brasseur, ayant pour but la production d'une boisson nutritive en même temps que spiritueuse, arrête intentionnellement la saccharification avant sa terminaison, et y laisse une proportion d'amidon soluble, de dextrine et de sucre qui correspond environ à la moitié du grain mis en œuvre ; le distillateur cherche, au contraire, à saccharifier tout l'amidon du grain, et il y arrive en empêchant la diastase de se détruire par la chaleur.

La fabrication du sucre avec les pommes de terre a acquis un grand développement en Allemagne. On l'a vu apparaître, en 1880, dans le département du Doubs. C'est par l'emploi du malt qu'on saccharifie la fécule, qui représente 16 à 18 p. 100 de la pomme de terre.

La châtaigne, le topinambour, le sorgho, la figue, la fleur de mowra, etc., sont la source de quantités faibles d'alcool dans notre pays.

L'eau de cerises (kirsch) est localisée dans la Franche-Comté et dans la Forêt Noire. La fermentation s'exécute sans addition de levure, et le liquide est distillé dans des alambics à feu nu.

On prépare de la même manière un alcool de prunes, de framboises, de mûres, de groseilles, de myrtilles, de sorbes.

La mélasse de cannes est parfumée ; dans les Indes, l'archipel Malais, les Antilles, il y a généralement, à proximité des sucreries, une distillerie de mélasse donnant des liqueurs aromatiques, *rhum*, *tafia ;* la mélasse de cannes donne un alcool de parfum agréable, tandis que celle de betteraves produit un alcool infect. Autrefois le rhum était le résultat direct de la fermentation du jus de la canne (*vesou*), et le tafia était le produit obtenu en distillant le produit de la fermentation de ce jus. Aujourd'hui le rhum n'est autre que du tafia ; la distillation s'opère dans des alambics à feu nu dont le chapiteau est entouré d'eau chaude dans le but de faire refluer dans la chaudière des produits lourds, trop odorants.

Ces dernières sortes d'alcools sont recherchées pour leur bouquet, ainsi que les eaux-de-vie de vin. On ne doit pas croire que la suavité du parfum corresponde à la pureté ; ces parfums sont des impuretés, et ils sont plus ou moins toxiques, de telle sorte que de l'eau-de-vie *neutre* de betteraves ou de grains est certainement moins dangereuse que l'eau-de-vie la plus chère.

M. G. Cuzent (1) a donné des renseignements circonstanciés sur les formes diverses des boissons enivrantes dans un grand nombre de pays.

En Norwège, on prépare une sorte de vin avec la sève fermentée du bouleau.

Dans le Nord de l'Europe, on fait encore une espèce d'hydromel qui contient jusqu'à 7 p. 100 d'alcool.

Les Cosaques, pour donner au koumis des propriétés plus enivrantes, y mettent à macérer un champignon toxique, la fausse oronge.

On prépare en Tartarie une autre boisson, appelée kangangtsyjen, avec la chair d'agneau fermentée, du riz et d'autres végétaux.

Le usaph est une liqueur obtenue avec le jus de raisin fermenté, étendu d'eau.

Le kvass est une sorte de bière usitée en Russie, ainsi que le moed.

Dans les îles Orcades on fait, avec le petit lait, une sorte de koumis appelé bland.

En Autriche, on obtient le slivovitza avec les prunes mûres et fermentées.

Sur les bords du Rhin, on prépare une liqueur, nommée troster, avec des graminées et du marc de raisin.

Le rakia se fait avec le marc de raisin et des aromates.

A Scio, on obtient le sekis-koyawodka avec des cerises fermentées et de la lie de vin.

Dans tout l'Orient on fait usage d'une liqueur préparée avec les feuilles et les sommités fleuries du chanvre indien (haschich-banghie).

Dans les Indes orientales, l'arack est du riz fermenté avec addition de cachou.

A Batavia, on se procure l'arak en distillant la sève du palmier gamouli. On l'aromatise quelquefois avec les fleurs de bassia butyracea, c'est alors l'arack-mohwah.

Les Hollandais retirent d'un palmier une liqueur qu'ils désignent sous le nom d'hellwater, eau d'enfer.

Au Sénégal, on boit le vin de palme analogue du sinday de l'Indoustan, du calou des côtes da Coromandel, du toc de Madagascar, du laqby de Tripoli.

Le chong du Thibet est le résultat de la fermentation du riz, de l'orge, et du froment.

En Nubie, on prépare une boisson, nommée bouja, avec des céréales fermentées, du miel, du poivre et le suc d'une plante inconnue.

En Abyssinie, on boit du maïsé, hydromel dans lequel on a fait infuser une racine amère nommée taddo.

Les boissons utilisées en Chine sont : un vin de palmier nommé

(1) Paris, G. Masson.

(2) Husson, *Étude sur les épices*, p. 342.

cha, le manduring ou riz bouilli et fermenté, le fantsou ou samtchou, modification de la précédente, le kao-lyang, qui se prépare avec les graines de sorgho, et le schon-chou, qui se fait avec la lie du manduring.

Dans l'Amérique méridionale, on fait usage du guarapo dulce, jus de canne à sucre; du guarapo fuerte, qui est le même jus fermenté.

Les Indiens de l'Oyapock font usage du pouchiry, boisson obtenue par la fermentation du manioc et du cachiry, qu'ils se procurent par la fermentation de la patate douce.

Les Guarinis de l'Uruguay et du Para préparent le guarana en pulvérisant sur une plaque chauffée les graines du Paullinia sorbilis, et les mêlant à l'eau avec du cacao et de la farine de manioc.

A Saint-Domingue, on prépare une boisson aphrodisiaque et excitante avec les divers poivres.

Au Mexique, le pulqué ou vin de maquey, agua ardiente, s'obtient avec la sève de l'Agavus americana.

Au Brésil, on obtient le kooï avec le jus des pommes et le cahaca avec le jus des cannes à sucre.

Dans les Cordillères, on fait usage de la chicha, qu'on retire du maïs torréfié, écrasé et fermenté dans l'eau; le masato est une variante de cette dernière liqueur, le guaruzo est fait avec le riz.

Les Indiens de la Patagonie préparent une autre boisson enivrante aver le piquinino ou trulca, petit fruit rouge ou noir.

En Virginie, on obtient le mobbi, et le jeteci par la fermentation des tubercules de pommes de terre.

Il y a le vin de coco et de nipa des îles Philippines.

Aux îles Sandwich, on fait avec la racine de terroot, cuite, pilée, délayée et fermentée, une boisson appelée y-wer-a.

Aux îles Marquises, de la Société, des Amis, des Navigateurs, Fidji, on se procure une boisson enivrante désignée, selon les îles, sous les noms de kawa, cava, ava, ava-ava, que les indigènes préparent avec la racine d'une espèce de poivrier, le Piper methysticum.

Les Taïtiens ne comptent pas moins de quatorze variétés d'ava.

On fabrique artificiellement les bouquets des liqueurs les plus usitées.

On vend, sous le nom d'eau-de-vie allemande ou d'essence de cognac, des produits obtenus, suivant M. Ch. Girard, en attaquant par l'acide nitrique un mélange d'huile de ricin, de beurre, d'huile de coco et d'autres matières grasses. On transforme ainsi ces matières en un mélange d'acides propylique, butyrique, pélargonique, caprylique, œnanthique et d'éthers, dans lesquels se trouve du nitrite d'amyle.

100 à 150 grammes de ce produit aromatisent 1 000 hectolitres d'alcool.

On vend des rhums artificiels, qui renferment du méthylal, du formiate de méthyle, du girofle, de la cannelle et des infusions de cuir.

Le kirsch, obtenu avec les cerises et les prunes, contient de l'acide cyanhydrique, de l'aldéhyde, du furfurol et des alcools à équivalents élevés, butyrique, amylique, etc.

On prépare aussi du kirsch artificiel avec des solutions alcooliques d'essences d'amandes amères ou aldéhyde benzoïque, et même de nitrobenzine et de benzonitrile.

La formule suivante est usitée :

Alcool à 94°	74	200 litres.
Eau	127	
Eau de fleur d'oranger	2	
Essence de noyau		20 grammes.

Certains cognacs renferment beaucoup de furfurol, et MM. Ch. Girard et Roques en ont rencontré jusqu'à 45 milligrammes par litre.

Les eaux-de-vie de marc sont très impures; elles renferment une proportion forte d'aldéhyde, de l'alcool amylique et des éthers gras en quantité telle que ces eaux-de-vie se troublent par addition d'eau.

Les eaux-de-vie de cidre et de poiré renferment de l'aldéhyde, des alcools propylique, butylique, amylique, et sont d'une extrême impureté.

L'eau-de-vie de grains, whiskey, gin, consommée en grandes quantités dans l'Amérique du Nord et en Angleterre, sont chargées de furfurol, ainsi que le squidam de Hollande, qui est aromatisé au genièvre.

Les flegmes de mélasses et de betteraves contiennent une forte proportion d'aldéhydes, d'alcools supérieurs et notamment d'alcools isobutylique et amylique.

Les flegmes de mélasses sont riches en substances basiques dont la nature est à peine entrevue.

Les flegmes de grains contiennent une petite quantité d'aldéhyde, d'alcools supérieurs et de furfurol. Ceux de riz sont presque purs.

Les flegmes de pommes de terre sont les plus riches en alcools supérieurs et surtout en alcool amylique, et on les désigne sous le nom d'huiles de pommes de terre.

On a fait diverses tentatives pour améliorer la fermentation, et c'est une voie toute naturelle d'après ce qu'on a dit antérieurement de la nature variable des levures et de leur envahissement par les autres ferments. On avait essayé autrefois de purifier la matière première en passant à la fermentation des moûts débarrassés du son et des germes; il n'y a pas eu de résultats industriels publiés.

Tout récemment, M. Tettelin a repris cette question et a breveté une méthode qui s'appuie sur les principes suivants :

On filtre les moûts de grains avant de les mettre en fermentation; on emploie la levure elliptique, c'est-à-dire la levure qui existe dans les fruits; il se produit des alcools bon goût de premier jet. L'auteur annonce avoir un moyen pratique de purifier et de cultiver industriellement cette levure qu'il livrera sous la même forme que la levure pressée de la bière. La pratique industrielle n'a pas encore eu le temps de sanctionner ces procédés.

On a tenté d'employer la levure de la lie de vin, mais elle est souvent très impure et son obtention n'est pas économique. Les expériences de M. Rommier, décrites à l'étude du vin, montrent que cette question est loin d'être élucidée et qu'elle mérite un examen approfondi.

La fermentation fournit un liquide dont le goût sucré a disparu pour faire place à une saveur et à une odeur spiritueuses qui sont dues à la présence de l'alcool éthylique plus ou moins mélangé à l'eau et aux impuretés que nous avons signalées dans les vins, impuretés qui varient en nature et en quantité, suivant la matière première employée et suivant la marche de la fermentation.

La séparation de l'alcool d'avec une partie de l'eau et des autres impuretés s'opère par une opération nommée la *distillation*, laquelle fournit l'alcool qui prend divers noms suivant la matière initiale : *alcool* ou *eau-de-vie* suivant le degré s'il s'agit du raisin; *flegmes* si l'on est parti de la pomme de terre, des grains, de la betterave, etc.

La distillation s'opère dans des appareils appelés *alambics*, dont chacun connaît le type le plus simple encore employé dans les campagnes, pour obtenir l'eau-de-vie de marc et pour la préparation de certains alcools spéciaux usités en pharmacie et en parfumerie.

Dans l'industrie des spiritueux on a renoncé à ce mode opératoire barbare depuis les travaux d'un modeste ouvrier de Montpellier, Édouard Adam. Il eut l'idée, en 1801, de remplacer l'alambic simple par un appareil formé de divers vases successifs dans lesquels passent successivement les vapeurs alcooliques; avec un foyer unique il obtenait dans ces vases tout l'alcool contenu dans l'alambic, à des degrés divers suivant l'éloignement du foyer.

Les appareils distillatoires qui servent à l'extraction des alcools de betteraves, de mélasses, de grains, ou de tubercules amylacés, préalablement saccharifiés, sont aujourd'hui d'une grande perfection. Les vapeurs complexes qui se dégagent subissent, dans des appareils à colonnes, à plateaux, une analyse telle qu'après une série de distillations on a séparé l'alcool éthylique pur, dit *neutre*, du grand nombre des produits étrangers qui constituent les premières et les dernières parties du liquide distillé.

Le plus souvent on ne fait qu'une ou deux distillations et l'on emploie les produits de tête plus ou moins impurs à divers usages industriels, dont les principaux sont la fabrication des vernis, de certains apprêts, des produits chimiques, le chauffage des lampes. Malheureusement ils servent aussi à la consommation de bouche pour certaines liqueurs et notamment pour celles dont la saveur est forte comme l'absinthe.

On verra plus loin que l'on a proposé un grand nombre de procédés d'épuration des alcools, que jusqu'à présent ils n'ont pas tenu ce qu'on en avait espéré, et qu'ils sont toujours suivis d'une distillation.

§ 2. — Alcoolisme.

J'ai fait connaître, à l'étude du vin, du cidre et de la bière, les principales substances qui accompagnent l'alcool éthylique dans ces boissons. C'est à ces corps, plus encore qu'à l'alcool éthylique, qu'est imputable cet empoisonnement progressif, bien différent de l'ivresse dont il est, à la longue, la conséquence, que Magnus Hüss a désigné, en 1852, par le nom d'alcoolisme.

Je vais étudier les caractères de « ce péril social », suivant l'expression de Claude (des Vosges) ainsi que les moyens à employer pour parer aux calamités dont il nous a frappés et dont il nous menace plus cruellement encore. Jusqu'en 1870, les pouvoirs publics et l'administration s'étaient peu préoccupés de ce fléau, et il a fallu, pour leur faire ouvrir les yeux, l'intervention de deux sénateurs français, M. Th. Roussel, médecin éminent, membre de l'Académie de médecine, rapporteur de la loi de 1871 sur les moyens de réprimer l'ivresse publique, qui a jeté le premier cri d'alarme (1), et Claude (des Vosges), enlevé peu de temps après la publication d'un remarquable rapport sur ce grave sujet (2).

Je n'apprendrai rien à personne en disant que la loi Roussel est à peu près inappliquée. Quant au rapport de Claude, il a eu pour heureux résultat d'amener l'administration à nommer une commission extraparlementaire, au nom de laquelle son président, M. Léon Say, a fait un rapport que n'a suivi jusqu'à ce jour aucune sanction.

Il ne faut pas confondre la dipsomanie et l'alcoolisme; la première a une marche continue, tandis que l'action de l'alcoolisme est intermittente; le dispsomane est un fou qui boit parce qu'il est aliéné, l'alcoolique est un être dégradé, qui devient aliéné parce qu'il boit.

L'alcool, sinon à l'état libre, du moins à l'état de boissons, — vin, bière, cidre —, a été employé de toute antiquité, comme stimulant et comme réconfortant, et à toutes les époques, l'homme de toutes les contrées du monde, aux latitudes les plus diverses, l'a recherché avec passion.

Il exerce une action très irritante sur les muqueuses stomacale et intestinale; on l'a constaté dans l'autopsie de sujets morts à l'état d'ivresse et dans des expériences sur des animaux. La propriété qu'il possède de coaguler les matières albuminoïdes s'exerce lorsqu'il pénètre dans l'estomac, mais cette action n'a lieu que s'il est concentré.

Il est absorbé rapidement par les voies digestives quand il est à l'état

(1) Rapport Th. Roussel au sénat, 1871.
(2) Rapport Claude au sénat, 1877.

de simple mélange avec l'eau comme dans les boissons fermentées et distillées; cette pénétration est ralentie par l'existence des matières sucrées, tannantes, mucilagineuses, par l'extrait du vin et de la bière par conséquent, et ce fait explique pourquoi l'action des boissons seulement fermentées est moins énergique que celle des liqueurs distillées.

On observe la même atténuation quand il y a dans l'estomac des matières étrangères; il est certain que l'alcool pris à jeun ou dans l'état de vacuité de l'estomac est plus actif que dans celui de réplétion, et que la même dose d'alcool exerce des effets plus actifs à l'état libre qu'à l'état de vin ou de bière. Cette différence tient manifestement à plusieurs causes, à la dilution qu'en éprouve l'alcool et aussi à l'action des matières étrangères, telle que l'union avec certaines d'entre elles, la coagulation des matières albuminoïdes, etc.

Les opinions les plus contradictoires ont été émises sur le passage et le séjour de l'alcool dans le sang; on a publié successivement qu'il s'y maintenait et qu'on pouvait l'en extraire, qu'il ne s'éliminait pas, ou qu'il était à peine exhalé par les poumons et que cependant il n'était pas enlevé au sang par les reins puisqu'on n'en retrouvait pas dans l'urine; c'est ainsi que s'est établie la théorie, reconnue fausse aujourd'hui, mais qu'on déracinera difficilement de l'esprit des masses même chez les personnes instruites, que l'alcool est brûlé, détruit dans l'économie, et par conséquent, qu'il constitue un véritable aliment; il faut l'attribuer à la raison toute naturelle que l'homme a une grande propension à prendre de l'alcool et qu'on s'ingénie, par des mélanges de toute sorte, à donner aux alcools le goût et l'odeur qui plaît à chacun.

On a varié tout autant sur les produits dans lesquels il se transforme. Pour Liebig, c'est un aliment respiratoire de premier ordre, qui se réduit dans les produits ultimes d'oxydation des matières organiques, l'eau et l'acide carbonique. Suivant Bouchardat et Sandras, il produit aussi un intermédiaire moins oxydé, l'acide acétique. D'après Duchek, ce serait de l'aldéhyde qui serait le résultat de son oxydation.

En 1860, Maurice Perrin, Ludger, Lallemand et Duroy ont publié des travaux importants sur le rôle de l'alcool et des anesthésiques dans l'organisme; pour eux l'alcool séjourne sans altération dans le sang, et se porte sur les centres nerveux, où il se localise, en modifiant leurs fonctions d'une manière énergique; cette fixation avait été avancée sans preuves précises par divers expérimentateurs.

Maurice Perrin a continué cette étude et a exécuté une longue série d'expériences sur des animaux et quelques-unes sur l'homme. On a fait ingérer de l'alcool à des chiens, on a extrait le sang artériel par la section des carotides et on l'a distillé : 700 grammes de sang ont fourni 5 grammes d'un liquide inflammable. L'expérience a été variée en extrayant le sang pendant que l'animal était encore à l'état d'ivresse, puis neuf heures et même seize heures après l'ingestion, alors que l'ivresse avait disparu. Les essais entrepris pour rechercher l'acide acétique, l'aldéhyde, produits par l'absorption de l'alcool, ont été infructueux.

L'alcool se répand à travers tout l'organisme; son élimination a lieu lentement et commence presque aussitôt par les reins, par les poumons et par la peau.

Pour établir d'une façon certaine que l'alcool n'est pas brûlé dans l'organisme, Perrin a donné à un homme sain une très faible quantité, 15 grammes d'alcool dans du vin; une demi-heure après on en a retrouvé dans le sang, dans l'urine, dans l'air expiré et dans les produits sécrétés par la peau. Les déterminations d'alcool étaient faites en distillant les matières avec de l'eau.

Il a fait des expériences prolongées sur lui-même; il déterminait l'acide carbonique contenu dans l'air expiré, et l'urée renfermée dans l'urine, comparativement après l'usage et après l'abstinence de vin et de bière. Chaque série d'expériences durait deux jours, l'un affecté au régime alcoolique, l'autre au même régime avec de l'eau seulement.

Le dosage de l'acide carbonique était fait par la méthode des pesées sur l'air exhalé pendant 30 secondes, chaque heure d'expérience. L'urée était déterminée par le procédé Millon sur les urines rendues en vingt-quatre heures.

L'usage de la boisson alcoolique a été constamment accompagné d'une diminution notable de la quantité d'acide carbonique exhalé et vraisemblablement d'un faible abaissement de température. Elle ne modifie pas d'une manière appréciable la composition de l'urine, mais elle accroîtrait légèrement l'excrétion de l'urée parce ce qu'elle augmenterait la quantité d'urine; il y a lieu de penser que ce dernier effet tient à ce que l'alcool agit sur les nerfs qui régissent les fonctions des reins.

L'alcool est donc éliminé directement par les diverses voies d'excrétion, et, loin de contribuer à la combustion intra-vasculaire et, par suite, à la production de la chaleur animale et à la nutrition, il les diminue. A doses très faibles il pourrait avoir comme effet utile, non pas d'augmenter la nutrition, mais d'en diminuer la dépense, ce serait un antidéperditeur suivant une expression consacrée.

Les expériences de Perrin sont très remarquables au point de vue du rôle général de l'alcool. Il y a lieu, toutefois, de remarquer qu'on ne peut pas arriver à constater le rapport de l'alcool éliminé comparativement à l'alcool absorbé, et par suite que si ces expériences ont amené à constater le sens du phénomène, elles ne permettent pas d'affirmer qu'il n'y a pas une quantité, d'ailleurs très minime, d'alcool décomposé dans l'organisme.

Faute de cette preuve expérimentale rigoureuse, divers auteurs s'appuyant sur d'autres expériences — non concluantes d'ailleurs — de Baudot, d'Hugo, Schulinies, d'Astic et Lauder Brunton, de Lussana et Albertoni, de Dujardin-Beaumetz et Jaillet, admettent l'hypothèse défendue avec talent et autorité par Bouchardat, à savoir que l'alcool éprouve dans l'organisme une combustion partielle, qu'il fournit des produits d'oxydation imparfaite, comme l'acide acétique, en réagissant sur l'hémoglobine qu'il dépouille d'oxygène ; il ralentit la combustion en soustrayant une certaine quantité d'oxygène aux globules du sang, il les détruit même en dissolvant l'oxyhémoglobine : l'alcool est, par suite de ce mécanisme, un agent déperditeur, un aliment d'épargne et c'est ainsi que s'expliquent, d'après ces savants, les propriétés antithermiques incontestables de l'alcool. En résumé, ce corps n'agirait pas seulement sur l'axe cérébro-spinal pour produire le sommeil, l'ivresse et des modifications vaso-motrices variables suivant les doses ingérées, il serait encore un aliment dans une certaine mesure.

A doses élevées, l'alcool agit d'une façon grave sur tous les organes et en trouble les fonctions, avec prédominance sur le foie, mais les désordres portent initialement sur le système nerveux pour se répercuter sur tous les éléments du corps.

L'alcool se comporte donc à la façon des anesthésiques en s'accumulant dans le système nerveux. Cette comparaison est sensible dans ses effets sur l'estomac; après avoir stimulé cet organe, il en entrave les fonctions à la longue même par doses très modérées, et il finit par l'anesthésier

Quelle conclusion pratique doit-on tirer de cette discussion? Que l'alcool, n'étant pas nutritif ou très faiblement nutritif, peut être rejeté sans inconvénient de l'alimentation en dehors des cas où une altération de la santé rend utile son emploi.

L'histoire de tous les temps confirme une pareille conclusion. Pendant des siècles les mahométans se sont à peu près abstenus d'alcool, et beaucoup aujourd'hui suivent encore les prescriptions du Coran.

Les médecins anglais aux Indes en sont arrivés à le condamner, après avoir constaté qu'il prédispose au choléra, aux insolations, à des troubles nerveux graves. Le général de Courcy avait prohibé l'absinthe chez les troupes en marche, au Tonkin. Le général Wolseley, dans la campagne contre les Ashantis, a fait remplacer le rhum par le thé : partout, on a éprouvé d'heureux effets de l'interdiction des boissons alcooliques dans les pays chauds.

La même observation a été faite, même dans les pays du Nord, malgré que l'alcool y soit moins fatal tant au point de vue des accidents nerveux, qui sont plus intenses lorsque la température est élevée, que parce que l'homme du Nord prend une plus forte proportion d'aliments. Cependant l'alcool est souvent aussi dangereux dans les régions froides que dans les pays chauds, parce qu'il exagère le refroidissement d'une part, et que d'autre part il rend insensible au froid, et alors l'alcoolique n'est pas averti du danger qu'il court; le général Grant l'avait supprimé tout à fait de l'armée.

Les bons guides des Alpes, les grands ascensionnistes ne prennent pas d'alcool sur les cimes élevées, et les capitaines des navires, dans les expéditions aux mers glacées, n'en distribuent plus aux équipages qu'exceptionnellement et à doses faibles.

Si l'on ajoute à ces considérations cette autre que les liquides alcooliques, surtout ceux de distillation, sont chargés de produits étrangers réellement toxiques, on en conclura qu'il est sage de se priver d'alcool.

Dans certains pays étrangers, aux États-Unis, en Angleterre surtout, il s'est créé un grand nombre de sociétés de tempérance. La première a été fondée à Boston en 1813; leur nombre s'est accru assez rapidement, — il y en aurait 590 à Londres et plus de 1400 dans le Royaume-Uni. — Leurs adhérents sont connnus sous le nom de *teetotalers*. Cet exemple a été suivi en Suède et en Norwège et même dans ces derniers pays on a donné à ces sociétés le privilège d'acheter les débits à alcools et de les remplacer par des débits où ne se vendent que des liquides comme le thé et le café.

L'action de l'alcool revêt les aspects les plus divers et se présente avec tous les degrés intermédiaires, depuis l'ébriété douce ou joyeuse et l'ivresse agitée jusqu'à des états pathologiques constituant l'alcoolisme proprement dit, formes qui arrivent rapidement et sûrement à déterminer des lésions cérébrales suivies d'une période délirante caractéristique et mortelle.

On peut la ramener à trois phases : l'ivresse simple non pathologique, l'alcoolisme sans lésions cérébrales, l'alcoolisme délirant. La première est caractérisée par l'élévation de la température, l'excitation physique, l'exaltation de l'esprit et du cœur. La deuxième présente les phénomènes inverses, abaissement de la chaleur du corps, affaissement matériel, intellectuel et moral. La troisième affecte surtout le système nerveux, c'est le *delirium tremens* avec son cortège d'accidents terribles que termine l'aliénation mentale; en même temps, tous les organes et surtout le foie ont subi de profondes altérations et les fonctions ont été perverties.

J'ai hésité sur la manière dont j'allais présenter cette étude si importante, parce qu'il faut tenir compte des éléments les plus divers : — statistique de consommation des alcools et nature de ces alcools; essais chimiques, physiologiques; pathologie; criminalité. — Je me suis décidé à la suivre par ordre chronologique, parce qu'elle ne date que de cette seconde moitié du siècle. Le congrès de l'alcoolisme tenu à Paris en 1878, où s'étaient rendus des législateurs, des économistes, des médecins, des chimistes, des industriels de divers pays, est une date mémorable dans l'étude de l'alcoolisme. Les questions principales y ont été abordées ou posées, et les comptes rendus de ses travaux forment un travail d'un haut intérêt. Les remarquables rapports de Claude (des

Vosges) en 1877, de M. Léon Say en 1888, et les travaux du Congrès de l'alcoolisme qui vient d'avoir lieu à l'Exposition universelle de Paris, forment les autres pierres angulaires de ce travail.

En 1870, M. J. Bergeron avait, dans un rapport, du plus haut intérêt, à l'Académie de médecine, posé nettement la question suivante :

L'origine des alcools exerce-t-elle une influence appréciable sur la nature et l'énergie de ses effets?

Ce sujet faisait, depuis 1868, l'objet incessant des études d'Isid. Pierre et de Puchot, qui les ont continuées jusqu'en 1873. Leur travail porte pour titre :

Recherches sur les produits de la distillation des alcools de fermentation (1).

Au quadruple point de vue scientifique, agricole, hygiénique et fiscal, les recherches sur les alcools s'attaquent à une foule de questions d'une importance considérable.

Les travaux de ces savants s'appliquent aux produits de la fermentation de la betterave, des grains et des mélasses. Après avoir établi que les substances étrangères à l'alcool vinique sont, les unes plus volatiles que l'alcool vinique, les autres moins volatiles, ils s'attachent à la séparation de ces corps, qu'ils ont d'abord réalisée simplement par des distillations fractionnées, mais ce n'a été qu'au prix d'opérations répétées et d'exécution très délicate.

En voici un exemple : Un mélange d'aldéhyde qui bout à 22° et d'alcool vinique qui bout à 78°,5 peut n'entrer en ébullition et ne commencer à distiller en proportion un peu forte qu'à 75 ou 76 et même 77 degrés seulement, si l'alcool est quarante ou cinquante fois plus abondant que l'aldéhyde. Chacun des corps émet des vapeurs pour son compte et l'ébullition se déclare lorsque l'action combinée de ces vapeurs est devenue capable de vaincre la pression atmosphérique; le mélange contient alors une quantité d'autant plus abondante du liquide le moins volatil que la température initiale d'ébullition a été plus élevée.

Si les deux corps ont l'un pour l'autre une certaine affinité, la difficulté de séparation croît en rapport avec cette affinité.

Si le mélange renferme trois, quatre corps ou davantage, la séparation devient extrêmement difficile.

Ils ont ensuite combiné les distillations fractionnées avec la rétrogradation des vapeurs en les forçant à passer dans un canal maintenu à une température plus basse que celle de l'ébullition du mélange; la séparation en est considérablement favorisée, parce que la vapeur du liquide le moins volatil se liquéfie abondamment, tandis que celle du plus volatil peut parcourir tout le canal sans condensation notable.

Ainsi, pour la séparation de l'aldéhyde, en opérant sur un produit

(1) *Ann. de chim. et de phys.*, XXII, 234; 1871.

enrichi par fractionnement, bouillant vers 79 à 80 degrés, ces savants en ont d'abord séparé par rétrogradation un produit bouillant vers 76 à 77 degrés; une deuxième opération a fourni un liquide bouillant vers 65 degrés; ceux de la troisième, de la quatrième et de la cinquième reprise avaient les points d'ébullition suivants : 45, 24, 22 degrés.

Lorsqu'on rectifie des *flegmes*, les premiers produits ont une odeur désagréable, suffocante et se colorent souvent même dans des vases clos. L'alcool qui passe vers le milieu perd ses propriétés et prend l'odeur et le goût de l'alcool pur. Un peu avant la fin, apparaissent des produits, de plus en plus désagréables à l'odorat et au goût, qui donnent vers la fin un liquide rendant l'eau laiteuse, pour fournir, tout à fait à la fin de la distillation, une huile presque entièrement insoluble dans l'eau.

Le produit de *tête* contient surtout de l'aldéhyde vinique avec ses dérivés, de l'éther acétique et de l'alcool propylique.

Le produit de *queue* renferme principalement de l'alcool amylique mélangé de proportions notables d'alcool butylique.

L'alcool amylique, accompagné d'alcool butylique, existe surtout dans les produits de la distillation des pommes de terre, ce qui lui a valu le nom d'huile de pommes de terre.

Camérarius, dès 1699, étudiait l'action physiologique de l'alcool éthylique; depuis elle a fait le sujet d'un grand nombre de travaux d'où est résulté l'emploi fréquent, à certaines époques surtout, de l'alcool en médecine.

Son action toxique n'a été examinée qu'en 1874, où deux chimistes italiens, Lussana et Albertoni (1), annoncèrent que la quantité mortelle, pour l'alcool administré par voie stomacale à des chiens, est de 6 grammes par kilogramme de poids du corps.

Dès 1825, Pelletan (2) avait expérimenté sur des chiens et des lapins avec l'huile brute de pommes de terre; il constata qu'elle détermine des vomissements et peut amener la mort par asphyxie, et il en conclut qu'il fallait vraisemblablement attribuer l'action plus nocive des eaux-de-vie de pommes de terre à la présence de cette huile (3).

Schlossberger, Mitscherlich, Brown-Séquard, Jackson et Cros (4) sont arrivés aux mêmes résultats. Le travail de ce dernier est très étendu; ses recherches ont porté d'abord sur la grenouille, le pigeon, le lapin et le chien, puis, sur l'homme; l'absorption a été réalisée par l'estomac, la muqueuse pulmonaire, la peau, le tissu cellulaire, les séreuses et les veines; il a pris pour terme de comparaison le phénomène du sommeil, et il conclut que l'action de l'alcool amylique est plus forte que celle

(1) Lussana et Albertoni. Padica, 1874.
(2) *Journ. de ch. médic.*, I, 81.
(3) *Ibid.*, I, 245.
(4) Thèse de Strasbourg, 1863.

de l'alcool éthylique. Il observa aussi que l'alcool méthylique a une influence faible sur l'économie.

B. Richardson (1) a établi de son côté que les alcools amylique et butylique ont une action beaucoup plus forte sur la température et la motilité que les alcools inférieurs.

En 1870 (2), Rabuteau à exécuté des expériences comparatives sur des grenouilles avec les alcools éthylique, butylique et amylique en plongeant ces animaux dans des solutions de ces corps. L'auteur a dû opérer sur des mélanges ou sur des émulsions, car l'alcool amylique est insoluble dans l'eau. Quoi qu'il en soit, il en a conclu que l'alcool amylique serait quinze fois plus actif que l'alcool éthylique et trois à quatre fois plus que l'alcool butylique.

En rapprochant ces expériences de celles de Cros sur l'alcool méthylique, il posa en principe que les alcools mono-atomiques, dont l'alcool méthylique est le prototype, sont d'autant plus actifs qu'ils contiennent un plus grand nombre de fois le groupe CH^2. Doghiel (de Kazan) confirma, en 1872, cette toxicité croissante avec le poids de la molécule.

MM. Dujardin-Beaumetz et Audigé ont présenté une note à l'Académie des sciences, en 1875 (3), et publié plus tard un volume entier sur ce sujet (4). Cet ouvrage est intitulé : *Recherches expérimentales sur la puissance toxique des alcools.*

Les expériences ont porté sur des chiens dont on a déterminé l'empoisonnement aigu. Elles auraient été plus concluantes si l'on avait produit un empoisonnement lent comparable à l'alcoolisme chronique, mais le très long temps qu'elles auraient exigé, la difficulté de savoir la quantité de liquide absorbé y ont fait renoncer les auteurs.

L'influence dépressive de l'alcool sur la température a permis de résoudre une autre difficulté, qui est le laps de temps dans lequel on déterminerait la mort. Lorsqu'on l'administre à certaines doses, l'abaissement de la température se produit graduellement et la mort arrive en moyenne dans les 24 à 36 heures. Ils ont adopté cet espace de temps pour la durée de l'intoxication, et ils appellent « doses toxiques limites » les quantités d'alcools purs qui, par kilogramme de poids du corps de l'animal, sont nécessaires pour amener la mort, en 24 à 36 heures, avec un abaissement graduel et persistant de la température.

Ces doses sont arbitraires, mais elles ont une valeur relative et comparative.

Le mode d'absorption a été l'injection sous-cutanée parce qu'un liquide, aussi irritant que les alcools, aurait amené des vomissements

(1) *London on alcohol. Leventh edition.*
(2) *Union médicale*, 1870, p. 165, et *Éléments de toxicologie*, 1873.
(3) *Comptes rendus.*, t. LXXXI, p. 192 ; 1875.
(4) Doin, 1 vol. in-8° ; 1879.

dans le cas de l'injection stomacale, et la coagulation du sang par l'injection dans les veines.

Les auteurs ont exécuté plus de 250 expériences. Ils ont déterminé : la puissance toxique, la nature des phénomènes toxiques, les lésions produites.

Le tableau suivant résume les doses toxiques limites obtenues.

GROUPE DES ALCOOLS.	DÉSIGNATION DES ALCOOLS ET DE LEURS DÉRIVÉS.	DOSES TOXIQUES MOYENNES par kilogramme du poids du corps de l'animal. A l'état pur.	A l'état de dilution.
Alcools fermentés et leurs dérivés.	Alcool éthylique C^2H^6O..........	8^{gr},00	7^{gr},75
	Aldéhyde acétique C^2H^4O........	»	1^{gr},00 à 1^{gr},25
	Ether acétique $C^4H^8O^2$...........	»	4^{gr},00
	Alcool propylique C^3H^8O.........	3^{gr},90	3^{gr},75
	Alcool butylique $C^4H^{10}O$........	2^{gr},00	1^{gr},25
	Alcool amylique $C^5H^{12}O$..........	1^{gr},70	1^{gr},50 à 1^{gr},10
Alcools non fermentés,	Alcool méthylique chimiquement pur CH^4O....................	»	7^{gr},00
	Esprit de bois ordinaire.........	»	5^{gr},75 à 6^{gr},15
	Acétone C^3H^6O.................	»	5^{gr},00
	Alcool œnanthylique $C^7H^{16}O$.....	8^{gr},00	»
	Alcool caprylique $C^8H^{18}O$........	7^{gr},00 à 7^{gr},50	»
	Alcool cétylique $C^{16}H^{34}O$.........	»	»
Iso-alcools.	Alcool iso-propylique C^3H^8O.....	»	3^{gr} 70 à 3^{gr},80
Alcools polyatomiques.	Glycérine $C^3H^8O^3$...............	»	8^{gr},50 à 9^{gr},00

Si l'on ne considère que les alcools de fermentation éthylique, propylique, butylique et amylique, on constate que l'action toxique croît avec le poids de la molécule. Les alcools œnanthylique et caprilique posséderaient une action bien moindre que celle des alcools plus inférieurs, mais il y aurait lieu de rechercher si ces résultats ne sont pas fortement modifiés par les différences de solubilité de ces corps dans les liquides qu'ils rencontrent dans les tissus.

Le tableau montre que l'aldéhyde, l'éther acétique, l'acétone accroissent le pouvoir toxique de l'alcool.

Ces savants ont fait aussi un certain nombre d'essais d'ingestion directe par l'estomac, et il leur a paru que l'absorption s'effectuait un peu plus lentement.

Il y aurait trois périodes distinctes : une d'excitation, une seconde de résolution musculaire et le collapsus. La nature de l'alcool, la dose administrée et la résistance des sujets amènent dans ces trois périodes des changements manifestes.

L'excitation est plus vive avec l'alcool méthylique qu'avec l'alcool éthylique; les symptômes toxiques atteignent plus rapidement leur maximum, mais ils disparaissent plus promptement si la dose mortelle n'est pas atteinte.

Avec les alcools de fermentation, les trois périodes se succèdent régulièrement. L'évolution est plus rapide et l'intensité plus forte à mesure qu'on s'écarte de l'alcool éthylique; les vomissements deviennent la règle ainsi que les tremblements musculaires, et l'on constate des phénomènes convulsifs qui sont plus accusés avec les alcools œnanthylique et caprylique. La température s'abaisse beaucoup avec les cinq premiers alcools.

Lorsque l'alcool a été introduit dans l'estomac, la muqueuse présente un ramollissement qui se remarque dans l'intestin grêle quand le liquide a été administré par voie hypodermique. La rate et surtout le foie sont toujours fortement congestionnés et ramollis.

Le sang est noirâtre et forme des caillots dans le cœur. Les poumons sont congestionnés.

On observe une forte congestion veineuse des méninges; les vaisseaux de l'encéphale sont distendus par un sang noir et épais.

En résumé, il y a congestion des viscères, souvent jusqu'à l'hémorrhagie.

Les auteurs classent ainsi les alcools industriels relativement à leur nocivité croissante :

Alcools et eaux-de-vie de vin;

Eaux-de-vie de poiré;

Eaux-de-vie de marcs de raisins et de cidre;

Alcools et eaux-de-vie de grains;

Alcools et eaux-de-vie de betteraves et de mélasses de betteraves;

Alcools et eaux-de-vie de pommes de terre.

Les temps étaient proches, l'éveil était donné et nombre de savants étudiaient la grave question de l'alcoolisme, sous les faces diverses qu'elle revêt, en médecins, en physiologistes, en chimistes, au moment de l'Exposition de 1878. Elle fut l'occasion de produire au jour ces travaux, de les coordonner par la tenue d'un congrès dont l'idée première est due à M. Bergeron et à Lunier, congrès qui avait pour programme l'étude des questions relatives à l'alcoolisme.

Aux membres de ce congrès, français et étrangers, revient l'honneur d'avoir non seulement réuni les documents, mais encore et surtout d'avoir montré la grandeur du péril et ses progrès croissants (1).

Les présidents étaient :

J.-B. Dumas et Ed. Laboulaye :

« Depuis un demi-siècle, — a dit ce dernier en ouvrant le congrès

(1) Un volume, Imprimerie nationale.

(13 août 1878) — une maladie nouvelle s'est déclarée chez les peuples civilisés ; cette maladie, qui fait des ravages terribles, est l'alcoolisme.

« Avant les découvertes de la chimie moderne, c'était le vin, au moins dans notre pays, qui était la boisson habituelle ; on pouvait bien abuser du vin, mais avec cette boisson on ne pouvait absorber l'alcool que dans des limites assez restreintes, etc. »

La première question posée au congrès a été la suivante :

Étudier par des expériences faites sur les animaux la puissance toxique des divers alcools et des eaux-de-vie du commerce.

MM. Dujardin-Beaumetz et Audigé y ont résumé des recherches qui font suite aux précédentes.

1gr,50 à 3 grammes d'alcool éthylique étendu par kilogramme de poids du corps ne déterminent qu'une ivresse passagère. A 6 grammes, les accidents sont très graves, sans amener la mort. Avec 6 à 7 grammes, la mort arrive après deux ou trois jours. Elle a lieu avec 7gr,75 ou 8 grammes en 24 à 36 heures, et elle est foudroyante par 14 et 15 grammes.

La puissance toxique diminue avec l'alcool pur : ce qui tient, pensent les auteurs, à l'action caustique locale qui s'oppose à une absorption complète et rapide.

2gr,50 d'alcool propylique déterminent l'ivresse. 3gr,75 à 4 grammes sont nécessaires pour amener la mort en 24 à 36 heures, suivant la dilution de l'alcool. Il serait donc deux fois plus nocif que l'alcool éthylique. La dose toxique limite est de 1gr,75 à 1gr,85 pour l'alcool butylique et de 1gr,50 pour l'alcool amylique, et il suffit d'augmenter de 50 centigrammes la dose de ce dernier pour foudroyer l'animal.

Dans ces nouvelles expériences, l'alcool méthylique s'est montré plus toxique que l'alcool éthylique ; il en faut une dose moins forte et l'action est plus rapide. Ce fait, qui paraît inconstestable, détruit donc la loi qu'avait énoncée à la légère Rabuteau : à savoir que la puissance toxique croît avec la molécule.

Celui-ci soutint, d'ailleurs, cette loi dans le Congrès, sans donner des preuves expérimentales, et il alla même jusqu'à émettre l'avis que l'alcool éthylique pur ne présente pas de danger sérieux : opinion contre laquelle M. Bergeron protesta ainsi que plusieurs autres membres, et qui, au contraire, fut défendue par M. Haeck, industriel belge ; suivant ce dernier l'alcool pur n'a que des effets bienfaisants et les méfaits qu'on lui reproche doivent être mis sur le compte de ses impuretés (1).

M. Magnan a exposé ensuite ses recherches sur l'action comparative de l'alcool et de l'absinthe.

Il cite l'exemple de deux hommes de même âge, sans antécédents héréditaires fâcheux, sans tare cérébrale, sans prédisposition particu-

(1) *Mémoire sur les causes des effets bienfaisants et les causes des effets nuisibles des boissons alcooliques, suivi d'une solution de la question hygiénique*, par M. F. Haeck. Bruxelles, 1872, librairie Manceau.

lière, ayant été habituellement sobres, mais s'adonnant depuis peu de temps aux excès de boissons : l'un prend surtout de l'eau-de-vie, l'autre surtout de l'absinthe.

Tous les deux présentent les symptômes du délire alcoolique et les caractères généraux de l'alcoolisme ; mais, en outre, celui qui prend de l'absinthe ressent fréquemment des vertiges ; il pâlit, s'arrête, devient étranger à ce qui se passe, éprouve enfin, si l'accès est fort, une attaque convulsive, de tout point comparable à l'épilepsie.

Les essences d'anis, d'angélique, de badiane, de calamus aromaticus, d'origan, de fenouil, de mélisse, de menthe, introduites à doses massives dans l'estomac d'un chien, n'ont pas donné lieu à ces attaques épileptiques ; reste l'essence d'absinthe. M. Magnan a injecté 20 centigrammes de cette essence dans la veine fémorale droite d'un chien ; au bout d'une minute, la tête fléchit, le cou se raidit, les pupilles se dilatent, les mâchoires se serrent, de la bave coule sur les lèvres, des gaz, de l'urine, des matières fécales sont rejetées, les membres présentent de violentes convulsions ; cinq minutes après, l'animal est hébété, se relève, regarde autour de lui et va se coucher dans un coin.

Ce tableau est celui qu'on observe chez l'homme cité plus haut et il est différent de celui que présente un chien auquel on injecte 30 grammes d'alcool à 50°. Dans ce cas, l'animal est promptement paralysé, il tombe comme une masse inerte, dans la résolution la plus parfaite ; c'est l'image d'un individu dit ivre-mort. Au bout d'une heure, il commence à soulever la tête, il se relève, se traîne péniblement, titube à la façon d'une personne ivre.

Si on remplace l'injection intra-veineuse par l'introduction de ces liquides dans l'estomac, le rectum, la muqueuse pulmonaire, le tissu cellulaire, les phénomènes sont les mêmes à l'activité et à l'intensité près.

On ne peut donc pas confondre l'alcoolisme proprement dit avec l'absinthisme.

Les premières expériences sur cette grave question avaient été exécutées, dès 1864, par MM. Magnan et Marcé (1).

Les auteurs avaient expérimenté sur la liqueur puis sur ses éléments et ils s'expriment ainsi au sujet de l'essence d'anis ; on verra plus loin pourquoi j'insiste sur cette partie de la question :

« Pour l'essence d'anis, la tolérance a été si complète et l'innocuité si évidente, qu'il n'a pas été nécessaire de multiplier les expériences.

« Une première fois, on a injecté, à l'aide de la sonde œsophagienne, 6 grammes d'essence d'anis dans l'estomac d'un chien à jeun. L'animal, soumis à l'observation pendant plusieurs heures, n'a rien présenté de particulier.

« Dans une deuxième expérience, nous avons injecté de la même ma-

(1) *Union médicale*, XXIII, p. 258, 1864.

nière 22 grammes d'essence d'anis, dose énorme, sans doute, qui n'a donné lieu, pourtant, ni à des vomissements, ni à de la diarrhée, et qui n'a déterminé aucun accident convulsif.

« L'injection a été faite à 8 h. 40 du matin; l'animal a eu, pendant une demi-heure, de l'écume aux lèvres, une respiration accélérée; mais il a conservé ses allures habituelles, il n'a pas cessé d'être caressant, de sauter, de courir; à 11 heures, il a mangé avec sa voracité ordinaire et, à 4 heures de l'après-midi, il a eu deux selles molles, mais non diarrhéiques, jaunâtres, exhalant une odeur pénétrante d'anis. Au contraire, 2 grammes d'absinthe provoquent l'attaque épileptiforme et le délire hallucinatoire.

Assurément, ces travaux ont été complétés depuis 1878, ils ont été aussi étendus à des cas spéciaux, mais la lumière était faite à ce moment, et le danger de certains produits accessoires de la fermentation clairement et péremptoirement établi.

La question suivante fut ensuite discutée :

Existe-il des procédés usuels pour reconnaître la nature et la qualité des alcools renfermés dans les eaux-de-vie du commerce et les boissons alcooliques ?

La séparation des impuretés de l'alcool est fort difficile, a fait remarquer M. Isid. Pierre, si l'on opère sur les eaux-de-vie, sur les alcools tels qu'ils sont livrés à la consommation, parce que l'eau entraîne à la distillation non seulement les produits volatils comme l'aldéhyde, mais encore les composés de point d'ébullition élevé, comme l'alcool amylique, qui bout à 150 degrés.

A cette époque, on avait singulièrement perfectionné la purification de l'alcool méthylique et on avait tenté de l'introduire dans les alcools et dans les liqueurs pour ne pas payer les droits. MM. Riche et Bardy décrivirent le procédé qu'ils venaient de faire connaître pour rechercher et même pour doser l'alcool méthylique dans l'alcool éthylique, ainsi que celui qui leur avait permis de donner la solution du problème inverse : *recherche de l'alcool éthylique dans l'alcool méthylique.*

M. Stenberg (de Suède) donna ensuite des renseignements sur le procédé qu'il emploie pour déterminer la proportion des impuretés dans l'alcool, par l'emploi de l'acide sulfurique concentré, en s'aidant de témoins formés par des mélanges en proportions connues avec l'alcool amylique, qui est l'impureté la plus abondante.

On verra par la suite que la solution de cette deuxième question a réalisé de grands progrès depuis ce Congrès jusqu'à celui de 1889.

La troisième question était ainsi formulée :

Étudier les symptômes et les lésions anatomiques des affections individuelles et héréditaires que détermine l'abus de boissons alcooliques ; en faire ressortir les conséquences au point de vue de l'état physique et moral des populations.

Elle a donné lieu à une remarquable communication de M. Lancereaux. Il commence par décrire l'alcoolisme aigu qui a pour principale manifestation l'ivresse à formes ordinaires et il la distingue de l'ivresse *convulsive*, qui est caractérisée par des convulsions cloniques et une excitation maniaque, ainsi que de l'ivresse *apoplectique* qui a pour symptôme dominant, inéluctable et rapide, un état comateux grave. D'après lui ces deux dernières variétés doivent être attribuées plutôt à la mauvaise qualité des alcools qu'à une trop forte ingestion d'alcool éthylique.

M. Lancereaux aborde ensuite l'alcoolisme *chronique*, dans lequel il distingue l'alcoolisme *acquis* et l'alcoolisme *héréditaire*. L'alcoolisme acquis est l'état morbide que contracte un individu qui se livre à l'usage immodéré des boissons fermentées ou distillées. Il produit des désordres fontionnels, attaquant les principaux appareils de l'organisme, surtout et toujours le système nerveux ; ils varient avec de nombreuses circonstances, mais ils présentent certains caractères généraux. Au point de vue de la sensibilité physique, on observe de la formication qui est éveillée par le changement de température, en particulier par la chaleur du lit, et qui partant des extrémités, se répand vers le centre du corps ; ces sensations sont bientôt suivies d'hyperalgésie et d'analgésie plus ou moins générales. Les fonctions des organes des sens sont perverties d'abord, puis très affaiblies.

La sensibilité morale est exagérée et altérée, non seulement par l'action de l'alcool, mais encore par l'insomnie, qui est un symptôme ne faisant jamais défaut.

Les facultés mentales, d'abord troublées, s'affaiblissent rapidement ; des phénomènes pathologiques à formes variables — manie, lypémanie, démence — se déclarent; l'intelligence devient obtuse et se dégrade tout à fait; des hallucinations, rarement de nature gaie, le plus souvent accompagnées d'étonnement, de crainte, de terreur, se manifestent.

La motilité est atteinte, et le tremblement, qui se déclare d'abord aux mains, gagne bientôt les bras, les pieds, les jambes, les lèvres. Les mouvements perdent leur sûreté, la parole devient hésitante, embarrassée ; enfin apparaît le *delirium tremens*.

Les organes d'absorption et d'élimination de l'alcool deviennent d'abord le siège d'une irritation des tissus, puis l'effet du ralentissement de la nutrition amène une infiltration graisseuse ou protéique dans les principaux organes, notamment dans les fibres musculaires, les cellules nerveuses et les épithéliums du foie et des reins; l'encéphale s'atrophie, les vésicules pulmonaires se dilatent, les cartilages s'ossifient; en un mot, une vieillesse rapide et anticipée se déclare.

L'alcoolisme héréditaire se reconnaît à des caractères non douteux. Un grand nombre d'enfants d'alcooliques sont enlevés par des convulsions, ou deviennent épileptiques, s'ils arrivent à l'âge de la puberté.

Beaucoup périssent de méningite tuberculeuse ou d'une autre affection, généralement tuberculeuse.

On a constaté chez nombre de jeunes filles hystériques des ascendants alcooliques.

Les enfants d'alcooliques sont souvent doux et intelligents au début de leur vie; bientôt ils deviennent emportés, bizarres, et leur intelligence subit un temps d'arrêt. S'ils conservent leurs facultés intellectuelles, ils restent mal équilibrés, d'une susceptibilité nerveuse extrême; et il arrive un âge peu avancé où ils sont pris d'un besoin de boissons fermentées, tellement impérieux qu'ils n'y résistent que très rarement; souvent des penchants vicieux se déclarent, et s'accentuent au point d'amener ces malheureux à la dégradation la plus complète (1).

Le Congrès aborda ensuite une quatrième question :

Démontrer par des recherches statistiques comparées les inconvénients qui résultent de l'abus des diverses boissons alcooliques.

Le docteur Lunier, que nous avons eu le regret de perdre il y a quelques années, résuma dans un volumineux et intéressant rapport un grand nombre de documents qu'il avait publiés depuis dix ans sur la production des alcools, des vins, de la bière et du cidre, sur la consommation de ces boissons, sur le nombre et la répartition, par département, des inculpés pour cause d'ivresse publique, des morts par excès de boissons, et des aliénés et suicidés par suite d'alcoolisme. Il fit notamment cette remarque très curieuse, établie par des graphiques, que dans les pays à vin, l'alcoolisme n'augmente pas quand la récolte est très abondante, tandis qu'il croît manifestement dans les pays à cidre : ce que M. Leudet attribue à une fabrication abondante d'alcool de cidre, lequel est très impur et très nocif.

MM. Chassagne, Edmunds, Baer, Barella, Jorissen, T. Irving White, firent aussi des communications sur ce sujet.

Je ne puis que renvoyer à la brochure du Congrès les personnes qui s'intéresseraient spécialement à cette question, ainsi qu'à la dernière du programme, ainsi conçue :

Étudier les moyens législatifs, administratifs et fiscaux qui sont de nature à prévenir ou à réprimer l'abus des boissons alcooliques.

En se séparant, le Congrès émit les vœux suivants :

Que les gouvernements soient invités non seulement à prévenir et à réprimer l'abus des boissons alcooliques par des mesures législatives, mais aussi à faire tous les efforts pour que l'eau-de-vie destinée à la consommation soit, autant que possible, purifiée et rectifiée;

Qu'une commission internationale permanente soit nommée à l'effet de réunir tous les faits relatifs à l'étude de l'alcoolisme, d'étudier les moyens

(1) MM. Mairet et Combemalle ont exécuté récemment des expériences sur des chiens, et ils ont constaté d'une façon certaine l'influence dégénérative de l'alcoolisme sur deux générations.

de les combattre et de provoquer la réunion de congrès ultérieurs destinés à continuer les travaux du Congrès de Paris.

1° *Que les droits généraux sur les vins, particulièrement à l'entrée des villes, soient nivelés et abaissés autant que possible;*

2° *Que les vins ne puissent plus être l'objet de surtaxes de la part des communes qui reporteraient leurs surtaxes sur les alcools;*

3° *Que les bières et les cidres ne puissent être surtaxés;*

4° *Que la bière ne soit plus assujettie qu'à un droit unique de fabrication aussi faible que possible;*

5° *Que les droits d'entrée sur les cidres soient nivelés et notablement abaissés.*

Personne n'ignore qu'il n'a pas été donné suite à la nomination d'une commission internationale de l'alcoolisme. Les autres vœux du Congrès au sujet de l'élévation des droits sur l'alcool et de leur abaissement sur le vin, la bière le cidre, sont restés platoniques en France jusqu'à ce jour.

Il y a eu cependant un réveil en 1888 à la suite du rapport de Claude, des Vosges, et ce réveil tardif ne s'est traduit jusqu'à ce jour que par un rapport de M. Léon Say, dont il sera question plus loin.

Les savants et les industriels n'ont pas imité cette inactivité, et de nombreux travaux ont été poursuivis, dans les divers pays, sur la nature et la nocivité des impuretés contenues dans les liquides fermentés, sur la statistique de la consommation des boissons alcooliques comparée à celle de la criminalité et de l'aliénation mentale, ainsi que sur les moyens de débarrasser de ces impuretés l'alcool pendant la fabrication, de déterminer et de doser ces impuretés.

Je n'ai que peu de faits à signaler sur la nature de ces impuretés, parce que j'en ai traité au Vin et à la Bière; je vais ajouter ce qui a été fait pour les alcools eux-mêmes et qui ne s'applique qu'à ces corps.

Il est possible, comme l'a signalé M. Schwartz, que l'alcool amylique augmente dans une fermentation tumultueuse, car il paraît être en plus grande quantité dans un vin acide de Vendée ou du Centre que dans les vins dont la fermentation est plus lente et se continue durant l'hiver.

D'après M. Schwartz (1), le kirsch naturel contiendrait peu d'alcools à équivalents élevés, parce que la fermentation s'opère très lentement.

M. Lebel (2) a vérifié le fait pour la bière à basse température.

D'après M. Lindet (3), la différence serait très faible avec les moûts de grains quelle que soit la durée de la fermentation.

Cet alcool amylique est formé d'alcool actif ou méthyl-éthyl-éthylique et d'alcool inactif ou isopropyl-étylique; le premier paraît être prédominant.

(1) *Dingler Polytechnishes*, CLXXII, 239.
(2) *Bull. de la Soc. chim.*, II, 98, 1882.
(3) *Acad. des sc.*, 16 juillet 1888.

Le *bacillus butylicus*, d'après MM. Claudon et Ch. Morin (1), donne dans son action sur la glycérine et le sucre, des alcools éthylique, butylique et amylique normaux. La proportion de ce dernier est faible; alors que le poids des alcools bruts s'élevait à 3028 grammes, celui de l'alcool amylique renfermé dans ce produit était de 131 grammes, soit environ 5 p. 100 de la somme des alcools, un peu moins de 1 p. 100 de la glycérine employée. Les auteurs ont vérifié, par les propriétés de cet alcool et de son iodure, qu'il s'agissait réellement d'alcool amylique normal.

M. Ordonneau avait annoncé que la présence de l'alcool butylique normal dans un liquide de fermentation prouve qu'il a pour origine le raisin ou un fruit, car il existe seul dans le cidre, le kirsch, et que, inversement, la présence de l'alcool isobutylique démontre que l'alcool provient de la fermentation des grains et de la betterave. La saveur agréable de l'alcool normal, comparée à la saveur âcre de l'iso-alcool, rendrait compte, pour une part, du bon goût d'un alcool de fruit et du mauvais goût d'un alcool industriel.

MM. Claudon et Morin (2), opérant sur 100 kilogrammes de sucre mis en fermentation avec de la lie d'un vin blanc de la Charente (1885), ont obtenu : une petite quantité d'aldéhyde ; 50 kilogrammes d'alcool éthylique compté à 100° ; 158gr,0 d'isobutylène glycol. ; 2120 grammes de glycérine ; 205gr,3 d'acide acétique ; 452 grammes d'acide succinique, des traces de furfurol et 207 grammes d'huiles qui étaient formées de :

	gr.
Eau	5.5
Alcool éthylique	145.0
— propylique normal	2.0
— isobutylique	1.5
— amylique	51.0
Éther œnanthique	2.0

La proportion des alcools supérieurs n'atteint que la millième partie de l'alcool éthylique ; l'alcool amylique en forme la presque totalité, l'alcool butylique normal ne s'y trouve pas, mais il y a très peu d'alcool isobutylique.

Suivant ces auteurs, l'alcool butylique normal n'est pas produit par la fermentation avec la levure elliptique qui est la levure du vin; ils l'ont vérifié sur une eau-de-vie pure provenant de Surgères (cépage Folle-Blanche).

Ils ont constaté cependant, comme M. Ordonneau, qu'il existe abondamment dans une eau-de-vie de Cognac dont ce dernier leur a remis 250 grammes, mais cette eau-de vie avait été faite avec des vins altérés,

(1) *Journ. de pharm. et de chim.* [5], XVI, 539, 1887.
(2) *Journ. de pharm. et de chim.* [5], t. XV, 628, 1887, et *Bull. de la Soc. chim.*, XLIX, 178.

elle contenait le *bacillus butylicus*, et c'est à sa présence qu'il faut attribuer le développement de l'alcool butylique comme celui de l'alcool amylique normal.

En ne tenant pas compte de l'alcool butylique normal dans cette eau-de-vie altérée, MM. Claudon et Morin ont obtenu les résultats suivants par comparaison avec les produits similaires obtenus dans la fermentation du sucre par la levure elliptique :

	Eau-de-vie de Cognac.	Eau-de-vie par fermentation à la levure elliptique.
Alcool propylique..........	48.1	2.1
— isobutylique.......... ..	18.5	2.4
— amylique.......	139.5	80.4

Ce ne serait pas la levure elliptique qui fournirait l'alcool butylique normal, mais il y aurait très peu d'alcool isobutylique formé dans la fermentation par la levure elliptique. On pourrait expliquer l'odeur agréable de l'alcool de vin par la petite quantité d'alcool isobutylique qui s'y trouve, et aussi par la minime proportion d'alcools à équivalents élevés qui se forment.

M. Rommier a exécuté des fermentations avec du sucre et du marc de bon raisin blanc, tout récent; il a obtenu une eau-de-vie très franche de goût, ayant le parfum du raisin qui l'avait fournie, et il a conclu de ces essais que la levure elliptique, non altérée, donne une excellente eau-de-vie, que le mauvais goût des eaux-de-vie de marc commerciales provient du développement de ferments étrangers qui pullulent dans les marcs, et que l'on peut paralyser leur action en ajoutant de la levure ellipsoïdale au produit en fermentation.

L'alcool caproïque ou hexylique, extrait par Faget de l'essence de marc de raisin et de l'eau-de-vie de marc, a été retiré à la dose de 0gr,60 d'un hectolitre de vieille eau-de-vie.

M. Ordonneau a obtenu d'un hectolitre de vieille eau-de-vie 1gr,05 d'un mélange d'alcools à équivalents plus élevés, qu'il considère comme formés d'alcools heptylique, octylique, nonylique et décylique, et même supérieurs parce que le point d'ébullition de ce mélange bout à 260 degrés.

Le peu de matière obtenue, le mélange probable de ces alcools avec d'autres produits, l'impossibilité de découvrir la nature de plusieurs corps mélangés, en se basant exclusivement sur un point d'ébullition, laissent beaucoup d'incertitude sur la composition de ce mélange.

Enfin, MM. Claudon et Morin viennent de tirer de la suite de leur travail (1) une conclusion ferme qui est celle-ci : « La fermentation d'une même matière par la levure de bière et par la levure elliptique

(1) Claudon et Morin, *Bull. de la Soc. chim.*, XLIX, 188, 1888.

pure, dans des conditions semblables, fournit des quantités d'huiles comparables. »

Il reste à préciser quelles sont ces huiles et si la levure du raisin est de la levure elliptique pure, ou presque pure; les travaux de M. Rommier prouvent le contraire, à notre avis, et les divergences tiendraient aux impuretés variables de la levure elliptique existant dans la lie de vin.

M. Fœrster (1) a montré que le *furfurol*, $C^5H^4O^2$, se forme en faible proportion lorsqu'on abandonne, à partir de 38°, une solution de sucre en présence des acides étendus. Cette réaction explique probablement la présence constante de cet aldéhyde dans les liquides fermentés et distillés.

Les acides de la série grasse paraissent se trouver, pour la plupart, dans les alcools. Le plus souvent, c'est à l'état d'éther; cependant l'acide butyrique normal existerait, à l'état libre, d'après M. Ordonneau, en quantités appréciables dans les eaux-de-vie de Cognac; il serait en proportion notable dans certaines, comme celle d'Aigrefeuille, et ce serait ce corps qui, libre et combiné aux alcools supérieurs, donnerait à cette dernière eau-de-vie son arome spécial. On a vu plus haut l'action énergique du *bacillus* dit *butylicus* pour la formation des composés butyriques.

L'acide butyrique se développe dans les vinasses et dans les lies, et c'est lui surtout qui communique aux distilleries de lies l'odeur insupportable qui en est exhalée.

Suivant le même auteur, les éthers caprique et pélargonique seraient les plus abondants parmi les acides gras à équivalent élevé, et l'eau-de-vie de vin lui aurait fourni 3gr,10 d'éther pélargonique et 4gr,45 d'éther caprique par hectolitre.

Il est certain que le bouquet des vins est surtout dû aux éthers, car il subsiste, plus ou moins altéré, à la distillation simple, tandis qu'il est détruit si l'on ajoute un alcali dans l'appareil. Ces éthers sont surtout ceux de l'alcool éthylique, mais ils sont mélangés aux éthers des alcools supérieurs.

Aujourd'hui, l'on fabrique sur une très grande échelle dans la vallée du Rhin un corps odorant, liquide, par l'action d'un courant de vapeur surchauffée dans les lies de vin pressées; l'eau condensée est surnagée par une huile qu'on vend sous le nom d'essence de lie de vin, à des prix très variables et qui est très souvent fraudée; on distingue l'huile verte, colorée par du cuivre des alambics, et l'huile blanche qui est plus suave, et dont le point d'ébullition ne dépasse pas 270°. Cette essence qu'on appelle aussi *éther œnanthique*, lequel a été découvert par le pharmacien Delongchamps et qui a été étudié par Liebig et Pelouze,

(1) *Deutsch. chem. Gese sch.*, 230 et 232, 1882.

par Fisher et par Delffs, a fourni des compositions variables aux divers expérimentateurs : ce qui tient à ce que c'est un produit complexe, comme le démontre son point d'ébullition très variable, oscillant entre 200° et 300°.

M. Ordonneau s'est procuré de l'essence de lie provenant d'une maison de Mayence. Elle bout de 224° à 315° en laissant un résidu brun. Après saponification, elle a donné à la distillation, en présence de l'eau, de l'alcool éthylique et des traces d'alcools supérieurs, d'une essence et d'un carbure d'hydrogène, à odeur alliacée, qui n'ont pas été analysés. L'alcali contenait un mélange d'acides caproïque et œnanthylique, et surtout d'acides caprylique, pélargonique, caprique et laurique.

M. Ordonneau, en rectifiant de très grandes quantités d'essence de lie de vin, a séparé, dans les produits de tête, un liquide, bouillant de 173° à 175°, qui serait un terpène actif sur la lumière polarisée, donnant un chlorhydrate solide, cristallisable. Ce corps répand une odeur agréable, il s'oxyde à l'air ; au bout de deux ans, un tiers de ce liquide s'était transformé, dans un flacon bouché, en une masse résineuse.

Les eaux-de-vie des Charentes renferment environ 10 grammes d'éther œnanthique par hectolitre.

M. Ch. Morin et M. Lindet ont publié d'intéressantes recherches sur les bases extraites des liquides ayant subi la fermentation alcoolique. Les bases trouvées par le premier sont au nombre de trois, au moins ; la plus abondante, et la seule étudiée jusqu'à ce jour, bout de 171° à 172°, et la formule est $C^7H^{10}Az^2$.

M. Lindet a conclu de ses expériences que la quantité de base paraît augmenter lorsque la fermentation est conduite sans addition de levure comme pour le vin et le cidre ou quand les levures sont rarement renouvelées.

MM. Dujardin-Beaumetz et Audigé ont publié, en 1884, de longues et importantes expériences sur l'alcoolisme chronique (1). Pour se mettre autant que possible dans des conditions comparables à ce qui se passe chez les alcooliques, ils ont administré les liquides journellement à petites doses, par la voie stomacale et ils ont choisi, comme sujet d'expérience, le porc, parce que la structure de son appareil digestif s'éloigne peu de celle de l'homme, et aussi parce que c'est le seul animal qui ait consenti à absorber les alcools.

Dans une première série, ils ont opéré sur l'alcool éthylique, l'alcool de pomme de terre, de grains, de betterave à divers degrés de pureté et l'alcool méthylique du commerce.

Dans une deuxième série, ils ont expérimenté, sur les alcools industriels et sur deux liquides contenant de l'absinthe.

Voici les conclusions de ces recherches :

(1) *Recherches sur l'alcoolisme chronique*, Dujardin-Beaumetz et Audigé, 1886. Doin.

« Ces expériences très coûteuses, qui nous ont demandé près de trois années d'observation, établissent :

« 1° Que les alcools, administrés d'une façon lente et continue, déterminent chez le porc, au bout d'un certain temps, des lésions anatomiques qui consistent en des congestions et des inflammations du tube digestif et du foie, sans atteindre cependant dans cet organe le degré d'hépatite interstitielle que l'on observe chez l'homme alcoolique; en des congestions du parenchyme pulmonaire, qui peuvent aller quelquefois jusqu'à l'apoplexie; en dégénérescences athéromateuses des gros vaisseaux et en particulier de l'aorte, et enfin en des suffusions sanguines dans l'épaisseur des muscles et dans le tissu cellulaire;

« 2° Que ces lésions, inappréciables au bout de trente mois avec l'alcool éthylique et les alcools qui ont une autre origine que celle du vin, à la condition qu'ils aient été complètement rectifiés, sont au contraire très accusées lorsqu'elles sont produites par les alcools bruts ou mal rectifiés, provenant soit des betteraves, soit des grains, soit des pommes de terre;

« 3° Que la liqueur d'absinthe et l'essence d'absinthe donnent lieu chez les animaux à de l'excitation et finissent même par amener des phénomènes convulsifs.

« Ces résultats nous permettent d'affirmer que les désordres observés chez l'homme à la suite de l'alcoolisme sont bien dus à l'absorption lente et progressive du poison auquel il se livre chaque jour. »

MM. A. Mairet et Combemale (1) ont institué des expériences sur l'intoxication chronique des chiens par l'alcool.

Les caractères généraux sont ceux que M. Lancereaux a signalés chez l'homme : impression de peur avec hallucinations, affaiblissement intellectuel, troubles musculaires d'ordre ataxique et paralytique qui débutent par l'arrière-train et qui se généralisent rapidement comme dans la paralysie générale. A l'autopsie, on observe les lésions ordinaires de la paralysie.

M. Robert Wurtz (2) a fait sur des grenouilles, des cobayes et des lapins, des expériences physiologiques avec l'alcaloïde pur isolé par M. Morin (3), et il en a conclu qu'il possède une faible toxicité. Une grenouille succombe avec 1/2000 de son poids; la dose mortelle est environ de 1 gramme par kilogramme pour le lapin et le cobaye; c'est un poison des centres nerveux.

Cette étude est donc à son début, car il y a dans ces liquides plusieurs, de nombreux alcaloïdes peut-être, et rien ne prouve que les autres ne soient pas plus toxiques; il est même probable que les plus actifs, comme on l'a remarqué pour les ptomaïnes, sont les plus altérables, et leur isolement sera le plus difficile.

(1) *Journ. de pharm. et de chim.* [5], XVIII, 17.
(2) *Journ. de pharm. et de chim.* [5], XVII, 386.
(3) *Journ. de pharm. et de chim.* [5], XVII, 384.

M. Lindet a montré (1) que la proportion des bases est très variable suivant la nature du liquide alcoolique ; elle est très forte dans les flegmes de mélasses de betteraves, forte dans les rhums, plus faible dans les eaux-de-vie de raisin, de cidre, et plus faible encore dans les flegmes de grains ; donc, au point de vue des alcaloïdes, les alcools de grains seraient préférables, hygiéniquement parlant, aux eaux-de-vie de fruits.

MM. Brouardel et Pouchet (2) font, d'ailleurs, très sagement remarquer, au point de vue des expériences sur les animaux, qu'il faut être très prudent sur les conclusions à tirer. La même dose d'une substance toxique produit des effets très différents, suivant qu'elle a été injectée dans les veines, sous la peau, ou ingérée directement. Ce fait se vérifie dans les expériences de M. R. Wurtz, dont on vient de parler. La même dose, administrée à la longue ou en une fois, détermine des actions très diverses tantôt plus énergiques, tantôt moins énergiques dans un cas ou dans l'autre.

Les travaux les plus importants sur la toxicité des liquides alcooliques sont dus à M. Laborde (3) ; ils sont la confirmation de ceux de M. Magnan, résumés plus haut.

Trois chiens, ayant sensiblement le même poids (7 à 8 kilogrammes), ont reçu par la sonde œsophagienne :

Le premier, 50 grammes d'alcool de *vin de Roussillon* authentique ;

Le deuxième, 50 grammes d'alcool de betterave ;

Et le troisième, 50 grammes d'alcool de maïs.

Les trois alcools avaient été ramenés à 50 degrés et additionnés de 50 grammes d'eau.

Le premier animal est d'abord excité ; il titube après douze minutes, se couche pour se relever, en vacillant, quand on l'appelle. Au bout d'une heure et demie il marche, redevient caressant et mange. La température a baissé de deux dixièmes de degré.

Le tableau symptomatique des deux derniers a été le même ; les animaux restent immobiles, silencieux ; ils titubent après dix minutes, au bout de vingt minutes ils ne se relèvent plus, et après une heure ils sont plongés dans un sommeil comateux pour ne se réveiller, le chien traité par l'alcool de betterave, que le troisième jour, et l'autre le lendemain. La température a baissé de 1 degré environ.

En résumé, les symptômes ont été ceux de l'ivresse à des degrés très divers, légère avec l'alcool du vin, très forte avec les deux autres, surtout avec l'alcool de betterave.

La même expérience a été répétée sur trois autres chiens semblables, avec les alcools *éthyliques* extraits des trois alcools précédents.

(1) *Journ. de pharm. et de chim.* [5], XVII, 388.

(2) *De la consommation de l'alcool dans ses rapports avec l'hygiène.* Rapport au comité consultatif d'hygiène publique de France, mai 1888.

(3) *Acad. de méd.*, bulletin, octobre 1888, p. 470 et 527.

Les phénomènes chez les trois sujets ont été sensiblement les mêmes et très analogues à ceux qu'avaient fournis l'alcool de vin dans la série précédente.

Enfin, M. Laborde a essayé, sur trois animaux, autant que possible comparables, les résidus de la purification des alcools de la première expérience, aux mêmes doses que ci-dessus.

L'irritation sur l'estomac a été telle qu'elle a provoqué des vomissements réitérés, bientôt sanglants, avec cris plaintifs, accélération respiratoire, abaissement thermique, etc.

Cependant, le résidu de l'alcool de vin est mieux supporté, quoique douloureux aussi pour l'estomac ; il détermine une profonde ivresse chez un chien de 8 kilogrammes.

Ce travail vérifie ce que j'ai soutenu dans la discussion sur le vinage à l'Académie de médecine :

« Que les eaux-de-vie, contenant des impuretés nombreuses et variables, peuvent être et sont dangereuses autant et plus que les alcools d'industrie purifiés, et que l'alcool éthylique le plus pur est un poison. M. Bergeron était donc dans le vrai lorsqu'il protestait énergiquement, en 1878, contre ceux qui, attaquant à juste raison les alcools à équivalents élevés, donnaient un brevet d'innocuité à l'alcool éthylique. »

M. Laborde a étudié isolément les produits qui existent dans les alcools, les liqueurs et les vins. Nous renvoyons à son mémoire les personnes qui voudraient connaître le détail de ses expériences et nous en donnons seulement les conclusions.

Au premier rang de toxicité sont :

Les huiles de vins ou bouquets des vins ;

Le furfurol ;

L'aldéhyde salicylique, le salicylate de méthyle, qu'on fait entrer comme arôme dans les liqueurs dites apéritives, telles que le vermouth et le bitter ;

La liqueur d'absinthe ;

L'aldéhyde benzoïque et le benzonitrile, qui forment la partie principale de l'essence avec laquelle on aromatise la liqueur de *noyau*.

Ces toxiques puissants sont des convulsivants à formes diverses et à intensités variables. Après eux viennent se placer les corps suivants :

1° Ceux qui provoquent des troubles fonctionnels graves, et habituellement mortels à la dose expérimentale efficace ; nous citerons dans cette catégorie :

L'*aldéhyde cinnamique*, un contracturant qui se rapproche, par ce caractère, des aldéhydes salicylique et pyromucique.

Le *cinnamate d'éthyle*.

Et, parmi les essences-bouquets :

Le *wisky* (d'Irlande) ;

Le *gin* (de Londres);
Le *genièvre* (de Hollande);
Le *sherry-brandy;*
Le *duchbitter;*
L'*essence de kirsch.*

2° Puis, au-dessous des précédents, les produits dont l'action, bien que capable de déterminer des accidents morbides réels, n'est point mortelle ou constamment mortelle.

Exemples :

Les *benzoates d'amyle* et *de méthyle;*
L'*acétate d'amyle ;*
Les *butyrates d'éthyle* et *d'amyle;*
Les *succinates d'éthyle* et *de méthyle;*
Le *formiate*, le *malate* et le *valérianate d'éthyle ;*
L'*œnanthylate d'éthyle;*
Le *malate de méthyle;*
L'*acétal* et le *méthylal;*
L'*acide amyltartrique*, etc.

3° Enfin, ceux qui peuvent être considérés comme les moins dangereux dans la limite de leur usage habituel, et au nombre desquels on peut signaler :

Les essences ou bouquets de *rhum*, de *cassis*, de *cognac-brandy*, du *curaçao*, de *kummel*, de *marasquin*, de *bénidictine*, d'*anisette de Paris*, de *grenadine*, etc.

MM. Cadéac et Albin Meunier ont présenté à l'Académie de médecine, dans la séance du 10 septembre 1889, un travail étendu sur un côté spécial, mais un des plus graves, de la question de l'alcoolisme, sur l'absinthisme. Ils émettent d'abord l'opinion que les auteurs qui se sont occupés de la liqueur d'absinthe n'ont considéré que deux de ses éléments, l'essence d'absinthe et l'alcool, qu'ils ont attribué d'une manière exclusive, soit à l'une, soit à l'autre, soit à l'action combinée de ces deux substances, les troubles graves résumés sous le nom d'*absinthisme*, et qu'ils ont considéré comme nulle l'influence des autres essences entrant dans la composition de l'absinthe : hysope, coriandre, fenouil, mélisse, angélique, menthe, badiane et anis.

Sur ce point il faut reconnaître que ces honorables expérimentateurs n'avaient pas suffisamment feuilleté les travaux sur cette question, car ils auraient trouvé dans le volume cité plus haut, du congrès de 1878, que M. Magnan avait étudié comparativement les effets des essences d'angélique, de badiane, de fenouil, de mélisse, de menthe, d'origan, de calamus aromaticus et d'absinthe. Il n'indique pas, il est vrai, les effets de l'essence d'anis, mais MM. Cadéac et Meunier déclarent dans leurs recherches qu'ils sont les mêmes que ceux de l'essence de badiane.

Ils donnent ensuite une formule, type selon eux, de la liqueur d'absinthe :

Essence	d'anis	6 gr.	Essence	de menthe	1 gr.
—	de badiane	4	—	d'hysope	1
—	d'absinthe	2	—	d'angélique	1
—	de coriandre	2	—	de mélisse	1
—	de fenouil	2			

pour un litre d'alcool à 70 degrés, coloré avec du persil frais ou des orties fraîches.

Comme on le voit, l'essence d'absinthe, au point de vue quantitatif, est loin d'occuper le premier rang; elle n'entre que pour un dixième environ dans les aromates qui composent la liqueur.

Les auteurs ont fait absorber chaque essence à différents animaux : — chien, chat, lapin, cobaye, cheval, grenouille — par la voie digestive, par la voie intra-veineuse, par le tissu cellulaire sous-cutané, en délayant l'essence dans l'huile ou dans la vaseline liquide, puis par la voie pulmonaire, en faisant respirer les vapeurs d'essence à des cobayes placés dans des cloches en verre. Ils ont toujours complété cette étude par une ou plusieurs expériences faites sur eux. Quelle que soit la voie d'absorption, les résultats sont les mêmes.

D'après eux, l'essence de coriandre ne communique à la liqueur d'absinthe que des propriétés excitantes.

A la dose de 2 grammes par litre, celle de fenouil apporte dans la liqueur d'absinthe des propriétés excitantes, mais elle occasionne en même temps de la lourdeur de tête et des tremblements; certains fabricants substituent l'essence de fenouil à une partie de l'essence d'anis, et, à cette dose, le fenouil rend la liqueur convulsivante.

Leurs observations les autorisent, affirment-ils, à corriger l'opinion courante qui attribue à l'essence d'absinthe seule les accidents connus sous le nom d'absinthisme, car un homme peut prendre en une fois, à jeun, pendant plusieurs jours de suite, sans troubles, toute la quantité d'essence d'absinthe qui entre dans un litre de liqueur.

L'essence de mélisse contribue, pour une légère part, à produire le tremblement chez les buveurs d'absinthe, et à déterminer de l'abattement, de la lourdeur de tête et du sommeil. C'est un hyposthénisant et un soporifique.

L'essence de menthe, à la dose de 1 gramme par litre de liqueur, produit à peine de la sudation et un peu d'engourdissement cérébral et musculaire : c'est un hyposthénisant. A haute dose, elle détermine la même ivresse et les mêmes symtômes que l'alcool éthylique, c'est un excitant.

L'essence d'angélique n'est pas convulsivante. Elle se borne à produire une exitation gaie, de courte durée ; puis viennent la lourdeur de tête, l'abattement et la somnolence en dernier lieu. Il ne faut lui imputer qu'une part insignifiante des troubles graves de l'absinthisme.

L'essence d'anis et de badiane fournissent la moitié du poids des essences qui entrent dans la liqueur d'absinthe expérimentée par MM. Cadéac et Meunier; un litre de cette liqueur renferme en moyenne 10 grammes de ces deux essences. La badiane et l'anis ont des propriétés identiques très actives.

Pour peu que la dose augmente, on observe des crises épileptiformes, et MM. Cadéac et Meunier se croient en droit de conclure que la liqueur d'absinthe emprunte à l'anis la plus grande partie de ses propriétés narcotiques et toxiques, et que les essences d'absinthe et de coriandre interviennent comme correctifs, en raison de l'excitation vive, gaie et continue qu'elles produisent, tandis que l'excitation provoquée par les autres essences est éphémère. L'essence d'absinthe surtout doit être relativement innocentée et, au contraire, l'essence d'anis est la cause principale des accidents les plus graves; si bien que, pour ralentir les progrès toujours croissants de l'absinthisme, il n'y aurait, d'après ces auteurs, qu'à modifier la composition de la liqueur en augmentant légèrement la proportion des essences bienfaisantes, et en diminuant la quantité d'anis, de badiane et de fenouil.

Partant de cette base, les auteurs ajoutent qu'il serait plus vrai d'appeler l'action de la liqueur d'absinthe du nom *d'anisisme* que de celui d'absinthisme. Ce travail choquant toutes les idées reçues, idées basées, d'ailleurs, sur les recherches expérimentales de MM. Magnan, Marcé et d'autres; et les résultats annoncés étant susceptibles d'avoir une certaine influence sur l'organisation de la lutte engagée contre la consommation de l'absinthe, une commission fut nommée aussitôt, et fit, dans la séance du 1er octobre 1889, un rapport sur ces recherches par l'organe de M. Laborde. Celui-ci répéta d'abord les expériences de M. Magnan et il déclare avoir introduit 20 grammes d'essence d'anis et de badiane dans l'estomac d'un chien de 10 kilogr. 1/2, sans que celui-ci ait éprouvé aucun accident notable.

Le rapporteur fit sous les yeux de l'Académie une double expérience : « Je prends, dit-il, un des réactifs physiologiques les plus sensibles, le jeune cobaye ; et, afin de rendre l'expérience plus saisissante et plus rapide dans ses résultats, j'emploie une dose relativement élevée des essences, entre lesquelles il importe d'établir la comparaison, puisqu'elles se disputeraient la prééminence toxique : l'essence d'absinthe, d'un côté ; d'anis et de badiane, de l'autre ; — et comme l'anis et la badiane ne diffèrent pas sensiblement dans leur action physiologique, il suffit, en dernière analyse, de mettre en parallèle l'essence d'absinthe et l'essence d'anis. »

Or, voici deux cobayes se rapprochant le plus possible, par l'âge, le volume et le poids : ce sont deux frères de la même portée, du poids exactement égal de 400 grammes.

Au premier, j'administre en injection hypodermique, intramusculaire *un* centimètre cube (le contenu d'une seringue de Pravaz ordinaire) soit un gramme, en poids, d'essence d'absinthe ;

Au second, exactement la même quantité d'anis.

A peine cinq minutes se sont écoulées que le premier animal, celui qui a reçu l'essence d'absinthe, roule dans une attaque convulsive violente, ayant tous les caractères de l'attaque épileptique, se produisant par accès successifs qui ne laissent plus de répit à l'animal, jusqu'à sa mort, laquelle survient dans une dernière période asphyxique au milieu de convulsions cloniques, dans un laps de temps moyen de quarante à cinquante minutes, une heure au plus (1).

Pendant ce temps, le deuxième cobaye, celui qui a reçu l'essence d'anis, se blottit dans un coin, où il reste fixé dans une sorte de somnolence; lorsqu'on l'invite à se déplacer, il se meut avec la vivacité habituelle à cet animal : c'est à peine si, un peu plus tard, l'on constatera un peu de lourdeur et d'incoordination motrice, comme dans l'ivresse, mais sans *le moindre symptôme de la nature convulsive ;* s'il succombe sous l'influence de la dose qu'il a reçue, — ce qui n'est pas constant, — ce ne sera qu'au bout de vingt-quatre et même quarante-huit heures.

Une dose double, 2 grammes, une dose triple, 3 grammes en injection hypodermique, n'amènent pas trace d'accident convulsif : après une première phase d'excitation, d'ailleurs peu prolongée, ils tombent dans un état de somnolence, dont ils ne sortent que sous l'influence de vives excitations ; et alors ils marchent assez facilement, bien qu'en traînant un peu les pattes postérieures qui ont été toutes les deux le siège de l'injection et qui présentent, par cela, un certain degré de parésie motrice et de sensibilité.

Les animaux succombent d'ailleurs, dans ces conditions, dans les vingt-quatre heures qui suivent l'expérience ; mais, je le répète, sans trace de phénomène convulsif.

Ce tableau expérimental peut être reproduit à volonté dans les mêmes conditions, avec un résultat constant, et il est encore plus saisissant sur le chien.

Le rapport conclut comme il suit :

I. — L'essence d'absinthe vraie est, de toute les essences qui entrent ou peuvent entrer dans la composition de la liqueur de ce nom, la plus toxique, et, conséquemment, la plus dangereuse ;

— Elle seule est capable de produire l'*attaque épileptique*, vraie, systématisée ;

— Elle est et reste le type des *convulsivants*, *épileptisants*, parmi les substances de cette nature, d'origine végétale.

(1) La mort a eu lieu, dans le cas présent, en vingt-cinq minutes.

II. — C'est donc une erreur capitale, scientifiquement et pratiquement, de nature à égarer l'opinion publique, que d'attribuer le titre de *bienfaisante* et de *correctif* à la substance fondamentale qui imprime à la liqueur de son nom ses caractères toxiques les plus dangereux.

III. — En principe, la liqueur d'absinthe, de même que toutes les liqueurs de cette sorte, dites apéritifs, tels, par exemple, que le vermouth et le bitter, — de même que l'alcool pur, et *a fortiori*, les alcools non purifiés ou adultérés, — constituent des *poisons* que condamne et réprouve l'hygiène ;

— Dans la pratique et à l'usage, ces poisons sont d'autant plus violents, et d'autant plus préjudiciables à la santé, que les substances qui les composent sont elles-mêmes, personnellement, douées de propriétés toxiques plus dangereuses par leur nature comme par leur intensité : telle est, par-dessus tout, l'essence d'absinthe, grâce à son action épileptisante.

IV. — Le mot *absinthisme* est, en dernière analyse, et demeure le qualificatif vrai et approprié de cette action, qui, ainsi que l'action toxique de l'alcool, ou l'*alcoolisme*, constituent les deux grands ennemis, les deux fléaux de la santé publique et du développement de l'espèce; ennemis auxquels il ne faut point se lasser de déclarer et de faire la guerre.

Il est logique de penser que MM. Cadéac et Meunier ont opéré sur une essence d'absinthe qui n'était pas l'essence ordinaire. On connaît, en effet, une essence *algérienne*, dont l'action est des plus bénignes, et avec laquelle M. Laborde n'a jamais pu arriver, quelle qu'en fût la dose, aux accidents convulsifs caractéristiques qui, avec l'essence vraie, de bonne qualité, se montrent d'emblée, rapidement et constamment.

Cette absinthe est retirée des *bulbes d'Asphodèle*, et les indigènes et les soldats en font une consommation considérable, grâce à son prix relatif, excessivement modique, de 20 à 25 centimes le litre. Aussi peuvent-ils en absorber de grandes quantités, sans en éprouver des effets bien marqués, autres que ceux de l'alcool qui entre dans la composition, sans ressentir notamment les effets habituels de l'absinthe véritable, que consomment presque exclusivement les officiers.

Mais dès qu'ils ont l'occasion ou l'obligation de revenir à l'usage de celle-ci, par exemple à leur retour en France, comme ils sont portés, par l'habitude, à une consommation abondante permise par l'innocuité relative du produit exotique et falsifié, ils éprouvent rapidement, et à un haut degré, les accidents caractéristiques, aigus d'abord, et ensuite chroniques, de l'absinthe vraie et active.

Il est difficile, d'autre part, d'admettre que l'anis, la badiane ordinaire et la mélisse possèdent une action toxique si énergique.

Enfin, il est rare de trouver des absinthes où la proportion d'essence d'absinthe soit si faible et celle de l'essence d'anis soit si prédominante.

§ 3. — Consommation de l'alcool.

Maintenant que la nature et la nocivité des éléments des alcools commerciaux sont connues, je vais étudier comparativement la marche de la consommation et celles de la criminalité et de l'aliénation mentale.

On comprend toutes les difficultés de pareilles recherches, la prise qu'elles laissent à l'incertitude, les aléas de toute sorte qu'elles comportent. Néanmoins il est un fait incontesté quant à la consommation : par suite du privilège aussi inexplicable que fatal accordé à de nombreux distillateurs, appelés bouilleurs de cru, des importations illégales et des fraudes de toute sorte, on peut affirmer que la quantité produite dépasse de beaucoup les déclarations effectuées; les consommations indiquées sont donc un minimum très réduit.

Il en est certainement de même pour la consommation dans les pays étrangers. Les données statistiques pour ceux-ci, envisagées entre elles et par rapport à la France, sont d'une comparaison difficile et peu exacte parce que les législations varient, les impôts sont différents et appliqués par des moyens dissemblables, les habitudes sont plus ou moins diverses et les conditions économiques plus ou moins dissemblables. Si l'on envisage la criminalité on retrouve les mêmes différences dans les lois pénales, dans la sévérité de leur application.

Enfin, il est plus difficile encore de déterminer les causes de l'aliénation mentale et la part qui incombe à l'alcoolisme.

Néanmoins, les faits parlent trop haut malheureusement pour qu'il puisse y avoir hésitation et doute sur la marche croissante et parallèle de l'alcoolisme d'une part, et de la criminalité ainsi que de l'aliénation d'autre part.

Une grande différence est à noter dans notre pays.

Les travaux de Lunier et ses cartes montrent que, de 1860 à 1875, les affections mentales étaient moins communes dans les pays de vignobles que dans ceux du Nord; or, à cette époque, on consommait beaucoup de vin dans le Midi et fort peu d'alcool, tandis que dans le Nord on buvait beaucoup d'alcool et peu de vin.

En quelques années le tableau a tout à fait changé depuis que les maladies du raisin ont rendu le vin rare et accru son prix en forte proportion.

Les cartes de M. V. Turquan qui accompagnent le rapport de Claude (des Vosges) établissent deux faits : la consommation croissante de l'alcool dans toute la France et l'augmentation rapide de l'alcoolisme.

D'après ce rapport, les quantités d'alcool consommées sont, pour la population française, évaluée à 37,399,469 habitants, en 1881, de

1,444,055 hectolitres, soit 3 litres 91 par tête, alors que cette consommation était de 2 litres 29 en 1862 : ce qui revient à dire qu'elle a presque doublé.

Les quantités d'alcool total contenu dans les boissons, en y comprenant le vin, la bière, le cidre, l'eau-de-vie, les spiritueux, ont été, en 1885, de 13 litres, en moyenne par tête, en prenant, pour base de cette évaluation, du vin à 10, de la bière à 3 et du cidre à 5 degrés.

Le tableau suivant fait connaître la production, le prix et la consommation des alcools depuis 1859.

ANNÉES.	QUANTITÉS FABRIQUÉES — Chez les distillateurs et bouilleurs de profession.	QUANTITÉS FABRIQUÉES — Chez les bouilleurs de cru. — Évaluation.	TOTAL de la PRODUCTION.	PRIX MOYEN par hectolitre d'alcool pur.	CONSOMMATION. — QUANTITÉS imposées.	QUOTITÉ MOYENNE PAR HABITANT.	PRODUCTION DES VINS.	PRODUCTION DES CIDRES.
	hectol.	hectol.	hectol.	fr.	hectol.	litres.	hectol.	hectol.
1850	670.000	270.000	940.000	56 »	585 200	1.46	45.266.000	16.181.000
1851	816.000	220.000	1.036.000	53 »	622.805	1.74	39.429.000	2.512.000
1852	435.000	262.000	697.000	110 »	648.810	1.81	28.636.000	18.428.000
1853	616.000	110.000	726.000	128 »	644.352	1.80	22.662.000	8.444.000
1854	891.000	23 000	914.000	214 »	601.699	1.68	10.824.000	8.615.000
1855	690.000	12.000	702.000	145 »	714.813	2.00	15.175.000	2.946.000
1856	686.000	18.000	704.000	111 »	768.394	2.13	21.294.000	3.782.000
1857	829.000	24.000	853.000	109 »	825.589	2.29	35.410.000	3.017.000
1858	696.000	262.000	958.000	70 »	842.691	2.34	53.919.000	4.297.000
1859	772.000	260.000	1.032.000	69 »	823.629	2.28	29.891.000	11.613.000
1860	763.000	110.000	873.000	82 »	851.825	2.27	39.558.000	14.593.000
1861	769.000	262.000	1.031.000	100 »	832.926	2.23	29.738.000	8.859.000
1862	908.000	110.000	1.018.000	74 »	857.592	2.29	37.110.000	7.937.000
1863	1.007.000	220.000	1.227.000	67 »	870 264	2.33	51.372.000	9 910.000
1864	1.126.000	227.000	1.353.000	82 »	870.223	2.33	50.653.000	11.644.000
1865	1.177.000	364.000	1.541.000	62 »	873.007	2.34	68.943.000	2.784.000
1866	1.255.000	136.000	1.391.000	44 »	964.223	2.53	63.838.000	14.675.000
1867	815.000	273.000	1.088.000	59 »	939.465	2.47	39.128.000	11.642.000
1868	1.031.000	261.000	1.292.000	64 »	971.317	2.55	52.098.000	11.696.000
1869	1.151.000	260.000	1.411.000	73 »	1.008.750	2.63	70.000.000	4.280.000
1870	902.000	335.000	1.237.000	57 »	882.790	2.32	54.535.000	19.194.000
1871	1.179.000	422.000	1.601.000	75 »	1.013.216	2.81	56.901.000	2.128.000
1872	1.439.000	452.000	1.891.000	54 »	755.464	2.09	50.155.000	4.597.000
1873	1.249.000	175.000	1.424.000	57 »	934.450	2.59	35.716.000	13.635.000
1874	1.348.000	184.000	1.532.000	75 »	970.599	2.69	63.146.000	13.312.000
1875	1.472.000	377.000	1.849.000	54 »	1.019.052	2.82	83.836.000	18.257.000
1876	1.408.000	301.000	1.709.000	43 »	1.000.182	2.71	41.847.000	7.036.000
1877	1.172.000	137.000	1.309.000	68 »	1.029.683	2.79	56.405.000	13.345.000
1878	1.260.000	157.000	1.417.000	58 »	1.100.512	2.98	48.720.000	11.936.000
1879	1.404.000	84.000	1.488.000	63 »	1.161.649	3.22	25.770.000	7.738.000
1880	1.556.000	25.000	1.581.000	68 »	1.313.831	3.64	29.677.000	5.465.000
1881	1.791.000	31.000	1.822.000	63 »	1.444.156	3.91	34.139.000	17.122.000
1882	1.733.000	34.000	1.767.000	56 »	1.420.336	3.85	30.886.000	8.921.000
1883	1.971.000	40.000	2.011.000	50 »	1.484.032	3.96	36.029.000	23.492.000
1884	1.873.000	62.000	1.935.000	44 »	1.488.676	3.98	34.781.000	11.907.000
1885	1.795.000	69.000	1.864.000	47 »	1.444.383	3.86	28.536.000	19.955.000
1886	1.980.000	72.000	2.052.000	50 »	1.419.888	3.53	25.063.000	8.300.000
1887	1.952.000	53.000	2.005.000	49 »	1.467.632	3 84	24 333.000	13.437.000
1888	2.105.000	57.000	2.162.000	48 85	1.468.443	3.842	30.102.000	9.767.000

A l'Exposition de 1889 s'est tenu un congrès de l'alcoolisme pour lequel le comité d'organisation avait préparé des questions dont une étude antérieure avait été confiée à des rapporteurs spéciaux. L'une d'elles, qui a trait au sujet dont je traite en ce moment, était l'établissement d'une statistique internationale qui permît de mettre en relief les rapports pouvant exister entre l'accroissement de la consommation de l'alcool, et celui de la criminalité et de l'aliénation mentale.

La question était ainsi posée : « Statistique des débits de boissons comparée dans les différents pays. Rapports entre l'accroissement de la consommation de l'alcool et le développement de la criminalité et de la folie. »

Le rapporteur en a été M. Yvernès, chef de la statistique au ministère de la justice.

Son travail est des plus intéressants et il est tellement condensé que je ne puis rien en distraire ; j'ajouterai seulement pour chaque contrée quelques renseignements puisés dans le rapport de Claude et à quelques autres sources.

ALLEMAGNE.

Aucun document ne fait connaître le nombre des débits de boissons en Allemagne. On constate seulement dans l'*Annuaire statistique de l'Empire allemand* pour 1889 que le nombre d'habitants par distillerie s'est élevé de 870 en 1879 à 928 en 1887.

Si l'on retranche de l'alcool importé et de l'alcool produit celui de l'exportation et de la dénaturation, on obtient, pour les pays soumis à l'impôt des boissons :

En 1880-1881,	une consommation de	275.585.700	litres, soit	7.72	par tête.
1881-1882	—	283.091.500	—	7.88	—
1882-1883	—	267.692.100	—	7.40	—
1883-1884	—	281.522.500	—	7.73	—
1884-1885	—	297.296.500	—	8.10	—
1885-1886	—	289.993.400	—	7.83	—

Le nombre des personnes condamnées pour crime ou délit a été :

En 1882, de	329.968 soit	103.1	sur 100.000 habitants âgés	de plus de 12 ans.
1883	330.128	102.3	—	—
1884	345.977	106.6	—	—
1885	343.087	104.6	—	—
1886	353.000	106.6	—	—
1887	356.357	106.7	—	—

Il nous est impossible d'indiquer, pour toute l'Allemagne, le nombre des aliénés. Des renseignements que nous avons pu nous procurer, il résulte qu'en Prusse, il y avait 55,088 aliénés en 1871 (22 par 10,000 habitants) et 66,345 en 1880 (24 sur 10,000 habitants). En Saxe, on comptait 5,275 aliénés en 1871 (20 sur 10,000 habitants); 6,131 en 1875 (22 sur 10,000 habitants); 7,061 en 1880 (24 sur 10,000 habitants); et 7,294 en 1885 (26 sur 10,000 habitants).

En Allemagne, la consommation à l'état d'alcool et de liqueur oscille entre 7 litres 43 (1882) d'alcool à 100° et 8 litres 25 (1885). Pour la Prusse spécialement elle dépasse 10 litres.

Il y a, depuis 1882, un accroissement sensible dans le nombre des cas d'alcoolisme aigu et chronique; l'aliénation mentale est considérable. D'après MM. Brouardel et Pouchet, les suicides notoirement dus à l'alcoolisme atteignent 8 p. 100 du total des suicides en Prusse, 11 p. 100 en Saxe et 26 p. 100 en Wurtemberg. En Prusse, le nombre des alcooliques. admis dans les asiles atteint 15 p. 100 du nombre des aliénés pour les hommes et 1 p. 100 pour les femmes; dans le Wurtemberg, il s'élève à 48 p. 100 dont 19 par hérédité.

ANGLETERRE ET PAYS DE GALLES.

On ne connaît d'une manière exacte le nombre des débits de boissons spiritueuses (*houses licenced for the sale of intoxicating liquors*) en Angleterre et dans le pays de Galles que pour l'année 1888. Il était de 128,508, chiffre qui, rapproché de la population : 28,628,804 habitants, donne 1 débit pour 223 habitants.

D'après M. René Stourm, dans son étude relative à l'impôt sur l'alcool dans les principaux pays, la consommation des spiritueux par tête a été :

En 1852, de	78.776.000 litres, soit	2.86	par tête.
1862, de	62.958 000 —	2.15	—
1872, de	96.164.000 —	2.95	—
1882, de	96.562.000 —	2.73	—
1883, de	96.950.000 —	2.72	—
1885, de	90.600.000 —	2.49	—

Le nombre des personnes arrêtées pour faits renvoyés devant le jury (*indiccible offences*) ou jugées par les tribunaux de police (*proceeded against summarily*) a été, pendant les vingt dernières années en moyenne annuelle :

En 1869-1873, de	571.989	personnes.
1874-1878, de	675.782	—
1879-1883, de	704.874	—
1884-1888, de	695.445	—

Sur ces chiffres, étaient en même temps prévenus d'ivrognerie habituelle :

En 1869-1873	39.680 personnes, soit	6.9	p. 100
1874-1878	45.792 —	6.7	—
1879-1883	38.880 —	5.5	—
1884-1888	39.444 —	5.6	

Il résulte des *Judicial statistics for England and Wales* que le nombre moyen annuel des cas d'ivresse et de désordre grave (*drunk and disorderly*) jugés sommairement a été de :

En 1868-1872, de.........	133.814	soit 25 p. 100	des affaires sommaires.
1873-1877, de.........	195.683	31	—
1878-1882, de.........	181.963	27	—
1883-1887, de.........	180.526	26	—

Les aliénés, idiots, etc., inscrits sur les registres des asiles ont été :

De 1869-1873	(année moyenne), de	56.718	soit 24 sur	10.000 habitants.
1874-1878	—	65.182	26	—
1879-1883	—	73.159 (1)	28	—
1884-1888	—	80.384 (2)	28	—

En Angleterre, la consommation d'alcool pur, qui était de 2 litres 15 en 1862, de 3 litres 16 en 1878, descend depuis cette époque et ne serait plus que de 2 litres 49.

Le thé, le café, le vin et le bière ont pris la place perdue par les spiritueux.

Le droit sur l'alcool est le triple du nôtre (477 fr.), il rapporte près de 500 millions au Trésor.

Sur 100 cas d'aliénation mentale, l'alcoolisme en compte : chez les malades indigents (hommes) 21,4 p. 100 et chez les femmes 7,3 p. 100. Dans la classe aisée, il atteint, pour les hommes, 16,10 p. 100 et chez les femmes 6,9 p. 100.

AUTRICHE.

Depuis la loi du 23 juin 1881 relative à la vente en détail des boissons spiritueuses, le nombre des débits a été :

En 1882, de............	118.023	En 1885, de............	105.838
1883, de............	103.591	1886, de............	106.326
1884, de............	104.787	1887, de............	112.572

C'était un cabaret pour 189 habitants en 1882 et pour 266 en 1887.

Les documents dans lesquels nous pourrions peut-être trouver des indications sur la consommation de l'alcool en Autriche nous font complètement défaut. Ce sont des articles de revues ou des travaux privés. Dans son rapport au Sénat français, M. Claude (des Vosges) évalue cette consommation au minimum à 3 lit. 5 par tête.

Pendant les dix années 1877 à 1886, les tribunaux répressifs ont condamné, en moyenne annuelle, pour crimes, délits ou contraventions :

En 1877-1881......	439.958 individus,	soit 2.011	par 100.000 habitants.
1882-1886......	549.041 —	2.399	—

(1) Dont 1,780 ou 24 sur 1,000 admis pour cause de folie attribuée à la boisson.
(2) Dont 1,899 ou 23 sur 1,000 admis pour cause de folie attribuée à la boisson.

Le nombre des aliénés traités dans les asiles a été :

En 1877-1881 (année moyenne), de	9.488,	dont	783	alcooliques	(8.2 p. 100)
1882-1886 —	11.943		1,169	—	(9.7 p. 100)

En Autriche, la consommation de l'alcool pur est de 3 litres et demi environ; la progression de l'alcoolisme et des décès alcooliques est très marquée ; sur 100 admis dans les asiles de Vienne, il y avait 17,4 alcooliques hommes et 1,5 femmes, en 1872 ; ces nombres s'élèvent à 28 et à 3 en 1882.

BELGIQUE.

Il n'est dressé, en Belgique, aucune statistique officielle des débits de boissons.

Dans la séance du 1er juin 1889, au Sénat belge, M. le baron Surmont de Volsberghe évaluait à 136,000 au moins le nombre des cabarets en Belgique. Si l'on rapproche ce chiffre de celui de la population, on trouve un cabaret pour 43 habitants (1). Ce sénateur ajoutait que, pour le pays tout entier, l'augmentation du nombre des débits de boissons avait été de 19 p. 100 de 1840 à 1860 et de 44 p. 100 de 1860 à 1882.

La consommation de l'alcool a été, en moyenne annuelle :

1868-1872 de..................	40.004.340 litres,	soit	7^{lit}.9	par habitant.
1873-1877 de..................	47.838.500	—	8 .9	—
1878-1882 de..................	51.300.620	—	9 .2	—
1883-1887 de..................	51.445.780	—	8 .8	—

Tels sont les chiffres officiels. D'autre part, le secrétaire général de la Ligue patriotique contre l'alcoolisme, M. Cauderlier, disait, dans un discours qu'il prononçait en 1888 : « La Belgique consomme maintenant 70 millions de litres de genièvre par an, c'est-à-dire 60 litres par homme adulte. »

Le nombre moyen annuel des accusés, prévenus et inculpés jugés pour crimes, délits ou contraventions a été, pour chaque période quinquennale :

1868-1872 de............	99.165, soit	1^{lit}.955	par 100.000 habitants
1873-1877 de............	115.043	2 .151	—
1878-1882 de............	141.059	2 .539	—
1883-1887 de............	168.230	2 .87[illegible]	—

D'après le dernier annuaire statistique de la Belgique, le nombre des aliénés placés dans des établissements ou vivant dans leur famille a été de 6,475 en 1858, de 8,240 en 1868 et de 10,020 en 1878.

L'alcoolisme sévit en Belgique, et le deuxième congrès pour l'étude de l'alcoolisme a demandé, en 1880, sans l'obtenir d'ailleurs, qu'on re-

(1) Dans le département français du Nord, qui confine à la Belgique, on comptait 46 habitants pour un débit de boissons au 1er janvier 1886.

portât sur le tabac et sur les alcools l'impôt qui se perçoit sur le thé et le café.

Les quantités de liquides alcooliques consommées sont, pour la dernière dizaine d'années jusqu'en 1885 :

Vin : 4 litres 8 par tête.

Bière : 170 litres 9 par tête.

Alcool pur : 4 litres 2 par tête.

On observe pour les populations belges, comme pour les populations françaises du Nord, une immunité singulière, en ce qui concerne les cas d'aliénation mentale. Sur 7,500 aliénés, année moyenne, on trouve 312 alcooliques, soit 4 p. 100 ainsi répartis : 152 cas d'alcoolisme chronique, 127 d'alcoolisme aigu, 33 de delirium tremens.

DANEMARK.

Le nombre des débits de boissons était :

En 1860 de	3.492, soit un débit par	460 habitants.
1870 de	7.709	—	231 —
1880 de	10.105	—	194 —

La consommation de l'alcool a été constatée pour les deux années 1879 et 1880. Elle s'élevait à 18 litres par tête.

Il a été traduit, *en moyenne annuelle*, devant les tribunaux répressifs :

De 1871-1875	12.520 individus, soit	701 sur 100.000 habitants.	
1876-1880	18.212	—	970 —

Quant aux aliénés, leur nombre était :

En 1860, de 3.248 [a]) ; — en 1870, de 3.884 [b]) ; — et en 1880, de 5.865 [c]).
[a]) dont 1.372 idiots. — [b]) dont 1.430 idiots. — [c]) dont 2.602 idiots.

En Danemark, on absorbe d'énormes quantités d'alcool, dont les effets paraissent atténués par ce fait qu'il est ingéré surtout pendant les repas. 30 p. 100 des cas d'assistance ont pour cause l'ivrognerie. Sur 100 aliénés (1871 à 1880), 11 p. 100 (19 pour les hommes, 4 pour les femmes) sont imputables à l'alcool. Sur 1,000 arrestations opérées, 747 (soit 74,7 p. 100) concernent des individus en état d'ivresse.

FINLANDE.

De 1878 à 1887, le nombre des débits de boissons alcooliques (vente d'eau-de-vie au détail et auberges) est resté stationnaire : la moyenne annuelle de 1878 à 1882 a été de 1,643 et celle de 1883 à 1887 de 1,655, ce qui donne pour la première période 1,234 habitants pour un débit, et pour la seconde 1,574. Depuis le 1er janvier 1887, la vente de boissons au détail n'est permise qu'avec la vente d'aliments solides. Pendant les années 1879 à 1886 tous les marchands des villes avaient le droit de vendre des boissons alcooliques étrangères en quantité inférieure à 13 litres; combien en ont usé? On l'ignore. Quoi qu'il en soit, ce droit leur a été retiré par une décision du 1er janvier 1887. A partir du 1er janvier 1888, aucun débit de boissons alcooliques n'est toléré dans les campagnes.

La consommation de l'alcool a été :

Pour 1869-73, année moyenne, de	6.996.996	litres, soit	3[lit].95	par tête.
1874-78	—	11.675.258	—	6 .10	—
1879-83	—	9.534.116	—	4 .63	—
1884-88	—	9.191.840	—	3 .53	—

Les mesures prises en 1887 et en 1888 ont fait descendre la moyenne à 2 lit. 66 par tête en 1887 et à 2 lit. 06 en 1888.

Le nombre moyen annuel des individus condamnés pour ivresse par les tribunaux inférieurs a été, année moyenne :

1868-72...	904 dans les villes;	265 dans les campagnes;	ensemble 1.170	ou 66 (Sur 100.000 habitants.)
1873-77...	1.230 —	458 —	— 1.688	ou 88
1878-82...	1.089 —	489 —	— 1.578	ou 76
1883-87...	1.427 —	541 —	— 1.968	ou 75

Quant aux aliénés, le seul chiffre connu remonte à 1880; il était de 4,287, soit 20,8 par 10,000 habitants.

FRANCE.

En France (Paris non compris) le nombre des débits de boissons a été :

En 1874	342.980	En 1880	356.863
1875	342.622	1881	367.823
1876	346.598	1882	372.537
1877	343.139	1883	377.514
1878	350.697	1884	386.855
1879	354.852	1885	395.703

L'accroissement, en ces douze années, a été de 15 p. 100; cela tient à ce que jusqu'en 1880 il fallait, pour ouvrir un débit de boissons, une autorisation administrative, et que, depuis cette époque, il suffit d'une simple déclaration écrite (Loi du 17 juillet 1880). Le chiffre d'habitants pour un débit est descendu de 99 en 1874 à 90 en 1886. A Paris on évalue à 26,600 environ le nombre des débits; c'est un débit par 88 habitants.

La quantité d'alcool consommée par habitant a été, en moyenne annuelle, de 2 lit. 72 en 1873-1877; — de 3 lit. 53 en 1878-1882 et de 3 lit. 83 en 1883-1887.

Les cours d'assises, tribunaux correctionnels et tribunaux de simple police ont jugé, en moyenne, par an :

	Pour crimes.	Pour délits communs.	Pour contraventions.
	—	—	—
De 1873-1877....	4.896 accusés.	171.476 prévenus.	518.371 inculpés.
1878-1882....	4.366 —	176.090 —	446.419 —
1883-1887....	4.294 —	194.272 —	469.971 —

Pendant les mêmes périodes, il a été condamné pour ivresse 1,075,591 individus, qui se répartissent ainsi par moyenne annuelle :

	Délits.	Contraventions connexes à des délits.	Contraventions.	Total.
	—	—	—	—
1873-1877................	4.057	9.488	70.595	84.140
1878-1882................	3.107	9.295	54.596	66.998
1883-1887................	3.286	8.862	51.831	63.979

Au 1er janvier 1872, le nombre des aliénés enfermés dans les asiles spéciaux était de 37,554; il s'est successivement élevé, par une progression ininterrompue jusqu'à 52,876 au 31 décembre 1885. Par suite de l'excédent des entrées sur les sorties, la population des asiles s'est accrue, en quatorze ans, de 15,322 ou de 40 p. 100, ce qui équivaut à un accroissement *annuel* de 3 p. 100 (statistique générale de France, statistique annuelle, 1885, publiée en 1888). D'après le rapport de Claude (des Vosges), on pourrait évaluer à 14 p. 100 le chiffre proportionnel des aliénés atteints d'alcoolisme.

Il y a eu 331 aliénés alcooliques, admis dans les asiles en 1861 et 1,752 en 1885, soit 10,41 p. 100 en 1861 et 16,03 p. 100 en 1885.

En 1830, on comptait 5 suicides sur 100,000 habitants et 21 en 1885. Vers 1860, une augmentation considérable se déclare, elle correspond à l'accroissement de la fabrication des alcools d'industrie.

Le nombre des suicides par alcoolisme, qui était de 137 en 1836, s'est élevé à 868 en 1885, alors que la consommation de l'alcool a passé de 420,000 hectolitres à 2 millions pour l'année 1888; ces nombres officiels sont certainement fort au-dessous de la réalité.

Le nombre des suicides et des morts accidentelles, ayant eu pour cause notoire l'excès des boissons alcooliques, s'est élevé de 363 en 1836 à 1,406 en 1885.

HONGRIE.

Il est absolument impossible d'évaluer, pour la Hongrie, le nombre des débits de boissons, parce que la vente des liqueurs alcooliques n'est pas soumise à une taxe spéciale. La statistique des professions ne permet pas davantage d'obtenir l'indication désirée, les dénombrements la population ne fournissant pas, au point de vue des divers métiers, les distinctions nécessaires. Dans le dernier recensement, celui de 1880, on relève bien 769 débitants d'eau-de-vie, 22,981 cabaretiers et 667 hôteliers, soit ensemble : 23,417 commerçants qui vendent des boissons spiritueuses ce qui donnerait 1 débit, pour 640 habitants. Mais il est évident que ce chiffre s'écarte beaucoup de la réalité, car on est obligé de laisser au dehors des calculs le nombre, sans doute très élevé, des petits boutiquiers de village qui vendent toutes sortes de choses parmi lesquelles l'eau-de-vie et qui échappent, dans le dénombrement, à toute classification utile. La statistique industrielle en ne donnant pas le nombre des marchands est également insuffisante sur ce point.

La consommation de l'alcool en Hongrie ne peut pas non plus être constatée avec une exactitude parfaite. Toutefois la *statistique alimentaire* publie des données sur la consommation de l'eau-de-vie. Dans la Hongrie proprement dite (dans la Croatie et la Slavonie) la consommation annuelle de l'eau-de vie est de 2,187,760 hectolitres, soit 14 litres par tête. Si l'on tient compte de ce que l'eau-de-vie débitée dans le pays contient, en général, 35 p. 100 d'alcool, on arrive à une consommation de 76,517,600 litres d'alcool absolu, c'est-à-dire, à 5 lit. 34 par tête.

Le nouveau Code pénal hongrois a été mis en vigueur le 1er septembre 1880, et voici le nombre des individus jugés par les tribunaux répressifs, de 1884 à 1886 :

	Crimes et délits.	Contraventions.	Total.	Soit sur 100.000 hab.
1881	71.160	111.227	182.389	1.168
1882	75.485	129.162	204.647	1.306
1883	69.206	130.423	199.629	1.276
1884	77.170	150.376	227.546	1.455
1886	77.944	181.214	259.158	1.657
1886	79.214	202.864	282.078	1.803

Enfin, pour la Hongrie entière, on comptait :

En 1870	13.162 fous et	18.449 imbéciles, idiots, etc.
1880	12.809 —	18.672 —

ITALIE.

D'après une enquête faite par le ministère de l'intérieur, les débits de boissons en Italie étaient :

En 1874	de 146.075,	soit un débit par	187 habitants.
1878	156.364	—	180 —
1884	167.472	—	175 —

La quantité d'alcool à 100 degrés, consommée de 1872 à 1886, calculée par l'excédent de l'importation et de la fabrication sur l'exportation a été, en moyenne annuelle :

En 1872-1876	de 74.336.900 litres, soit par habitant		2lit.7
1877-1881	92.974.800	—	3lit.2
1882-1885	147.486.800	—	5litres.

Mais cette quantité d'alcool n'est pas consommée tout entière en boissons : une partie est destinée aux usages industriels et pharmaceutiques. On évalue la consommation actuelle de l'alcool à 100 degrés à 1 litre par habitant.

Sur 100,000 habitants, il en a été jugé par les tribunaux correctionnels et les cours d'assises :

1879	1.460	1884	1.459
1880	1.654	1885	1.528
1881	1.502	1886	1.565
1882	1.497	1887	1.501
1883	1.446		

Les aliénés présents dans les asiles au 31 décembre ont été :

En 1877	de 15.178,	dont 359	alcooliques	ou 23	sur 1.000
1880	17.471	446	—	25	—
1883	19.448	582	—	30	—
1884	19.619	553	—	28	—
1888	22.424	723	—	32	—

La consommation de l'alcool pur est de 1 litre en Italie. L'alcoolisme n'exerce, relativement, dans ce pays que de faibles ravages ; la moyenne des alcooliques traités dans les hôpitaux, atteint 320 pour 100,000 habitants, et la mortalité 47 p. 100,000 habitants. Le nord est plus atteint que le midi.

NORWÈGE.

Le nombre des débits de boissons ne peut être indiqué que pour les villes :

1879	1.107	1884	1.046
1880	1.070	1885	999
1881	1.143	1886	961
1882	1.081	1887	903
1883	1.036	1888	909

En 1887, il y avait dans les campagnes 50 débits d'eau-de-vie.

D'après les tableaux annuels du commerce, la consommation, par tête, de l'eau-de-vie à 50 p. 100 d'alcool a été comme suit :

	Litres.			Litres.	
1873	5.6	ou 2.8 d'alcool pur.	1881	3.0	ou 2.8 d'alcool pur.
1874	6.9	—	1882	3.8	—
1875	6.5	—	1883	3.3	—
1876	6.7	—	1884	3.5	—
1877	6.0	—	1885	3.5	—
1878	4.5	—	1886	3.0	—
1879	3.3	—	1887	2.8	ou 1.4 d'alcool pur.
1880	3.9	—			

Les chiffres ci-après, extraits de la statistique de la justice criminelle représentent le nombre des individus condamnés pour crimes ou délits :

1873.........	3.131	1878...........	3.254	1882.........	3.593
1874.........	3.266	1879...........	3.097	1883.........	3.185
1875.........	3.182	1880...........	3.227	1885.........	3.012
1876.........	3.320	1881...........	3.318	1885.........	2.803
1877.........	3.271				

Il est entré dans les asiles d'aliénés :

1873...........	561	1878.............	528	1883...........	707
1874...........	547	1879.............	520	1884...........	761
1875...........	570	1880.............	571	1885...........	690
1876...........	638	1881.............	700	1886...........	690
1877...........	598	1882.............	715	1887...........	703

La Norwège et la Suède luttent avec énergie contre l'alcoolisme : ainsi, en Norwège, la consommation de l'alcool pur, qui est de 2 litres à peine par tête aujourd'hui, était de 8 litres en 1830.

Des peines sévères sont appliquées contre les ivrognes et la vente de l'eau-de-vie est soumise à de nombreuses restrictions : les sociétés de tempérance sont nombreuses et prospères.

PAYS-BAS.

En Hollande, le nombre des débits de boissons n'a cessé de décroître depuis 1882 :

En 1882........................	32.422, soit un débit pour	124	habitants.
1883........................	30.283 —	132	—
1884........................	29.900 —	134	—
1885........................	27.945 —	143	—
1886........................	27.107 —	148	—
1887........................	26.921 —	149	—

Les chiffres proportionnels ci-dessus ne sont pas absolument exacts à l'heure actuelle, car ils ont été formés avec le dernier recensement, qui remonte à 1879, et depuis cette époque la population a dû certainement s'accroître de près d'un demi-million d'habitants.

La consommation moyenne de l'alcool par tête a été de 9 lit. 42 de 1873 à 1877 ; de 9 litres 70 de 1878 à 1882, et 9 litres 22 de 1883 à 1887.

Les cours et les tribunaux d'arrondissement ont condamné, *année moyenne* :

De 1866-1870...........	11.787 individus, soit	356	sur 100.000 habitants.
1871-1875...........	10.223 —	286	—
1876-1880...........	13.698 —	383	—
1881-1885...........	16.689 —	416	—

Au 31 décembre de chaque année on comptait dans les hospices le nombre d'aliénés suivant :

1866........	2.295	1870..........	3.334	1874........	3.690
1867........	3.179	1871...........	3.466	1875........	3.793
1868........	3.295	1372...........	3.585	1876........	3.853
1869........	3.376	1873...........	3.634	1877........	3.991

Les chiffres de 1878 et des années suivantes ne sont pas encore publiés.

Dans les Pays-Bas la consommation de l'alcool est très forte : donc on compte 16 alcooliques sur 100 aliénés, et 2 femmes sur 100, soit 8,9 p. 100 comme moyenne des deux sexes.

RUSSIE.

Pour ne pas laisser la Russie en dehors de notre travail, nous empruntons au rapport sénatorial de Claude (des Vosges) et à l'enquête internationale effectuée à Berne en 1884 les indications suivantes :

D'après le premier de ces documents, le nombre des cabarets pour tout l'Empire était, en 1878, de 145,177, et celui des habitants par cabaret variait de 196 (Varsovie) à 973 (contrée Nord-Est), L'enquête internationale fixe, pour cette même année, le nombre des délits de toute espèce à 181,979.

La consommation d'alcool était, suivant le rapport de Claude, en moyenne par tête de 3 lit. 94; elle s'élevait à 5 lit. 78 en Pologne; à 9 lit. 12 dans la province de Moscou et à 10 lit. 58 dans celle de Saint-Pétersbourg. La moyenne la plus faible, 2 lit. 70, est relevée pour les contrées Nord (5 provinces) et Nord-Est (4 provinces). L'enquête internationale évalua la consommation d'alcool à 40 degrés, par tête de population, à 10 litres en moyenne annuelle de 1873 à 1882.

Nous n'avons aucun renseignement sur le mouvement de la criminalité et de la folie en Russie.

SUÈDE.

En Suède, le nombre des débits d'eau-de-vie ne peut être constaté que par celui des patentes de vente en détail (au-dessous de 250 litres), qui toutes sont frappées d'un droit, tandis que la vente en gros est tout à fait libre. Nous laisserons de côté les patentes temporaires, d'ailleurs peu nombreuses, pour ne nous occuper que des patentes permanentes. Celles-ci ont été, en moyenne annuelle :

1° Dans les villes :

En 1871-1875..................	de 1.090, soit un débit pour	551	habitants.
1876-1880..................	1.037	—	658	—
1881-1885..................	997	—	771	—

2° Dans les campagnes :

En 1871-1875	de 432, soit un débit pour	8.748 habitants.
1876-1880	295	—	12.425	—
1881-1885	255	—	15.265	—

La consommation de l'alcool, y compris l'alcool d'industrie, indiquée par l'ensemble de la production et de l'importation, déduction faite de l'exportation, se chiffre, en année moyenne, comme suit :

	Litres.		Litres.	
De 1872-1876	12.14	par tête et	6.07	d'alcool pur.
1877-1881	9.37	—	4.69	—
1882-1886	8.00	—	4.01	—

Les tribunaux répressifs ont condamné pour crimes, délits et contraventions en moyenne annuelle :

			Infractions aux règlements sur l'ivresse.		
De 1872-1876	43.908	individus, dont	16 334	ou 37	p. 100.
1877-1881	54.391	—	20.278	37	—
1882-1886	55.311	—	19.793	35	—

Le nombre moyen des aliénés traités dans les hôpitaux a été, en moyenne, par jour pour chaque période quinquennale :

De 1872-1876	1.425
1877-1881	1.675
1882-1886	2.107

D'après les trois derniers recensements, on comptait :

En 1860	7.542	aliénés, soit	19.5	sur 10.000 habitants.
1870	8.990	—	21.6	—
1880	11.456	—	25.1	—

Cette augmentation doit être attribuée, en grande partie, à la plus grande sûreté apportée aux relevés.

En Suède la consommation est descendue à 4 litres par habitant, et la criminalité est en décroissance notable. La proportion des aliénés alcooliques est tombée de 10,14, en 1873, à 6,12, en 1886, et celle des suicidés alcooliques est descendue de 20 à 14 p. 100. Les sociétés de tempérance comptent plus de soixante-dix mille membres.

SUISSE.

En présence de l'organisation politique, administrative et judiciaire de la Suisse, on comprend qu'il n'est pas possible de donner un aperçu général de la situation du pays aux différents points de vue qui nous occupent. Cependant le Conseil fédéral a adressé, le 20 novembre

1884, à l'Assemblée fédérale un message sur la question de l'alcoolisme, et nous allons en extraire les indications qui se réfèrent à notre sujet.

Pour onze cantons, de 1851 à 1882, le nombre des débits de boissons exploités s'est élevé de 8,958 à 12,004 ; pour dix-huit, de 1871 à 1882, il est monté de 14,050 à 16,204 ; enfin pour la Suisse entière (le canton de Vaud excepté), il était en 1882 de 19,789, soit un débit pour 131 habitants.

L'excédent moyen annuel de l'importation sur l'exportation se chiffre comme suit, en ce qui concerne les alcools, eaux-de-vie, liqueurs et autres boissons distillées :

1851-1855	35 588	quintaux.
1856-1860	38.331	—
1861-1865	42.260	—
1866-1870	46.941	—
1871-1875	92.317	—
1876-1808	115.759	—
1881-1882	129.9?8	—

Le chiffre total de la consommation annuelle des boissons distillées, exprimé en eaux-de-vie, serait d'environ 27 millions de litres, ou de 9 lit. 40 par tête.

Il y a en Suisse autant de législations criminelles que de cantons ; on ne peut donc pas connaître, pour l'ensemble du pays, le nombre des individus traduits devant les juridictions répressives. Non seulement les statistiques criminelles n'ont pas de cadres uniformes ; mais plusieurs cantons, même des principaux, n'en publient pas. Toutefois, le Conseil fédéral, pour les besoins de son message, a voulu savoir combien, parmi les prisonniers existant à un moment donné dans les établissements pénitentiaires, avaient été entraînés dans la mauvaise voie par l'ivrognerie. Le dépouillement des formulaires a permis de constater pour toute la Suisse (sauf à l'égard de deux pénitenciers du canton de Genève) que, sur 2,560 détenus, il y en avait 1,030 c'est-à-dire 40 p. 100 (hommes 43 p. 100 ; femmes 23 p. 100) qui étaient adonnés à la boisson.

La statistique des hospices d'aliénés fournit les renseignements suivants : sur 7,362 individus dans les hospices, de 1877 à 1881, on en comptait 923 qui étaient atteints d'alcoolisme : 825 hommes ou 21 p. 100 et 98 femmes ou 3 p. 100.

Les autorités cantonales ont le droit de réduire le nombre des débits de boisson.

ESPAGNE ET PORTUGAL.

En Espagne et en Portugal, l'importation de l'alcool allemand suit les oscillations de l'importation en France des vins d'Espagne, qui a passé de 946,000 hectolitres en 1878 à 6,500,000 hectolitres en 1882, et c'est, comme l'a dit M. de Bismark, l'alcool le plus impur.

La consommation de l'alcool à l'état d'eau-de-vie y est faible, environ 3 litres d'eau-de-vie, soit 1 litre d'alcool, comme dans nos départements pyrénéens.

ÉTATS-UNIS.

Aux Etats-Unis, la consommation individuelle, après avoir été très forte, serait descendue à 3 et 4 litres d'alcool pur, ou même à 2 litres et demi. Ces nombres offrent peu de certitude néanmoins.

L'intempérance est très grande dans certaines classes de la nation américaine, mais on manque de documents sur les effets de l'alcool, sur l'ivrognerie, sur l'aliénation mentale et sur la criminalité.

Il faut reconnaître que depuis 1828, l'année de la réforme de l'intempérance, la consommation a heureusement baissé. On estime qu'à cette époque elle avait atteint 327,128,968 litres : ce qui, pour la population d'alors évaluée à 12 millions d'habitants, correspondait à 27 litres par individu.

RACE NÈGRE.

La race nègre (1) se fait partout remarquer par sa passion pour l'alcool, et MM. Rufz et de Luppé estiment que le tafia cause les trois quarts de la mortalité des noirs. L'abus des liqueurs est tel à la Nouvelle-Hollande que l'âge moyen est vingt-trois ans, alors que, dans les colonies pénitentiaires où l'alcool ne pénètre pas, l'âge moyen est de trente-cinq ans.

Maintenant que nous avons la connaissance aussi exacte que possible des quantités d'alcool consommées et des débits de boissons, cherchons à nous rendre compte des variations survenues dans leur nature.

Les dangers de l'ingestion de l'alcool se sont accrus suivant une progression plus rapide encore que sa consommation, par suite des faits suivants.

Les alcools retirés, en France, des vins, cidres, fruits divers et marcs (2), représentaient, pour la période de 1840 à 1850, un total de 815,000 hectolitres sur une production de 891,000 hectolitres, et dans laquelle ne figuraient que 76,500 hectolitres d'alcools d'industrie.

En 1874, la production de l'alcool s'élevait à 1,600,000 hectolitres, dont 540,000 provenaient des vins, etc., soit 33,7 p. 100.

En 1885 la quantité totale d'alcool représentait 1,864,451 hectolitres, dans lesquels 95 p. 100 sont fournis par l'alcool industriel, retiré des maïs, betteraves, céréales, riz, pommes de terre, tandis que l'alcool de vin n'est plus que de 13,340 hectolitres, ce qui s'explique par la destruction des vignobles français.

(1) Husson, *Les épices*, 342.
(2) Rapport de Claude (des Vosges), cartes de M. Turquan.

Telle est la statistique officielle ; mais la quantité d'alcool fabriquée avec les fruits est de beaucoup supérieure à celle qui vient d'être indiquée. En 1875, a été promulguée une loi néfaste qui a supprimé l'exercice de l'Administration des contributions indirectes chez les cultivateurs et autres qui distillent chez eux, chez les *bouilleurs de cru*. Avant l'application de cette loi, la production de l'eau-de-vie de vin figurait pour le chiffre de 600,000 hectolitres environ ; après son application, elle descendait subitement à 160,000 hectolitres pour atteindre l'infime quantité de 25,000 hectolitres environ. On peut dire que le rétablissement du privilège des bouilleurs de cru est la source de fraudes la plus considérable, car il est rationnel de penser que cette liberté n'a dû qu'accroître le travail de ces industriels au lieu de le réduire dans la proportion qu'on vient de signaler. Il est vrai, que les maladies de la vigne ont singulièrement diminué la matière première, mais cette raison perd singulièrement de sa valeur, parce que l'on passe à la chaudière une foule de fruits et de produits divers : raisins, marcs, prunes, cerises, pommes, poires, carottes, navets, topinambours, figues, fleurs de mowra, etc., et que beaucoup de bouilleurs de cru, profitant de ce qu'une loi, très sage d'ailleurs, de 1884, a réduit, de 40 francs à 20 francs par 100 kilogrammes, l'impôt sur le sucre dénaturé, se procurent du sucre n'ayant payé que le demi-droit et le font fermenter en fraude, ce qui leur est très facile puisqu'ils ne sont pas soumis à une étroite surveillance de la régie, comme le sont les fabricants d'alcools d'industrie proprement dits.

Les alcools obtenus par ces productions sont particulièrement malsains, parce que les substances employées sont souvent altérées et que la fermentation et la distillation sont exécutées dans des conditions détestables ; souvent même l'alcool de la distillation du vin n'est pas plus pur parce qu'on passe à la chaudière les vins malades ou ayant subi déjà un commencement d'altération.

L'eau-de-vie de cidre est plus toxique encore que celle de marcs de raisin. D'après la statistique, sa production n'aurait été que de 20,000 hectolitres en 1885, mais elle est de beaucoup supérieure à ce chiffre.

Le bouilleur de cru est quelquefois un fraudeur, toujours un fabricant d'alcool de mauvaise nature, hygiéniquement parlant.

Il est une autre source d'alcools qui n'est guère préférable le plus souvent : ce sont ceux qui sont préparés dans les distilleries agricoles, parce que la fermentation est mal conduite et que les appareils de rectification n'existent pas ou sont imparfaits.

D'après Lunier, la fraude s'appliquerait au cinquième de la production de l'alcool. Suivant un grand industriel, M. Luzet, elle atteint 1,072,000 hectolitres d'alcool représentant 167 millions de francs. Elle s'élève, dans une note, publiée par un syndicat de négociants et d'industriels, qui s'appuie sur un rapport d'un député du Tarn, au chiffre de 2 millions d'hectolitres.

Seules, les grandes usines sont à même de fournir de l'alcool pur, et l'administration a le devoir strict de l'exiger; or, si cette surveillance, qui est possible, est exercée convenablement, les 95 centièmes de l'alcool livrés à la consommation seront purs et, par suite, le moins toxiques possible.

Voici, en effet, comment se décompose la production constatée officiellement en 1885 (1) :

Alcools de mélasses	728.523	94.50 (mélasses, grains, betteraves)
— de grains	567.768	
— de betteraves	465.451	
— de marcs et lies de vin	43.823	
— de vins	23.340	
— de cidres	20.908	
— de fruits divers	14.708	
	1.864.451	

Il reste 5,5 p. 100 de la production seulement dont la surveillance rigoureuse est impossible tant parce qu'elle s'opère dans de petites fabriques, que parce qu'on cherche à préparer un produit (eau-de-vie de vin, de marc, de cidre, de prunes, de cerises), qui doit à des impuretés plus ou moins toxiques le bouquet qu'on recherche. Mais pour ceux-là le mal, qui est limité considérablement par la faible production, serait singulièrement atténué si l'administration supprimait le privilège des bouilleurs de cru, c'est-à-dire le droit pour ces producteurs de conserver leurs eaux-de-vie sans acquitter les droits, sans être exercés. Ils sont soumis, il est vrai, aux formalités de la loi, lorsqu'ils deviennent marchands, mais ils usent d'une foule de moyens pour alimenter le commerce de liquides alcooliques, en fraude des droits, par des transports clandestins.

§ 4. — **Purification des alcools.**

J'ai donné un aperçu de la fabrication de l'alcool qui se compose de deux opérations principales : la fermentation et la distillation. Le produit obtenu constitue le flegme, qui est toujours souillé d'impuretés nombreuses généralement plus toxiques que l'alcool pur.

Dans la plupart des usines, la purification des flegmes consiste seulement dans une série de rectifications, mais lorsqu'elles sont opérées avec soin, elles finissent par donner de l'alcool éthylique sensiblement pur, appelé l'alcool *neutre*. Néanmoins beaucoup d'efforts ont été tentés pour obtenir une purification plus rapide et plus certaine avant

(1) Rapport de Claude (des Vosges).

d'opérer une rectification finale de l'alcool et on va les faire connaître.

On peut considérer qu'il se forme, à la rectification, sept produits dont les proportions en centièmes sont environ de :

Petites eaux	1
Mauvais goûts de tête	2
Moyens —	15
Alcool bon goût	72
Moyens goûts de queue	6
Mauvais —	2
Huiles	0.5 au plus.

Les alcools bon goût retiennent toujours un peu d'aldéhyde et d'alcools à équivalents élevés. Ils sont connus sous le nom d'*alcools au cours*, et il faut les rectifier de nouveau pour obtenir l'alcool *neutre* dont le rendement varie avec la matière première, le mode de fermentation, comme on l'a vu antérieurement.

On recueille généralement dans le même récipient les petites eaux et les huiles, et on les rectifie pour les amener à un degré qui permette de les vendre à l'industrie des vernis ou à d'autres. Les alcools moyen goût de tête et de queue sont réunis et rectifiés et fournissent les sept produits qu'on vient d'énumérer. Les alcools mauvais goût de tête et de queue de plusieurs opérations sont réunis aussi et rectifiés.

M. Grandeau (1) donne les chiffres suivants comme représentant la moyenne des opérations exécutées dans une des distilleries les mieux installées de notre pays :

	Litres.	
Mauvais goût et moyen goût	17.50	
Alcool au cours, fin	22.50	45.50
Alcool dit extrafin	23.00	
Alcool de cœur, neutre	37.00	
	100.00	

100 litres d'alcool ne donnent donc que 37 litres d'alcool sensiblement exempt de principes étrangers, propre à la consommation ; mais, dans la pratique, on emploie à cet usage les alcools dits fins et extrafins. soit directement, soit surtout indirectement, pour la production des liqueurs apéritives dont les éléments aromatiques masquent le goût. Il faut que l'administration arrive à empêcher la vente, pour la consommation, de ces produits qui représentent en somme, 45,50 p. 100 de la production, alors que l'alcool pur ne constitue que 37 p. 100.

On comprend d'après cela qu'il ait été fait et qu'il soit fait incessamment des recherches pour arriver à une épuration plus complète des alcools et à la destruction des matières vénéneuses qu'ils contiennent.

(1) *L'Alcool, la Santé publique et le Budget*, librairie du journal *le Temps*, 1888.

De nombreux moyens ont été proposés, un petit nombre est usité. Ils se divisent en procédés d'épuration physique et en procédés d'épuration chimique.

Les procédés physiques, essayés avec quelque succès ou usités, sont l'agitation des flegmes avec des huiles et l'emploi des charbons absorbants.

L'huile d'olives, d'amandes douces ou une autre huile végétale inodore, ont la propriété d'enlever une partie, notable au moins, des impuretés de tête et de queue. On agite les flegmes avec l'huile ou on les fait couler en pluie sur des filtres en pierre poreuse, imprégnés d'huile. Dans ce dernier système, lorsque l'action est affaiblie, on laisse égoutter le filtre, on y lance un jet de vapeur qui volatilise et entraîne les produits dissous par l'huile, et on peut le faire servir de nouveau.

Cette méthode paraît assez efficace, mais elle exige un outillage assez dispendieux et surtout il faut renouveler fréquemment l'huile parce que, dès qu'elle rancit, elle communique à l'alcool une odeur et une saveur tenaces et désagréables.

Le noir animal a été usité d'abord, parce qu'il est le plus absorbant des charbons; on a dû y renoncer parce qu'il retient dans ses pores des substances empyreumatiques que ni la chaleur ni les lavages à l'acide chlorhydrique dilué n'enlèvent, et que ces substances communiquent à l'alcool rectifié un goût persistant de matière putréfiée.

On lui a substitué le charbon de bois; les charbons de tilleul et de bouleau sont les plus estimés.

La filtration s'exécute dans des batteries de filtres fermées, qui sont de dimensions considérables. Un filtre est constitué par un cylindre en tôle de faible diamètre et d'une grande hauteur, dont la partie inférieure est déterminée par une plaque percée de trous pour retenir le charbon. Ils communiquent entre eux par une tuyauterie qui permet d'y injecter de la vapeur, des flegmes ou de l'eau. Le filtrage est méthodique, c'est-à-dire que les flegmes arrivent d'abord dans du charbon près de saturation pour passer ensuite dans des charbons de plus en plus neufs. Lorsque le premier filtre est saturé, on le retire et on le remplace par un filtre neuf qu'on place le dernier. Pour nettoyer le filtre saturé, on le laisse égoutter et on y injecte de la vapeur d'eau jusqu'à ce qu'elle soit inodore; les vapeurs dégagées sont condensées pour récupérer l'alcool.

Ce charbon peut servir plusieurs fois; lorsque ses facultés absorbantes sont très diminuées ou qu'il est devenu pulvérulent, on lui rend son activité par une calcination en vase clos et par un criblage.

Ce procédé est assez dispendieux, et il est plus employé dans les pays scandinaves et en Allemagne qu'en France.

Par la filtration, l'aldéhyde est, paraît-il, en grande partie, transformé en acide acétique par l'oxygène condensé dans le charbon ; il y aurait donc un grand avantage à faire précéder la rectification par le filtrage au charbon, à la condition toutefois de saturer exactement l'alcool filtré, par la chaux ou un carbonate alcalin, sans quoi l'acide acétique se changera pendant la rectification en éther acétique qui donne à l'alcool un goût et un parfum agréables qu'on recherche même, mais qui n'en est pas moins une impureté et une impureté nocive.

Il paraît que, dans la purge des filtres par la vapeur, on retrouve très peu des huiles de l'alcool (*fusel*, *fusel-oil*). M. Pampe a émis l'opinion que ce filtre qui oxyde l'aldéhyde, comme on vient de le voir, pourrait bien aussi exercer une action chimique consistant à transformer en alcool éthylique les alcools à équivalents plus élevés : ce qui expliquerait la disparition des huiles de l'alcool par le filtrage au charbon. D'après ce chimiste, la seule voie scientifique de purification de l'alcool serait de faire des essais pour arriver à réduire les alcools dits *supérieurs* à l'état d'alcool éthylique.

Parmi les moyens chimiques, je citerai en premier lieu l'emploi des oxydants : air ozoné, air sous pression et à la pression ordinaire, chromates, permanganates, chlorure de chaux.

L'air ozoné et l'air sous pression ont été essayés le premier en Amérique, le deuxième en Allemagne et dans une usine française; on a dû y renoncer parce que, si les matières étrangères sont attaquées, l'alcool éthylique l'est également, et il se forme des produits d'oxydation aussi nuisibles que ceux que l'on se propose d'enlever (1).

M. Lair (2), puis M. de Beaurepaire et M. Eisenmann ont employé avec profit un courant d'air atmosphérique dans les conditions suivantes :

Les flegmes chauffés tombent en pluie fine dans de grands récipients au fond desquels un ventilateur insuffle de l'air ; deux actions se produisent : une oxydation de certains produits de mauvais goût et surtout un entraînement mécanique des éléments les plus volatils. L'air chargé de ces matières et d'alcool passe dans des serpentins refroidis où se condense un liquide très odorant.

La main-d'œuvre et l'outillage élèvent notablement le prix de l'alcool, et les produits de queue ne sont pas enlevés.

On a renoncé aux chromates et aux permanganates en raison de leur action trop vive, qui détermine la production de substances amenant une perte d'alcool et la formation de produits qu'on ne peut séparer.

On a mieux réussi par l'emploi du chlorure de chaux dissous dans l'eau, agissant sur des flegmes dont l'acidité a été saturée aussi exactement que possible par un lait de chaux. Après deux heures d'un brassage énergique, on sépare le dépôt et on rectifie le produit.

(1) Wiedemann, brevet n° 96,453 (1872). — Eisenmann, n° 140,639 (1881).

(2) Lair, brevet n° 74,730 (1867). — De Beaurepaire, n° 101,921 (1874). — Billet, n° 111, 058 (1876).

Il me paraît difficile qu'il ne se produise pas un peu de chloroforme, même en n'employant pas un excès de chaux.

MM. Naudin et Schneider ont essayé les agents hydrogénants (1) ou plutôt l'électrolyse au moyen du couple zinc-cuivre indiqué, en 1873, par MM. Gladstone et Tribe, comme agent d'hydrogénation au sein des liquides. L'eau est décomposée à la température ordinaire, l'oxygène est fixé sur le zinc et l'hydrogène rendu libre.

Si l'on met un semblable couple en présence de flegmes, l'hydrogène est absorbé et l'odeur disparait, en partie au moins. On s'explique, en effet, que cet hydrogène naissant réduise l'aldéhyde éthylique, le furfurol et d'autres corps non saturés, et que certains de ceux-ci étant volatils, l'odeur disparaisse ou soit très atténuée. Mais on comprend que ce moyen n'enlève pas divers autres produits et notamment les alcools à équivalents élevés. Dans ce procédé, le zinc désacidule le liquide alcoolique, et l'on opère, par conséquent, en milieu *neutre*. Les auteurs avaient annoncé eux-mêmes que cette action est insuffisante pour opérer la désinfection complète, et ils l'ont fait suivre d'une électrolyse en milieu acide. Les flegmes, passés au couple zinc-cuivre, sont soumis à un courant électrique, produit par une machine dynamo-électrique qui, d'après les auteurs, complète la désinfection. Le procédé ne paraît pas avoir donné des résultats avantageux.

M. Godefroy (2) a publié un procédé de désinfection des flegmes qu'il appelle *hydro-oxygénant* et qui consiste dans l'emploi d'un mélange de poudre de zinc (gris de zinc) cuivrée et d'hypochlorite de chaux qu'on introduit dans la chaudière de rectification.

On commence par délayer la poudre de zinc dans un peu d'eau, puis on ajoute, en agitant, une solution de sulfate de cuivre jusqu'à ce que le zinc en suspension, qui avait pris une couleur noire, commence à devenir brun.

On laisse reposer, on décante, on lave deux ou trois fois à l'eau, puis on incorpore au mélange son poids de chaux éteinte et on ajoute de l'eau jusqu'à ce qu'on ait une bouillie claire. On introduit cette bouillie dans les flegmes à raison de 100 à 120 grammes de zinc par hectolitre, on agite, et au bout d'un quart d'heure on ajoute environ 60 à 80 grammes de chlorure de chaux du commerce délayé dans une quantité d'eau suffisante. On remue la masse et on distille.

L'auteur indique, comme résultats pratiques, la destruction presque complète des produits toxiques de tête, l'augmentation du rendement en alcool bon goût, et la simplification du travail, puisqu'on obtient

(1) Naudin et Schneider, brevets nos 138,468 et 139,690. — L. Naudin, *Désinfection des alcools mauvais goût par l'électrolyse*. Paris, 1881. Quesneville, XXIV, 246, 1882.

(2) Moniteur Quesneville, p. 1391, 1888, brevet no 187,526, 12 décembre 1887. — *Bulletin Soc. chim.* LI, p. 18 et 20, 1889.

du premier jet une plus grande quantité d'alcool bon goût et moins de produits à retraiter.

L'expérience n'a pas montré ce que deviennent diverses impuretés et notamment les alcools à équivalents élevés en présence de ce mélange et s'il ne se forme pas des produits odorants ou nuisibles par l'action d'une substance aussi active que le chlore.

M. Maumené (1) avait fait breveter, en 1867, l'emploi des alcalis caustiques pour la purification des alcools, mais on y avait renoncé par suite de la formation de produits donnant à l'alcool le goût et l'odeur de la mauvaise cannelle. Tout récemment, M. Traube (2) a breveté l'emploi de diverses solutions salines et notamment du carbonate de potasse, et son procédé est appliqué dans la fabrique G. Schulze, à Hanovre, depuis quelques mois.

Il se sert de solutions alcalines obtenues en dissolvant 34 à 35 kilogrammes de potasse, aussi pure que possible, dans 88 litres d'eau pour obtenir 100 litres, et l'on emploie, avec de l'alcool brut à 80° environ, 4 parties de solution alcaline pour 1 partie d'alcool ; le mieux est d'agir sur l'alcool ramené à 15 p. 100.

On distille dans un alambic en fer avec un simple chapiteau sans autre déflegmateur.

Ce vase est rempli à moitié d'eau saline et l'alcool y est introduit par un tuyau latéral descendant au fond, en quantité telle que la couche d'huile devienne visible dans un verre placé à une certaine hauteur de l'alambic. Un agitateur mélange les liquides ; un thermomètre permet de reconnaître la température ; l'huile surnageante, formant la majeure partie des impuretés, est écoulée par des robinets placés à diverses hauteurs, et l'alcool est distillé.

Si le liquide alcoolique est à 15 p. 100, il suffit d'en distiller le cinquième ou le quart, tandis que, s'il s'agissait d'un pareil mélange d'alcool avec de l'eau pure, il faudrait distiller au moins les deux tiers. L'alcool distillé est à 75 p. 100. La cause de cette différence, toute en faveur du nouveau procédé, est l'adhésion moindre de l'alcool à l'eau saline qu'à l'eau pure, c'est-à-dire l'augmentation de la tension des vapeurs alcooliques en présence d'un sel.

C'est entre 60 et 70 degrés que la séparation de la couche d'huile s'opère le mieux.

L'huile décantée contient 5 à 6 p. 100 d'alcool éthylique qu'on réunit et dont on retire les 4/5 en concentrant dans l'alambic la solution potassique.

Suivant M. Pampe (3), l'action des alcalis et des acides n'est pas une voie scientifique pour arriver à séparer l'alcool éthylique des autres

(1) Maumené, brevet n° 86,636.
(2) Traube, brevet allemand n° 41,207. — *Monit. scientif.*, 4e série, II, 1418.
(3) *Chemiker Zeitung*, XI, 22.

alcools, parce que tous éprouvent des agents chimiques une altération similaire. Les alcalis ne seraient utiles qu'au cas où l'alcool brut contient des acides organiques à neutraliser.

Les acides, sauf des cas spéciaux, ne le seraient que lorsque l'on cherche à produire des éthers aromatiques comme dans la fabrication des rhums, par exemple, et encore serait-il préférable d'ajouter directement à l'alcool ces éthers fabriqués.

Il a été beaucoup question, depuis quelques années, d'un procédé d'épuration physico-chimique, dû à MM. Bang et Ruffin qui ont pris, en 1884, trois brevets d'invention et de perfectionnement sous le titre : *Procédé d'épuration des flegmes pour obtenir la totalité de l'alcool éthylique à l'état d'alcool bon goût.*

Ce procédé repose sur les deux faits suivants

1° Les produits de queue sont absolument dissous par les essences ou huiles de pétrole, tandis que l'alcool éthylique, étendu à 28 ou 30 p. 100 en volume d'alcool, y est insoluble.

2° L'adéhyde et d'autres produits de tête ne sont pas dissous par les hydrocarbures de pétrole; ils y deviennent solubles lorsqu'ils ont été traités par les alcalis, potasse, soude, chaux.

Ils emploient aujourd'hui des hydrocarbures du pétrole, rectifiés spécialement et épurés par l'acide sulfurique, qui ont pour densité 0,810 à 0,830 et qui émettent des vapeurs ne s'enflammant qu'à 140°.

L'alcali employé est la soude en léger excès ; après vingt-quatre heures au plus, les produits de tête sont rendus solubles dans le pétrole.

On remplit un vaste réservoir, contenant 500 à 800 hectolitres, avec des flegmes à 28 ou 30 degrés, de façon qu'ils s'élèvent jusqu'à l'orifice d'un tube supérieur fermé par un robinet, puis on injecte l'hydrocarbure par le fond du réservoir au moyen d'un tube en spirale percé de minces ouvertures. Le pétrole, plus léger que l'eau alcolique, la traverse en filets déliés et forme à la surface une couche qu'on fait couler en ouvrant le robinet du tube supérieur.

Le pétrole tombe au fond d'une série de caisses en plomb disposées en gradin, contenant de l'acide sulfurique à 66°, qui n'attaque pas l'hydrocarbure, mais qui lui enlève les produits de l'alcool qui ont été dissous.

Le pétrole ainsi régénéré est renvoyé dans le réservoir d'épuration.

D'après les inventeurs, on retire de 100 litres d'alcool impur 97 litres d'alcool totalement exempts de produits étrangers. Suivant M. Grandeau, les nombres suivants représentent la moyenne pendant quatre mois dans deux distilleries ; ils sont rapportés à 100 litres d'alcool absolu contenu dans les flegmes traités :

	Procédé ordinaire.	Procédé à l'hydrocarbure.
Alcools à repasser	17.43	6.47 p. 100
Alcool fin	22.42	10.15
Alcool extrafin	22.15	14.19
Alcool de cœur	37.00	69.19

Dans les distilleries ordinaires, il y aurait 19 à 20 p. 100 d'alcool mauvais goût qu'aucun traitement ne parviendrait à purifier, tandis que, dans le procédé Bang et Ruffin, les 6 à 7 p. 100 d'alcool à repasser sont susceptibles d'épuration.

J'ai vu fonctionner ce procédé très convenablement dans une usine d'essai, ainsi que dans la distillerie de la raffinerie parisienne à Saint-Ouen, mais je n'en ai pas vérifié les résultats.

D'après ce qui m'a été dit par un homme du métier, très consciencieux, l'alcool ainsi purifié conserve une odeur et une saveur qui seraient un obstacle à son emploi comme alcool de bouche.

Il m'a été affirmé qu'il retenait de l'aldéhyde : ce qui m'étonnerait, si l'on exécute le traitement à la soude.

On dit qu'il exige un outillage délicat et un matériel coûteux : ce qui ne m'a pas paru dans les deux visites que j'ai faites.

Enfin les huiles sont perdues. Est-ce une bien grande perte?

L'*Économist*, journal anglais, a signalé récemment la formation d'une compagnie dite des *alcools purs*, qui exploiterait des brevets Bowick, reposant sur l'emploi du pétrole ; ce liquide et les flegmes seraient mélangés intimement par l'action de deux courants inverses en pluie fine. Plus récemment, M. Costelloni a proposé la paraffine.

Il résulte de ce qui précède que la purification des flegmes se termine toujours par une série de rectifications. Je ne puis décrire les appareils employés couramment aujourd'hui, lesquels sont toujours intermittents et sont formés d'une chaudière chauffée à la vapeur, d'une colonne pour analyser les produits et d'un système de condensation.

M. R. Pictet, qui est l'auteur de travaux d'un grand intérêt sur la production des basses températures, a eu l'idée de combiner l'action du froid et du vide pour rectifier les alcools.

Les vapeurs des liquides volatils ne présentent pas, aux diverses températures, les mêmes différences dans leur élasticité. Ainsi, tandis qu'à 100° l'élasticité de la vapeur d'alcool n'est que le double de celle de la vapeur d'eau, elle devient six fois plus grande à la température de zéro, pour s'accroître encore proportionnellement aux températures inférieures. En conséquence, un mélange de ces deux liquides fournira de l'alcool d'autant plus concentré que la température sera plus basse.

En appliquant ce raisonnement aux matières étrangères, on est amené à en induire que la séparation des produits de tête sera d'autant plus énergique que la distillation sera conduite à plus basse température, et que les produits de queue se concentreront d'autant mieux dans le résidu de l'opération. Il faut donc opérer la distillation à la température la plus basse possible.

M. Pictet emploie l'appareil rectificateur ordinaire. Dans la chaudière, on chauffe légèrement les flegmes par une injection de vapeur faite dans un serpentin à retour qui s'y trouve immergé. Au-dessus se trouve une colonne à plateaux, communiquant avec deux réfrigérants tubulaires, refroidis à une très basse température par l'acide sulfureux anhydre. L'un fait fonction de déflegmateur et renvoie à la colonne des produits aqueux, tandis que l'autre produit l'office de condensateur. Celui-ci est à son tour en rapport avec trois vases clos où sont recueillis, à part, les produits de tête, l'alcool fin, les produits de queue.

Une machine à vapeur fait le vide dans l'appareil et vaporise l'acide sulfureux liquide qui circule dans les deux réfrigérants tubulaires. On opère de — 20, à — 40°. Si, dans la chaudière la température est maintenue vers 60°, on a donc un écart de température voisin de 100°. Cette méthode est d'un usage trop récent pour qu'on puisse porter sur son compte un jugement définitif; elle exige un outillage coûteux et d'une manœuvre délicate.

Production annuelle des alcools par nature de substances mises en œuvre depuis 1840 (1).

ANNÉES.	ALCOOLS PROVENANT DE LA DISTILLATION DES								TOTAL.
	SUBSTANCES farineuses.	MÉLASSES.	BETTERAVES	VINS.	CIDRES.	MARC, LIES, etc.	FRUITS.	Substances diverses.	
	hect.	hect.	hect.	hect.	hect.	hect.	hect.	hect.	hect.
1840-1850	36.000	40.000	500	....	815.000	....		»	891.500
1853-1857	69.000	137.000	300.000	....	165.000	....		»	671.000
1865-1869	84.018	346.640	300.449	....	553.983	....		60.124	1.344.614
1870-1875	108.483	582.443	313.771	....	539.762	....		46.611	1.591.070
1876.....	101.402	710.670	243.337	545.994	22.318	76.227	1.228	7.929	1.709.175(1)
1877.....	163.204	642.709	272.883	157.570	9.468	56.171	1.062	5.796	1.308.881
1878.....	180.469	646.715	331.716	192.952	9.822	51.079	978	3.496	1.417.227
1879.....	247.171	723.631	364.714	102.651	7.265	36.831	438	5.178	1.487.879
1880.....	412.585	685.433	429.878	27.200	3.317	17.373	624	4.658	1.581.068
1881.....	506.273	685.646	563.240	34.324	2.291	24.621	603	4.289	1.821.287
1882.....	447 066	703.989	556.056	21.962	9.829	22.893	713	4.058	1.766.566
1883.....	561.932	750.637	629.998	22.710	8.088	28.918	1.408	7.325	2.011.016
1884.....	485.001	778.714	569.257	35.251	15.567	43.266	2.799	4.609	1.934.464
1885.....	567.768	728.523	465.451	23.240	20.908	43.853	7.680	7.028	1.864.514
1886.....	789.963	471.781	683.985	19.513	28.600	49.311	4.424	6.673	2.052.250
1887.....	765.050	451.826	672.352	32.758	13.595	41.872	2.386	25.796	2.005.635

(1) Il y a quelques différences dans la production si l'on compare ce tableau au précédent, on remarquera qu'elles sont très faibles.

§ 5. — Essai des alcools.

Il résulte de ce qui vient d'être dit qu'on a le plus grand intérêt, au point de vue hygiénique, à n'employer que des alcools purs ; il en découle aussi, comme on doit toujours compter avec l'ignorance et surtout

(1) De 1840 à 1875, ce sont les moyennes qu'on a indiquées.

avec la fraude, qu'il faut être en mesure de déterminer cette pureté et le degré d'impureté. Cette détermination est difficile et encore imparfaite. Cependant la question a fait un grand pas depuis deux ans.

Jusqu'à ces temps derniers, l'essai des alcools était exécuté par la méthode Savalle.

L'essai est facile et prompt, l'appareil est connu sous le nom de diaphomètre. On chauffe l'alcool avec son volume d'acide sulfurique concentré et on laisse refroidir. Le mélange est versé dans une fiole à bords parallèles de dimensions déterminées et on compare l'intensité de sa coloration avec celle de verres colorés, portant les numéros 1, 2, 3, 4, 5. Le n° 1 correspond, suivant M. Savalle, à $\frac{1}{10000}$ d'impuretés.

L'alcool pur reste incolore, mais il est clair qu'à doses égales d'impuretés la coloration variera beaucoup avec la nature de ces impuretés ; par conséquent ce procédé, comme les suivants d'ailleurs, ne donne pas une évaluation exacte ; Savalle a établi ces degrés en prenant comme impuretés des essences de vin.

Cet essai décèle la très grande majorité des impuretés, la plupart de celles qui sont toxiques ; l'intensité de la coloration présente, dans une certaine mesure, quelque proportion avec le degré de toxicité des impuretés : ainsi les adhéhydes colorent plus que les alcools dits supérieurs pour des doses égales, et la coloration donnée par ces alcools paraît croître avec leur équivalent comme leur toxicité.

ACTION DE L'ACIDE SULFURIQUE SUR LES DIVERSES IMPURETÉS DES ALCOOLS DANS LES CONDITIONS PRATIQUES DE L'ESSAI.

Impuretés se colorant.	Impuretés ne se colorant pas.
Aldéhyde.	
Acétal.	
Alcool isobutylique.	*Alcool propylique.*
Alcool amylique, et, en général, tous les alcools supérieurs non normaux.	*Alcool butylique normal.*
Furfurol.	
Bases.	
Éther œnanthique.	*Éther acétique.*
Éthers amyliques, et, en général, éthers des alcools supérieurs non normaux.	*Acide acétique.*
Essences et *huiles.*	

Bisulfite de rosaniline. — Pour reconnaître l'aldéhyde (1) on prépare la liqueur suivante :

Solution de fuchsine à 1/1000e	125 cent. cubes.
Bisulfite de soude à 28° B	75 —
Acide sulfurique à 66° B	25
Eau q. s	1 litre.

(1) M. Roques, Conférence au laboratoire de M. Friedel.

Le mélange est incolore ou légèrement coloré en jaune. On en ajoute 2 centimètres cubes à 10 centimètres cubes d'alcool étendu à environ 50°; s'il se produit une coloration rouge violacée, l'alcool contient de l'*aldéhyde.*

Acétate d'aniline. — A 10 centimètres cubes environ d'alcool on ajoute 5 gouttes d'aniline et 10 gouttes d'acide acétique; on agite, et si, au bout de quelques instants, il se produit une coloration rouge ou rose, il y a du *furfurol.*

On évapore une petite quantité d'alcool en présence de 2 à 3 gouttes d'acide sulfurique étendu. Le résidu, repris par un peu d'eau, est additionné d'une goutte de réactif de Mayer (iodomercurate de potassium); s'il se produit un trouble ou un précipité, on en conclut à la présence de *bases.*

Enfin, on traite une petite quantité d'alcool étendu d'eau par quelques centimètres cubes de chloroforme. Ce dissolvant s'empare de l'alcool amylique. On l'évapore doucement sur une petite capsule placée au bain-marie. Quand l'odeur de chloroforme a disparu, on ajoute au résidu un petit cristal de bichromate de potasse, quelques gouttes d'acide sulfurique concentré, et on chauffe doucement. A l'odeur caractéristique et pénétrante d'acide valérianique, on reconnaît la présence de l'*alcool amylique.*

MM. Ch. Girard et Roques ont cherché à engager l'aldéhyde dans une combinaison colorée, assez stable pour qu'on puisse ensuite la séparer et évaluer dans le résidu l'alcool amylique par le procédé Savalle.

Quand on fait chauffer un mélange d'aldéhyde et de chlorhydrate de métaphénylène-diamine, en solution alcoolique, la liqueur prend une coloration rouge orangé. Si l'on agite, de manière à favoriser l'action de l'air, la coloration augmente, et il se développe une magnifique fluorescence verte. La matière colorante ainsi obtenue ne change pas si on acidule la liqueur par de l'acide acétique, et elle passe au jaune, en perdant sa fluorescence, si l'on ajoute de l'ammoniaque. Cette combinaison est stable; car, si l'on fait agir, sur de l'alcool renfermant $\frac{2}{1000}$ d'aldéhyde, du chlorydrate de métaphénylène-diamine (2 mol de chlorhydrate pour 1 mol d'aldéhyde), le produit de la réaction ne sent plus l'aldéhyde, et, par distillation, on n'obtient que des traces de ce corps (coloration très faible et ne se produisant qu'au bout d'un certain temps avec la rosaniline bisulfitée, et à peine $\frac{1}{4}$ de degré Savalle).

« On fait dissoudre, dans 200 centimètres cubes d'alcool à 50°, 3 grammes de chlorhydrate de métaphénylène-diamine, et on fait bouillir une demi-heure au réfrigérant ascendant: le liquide prend une teinte jaune clair. On laisse refroidir pendant une demi-heure et, vers la fin du refroidissement, on agite un peu. La couleur du liquide fonce de plus en plus, s'il y a de l'aldéhyde, et prend une belle fluorescence verte. On distille assez rapidement, et l'on recueille 125 centimètres cubes d'alcool distillé, qui marque 75°. On fait sur cet alcool l'essai Savalle et l'on compare les teintes obtenues avec celles que donnent des solutions types d'alcool à 75°. »

Ses auteurs se sont assurés, par des essais préliminaires, que, lorsque l'alcool amylique existe en petite quantité ($\frac{1}{1000}$ à $\frac{10}{1000}$), il distille en totalité dans les 125 centimètres cubes.

« Voici les résultats obtenus en appliquant le procédé ci-dessus :

	Degré Savalle.
Alcool à 50° pur	0°
— + $\frac{2}{1000}$ d'aldéhyde ... env.	$\frac{1}{4}$
— + $\frac{1}{1000}$ d'alcool amylique	$3\frac{1}{4}$
— + $\frac{2}{1000}$ d'aldéhyde + $\frac{1}{1000}$ d'alcool amylique.	$3\frac{3}{4}$
— + $\frac{2}{1000}$ d'alcool amylique	$7\frac{1}{4}$
— + $\frac{2}{1000}$ d'aldéhyde + $\frac{2}{1000}$ d'alcool amylique.	$7\frac{1}{2}$

Ce procédé a l'inconvénient de ne pas tenir compte du furfurol et des autres alcools qu'on évalue en alcool amylique.

M. Bardy, directeur des laboratoires des Contributions indirectes, qui faisait partie de la commission extra-parlementaire, a exécuté un travail très considérable sur l'essai des divers procédés proposés, et il s'exprime ainsi sur le procédé Savalle :

« Le jury de l'exposition de 1878 n'a pas voulu admettre ce moyen de contrôle pour l'examen des produits exposés ; les travaux de MM. Lunge, V. Meyer, Schulze en Suisse ; Reinke, Bollender et Traube ont également conclu à la non-valeur de ce procédé. »

M. Bardy a publié récemment dans le *Journal de Pharmacie et de Chimie* (1) l'ensemble de ces recherches qui sera lu avec grand profit par ceux que ces questions intéressent. Il distingue les procédés de recherche par des réactions colorées, ceux qui sont basés sur des transformations chimiques, et ceux qui reposent sur les propriétés physiques des impuretés. Ce sont, d'après M. Bardy, les procédés de cette dernière classe qui donnent les meilleurs résultats ; il n'y en a que trois qui permettent de déterminer avec une certaine approximation le degré d'impureté des alcools commerciaux : ce sont le capillaromètre et le stalagmomètre de Traube, et le procédé Röse. Le premier a tous les défauts des procédés basés sur l'action capillaire et la moindre modification apportée à l'état de la surface intérieure du tube fausse considérablement les résultats. Quant au second, qui est, en définitive, un compte-gouttes à graduation empirique, la plus faible poussière intro-

(1) *Journ. de pharm. et chim.* [5], XVIII, 274, 312, 369, 420, 467, 510 ; 1888.

duite dans le tube change la vitesse d'écoulement des liquides et par suite influe sur le nombre de gouttes. Il en est de même pour d'autres causes en apparence négligeables, comme, par exemple, l'ébranlement de l'air dans la pièce où l'on opère, de sorte qu'il est difficile d'obtenir des résultats concordants.

M. Bardy recommande la méthode de Röse qu'il décrit de la façon suivante :

Le chloroforme ajouté à un mélange d'alcools supérieurs et d'alcool vinique absorbe de préférence les alcools supérieurs, parce que la solubilité de ces corps dans l'eau diminue au fur et à mesure qu'ils s'élèvent dans la série.

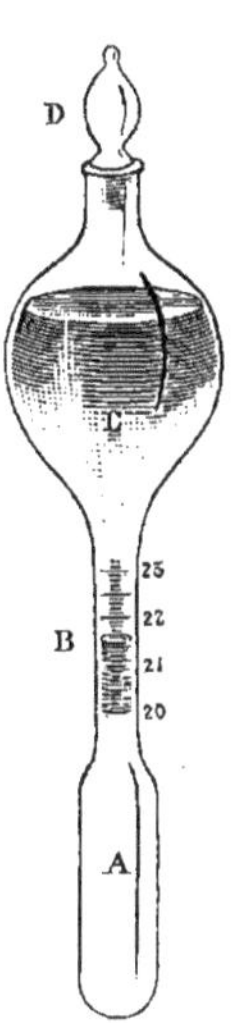

Fig. 19.

A, réservoir cylindrique d'une capacité de 20 centimètres cubes exactement mesurée. — B, tube de 1 centimètre de diamètre, divisé en dixièmes de centimètre cube. — C, réservoir d'une contenance de 175 à 180 centimètres cubes. — D, bouchon en verre rodé.

Cette propriété, qui a été utilisée dans beaucoup de méthodes (Uffelmann, Marquardt, Bertelli, etc.), sert également de base au procédé de Röse.

L'auteur a observé (1) que si l'on agite une certaine quantité de chloroforme avec un mélange d'eau et d'alcool vinique, l'augmentation de la couche de chloroforme dépend de la température et de la proportion des corps mélangés, de telle sorte que si la température reste la même, le volume du chloroforme après agitation sera fonction de la richesse alcoolique.

Si l'on a fixé le pouvoir absorbant du chloroforme sur une solution d'eau et d'alcool d'un certain poids spécifique, et si l'on remplace dans ce mélange une certaine quantité d'alcool vinique par une quantité correspondante d'un alcool homologue supérieur, l'alcool amylique par exemple, de façon que le poids spécifique du liquide ne subisse aucun changement, on trouve, en cherchant de nouveau le pouvoir absorbant du chloroforme, que ce dernier est beaucoup plus grand. De plus, l'alcool amylique dissous par le chloroforme exerce lui-même un effet absorbant sur l'alcool vinique, de sorte que la proportion existant entre l'alcool amylique présent et l'alcool vinique entraîné reste toujours constante. Il résulte de là que si l'on connaît le pouvoir absorbant du chloroforme pour un mélange d'eau et d'alcool d'un certain poids spécifique et d'un mélange d'une même quantité d'eau, mais dans lequel 1 p. 100 en volume d'alcool vinique a été remplacé par 1 p. 100 en volume d'alcool amylique (le poids spécifique n'ayant pas sensiblement changé), on a, d'après l'augmentation de la couche de chloroforme, les éléments permettant de calculer la quantité d'alcool amylique contenue

(1) *Vierteljahresschrift der Chemie der Nahrungs und Genussmittel*, 1886, p. 113.

dans des mélanges quelconques d'eau, d'alcool vinique et d'alcool amylique.

C'est en tenant compte de ces faits que Röse a imaginé la méthode à l'aide de laquelle on peut facilement doser l'huile de fusel dans un alcool impur.

L'essai se fait au moyen du tube de forme spéciale dont la figure ci-dessus indique la forme et les dimensions.

La graduation de l'appareil est faite à la température de + 15° centigrades.

Pour faire l'expérience, on procède de la manière suivante : On verse dans l'appareil 20 centimètres cubes de chloroforme et on y ajoute 100 centimètres cubes d'alcool à + 50° Gay-Lussac. On bouche l'appareil et l'on introduit le tube dans un vase contenant de l'eau à + 15°, on le laisse dans ce vase le temps nécessaire pour établir l'équilibre de température. On retire alors l'appareil du bain et on l'agite vivement, après quoi on le replace dans le bain d'eau à + 15°.

Lorsque la couche de chloroforme s'est bien réunie, on détermine exactement son volume.

Dans les nombreuses expériences du docteur Röse, les nombres trouvés ne se sont jamais écartés de la moyenne de plus de 0,05.

En opérant avec les mélanges suivants, Röse a obtenu :

100cc alcool éthylique pur à 50°	37cc,10
100cc d'un mélange de : eau 50, alcool éthylique 49, alcool amylique 1	39cc,11
100cc d'un mélange à parties égales des deux solutions ci-dessus	38cc,10

Soit une augmentation de la couche de chloroforme de 2 centimètres cubes pour 1 centième d'alcool amylique.

La même expérience faite sur les alcools propylique et butylique montre que :

1 pour 100 d'alcool propylique donne une augmentation de la couche de chloroforme de	1cc,0
1 pour 100 d'alcool butylique donne une augmentation de la couche de chloroforme de	1cc,7

Il suit de là qu'un alcool renfermant les trois homologues supérieurs, et c'est le cas le plus ordinaire, donnera une augmentation de la couche de chloroforme plus faible que celle qui correspondrait à la même teneur en alcool amylique.

On pourrait, si le besoin l'exigeait, déterminer pour chaque nature d'alcool le coefficient afférent à son fusel et faire la correction nécessaire. Le docteur Röse a déterminé le coefficient du fusel de l'alcool de blé qu'il a trouvé égal à 1,11.

Ce procédé a été heureusement modifié par MM. Stutzer et Reitmayr.

— Ces chimistes ont observé que les aldéhydes, les éthers, les acides et les extraits volatils qui peuvent exister dans les alcools amènent une augmentation de la couche de chloroforme et, par suite, faussent l'essai.

Pour détruire cette influence, ils proposent de distiller préalablement l'alcool avec une petite quantité de lessive de potasse ou de soude caustique, laquelle a pour effet de polymériser les aldéhydes, de saponifier les éthers et de saturer les acides libres.

A la dilution à 50° centésimaux ils préfèrent la dilution à 30°; de plus, afin d'abréger les opérations, de favoriser le rassemblement du chloroforme et de faire disparaître la pellicule qui se produit généralement au point de contact de la couche de chloroforme avec l'alcool dilué, ce qui rend la lecture incertaine, ils ajoutent au mélange 1 centimètre cube d'acide sulfurique (D = 1,286).

Dans ces conditions la séparation des couches devient très nette et se produit en très peu de temps.

Le tableau suivant indique l'augmentation de volume de la couche de chloroforme pour une teneur en alcool amylique de 0 à 1 p. 100 en volume :

Augmentation de la couche de chloroforme et teneur correspondante en alcool amylique, en employant de l'alcool à 30 p. 100 et en ajoutant 1 centimètre cube d'acide sulfurique (poids spécifique = 1,286).

AUGMENTATION DU CHLOROFORME en centimètres cubes.	TENEUR EN ALCOOL amylique exprimée en p. 100 de volume.	0,01 CENTIÈME d'augmentation de volume du chloroforme correspond à p. 100 :	AUGMENTATION DU CHLOROFORME en centimètres cubes.	TENEUR EN ALCOOL amylique exprimée en p. 100 de volume.	0,01 CENTIÈME d'augmentation de volume du chloroforme correspond à p. 100 :
0,20	0,1	0,0050	0,95	0,6	0,0063
0,35	0,2	0,0057	1,10	0,7	0,0064
0,50	0,3	0,0060	1,25	0,8	0,0064
0,65	0,4	0,0062	1,40	0,9	0,0064
0,80	0,5	0,0063	1,55	1,0	0,0065

Les lectures doivent être faites à la température de + 15° centigrades; s'il était impossible d'avoir cette température, on devrait introduire une correction dans la lecture en tenant compte de ce fait qu'une élévation de température de 1° correspond à une augmentation de volume de $0^{cc},1$; on aura donc à déduire du volume un dixième de centimètre cube par degré de température au-dessus de + 15°.

Voici, d'après Brix, une table de mouillage permettant de ramener rapidement à 30° les alcools à essayer ($t = 15° 5/9$).

POUR 100cc D'ALCOOL		POUR 100cc D'ALCOOL		POUR 100cc D'ALCOOL		POUR 100cc D'ALCOOL	
d'une teneur de :	il faut ajouter : eau	d'une teneur de :	il faut ajouter : eau	d'une teneur de :	il faut ajouter : eau	d'une teneur de :	il faut ajouter : eau
30	0,0	44	47,1	58	94,9	72	143,2
31	3,3	45	50,5	59	98,3	73	146,7
32	6,6	46	58,9	60	101,8	74	150,2
33	10,0	47	57,3	61	105,2	75	153,6
34	13,4	48	60,7	62	108,6	76	157,1
35	16,7	49	64,1	63	112,1	77	160,6
36	20,1	50	67,5	64	115,5	78	164,1
37	23,4	51	70,9	65	119,9	79	167,6
38	26,8	52	74,3	66	122,4	80	171,1
39	30,2	53	77,7	67	125,9	81	174,6
40	33,5	54	81,2	68	129,4	82	178,1
41	36,9	55	84,6	69	132,8	83	181,6
42	40,3	56	88,0	70	136,3	84	185,1
43	43,7	57	91,4	71	139,7	85	188,6

M. Bardy a successivement examiné :

La forme de l'appareil et particulièrement le diamètre convenable à donner au tube portant les divisions,

le degré de la dilution,

le volume d'alcool sur lequel doit porter l'essai,

puis il a recherché quelle valeur il fallait attribuer aux nombres obtenus, et enfin il a soumis cette méthode à un examen comparatif avec quelques-uns des procédés décrits précédemment, dans le double but de vérifier si la méthode donnait des résultats comparables à ceux fournis par ces procédés et surtout s'il ne se produisait pas des écarts du genre de ceux donnés par les deux procédés de Traube.

Le diamètre du tube primitif de Röse était trop large et ne permettait qu'une division en cinquièmes de centimètre cube, il a pu le réduire à 8 millimètres de dimension intérieure. Dans ces conditions on peut adopter la graduation en dixièmes de centimètre cube et apprécier avec facilité le cinquième et même le dixième de la division ; en diminuant davantage le diamètre, on augmente l'espace intercepté entre chaque division ; il semblerait que dans ce cas la précision de l'appareil doive augmenter; malheureusement, en opérant ainsi, il reste très souvent attachées après les parois du tube, dans la couche même de chloroforme, des gouttelettes du mélange hydro-alcoolique qu'on ne peut éloigner, en sorte qu'il devient impossible de faire les lectures.

La dilution à 30 p. 100 est celle qui se prête le mieux à l'observation ; en diminuant le titre alcoolique, on rend moins solubles les huiles essentielles et, par suite, on pouvait espérer obtenir des résultats plus précis ; mais, dans ces conditions, l'essai devient capricieux et ne fournit plus de nombres comparables.

Le volume de 100 centimètres cubes, adopté par Röse, est très suffisant pour donner une augmentation du volume du chloroforme permettant une lecture facile; on peut cependant, si on le désire, opérer sur une prise d'essai plus grande; la sensibilité de la méthode croît légèrement avec le volume employé et la lecture devient plus facile, surtout pour des personnes peu exercées.

Les critiques formulées contre l'adoption de méthode de Röse ont porté sur la difficulté de trouver un personnel convenable, elles visent :

— La difficulté de maintenir la température à + 15°, condition indispensable pour l'obtention de résultats exacts;

— Les embarras que l'on rencontrera pour classer les alcools ayant une teneur en impuretés voisine de la limite de 2 millièmes;

— L'arbitraire qui résulte de l'adoption même de cette limite de 2 millièmes, puisque l'on n'a que des notions très imparfaites sur la nocivité des diverses impuretés alcooliques;

— Enfin la longueur des essais ainsi que la dépense relativement forte qu'ils doivent entraîner.

Ces considérations ne paraissent pas à M. Bardy de nature à faire rejeter l'emploi de la méthode de Röse.

Sur le premier point : si le gouvernement crée des bureaux d'essais, ceux-ci pourront être établis avec facilité sans grands frais.

Le procédé Röse ne sera par moins aisé à mettre en œuvre dans les usines, car la plupart des grandes distilleries possèdent des chimistes et, dans toutes, il existe des contremaîtres intelligents pour lesquels l'essai Röse deviendrait rapidement familier, surtout si l'on faisait usage d'appareils de forte contenance, 300 ou 500 centimètres cubes.

Dans les usines il sera enfin facile, soit à l'aide de l'eau des puits, soit au moyen de réfrigération artificielle, d'obtenir le maintien de la température à + 15°.

Relativement au second point, il est certain que l'on rencontrera quelques difficultés pour classer les alcools voisins de la limite de 2 millièmes, mais ces difficultés sont communes à tous les procédés d'analyse; n'existent-elles pas, par exemple, pour les vins qui doivent être introduits en France à une richesse alcoolique déterminée, pour les sucres, pour les méthylènes admis à la dénaturation, pour les monnaies mêmes dont le mode d'essai est cependant si précis ? Dans ces cas spéciaux il est toujours nécessaire d'admettre une tolérance, de manière à ménager à la fois les intérêts légitimes de l'industrie ainsi que les exigences fiscales.

La mesure, a-t-on dit, sera arbitraire. Tous les travaux faits jusqu'à ce jour ont montré combien la recherche des impuretés alcooliques est difficile; pour hâter la solution de ce problème si important, le gouvernement a institué un prix de 50,000 francs.

Parmi les impuretés alcooliques connues, certaines sont très nocives, ce sont les impuretés de tête, les aldéhydes surtout; il suffirait de décider que les alcools devront être exempts de ces produits aldéhydiques. Cette exigence n'a rien d'excessif, étant donnés les divers procédés dont l'industrie dispose pour opérer l'élimination des aldéhydes.

Isid. Pierre a appelé l'attention sur le danger du maniement de l'aldéhyde qui agit comme suffocant à la manière de l'acide sulfureux.

« On peut être renversé, dit-il, en respirant amplement dans un flacon d'aldéhyde. Je me suis laissé dire qu'à Rouen, dans le quartier Martinville, certains débitants d'eau-de-vie contenant de l'aldéhyde poussent à la porte leurs clients dès qu'ils ont avalé cette infernale boisson, pour éviter chez eux la manifestation des conséquences qui peuvent en résulter. »

Cette méthode a été essayée en Allemagne, et l'administration impériale de l'hygiène a publié le résultat de ses travaux (1), desquels il résulte que *la méthode de Röse est préférable à toutes les autres méthodes.*

§ 6. — Moyens de combattre l'alcoolisme.

Il résulte de ce qui précède que l'alcoolisme est un fléau réel pour la majeure partie des nations et que les remèdes sont de deux sortes : restreindre autant que possible la consommation de l'alcool, et enlever les produits qui accompagnent l'alcool et augmentent sa toxicité. Le rapport de Claude au Sénat dépeint d'une façon saisissante la gravité de la situation :

« L'alcoolisme est une plaie sociale. Depuis quelques années surtout, les symptômes du mal ont pris chez nous les caractères les plus inquiétants. Non seulement les hommes, mais les femmes, les enfants eux-mêmes en sont atteints. Les maladies mentales, qui en sont la conséquence, amènent aujourd'hui des accidents, rares autrefois, peut-être même inconnus. Ceux qui sont atteints du mal de l'alcoolisme perdent toute faculté de résistance aux suggestions de leurs passions. Ils agissent comme sous l'impulsion d'un premier mouvement animal qui ne paraît plus dirigé ou réglé ni contenu par l'intelligence. L'affaiblissement cérébral des alcoolisés ne porte d'ailleurs pas tout de suite atteinte à leur puissance physique ; seulement, les actes qu'ils ont encore la force d'accomplir n'ont plus de relations avec leur volonté réfléchie.

« Ils deviennent malfaisants et dangereux pour le présent et pour l'avenir. S'ils donnent naissance à une postérité, ils lui transmettent leur maladie. Le germe de dégénérescence de la race est introduit par eux dans la nation. Ils sont les ennemis d'eux-mêmes, de leur famille, de leur patrie.

« La marche croissante du fléau, en France, coïncide avec l'augmentation considérable qui s'est produite depuis un certain nombre d'an-

(1) Dr Sell, *Arbeiten aus dem Kaiserlichen Gesundheitsamte*, t. IV, p. 207.

nées dans la consommation de l'alcool en général, et surtout depuis que les alcools d'industrie ont pris la place des eaux-de-vie de vins.

« On en conclut, non sans raison, que la cause de la maladie réside, soit dans l'abus des boissons alcooliques, soit dans la mauvaise qualité des produits consommés, soit dans l'abus combiné avec la mauvaise qualité.

« La commission n'hésite pas à déclarer que l'abus de la boisson alcoolique lui paraît aussi préjudiciable à la santé publique que la consommation des mauvais alcools, et que le but qu'il y a lieu de poursuivre est nécessairement double. Il faut débarrasser l'alcool des impuretés nuisibles qu'il contient et chercher les moyens de réduire la consommation des alcools, même les moins impurs. »

Sur le premier point, il faut arriver à faire comprendre aux masses que l'alcool n'est qu'un excitant factice, très momentané et que l'excitation qu'il détermine est suivie d'un alourdissement, d'un affaiblissement plus long que l'excitation du début. Il faut chercher à répandre la consommation des boissons toniques sucrées, telles que le thé et le café. Sur le deuxième point, s'il reste beaucoup à apprendre sur la nature et sur la toxicité des produits autres que l'alcool éthylique, il n'en est pas moins vrai qu'on connaît la moyen de purifier cet alcool et, d'une façon très approchée, celui de déterminer sa pureté et son degré de pureté.

Ce résultat est capital parce qu'il a placé dans la main des pouvoirs publics l'arme qui leur était nécessaire pour combattre le fléau en mettant l'administration à même de ne tolérer pour la consonmation que l'alcool à l'état de pureté.

La majeure partie des nations a pris des mesures de sécurité publique par des modifications dans la législation de l'alcool ; la France ne peut rester en arrière.

La commission du Sénat (7 février 1887) voyait le monopole de l'alcool par l'État comme la formule définitive des mesures de sécurité ; en le recommandant au gouvernement, elle adoptait une série de conclusions consacrant les principes dont elle considérait l'application comme urgente :

Suppression du privilège des bouilleurs de cru ;

Interdiction de la circulation de tous les alcools, eaux de vie, liqueurs, reconnus impurs par l'analyse chimique ;

Organisation d'entrepôts ou d'établissements de rectification ;

Contrôle hygiénique obligatoire ;

Vinage exécuté obligatoirement avec de l'alcool chimiquement pur, maximum de 12° d'alcool pour les vins ;

Sucrage des vins recommandé de préférence au vinage ;

Imposition sur les raisins secs employés à la fabrication des vins, à raison d'un produit de trois hectolitres par 100 kilogrammes ;

Majoration au *quadruple* du taux des licences.

La commission extra-parlementaire, nommée par le gouvernement pour lui adresser des propositions, n'a pas été aussi explicite que le Sénat, et nous allons passer rapidement en revue son rapport.

Cette question du monopole, qui a reçu une solution favorable en Suisse et qui est sur le point de la recevoir dans d'autres pays, a eu M. Alglave pour promoteur ardent et pour défenseur aussi habile que convaincu. Au Congrès de Vienne, en 1887, il a soutenu cette thèse très juste que le monopole était un moyen certain d'entraver la marche de l'alcoolisme parce qu'il permettait d'exclure les alcools impurs. La section compétente de ce Congrès a voté, sur sa demande, les deux conclusions suivantes ; contrôle des eaux-de-vie par l'État avant leur mise dans le commerce ; suppression des impôts sur les boissons hygiéniques comme le vin et la bière pour concentrer toutes les charges fiscales sur les liqueurs alcooliques proprement dites.

Le monopole existe en Suisse, mais il n'est appliqué qu'à l'alcool industriel : les produits de la distillation des raisins, des vins, des marcs, des lies, des fruits ont été laissés de côté parce qu'en raison de leur prix élevé l'abus en est moins fréquent; le monopole les protège même contre la concurrence étrangère par un droit élevé sur l'importation des eaux-de-vie.

Aux termes de la loi fédérale du 23 décembre 1886, la Confédération possède le droit exclusif de fabrication et d'importation des alcools industriels.

Le gouvernement allemand avait proposé au Reichstag, en 1886, un projet de monopole qui a été rejeté. Une loi de 1887 a décidé que la rectification des alcools serait obligatoire et elle est appliquée à partir du 1er janvier 1889.

La législation de l'alcool, en Suède et en Norvège, a eu les plus heureux résultats pour l'hygiène. On a réduit la fabrication en élevant peu à peu l'impôt sur l'alcool, en rachetant les alambics, pour le compte de l'État, à un prix supérieur à leur valeur, en mettant de grandes restrictions à la vente par petites quantités et à l'extinction des débits, en ordonnant qu'aucun débit de consommation sur place ne serait joint à un commerce pour l'exercice duquel le droit de bourgeoisie est exigé, en défendant de parcourir les campagnes pour écouler les spiritueux : le succès obtenu se traduisit par ce fait que, de 10,000 distilleries qui existaient en 1830, il n'en restait que 24 en 1874, et ce nombre n'a pas varié depuis.

D'autre part, on a concédé le droit de vente en détail à des villes à titre de monopole et à des sociétés dont les statuts devaient être sanctionnés par l'autorité, les concessionnaires choisis par la municipalité et les bénéfices employés à des objets d'utilité publique et de bienfaisance.

Les municipalités peuvent prohiber la vente, en détail, de l'eau-de-vie et l'on peut parcourir des centaines de kilomètres sans rencontrer un débit d'eau-de vie.

L'opinion publique a suivi l'État et les administrations communales dans cette lutte contre l'alcoolisme ; de fortes pénalités sont appliquées, la récidive est punie de six mois d'emprisonnement et la cinquième récidive est suivie de trois ans de travaux forcés dans une maison de correction.

Enfin, il y a de nombreuses sociétés de tempérance très florissantes. La fraude a pour ainsi dire disparu avec l'alcoolisme, et la vente est redevenue libre.

Le contrôle administratif, très bien organisé pour la quantité des alcools fabriqués, ne s'applique pas à leur qualité.

En Russie, le monopole a existé depuis le XVIIe siècle jusqu'en 1862, où il a été remplacé par un impôt qui est garanti par l'exercice des distilleries. Cependant, depuis la fin de 1887, la vente de l'alcool par l'État est introduite dans la province de Perm.

Dans la commission française, on a discuté trois formes du monopo le : de la fabrication, de la vente, de la rectification. Ses partisans ont établi par des calculs, qui n'ont pas été infirmés, que le monopole pouvait produire au moins 600 millions, 800 millions même. Ils se sont trouvés en minorité parce que, dit le rapport :

« Le monopole a contre lui le principe même de la liberté du travail et de l'industrie, et l'intérêt général, qui s'attache, dans un pays vinicole comme le nôtre, à la prospérité d'un commerce d'exportation qui porte sur des produits universellement renommés. »

La liberté du travail est fort respectable en principe ; mais, au cas actuel, elle se confond avec la liberté accordée à quelques industriels, occupant quelques ouvriers, de nuire à la santé de la masse des consommateurs incapable de juger si l'alcool qu'on lui vend est malfaisant ; or, la liberté dans ces conditions ne me parait pas respectable du tout et doit être retirée.

Je préfère cette autre raison qui me paraît suffisante et qui peut être juste, si on l'applique sérieusement :

« Rien ne serait plus aisé, en se servant des procédés que fournit la législation actuelle pour réprimer la fraude, que de rendre impossible la mise en consommation d'alcools nuisibles à la santé...

« L'alcool d'industrie peut être placé sous la main de l'État dans des conditions telles que la vérification en soit facile. »

Je crois cependant que le monopole, appliqué à la rectification des alcools, n'aurait pas été d'une application difficile et qu'il aurait pu être lucratif à l'État en surélevant le prix des alcools, résultat qui aurait satisfait l'hygiène en même temps que le fisc. On objecte, il est vrai, que ce haut prix aurait surexcité la fraude ; l'exemple de l'Angleterre, où le droit est beaucoup plus élevé que chez nous, montre qu'il n'en est rien. La Régie est fortement organisée en France et son personnel, énergique et honnête, exercerait une surveillance sérieuse, s'il n'était pas découragé par les ménagements qu'obtiennent les fraudeurs en raison des influences de nos hommes politiques surtout, et par l'autorisation de transiger qui est devenue une sorte de droit.

Quant à la deuxième raison, tirée de l'intérêt d'un pays vinicole, tel que la France, je la comprendrais si la Commission, dans le système qu'elle préconise, était arrivée à ne pas faire d'exception pour les eaux-de-vie de vin et de fruits; mais on verra qu'elle n'a pas atteint ce résultat.

La commission, dans une deuxième partie intitulée : *Hygiène*, reconnaît deux moyens de restreindre la consommation : diminuer le nombre des débits et rendre la boisson plus chère.

En 1829, le nombre des débits était de 297,312; il est aujourd'hui de 399,145. En 1875, il y avait un débit pour 109 habitants; il y en avait un pour 93, en 1886. Dans ce calcul, dû à Claude (des Vosges), ne figurent pas les 30,000 débits qui existent à Paris.

On s'attend, après l'énumération de résultats aussi menaçants, que M. le rapporteur accompagne de considérations philosophiques et morales d'un ordre élevé, à ce qu'il propose des mesures sévères. Hélas! non.

Ici encore, l'éminent rapporteur invoque la liberté et s'apitoie sur le sort du pauvre débitant, comme s'il était bien intéressant, cet homme qui passe sa vie, assis derrière un comptoir, à inciter ses clients à s'empoisonner et qui s'empoisonne lui-même, au lieu d'accomplir des travaux utiles.

« Les temps sont passés où l'on pouvait interdire aux citoyens de choisir la profession qui leur convenait le mieux.

« Les débitants sont obligés de se pourvoir d'une licence; si on transforme cette licence en une simple autorisation de police, toujours révocable, il pourrait en résulter de graves inconvénients.

« Les petits débitants sont le canal par où l'alcoolisme se répand le plus; il faut chercher à dégoûter de la profession de petit débitant ceux qui ont de la tendance à l'exercer. Peut-être pourrait-on y arriver en élevant les frais généraux du petit commerce.

« Il n'est pas douteux que les débitants ne soient d'abord tentés, si on augmentait le tarif de leur licence, de faire des efforts pour répartir la nouvelle charge sur leurs clients; mais ils n'y réussiraient pas tous et les petits succomberaient nécessairement dans une lutte inégale. »

Le rapporteur, après de pareilles restrictions, n'en termine pas moins cette partie par les phrases suivantes :

« On a quelquefois considéré comme démocratique la dispersion de certaines industries en un grand nombre de mains; c'est une erreur, car il n'y a de véritablement démocratique que ce qui est utile à la démocratie. »

Et quelques lignes plus loin :

« L'alcoolisme est une maladie qui peut faire obstacle au développement politique de la démocratie puisqu'il tend à diminuer l'aptitude des masses à comprendre les idées générales et à les appliquer, c'est-à-dire qu'il les rend moins aptes à gouverner. »

Ce n'est plus là le langage ferme du Sénat ; le Parlement, l'Administration générale et communale, déjà si enclins à remettre ou à faire à demi les réformes, qui doivent imposer les mesures ou les appliquer, seront tentés d'hésiter après une consultation si ferme en théorie, si peu nette en pratique.

Le rapporteur, après avoir montré le développement qu'ont pris les sociétés de tempérance dans les autres pays, souvent à l'aide de moyens violents, émet l'idée qu'on pourrait peut-être favoriser en France la création de ces sociétés, mais sans surexciter le fanatisme.

Il aborde ensuite l'examen des impuretés des alcools et la manière de les reconnaître, et il conclut sur ce point à l'emploi de la méthode Röse.

Le service des contributions indirectes prélèvera dans tous les établissements de rectifications des échantillons qui seront soumis à l'analyse des laboratoires. Ceux-ci distingueront les alcools comestibles qui sortiront librement, d'avec les alcools impurs auxquels il ne sera donné qu'une des trois destinations suivantes : le repassage et l'épuration, la dénaturation pour ceux qui seront employés en France à des usages industriels, et l'exportation.

Tout alcool dans lequel l'essai Röse décèlera plus de 2 millièmes d'impuretés sera exclu de la consommation. La surveillance à l'exportation sera organisée dans les mêmes conditions.

Les flegmes obtenus dans les distilleries agricoles seront exclus directement de la consommation, et ils devront être repassés et épurés.

La Commission reconnaît qu'il est impossible d'exiger que les alcools de vin et de fruits soient soumis à la rectification obligatoire, quoiqu'ils renferment des matières toxiques ; elle fait observer qu'il ne s'agit que de 96,000 hectolitres aujourd'hui, et elle demande qu'on en exerce la surveillance à la vente pour arrêter les produits les plus toxiques, comme le genièvre, qui a seul la honte d'une citation défavorable qu'auraient si bien méritée la plupart des apéritifs nouveaux et surtout l'absinthe. En effet, on recherche, pour les produits de cette espèce, de basse qualité, l'alcool chargé naturellement de principes odorants, parce qu'il diminue la proportion de ceux qu'il faut ajouter pour obtenir ces liqueurs fortes ; j'ai même constaté, dans une expertise, qu'on fabriquait de l'absinthe avec l'alcool infecté, dénaturé par la Régie.

Elle réclame enfin une modification de la loi du 5 mai 1885 pour qu'il soit possible aux magistrats d'étendre aux boissons nuisibles à la santé publique les dispositions de cette loi sur les falsifications et les mélanges, dispositions qui entraînent des peines correctionnelles.

Le rapport se termine par des conclusions qui sont, outre les deux précédentes, ainsi conçues :

Exiger des déclarations préalables de tous les distillateurs industriels, agricoles ou autres ;

Abolir le privilège des bouilleurs de cru en ce qui concerne la surveillance et ne leur accorder de franchise d'impôt, s'il y a lieu, que sur une quantité d'alcool de 10 litres au plus ;

Surveiller la fabrication, la vente et l'emploi des alambics et autres appareils propres à la distillation ;

Asseoir l'impôt sur les vins d'après la force alcoolique en les taxant proportionnellement au degré ;

Permettre le vinage jusqu'à concurrence de 3 p. 100 et jusqu'à la limite de 15° au taux de la taxe du degré alcoolique dans le vin (1);

Renfoncer le taux des licences dans le calcul de la parité entre la base du nouveau droit au degré et les taxes diverses qui existent aujourd'hui ;

Prendre pour point de départ les tarifs actuels des droits sur l'alcool et sur le vin, modifiés dans leur mode de recouvrement et dans leur assiette, pour augmenter le taux de l'impôt tant au point de vue des ressources nouvelles que l'on pourrait y trouver que du frein à apporter à l'abus de l'alcool.

Au Congrès de 1889 M. Albert Desjardins a été chargé de faire un rapport sur les mesures à prendre pour arrêter les progrès de l'alcoolisme, spécialement au point de vue du nombre des débits.

En France, depuis le 29 décembre 1851 jusqu'au 17 juillet 1880, un débitant ne pouvait s'établir sans avoir obtenu l'autorisation préalable. A cette époque on a opposé à ce système le fameux principe de la liberté du travail dont il a été question plus haut et le commerce est devenu libre; on sait si la mesure a porté ses fruits, le nombre des établissements, donné dans la statistique de M. Yvernez, est trop éloquent pour exiger des commentaires.

(1) Sur la question du vinage, la commission a sagement agi en fixant à 15°, et non pas à 12°, la limite de l'alcoolisation du vin, parce que plusieurs vins français, dépassant 12° à l'état naturel, d'une part notre commerce d'exportation en aurait souffert, et, d'autre part, le propriétaire aurait été tenté de le mouiller pour ne pas payer de surtaxe.

Enfin, la commission a eu raison de proposer d'établir le droit proportionnellement au degré d'alcool. Le vin, acquittant le même droit de consommation, d'octroi, quel que soit son degré, lorsqu'il n'atteint pas 15°,9, on vine les vins au lieu de production, et, après les avoir introduit en France ou dans la ville, on les ramène à 9 ou 10°, en y ajoutant, au besoin, de l'extrait. Cette cause si commune de falsifications n'aurait plus de raison d'être en présence d'un droit proportionnel, si le vin à 14°, par exemple, supportait un droit double du vin à 7 degrés.

M. Desjardins paraît pencher vers la solution qui consisterait à obtenir ce que possède d'avantageux l'autorisation préalable en soumettant cette industrie à des conditions sévères, en ne permettant pas à ceux qu'a déjà frappés une condamnation antérieur d'ouvrir un établissement et en fermant ceux qui sont devenus un piège permanent à la morale et à l'hygiène.

M. Cauderlier (Hollande), M. Milliet (Suisse), M. Iscovesco (Roumanie) ont soutenu la liberté : en Hollande et en Roumanie l'alcoolisme, la folie, la criminalité n'ont pas diminué depuis que le nombre des débits a été réglementé; le chiffre des alcooliques est considérable dans le canton de Berne où les cabarets sont en nombre restreint, tandis qu'il est beaucoup plus faible en Turgovie, où il existe beaucoup de débits. Ces raisons ne me paraissent pas péremptoires; l'expérience de limitation n'est pas ancienne, et elle n'est probablement pas sévèrement appliquée. Il ne me paraît pas qu'on puisse comparer avec justesse le canton si fréquenté, si cosmopolite de Berne avec celui si renfermé, si national de Turgovie. Les résultats obtenus en Norvège et en Suède où l'on fait observer la loi prouvent le contraire, et je tiens de M. Monrad-Kröhn (de Bergen), membre du jury de la classe 45 à l'Exposition de 1889, que l'amélioration est extrêmement grande. M. Duverger chargé d'un rapport sur même sujet, estime que la crainte d'être poursuivi civilement en interdiction pour perte totale ou partielle du libre arbitre résultant de l'abus de l'alcool, et surtout celle d'être enfermé dans un établissement spécial seraient un moyen préventif de l'alcoolisme. Cette proposition d'interdiction et d'internement avait été déjà discutée, en 1880 au Congrès de Bruxelles, et combattue vivement par les représentants français. Il faut l'attribuer à une véritable lacune dans les prescriptions du Code Napoléon; le Ministère public n'a pas d'action possible si l'alcoolique ne manifeste pas son état par des accès de fureur, des menaces d'homicide, etc.

Le rapporteur donne des renseignements sur la législation de divers pays. La loi anglaise autorise l'*habitual drunkard*, c'est-à-dire l'homme qui, sans être aliéné, devient dangereux à certains moments *par suite de l'habitude de boire*, à se faire admettre dans une maison de retraite et elle précise les cas où il pourra en sortir avant l'expiration du délai fixé dans sa demande.

La Société française de tempérance demande au législateur de conférer au ministère public, par une modification du Code civil, le pouvoir de provoquer l'interdiction, toutes les fois que, par l'abus des boissons alcooliques, la personne se trouvera en état habituel de démence, lors même que cette personne aurait un conjoint ou des parents.

La Société demande en outre que, dans le cas où l'alcoolisme chronique n'est pas encore la perte complète, mais seulement l'affaiblissement du libre arbitre, le ministère public puisse provoquer, comme au cas de prodigalité, la nomination d'un conseil judiciaire (demi-interdiction).

Enfin, la Société est d'avis que, si l'interdiction, ou la demi-interdiction, est prononcée pour démence ou faiblesse d'esprit, *causée par l'abus des boissons alcooliques*, le tribunal puisse ordonner le placement de la personne dans un établissement spécial que le jugement déterminerait.

Deux autres rapporteurs, MM. Motet et Vétault, ont précisé les conditions dans lesquelles l'internement pourrait avoir lieu en se basant sur la responsabilité. Ils répartissent les alcooliques en trois catégories correspondant à :

L'ivresse simple non pathologique,
— pathologique sans lésions cérébrales,
— pathologique avec lésions cérébrales ou délirante.

La responsabilité est nulle, toutes les fois que le crime ou le délit appartiennent à la période *délirante* aiguë ou subaiguë d'un accès d'alcoolisme.

La responsabilité est nulle encore lorsque le crime a été commis par un homme atteint d'alcoolisme chronique, chez lequel des lésions cérébrales définitives ont compromis l'intégrité de l'organe et déterminé le trouble de la fonction.

La responsabilité peut être atténuée chez les individus faibles d'intelligence, chez lesquels la tolérance pour les boissons alcooliques est diminuée par les conditions d'infériorité de leur organisation cérébrale. Elle ne saurait disparaître tout entière surtout lorsque ces individus savent qu'ils ne peuvent pas boire sans danger pour eux-mêmes.

La responsabilité peut être atténuée encore lorsqu'il est démontré que l'individu a été involontairement surpris par l'ivresse.

Elle existe tout entière :

Dans les cas d'ivresse simple qu'il était au pouvoir du délinquant d'éviter;

lorsque l'excitation alcoolique a été recherchée pour se donner l'entraînement à commettre un crime ou un délit.

Comme conclusion de la discussion sur ce point le Congrès a émis les résolutions qui suivent :

1° *La présence dans la société d'individus en état d'ivresse simple, d'ivresse pathologique ou d'alcoolisme chronique, étant un danger pour l'individu, pour sa famille pour la société, le congrès émet le vœu que des mesures judiciaires soient prises pour autoriser l'internement d'office de ces individus dans des établissements spéciaux où ils seront soignés; leur sortie sera ajournée tant qu'ils seront suspects de rechute, et ne pourra être prononcée que d'après l'avis du médecin traitant : le traitement sera un traitement répressif et ce malade sera soumis au travail obligatoire ; enfin une statistique judiciaire et administrative sera publiée indiquant les résultats obtenus par ce mode de traitement.*

2° *Comme il a été décidé par le Congrès de Bruxelles en* 1881, *l'alcoolique chronique, qui a perdu en tout ou en partie son libre arbitre, peut être, de par la réquisition du ministère public, interdit en tout ou en partie et placé dans un établissement spécial.*

La surélévation des patentes, l'exercice par l'État d'un monopole pour la production, la rectification ou la vente des alcools, l'encouragement des sociétés de tempérance c'est-à-dire le remplacement des boissons alcoolique par les liquides toniques ont été discutés aussi dans le Congrès. Je n'ai rien à ajouter, sur le premier point, à ce qui a été dit plus haut, j'examine brièvement les deux autres. Pour le monopole, M. Milliet, directeur de ce service en Suisse, a donné des renseignements qui se résument ainsi :

L'application du monopole de la purification et de la vente des alcools entre les mains de l'État suisse date de trop peu de temps — 19 mois maximum — pour qu'on puisse porter un jugement certain. Le premier rapport fédéral affirme qu'il y a eu amélioration sensible d'une grande partie des spiritueux consommés et que la réduction de la consommation peut être évaluée à 25 p. 100.

Les bénéfices réalisés en 1887-1888 ont été inférieurs, il est vrai, aux évaluations, mais cela tient aux charges de premier établissement. M. Milliet, se basant sur l'importance de la vente dans les 10 premiers mois de 1889, pense qu'on peut espérer un excédent de recette de 510 000 francs qui permettrait de couvrir le déficit de 1887-1888, d'indemniser les cantons et les villes, et de repartir entre les cantons un bénéfice supérieur à 1 million de francs.

L'hygiène et l'État auraient donc trouvé leur compte dans le monopole chez nos voisins.

M. Milliet me semble avoir faire entendre au Congrès la note juste en pratique. Incontestablement, dit-il, les impuretés de l'alcool sont les plus nocives, et il faut en tenir le plus grand compte dans la lutte contre l'alcoolisme, mais on a fort exagéré leur action pernicieuse. J'ai été heureux de retrouver dans la bouche d'un homme aussi compétent la confirmation des paroles que je prononçais à l'Académie de médecine en 1888 et que je demande la permission de rappeler.

« Je dois avouer qu'à mon sens on charge trop ces alcools supérieurs. On devient alcoolique surtout parce qu'on boit de l'alcool en trop grande quantité, à intervalles régulièrement rapprochés, d'une façon continue pour ainsi dire. »

Il y a une distinction à faire entre les produits qui doivent servir directement à la consommation et ceux qui sont destinés au vinage et à la fabrication des liqueurs spéciales. Dans ces derniers cas il faut exiger la pureté absolue de l'alcool éthylique, mais il n'en est pas de même pour l'alcool destiné à servir directement de boisson ; ce sont les impuretés qui forment le bouquet, car l'alcool éthylique est sans odeur et sans goût sensibles, et supprimer l'impureté c'est supprimer la boisson ; il faut du même coup rayer de la vente le cognac au parfum recherché du gourmet et l'eau-de-vie de marc, de pomme de terre ou de betterave chère à l'odorat et au goût de l'homme du peuple.

La vérité pratique n'est pas là ; il faut, comme dans la nouvelle organisation suisse, prendre les mesures effectives pour que l'impureté soit réduite au miminum tout en conservant la saveur et l'odeur qui la caractérisent. Voici comment s'exprime sur ce point le rapport fédéral du 17 juin 1889 :

« Afin de pouvoir faire une concession aux préférences d'une certaine clientèle, une partie de l'alcool brut de pomme de terre produit dans le pays n'a pas été soumise à la rectification. Toutefois cet alcool a été examiné chaque fois avant la livraison au point de vue de ses impuretés alcooliques et vendu seulement lorsque ces impurtés ne dépassent pas la proportion de 1 1/2 p. 0/00 d'alcool absolu.

Le message du 8 octobre 1866 expliquait la nécessité d'agir ainsi :

« Nous ne réclamons pas des distillateurs une rectification absolue. Une pareille rectification aurait les désavantages suivants. Les huiles odorantes donnent à l'eau-de-vie un goût et une odeur trahissant sa provenance et très recherchés des buveurs. Nous ne citons ici, eu égard aux conditions spéciales de notre pays, que le goût de pommes de terre renfermé dans l'alcool amylique. Ces propriétés disparaissent par la rectification complète. Or, il serait excessivement difficile d'imposer, d'un jour à l'autre, un nouveau régime à un cercle étendu de consommateurs accoutumés depuis des années à ces conditions particulières. La rectification absolue, que nous aimerions à recommander comme but idéal, aurait très probablement pour résultat de faire entrer les huiles odorantes dans le commerce sous le nom d'essence d'eaux-de-vie de pommes de terre, et d'engager les fabricants ou marchands à ajouter à l'alcool rectifié de l'essence en quantités non contrôlées, afin de satisfaire au goût des buveurs. Il serait difficile d'obvier à cette calamité à l'aide du contrôle alimentaire exercé par les cantons, vu qu'il est encore trop peu perfectionné. Heureusement qu'il suffit d'une quantité très minime d'huiles odorantes pour obtenir le goût et l'odeur si appréciés par les consommateurs, si minime qu'on ne peut plus la considérer comme nuisible à la santé. D'après les essais qui ont été faits, il suffit de 2 millièmes d'huiles odorantes et même moins. »

Il faut ou agir ainsi avec tempérament et diminuer peu à peu la proportion d'impuretés sans jamais espérer les éliminer tout à fait, ou bien supprimer les liqueurs absolument : ce qui serait une excellente chose, j'en conviens, mais ce qui me paraît irréalisable, parce que je ne crois pas qu'un gouvernement ose prendre une pareille mesure.

Sur la question des boissons saines à donner aux populations, M. Cauderlier a insisté pour qu'une différence soit établie entre les liquides fermentés, contenant des principes nutritifs — vin, bière, cidre — et les liqueurs fermentées puis distillées dans lesquelles n'existent pas de substances alimentaires.

A divers membres des congrès qui invoquaient l'intérêt de l'agriculture et de l'industrie de la distillerie, M. Dujardin-Beaumetz a répondu avec une verve indignée :

« La vie humaine est ce qu'il y a de plus cher. — Un homme de 30 ans est un capital que le pays n'a pas le droit de perdre pour économiser quelques parcelles de son budget. — Si la fièvre typhoïde qui tue actuellement 20,000 jeunes militaires par an est enrayée par des canalisations d'eau qui coûteront des centaines de millions, qui oserait soutenir que ce n'est pas une économie pour le pays ! eh bien, l'alcoolisme détruit la vie de l'individu, détruit sa famille, peuple les asiles d'aliénés, les prisons, sans compter le rôle de l'hérédité, et l'on parle d'économie ! Dégrever les vins, grever les alcools, voilà un moyen. »

La France paraît réfractaire à la création des sociétés de tempérance ; il y aurait lieu de faire un effort sérieux dans cette voie par l'initiative personnelle ; nous imiterions en cela les Anglais et les Scandinaves où ces institutions jouissent d'une prospérité incontestable.

Il existe à Londres une société qui exploite de nombreux cafés de tempérance dans la ville, et où l'on ne distribue ni liqueurs fermentées, ni boissons alcooliques. C'est une merveilleuse entreprise pécuniaire : les actions, émises à 25 francs, sont actuellement à 130 francs. M. Drydale voudrait qu'une société analogue fût fondée en France, car, dit-il, la charité finit par s'émouvoir, en ce qui concerne les questions dont il s'agit, mais la spéculation qui entraîne l'intérêt personnel a beaucoup plus de force.

M. de Colleville donne lecture d'un mémoire au nom de l'association médicale britannique de tempérance. Cette association comprend 1500 médecins et un grand nombre d'étudiants, qui ont pris l'engagement de ne jamais boire ni spiritueux, ni boissons fermentées ; qui assimilent l'alcool à un médicament à juxtaposer au chloroforme ou à l'éther.

Les vœux suivants, formulés par MM. Dujardin-Beaumetz, Audigé et de Vaucleray, ont été votés, comme conclusion des travaux du congrès :

Le congrès, considérant que les alcools impurs, c'est-à-dire ceux qui renferment des produits autres que l'alcool éthylique, sont éminemment toxiques ; que même l'alcool éthylique peut être dangereux ; qu'enfin il est utile de donner aux classes populaires des boissons saines et fortifiantes, émet le vœu :

Que les alcools et eaux-de-vie impurs soient interdits dans la consommation ;

Que les boissons saines, telles que les boissons fermentées en général et le thé et le café, soient dégrevées ;

Que les débits de boissons soient soumis à une surveillance très attentive et qu'il soit créé, dans les principaux centres du pays, des laboratoires chargés gratuitement de l'analyse des boissons alcooliques et de la vérification de leur pureté ;

Qu'il y a lieu de favoriser autant que possible la création, à proximité des grands chantiers, de cantines débitant des boissons saines et fortifiantes; enfin que les sociétés de tempérance favorisent l'établissement et la multiplication des cafés dits de tempérance.

Pour résumer cette trop longue étude à laquelle je m'excuse de m'être abandonné, et que l'importance du sujet seule peut me faire pardonner, m'appuyant sur les travaux scientifiques, industriels, statistiques et hygiéniques des hommes éminents cités dans ce travail, j'estime que je puis conclure ainsi :

L'alcool n'a pas de propriétés nutritives : ce n'est pas un aliment.

L'alcool exerce une action énergique sur l'économie : c'est une substance employée en thérapeutique.

L'alcool s'obtient exclusivement par la fermentation des liquides sucrés qui donne naissance, en même temps, à des produits secondaires volatils dont certains, comme l'aldéhyde, l'alcool amylique, etc., ont une action plus nocive encore que l'alcool.

L'alcool et ces substances toxiques sont dilués, et associés à des matières nutritives dans les boissons, simplement fermentées, comme le vin, la bière et le cidre. Ces produits sont, au contraire, concentrés, et sans mélange de matières utiles, dans les boissons alcooliques distillées : par conséquent, l'activité de ces dernières est beaucoup plus grande que celle des premières.

L'ingestion répétée des alcools détermine une affection redoutable, l'alcoolisme. Il est démontré, par les recherches concordantes poursuivies dans le monde entier, que l'alcoolisme amène une diminution de la taille et de la force physique; qu'il peut être une cause d'impuissance et de stérilité; qu'il exerce une part dans la génèse de la tuberculose, c'est-à-dire de la maladie qui, sous nos climats, produit le plus de ravages; qu'il est la cause fréquente de complications dans le cours des maladies aiguës, d'un accroissement dans la mortalité; enfin qu'il se transmet aux descendants avec des résultats terribles.

Le mot de *péril social* donné comme épithète à l'alcoolisme par Claude (des Vosges) n'a donc rien d'exagéré, et il est du devoir strict de chacun de nous de chercher à en combattre ses ravages qui croissent depuis un demi-siècle dans les plus dangereuses proportions.

L'alcoolisme est, suivant l'expression saisissante de M. Th. Roussel, le principal facteur du crime; en conséquence, il est de première nécessité et de toute urgence que les pouvoirs publics prennent des mesures efficaces pour en arrêter la marche.

Les suivantes s'imposent :

Ne livrer à la consommation que de l'alcool pur ou renfermant moins de deux millièmes d'impuretés : ce qui est possible dans l'état de la science et de l'industrie, mais qui ne peut être réalisé qu'à la condition de supprimer le privilège des bouilleurs de cru.

Restreindre en forte proportion le nombre des débits de boissons alcooliques et encourager la création de débits où l'on ne délivrerait que du chocolat, du thé, du café, des limonades.

Diminuer les impôts de consommation sur le café, le thé, et même sur le vin et sur la bière, pour élever ceux des alcools et des liqueurs.

Mettre l'alcoolique chronique qui perd, même momentanément, son libre arbitre, dans l'impossibilité de nuire aux autres par interdiction et par internement.

ARTICLE V. — BOISSONS AROMATIQUES.

On désigne généralement sous ce nom trois boissons dont l'usage est très répandu, plus répandu même que celui des liquides à base d'alcool : ce sont le thé, le maté et le café. Chose remarquable! elles renferment, comme principe actif, un alcaloïde, un même alcaloïde qui a reçu le double nom de *théine* et de *caféine* à l'époque où l'on n'avait pas encore reconnu l'identité de sa nature, qu'il ait été extrait du thé ou du café.

Cet alcaloïde énergique, dont la formule est $C^8H^{10}Az^4O^2$, a été découvert par Runge, en 1820, dans le café, par Oudry, en 1827, dans le thé, par Martins dans le Paullinia Sorbilis (Guarana), et récemment dans la noix de kola par MM. Heckel et Schlagdenhauffen avec la théobromine.

§ 1. — Thé.

Le thé, dont le nom est *tcha* dans le dialecte cantonnais et *houan-hoa* et *tay* dans le dialecte fokiénois (1), est la feuille du *Thea sinensis*, arbrisseau toujours vert de la famille des Camelliacées originaire du pays d'Assam; cette plante est depuis les temps les plus reculés répandue dans toutes les provinces de la Chine et depuis le sixième siècle de notre ère, elle est au Japon l'objet d'une culture très soignée. Trans

(1) Principales sources auxquelles ont été puisés les renseignements fournis dans cet article :
Étude pratique du commerce d'exportation de la Chine, par M. Isid. Hedde, Ed. Renard, A. Haussmann et N. Rondot, Paris, 1849. — *Leçons sur les matières premières organiques*, par M. G. Pennetier, Rouen, 1881. — *Ancien dictionnaire des sciences médicales*, t. LV, Paris, 1821. — *Dictionnaire des falsifications*, Chevalier et Baudrimont. — *Documents du laboratoire municipal de Paris. Le café, le thé*, C. Husson, 1879. — E. Collin, *Renseignements inédits*. — E. Collin et Riche *Falsifications du thé*.

portée dans la Corée, les îles de Lieou Tcheou, dans le Tonkin, la Cochinchine, dans les établissements anglais de l'Himalaya, cette culture y a pris un très grand développement et fourni les résultats les plus satisfaisants. Les thés récoltés à Java, dans l'Annam et le Sikkim peuvent maintenant soutenir la concurrence sur le marché du monde avec les produits de la Chine et du Japon qui pendant longtemps l'ont approvisionné presque exclusivement.

Les thés de l'Inde commencent à arriver en abondance, jusqu'à présent leur qualité est très inférieure.

La rusticité de l'arbre à thé, la nature diverse des terrains où il pousse, ce fait qu'il ne craint pas la gelée, la similitude du climat de la Chine avec celui de l'Europe centrale ne rendaient pas déraisonnable l'idée qu'on pourrait l'acclimater dans nos pays; les essais ont été infructueux. Il en a été de même pour ceux qu'on a tentés plusieurs fois à Cayenne, à la Martinique, en Algérie.

Cette acclimatation a-t-elle été essayée avec assez de soins et de persévérance ? Je l'ignore, cependant les essais exécutés à Cayenne en 1819 ont été faits avec des cultivateurs chinois amenés dans notre colonie pour ce travail spécial.

Il convient d'être toujours réservé dans l'appréciation de la valeur d'une substance lorsqu'on n'en connait pas suffisamment la composition et les effets.

Voici, en effet, comment le thé a été jugé en 1821 dans le dictionnaire des sciences médicales.

« Le thé nous offre l'exemple d'une des singularités les plus remarquables du règne végétal; feuille inutile, impropre à la nourriture comme à satisfaire aucune jouissance réelle, elle n'en a pas moins changé les habitudes des nations, modifié les relations des peuples et bouleversé même des empires (l'indépendance du nord de l'Amérique date d'un impôt que la métropole voulut mettre sur le thé). On trouve l'explication de cette bizarrerie, du moins pour notre Europe, lorsque l'on réfléchit que le thé aide l'homme à supporter son plus grand ennemi, l'ennui, et à diminuer l'énormité du plus rude de ses travaux, le temps à passer ».

On sait aujourd'hui que le thé doit à la théine ou caféine des propriétés alimentaires, hygiéniques et thérapeutiques incontestables.

I. **Culture**. — L'arbre à thé, qui a quelque ressemblance avec le myrte du midi de l'Europe, est extrêmement robuste. Abandonné à lui-même, il peut atteindre une hauteur de 8 à 10 mètres, mais la culture en arrête le développement, et en général il ne dépasse pas 5 à 6 pieds. Il croît aussi bien sur le bord de la mer que sur les lieux les plus élevés, pourvu qu'il y rencontre la quantité de chaleur qui lui est nécessaire. A Java, il réussit très bien à la hauteur de 660 à 1500 mètres; dans le Sikkim anglais, sa culture s'élève jusqu'à 2000 mètres; en Chine, il est cultivé à peu près partout, mais c'est entre le 23e et le 24e degré de latitude qu'il donne les meilleurs résultats.

Le thé se reproduit par graines que l'on place au nombre de 6 à 8 dans des trous creusés à une petite distance l'un de l'autre.

Le plus souvent on le repique lorsque le plant a pris une certaine force. Il vient très bien dans les sols légers, ne contenant que peu de terre végétale; un sol marneux, humide est très convenable, il doit être placé en plein soleil, mais il ne craint pas la gelée. La terre n'exige ni soins, ni fumures.

En Chine, on le cultive en champs entiers ou en bordures. Au Japon on le plante surtout en lisière des champs.

On commence à cueillir les feuilles la quatrième année, et à la dixième il est coupé au ras du sol. De la souche s'élèvent des rejetons vigoureux qui fournissent d'abondantes récoltes jusqu'à vingt ans environ.

Suivant les régions, on opère deux, trois et quatre cueillettes par an; celle du printemps est la moins fructueuse, mais elle donne les produits les plus estimés; la feuille doit n'avoir que quelques jours, être recouverte de duvet. Chaque feuille est cueillie une à une, un bon ouvrier n'en récolte que 7 à 8 kilogrammes.

Pendant longtemps on a cru que les nombreuses variétés commerciales de thé étaient produites par des plantes différentes. Dans son ouvrage de matière médicale, publié en 1817 Hayne distingue en effet plusieurs espèces appartenant au genre *Thea*, et fournissant chacune des feuilles de composition et de formes très distinctes. Cette idée a été complètement abandonnée et aujourd'hui tous les auteurs s'accordent pour reconnaître que les thés du commerce sont fournis par la même plante ou ses variétés au nombre de trois.

Le type de l'arbuste serait le *Thea sinensis* (Sims) dont les variétés *T. viridis* L., *T. stricta* (Hayne), *T. Bohea* L. fourniraient des feuilles identiques.

Wugand, Otto Berg, Luersen en Allemagne, admettent avec la majorité des auteurs français que les diverses sortes de thé ne reposent pas sur une diversité d'origine, mais sur le traitement différent auquel les feuilles sont soumises.

M. Brunotte (1) qui a eu l'occasion d'examiner un grand nombre de feuilles de thé recueillies aussi bien dans les jardins botaniques que dans les divers herbiers, a constaté que les quelques différences anatomiques qui existent réellement dans les feuilles des thés commerciaux sont dues à des différences dans l'âge de ces feuilles.

II. **Description. Caractères extérieurs.** — La feuille du thé de Chine est ovale, oblongue, ou ovale elliptique, atténuée à la base,

(1) Brunotte, *Détermination histologique des falsifications du thé* (Thèse E. Ph., Nancy, 1883.

acuminée au sommet à partir d'une certaine hauteur, le tiers ou le quart inférieur, les bords de cette feuille présentent des dents régulièrement espacées et d'une forme toute particulière. La dentelure fait une légère saillie en dehors du limbe, s'arrondit, s'épaissit régulièrement et du milieu du petit coussinet qu'elle forme ainsi, laisse sortir une toute petite pointe noirâtre qui ressemble à une petite griffe de chat. Une nervure médiane partage le limbe en deux parties sensiblement égales. Des nervures secondaires s'en détachent sous un angle d'environ 45° et vers les deux tiers de la distance entre la nervure principale et les bords, elles forment en s'anastomosant de larges lacets, d'où partent des nervures tertiaires qui s'anastomosent comme les précédentes à une faible distance du limbe. Ce sont seulement les ramifications de ces nervures tertiaires qui se portent vers les dents.

Structure microscopique. — Examinée au microscope, la feuille de thé présente les caractères suivants :

Épiderme supérieur. — L'épiderme supérieur est formé de cellules polygonales, à parois faiblement ondulées; il est recouvert par une cuticule assez épaisse et *lisse.*

Épiderme inférieur. — L'épiderme inférieur est formé de cellules un peu plus irrégulières, il est garni de stomates et de poils. Les stomates présentent une disposition tout à fait caractéristique, qui se retrouve dans d'autres feuilles de Camelliacées : ils sont entourés *généralement par trois cellules plus petites que les autres et allongées dans une direction tangentielle.* Les poils sont unicellulaires, coniques, généralement recourbés et sont munis de parois très épaisses. Cet épiderme est recouvert aussi par une cuticule *lisse.*

Mésophylle. — Le mésophylle est hétérogène, asymétrique. Dans sa partie supérieure, il est formé de deux rangées de cellules disposées en palissade : la première rangée située au-dessous de l'épiderme supérieur est constituée par des cellules trois à quatre fois aussi longues que larges : la rangée inférieure est formée de cellules dont la longueur ne dépasse guère la largeur. Dans sa partie inférieure, le mésophylle est formé de cellules irrégulières, ovales ou elliptiques; beaucoup de ces cellules renferment des cristaux d'oxalate de chaux qui sont étoilés. Cette partie de la feuille est caractérisée par la présence de cellules *sclérenchymateuses* dont les contours sont très irréguliers, tuberculeux, coniques et dont les parois sont fort épaisses. Ces cellules pierreuses s'étendent généralement d'un épiderme à l'autre; quelquefois elles sont ramifiées. Si leurs formes sont souvent assez variables, elles se distinguent toujours nettement par les arêtes qui existent sur leurs parois extérieures.

Nervure médiane. — Coupée transversalement, la nervure médiane affecte dans son ensemble une forme convexe. Elle est recouverte par un épiderme formé de cellules plus petites que celles du limbe et qui, vues de face, sont allongées parallèlement à l'axe de la nervure. En dessous de cet épiderme, on observe deux à trois rangées de cellules arrondies à parois épaisses, formant un hypoderme qui recouvre le tissu fondamental. Celui-ci est formé de cellules arrondies dont un grand nombre renferme des cristaux étoilés d'oxalate de chaux. Dans l'épaisseur de ce tissu, on observe constamment des cellules sclérenchymateuses affectant la même forme que celles qui existent dans le mésophylle. Quelquefois ces cellules sont coupées dans le sens transversal et affectent une forme un peu différente. Ces éléments scléreux sont toujours *isolés*. Vient ensuite l'endoderme qui est formé d'une seule rangée de cellules qui entoure complètement le système libéro-ligneux. Dans son ensemble, celui-ci a une forme plan convexe. Il est constitué par un péricycle qui est formé de fibres à parois épaisses et d'aspect nacré, par un liber qui est plan épais que le péricycle et formé de petites cellules dont quelques-unes sont cristalligènes, par un cordon ligneux disposé en arc à convexité inférieure. Ce cordon est formé de vaisseaux, de trachées et de fibres disposés en files radiales : la partie fibreuse est en général assez développée dans ce cordon. Une moelle peu épaisse recouvre la partie supérieure du cordon. Au-dessus de cette moelle on observe une couche fibreuse, bien apparente, d'aspect nacré qui, rejoignant le péricycle de chaque côté du cordon ligneux, constitue une gaine fibreuse continue. L'existence de cette couche fibreuse à la partie supérieure du cordon ligneux, la disposition toute particulière de l'appareil stomatique, l'aspect lisse de la cuticule, l'existence et la forme toute particulière des cellules sclérenchymateuses, constituent des particularités anatomiques qui distinguent très nettement les feuilles de thé et celles du genre Camellia.

III. **Préparation**. — Les feuilles cueillies avec précaution sont apportées sous des hangars aérés, et étendues en lits peu épais sur des claies de bambous, de façon qu'il s'opère une dessiccation très rapide si l'on prépare le thé vert. Les feuilles destinées à produire le thé noir sont préalablement laissées au soleil une heure au plus et la dessiccation à l'air n'est pas activée comme pour le thé vert; dans certaines exploitations même on opère pour le thé noir une dessiccation en tas, de façon à développer un commencement de fermentation qui brunit la couleur de la feuille et modifie l'arome.

Vers la fin de la dessiccation, on les frotte doucement sur les claies de façon à ce qu'elles se roulent.

On trie alors les diverses qualités, on les crible dans des corbeilles de bambous, on les vanne dans des appareils analogues à nos vans à blé et on les passe sur des tamis de soie très fins.

Les feuilles ainsi nettoyées sont soumises à l'opération très délicate de la torréfaction.

On l'exécute dans de grandes salles très aérées, ou sous des hangars.

On y a établi plusieurs rangées de fourneaux en maçonnerie sur lesquels on chauffe le thé dans des bassines en fer demi-sphériques. L'ouvrier y remue les feuilles sans cesse, le plus souvent avec les mains, surtout si l'on fabrique le thé vert qui est peu chauffé, ou bien avec des baguettes de bambou. Quand les feuilles font entendre une crépitation, on enlève la bassine rapidement ou on en retire les feuilles avec une pelle en forme d'éventail, et elles passent entre les mains d'autres ouvriers qui les pressent, les roulent rapidement en petites pelotes avec la paume de la main. Par cette opération les feuilles sont dépouillées d'une partie de leur suc et disposées en petits rouleaux qu'on place sur des nattes. On répète deux ou trois fois le grillage et l'enroulement en ayant soin de diminuer chaque fois la température et d'enrouler chaque feuille séparément surtout pour les thés les plus estimés. Au bout d'une heure ou d'une heure et demie les feuilles sont criblées pour les débarrasser des matières étrangères et les séparer selon leur grosseur ou diverses qualités. Le thé est enfin soumis à une dessiccation à feu nu ou dans des étuves.

On a vu que la feuille de thé est très rapidement desséchée pour obtenir le thé vert. La fabrication de ce thé diffère aussi de celle du thé noir en ce que la torréfaction se fait à plus basse température, une seule fois ou en un plus petit nombre de fois.

Dans certaines régions, le thé vert s'obtient même en torréfiant à basse température la feuille, aussitôt la cueillette opérée.

Avant de mettre le thé en caisses, on le parfume d'ordinaire avec des produits divers qui accroissent le montant de l'arome sans le dénaturer. Les substances employées généralement pour cet usage sous les fleurs de *Lanhou* (*Olea fragrans* L.) de Sasankwa (*Camellia Sasanqua* Thund) du Yulan (*Chloranthus inconspicuus*) du Sambac (*Jasminum Sambac*). Pour cette opération, qu'ils font généralement en secret, les Chinois mêlent des quantités déterminées de ces fleurs avec des proportions correspondantes de thé et les y laissent pendant vingt-quatre à quarante-huit heures. Suivant d'autres rapports les fleurs seraient placées dans un réceptacle distinct, seulement à côté des feuilles de thé. Cette dernière pratique n'est pas adoptée par les Japonais.

A Ceylan la préparation du thé s'opère d'une façon un peu différente. Les feuilles sont récoltées avec les plus grandes précautions dans des magasins où elles subissent une dessiccation suffisante produite par un courant d'air sec qui est lancé par des machines; de là, elles passent dans un appareil qui les roule mieux que la main. Elles sont ensuite placées en petits tas sur des tables où elles subissent une légère fermentation qui fait passer leur teinte verte à la couleur bronzée. Quand la fermentation est suffisante, on les place dans des appareils chauffés, on les torréfie lentement et avec le plus grand soin et on les assortit pour la vente.

Les thés qui sont destinés à l'exportation sont mis en petits paquets renfermés dans des boîtes de plomb ou d'étain soudées, qui sont incluses elles-mêmes dans des boîtes de bois vernissées. Souvent aussi le thé est mis en vrac dans de grandes boîtes métalliques faites le plus souvent en plomb.

Apprécié depuis la plus haute antiquité par les Chinois, l'usage du thé a passé d'abord dans l'Inde, dans l'Arabie, la Tartarie et la Perse. En voyant la faveur dont cette boisson jouit aujourd'hui dans toutes les parties du monde civilisé, on a quelque raison de s'étonner que son introduction ne remonte pas au delà du XVIIe siècle. Ce sont les Hollandais, les premiers intermédiaires entre l'Europe et les pays de l'Extrême-Orient, qui ont introduit le thé en Europe.

Le thé paraît avoir été connu en France dès 1636, mais sa consommation n'a pris quelque importance que depuis 1830. Pendant longtemps cette boisson a conservé chez nous un certain air aristocratique, son usage en devient chaque jour de plus en plus général et les classes aisées ne sont plus les seules qui apprécient les qualités de cette boisson bienfaisante. Il s'en faut de beaucoup toutefois que cette consommation atteigne chez nous l'importance qu'elle a acquise en Angleterre où l'arrivée du premier navire apportant le thé de la plus récente récolte est attendue avec impatience et signalée dans les journaux.

De 1772 à 1780, il a été expédié en Europe, par mer, 169 543 262 livres de thé. Au prix de 6 francs la livre que valait le thé à cette époque, ce chiffre représentait un milliard pour huit années, soit 125 millions par an.

Ce chiffre déjà élevé était cependant fort inférieur à la réalité parce qu'il ne comprenait pas le thé, dit de *Caravane*, arrivant par la Russie, et celui de contrebande.

IV. **Consommation.** — On trouve pour notre pays les renseignements suivants dans le Bulletin de statistique d'avril 1889.

Quantités annuellement importées en France.

PÉRIODES.	TARIF DOUANIER.	IMPORTATIONS ANNUELLES.		
		QUANTITÉS.	VALEUR.	DROITS PERÇUS.
Périodes décennales.	Les 100 kilogr.	kilogr.	francs.	francs.
1827-1836	150 fr. (1)	119.259	715.556	195.721
1837-1846	»	142.320	853.922	197.143
1847-1856	»	172.767	878.995	243.058
1857-1866	150 fr. et 75 fr. (2)	290.986	1.503.143	351.773
1867-1876	40 fr. (3) et 208 fr. (4)	308.790	1.318.774	454.581
1877-1886	208 fr.	453.289	2.062.715	1.035.007
Années.				
1877	208 fr.	366.669	2.016.680	831.094
1878	»	359.622	1.977.921	821.239
1879	»	410.927	2.157.167	939.664
1880	»	414.632	2.176.818	947.651
1881	»	447.672	2.350.278	1.023.799
1882	»	466.345	2.285.091	1.065.467
1883	»	503.915	2.343.205	1.151.864
1884	»	530.664	1.724.658	1.209.242
1885	»	479.769	1.799.134	1.097.532
1886	»	552.676	1.796.197	1.262.518
1887	»	557.162	2.061.499	1.267.424
1888 (chiffres provisoires)	»	516.834	1.912.286	1.157.000

(1) Loi du 17 mai 1826 et loi du 6 mai 1841.
(2) Loi du 23 mai 1860.
(3) Loi du 1er mai 1867.
(4) Loi du 8 juillet 1871 et loi du 7 mai 1881.

La marche de la consommation a été la suivante depuis 1831 :

Consommation moyenne et par tête d'habitant.

ANNÉES.	POPULATION.	QUANTITÉS mises en consommation.	CONSOMMATION par tête d'habitant.
	habitants.	kilogr.	grammes.
1831	32.569.000	119.259	3.6
1841	34.250.000	142.320	4.1
1851	35.783.000	172.767	4.8
1861	37.386.000	290.986	7.7
1872	36.103.000	308.790	8.5
1881	37.672.000	447.672	11.9
1886	38.219.000	552.676	14.4
1887	»	557.162	14.5
1888	»	516.834	13.5

Cette consommation moyenne, comparée à celle du peuple anglais, qui dépasse 2 kilogrammes par tête, montre que l'usage du thé est resté en France très exceptionnel.

Le meilleur thé nous arrive de la Chine, d'où il est exporté par la voie de Canton et Shang-Haï : tantôt il nous parvient directement, tantôt il est importé chez nous par l'Angleterre. Une autre voie commerciale nous fournit aussi du thé et celui-ci jouit d'une assez grande réputation; c'est le thé de la *Caravane*, qui arrive de Chine par Kiachta et Somipalatinsk jusqu'en Russie, d'où il pénètre en Allemagne et en France. Les thés de Java, aujourd'hui assez appréciés en Europe, arrivent par la Hollande, et les thés d'Assam sont importés par l'Angleterre. Les thés du Japon ont pour principal débouché l'Amérique du Nord.

Provenance des thés importés en France.

PAYS DE PROVENANCE.	QUANTITÉS IMPORTÉES.		
	1867.	1877.	1887.
	kilogr.	kilogr.	kilogr.
Angleterre	104.389	106.055	175.874
Chine	205.245	251.338	357.240
Autres pays	5.321	9.276	24.048
Totaux	314.955	366.669	557.162

Il est difficile de se procurer des renseignements sur la consommation du thé dans les pays étrangers. Elle est surtout considérable en Russie, en Hollande, en Scandinavie, en Angleterre, aux États-Unis.

Elle a été dans la Grande-Bretagne, pour l'année 1841, de 31 788 332 livres dont le revenu représentait 3 439 108 livres sterling. En 1851, elle s'est élevée à 47 375 781 livres produisant 5 181 651 livres sterling.

La consommation a été la suivante, pour l'année 1888 :

Angleterre	100 909 508 kilogrammes.
Russie	9 712 000 —

Il a été vendu à la foire de Nijni-Novgorod, en 1874, pour plus de 10 000 roubles de thé de Caravane.

Chevallier et Baudrimont admettaient, en 1875, que la consommation de l'Amérique du Nord atteignait 18 millions de kilogrammes.

Les principales sortes de thé expédiées de Chine sont, pour les thés noirs :

Le Peko (Pekoe, Pak.Ho, Pi-haou) (Pekoë signifie : à pointes blanches) est formé par les premières pousses ayant un léger duvet blanc et soyeux; les feuilles sont allongées. Il est préparé avec le plus grand soin, faiblement torréfié. On le connaît quelquefois en France sous le nom de *fleur de thé*, il est parfumé, son odeur tient de celle de la rose, et son infusion est jaune d'or.

C'est l'espèce la meilleure, la plus estimée; il y en a plusieurs variétés, le peko « pointes roses », « orange, » « perle fleurie »; il y en a une sorte inférieure, le péko d'Assam.

Le souchong (sout-t-chong, siaou-tchoung) est formé par une feuille assez grande, triée avec soin, lourde, d'un brun noir. Son infusion est forte, de couleur dorée.

On distingue un souchong de choix nommé Pouchong, Paou-Chung, Padrea, mêlé souvent de pétioles et d'autres plus communs, à odeur forte (Ana-ki, Ning-Young).

Le thé wou-ï, qui est plus connu sous les noms de Bohé, Bohéa, Bouy, est un thé commun, formé des feuilles entièrement développées des dernières récoltes. On en trouve deux sortes : l'une de la province de Canton, l'autre de celle de Fo-Kienn. Il est mélangé de poussières, de pétioles, de débris ligneux, et comme il a été fortement torréfié, son infusion est brune. Le Congo (Koung-fou, Cam-poï) est obtenu par un triage soigné des feuilles du Wou-ï, son parfum est plus agréable, son infusion plus pâle.

On connaît plusieurs variétés de thés verts :

Le Hyson (Hayswen, hi-tchoun). Ce dernier mot signifie fleur du printemps parce qu'il est le produit très soigné de la première cueillette. Les feuilles sont longues, étroites, bien roulées dans le sens de la longueur.

Il renferme beaucoup de tannin, son infusion est jaune verdâtre, très parfumée.

Le young hyson (Hyson junior), qui est un choix du précédent, a une odeur de violette. Il était tellement recherché en Amérique qu'on n'a pas pu satisfaire aux demandes et il est aujourd'hui le plus souvent falsifié.

Le Hyson-Chulan (Tchulan), très rare, paraît être le hyson parfumé avec l'*Olea fragrans* ou d'autres aromates.

L'Hyson-Skyn est préparé avec les feuilles inférieures de l'hyson séparées au vannage; son odeur est forte, son infusion foncée et trouble.

Le Touann-Kay (Songlo, Toukay) est le thé vert le plus commun; il est préparé avec les feuilles les plus dures, les plus âgées de la troisième récolte.

Le thé impérial (Ta-tchou, grande perle) est plus connu sous le nom de thé perlé. Sa feuille n'est pas longue et tordue comme celle du hyson, elle est large, unie, brillante, roulée dans les deux sens, ce qui lui donne la forme de grains. Il doit à une faible torréfaction une odeur très aromatique. Le thé poudre à canon (Siaou-tchou, petite perle, gunpowder) est en grains se rapprochant des gros grains de la poudre à canon.

Il est formé de feuilles coupées transversalement pour être amenées plus aisément à l'état de grains qui sont petits et brillants dans les bonnes sortes et alors sa saveur est parfumée et son infusion limpide.

Les grains des sortes communes sont grossiers, à demi ouverts et il s'en détache une poudre jaunâtre dont on corrige l'aspect en le teignant avec du bleu de Prusse, de l'indigo. Le thé poudre à canon a été fortement torréfié, aussi sa couleur est foncée ; c'est le thé le plus excitant.

Il existe dans certaines parties de la Chine, la Mongolie et la Tartarie de grandes manufactures de thé en briques ; il est obtenu avec un mélange de poudre de thés, de débris de rameaux et de feuilles, soumis à la vapeur d'eau, puis comprimé et séché.

Manière de se servir du thé. — En général les Chinois versent de l'eau chaude sur le thé, dans la tasse même où ils doivent boire. L'infusion faite, ils la prennent telle qu'elle est, sans sucre ni crème.

Les Japonais pulvérisent les feuilles et boivent l'infusion sans séparer la poudre.

Au Japon on apporte sur la table, en présence des hôtes, une boîte contenant du thé réduit en poudre fine. On remplit les tasses d'eau chaude, et on jette dans chaque tasse autant de thé qu'il en peut tenir sur la pointe d'un couteau ; on agite le tout avec un instrument spécial jusqu'à ce qu'il se produise de l'écume. C'est le moment de servir la liqueur et de la boire chaude et odorante.

On s'imagine souvent en France que pour faire du thé, il suffit de verser de l'eau chaude sur les feuilles sans se préoccuper de la nature du vase, de la température de l'eau, de la durée de l'infusion. De la manière d'opérer dépend la qualité du produit obtenu ; la même qualité de thé peut, selon la façon dont elle a été traitée, donner une tisane insipide ou un breuvage exquis. Nous devrions sous ce rapport emprunter les habitudes des Anglais et des Russes ; la première condition requise pour avoir du bon thé, c'est de se servir d'un vase spécial exclusivement affecté à cet usage : la théière en métal anglais ou le samovar russe sont les meilleurs des appareils. On commence par échauder la théière et les tasses destinées à recevoir l'infusion en y versant de l'eau bouillante ; puis, quand la théière est bien égouttée, on y met la quantité convenable de thé dans la proportion de 2 grammes ou d'une cuillerée à café pour chaque tasse. On verse dessus une partie de l'eau bouillante, d'abord en petite quantité pour mieux saisir les feuilles et en faciliter le déroulement ; on laisse infuser pendant cinq minutes, puis on ajoute d'un seul coup le reste de l'eau qui doit toujours être bouillante.

L'infusion ne doit pas durer plus de dix à douze minutes ; autrement elle perdrait la finesse de son arome et prendrait avec une coloration foncée, un goût âcre et styptique dû à la solution d'une trop grande quantité de tannin : aussi faut-il éviter soigneusement de faire bouillir le thé dans l'eau.

V. **Altérations.** — Le thé est sujet à s'altérer soit quand il a été mal préparé, soit quand on néglige les précautions destinées à assurer sa conservation.

Le thé a un parfum très suave mais extrêmement volatil qui, pour être conservé, exige que cette substance soit renfermée à l'abri de l'air et de la lumière, dans des boîtes métalliques ou des vases en porcelaine hermétiquement bouchés.

L'état de division sous laquelle il se présente ordinairement le rend très apte à s'imprégner des moindres odeurs. Aussi faut-il autant que possible l'isoler de tous les produits aromatiques et épices qu'on rencontre soit chez les droguistes, soit chez les marchands de denrées coloniales. Il n'en est pas de même pour le thé que pour le café, qui s'améliore en veillissant. S'il a acquis toutes les qualités au bout d'un an, il perd au bout de plusieurs années son odeur et sa saveur.

Comme le vin, il gagne à être transporté par mer dit-on, mais il faut que ce soit dans de bonnes conditions; car quand il a été avarié par l'eau de mer, il perd sa couleur, son parfum et sa saveur et il ne tarde pas à se couvrir de moisissures.

VI. **Composition du thé.** — On a dit que le principe actif du thé — et il est aussi celui du café, du maté, du Paullinia, de la noix de Kola — est un alcaloïde

$$C^8H^{10}Az^4O^2.$$

Il est connu sous les noms divers de théine, caféine, matéine, guaranine.

C'est un homologue de la théobromine, principe du cacao, et il constitue la méthylthéobromine ou triméhylxanthine. Sa synthèse a été faite au moyen de la théobromine argentique

$$C^7H^7AgAz^4O^2$$

et la synthèse de la théobromine a été réalisée avec la xanthine dont elle est le dérivé diméthylé.

En 1884, M. Ad. Bajinsky, partant de la relation qui existe entre ces alcaloïdes :

Xanthine........................	$C^5H^4Az^4O^2$
Théobromine ou diméthylxanthine	$C^7H^8Az^4O^2$
Caféine ou triméthylxanthine.....	$C^8H^{10}Az^4O^2$

est parvenu à retirer la xanthine des feuilles de thé.

M. Kossel, poursuivant la même étude, vient de montrer que cette matière naturelle renferme diverses autres composés, adénine, hypoxanthine et surtout un alcaloïde nouveau isomère de la théobromine, qu'il désigne sous le nom de *théophylline*. Elle est isomérique et non identique à la théobromine, car elle fond à 264° tandis que la théobromine se sublime sans se fondre; sa faible solubilité dans l'alcool froid, sa solution facile dans l'eau chaude permettent de la séparer de la caféine, c'est une diméthylxanthine car on obtient de la caféine en chauffant la théophylline argentique avec l'iodure de méthyle.

Pour préparer la théine avec le thé on épuise le thé par l'eau bouillante, et on agite la solution avec de la litharge.

La liqueur évaporée à consistance sirupeuse est additionnée de carbonate de potasse puis d'alcool, et filtrée. La solution alcoolique distillée fournit par le refroidissement un résidu qu'on fait cristalliser dans l'eau bouillante.

Il est préférable, d'après MM. Paul et A.-J. Cownley, d'agir ainsi.

On mouille 5 grammes de thé avec l'eau très chaude et on y mêle 1 gramme de chaux éteinte. La masse séchée au bain marie est épuisée par de l'alcool fort (86°) dans un appareil à déplacement.

La liqueur est évaporée et le résidu mesurant 50 centimètres cubes est mélangé avec quelques gouttes d'acide sulfurique dilué qui sépare les traces de chaux.

On filtre et on agite le liquide avec du chloroforme, dont-il convient d'employer 200 centimètres cubes en cinq ou six fois ; le chloroforme de la dernière opération ne doit pas laisser de résidu.

Le chloroforme est agité dans un séparateur bien bouché avec une solution très étendue de soude caustique : il se sépare une petite quantité de matière colorante. En distillant le chloroforme on obtient la théine.

Vingt-huit échantillons de thé ont donné de 3gr,43 à 4gr,96 de théine p. 100. Un thé de qualité exceptionnelle comme arome a fourni 4gr,33, par suite le prix, c'est-à-dire la valeur dégustative, ne dépend pas de la richesse en théine, elle paraît tenir beaucoup à la quantité et à la nature des principes astringents qui sont très imparfaitement connus et dosés.

La théine ou caféine cristallise en aiguilles brillantes, légères renfermant une molécule d'eau de cristallisation. Elle perd cette eau à 100°, puis elle fond à 234° et se sublime.

Pour en dissoudre une partie il faut employer 93 parties d'eau à 12°, 25 d'alcool à 20°, 300 d'éther à 12° et 8 de chloroforme.

Ses sels simples sont difficiles à obtenir et ceux qui existent ne peuvent pas être employés parce qu'ils se décomposent en acide et en caféine au moment de la dissolution, l'alcaloïde se précipite si la proportion d'eau est insuffisante.

M. Tanret a montré que la caféine se dissout dans une petite quantité d'eau en présence du benzoate, du salicylate, du cinnamate de soude et forme des sels doubles très solubles, riches en caféine.

On peut obtenir avec le benzoate le cinnamate de soude des solutions renfermant 25 centigrammes de caféine par centimètre cube et 40 centigrammes avec le salicylate de soude.

Ces combinaisons étant solubles, sans action irritante locale, sont d'un emploi facile pour les injections hypodermiques. Voici la composition de quelques thés, d'après Mulder :

	THÉ DE CHINE.		THÉ DE JAVA.	
	HYSON.	CONGO.	HYSON.	CONGO.
Huile essentielle	0.79	0 60	0.98	0.65
Chlorophylle	2.22	1.84	3.24	1.28
Cire	0.28	»	0.32	»
Résine	2.22	3.64	1.64	2.44
Gomme	8.56	7.28	12.20	11.08
Tannin	17.80	12.88	17.56	14.80
Théine (ou caféine)	0.43	0.46	0 60	0.65
Matière extractive	22.80	20.60	21.68	18.64
Matière colorante particulière	23.60	19.12	20.36	19.88
Albumine ou caséine	3.00	2.80	3.64	1.28
Fibres (cellulose)	17.08	28.32	18.20	27.00
Cendres	5.56	5.24	4.76	5.36

M. Peligot a conclu de nombreuses déterminations sur le thé, que les thés noirs contiennent, en moyenne, 10 p. 100 d'eau, et les thés verts 8 p. 100 ; que les premiers abandonnent à l'eau de 37 à 47 d'éléments solubles et que les seconds en cèdent de 38 à 51 ; que la proportion de cendres est de 5,3 à 5,5 ; cette cendre renferme des sulfates, phosphates et chlorures alcalins, un peu de silice et de fer ; il n'y a pas de cuivre même dans le thé vert. La caféine ou théine s'y trouve à doses plus fortes que ne l'avaient admis Mulder et Stenhouse. Il a retiré du

Thé poudre à canon	2.34 et 3 de théine.
Thé Hyson	2.79
Mélange de Souchong, poudre à canon, Hyson, impérial, péko, à parties égales	2.93

M. Hert a annoncé en avoir trouvé 6 p. 100 dans un thé perlé.

M. Franck et M. B. Philips ont publié les analyses immédiates suivantes :

Tannin	40.6	100
Gomme	6.3	
Fibre ligneuse	44.8	
Matière visqueuse	6.3	
Matière volatile et perte	2.0	

(M. Frank.)

Tannin	42.5	100
Gomme	5.9	
Fibre ligneuse	46.8	
Albumine, etc	4.8	

(M. Philips.)

On voit que le thé est riche en tannin et ce moyen peut servir dans certains cas à reconnaître les falsifications. Je dois ajouter, au point de vue de la quantité de tannin, que je n'en ai jamais trouvé 40 p. 100 dans les thés purs ; j'y reviendrai plus loin.

La proportion de cendres oscille entre 5 et 6 p. 100.

M. Girard donne les nombres suivants comme moyenne d'un grand nombre d'analyses :

Eau	11.49
Matière azotée	21.22
Théine	1.35
Huile essentielle	0.67
Résine et chlorophylle	3.62
Gomme et dextrine	7.13
Tannin	12.36
Matières extractives	16.75
Cellulose	20.30
Cendres	5.11
	100.00

On est frappé de la richesse du thé en matière azotée organique. La dose d'azote trouvée oscille entre 5 et 7 p. 100.

VII. **Falsifications.** — Comme toutes les autres substances destinées à notre alimentation le thé est l'objet de nombreuses falsifications qu'on lui fait subir aussi bien dans les pays d'origine que dans les pays d'importation. Sans parler de la coloration artificielle et parfois dangereuse à laquelle elle soumet quelques espèces de thé avant de nous les expédier, la Chine vend sous le nom de thé des feuilles auxquelles elle a donné l'aspect extérieur des meilleures sortes commerciales : ces produits nous sont expédiés tantôt purs comme thés *communs* ou *ordinaires*, tantôt mélangés en plus ou moins fortes proportions avec les feuilles de thea chinensis. Telle est une variété désignée sous le nom de *thé impérial chinois* et qui ne possède du thé que le nom ; pendant longtemps les Chinois ont choisi, pour adultérer le thé, des feuilles qui se rapprochaient de celui-ci aussi bien par leurs caractères extérieurs, leurs dentelures, leur nervation que par leur richesse en principes astringents, telles que les feuilles de *Camellia*, de *Spiræa salicifolia;* mais dès qu'on a tiré parti de la comparaison des caractères anatomiques pour la détermination de ce genre de fraudes, les Chinois ont eu recours à d'autres feuilles. Lisant probablement plus nos ouvrages que nous ne lisons les leurs, ils ont relevé la falsification au niveau scientifique des procédés de détermination. En présence de l'importance attribuée dans nos traités de falsifications à l'existence dans le thé de cellules sclérenchymateuses, ils se sont attachés à introduire dans le produit, des feuilles offrant la même particularité anatomique. Ils ont cru trouver dans l'emploi des feuilles de *Camellia japonica*, de *C. susangua*, d'*Olea fragrans*, de *Phylirea angustifolia* des moyens de masquer la fraude ; mais outre que les éléments scléreux contenus dans ces feuilles diffèrent notablement par leurs formes de ceux qui entrent dans le thé, on trouve dans la disposition du stomate, la forme des pores et la disposition du système libéro-ligneux des particularités plus importantes qui permettront de distinguer facilement ces feuilles étrangères de la feuille de thé (1).

Les feuilles qu'on a le plus souvent mélangées au thé dans un but de spéculation frauduleuse sont, indépendamment de celles que j'ai citées, les feuilles de frêne, de peuplier, d'orme, d'aubépine, de rosier, d'églantier, de fraisier, de prunier, de troëne, de caféier, de grémil, de saule, d'épilobe, de prunellier.

On trouvera dans la thèse citée plus haut de M. Brunotte sur la falsification du thé, sous forme de tableau, les caractères anatomiques qui permettent de distinguer ces diverses feuilles.

Une variété de fraude, qui est surtout très commune en Angleterre, consiste à recueillir dans les hôtels et les cafés les feuilles ayant déjà servi, pour en faire de nouvelles infusions. A cet effet, on sèche les feuilles épuisées, on les colore avec du sulfate de fer, de l'indigo, du bleu de Prusse, du campêche, on les assouplit avec une solution de gomme, et on les roule pour leur donner la forme primitive, puis on les mélange avec du thé vrai.

Cette coloration des feuilles s'opère également en Chine et dans les autres lieux de production. La couleur la plus commune est le bleu de Prusse. On rencontre aussi l'indigo, le sulfate de fer, le curcuma auquel on ajoute des matières tannantes et du cachou.

M. Marchand (de Fécamp) a signalé une fraude très dangereuse qu'il a constatée sur soixante-quatre échantillons; elle consiste dans l'addition de chromate de plomb, sel jaune qui doit au plomb qu'il contient d'être éminemment toxique.

On a annoncé l'existence dans les thés d'une foule d'autres substances, la plombagine, l'argile, la craie, le gypse, le talc, les sels de cuivre.

Les Chinois fabriquent aussi le *lie tea* (thé menteur) qui est un mélange de débris de thé, de sable, de couleurs diverses agglomérées par de la gomme ou de l'amidon de riz.

VIII. **Essai du thé.** — Un premier essai indispensable pour tous les marchands en gros et les inspecteurs de thé qui sont dépourvus de microscope consiste à faire bouillir une pincée de thé dans de l'eau faiblement alcalinisée; quand les feuilles sont bien ramollies, on les lave jusqu'à ce que l'eau de lavage soit claire et on les étend sur une lame de verre ou sur une soucoupe de porcelaine. On examine avec une loupe la nervation et le bord du limbe de la feuille. Les nombreuses observations faites à ce sujet ayant démontré que toutes les variétés de

(1) Note sur les falsifications du thé. *Journal de pharm. et chim.*, [5], t. XXI, 1890.

la feuille de *Thea chinensis* sont pourvues de dents aigües on peut en conclure que si les feuilles suspectes sont en partie dépourvues de dentelures, il y a falsification. Cet essai élémentaire perd une partie de son importance quand les feuilles qu'on considère comme suspectes sont dentelées et présentent quelques différences dans leur nervation. Dans ce cas il est impossible de se prononcer sur la nature du thé et et sur la pureté sans recourir à l'emploi du microcospe.

Les caractères sur lesquels l'expert doit principalement porter son attention sont (1):

1° La disposition de l'appareil stomatique;

2° La forme et l'aspect des cellules épidermiques et des poils tecteurs ;

3° L'existence ou l'absence, la localisation des cellules sclérenchymateuses ;

4° La présence ou l'absence, la forme des cristaux;

5° La disposition du système libéro-ligneux.

Le meilleur moyen d'apprécier chacun de ces caractères consiste à faire des sections de la nervure médiane sur des feuilles ramollies, et à l'endroit le plus rapproché du pétiole, de façon toutefois à conserver de chaque côté de la nervure une aile ou un fragment du limbe. Les sections sont plongées pendant quelque temps dans de l'eau distillée qui a été additionnée de partie égale de liqueur de Labarraque ou solution normale d'hypochlorite de soude. Les coupes décolorées et devenues ainsi transparentes permettent d'apprécier très rapidement l'ensemble de la structure de la nervure médiane et du limbe, ainsi que toutes leurs particularités anatomiques.

Pour bien étudier la disposition et la forme des cellules épidermiques, il est préférable de faire bouillir quelques feuilles dans de l'eau alcalinisée et de détacher avec une aiguille des fragments de l'épiderme qui se séparent alors du mésophylle avec la plus grande facilité.

Pour bien apprécier la forme des cellules siliceuses, on détache sur les feuilles ainsi traitées un fragment de la partie inférieure de la nervure qui est abondamment pourvue de ces éléments et on l'écrase entre deux lames de verre. Il est rare que cette préparation ne laisse pas voir plusieurs cellules siliceuses dans toute leur longueur.

J'ai eu deux fois l'occasion d'être chargé par la justice d'expertiser du thé. J'ai demandé l'adjonction d'un homme de science s'occupant spécialement de botanique, lequel à été M. Planchon pour la première affaire et M. Collin pour la deuxième.

Dans l'une et l'autre, l'essai chimique a été vérifié par l'essai microscopique et botanique. Ainsi pour la première j'avais trouvé 2,5 — 2,3 de théine, et 13,50 et 15 de tannin, M. Planchon a reconnu que la

(1) *Journal de pharm. et chim.*, [5], t. XXI, 1890.

plupart des feuilles de thé incriminé présentaient les caractères du thé vrai.

La deuxième expertise a présenté ceci de curieux que la fabrication a été opérée par les Chinois en vue de l'exportation.

J'ai opéré comparativement sur les thés incriminés, sur du thé impérial authentique et sur du thé hyson.

L'essai des cendres a donné les résultats suivants :

	Cendres solubles.	Cendres insolubles.	Cendres totales.
Thé incriminé	2.52	3.98	6.50
Autre thé incriminé	2.83	3.52	6.35
— —	2.70	3.90	6.60
Thé impérial authentique	3.33	3.25	6.58
Thé Hyson	3.63	2.15	5.78

Les cendres sont donc normales, ou du moins il y a peu de différences, et on peut en observer d'aussi fortes dans les thés purs de sortes diverses.

Le dosage du tannin n'a pas permis davantage de les distinguer, car on a trouvé :

	Tannin.
Thé incriminé	12.60
Autre thé incriminé	12.15
— —	11.90
Thé impérial	13.50
Thé Hyson	16.80

Le dosage de la théine a fourni des résultats non douteux.

Alors que le thé impérial authentique a donné 1gr,480 p. 100 de théine cristallisée;
et le thé Hyson.................... — 1gr,235 — —

les thés incriminés n'ont pas produit une matière cristallisée : il est resté une substance verdâtre visqueuse, ne présentant pas les réactions de la théine.

Ces thés falsifiés ont été enrobés dans une substance verdâtre qui présente les caractères du bleu de Prusse.

En résumé, ces produits n'avaient de thé que le nom ; leur introduction en France est malheureusement très commune et elle devrait être sévèrement réprimée.

Ils sont très habilement imités.

Chimiquement il a fallu, pour tirer une conclusion formelle, constater qu'ils ne fournissent pas de théine.

Au point de vue botanique, un examen superficiel permet de les confondre avec du thé véritable en raison des concrétions qu'on considère comme un caractère typique de la feuille de thé : micrographiquement : il a fallu un examen approfondi de ces concrétions pour établir que ces concrétions n'ont pas les caractères de celles du thé.

Je renvoie aux traités de chimie pour apprendre à discerner les matières étrangères citées plus haut qu'on introduit dans les feuilles de thé vraies ou fausses.

IX. **Valeur alimentaire hygiénique du thé.** — Son infusion constitue la boisson nationale en Chine, au Japon et dans plusieurs contrées de l'extrême Orient, c'est-à-dire qu'elle est celle d'un grand nombre de millions d'individus ; il y est généralement consommé sans sucre, sans lait et sans liquide alcoolique. Il est incontestable que le thé produit une excitation générale de toutes les fonctions et notamment du système digestif.

Il commence à n'être plus employé chez nous que comme une boisson d'agrément ou comme un remède vulgaire contre les indigestions et les mauvaises digestions. Néanmoins son usage se répand lentement, surtout dans les classes peu aisées de la population ; le thé est estimé surtout par les personnes des professions libérales, et notamment par celles qui exécutent des travaux intellectuels, abstraits.

C'est la boisson ordinaire des Anglais, et des peuples européens et américains qui vivent pendant une partie de l'année dans un pays couvert de brouillards ou sous une atmosphère froide et humide. Par l'excitation générale qu'il développe, et par l'eau chaude qu'il introduit dans l'estomac il entretient le corps dans un état de transpiration indispensable au libre exercice des fonctions et au maintien de la santé. Sous son influence l'homme affaibli par la diète, le froid, la tristesse reprend une énergie nouvelle : le pouls s'accélère, la force et l'activité succèdent à l'abattement.

L'infusion de thé ne perd pas ses qualités par le refroidissement et elle fournit aux troupes en campagne, dans des pays où l'eau est malsaine, un excellent moyen de la purifier ; les soldats anglais, américains et russes en font un usage habituel.

Dire que le thé constitue à lui seul un aliment très réparateur est une exagération, car s'il renferme 6 p. 100 d'azote, il n'y a qu'une partie de la matière azotée qui soit, à proprement parler nutritive. Or cette quantité représente une bien faible proportion d'azote dans les 15 à 20 grammes de thé qui entrent dans un litre d'infusion ; on reviendra sur ce point à propos du café.

Il agit au point de vue alimentaire surtout par la consommation considérable de pain et de sucre qu'il détermine ; on évalue à 100 millions de kilogrammes la quantité de sucre qui sert en Angleterre à cet usage.

En résumé, le thé est une boisson hygiénique, non alcoolique ; stimulante par la caféine qui développe l'activité générale, excitante et aromatique par l'huile essentielle, légèrement astringente par le tannin, tonique par divers éléments solubles, nutritive dans une certaine mesure, digestive par l'élévation de température qu'elle détermine dans l'estomac ; tous ceux qui ont le courage de renoncer aux boissons alcooliques pour des boissons aromatiques reconnaissent qu'une liqueur chaude étanche la soif plus vite et avec moins de liquide qu'une boisson froide.

L'excès de cette boisson peut déterminer des troubles digestifs qui résultent de l'ingestion de trop grande quantité de liquides, elle est légèrement échauffante et certaines espèces de thés verts sont trop excitantes.

Il y aurait grand intérêt au point de vue de l'hygiène à ce que l'usage du thé se répandît en France et entrât en lutte avec celui des boissons alcooliques et c'est le devoir des pouvoirs publics et de l'administration de prendre des mesures dans cette voie ; on a vu par l'expérience de l'Angleterre que le budget pourrait y trouver son compte en raison de la consommation considérable de sucre qui en est la conséquence.

La surélévation du droit sur l'alcool, comme on l'a fait aussi en Angleterre, serait un moyen d'une certaine efficacité pour encourager à consommer l'infusion du thé.

Je traiterai, à propos du café, des hypothèses émises sur le rôle physiologique du thé, du maté et du café et sur les théories des aliments d'épargne, de dépense, des antidéperditeurs et des dynamophores.

§ 2. — Succédanés du thé. — Maté.

Dans le Paraguay, au Brésil, dans la République Argentine, en un mot dans une grande partie de l'Amérique du Sud, la boisson ordinaire est le *maté*, de telle sorte que ce produit est consommé certainement par plus de 10 millions d'hommes qui le recherchent et le préfèrent généralement au café dont ils sont les principaux producteurs. On estime à plus de 100 millions de kilogrammes la production de maté.

Aux Antilles l'*Aya pana* sert à faire une boisson très usitée.

Au Mexique et dans le Guatemala on utilise les feuilles du *Psarolia glandulosa;* à la Nouvelle-Grenade, on emploie l'*Alstonia theæformis;* à la Nouvelle-Hollande, le *Corræa alba;* dans certaines contrées de l'Amérique du Nord, le *thé de Labrador*, mélange de *Ledum latifolium* et de *Gaultheria procumbens.* On dit que les Tartares boivent l'infusion de la racine de *tormentille* et que dans l'archipel des Kourils, situé entre le Japon et le Kamtschatka, on fait une boisson avec une pédiculaire, *pedicularis tanata.*

I. **Définition**. — Le maté, encore désigné sous les noms de *thé du Paraguay*, des *Missions*, des *Jésuites*, est une boisson qui s'obtient en faisant infuser dans l'eau les feuilles légèrement torréfiées de plantes fournies parmi la famille des Ilicinées. Le mot *maté*, ou *mati*, signifie, d'après Arn. Leroy, en Guarani, le vase ou calebasse qui sert à préparer l'infusion. Parmi ces plantes, la plus répandue et celle qui passe pour donner les meilleurs produits est l'*Ilex Paraguariensis* ou l'*Ilex Mate*, désigné dans tous les pays où elle est cultivée sous le nom d'*Yerba Mate*.

D'après Martius, l'aire de croissance de cette plante se trouve entre le 18e et le 30e degré de latitude sud ; mais c'est entre le 21e et le 24e degré qu'elle atteint son plus grand développement. Elle croît principalement dans les vallées et sur les versants des montagnes qui s'étendent entre le Parana et le Paraguay : c'est dans une zone comprise entre Serra Ammahuby au sud et Serra Maracaju au nord qu'on obtient le meilleur maté. Des recherches entreprises par Miers et Léandro, directeur du Jardin botanique de Rio de Janeiro, il résulterait que six espèces d'Ilex concourraient à la production du maté. Ce sont : l'*Ilex Theczans* Boup., qui croît dans le Paraguay, dans l'Entre-Rios et au Brésil ; l'*Ilex ovalifolia*, dans les environs du Rio-Pardo ; l'*Ilex amara* Boup., dans les montagnes de Santa Cruz et les forêts de la province de Parana ; l'*Ilex crepitans* Boup., dans l'intérieur de Santa Cruz et sur les bords du Para ; l'*Ilex gigantea* Boup., sur les bords du Parana, et l'*Ilex Humboldtiana* Boup., dans la province de Rio grande do Sul.

A l'Exposition universelle de Paris qui vient de se terminer on trouvait dans les pavillons du Brésil, de la République Argentine, du Paraguay, de nombreux échantillons de la plante qui fournit le maté.

Des renseignements recueillis auprès de MM. les commissaires de ces Expositions, il résulterait que la supériorité resterait acquise aux produits du Paraguay et de la République Argentine, où le maté est exclusivement préparé avec l'*Ilex Paraguariensis*.

Le docteur Couty, qui a écrit un article intéressant sur l'alimentation au Brésil dans la *Revue d'hygiène*, en 1881, affirme que la production du Paraguay est moins importante que celle du Brésil et que le maté du Brésil vaut celui du Paraguay. Il est certain que le maté du Brésil est un mélange de diverses feuilles et non pas seulement l'*Ilex Paraguariensis*, car ces diverses feuilles étaient exposées ; peut-être en est-il de même au Paraguay. D'après le même auteur, les populations qui font un usage courant du maté n'atteindraient pas 10 millions.

C'est un arbre pouvant s'élever à la hauteur de 7 mètres, mais qui n'atteint généralement que celle de 4 à 5 mètres. Quand il est cultivé et qu'on lui enlève ses feuilles, généralement il reste de petite taille et forme alors un véritable buisson. Le tronc est recouvert d'une écorce blanchâtre, luisante, et les branches ainsi que toutes les autres parties ont une apparence veloutée.

II. **Culture**. — Cette plante se propage au moyen de graines qu'on débarrasse préalablement de leur pulpe gélatineuse. Quand les jeunes plantes ont atteint 15 centimètres de hauteur, on les repique à 3 ou 4 mètres de distance l'une de l'autre, dans un terrain légèrement marécageux, en faisant autour du pied une tranchée dans laquelle l'eau se rassemble. On les abrite sous de grands arbres pour les soustraire aux rayons ardents du soleil. Quand ils ont atteint la hauteur de 2 mètres, on coupe les plantes qui les abritaient et après quatre ans on peut procéder à la récolte des feuilles, dont il ne faut pas complètement dépouiller l'arbre. Arrivé à la septième année, l'arbre peut donner de 30 à 40 kilogrammes de feuilles.

La qualité des feuilles dépend de l'époque de la récolte, qui doit se faire quand le fruit est presque mûr. Dans la République Argentine la récolte se fait depuis le mois de février jusqu'à la fin de juillet; dans le Paraguay elle se fait d'août à décembre; dans le Parana c'est de mars à septembre.

D'après M. Peckolt (1), les *Yerbateros* ou collecteurs de maté partent avec leurs familles et vont camper dans les forêts où les arbres de Yerba Maté sont les plus nombreux. Les rameaux sont séparés des branches et passés légèrement au-dessus du feu. On les réunit ensuite en paquets qu'on suspend au-dessus d'un torréfacteur fait en forme de tronc d'arbre et dans lequel on entretient un petit feu de bois sec. Après deux jours la dessiccation est complète. On enlève les cendres et, sur le foyer éteint, on étend une peau de bœuf dans laquelle on reçoit les feuilles sèches qu'on sépare des rameaux en les battant avec un bâton. On les réduit en poudre et on les emballe dans des troncs d'arbres creux et dans des sacs en peaux de bœufs, cousus.

Dans le Parana, on sèche les feuilles comme le thé de Chine dans de vastes bassins en fer ou dans des appareils spéciaux destinés à leur conserver leur arome. On les pulvérise ensuite à la machine. Cette sorte commerciale est très estimée.

A Rio de Janeiro le maté arrive en feuilles ou en poudre. Pour reconnaître sa qualité les marchands en placent une petite quantité dans la main et soufflent dessus. Si la plus grande partie est chassée, ils estiment que les feuilles trop desséchées ont perdu une partie de leurs propriétés par la torréfaction. Dans le cas contraire ils les considèrent comme bonnes.

Tel qu'il arrive en Europe depuis quelques années, le maté se présente sous la forme d'une poudre grossière d'un vert brunâtre, dans laquelle on aperçoit des fragments plus ou moins gros de feuilles et de rameaux. Il possède une odeur de tan.

La détermination du maté exige la connaissance approfondie des caractères extérieurs et surtout de la structure anatomique de la feuille d'*Ilex Paraguariensis*.

III. **Description** (2). — La feuille du Houx du Paraguay est oblongue, lancéolée, cunéiforme à la base, un peu obtuse au sommet, lisse, coriace et d'un vert brunâtre quand elle a été séchée. Ses bords présentent des dents bien apparentes. La feuille présente une nervure médiane très

(1) Peckolt, *Pharmaceut. Journal*, August 1883.
(2) Renseignements de M. E. Collin.

proéminente sur la face inférieure; de cette nervure partent des nervures secondaires qui se recourbent vers le bord des feuilles et donnent par leurs divisions un réseau à mailles assez larges.

IV. **Caractères anatomiques.** — Examinée au microscope, cette feuille présente des particularités qui permettent de distinguer facilement la poudre et de constater son identité.

L'épiderme supérieur est formé de cellules qui, vues de face, sont assez régulièrement polygonales, et recouvertes par une cuticule épaisse, grossièrement striée.

L'épiderme inférieur est formé de cellules présentant la même forme et les mêmes stries : il est dépourvu de poils et présente des stomates qui sont recouverts en partie par des cellules qui n'ont rien de bien régulier dans leur forme et dans leur direction.

En dessous de l'épiderme supérieur on observe un hypoderme formé d'une rangée de grandes cellules qui sont polygonales et assez régulièrement disposées quand on les observe de face.

Le mésophylle est hétérogène, asymétrique, formé dans sa partie supérieure de deux rangées de cellules disposées en palissade. La rangée supérieure est formée de cellules cinq à six fois aussi longues que larges ; celles de la rangée inférieure ne sont guère plus longues que larges ; dans sa partie inférieure le mésophylle est formé de cellules rameuses, laissant entre elles de larges méats intercellulaires. Dans le mésophylle on observe des cristaux étoilés d'oxalate de chaux.

La nervure médiane a dans son ensemble une forme convexe, à peu près plane sur la face supérieure ; elle présente sur la face inférieure une forte convexité. En dessous de l'épiderme, qui est glabre et formé de cellules allongées parallèlement à l'axe de la nervure, on observe de trois à quatre rangées de cellules collenchymateuses, à parois épaisses. Ce tissu recouvre le tissu fondamental formé de cellules arrondies, dont quelques-unes contiennent des cristaux étoilés d'oxalate de chaux.

Le système libéro-ligneux a dans son ensemble une forme plan-convexe : il est formé, de dedans en dehors, d'un cordon ligneux principal et de deux cordons latéraux et supérieurs ; le cordon ligneux principal et inférieur est disposé en arc à convexité inférieure ; les deux cordons supérieurs qui se replient sur chacune des deux cornes de l'arc inférieur lui sont opposés ; d'une couche épaisse de liber mou qui recouvre chacun de ces cordons et qui est riche en cristaux étoilés ; d'un péricycle fibreux bien apparent et disposé en îlots. Ce péricycle, qui forme autour du système libéro-ligneux une gaine fibreuse assez épaisse, est formé de fibres épaisses, d'aspect nacré.

La connaissance de ces particularités nous fournit tous les éléments les plus précis pour la détermination de la poudre de maté. En effet, si l'on fait bouillir pendant quelques instants dans l'eau une pincée de poudre de maté et si on examine au microscope quelques fragments de cette poudre grossière, on y découvrivra des débris plus ou moins ténus des deux épidermes, qui seront reconnaissables à la forme polygonale de leurs cellules et aux stries grossières de la cuticule; des cellules rameuses provenant du mésophylle, des fibres plus ou moins longues provenant du péricycle; on y remarquera aussi des cellules en palissade qui apparaîtront tantôt sous forme de cercles quand elles seront vues de face, tantôt sous une forme rectangulaire quand elles seront vues dans le sens de leur longueur. A côté de ces éléments on découvrira des cellules du tissu fondamental, qui seront arrondies ou polygonales, allongées selon le sens sous lequel elles seront vues, des débris de trachées et vaisseaux et des cristaux étoilés d'oxalate de chaux.

V. **Préparation.** — Le maté est employé en infusion dans de l'eau non bouillante, vers 85 à 90 degrés. On la fait dans un vase arrondi, à ouverture étroite, en bois, en métal ou en courge vidée (*cuia*), et on l'aspire dans un tube assez long, terminé par un renflement percé de trous comme une écumoire, pour arrêter les débris de feuille (*bombilha*). On n'y ajoute pas de sucre dans le pays, mais quelquefois une certaine quantité de caramel ou de jus de citron.

La même matière sert à trois et même cinq ou six infusions successives; la troisième et la quatrième sont plus aromatiques. Il est bu aussitôt et il perd ses qualités par une longue infusion. A l'ébullition l'eau perd son arome et prend une amertume désagréable.

Le maté possède toujours une certaine amertume, il est astringent. Il ne constipe pas comme le thé et le café, il régularise et excite les évacuations.

Composition chimique. — D'après M. Peckolt, le maté commercial de Parana renfermerait :

Huile volatile	0.026	Acide maté-véridique	0.024
Caféine	5.550	Matière extractive	16.610
Chlorophylle et résine molle	6.102	Matière extractive caramélisée	1.370
Résine acide brune	25.500	Sels, dextrine	18.189
Acide maté-tannique	16.785	Cellulose et humidité	908.379
Acide pyro-maté-tannique	1.465		

M. Byasson a indiqué de son côté :

Caféine (matéine)	1.85	Résine	0.63
Matière grasse et matière colorante	3.87	Sels minéraux, fer	3.92
		Glucose et essence aromatique	2.38

D'après M. Latour la richesse en caféine serait de 1,35 p. 100 seulement. Ce sujet mérite de nouvelles recherches.

Le maté est dans l'Amérique du Sud l'objet d'un commerce important : Une seule province du Brésil, le Parana, exporte chaque année environ 15 millions de kilogrammes de maté; une autre province voisine, celle de Sainte-Catherine, fournit 5 millions de kilogrammes. En y comprenant le commerce de Rio Grande on peut estimer à 30 millions de kilogrammes la quantité de maté exportée tous les ans par le Brésil. Avec la production du Paraguay, qui est à peu près aujourd'hui le sixième de la production brésilienne, on arrive au chiffre de 37 millions de kilogrammes (1).

Il présente sur ses similaires, le thé et le café, l'avantage du bon marché. A Guarapuieva il se vend 5 à 10 francs les 100 kilogrammes, tout desséché, concassé et prêt à être enveloppé; transporté à dos de mulets à Curityba, il coûte 25 francs et revient à 35 francs au bord de la mer. Aujourd'hui les 15 kilogrammes rendus à Antonine, port de Parana, se payent 10 francs et chaque kilogramme peut fournir 40 litres de bonne infusion. Son prix relativement faible le met donc à la portée des classes pauvres.

VI. **Valeur hygiénique.** — En raison de la proportion notable de caféine qu'il renferme, le thé du Paraguay est un excitant neuro-musculaire et développe l'activité générale.

Les indigènes, hommes et femmes, en prennent cinq à sept fois par jour sans aucun inconvénient, dit M. Couty, pour lequel le *matéisme* signalé par Mantegazza n'existe pas ou du moins est une exception. On en prend communément deux fois par jour, le matin et l'après-midi, et on l'absorbe en grande quantité.

Il y avait à l'Exposition de Paris, au pavillon brésilien, de magnifiques échantillons de maté et des photographies d'usines qui peuvent donner une idée de l'importance qu'ont pris au Brésil le commerce et la préparation de cette substance. Le Paraguay a cherché à vulgariser l'emploi de cette feuille en installant dans son Exposition un comptoir où de nombreux visiteurs dégustaient cette boisson. La République Argentine essaye de son côté de faire connaître ses propriétés et d'en reprendre l'usage. Il est possible que ces diverses tentatives contribuent à l'importation en Europe et notamment en France, du maté, qui n'y est connu et très peu connu que comme médicament.

§ 3. — Café.

Le café est la graine du caféier, *Coffea arabica L.*, qui appartient à la famille des Rubiacées. Plusieurs contrées se sont disputé l'honneur de lui avoir servi de pays d'origine, mais la haute Égypte, le sud de l'Abyssinie et les provinces limitrophes de Galla, de Kaffa et d'Enacra, semblent avoir été le sol natal du caféier, qui s'y trouve encore à l'état sauvage. De la province de l'Yemen la culture du caféier fut introduite en 1680 par les Hollandais dans leurs diverses possessions des Indes et notamment à Java et Batavia. Plusieurs plants furent apportés en 1710 à Amsterdam, puis du jardin botanique de cette ville dans les serres du

(1) Couty : *Le maté* (*Revue scientifique*, 1885, p. 43).

Muséum d'histoire naturelle de Paris, d'où l'un d'eux fut transporté à la Martinique et devint l'origine des plantations de café qui sont aujourd'hui si considérables dans les Antilles et en Amérique. Actuellement la culture du café s'étend sur la plupart des contrées tropicales de toutes les parties du monde ; dans l'Asie méridionale depuis 10° de latitude sud jusqu'à 25° de latitude nord ; en Amérique depuis 30° de latitude sud jusqu'à 30° de latitude nord.

I. **Provenance et culture.** — Le caféier est un arbre haut de 4 à 5 mètres, de forme pyramidale, toujours vert. Ses branches sont noueuses, ses feuilles sont luisantes, ovales, lancéolées, sinueuses sur leurs bords, pointues à leur extrémité libre. Les fleurs sont blanches, d'odeur suave, agglomérées à l'aisselle des feuilles. L'époque de sa floraison n'est pas régulière ; dans certaines régions il donne des fleurs toute l'année ; dans d'autres il ne fleurit qu'au printemps ; ailleurs il y a deux époques, le printemps et l'automne. Ces différences tiennent au climat et à la saison des pluies.

Les procédés de culture pratiqués dans les diverses régions où l'on cultive le café ne diffèrent pas sensiblement de ceux qui sont employés en Arabie. On choisit de préférence pour cette culture les collines et les montagnes ombragées à l'exposition du levant. Cette plante des pays chauds recherche néanmoins un terrain humide pour ses racines, un climat doux où la température ne descende jamais au-dessous de 10 degrés et ne s'élève pas au delà de 30 à 35°. Elle redoute les vents de la mer autant que les fortes insolations : aussi les planteurs s'attachent-ils à l'abriter derrière d'autres plantations qui l'ombragent et arrêtent l'effort des vents. Sa longévité varie beaucoup selon la nature du sol et les conditions climatologiques : sa durée moyenne est de dix-sept ans. Il existe aussi dans les caféiers des variétés de plants qui sont plus ou moins robustes : tandis que le plant moka, à la Réunion, survit très rarement à sa première récolte et à sa quatrième année, le plant Leroy s'y plaît admirablement et fournit pendant longtemps d'abondantes récoltes.

Indépendamment du *Coffea arabica*, qui fournit la plus grande quantité du café consommé dans le monde entier, il existe à la Réunion une autre espèce connue sous le nom de *Coffea mauritiana*, qui fournit le café *marron*.

On connaît aussi depuis peu de temps une espèce nouvelle, le *Coffea Liberica*, existant à l'état sauvage sur la côte de Liberia qui s'étend du cap des Palmes à Sierra Leone, et dans plusieurs autres localités de l'Afrique occidentale. La qualité, le volume de ses grains, sa croissance vigoureuse et la facilité avec laquelle elle résiste aux parasites qui commencent à décimer les plantations de café d'Arabie, rendent cette plante des plus précieuses pour l'avenir de nos colonies. Elle est déjà cultivée avec soin dans l'Inde anglaise, à Java et au Brésil.

Le fruit du caféier est une petite baie ovoïde, longue de 15 à 18 millimètres, qui, d'abord verte, passe au rouge écarlate, puis devient presque noire, ressemblant ainsi, quand elle est mûre, à une baie de laurier. Privé de son enveloppe charnue, le fruit se compose de deux coques ovales, planes d'un côté, convexes de l'autre, accolées sur leur surface aplatie et contenant chacune une seule graine; leurs parois sont dures, coriaces, semblables à du parchemin.

Récolte. — La récolte du café se fait généralement deux fois par an, à des époques qui varient selon le climat et la saison des pluies. Aux Antilles, en Égypte et en Arabie, on secoue les arbres au-dessous desquels on a préalablement étendu des toiles; les fruits mûrs ainsi recueillis sont exposés sur des nattes et soumis à la dessiccation. Dans d'autres régions les nègres parcourent chaque jour les rangées de caféiers, en cueillant les fruits qu'ils réunissent dans des corbeilles de liane : c'est le *café en coques* ou en *cerises.*

Le *café en parche* est celui qui a été mondé de sa partie brune extérieure et se trouve réduit à ses deux nucules formées par une enveloppe mince, résistante, parcheminée, se moulant sur la graine. Tels sont les cafés de Bolivie et de Java.

Dans les Indes orientales et en Arabie, les fruits frais ou préalablement desséchés sont écrasés dans des cylindres, nommés *grageurs*, qui séparent les graines de la partie charnue des fruits et aussi de leur enveloppe coriace; les grains de café sont ensuite desséchés et soumis au vannage, qui sépare les débris d'enveloppe qui y adhèrent encore.

Dans les Indes occidentales, on passe d'abord les fruits au cylindre pour en extraire les nucules; celles-ci sont ensuite plongées dans l'eau pendant vingt-quatre heures. Après avoir été desséchées au soleil pendant plusieurs jours, elles sont de nouveau soumises à l'action du cylindre, qui détache la coque de la graine. Par le vannage on sépare les grains du café de tous les débris de coques. On obtient ainsi le café *décortiqué.*

Quand, par suite du frottement des grains les uns contre les autres, la pellicule mince qui recouvre la graine a disparu, le café est dit *nu* (café Bourbon). Si cette membrane a persisté le grain est dit *pelliculé* (café Martinique).

On a fort improprement donné aux enveloppes du café le nom de *fleurs de café.* Les Arabes utilisent cette partie du fruit, qui, après torréfaction, leur sert à préparer une boisson qu'ils désignent sous le nom de *café à la sultane.* Les coques de café sont aussi employées en Allemagne pour préparer le *sacca-kaffée*, ou *sultan kaffée*, qui est quelquefois consommé pur, mais qui sert aussi souvent à falsifier le café torréfié et pulvérisé.

II. **Variétés commerciales.** — En inspectant les magnifiques collections exposées au Champ de Mars par un grand nombre de pays, en visitant les splendides collections réunies par les soins de M. Aubry-Lecomte dans notre Exposition permanente des colonies, on pourra se rendre compte du nombre immense des variétés commerciales de café. Les principales espèces sont les suivantes, dont les dénominations rappellent les pays d'origine :

1° *Antilles:* Martinique (M. fin vert); Guadeloupe (G. ordinaire, G. fin vert); Saint-Domingue, Cuba, Jamaïque, Porto-Rico ;

2° *Amérique centrale :* Guatemala, Nicaragua, Savanille, Costa Rica, Honduras;

3° *Venezuela :* Porto Cabello, la Guayra, Maracaïbo;

4° *Bolivie ;*

5° *Pérou :* Carabaya, Huanaca ;

6° *Brésil:* Rio-Janeiro, ou Rio Capitania. Santos, Bahia, Andarahy, Pernambuco, Amazone ;

7° *Guyane :* Cayenne;

8° *Afrique occidentale :* Madère, Cap vert, Sénégambie (Rio Nunez); Gabon (Monrovia), San Thomé, Angola ;

9° *Afrique orientale :* Mozambique, Madagascar (Tamatave) Nossi-Bé, Mayotte, Réunion (Leroy, Myrte, Edin, Bourbon, marron);

10° *Arabie :* Yemen, Moka;

11° *Inde :* Bombay, Mysore, Malabar, Neil-Gherries, Ceylan;

12° *Archipel indien :* Java (J. padang pâle, J. padang jaune, J. jaune brillant, J. vert, J. fin vert, J. gros grain, J. ordinaire, J. Menado): Macassar, Manille, Taïti.

Une grande partie du café consommé en France provient de nos colonies. Nous recevons de la Réunion, de la Martinique et de la Guadeloupe des cafés dont la réputation est universelle et justement acquise. Tout aussi estimés sont les cafés de la Guyane et de Nossi-Bé où l'on cultive le plant Moka. Taïti nous envoie un café qui n'est peut-être pas très soigneusement trié, mais qui a un goût excellent : la Gorée et le Gabon expédient de bons cafés désignés sous le nom de Rio Nunez.

Autrefois ces cafés suffisaient seuls à notre approvisionnement; mais la consommation s'accroissant d'année en année et la récolte ayant sensiblement diminué à la suite des violents cataclysmes atmosphériques qui se sont produits à la Réunion et à Saint-Domingue, on a été obligé de recourir aux cafés de l'Inde. Aujourd'hui les cafés de Java, Macassar, Padang, Samarang et Ceylan ont fait invasion dans la consommation française. D'un prix moins élevé que ceux de nos colonies, ils les ont remplacés dans une certaine mesure avec avantage. Nous recevons aussi une certaine quantité de café du Brésil, du Venezuela, et de l'Amérique centrale. Quant au véritable Moka, il n'en vient à Paris que des quantités peu appréciables; il est consommé presque totalement en Asie Mineure, en Égypte et en Perse. Le café qui est expédié sous ce nom en Europe est du café de Java en petits grains, soigneusement trié.

Les différentes espèces de café ne jouissent pas toutes en France d'une même réputation. Dans les départements du Nord, on préfère le café du

Brésil. A Paris on débite, outre les cafés Guadeloupe, Porto Rico, Bourbon et Haïti les cafés des Indes anglaises et hollandaises, les Haïti médiocres et les Rio. Dans les cafés on consomme les Haïti, les Malabar, les Manille.

A Marseille on reçoit les produits de l'Arabie et des Indes. A Bordeaux arrivent ceux de la côte occidentale d'Afrique, du Brésil, de l'Amérique centrale et de l'Amérique du Sud. Nantes reçoit les espèces de Bourbon. Quant au Havre il importe les cafés de tous les lieux de production.

III. **Consommation.** — La consommation européenne va, sans cesse, en s'accroissant. Une statistique l'évalue pour 1879 à 349 100000 kilogrammes. La consommation du café a été, pour l'année 1888 :

Angleterre.....................	48.415.779	kilogrammes.
Russie........................	5.072.000	—
Allemagne.....................	101.833.400	—
Belgique......................	18.565.000	—
Hollande......................	5.757.400	—
Suisse........................	7.051.000	—

Le bulletin officiel de statistique donne les résultats suivants pour la France :

Quantités annuellement importées.

PÉRIODES.	DROIT DE DOUANES.	IMPORTATIONS ANNUELLES (commerce spécial).		
		QUANTITÉS.	VALEURS.	DROITS PERÇUS.
Périodes décennales.	Par 100 kilogr.	kilogr.	francs.	francs.
1827-1836.........	104 fr. 50	9.370.094	10.161.280	8.874.134
1837-1846.........	»	14.201.711	13.138.520	13.219.096
1847-1856.........	104 fr. 50 et 114 fr. (1)	19.704.679	23.257.324	18.826.904
1857-1866.........	114 fr. et 50 fr. 40 (2)	36.477.156	64.489.313	22.990.013
1867-1876.........	50 fr. 40, 100 fr. (3) 150 fr. (4) et 156 fr. (5)	46.781.240	83.126.243	46.809.292
1877-1886.........	156 fr.	61.786.746	94.298.356	96.536.178
Années.				
1877..............	156 fr.	47.810.904	98.968.571	74.772.586
1878..............	»	54.105.058	101.176.458	84.561.012
1879..............	»	56.825.802	101.149.928	88.941.065
1880..............	»	57.733.430	97.569.497	90.274.302
1881..............	»	64.695.993	97.690.949	101.095.657
1882..............	»	63.838.914	85.544.145	99.793.134
1883..............	»	68.252.150	94.870.488	106.611.856
1884..............	»	67.913.872	82.854.924	106.023.726
1885..............	»	68.368.636	79.991.304	106.688.766
1886..............	»	68.322.706	103.167.294	106.599.676
1887..............	»	63.843.485	132.156.014	99.599.658
1888..............	»	66.969.246	138.626.359	104.376.000

(1) Loi du 14 juillet 1855.
(2) Loi du 23 mai 1860.
(3) Loi du 27 juillet 1870.
(4) Loi du 28 juillet 1871.
(5) Loi du 30 décembre 1873.

Le tableau ci-après, qui se déduit du précédent, permet de voir quelle a été la marche de la consommation moyenne par tête d'habitant, depuis une soixantaine d'années :

Consommation moyenne par tête d'habitant.

ANNÉES.	POPULATION.	QUANTITÉS mises en consommation.	CONSOMMATION par tête d'habitant.
	habitants.	kilogr.	grammes.
1831	32.569.000	9.370.094 (2)	287
1841	34.250.000	14.201.711 (2)	414
1851	35.783.000	19.704.679 (2)	550
1861	37.386.000	36.477.156 (2)	973
1872 (1)	36.103.000	46.781.240	1.295
1881	37.672.000	61.786.746	1.640
1886	38.219.000	68.322.706	1.787
1887	»	63.843.485	1.670
1888	»	66.969.246	1.752

(1) Le recensement qui aurait dû avoir lieu en 1871 ne put être exécuté qu'en 1872.
(2) Moyenne décennale.

Les statistiques douanières ne permettent pas de dire exactement comment la consommation française se répartit entre les divers centres de production. En effet, les cafés qui nous arrivent d'Angleterre, de Hollande, de Belgique, de Portugal, sont, dans les tableaux du commerce extérieur, mis au compte de ces divers États, abstraction faite de leur provenance réelle. Malgré cette cause d'incertitude, nous reproduisons les chiffres fournis par la douane pour les trois années 1868, 1878 et 1888 :

Provenance des cafés importés.

PAYS DE PROVENANCE.	QUANTITÉS IMPORTÉES.		
	1868.	1878.	1888.
	kilogr.	kilogr.	kilogr.
Angleterre	10.267.752	3.243.877	1.688.903
Belgique	1.874.564	1.276.123	292.458
Inde anglaise	4.432.425	6.392.468	7.747.917
Vénézuéla	4.577.559	4.634.438	6.050.025
Brésil	12.533.282	16.987.284	15.456.818
Haïti	9.568.816	11.155.618	17 896.825
Cuba	»	»	3.254.150
Autres pays	9.048.750	10.415.250	14.582.150
Totaux	52.303.148	54.105.058	66.969.246

Le tableau qui suit fait voir comment les cafés sont traités, au point de vue douanier, dans les divers États de l'Europe.

Le régime douanier des cafés. — Droits à l'importation des cafés dans les divers pays d'Europe.

PAYS D'IMPORTATION.	SORTES DE CAFÉS.	UNITÉS sur lesquelles portent les droits.	DROITS.
Royaume-Uni.	Brut	Hundredweight	0 liv. 14 sh.
	Sec, grillé ou moulu	Livre	0 liv. 0 sh. 2 d.
Russie	En grains grillés ou moulus; chicorée	Poud	3 roub. 0 copec.
Suède	Brut	Kilogramme	0 cr. 26 öre.
	Grillé	—	0 cr. 35 öre.
Danemark	Brut	Pund	0 rigsd. 6 skil.
	Grillé; chicorée	—	0 rigsd. 7 skil.
Allemagne	Brut	100 kilog	40 marks.
	Grillé	—	50 marks.
Hollande			Exempt.
Belgique	Non grillé	100 kilog	10 francs.
	Grillé	—	13 francs.
Portugal	En fèves et pellicules provenant des possessions portugaises	Kilogramme	80 réis.
	En fèves et pellicules provenant de tous autres pays	—	150 réis.
	Grillé ou moulu; chicorée et imitation	—	240 réis.
Espagne	Toutes sortes: Tarif conventionnel	100 kilog	44 francs.
	Toutes sortes: Tarif général	—	50 francs.
	Droit transitoire	—	27 francs.
Italie	Brut	100 kilog	140 francs.
	Grillé	—	200 francs.
	Chicorée et imitations: Séchées		Exempt.
	Chicorée et imitations: Moulues	100 kilog	8 francs.
Autriche-Hongrie	Brut	100 kilog	40 florins.
	Brut importé par mer	—	37 florins.
	Grillé	—	50 florins.
Suisse	Brut	100 kilog	3 fr. 50.
	Grillé	—	4 fr. 50.
	Imitations de toutes sortes à l'état sec	—	8 francs.
Grèce	Brut	Oke	80 centimes.
	Autres substances grillées ou moulues	—	80 centimes.
Roumanie	Brut	100 kilog	25 francs.
	Grillé ou moulu; imitation de chicorée	—	100 francs.
Turquie			8 p. % ad valor.

Toutes les variétés de café qui sont consommées en France y sont très rarement vendues sous leur véritable nom, mais généralement débitées sous un nom qui rappelle les meilleures sortes commerciales. Cette substitution est d'autant plus facile qu'il est impossible de reconnaître la provenance du café d'après la forme et la couleur de ses grains.

Pendant longtemps (1) les cafés les plus appréciés chez nous ont été rapportés à trois types principaux : le *Moka*, caractérisé par ses grains inégaux, petits et comme roulés, souvent recouverts de leur enveloppe parcheminée; le *Bourbon*, formé de grains nus, allongés, pointus, recourbés par en bas, aplatis sur un côté, arrondis sur l'autre, d'une teinte gris jaunâtre; le *Martinique*, se présentant en grains plus volumineux, plus déprimés, presque toujours pelliculés et d'une teinte verte. Ces caractères ne peuvent qu'induire en erreur. Bien des personnes sont en effet persuadées que le plant qui donne les grains Moka ne peut fournir un grain Bourbon ou un grain Martinique, et que tel arbre donne exclusivement des cafés jaunes ou des cafés verts. Ces deux croyances sont aussi erronées l'une que l'autre, car il est aujourd'hui bien prouvé que l'on peut, dans chacune des variétés commerciales de café, retrouver les trois formes de grains, dont les planteurs pourraient faire aisément le triage au moment de la récolte. Sur presque tous les caféiers les fruits de l'extrémité des rameaux ne produisent que des grains Moka; ceux qui sont les plus rapprochés de l'axe donnent le grain Martinique et les intermédiaires fournissent le grain Bourbon. La physiologie végétale permet de se rendre compte de cette particularité qui n'offre rien d'extraordinaire et s'accorde avec la théorie qui admet que la nutrition devient de moins en moins forte à mesure qu'on s'approche de l'extrémité libre. La différence de couleur s'explique aussi facilement, car elle ne dépend que du moment de la récolte. Si on cueille le fruit mûr, il sera jaune cendré, si on le cueille avant sa maturité, il sera vert. On comprend dès lors la variété que peuvent offrir les teintes intermédiaires.

En visitant les belles collections du Champ de Mars, on comprend de suite l'impossibilité de décrire toutes les sortes commerciales de café et on comprend aisément l'inutilité pratique d'une semblable description. A part certains cafés tels que le Monrovia, caractérisés par leur grosseur, l'Andahary, qui est reconnaissable à sa couleur brun noir, le Cavabaya, qui se distingue par sa cassure noir foncé, toutes les autres espèces ont entre elles assez de ressemblance pour qu'il soit impossible, à moins d'une habitude excessive, de reconnaître leur provenance en se basant sur les caractères de leur forme et de leur couleur. D'autres causes contribuent encore à rendre cette détermination des plus difficiles. Dans les ports d'exportation, on se base sur la grosseur, la forme et la couleur des grains pour établir les différentes qualités : bonne, fine, moyenne, ordinaire. Indépendamment de ce premier classement, un nouveau triage se fait d'abord dans les lieux d'importation et ultérieurement chez les divers commerçants qui classent les cafés par mannes et par grosseurs. Il en résulte que chaque sorte

(1) Les renseignements suivants, dont plusieurs sont inédits, m'ont été donnés par M. E. Collin.

de café comprend une série complète de variétés qui sont désignées outre les qualifications déjà indiquées par leur couleur prédominante, verte, bleue, blonde ou jaune.

En France, on estime particulièrement et avec raison un café à gros grains bien égaux, d'une couleur claire. C'est le signe d'une maturité complète, d'une manipulation et d'un triage soignés.

IV. **Caractères extérieurs.** — La graine du caféier est ovale, elle mesure de 9 à 13 millimètres de longueur et présente deux faces distinctes : l'une, la face dorsale qui est arrondie, convexe, correspond à la paroi externe de la coque ; l'autre, la face ventrale, qui est aplatie et qui dans le fruit est en rapport avec le placenta. Celle-ci est partagée en deux parties sensiblement égales par un sillon longitudinal qui est très rétréci à la partie supérieure du grain et ouvert à sa partie inférieure. Peu profond à chacune de ces extrémités, le sillon l'est davantage dans son milieu, où il pénètre comme une crevasse oblique et contournée dans l'intérieur de la graine. La face plane est séparée de la face convexe par un bord tranchant et bien marqué. Par suite de l'avortement d'une des deux loges, le fruit ne renferme souvent qu'une seule graine ; dans ce cas la face dorsale reste toujours arrondie, mais la face ventrale n'est plus plane ; elle est roulée et arrondie sur elle-même, de telle sorte que le sillon longitudinal est bordé par deux bourrelets épais qui s'amincissent en pointe à chaque extrémité et se continuent sans ligne de démarcation avec la face dorsale. Cette particularité ne s'observe pas seulement dans le café Moka, où elle est presque constante ; presque tous les pieds de caféiers présentent un certain nombre de fruits à une seule loge et à une seule graine.

Le sillon longitudinal est presque toujours tapissé par une pellicule mince, friable et transparente représentant les derniers vestiges de l'épisperme, qui a presque totalement disparu par suite du frottement des grains les uns contre les autres.

V. **Caractères anatomiques.** — Si on examine au microscope un fragment de cet épisperme qui est désigné communément sous le nom de *ligament argentin* du café, on voit qu'il est constitué par un tissu de cellules affaissées, assez irrégulières dans leur forme ainsi que dans leur direction et munies de parois très minces. Ce tissu est caractérisé par la présence de cellules scléronchymateuses, très longues, fusiformes, dont les parois assez épaisses sont marquées de nombreuses ponctuations en forme de fentes ou boutonnières. Très rarement ces éléments sont isolés, plus souvent ils se trouvent groupés en amas volumineux dans lesquels on constate l'existence de lacunes assez larges. La présence de ces cellules tout à fait caractéristiques fournit un caractère de première importance pour la détermination du café en poudre.

L'albumen est constitué par un tissu très dur, de nature cornée, dont les cellules sont polygonales, irrégulières dans leur forme et pourvues de parois épaisses et grossièrement bossuées. Il est limité extérieurement par une rangée de cellules plus petites qui ont une forme cubique et légèrement allongée, tantôt dans la direction radiale, tantôt dans la direction tangentielle. Dans l'intérieur des cellules de l'albumen on constate la présence de gouttelettes huileuses et d'une substance granuleuse qui est en partie soluble dans l'eau et qui offre une composition assez complexe.

L'embryon, qui est très petit, est constitué par des cellules moins grandes et plus régulières que celles de l'albumen : ces cellules ont des parois aussi moins épaisses, elles sont légèrement polygonales et arrondies sur les angles; elles sont remplies par du protoplasma et par une matière grasse.

VI. **Réactions microchimiques.** — Si on traite *par l'acide sulfurique concentré* des sections minces pratiquées dans l'épaisseur de l'albumen, on voit que la matière granuleuse renfermée dans les cellules se colore d'abord en rouge rosé, puis en rouge violet, et enfin en rouge brun. Au contact de l'*acide nitrique* cette matière devient jaune et se dissout sous l'influence de la *potasse caustique*, elle se colore en jaune gomme-gutte; en présence de la solution de *perchlorure de fer* elle prend une teinte vert olive. La solution d'*iodure de potassium iodurée* colore les parois des cellules en jaune clair, elle donne aux gouttelettes huileuses une teinte jaune d'or qui passe au vert émeraude et elle communique à la partie finement granuleuse une teinte bleu foncé.

Ces diverses réactions démontrent que la paroi des cellules de l'albumen est formée de cellulose et que leur contenu granuleux renferme du sucre, de l'amidon, du tannin, une matière albuminoïde et un corps gras dans un état de division extrême. Quant à la caféine, qui constitue l'élément le plus intéressant et réellement actif du café, elle se trouve incontestablement mélangée à ces divers principes, mais sa présence ne peut être rendue évidente au moyen du microscope.

VII. **Préparation.** — Le café vert n'est guère employé qu'en médecine.

Le café destiné à l'alimentation subit plusieurs opérations, qui comprennent : le *choix des espèces*, la *torréfaction*, la *pulvérisation*, l'*infusion*.

A quelles espèces faut-il donner la préférence pour avoir du bon café? A défaut du vrai Moka, que les Égyptiens et les Persans réservent pour leur consommation, on peut choisir le Moka Zanzibar qui, depuis quelques années, arrive en France. Dans notre pays on se contente rarement d'une seule sorte de café et on préfère mélanger diverses sortes commerciales. Le mélange de 250 grammes Moka Zanzibar, 250 grammes de Bourbon et 500 grammes Martinique donne un excellent résultat. Le mélange à parties égales de Bourbon et de Martinique est aussi très apprécié.

La torréfaction du café s'opère au moyen de la brûloire que tout le monde connaît.

Cet appareil a été perfectionné depuis quelque temps par l'addition d'un canevas métallique qui est fixé dans l'intérieur de l'instrument, à une faible distance des parois de tôle du cylindre : de cette façon les grains de café ne sont plus en contact direct avec les parois surchauffées, mais brûlés dans un bain d'air chaud et sont ainsi soumis à une torréfaction plus régulière et plus égale. Sous l'influence de la torréfaction le volume des grains de café augmente de près d'un tiers. Cette opération exige certains soins, sans lesquels le café peut perdre une partie de ses propriétés. En général elle ne doit pas enlever au café plus de 15 à 20 p. 100 de son poids, et la température à laquelle on on doit soumettre le café ne doit pas dépasser 200 à 250°.

Il faut aussi dans cette opération tenir compte de l'espèce de café sur laquelle on opère, et fractionner les opérations si l'on doit torréfier différentes espèces. Si pour le Moka et le Zanzibar on ne doit pas dépasser la teinte rousse, on peut pousser l'opération plus loin pour le Bourbon et le Martinique. Poussée trop loin la torréfaction développe dans le café une odeur âcre toute différente de celle que possède le café convenablement torréfié. L'importance de ces précautions s'explique aisément quand on pense que le café, outre la caféine, principe azoté, renferme des substances grasses, des produits aromatiques d'odeur suave, et des sels de fer et de potasse.

La torréfaction ne modifie pas seulement les propriétés organoleptiques du café vert, elle en change profondément la composition. En même temps que l'amertume de celui-ci disparaît en partie, il se forme des produits nouveaux dont les uns se sont volatilisés, tandis que les autres se sont fixés sur le café.

Elle a notamment pour effet de développer une huile empyreumatique aromatique, à laquelle le café doit ses propriétés excitantes et qui a reçu de MM. Boutron et Frémy le nom de *caféone*.

D'après M. O. Bernheimer, le grillage du café fournit de petites quantités de méthylamine, d'hydroquinone, de pyrrhol, d'acétone, des acides palmitique, acétique, carbonique, de la caféône.

En France on a l'habitude de moudre le café ; mais si l'on consulte Brillat-Savarin, le café moulu serait de beaucoup inférieur au café pilé. Quel que soit le mode de pulvérisation adopté, il est préférable de n'y soumettre le café qu'au moment du besoin. Si le café a été pulvérisé à l'avance, il est essentiel, si on veut lui conserver son principe aromatique, de le tenir hermétiquement fermé dans des vases.

Le principe aromatique du café est très altérable, c'est pourquoi l'on doit préparer le café par infusion et non par décoction ; c'est cependant ce que font les Arabes, mais à très petit feu auprès du point d'ébullition de l'eau.

VIII. **Falsifications.** — Le café n'est pas souvent falsifié à l'état de grains. Quelques industriels ont cependant essayé à diverses époques de confectionner de toutes pièces des grains de café. M. Vogl (1) a signalé la découverte à Vienne et à Prague d'usines dans lesquelles on préparait en grand une substance destinée à falsifier le café. Cette substance, composée d'un mélange de farines de gland et de blé légèrement grillées, était réduite en une pâte que l'on moulait en forme de grains de café. Chevallier a cité une falsification consistant à remplacer les grains de café par de l'argile plastique gris verdâtre ou jaunâtre que l'on moulait en grains ronds tandis qu'elle est encore humide et qu'on fait ensuite sécher au soleil.

« Le docteur Stutzer (2) de Bone a signalé récemment l'apparition dans le commerce d'une nouvelle espèce de café artificiel fait avec de la farine torréfiée, puis agglutinée à l'aide de la dextrine. On lit :

« Il existe à Cologne deux fabriques spéciales qui fournissent le matériel nécessaire à cette manutention au prix modique de 3000 marks. La machine à frapper le café en fournit 10 à 12 quintaux par jour et le quintal revient, frais compris, à 20 marks. L'imitation est parfaite et l'article est appelé à un grand avenir. »

Il y a quelques années, j'ai dû, comme membre du conseil d'hygiène de la Seine, visiter un établissement où l'on mélangeait du marc épuisé, acheté dans les restaurants, avec de la poudre de café non lavé, du caramel et probablement d'autres substances; ce mélange était ensuite séché et moulé.

La fraude la plus commune consiste dans la substitution d'une espèce à une autre, mais cette fraude est tellement entrée dans les habitudes du commerce que tous les négociants l'ont adoptée. En général on demande un mélange de Moka, Martinique, Bourbon, et ce mélange se trouve partout et il est partout donné. Or, on a vu que le Moka n'existe pour ainsi dire pas à Paris et le Martinique et le Bourbon n'entrent que pour une proportion restreinte dans notre consommation; on assortit, pour remplacer ce mélange, des cafés clairs jouant le Moka, des cafés gris ardoise ressemblant au Martinique, et des cafés verts se rapprochant du Bourbon.

Une fraude plus coupable et qui aujourd'hui prend un très grand développement aussi bien en France que dans les pays voisins, consiste à rendre aux cafés inférieurs et aux cafés avariés l'apparence extérieure des meilleures sortes commerciales. Cette fraude, connue sous le nom de *manipulation des cafés*, se commettrait même dans les pays d'origine du café.

Par suite d'un défaut de maturation, fréquemment sous l'influence d'un séjour plus ou moins prolongé dans un endroit humide, le café subit une sorte de fermentation qui modifie sa couleur, lui donne une odeur

(1) *Rev. d'hyg.*, XI, 379, 1889.
(2) Vogl, *Les Aliments*, ouvrage traduit par Focillon.

nauséeuse, et lui enlève une partie de ses principes solubles, et presque toute sa valeur hygiénique et commerciale.

Ces cafés altérés, de même que ceux qui ont été avariés par l'eau de mer, sont, après un triage préalable, lavés avec de l'eau qui enlève le chlorure de sodium et les autres sels solubles, puis décolorés à l'eau de chaux. On les lave de nouveau pour les débarrasser de l'eau de chaux, on les sèche à l'étuve et, pour leur rendre leur teinte jaune, on les soumet à une légère torréfaction qui gonfle faiblement le grain, ou on les teint avec des couleurs azoïques.

Les variétés vertes peu estimées peuvent, au moyen de ce traitement, acquérir la teinte jaune des meilleures sortes commerciales. On trouve communément dans le commerce des cafés Santos qui ont été transformés par ce moyen en cafés de choix.

On a coloré aussi en vert des cafés jaunes de qualité inférieure ; on a signalé, pour atteindre ce résultat, l'emploi du sulfate de fer, de l'indigo, du bleu de Prusse qui sont sans danger, mais aussi celui d'un mélange très toxique de chromate de plomb et d'indigo.

Ces cafés colorés artificiellement, frottés entre les doigts ou sur un linge légèrement mouillé, abandonnent une partie de leur matière colorante.

Les cafés torréfiés sont depuis quelque temps l'objet d'une falsification assez répandue qui consiste à les *mouiller*. Le café vert perdant par la torréfaction 17 à 19 p. 100 de produits volatils, certains industriels ont imaginé de lui rendre son poids primitif par addition d'eau. Ayant constaté que l'eau ajoutée après le grillage ramollit les grains et leur donne un aspect terne et peu agréable à l'œil, les fraudeurs versent ce liquide dans le grilloir à la fin de la torréfaction. Dans ces conditions l'eau se volatilise et sa vapeur pénètre rapidement par condensation pendant le refroidissement dans l'intérieur des grains. Ainsi traités, les grains de café cessent d'être durs et croquants sous la dent, ils sont devenus légèrement élastiques et cornés. Pour retarder l'évaporation de l'eau ainsi ajoutée et dans le but de masquer cette fraude, on enrobe le café avec une faible quantité de graisse ou de glycérine. La comparaison des densités des cafés ainsi mouillés permet de découvrir la fraude.

Le café moulu est bien plus souvent falsifié que le café en grains. Les modifications profondes que la torréfaction et la pulvérisation apportent dans l'aspect extérieur du café, l'apparence similaire que cette double opération communique aux diverses substances qui l'ont subie, ont singulièrement contribué au développement considérable des falsifications qu'on fait tous les jours subir à cet aliment; aussi voit-on chaque année apparaître de nouveaux produits qui, vantés d'abord comme des succédanés du café, ne servent bientôt en réalité qu'à sophistiquer cette substance.

Tantôt les cafés préalablement épuisés sont enduits de caramel qui est destiné à leur rendre le poids et la couleur primitifs : ce sont les *cafés enrobés* : plus souvent, ils sont mélangés de produits étrangers préalablement torréfiés.

Les substances destinées à cet usage sont en général des grains ou des racines de différentes plantes, qui, après le grillage, donnent une infusion brune possédant l'amertume et un goût de brûlé qui rappellent de loin ceux du café, mais aucune d'entre elles ne possède l'arome, ni la saveur agréable, ni les propriétés bienfaisantes du café.

Les industriels qui se livrent à ce genre de fraude, dans le but d'échapper à la sévérité des tribunaux, ajoutent au nom de café dont ils décorent leur produit, une épithète ou un mot qui rappelle de plus ou moins loin la substance qui fait la base de ces mélanges frauduleux. C'est ainsi que l'attention des membres de divers conseils d'hygiène a été appelée sur certains produits offerts et vendus comme café. Tel est le *café Intybe*, dont la dénomination est empruntée au nom botanique de la chicorée (*cichorium intybus*). Tels sont encore les *cafés graminés* et *cafés de malt* préparés en grande partie avec des fruits de graminées.

Parmi les substances qui constituent les produits vendus comme succédanés du café et que l'on introduit le plus souvent dans cette denrée alimentaire avec un but de spéculation frauduleuse, il faut citer : la *racine de chicorée*, les *coques de café*, les *glands*, les *châtaignes*, les *figues*, le *maïs*, l'*orge*, les fruits de *caroubier*, les graines d'un grand nombre de plantes de la famille des Légumineuses, telles que les *lupins*, les *pois*, les *lentilles*, les graines du *Cassia occidentalis*, du *Parkia biglobosa* et *P. africana*, du *Soja hispida*, de *pissenlit*, de *betteraves*, de *radis*, les noyaux de *dattes*, de *Phytélephas macrocarpa*, les *poires*, le *pain grillé* et la *tourbe feuilletée*.

IX. **Composition du grain de café.** — Payen a donné la composition suivante, en centièmes :

Cellulose	34
Eau hygroscopique	12
Matières grasses	12 à 13
Glucose, dextrine, acide végétal indéterminé	15.5
Légumine, caséine (gluten)	10
Chlorogénate de potasse et de caféine	3.5 à 5
Substance azotée, albuminoïde	3
Caféine libre	0.8
Huile essentielle concrète	0.001
Essence aromatique, fluide	0 002
Substances minérales	6.697

Hist a fourni les résultats suivants :

Cellulose	36 à 59
Graisse	10 à 13
Sucre	5 à 7
Oléine	3 à 5
Caféine	2 à 8
Sels organiques	6 à 7
Tannate de caféine	7 à 8
Huile éthérée	traces.

Le café perd de 14 à 20 p. 100 de son poids au grillage.

Les Moka et les Java perdent peu, 14 à 16.

Les cafés jaunes, 16 à 18.

Les cafés verts, 19 à 20.

La moyenne des substances contenues dans le café serait (document du Laboratoire municipal de Paris) :

	Café vert.	Café brûlé.
Eau	10.13	1.81
Substances azotées	11.84	12.20
Caféine	0.93	0.97
Matières grasses	12.21	12.03
Gommes et matières sucrées	11.84	1.01
Matière extractive	9.54	22.60
Cellulose	38.18	44.57
Matières minérales	5.33	4.81

Le café grillé contient environ 27 p. 100 de parties solubles.
La chicorée — 58 —
La figue torréfiée — 74 —
Dans une tasse de café faite avec 15 grammes de café, il y a environ 4 grammes de matières solubles.

COMPOSITION.	CAFÉ naturel.	CAFÉ brulé.	PRINCIPES solubles dans une infusion de café faite avec 15 gramm.	CHICORÉE.	GLANDS torréfiés.	FIGUES torréfiées.
Matière azotée	8.43	12.05	1^{gr},80	6.29	5.45	4.25
Caféine	1.18	1.38	0^{gr},26	»	»	»
Graisse	13.23	15 63	0^{gr},78	1.52	3.99	2.83
Sucre	3.25	1.52	»	15.54	»	34.19
Matière non azotée	31.52	38.41	2^{gr},17	55.00	71.18	29.15
Cellulose	27 72	24.27	»	6.11	5.08	7.15
Cendre	3.48	3.75	0^{gr},61 dont 0.36 de potasse.	4.85	2.90	3.44
					8.75	
Eau	11.19	3.19	»	10.69	12.35	18.98

La caféine est le principe actif du café comme celui du thé et du maté. J'ai donné plus haut les propriétés et le mode d'extraction de la caféine du thé.

Pour la retirer du café, on mélange 5 p. 100 de café moulu avec 1 p. 100 de chaux préalablement éteinte et on épuise par l'alcool fort. La solution est distillée et le résidu additionné d'eau. Il se forme une huile qu'on sépare et une solution aqueuse que l'on concentre et qui abandonne par refroidissement de la caféine noirâtre. On la redissout dans l'eau, on décolore la liqueur par du noir animal et on fait recristalliser.

Robiquet et Boutron ont trouvé les quantités suivantes de caféine dans 500 grammes de café :

Café Martinique	1.79
— d'Alexandrie ou de Java	1.26
— Moka	1.06
— de Cayenne	1.00
— de Saint-Domingue	0.89

M. Vandencorput a publié que les feuilles du caféier renferment 1,70 à 2 p. 100 de caféine et qu'au Brésil on emploie ces feuilles comme thé. A Sumatra cette pratique serait ancienne.

Dans le grillage il se forme une huile volatile, la caféone; MM. Boutron et Fremy l'ont obtenue en distillant avec de l'eau quelques kilogrammes de café moulu et en agitant le produit distillé avec de l'éther. L'évaporation de ce dissolvant fournit une huile brune extrêmement aromatique.

Le café renferme un tannin nommé acide café-tannique, désigné par Payen sous le nom d'acide chlorogénique. Il se détruit, sous l'action des alcalis, en acide caféique et en mannitane :

$$C^{15}H^{18}O^{8} + H^{2}O = C^{9}H^{8}O^{4} + C^{6}H^{12}O^{5}$$

MM. P. et J. Cownley ont trouvé de 1,10 à 1,39 de caféine comme résultats de l'essai d'un grand nombre de cafés.

D'après ces derniers auteurs, la torréfaction n'enlève au café qu'une minime quantité de caféine quand cette torréfaction n'est pas trop forte.

	PERTE DE POIDS du café pendant la torréfaction.	CAFÉINE		
		DANS 100 de café brut.	DANS LE CAFÉ TORRÉFIÉ. Trouvée p. 100.	Calculée p. 100.
Torréfaction faible	13.7	1.10	1.30	1.28
— moyenne	16.0	1.10	1.36	1.31
— excessive	31.7	1.10	1.25	1.61

M. Bernheimer, dans des expériences où le café avait perdu 25 p. 100 de son poids par la torréfaction, a constaté une perte de caféine s'élevant à 28 p. 100.

M. Méhu a pu recueillir, près des appareils où l'on torréfie de très grandes quantités de café, de nombreux cristaux de caféine, longs parfois de plus de 2 centimètres.

X. **Essai des cafés**. — Le café soumis à l'essai est vert ou torréfié, entier ou moulu. L'essai du café vert repose sur l'appréciation des caractères tirés de la provenance, de la couleur, de l'odeur, de la saveur, de la forme et de la régularité des grains. Après avoir apprécié la quantité de matières étrangères renfermées dans le café, l'expert devra s'attacher principalement à constater si la couleur est naturelle et si elle se rapproche, ainsi que sa densité, de celles qui caractérisent l'espèce commerciale en question. Dans cette appréciation, l'expert devra comparer les principaux caractères observés avec ceux qui distinguent un échantillon type de cette variété. Cet examen sera complété par l'observation microscopique d'une section faite dans l'épaisseur d'un ou de plusieurs grains de café.

Si le café est torréfié et entier, on commence par en prendre la densité au moyen du voluménomètre ; ce qui donne souvent des renseignements précieux dans les cas de mélanges (*laboratoire municipal de Paris*).

On incinère le café : le poids des cendres représente 3,5 à 5 p. 100, au maximum, du poids du café. Dans les cendres il sera bon de rechercher le chlore ; en effet on en trouve beaucoup dans les cafés avariés à la mer. Ce moyen peut même servir à la recherche de la chicorée ; elle contient environ 0,20 p. 100 de chlore, tandis que le café en renferme rarement 0,04 p. 100.

On s'assurera par l'aspect et l'action de l'eau et de l'éther, que le café n'est pas enrobé par du sucre ou de la graisse. Il sera bon de doser le corps gras, car le café en contient des proportions bien différentes de celles qu'on trouve dans la chicorée, le gland, la figue. Le dosage du glucose pourra être également effectué.

Le corps gras sera dosé par épuisement de 5 grammes du café pulvérisé au moyen d'éther, et le sucre par la liqueur de Fehling, sans et avec inversion.

Dans des cas spéciaux on recherchera et on dosera la caféine.

Enfin on procédera à l'examen microscopique.

Les mêmes expériences devront être faites sur le café pulvérisé et complétées par l'essai suivant :

On prélèvera dans le café, en suivant les règles recommandées pour la prise des échantillons, 5 à 10 grammes qu'on fait bouillir pendant 10 minutes avec 60 ou 70 centilitres d'eau dans une capsule de porcelaine. On décantera à plusieurs reprises et avec soin le liquide coloré, et on lavera le marc avec de l'eau jusqu'à ce qu'il ne cède plus de principe colorant à celle-ci : on examinera avec soin le dépôt. Si le café est pur, le marc sera uniquement composé de grains ayant une teinte sensiblement homogène, une grosseur variable et une consistance telle que chacun de ces divers fragments ne se laissera pas entamer par un instrument tranchant ni écraser entre deux lames de verre. A côté de ces fragments cornés on observera des débris transparents et très minces provenant du tégument argentin du café. En examinant au microscope un certain nombre de grains durs et quelques-unes des parcelles transparentes, on devra constater dans les premiers les caractères de la fève du café et dans les secondes les éléments qui distinguent le tégument argentin.

Si le café est additionné de matières étrangères, on observera, à côté des grains colorés et cornés, des fragments plus ou moins volumineux de ces matières qui se distingueront par leur faible consistance, leur aspect plus pâle et surtout par la facilité avec laquelle ils se laisseront pénétrer et dissocier par un instrument pointu et écraser complètement entre deux lames de verre. En imprimant à la capsule de porcelaine, qui renferme ce café mélangé et légèrement humecté, un mouvement giratoire, on arrivera facilement à distinguer et à rassembler ces matières étrangères, de densité différente. En examinant au microscope quelques-unes d'entre elles, on pourra s'assurer qu'elles diffèrent complètement par leur structure anatomique des grains de café. Il s'agira alors de déterminer la nature des substances qui auront servi à falsifier le café.

Je ne puis entrer ici dans l'étude de cette question, parce qu'elle exige des descriptions détaillées qui sont du ressort d'un traité d'analyse.

Les lecteurs que ce sujet intéresse trouveront dans le *Dictionnaire des falsifications* de Chevallier et Baudrimont et dans une brochure intéressante de Husson (de Toul) des renseignements sur les procédés à suivre pour reconnaître dans le café, soit au moyen de réactions chimiques, soit à l'aide du microscope, le café épuisé, les glands de chêne, la chicorée, les farines de céréales de légumineuses, les corps gras, les figues.

XI. **Action hygiénique, physiologique médicale.** — M. Heim, puis tout récemment M. Luderitz, ont fait des expériences concordantes qui démontrent que le café est antiseptique. M. Luderitz prend des cultures de microbes, les sème dans de l'infusion de café et détermine ce qu'elles deviennent.

Une infusion de café à 1 p. 100 suffirait pour tuer en 7 à 8 heures le bacille du choléra, et il ne faudrait qu'une demi-heure de solution à 30 p. 100 pour le détruire : cette action puissante justifierait la pratique très communément adoptée en Perse d'administrer du café à haute dose aux personnes atteintes de choléra. Les spores elles-mêmes seraient détruites après trente-trois jours dans ces infusions. Le bacille typhique, le *bacillus prodigiosus*, le microbe du pus, celui de l'érysipèle seraient tués en quelques jours, certains même en quelques heures, par les infusions de café à 10, 20, 30 p. 100. Le microbe de l'érysipèle ne se développe pas sur la gélatine au café à 1 p. 100.

La substance antiseptique serait la caféone : ce qui n'est pas démontré, d'ailleurs.

Les opinions les plus contradictoires ont été émises sur la manière d'agir du café. Cela tient à la difficulté de tirer des conclusions sur les effets d'une substance, qui est prise dans les conditions les plus diverses, associée à des matières dont l'action est des plus différentes, telles que le lait, l'alcool, la chicorée, et qui contient à des doses variables deux agents très actifs, la caféine et la caféone.

Le café pris à jeun détermine dans la région épigastrique une sensation de contraction et même, chez certains sujets, des tiraillements d'estomac ; il ne faut donc pas que le soldat prenne ce liquide à son lever, sans aliment, d'autant plus que cette sensation de contraction se continue dans l'intestin chez beaucoup d'individus.

Cet effet, fâcheux dans l'état de vacuité de l'estomac, peut au contraire devenir avantageux après un repas complet, un repas copieux surtout, en excitant un fonctionnement plus énergique des parois musculaires de l'estomac et de l'intestin. On comprend aussi que le café soit un agent précieux pour stimuler le travail stomacal et intestinal chez les sujets dont l'estomac et l'intestin sont paresseux. Il est légèrement diurétique.

M. Méplain, auquel on doit des recherches intéressantes (1) sur le café, considère cette diurèse comme peu sensible et l'attribue à la tension artérielle causée par l'eau formant l'infusion du café; cependant il cite un sujet qui émettait, les jours où il prend du café, près de 430 grammes d'urine de plus que les jours où il s'en abstenait. Fonssagrives (2) insiste avec raison sur ce point et il assimile cette polyurie passagère à celle que produisent le travail intellectuel, le chagrin, l'insomnie. Cette modification, ainsi que beaucoup d'autres que détermine le café, est due à une réaction du système nerveux sur les organes.

On soutient qu'il déprime sensiblement les fonctions génitales.

Son action sur la circulation a donné et donne lieu aux opinions les plus contradictoires. Le plus grand nombre le considère comme un stimulant de la circulation, cependant Trousseau et Pidoux (3) ne sont pas absolument explicites et ils disent simplement que le café accroît légèrement le rhythme du mouvement respiratoire lorsqu'il est pris en quantité faible, mais qu'il le ralentit quand la dose est élevée.

Comme en toutes ces questions, c'est à l'expérience de prononcer, mais elle difficile d'exécution. M. Méplain a fait onze expériences dans trois conditions variées : en prenant 100 à 600 grammes de café noir, ou 500 grammes de décoction de café cru, ou 50 à 100 centigrammes de citrate de caféine.

Ces expériences sont peu nombreuses, surtout si l'on remarque qu'elles ont été réalisées en définitive sur trois produits différents : le café noir contient moins de caféine que le café cru (a-t-on pris le même café?); le café noir renferme de la caféone qui n'existe pas dans le café cru, ni dans la caféine; la caféine n'est qu'un des agents actifs du café. Il a noté un écart moyen de 1,54 entre le chiffre des pulsations radiales avant

(1) Méplain, *Le café*, étude de thérapeutique physiologique. Paris, 1868.
(2) *Traité de matière médicale*, p. 978, 1885.
(3) *Traité de thérapeutique et de matière médicale*, 8e édition, 1869; t. II, p. 679.

l'ingestion et 30 à 45 minutes après; mais tandis que le café cru et la caféine ont amené un abaissement non douteux du pouls, le café noir l'aurait élevé d'une quantité insignifiante plutôt que de l'abaisser.

M. Méplain conclut hâtivement que ce dernier effet est dû à la caféone, qui agirait à la façon active des huiles essentielles. Pour ce savant médecin, le café diminue habituellement la fréquence du pouls, mais il accroît la tension artérielle et le pouls devient ferme, nerveux, ce qui est d'observation courante ; à ce point de vue, le café est un stimulant du cœur.

Suivant MM. de Gasparin, J. Lehmann, Schultz, Frœhlich, Rabuteau, Hammond, Jomand, Marvault, Monnet, Doublet, le café, ainsi que le thé, et le maté, seraient des *aliments d'épargne ;* s'ils ne nourrissent pas, ils entravent la *dénutrition*, semblables à la coca, qui présente cette action au degré le plus élevé; ils ralentissent l'assimilation et la désassimilation, ils diminuent les combustions.

Les recherches de de Gasparin ont été présentées à l'Académie des sciences en 1850; elles avaient pour titre : *Sur le régime alimentaire des mineurs belges*. D'après ce savant, la population des mineurs des environs de Charleroi avait résolu le problème de se nourrir complètement, de conserver sa santé et une grande vigueur de forces musculaires avec une nourriture moitié moins chargée des principes nutritifs que celle qui est reconnue nécessaire dans le reste de l'Europe.

Il admet, à la suite d'une longue enquête administrative, que la quantité de matières albuminoïdes nécessaire dans la ration journalière d'un homme fait, représente une dose d'azote variant de 20 grammes (minimum) à 26 grammes, et que le régime des mineurs de Charleroi ne correspond pas à plus de 14gr,820 d'azote. Il donne le calcul de cet azote à Charleroi et dans les autres pays, et il affirme que la proportion d'azote contenue dans les aliments des mineurs belges est inférieure à celle de l'alimentation des ordres monastiques les plus austères et des prisonniers des maisons centrales de détention dont le travail mécanique est presque nul, tandis que celui des mineurs de Charleroi est très fatigant. Il attribue exclusivement ce résultat à ce que le mineur de Charleroi a pour unique boisson, en semaine, l'infusion de café, et, après avoir rappelé que le café n'entre pas pour plus de un trente-cinquième dans le chiffre des propriétés nutritives de ses aliments, il pose les questions suivantes :

« Le café achève-t-il les fonctions digestives? provoque-t-il une plus complète assimilation des aliments? ou peut être ne retarde-t-il pas la mutation des organes qui n'exigent pas alors une si grande consommation de matériaux pour se réparer ou s'entretenir. Dans cette hypothèse le café ne nourrirait pas, mais il empêcherait de se *dénourrir*. »

Il cite à l'appui de cette dernière manière de voir les analyses de Böcker sur des sujets soumis alternativement au régime du café.

En l'absence du café ils rendaient en 24 heures 1364gr,500 d'urine renfermant 22gr,275 d'urée, 0gr578 d'acide urique, et 1gr,291 d'acide phosphorique.

Pendant l'usage du café la quantité d'urine s'élevait à 1733gr,750 contenant 12gr,585 d'urée, 0gr,402 d'acide urique, et 0gr,854 d'acide phosphorique.

La communication de de Gasparin contient, en dehors de cette manière d'envisager l'action du café, une opinion inexacte sur le pouvoir nutritif, opinion que Magendie combattit avec raison à cette époque. Sans contredit, il est nécessaire que l'alimentation introduise des matières azotées, mais, outre que toutes les substances azotées ne sont pas nutritives, les principes ternaires de carbone, d'hydrogène et d'oxygène sont doués aussi de puissance nutritive. Tous les physiologistes qui soutiennent l'opinion de Boëker et de de Gasparin n'ont pas expérimenté sur le café lui-même : il en est qui ont opéré sur la caféine et sur les divers produits naturels contenant cet alcaloïde.

Pour d'autres expérimentateurs le café ne diminue pas la quantité d'urée, il n'est pas un aliment d'*épargne*; au contraire, il accroît cette urée, et il est un aliment de dépense à ce point de vue; on peut citer C.-J. Lehmann, Blackenridge, Fubini et Ottolenghi, Guimaraës. M. Guimaraës (1) a conclu aussi de ses expériences que l'adjonction de doses moyennes de café à l'alimentation d'un chien avait pour conséquence d'augmenter d'une façon suivie la quantité de viande ingérée et absorbée chaque jour. De nouvelles expériences ayant prouvé à ce physiologiste que cette augmentation de consommation, facile à constater avec un régime exclusif de viande ou avec un régime mixte, ne se produit pas avec des régimes végétaux ou mixtes peu riches en azote, il a cherché pourquoi le café augmente les processus d'assimilation d'origine azotée, tandis qu'il laisse intacts, ou diminue les échanges hydrocarbonés.

Ses analyses ont porté sur les gaz et sur l'urée. Quelles qu'aient été les conditions de l'expérience l'auteur affirme qu'elle a toujours donné les mêmes résultats. L'urée a toujours été augmentée, les gaz du sang diminués.

La diminution des gaz du sang, analogue à celle que l'on observe pour le maté, porte sur l'oxygène et surtout sur l'acide carbonique.

Cette diminution est considérable dans les cas où l'usage du café est prolongé six ou huit jours ; alors on a vu les gaz veineux, par exemple, tomber de 62 à 48 ou même à 44.

L'accroissement notable du produit principal de désassimilation des tissus, l'urée, est en rapport avec l'accroissement d'ingestion et d'absorption des aliments azotés, comme aussi il est en rapport avec cet

(1) *Journ. de pharm. et chim.* [5], 7, 413, 1883 et 10, 356, 1884.

autre fait constaté par M. Guimaraës : les chiens privés de nourriture solide et soumis au café meurent plus vite, maigrissent davantage que les mêmes chiens soumis à l'eau seule.

Ainsi cette boisson diminue la proportion des gaz du sang et elle diminue la quantité d'aliments hydrocarbonés consumés ; elle constitue donc, comme on l'a dit, une condition d'épargne ou d'activité moindre pour les combustions les plus simples qui aboutissent à l'acide carbonique.

Elle constitue au contraire une condition de dépense et d'activité plus grande pour les matières de nature azotée ; augmentant la formation d'urée et la désassimilation, augmentant aussi l'assimilation des aliments réparateurs dont la viande est le type. Le café, pris à dose modérée, maintient parfait l'équilibre des fonctions qui deviennent, elles aussi, plus actives. La tension du sang, les sécrétions biliaires et salinaires, la température, s'accroissent légèrement pendant que les mouvements du cœur et de la respiration deviennent un peu plus fréquents.

Déjà, Hoppe Seyler en 1857 et Edw. Smith en 1860 avaient examiné l'excrétion de l'acide carbonique, et ils étaient arrivés à des résultats inverses, en ce sens que la caféine dans les expériences du premier et le thé dans celles du second opérateur auraient, au contraire accru la production de l'acide carbonique, c'est-à-dire augmenté la combustion du carbone. M. G. Sée s'est rangé dernièrement à cette opinion.

M. J.-A. Fort, en présence des opinions contradictoires qui font du café, l'une un aliment d'épargne, l'autre un aliment de dépense, a entrepris sur lui-même des expériences.

Abstention de café. — « Pendant les quinze jours qu'a duré cette expérience, l'appétit a été modéré. Je n'ai noté aucun changement appréciable du côté des sécrétions. L'urine a été en moyenne, de 970 grammes par jour. Le sommeil a été normal ; c'est-à-dire que j'ai dormi, sans me réveiller, pendant six ou sept heures que je suis resté couché.

« Le pouls, à 72 le matin, montait dans la journée jusqu'à 84 et se maintenait à ce chiffre jusqu'au moment du sommeil.

« Ce que j'ai remarqué de plus particulier dans cette expérience, c'est une certaine lourdeur des membres et de la paresse de l'esprit et du corps. Le travail du soir était un peu pénible. Il m'arrivait quelquefois de m'endormir dans la journée. »

Ingestion d'une dose excessive de café. — « Je suis passé brusquement de l'abstention complète de café à l'ingestion d'une forte dose, pour mieux en apprécier les effets.

« Je me suis procuré le meilleur café que j'ai pu trouver et j'en ai fait infuser 250 grammes dans 1 litre d'eau bouillante. J'ai bu la totalité de cette boisson dans la journée, de 7 heures du matin à 9 heures

(1) *Journ. de pharm. et chim.* [5], 8, 835 ; 1883.

du soir. Le pouls a subi une augmentation rapide, il était à 108 dans l'après-midi, et dans la soirée il est monté à 114.

« C'est surtout le soir que j'ai ressenti les effets excitants du café sur le cerveau et la moelle épinière. Je n'ai pas dormi une minute. Dès que j'ai été couché, des contractions réflexes se sont produites dans presque toutes les parties du corps alternativement. »

« Le pouls s'est maintenu pendant la nuit entre 110 et 114. Il était intermittent, ainsi que les battements du cœur ; il manquait une pulsation sur quatre. »

« Le lendemain, ces symptômes se sont apaisés, le pouls a baissé jusqu'à 76. Je n'ai pas pu quitter ma chambre avant midi. J'éprouvais des douleurs de tête, je n'avais aucun appétit. Ce jour-là, je n'ai pas pris de café.

Ingestion de café à doses modérées. — « Après l'expérience précédente, je me suis abstenu de café pendant quelques jours. Puis j'ai pris du café à doses modérées, deux tasses par jour, pendant vingt-cinq jours.

« Pendant la durée de cette expérience, l'appétit a été sensiblement le même que pendant la première et je n'ai noté rien de particulier du côté des secrétions. L'urine a été rendue en égale quantité. La quantité d'urée me paraît avoir été sensiblement la même que dans les premières expériences ; les urines ont été analysées dans le laboratoire de chimie de la Faculté de médecine de Rio de Janeiro, par M. Domingos Freire.

« Comme dans ma première expérience, le pouls s'est maintenu à 72 le matin et à 84 dans la journée.

« J'ai noté une plus grande force musculaire, plus d'agilité et surtout une aptitude plus grande au travail. »

En résumé, *pris à dose très forte*, le café détermine l'insomnie en excitant le cerveau. Par son action sur la moelle, il produit des crampes, des douleurs à l'estomac, des troubles dans l'intestin et le cœur ; c'est donc un excitateur du *pouvoir réflexe ou excito-moteur*.

Pris à dose modérée, il stimule légèrement le cerveau et la moelle épinière, ce qui se traduit par un surcroît d'activité des diverses fonctions.

Ce n'est ni un aliment d'épargne, ni un aliment de dépense, mais un agent excitant du système nerveux, et cette excitation suffit à expliquer l'impulsion donnée par le café aux diverses fonctions organiques.

Il doit être classé parmi les agents *excitateurs réflexes* et non parmi les agents modificateurs de la nutrition.

Il est d'autres savants qui attribuent à ces matières : thé, maté, café, des propriétés nutritives très accentuées et ils se basent notamment sur la forte proportion d'azote qu'elles renferment.

Il faut bien s'entendre d'abord sur un premier point ; une substance n'est pas nécessairement alimentaire par suite de ce fait qu'elle renferme de l'azote ; ainsi, la gélatine, toute azotée qu'elle soit, n'est pas nutritive. Quant au reste de l'azote, en dehors de celui de la caféine qui en renferme près de 30 p. 100, si une partie est dans le thé sous forme de caséine, il n'en est pas de même dans le café après sa torréfaction et on ignore l'état où il se trouve.

D'ailleurs, combien peu d'azote représentent les 15 grammes de café d'une tasse avec ses 0gr,25 de caféine et 1gr,80 des autres corps azotés!

Le thé, le maté, le café, fournissent, il est vrai, par infusion d'autres principes solubles, et ceux-ci représentent même une proportion notable, forte, du thé, du maté, du café employés; mais ils ne constituent encore qu'une bien minime proportion de substance assimilable.

On cite un calcul de Payen qui montre que le café au lait préparé avec 500 grammes d'infusion de café, 500 grammes de lait et 75 grammes de sucre contient 49 grammes de substance azotée et 100 grammes de composés ternaires organiques et de sels. M. Payen se proposait de comparer le café au lait avec les autres aliments et il faisait remarquer que ce mélange a les caractères d'un aliment complet et très réparateur; mais d'où vient la puissance nutritive? c'est du lait et du sucre surtout plutôt que du café. Le thé, le maté et le café n'apportent qu'un faible appoint à l'alimentation réelle. Ils lui communiquent une odeur aromatique, une saveur recherchée, ils permettent d'absorber facilement, agréablement, de vrais aliments, le sucre, le pain; en même temps ils produisent une excitation générale dans l'organisme.

Suivant d'autres, enfin il se passerait une action que Gubler exprime ainsi :

« La théine, la caféine, la théobromine apportent au système nerveux la force dont elles sont chargées à la manière d'un fulminate, avec cette différence qu'elles ne la cèdent que lentement et non tout d'un coup. Il en résulte que momentanément les matières combustibles sont inutiles et que le mouvement de nutrition peut être retardé; mais la rénovation des tissus ne saurait être longtemps suspendue, malgré l'intervention des aliments dynamophores, et bientôt se fait sentir la nécessité des aliments respiratoires et plastiques. Posada-Arango va même jusqu'à dire que le coca constitue une simple distraction et n'a de réelles que ses propriétés stimulantes. De son côté Gazeau tendrait à faire douter des vertus de cette plante comme antidéperditeur, puisqu'il a constaté après son administration l'*augmentation* de l'excrétion de l'urée. »

Il est difficile de comprendre une pareille théorie. Quand du fulminate détone, il dégage la chaleur qu'il a absorbée lorsqu'il s'est produit, et il est à ce point de vue essentiellement différent des composés directs, ordinaires qui se détruisent en absorbant de la chaleur parce qu'ils se forment en dégageant la dose de chaleur qu'ils prendront pour se détruire.

Il n'y a rien de semblable dans le café, la coca, qui sont des parties de végétaux formées comme les parties correspondantes des autres végétaux. Veut-on dire qu'au lieu de se détruire en dégageant de la chaleur, ces corps se transforment directement en force. Mais il ne se crée pas dans le monde une quantité de force capable de déplacer un grain de sable et quand de la force apparaît elle est le résultat d'une transformation ; or, la dose de force que peuvent produire quelques grammes de coca ou de café est infiniment faible et n'est pas susceptible d'expliquer celle que dépense, dit-on, l'Indien exerçant les travaux les plus pénibles, les marches les plus fatigantes avec un peu de coca pour tout aliment.

De nombreux expérimentateurs, MM. Huchard, Lépine, Desnos, Constantin Paul, Gentilhomme, Leblond, Koschlakoff et Botkin, Brakenridge et Milleken, Riegel, Otto Seifert, etc., ont fait des recherches sur la caféine que, grâce à M. Tanret, on peut introduire facilement dans l'organisme par voie hypodermique à l'état de sels doubles de caféine très solubles. Il ne faut pas appliquer absolument au café les conclusions de ces expériences, parce que si la caféine peut être envisagée comme le principe le plus actif du café, elle est accompagnée, dans le café grillé, de la caféone, produit énergique aussi, et peut-être d'autres non connus dont les effets ne doivent pas être négligeables ; cependant l'action du café retrace assez fidèlement celle de la caféine.

Dans une leçon clinique (1) M. Huchard a résumé la question, et il résulte de sa lecture que l'accord est loin d'être complet sur tous les points.

La caféine est très nettement diurétique : ce qui donne du poids à l'opinion soutenue plus haut que le café l'est faiblement mais réellement. Cette action est moins énergique que celle de la digitale, aussi la caféine doit-elle être administrée à dose élevée, 1 gramme, 1gr,50, 2 grammes par jour. Dans ces conditions elle devient un médicament cardiaque qui élève la tension artérielle et qui ralentit les mouvements du cœur en les régularisant et en les renforçant.

La caféine agit avant tout et d'une manière très énergique sur le système nerveux. A dose élevée, les cordons postérieurs de la moelle et les nerfs sensitifs sont paralysés; des convulsions cloniques, des spasmes tétaniques se déclarent. A dose faible l'activité du cerveau et de la moelle est manifestement développée, et si la dose est plus élevée, cette activité est surexcitée et le système musculaire est atteint. Ce n'est qu'ensuite, et lorsque la quantité est forte, que l'appareil cardio-vasculaire est attaqué ; cette action qui n'est pas sans laisser des points douteux mérite une étude approfondie.

On emploie aussi la caféine comme tonique et excitante dans les états adynamiques divers.

Des expériences d'un grand intérêt et d'une haute portée sont exé-

(1) *Semaine médicale*, 25 octobre 1889.

cutées depuis cinq et six ans dans l'armée française sur l'action du café et de la caféine; d'autres ont été entreprises, à la demande de M. Heckel, sur la noix de kola. Il résulterait, d'expériences comparatives de ce savant sur la caféine et sur la semence de kola, qu'il y aurait un avantage considérable, à doses alcaloïdiques égales, dans l'emploi de cette dernière; M. Heckel pense qu'il y a, dans le produit complexe nommé par M. Schlagdenhauffen et par lui (1) *rouge de kola*, des principes actifs non encore isolés dont l'effet s'ajoute à celui de la caféine.

Le kola est ingéré à l'état de biscuits, la caféine sous forme de pastilles. On donne 50 à 60 centigrammes de caféine par jour à doses fractionnées, l'effet se produit une heure et demie à deux heures après l'ingestion. Il ne faudrait, d'après M. Heckel, que 0gr,15 de caféine dans le kola pour produire, environ, le même effet que les doses précédentes de caféine pure.

Les expériences avec la caféine ont été exécutées, dans des conditions très différentes, sur des hommes isolés, sur des détachements, sur des compagnies ou même des bataillons, en plaine, dans les montagnes les plus escarpées, avec des allures rapides; les espaces parcourus ont été de 60, 80 kilomètres avec des repos peu nombreux et de courte durée.

Les expériences ont été prolongées trois, quatre et cinq jours. Toutes les fois qu'elles ont été dirigées avec méthode, on a observé des résultats surprenants : le pouls s'accélère à peine, le rhythme respiratoire n'est pas sensiblement modifié, il ne se produit pas d'essoufflement. La sensation de l'effort n'a pas lieu et, par suite, la fatigue ne se déclare pas, le soldat conserve sa gaieté, même pendant le nuit, à la fin d'une journée de marche, alors qu'un soldat, avec la nourriture ordinaire seule, est épuisé et a perdu tout l'entrain des premières heures.

D'autres expériences ont été conduites scientifiquement. Elles portaient sur deux séries de soldats, choisis, autant que possible, semblables de poids, de taille, de constitution. Les uns étaient soumis à la ration ordinaire sans addition de caféine, les autres avec addition de celle-ci. La comparaison durait quatre ou cinq jours, dans des conditions identiques de marche, de travail; les hommes étaient pesés avant et après, et soumis à des essais dynamométriques.

Le soldat mis au régime de la caféine est resté, comme l'autre, dans un état de santé parfaite; il s'en distinguait par son entraînement à la fatigue et sa résistance sans efforts. Il est donc incontestable, comme l'a vérifié de nouveau M. G. Sée dans ces temps derniers, que la caféine (en laissant de côté le mélange indéterminé de caféine et d'autres substances contenu dans le kola) est appelée à rendre les plus grands services dans les cas exceptionnels où une marche forcée est d'absolue nécessité.

(1) Des kolas africains, *Journ. de pharm. et chim.* (5), 7 et 8, 1883.

La caféine n'agit pas directement sur le système musculaire, mais sur le système nervo-moteur cérébral et médullaire, dont elle accroît l'activité ; il en résulte une augmentation de la tonicité musculaire, qui, facilitant le travail des muscles, diminue considérablement l'effort et la fatigue.

Ces effets remarquables n'ont rien de merveilleux. Ils s'expliquent par un véritable *autophagisme* ; les réserves accumulées dans le corps sont entamées, détruites, et il en résulte, par suite, une usure de l'organisme. Les expériences de M. Guimaraës, résumées plus haut, sur l'inanition des animaux, paraissent concluantes à cet égard, c'est pourquoi j'insiste sur la nécessité de n'user de la caféine que dans des circonstances exceptionnelles.

Cette destruction de l'organisme peut être opérée de divers façons suivant les circonstances et la constitution du sujet, et l'on peut expliquer ainsi, je crois, dans les cas où les analyses étaient exactes, les résultats contradictoires, discutés plus haut, sur l'emploi du café : perte, maintien ou accroissement de l'urée ; diminution ou augmentation de l'acide carbonique ; il faudrait, pour conclure sûrement, déterminer au même moment l'élimination totale des composés azotés et hydrocarbonés.

Ces remarquables propriétés de la caféine jettent un véritable jour sur le rôle physiologique des trois boissons aromatiques et du café en particulier et expliquent l'utilité de ce dernier dans le traitement de la migraine, de la céphalalgie, des affections cardiaques et des douleurs rhumatismales. Il est très remarquable en effet, qu'on soit arrivé, dans les diverses parties du monde, chez les peuples les plus opposés par leur manière de vivre, aux degrés de civilisation les plus différents, à choisir, pour en faire des boissons, au milieu de tant de végétaux variés, trois plantes dont le principe actif est la caféine et que des millions d'êtres humains consomment et recherchent les boissons qu'elle produit. Cependant, il est un point qu'il est difficile d'expliquer par l'existence de la caféine seule, c'est l'action extrêmement stimulante du café, laquelle n'est pas produite à un même degré par le thé qui est cependant plus riche en caféine, ainsi que l'analogie beaucoup plus saillante entre les effets de la caféine et du café qu'entre ceux du même alcaloïde et du thé. Les travaux les plus récents nous éclairent, néanmoins, un peu sur ces différences ; on a trouvé dans le thé, outre la caféine, quatre autres alcaloïdes qu'on n'a pas signalés dans le café : la théophylline, la xanthine, l'hypoxanthine et l'adénine ; il y aurait lieu de penser que certains de ces corps atténuent l'action de la caféine. Le même raisonnement permettrait d'expliquer le fait que signale M. Heckel, à savoir qu'une quantité de kola contenant 0gr,15 de caféine, prise à doses fractionnées, semble développer la force musculaire de 0gr,50 a 0gr,60 de caféine à l'état pur ; le kola contiendrait des principes, autres que la caféine, doués de la propriété excitante qu'elle exerce sur le système nervo-musculaire. Il y a sur ces points plusieurs inconnues dont la solution difficile présente un grand intérêt physiolologique et médical. Il faut remarquer aussi que le thé se consomme pendant le repas et que le buveur de thé ingère en même temps une grande quantité de liquide; ce qui doit atténuer son action et ce qui détermine quelquefois même les troubles digestifs que Chomel avait étudiés et décrits sous le nom de dyspepsie des boissons.

Au point de vue de l'hygiène, il y a le plus grand intérêt à constater que la stimulation du café, et aussi celle moins active du thé, n'ont pas pour suite la dépression fâcheuse qui accompagne inévitablement l'ingestion de l'alcool, et pour conclusion les accidents terribles dont on a donné un rapide aperçu.

En résumé, le café agit avec rapidité sur le système nerveux; la mélancolie, l'affaissement disparaissent et font place à la gaîté et à l'entraînement; c'est le stimulant exceptionnel et précieux de l'activité cérébrale et il a reçu le nom de boisson intellectuelle, parce qu'il chasse le sommeil, excite l'imagination, ravive la mémoire.

Pour obtenir d'heureux effets du café, on ne doit pas le prendre à forte dose ni en abuser, parce que l'organisme s'y habituant, le café devient une nécessité tout en ne produisant plus l'excitation qu'on recherche. Il convient mieux pour les travaux d'imagination que pour ceux de réflexion, pour le poète que pour le savant; il donne plus de relief au discours et de mouvement aux idées que de force au raisonnement et de solidité à la pensée.

M. Lapeyrière, pharmacien de première classe de la marine, a étudié avec soin, en 1885, un arbrisseau qui constitue de véritables forêts, difficilement pénétrables sur les hauteurs de l'Ile de la Réunion. Cette plante, appelée dans le pays oranger sauvage, mangé-merle, mangé-cochon, groslingue, bois d'aosta, est un mussændra différent de ceux qu'on a décrits (Rubiacées), et l'auteur l'a appelé *Mussændra borbonica.* Il en fait une étude botanique et micrographique très détaillée, de laquelle il conclut à des rapprochements avec le *Coffea arabica.*

L'analyse chimique des semences confirme cette appréciation, et l'auteur considère que le mussændra se rapproche du café plus encore que le thé. Le tableau suivant résume ces analogies en même temps que les différences de ces végétaux avec la chicorée et la caroube.

DÉNOMINATION DES SUBSTANCES.	CAFÉ non torréfié.	MUSSÆNDRA non torréfié.	CHICORÉE (racine) non torréfié.	CAROUBA.	THÉ noir.
Cellulose	34	Non dosée.	Existe.	24.8	28.3
Eau hygroscopique	12	9.00	10	7.30	?
Substances grasses	10 à 13	5.70	Nul.	0.30	?
Glucose, dextrine, acide végétal indéterminé	15.5	9.25	Existe.	60.3	?
Légumine, caséine (glutine ?)	10.0	15.00	Inuline.	»	2.80
Chlorogénate de potasse et de caféine	3.5 à 5	?	Nul.	»	?
Acide chlorogénique (?). Acide chlororubrique	?	4.30	Nul.	»	?
Raphides d'oxalate de chaux	?	Traces.	?	»	Nul.
Substance azotée albuminoïde	3	Non dosée (existe).	3.55	4.6	2.80
Caféine	0.8 à 1	0.30 à 0.55	Nul.	Nul.	0.46
Huile essentielle concrète	0.001	Appréciable. 0.0005	Nul.	»	0.60
Essence aromatique fluide	0.002	Appréciable.	Traces.	Traces.	»
Substances minérales : potasse, chaux, magnésie. — Acides phosphorique, sulfurique, silicique et traces de chlore	0.697	Non dosées, mais riche en phosphates.	8.9	3.20	5.24
Acide tannique	»	Traces.	»	»	»
	PAYEN.	LAPEYRIÈRE.	PAYEN.	PAYEN.	PAYEN.

L'auteur envisage ensuite la question au point de vue économique.

D'après lui, on importe en France 40 millions de kilogrammes de café vert et on y consomme plus de 50 millions de café torréfié ; ces 40 millions perdant environ 20 p.100 à la torréfaction, il s'ensuit qu'on consomme, sous le nom de café, environ 18 millions de succédanés divers — chicorée, glands doux, caroube, orge, pois, seigle, haricot, maïs, marc, amidon caramélisé, etc., plus ou moins additionnés de sucres et de corps gras, — succédanés qui ne contiennent pas de caféine et ne paient pas de droits à l'État. L'auteur montre tout l'intérêt qu'il y aurait pour le consommateur, pour notre colonie, pour le trésor, à aller chercher à la Réunion la semence de mussændra, qui est un succédané réel du café puisqu'il contient, comme le thé, le principe actif, la caféine ; il faut remarquer cependant qu'elle paraît s'y trouver en moindre proportion.

La Réunion peut à elle seule en fournir, au moins, 3 millions de kilogrammes, car le mussændra est répandu sur plus de 12,000 hectares de terrain dans les hauteurs boisées de l'île et M. Lapeyrière affirme qu'on arriverait par la culture à en produire une quantité supérieure au déficit signalé plus haut, qui est comblé par des produits ne contenant pas l'élément excitant du thé et du café.

Le tableau suivant contient des résultats comparés :

	CAFÉ non torréfié.	THÉ NOIR.	MATÉ.	MUSSÆNDRA BORBONICA.
Caféine ou théine............	0.8 à 1	0.46	0.76 (Peckott). 1.85 (Byosson).	0.30 à 0.55
Huile essentielle concrète.....	0 001	0.60	0.0019	Traces.
Essence aromatique fluide.....	0.002	»	»	Traces.
Cellulose......................	34.000	28.30	»	»
Substances grasses............	10 à 13	»	3.87	5.70
Glucose, dextrine, acide végétal.	15.5	»	»	9.25
Légumine, caséine............	10.0	2.80	»	15.00
Substance azotée albuminoïde.	3.0	2.80	»	?
Substances minérales.........	0.697	5.24	»	Phosphates.
Eau hygroscopique............	12.0	»	»	9.0
	PAYEN.	PAYEN.		LAPEYRÈRE.

L'étude sur les boissons, qui m'avait été confiée, est terminée. Je demande au lecteur la permission de préciser le rôle de ces boissons, de les définir, puis de lui soumettre quelques conclusions pratiques.

Il a pu voir que j'étais entré directement en matière, me contentant d'établir les divisions du sujet à traiter. J'estime qu'une définition sérieuse n'est possible qu'à la fin d'un ouvrage ; l'auteur rédige, d'ordinaire, la préface de son livre après l'avoir terminé. La définition n'a de raison d'être, au début d'un ouvrage, que dans l'enseignement élémentaire, parce qu'il y a nécessité de fixer les idées d'un enfant ou d'une personne peu instruite, sauf à donner une définition d'exactitude douteuse.

Le mot « boisson » entendu dans un sens général est synonyme du mot « eau », dont mon éminent ami, M. Armand Gautier, a traité dans cette encyclopédie avec tant d'autorité.

L'homme et les animaux, comme les êtres organisés vivant au milieu de l'air atmosphérique, exhalent incessamment une forte proportion de vapeurs aqueuses, et ils ne peuvent vivre et se conserver en santé qu'à la condition d'en retenir des quantités considérables, qui dépassent soixante pour cent du poids total s'il s'agit d'un arbre, qui s'élèvent à quatre-vingt-quinze dans un végétal jeune, et qui sont voisines de quatre-vingts ou quatre-vingt-cinq chez les animaux supérieurs.

Le poids d'eau absorbée varie avec la nature individuelle, avec l'activité, avec le genre de travail, avec la température, mais il est toujours très fort : un litre et demi, deux litres, quelquefois davantage par jour, parce qu'il faut non seulement compenser la déperdition aérienne qui a lieu par les poumons et les pores, mais encore restituer à l'économie l'eau qui a entraîné les déchets de la vie en dehors de l'organisme.

L'eau désagrège, dissout, transforme les aliments, puis elle est retenue en partie dans le corps. On a cru longtemps que l'eau devait contenir des sels calcaires pour être salubre; il est admis aujourd'hui que l'eau pure et aérée suffit si, comme c'est le cas ordinaire, l'économie trouve dans les aliments les sels nécessaires au développement et à l'entretien des os et des tissus.

A cet état de pureté parfaite, l'eau peut-être envisagée déjà comme alimentaire, car elle intervient dans diverses actions, dans la peptonisation par exemple, pour hydrater les matières albuminoïdes.

L'eau ordinaire participe, à plus forte raison, des aliments, puisqu'elle intervient pour maintenir l'organisme dans l'état normal en réparant les pertes minérales.

Les alcools de distillation se séparent nettement, à ce point de vue, de l'eau, du vin, de la bière, du cidre, du thé, du maté et du café, parce qu'ils sont employés souvent à l'état concentré et que l'alcool précipite beaucoup de matières solubles dans l'eau qui sont des aliments ou qui résultent de leurs transformations dans le corps.

D'autre part, les alcools distillés ne peuvent pas servir à la nutrition minérale puisqu'ils ne contiennent pas de matières inorganiques.

Au contraire, la prédominance de l'eau est si grande dans les autres boissons qu'elles ont conservé dans leur intégrité les propriétés de désagrégation, de dissolution et de combinaison qui forment la base de l'action de l'eau dans l'organisme, et leur minéralisation est la même.

Il résulte de ce qui précède que le premier rôle, le rôle principal des boissons, avec les différences que je viens de faire ressortir, est de servir d'adjuvants à l'eau ; elles en facilitent l'introduction par leur arôme qui, flattant l'odorat, invite à les boire ; par leur goût qui, satisfaisant le palais, a pour résultat d'en faire absorber davantage. Malheureusement, l'abus est la conséquence fréquente de cette satisfaction matérielle, et, en ce point encore, il est attribuable surtout aux liqueurs distillées qui, desséchant la bouche, pervertissant le goût, amènent l'usage immodéré et finissent par déterminer les désastreux effets de l'alcoolisme.

Les boissons ont souvent une action utile, spéciale et très importante, qui est d'améliorer l'eau, de la rendre potable dans les localités assez nombreuses où, en ce temps d'industrie et d'encombrement, les habitants ont à redouter la souillure des eaux d'alimentation ; les infusions de thé, de café, de maté ont pour heureux effet de changer une eau saumâtre, suspecte, ou malsaine, en un liquide non seulement agréable, mais encore salubre.

Les boissons, par leurs principes sapides, agissent sur la muqueuse buccale, puis sur la muqueuse gastrique, pour déterminer et activer la secrétion des sucs digestifs : elles favorisent ainsi la transformation que doivent éprouver les aliments pour être assimilés, et, à ce nouveau point de vue, elles se comportent comme des condiments.

En troisième lieu, les boissons apportent par elles-mêmes à l'alimentation un contingent, quelquefois notable comme dans la bière et le vin, toujours appréciable comme avec les autres boissons, à l'exception encore des liqueurs distillées.

On a vu, en effet, que, dans l'opinion générale des savants, l'alcool traverse le corps sans être modifié ; les dissidents eux-mêmes reconnaissent que cette combustion est très imparfaite et que le rôle alimentaire de l'alcool est bien effacé par rapport à son rôle énergique et fatal sur le système nerveux et, par suite, sur l'économie.

Le pouvoir nutritif propre des boissons, autres que les alcools, n'est pas seul à considérer, il est de beaucoup dépassé par la quantité considérable d'aliment que l'on prend à leur faveur. Payen a fait le calcul suivant :

Un litre formé de parties égales de café et de lait contient :

	Substance solide.	Substance azotée.	Matières grasses sucrées et salines.
Un demi-litre d'infusion de café...	9gr,5	4gr,53	4gr,97
Un demi-litre de lait............	70gr,0	45gr,00	25gr,00
Sucre en moyenne..............	75gr,0	»	75gr,00
	154gr,5	49gr,53	104gr,97

Il ajoute :

« On doit donc admettre que le café possède des propriétés nutritives, mais sa principale valeur se fonde sur sa saveur, sur son arôme agréable et sur les effets excitants qu'il peut développer dans vingt fois son poids de liquide (eau et lait) et transmettre à un égal volume de pain, substance éminemment nourrissante, mais peu sapide ».

Il est un fait bien digne de remarque, et on y a insisté, c'est que les boissons étudiées dans ce travail, qui représentent finalement la consommation des hommes sur la terre entière, contiennent toutes, soit de l'alcool, soit de la caféine, principes, doués l'un et l'autre d'une activité singulière sur l'organisme, et qui, par suite de cette énergie, communiquent aux boissons des propriétés que l'art de guérir utilise fréquemment ; ces boissons deviennent donc aussi des médicaments, et même des agents toxiques.

En conséquence, les boissons usitées sont, avant tout, des adjuvants de l'eau, mais elles participent aussi des condiments, des aliments, des médicaments et même des poisons.

Elles se divisent en deux grandes classes : les boissons alcooliques et les caféiques. Il est difficile de porter sur elles un jugement certain, c'est-à-dire basé sur les données de la science, parce que leurs éléments sont nombreux et très variables en quantité, et qu'ils ne sont pas tous connus, surtout pour les caféiques.

L'étude du principe le plus actif de ces dernières boissons, la caféine, n'est à l'ordre du jour que depuis quelques années, et elle a révélé une action tellement intense de cet alcaloïde sur le système cardio-vasculaire principalement, qu'il y a lieu de craindre que l'emploi trop exclusif des liqueurs caféiques ne soit pas toujours sans inconvénients. Cette action donnera l'explication des troubles qu'on a vu se produire chez certaines personnes, consommant avec exagération du café et du thé, troubles trop imparfaitement définis pour qu'on ait pu en faire l'histoire certaine et remonter à leur cause.

Néammoins, la pincée de thé et la cuillerée à bouche de café torréfié qui servent à faire une tasse de ces boissons, contiennent une quantité de caféine si minime, surtout si l'on réfléchit que le marc de café en retient une forte partie, et, d'autre part, cette caféine est diluée dans une telle quantité d'eau, qu'il est difficile de croire que le litre et demi ou les deux litres de ces boissons consommées dans une journée puissent amener une altération de la santé.

Quoi qu'il en soit, la caféine produit une excitation intense du système moteur cérébro-spinal, qui, accroissant dans une large mesure la tonicité des muscles, facilite leur travail ; d'où il résulte que ce travail, exécuté sans effort, n'est pas accompagné de fatigue,

L'étude scientifique de l'alcool est plus avancée que celle de la caféine, et les travaux incessants, publiés depuis trente ans, aux divers points de vue chimique, statistique, physiologique, médical, concordent malheureusement pour établir que l'alcool de fermentation, concentré par la distillation, est un poison redoutable. Comme la caféine, il produit une excitation manifeste, mais elle est de très courte durée et suivie, ce qui n'a pas lieu avec la caféine, d'une période de dépression.

Il convient de remarquer enfin que le litre de vin, qu'absorbe un homme, considéré comme raisonnable et sobre, représente 8 à 10 grammes d'alcool, c'est-à-dire une proportion bien des fois plus forte que celle de la caféine ingérée par le buveur de thé, de maté ou même de café ; il y a même là un inconvénient sérieux du vin par rapport à la bière et au cidre.

L'histoire de l'humanité démontre que les boissons alcooliques ne sont pas nécessaires à l'homme. Pendant plusieurs siècles, des peuples nombreux et pleins de vigueur se sont abstenus de l'alcool pour obéir à leur religion. Chacun connait des hommes, solides par le corps et par l'esprit, atteignant une longévité peu commune, qui n'ont jamais consommé de boissons à base d'alcool. Il est juste d'observer que ces personnes sont, d'ordinaire, remarquables par la régularité de leur vie, et aussi que leur profession est le plus souvent sédentaire, sans fatigue corporelle ; mais il ne faut pas oublier que les religieux travaillant la terre, et que les paysans, — autrefois, souvent encore aujourd'hui dans diverses contrées, — ne prennent pas de liquide alcoolique.

Si l'ivresse a été signalée à toutes les époques de l'histoire, l'alcoolisme ne paraît pas avoir existé tant que l'homme n'a bu que des boissons où l'alcool était dilué. Il est apparu d'abord dans les pays qui ne sont pas producteurs du vin ; il y a augmenté rapidement et avec une intensité qui paraît parallèle au développement de la consommation de l'alcool distillé. Lorsqu'il s'est montré dans les pays de vignobles, son apparition à coïncidé avec le développement des maladies de la vigne qui ont abaissé la récolte française de soixante, à vingt millions d'hectolitres, c'est-à-dire avec l'invasion des alcools du nord dans les contrées du midi. On peut donc admettre que la cause de l'alcoolisme est l'ingestion des alcools de distillation. Ces alcools ne sont pas formés d'alcool éthylique pur, et plusieurs des impuretés, telles que les aldéhydes et les alcools à molécules élevées, sont des agents plus nocifs que l'alcool en même temps qu'ils sont des corps d'odeur forte et de saveur accentuée ; on s'y habitue très vite et on les recherche bientôt avec avidité, comme les essences contenues dans les liqueurs, dites apéritives, par ce que le palais blasé a besoin d'une forte excitation pour être impressionné par suite de la dépravation qu'à subie le sens du gout.

Quelle conclusion devrait-on tirer de faits aussi patents et aussi douloureux ? Qu'il faut se priver absolument des alcools distillés et des liqueurs chargées de principes essentiels, telles que l'absinthe et les autres apéritifs, et ne consommer qu'avec modération le vin, la bière et le cidre. C'est en réalité ce que font beaucoup de personnes, et c'est le but que poursuit la *Société française de tempérance.*

Malgré les efforts de Lunier, de M. Bergeron et d'un grand nombre d'hommes de cœur, dévoués à leurs semblables, l'*Association française contre l'abus des boissons*, fondée en 1872, n'a pas tenu ce qu'on était en droit d'en espérer, elle n'est pas devenue ce qu'il serait désirable qu'elle fut. Cependant, elle n'a pas montré l'exclusivisme des sociétés des autres contrées, elle ne prêche pas l'abstinence absolue des boissons alcooliques : « Il ne serait guère pratique, a dit Lunier, d'en proposer l'adoption dans un pays qui produit le vin et le cidre. » Suivant certaines personnes, c'est pour n'avoir pas posé, en principe, cette prohibition que la Société française n'a pas prospéré ; je ne le pense pas cependant, quoiqu'il soit certain que les associations qui ont le mieux réussi partout ailleurs soient celles où l'abstinence est la règle absolue.

Malgré les faibles résultats obtenus j'estime qu'il n'y a pas lieu de désespérer, mais qu'il faut poursuivre le même but par la combinaison de ce moyen avec d'autres plus en harmonie avec nos habitudes.

Ainsi, chacun a pu remarquer que, depuis quelques années, on trouve à Paris du lait dans un grand nombre de pâtisseries, de boulangeries et qu'il s'est fondé, pour cette vente directe au consommateur, des établissements spéciaux qui ont une nombreuse clientèle malgré que ces débits soient petits, mal installés, sans aucun attrait.

Le succès encouragerait peut-être les philanthropes, qui crééraient des maisons où la vente du café, du thé, des sirops, des glaces, se joindrait à celle du lait, et où l'on trouverait des journaux, des jeux, c'est-à-dire les distractions ordinaires des cercles et des cafés. Si ces entreprises étaient faites en vue d'un but moralisateur surtout, sans avoir pour objectif une spéculation financière, on pourrait se contenter d'un bénéfice restreint et livrer les consommations à un prix moindre que celles des cafés ordinaires, et il n'est pas impossible que ces maisons prennent la vogue et se généralisent.

L'initiative privée possède un autre moyen d'action, inappliqué chez nous ; il consiste à répandre, à profusion et avec persévérance, dans les couches profondes de la population, des publications, à bon marché, expliquant scientifiquement, dans un langage précis et saisissant, que l'eau-de-vie ne nourrit pas, qu'après un réchauffement très court elle produit presque aussitôt une perte de chaleur et de force, et qu'une vieillesse anticipée et une mort misérable sont les suites rapides et inévitables de l'usage immodéré des alcools et des liqueurs apéritives.

Il n'est pas de ma compétence d'examiner le point de vue moral de la question, la grande influence de la religion, du foyer domestique.

Voici ce qu'ont écrit deux philosophes éminents, J.-B. Dumas et M. Jules Simon.

« Il ne suffit pas, disait le premier, de proscrire les poisons tels que l'absinthe ; de combattre l'abus des liqueurs perfides telles que l'eau de vie ; de favoriser l'usage des boissons saines ; il faut encore, il faut surtout réveiller chez l'homme le sentiment de la responsabilité morale, le respect de lui-même, l'amour de la famille, l'idée de la patrie et la crainte de Dieu.

« Faisons surtout appel aux femmes ! C'est à elles qu'il appartient de donner le bon exemple. C'est en réclamant leurs droits au respect, comme épouses et comme mères, c'est en remplissant leurs devoirs comme ménagères soigneuses, c'est en rendant le foyer doux au mari, c'est en veillant avec prudence à l'éducation des enfants qu'elles maintiendront la paix et l'honneur dans leurs demeures. »

Et M. Jules Simon ajoutait : « Eh ! quoi, l'homme, cette créature pensante, grande, respectable, au lieu de se grandir elle-même en se rapprochant du Créateur, s'annéantit volontairement et descend au-dessous de la brute ! L'alcoolisme est un suicide ; il peuple l'hôpital et le palais de justice ; il détruit la famille, car le lundi, dans le jour de désœuvrement qui fait suite au jour de repos, l'homme dépense pour sa passion l'argent qui devait faire vivre sa famille.

« Ouvrier malhonnête, que reste-t-il alors à la femme que tu as conduite devant le maire de ta commune et le prêtre de ta paroisse ? Que reste-t-il aux malheureux enfants que tu laisses à sa charge. »

Les sociétés de tempérance sont très nombreuses et très prospères aux États-Unis, en Angleterre, en Hollande, dans les États Scandinaves, et il est incontestable que les désordres et les maladies imputables à l'alcoolisme ont éprouvé une atténuation en rapport avec la diminution de l'alcool consommé, mais il n'en est pas moins certain que le total de leurs adhérents est une fraction très minime de la population.

Chacun de ces moyens exerce une influence propre, variable avec le milieu où il est mis en œuvre et ce n'est pas trop de faire appel à la science, à la religion, aux mœurs, au dévouement pour vaincre un ennemi qui s'appuie sur les mauvais penchants et sur les appétits désordonnés.

Néanmoins, l'initiative individuelle, quels que soient ses efforts, est condamnée à l'impuissance si l'autorité publique, la raison d'État, la loi n'intervient pas énergiquement. Elle seule peut faire respecter l'hygiène parce que, seule, elle parle au nom de tous, que, seule, elle a le droit et le devoir d'arrêter la liberté individuelle quand elle est un obstacle au bien général.

La première mesure administrative à réaliser consiste à empêcher quelques hommes de s'empoisonner et d'empoisonner leurs semblables : l'alcool distillé et l'alcool introduit dans les boissons seront purs ou renfermeront moins de deux millièmes d'impuretés : ce qui est réalisable immédiatement.

Deux autres dispositions doivent suivre cette première : réduire dans une forte proportion les débits de boissons alcooliques pour écarter la tentation ; surélever considérablement les droits sur les alcools distillés et sur les liqueurs apéritives.

Il y aurait un grand intérêt à trouver un moyen pratique de diminuer les droits du vin, de la bière et du cidre destinés aux ménages peu aisés ; cela ne me paraît pas impossible à Paris, par exemple, où un dégrèvement a lieu déjà pour les loyers au-dessous d'une certaine quotité. La tentation d'aller au cabaret serait moins forte ; le liquide serait consommé pendant les repas : ce qui diminuerait le péril comme liqueur enivrante.

Il faut enfin encourager la consommation du thé par une diminution du prix du sucre et du droit exorbitant sur le thé, en même temps qu'empêcher ses falsifications qui redoublent en ce moment.

La Suisse, l'Angleterre, les États-Unis, les peuples Scandinaves ont eu l'honneur d'être les premiers à entrer dans cette voie par une application partielle de ces dispositions, et la France s'est laissé devancer d'une façon regrettable. Il est de toute urgence qu'elle presse le pas pour regagner l'avance perdue, et elle le peut en adoptant immédiatement l'ensemble de ces mesures.

CHAPITRE IV

THÉORIE DE L'ALIMENTATION

Par M. Gabriel Pouchet.

ARTICLE I. — STATIQUE DE LA NUTRITION.

§ 1. — Bilan de l'alimentation.

I. Considérations générales. — La physiologie nous a appris que la vie ne pouvait être entretenue, dans un organisme déterminé, que par un équilibre constant entre les phénomènes de *désassimilation* et ceux *d'assimilation.*

La Nutrition, mot par lequel on désigne l'ensemble des phénomènes qui constituent ce double mouvement et ce renouvellement incessant des molécules d'un corps organisé consiste, au point de vue alimentaire, le seul qui nous occupe ici, dans l'apport, aux divers tissus et organes, de matériaux capables de remplacer ceux qui ont déjà subi quelque transformation, ainsi que de substances destinées à être oxydées et à fournir, par le fait de cette combustion, la chaleur nécessaire au procès vital des cellules. Cet apport est corrélatif de l'élimination des matériaux de déchet, des produits usés, qui sont comme les scories de l'activité cellulaire; en sorte que ce terme de nutrition est comme synonyme de maintien de l'organisme dans un état stable.

Pour mieux faire comprendre encore les détails dans lesquels nous allons entrer et pour en faire ressortir davantage l'utilité, nous pouvons concevoir un organisme qui existerait indéfiniment sans se développer, par suite d'un échange précisément égal des particules usées, constituant les divers matériaux de déchet, les *excreta*, avec celles qui sont introduites dans l'économie par la respiration et les aliments, les *ingesta.*

Pour un semblable organisme, la connaissance exacte de la qualité et de la quantité des produits éliminés par la désassimilation nous renseignerait d'une façon suffisante, et même certaine, sur la nature et la proportion des substances qu'il faudrait lui apporter pour son alimentation, c'est-à-dire son assimilation.

Ceci admis, il est facile, dès à présent, de poser en principe que, pour un organisme capable en même temps de développement, la quantité des *ingesta* devra l'emporter sur celle des *excreta*, tandis que ce sera l'inverse pour un organisme en voie de décroissement, quelle qu'en soit, d'ailleurs, la cause. Cette considération a amené à distinguer l'*évolution*, ou état essentiellement instable d'un organisme, de la *nutrition*, état stable qui ne peut être que conçu théoriquement.

Cette hypothèse, d'ailleurs fort logique et conséquente avec les faits que la physiologie a mission d'élucider, permet d'établir un point de départ expérimental pour les phénomènes qu'il nous reste à étudier : nous verrons tout à l'heure quelles légères modifications l'expérience a fait apporter à cette conception théorique.

Ainsi que nous l'avons déjà vu, aucun des principes immédiats pris isolément, soit dans le règne animal, soit dans le règne végétal, n'est capable de suffire à la nutrition complète, même pendant un espace de temps assez court et quoique l'on y ajoute l'eau comme boisson. Aucune des substances que nous avons étudiées dans le chapitre des aliments n'est composée dans les proportions voulues, des principes azotés, hydrocarbonés, gras, aromatiques et salins, indispensables, dans leur ensemble, à toute nutrition réparatrice, fortifiante et durable.

La quantité totale d'aliments nécessaire à un adulte, c'est-à-dire la *ration alimentaire*, doit, en conséquence, comprendre une proportion déterminée de substances azotées fournies par les viandes, le fromage, le lait, les graines ou les fruits des végétaux ; une autre proportion, également déterminée, de matières amylacées, féculentes ou sucrées, fournies par les céréales, les tubercules farineux, les châtaignes ou tout autre produit végétal riche en hydrates de carbone ; une certaine proportion de substances grasses et aromatiques qui se rencontrent comme produits accessoires dans tous les aliments d'origine animale ou végétale ; enfin de l'eau et des sels minéraux, notamment ceux qui se rencontrent d'une façon constante dans les os et les différents tissus de l'économie.

Il nous est possible, maintenant que nous connaissons la composition chimique de la plupart des aliments et des boissons, de déterminer d'abord quelles proportions de carbone et d'azote doivent être contenues dans la quantité totale d'aliments constituant la ration alimentaire et de rechercher ensuite le mode de groupement de chacun des principes immédiats, substances azotées, hydrates de carbone, matières grasses, sels minéraux, de façon à réaliser le maximum d'effet utile tant au point de vue de la bonne évolution des processus digestifs qu'au point de vue économique. Ce problème revient à déterminer dans quelles proportions les divers aliments d'origine végétale et animale doivent être mélangés pour arriver à contenir la quantité de produits assimilables exactement suffisante pour réparer les pertes de l'organisme et maintenir l'intégrité des fonctions.

Pour arriver à la solution de cette question, il faut s'appuyer sur les données fournies par l'anatomie et la physiologie. Si l'on considère les formes, la structure et les dimensions de chacune des parties des systèmes musculaire, osseux et dentaire dont l'homme dispose pour diviser ses aliments, si l'on tient compte en outre de la capacité des organes digestifs ainsi que de la nature des liquides secrétés dans ces organes et agissant comme dissolvants ou pour compléter la désagrégation indispensable à l'assimilation des substances alimentaires, on arrive à reconnaître que la nourriture convenant à l'homme, évidemment distincte de celle qui peut suffire soit aux herbivores, soit aux carnassiers, doit être constituée par des viandes cuites, des racines ou des tiges féculentes, des graines farineuses amollies ou divisées artificiellement, des fruits à tissus peu résistants. Quant à la composition immédiate des aliments qui doivent constituer la *ration alimentaire*, elle s'évalue en fonction des quantités de carbone et d'azote que l'analyse révèle dans les produits et les résidus de la digestion. La proportion du carbone et celle de l'azote contenus dans les aliments ingérés doivent en effet représenter les quantités nécessaires pour fournir la chaleur, les produits assimilables et les produits d'excrétion indispensables au bon fonctionnement des organes ainsi qu'à leur développement et à l'entretien de la vie. Il faut, en outre, tenir compte des conditions plus ou moins laborieuses de l'existence individuelle, car il est bien évident, *à priori*, que la ration alimentaire de l'homme oisif ou adonné à une occupation sédentaire ne peut être la même que celle de l'ouvrier développant un travail musculaire souvent considérable. De là, découle une première distinction à établir entre la *ration alimentaire* proprement dite, et la *ration d'entretien*.

II. **Ration alimentaire**. — Lavoisier montra, le premier, dans ses immortels travaux sur la respiration et la chaleur animale, que les matières organiques utilisées pour l'alimentation éprouvaient au sein de l'organisme une véritable combustion humide fournissant à la fois de la chaleur et deux produits, l'eau et l'acide carbonique, exhalés, pour la majeure partie, avec l'air expulsé des poumons.

Nous savons aujourd'hui que le corps de l'homme et des animaux est le véritable foyer d'une combustion qui s'entretient, à la fois, aux dépens des tissus et des produits de transformation des aliments, rendus solubles par la digestion. Les aliments doivent donc, non seulement réparer les pertes de substance du corps, ce qui est le rôle principal des *aliments plastiques;* mais encore subvenir, au moins partiellement, aux exigences de cette combustion, afin de préserver les tissus : c'est là le rôle des *aliments respiratoires* ou *de calorification.* Nous avons déjà appelé l'attention sur ce que cette division aussi nettement tranchée avait de trop exclusif; elle a néanmoins une réelle valeur au point de vue qui nous occupe.

Grâce aux perfectionnements successifs apportés dans les méthodes d'analyse chimique, il est devenu possible de déterminer très exactement les quantités de carbone brûlé dans un temps donné par un animal ou un homme placé dans des conditions déterminées de repos, de sommeil, de travail musculaire ou cérébral; et d'arriver à en déduire la proportion des divers aliments que représente cette consommation.

H. Scharling a pu, en employant ces méthodes fort exactes, dresser le tableau suivant de la quantité d'acide carbonique exhalée dans la respiration pendant une période de vingt-quatre heures et représentée par son équivalent en carbone.

	AGE (années).	POIDS (kilogrammes).	CARBONE en 24 heures.
Soldat	28	82	239gr,71
Jeune homme	16	57.750	224 ,37
Homme	35	65.500	219 ,47
Femme	19	55.750	165 ,88
Garçon	9 1/2	22	133 ,13
Fille	10	23	125 ,42
(1) Vieillard	102	»	141 ,60

(1) Ce dernier résultat est emprunté aux travaux de MM. Andral et Gavarret.

De l'ensemble de ses très remarquables recherches, Scharling a tiré les conclusions suivantes qui présentent un grand intérêt au point de vue de la théorie de l'alimentation :

1° L'homme expire des quantités variables d'acide carbonique aux différentes époques de la journée;

2° La quantité de carbone brûlé est plus considérable après le repas qu'à jeun et cette quantité croît avec le carbone contenu dans les aliments; les hydrates de carbone et les acides végétaux en fournissent plus que les graisses et les albuminoïdes; elle est plus considérable aussi à l'état de veille que pendant le sommeil;

3° L'homme brûle plus de carbone que la femme;

4° L'enfant brûle proportionnellement plus de carbone que l'homme.

L'alimentation augmente la quantité de carbone brûlé seulement par suite de la plus grande amplitude des respirations, car la proportion centésimale d'acide carbonique de l'air expiré ne varie pas. L'accroissement de l'exhalation de l'acide carbonique se produit environ une demi-heure après le repas, de sorte que la courbe des variations de l'acide carbonique expiré présente deux maxima et correspond exactement à la courbe des variations de la quantité d'air exhalé.

Il est facile d'interpréter l'augmentation de l'acide carbonique expiré suivant la nature des aliments ingérés. La quantité d'oxygène contenu dans les hydrates de carbone est exactement suffisante pour transformer tout leur hydrogène en eau, la totalité du carbone sera donc brûlée par l'oxygène extérieur et conséquemment, fournira le maximum de chaleur : l'expérience démontre, en effet, que, dans le cas d'une alimentation amylacée, presque tout l'oxygène inspiré reparaît sous forme d'acide carbonique. Pour les graisses et surtout pour les albuminoïdes, une partie de l'oxygène employé dans la combustion sert à former des produits accessoires tels que l'eau, l'urée, etc. La combustion des albuminoïdes est moins complète puisqu'elle permet la production de produits moins simples que l'acide carbonique, terme ultime des transformations du carbone, et il en résulte que la quantité de chaleur développée pendant cette combustion est aussi moins considérable. C'est en raison de cela que les hydrates de carbone ont été appelés par Liebig aliments respiratoires ou de calorification. Les graisses dégagent une quantité de chaleur plus considérable, en raison de la mise en liberté des calories produites par la combustion de leur hydrogène en excès et de leur carbone.

Le tableau ci-dessous que nous empruntons à M. Beaunis permet de contrôler l'exactitude de ces considérations : les colonnes I, II et III donnent la proportion de carbone, d'hydrogène et d'oxygène contenue dans 100 parties d'aliments ; la colonne IV représente la quantité d'oxygène qu'il faut ajouter pour que leur combustion soit complète ; la colonne V représente combien sur 100 parties d'oxygène absorbé il s'en retrouve dans l'acide carbonique produit ; la colonne VI exprime combien 100 parties d'oxygène oxydent d'aliments simples.

	I CARBONE	II HYDROGÈNE	III OXYGÈNE	IV OXYGÈNE à ajouter.	V OXYGÈNE dans l'acide carbonique.	VI QUANTITÉS d'aliments oxydés.
Acide malique....	41.38	3.45	55.17	82.78	110.53	120.80
Sucre............	40.00	6.66	53.34	106.67	100.00	93.75
Amidon...........	44.45	6.17	49.38	118.52	100.00	84.37
Albumine.........	47.48	4.98	13.14	153.31	82.60	65.23
Graisse..........	78.13	11.74	10.13	292.14	71.32	34.23

L'exercice musculaire augmente dans des proportions considérables l'élimination de l'acide carbonique. Pettenkofer et Voit ont trouvé, chez un adulte, 832 grammes d'acide carbonique pour 24 heures pendant le repos et 980 grammes lors d'un travail modéré. Cette quantité peut être de beaucoup dépassée, au point même qu'il y ait dans l'acide carbonique expiré plus d'oxygène que la respiration n'en a introduit, comme Sczelkow l'a démontré en produisant artificiellement sur des chiens le tétanos des membres postérieurs. Il est donc de la plus haute importance de tenir compte de l'état de repos ou de travail pour établir le bilan de la ration alimentaire.

Si donc nous prenons, dans le tableau de Scharling reproduit ci-dessus, la moyenne des quantités relatives aux trois premiers individus pour représenter le carbone exhalé en 24 heures par la respiration d'un homme, nous trouvons 227gr,85 auxquels il faut ajouter au moins un dixième soit 22gr,78 pour faire face à la plus grande activité de la respiration pendant un travail très modéré : la somme, soit 250 grammes en chiffres ronds, représentera la quantité de carbone suffisant aux besoins de la respiration et à la production de la plus grande partie de la chaleur animale. Mais cette quantité de carbone doit, en outre, être augmentée de la proportion du même élément qui s'élimine pendant une période de 24 heures sous forme de déjections liquides et solides. L'analyse des déjections et des excrétions permettra de déterminer en même temps la proportion d'azote qui doit entrer sous forme de composés albuminoïdes dans la ration alimentaire.

En calculant la moyenne des analyses effectuées à ce sujet par divers expérimentateurs, on arrive aux résultats suivants :

MOYENNE DE 24 HEURES.	CARBONE.	AZOTE. (1)	MATIÈRE AZOTÉE.
Urine (1450 grammes)...............	45.0	14.5	94.25
Excréments solides (160 grammes)... / Mucus divers, exhalations cutanées, etc.	15.0	5.5	35.75
Total...............	60.0	20.0	130.00

(1) Les chiffres d'azote sont, à notre avis, un peu faibles. Ces résultats s'appliquent, bien entendu, à l'homme adulte et en bonne santé; la plus légère perturbation dans l'état de santé de l'individu peut entraîner des différences considérables, surtout en ce qui regarde l'élimination de l'azote. C'est ainsi que l'élimination d'azote par desquamation cutanée, presque nulle à l'état normal, peut atteindre jusqu'à 15 grammes en vingt-quatre heures dans la dermatite exfoliatrice (expériences personnelles inédites).

En tenant compte des résultats auxquels nous étions arrivé précédemment, nous trouvons :

Carbone.	Respiration...............	250 gr.	310 gr.
	Excrétions...............	60 gr.	
Substances azotées (contenant 20 gr. d'azote)....			130 gr.

Les aliments pris en vingt-quatre heures doivent donc fournir à l'organisme au moins 310 grammes de carbone et 20 grammes d'azote, pour réparer les pertes dues à la respiration et aux excrétions solides et liquides; ou 130 grammes de matières azotées et 240 grammes de carbone, puisque ces 130 grammes de substances azotées contiennent, à peu de chose près, 70 grammes de carbone.

Telles sont les considérations théoriques qui servent de base à la détermination des rations alimentaires : recherchons à présent comment nous allons pouvoir interpréter ces résultats et les appliquer aux différentes substances alimentaires.

Une chose frappe tout d'abord celui qui se livre à l'étude de ces questions : si l'on se reporte à la composition chimique des différents aliments que nous avons reproduite dans le chapitre premier, on remarque que pas une des nombreuses substances alimentaires dont il a été question ne possède une composition voisine de celle qui vient d'être déterminée. Pour atteindre la proportion voulue de l'azote, par exemple, il faut ingérer en même temps une quantité de carbone de beaucoup supérieure, avec certains aliments, aux 310 grammes nécessaires : lorsqu'au contraire on cherche à atteindre d'abord cette quantité de 310 grammes de carbone, la proportion de la plupart des aliments qui la renferment ne contient plus suffisamment d'azote. De là résulte, comme conclusion, la nécessité de constituer la ration alimentaire par un mélange, en proportions convenables, d'aliments riches en carbone avec d'autres riches en azote, c'est-à-dire en substances albuminoïdes ; la théorie est donc exacte puisqu'elle se trouve, en tous points, conforme à l'expérimentation physiologique.

A. Calcul des rations normales. — Le cas le plus simple qui puisse se présenter pour l'application des données précédentes consiste à rechercher quelles sont les doses de pain et de viande nécessaires pour contenir les proportions voulues de carbone et d'azote.

En ce qui regarde le pain, nous prendrons pour base de nos calculs l'analyse ci-dessous due à Payen et dont les résultats sont très voisins de ceux des analyses de Barral qui ont été reproduites page 241 au sujet de la composition chimique du pain. Cela nous permettra, en même temps, de remettre en lumière ce fait que Payen, l'un des premiers, avait déterminé, et d'une façon fort exacte comme on le verra par la suite, le bilan de la ration alimentaire, en se basant sur les données de l'observation et de l'analyse chimique.

PRINCIPES IMMÉDIATS.		CARBONE.	AZOTE.
Substances azotées (glutine, fibrine, caséine, albumine, etc.)	7.0	3.6	1.08
Matières amylacées (amidon, dextrine, glucose, etc.)	56.7	25.1	»
Matières grasses (1)	1.3	1.3	»
Sels minéraux (phosphates de chaux et de magnésie, sels alcalins)	0.6	»	»
Eau	34.4	»	»
Totaux	100.0	30.0	1.08 (2)

(1) Ces matières grasses composées de carbone, d'hydrogène et d'un peu d'oxygène représentent leur poids de carbone, relativement à la proportion d'oxygène utile pour leur combustion, en admettant que l'hydrogène exige trois fois et demie plus d'oxygène que le carbone pour se brûler, et relativement à la quantité de chaleur qu'il produit.

(2) Ou en substance azotée, 7.02.

En admettant que le pain servît de nourriture exclusive à un individu adulte, la ration contenant 130 grammes de substance azotée serait donc de 1857 grammes de pain [7 : 100 :: 130 : x]. La ration, en prenant pour base du calcul la proportion de carbone, deviendrait 1033 grammes de pain [30 : 100 :: 310 : x]. Chacune des rations est donc, soit en excès, soit en déficit, par rapport aux proportions normales de carbone et d'azote. La ration par rapport à l'azote nécessite, de la part du consommateur, un excès d'aliment de 824 grammes qui n'est pas indifférent, aussi bien au point de vue de l'excès de travail imposé aux organes digestifs qu'au point de vue économique : cette quantité de 824 grammes de pain est en effet au moins inutile, sinon même nuisible, à la nutrition.

Il importe cependant de remarquer ici que *l'usage exclusif* du pain est de tous les procédés exclusifs d'alimentation, celui qui permet d'entretenir la vie le plus longtemps. Grâce en effet à la présence du gluten qui se trouve en assez forte proportion dans les farines de bonne qualité et notamment, comme nous l'avons déjà vu, dans celles des blés durs, l'organisme trouve, dans l'alimentation exclusive à l'aide du pain, une proportion de matières albuminoïdes et hydrocarbonées se rapprochant le plus des chiffres que l'expérimentation nous a appris à calculer.

Magendie a fait, à l'aide du gluten seul, un certain nombre d'expériences décisives ; il a fait voir que le gluten préparé par les procédés industriels présentait une composition assez complexe (plusieurs principes albuminoïdes, des substances hydrocarbonées, des matières grasses et salines comprenant des phosphates et du soufre) qui lui permettaient, non seulement d'entretenir pendant un temps assez long la vie de chiens soumis à ces expériences, mais encore de les faire augmenter de poids lorsqu'on avait soin de ne leur donner que du gluten frais.

Le *pain de gluten* prescrit aux diabétiques et le *gluten granulé* destiné à remplacer les pâtes et vermicelles constituent, en effet, des préparations douées de propriétés alibiles très remarquables et chacun sait que, dans un très grand nombre de localités en France, le pain ou pour parler plus exactement, les céréales, constituent, sinon l'aliment exclusif, du moins celui qui entre de beaucoup pour la plus forte part dans l'alimentation.

Des considérations du même genre nous conduiraient à de semblables résultats en ce qui regarde la viande.

Nous emprunterons encore à Payen le tableau suivant de la composition moyenne de la viande de boucherie :

PRINCIPES IMMÉDIATS.		CARBONE.	AZOTE.
Substances azotées (fibrine, tissu cellulaire, tendons, albumine, etc.).........	21	11	3.07
Phosphates et autres sels minéraux......	1	»	»
Eau..............................	78	»	»
Viande (sans os).........................	100	11	3.07 (1)

(1) Soit 19gr,955 de substance azotée.

Il est facile de calculer, d'après cette composition, le poids de viande qui renfermerait la quantité voulue de 310 grammes de carbone : il faudrait 2818 grammes de viande [11 : 100 :: 310 : x]. Si l'on calcule en fonction de la substance azotée, on trouve 651 grammes de viande [19,95 : 100 :: 130 : x]. L'excès de viande ingérée dans le premier cas, par rapport à l'azote utile, serait donc de 2167 grammes : il est inutile de faire ressortir davantage combien un pareil régime, en dehors de la dépense qu'il occasionnerait, serait peu convenable pour l'entretien du bon état de santé d'un individu.

Cherchons à faire un semblable calcul du poids des rations alimentaires avec des produits végétaux fort usités ; l'un riche et l'autre pauvre en azote ; et prenons, par exemple, d'un côté, la légumineuse la plus riche en azote, représentée par les fèves de marais décortiquées et desséchées vertes, de l'autre côté, la céréale la plus pauvre en azote, représentée par le riz : nous arriverons à des résultats aussi probants.

Les fèves de marais décortiquées et desséchées vertes, renferment, en moyenne, 4,5 d'azote ou 29,25 p. 100 de subtances azotées et représentent 40 p. 100 de carbone : il faudrait, pour fournir la quantité voulue de carbone, ingérer une proportion de fèves s'élevant à 775 grammes, car c'est la quantité qui contient les 310 grammes de carbone nécessaires; mais ce poids de fèves contient, en même temps, une proportion de substances azotées égale à 226gr,69 et supérieure de près de 97 grammes, c'est-à-dire de près des deux tiers, aux 130 grammes qui doivent constituer la ration.

Pour le riz qui ne renferme pas au delà de 7 p. 100 de substance azotée, il faudrait en employer 1857 grammes pour arriver à la quantité voulue d'azote, ce qui fournirait une proportion de carbone de 761gr,37, c'est-à-dire près de deux fois et demie plus que la ration journalière. Si l'on tient compte, en outre, de ce fait que, pour sa consommation, le riz doit être additionné du quadruple au moins de son poids d'eau, on arrive à un poids de 9285 grammes, pour la ration totale, formant un volume de plus de 8 litres.

Le tableau ci-dessous donne les quantités, en poids, d'un certain nombre d'aliments, qu'il faudrait ingérer pour atteindre les proportions d'azote et de carbone nécessaires pour l'alimentation.

POUR 130 GR. DE MATIÈRE ALBUMINOÏDE.	gr.	POUR 310 GR. DE CARBONE UTILISABLE.	gr.
Fromage de Gruyère	420	Fromage de Gruyère	885
Lentilles	500	Lentilles	1.270
Haricots	540	Haricots	1.430
Pois	580	Pois	1.380
Farine de froment	815	Farine de froment	705
Œufs (1)	1.030	Œufs (2)	2.175
Orge	1.085	Orge	1.175
Pain de seigle	1.600	Pain de seigle	1.265
Maïs	1.625	Maïs	1.065
Sarrazin	1.860	Sarrazin	1.020
Lait	2.900	Lait	4.550
Châtaignes	2.955	Châtaignes	2.185
Pommes de terre	10.000	Pommes de terre	3.355
Légumes herbacés	de 10 à 15.000	Légumes herbacés	de 9 à 10.000

Il serait facile de multiplier les exemples de ce genre : tous montreraient que, quel que soit l'aliment employé, il en faut toujours consommer un excès plus ou moins considérable pour arriver à l'ingestion du poids voulu de l'élément, carbone ou azote, qui existe en plus faible proportion dans la substance alimentaire. Pour les aliments pauvres en azote, on sera conduit à absorber un grand excès de composés hydrocarbonés; et, au contraire, avec les aliments relativement pauvres en carbone, il faudra ingérer une proportion beaucoup trop considé-

(1) Ces 1030 grammes d'œufs correspondent sensiblement à 17 ou 18 œufs ordinaires, en admettant la composition moyenne suivante (voir le chapitre des aliments, t. II, p. 294) :

Blanc	36 gr.	renfermant	4gr,50 d'albumine sèche.
Jaune	18	—	3gr,06 —
Coquille	6		
Total	60 gr.	renfermant	7gr,56 d'albumine sèche par œuf.

(2) Ce poids d'œufs correspond à 37 ou 38 œufs pris dans les mêmes conditions que ci-dessus.

rable de substances azotées. Comme nous venons de le voir tout à l'heure, à propos du riz, cet excès peut s'élever parfois jusqu'à des proportions impossibles à atteindre sans de graves inconvénients et il devient important, dès lors, de rechercher dans quelles proportions les aliments de diverses origines et de composition différente doivent être alliés les uns aux autres, pour réaliser, aussi exactement que possible, les désiderata dont nous venons de reconnaître l'utilité, et pour constituer une nourriture variée, réunissant, sous un volume compatible avec la proportion des organes digestifs, les quantités des divers principes alimentaires primordiaux, nécessaires au bon et régulier fonctionnement de l'économie.

B. Ration mixte. — Une ration mixte, c'est-à-dire composée d'aliments hydrocarbonés et d'aliments azotés, en proportions voulues pour représenter aussi exactement que possible les quantités déterminées précédemment, peut se réaliser par un nombre presque infini de mélanges. Nous en prendrons seulement quelques-uns, à titre d'exemple, et pour montrer comment on peut calculer les proportions de chacun des éléments qui doivent réaliser cette ration.

La plus simple, et celle qui se présente en quelque sorte tout naturellement à l'esprit, est la ration mixte de pain et de viande. Le problème consiste à chercher quelle est la proportion du mélange de pain et viande dans laquelle on trouvera les chiffres les plus voisins de 130 grammes pour les substances azotées et de 310 grammes pour le carbone. Puisque nous savons que le pain contient, en moyenne, 30 p. 100 de carbone et 7 p. 100 de substances azotées, tandis que la viande désossée représente environ 11 pour 100 de carbone et 20 p. 100 de substances azotées, il est évident, *à priori*, que la quantité du pain devra l'emporter notablement sur celle de la viande. On voit de suite que la ration composée de 1 kilogramme de pain et 300 grammes de viande représente exactement la proportion de substances azotées et une proportion de carbone un peu supérieure à celle déterminée par l'expérience: en effet cette ration se décompose ainsi :

RATION MIXTE.	POIDS.	SUBSTANCES azotées.	AZOTE.	CARBONE total.
Pain	1000 gr.	70	10 8	300
Viande désossée	300	60	9.2	33
		130	20.0	333

L'excès de la quantité de carbone, soit 23 grammes, peut être ingéré sans inconvénients et une ration ainsi composée réalise même une économie sur le prix des rations exclusives que nous avons passées en revue tout à l'heure.

Nous verrons dans un instant que, si l'on veut rendre absolument exacte cette appellation de *ration mixte normale*, il faut qu'elle comprenne, en outre, d'autres composants, sels minéraux et eau, qui sont introduits dans l'alimentation par les condiments et les boissons.

Nous pouvons, comme exemple d'un autre genre, calculer la composition d'une ration mixte végétale, formée de riz et de fèves de marais décortiquées et desséchées vertes : comme nous savons que ces fèves représentent, en moyenne, 40 p. 100 de carbone et 29 p. 100 de substances azotées, tandis que le riz ne représente que 7 p. 100 de substances azotées et sensiblement la même proportion, soit 40 p. 100, de carbone, on voit que la ration normale devra présenter la composition suivante :

RATION MIXTE VÉGÉTALE.	POIDS.	SUBSTANCES azotées.	AZOTE.	CARBONE total.
Fèves de marais décortiquées et desséchées vertes.......	350 gr.	102.25	15 75	140
Riz........................	425	29.75	4.57	170
		132.00	20.32	310

Avec une ration ainsi composée, on atteint exactement la proportion de carbone, tandis que l'on dépasse légèrement celle des substances azotées ; mais, ici comme dans les cas précédents, cette augmentation est insignifiante.

D'autre part, le volume ainsi que le poids des aliments à employer, après qu'ils auront subi les préparations culinaires habituelles, ne dépasseront pas les limites normales, comme cela arrivait lorsque nous cherchions à établir le poids de la ration alimentaire formée exclusivement de riz ou de fèves.

On pourrait déterminer, par des considérations tout aussi simples, les proportions d'une ration mixte formée de riz et de viande, constituant une alimentation saine et fortifiante : on arriverait, dans ce cas, aux chiffres ci-dessous :

RATION MIXTE.	POIDS.	SUBSTANCES azotées.	AZOTE.	CARBONE total.
Riz........................	650 gr.	45.50	7.0	260
Viande désossée............	500	100.00	15.0	55
		145 50	22.0	315

La composition des diverses rations capables de réaliser les quantités normales de carbone et de substances azotées est surtout importante à considérer au point de vue de la variation qu'il est nécessaire d'apporter dans le régime alimentaire; et en raison de ce fait d'expérience, que les différents aliments ne sont pas aussi bien tolérés et utilisés par tous les estomacs. Dans certaines circonstances, le choix à faire peut acquérir une importance capitale, comme lorsqu'il s'agit, par exemple, d'alimenter un malade ou un convalescent : toute la thérapeutique consiste alors dans une sage réglementation et un choix éclairé de la nourriture, mais ce serait sortir de notre sujet que d'envisager ce côté de la question qui a d'ailleurs été l'objet des travaux de savants éminents (1).

Nous avons déjà fait observer précédemment que le point de départ de notre calcul pour fixer la valeur de la ration alimentaire, bien qu'exact en théorie, devait, dans la pratique, subir de légères modifications. Les aliments représentent, en effet, des forces latentes : que ces forces se manifestent sous forme de travail physique, de mouvements fonctionnels, de travail cérébral, c'est toujours les aliments qui en sont la source ; et le principal phénomène, témoin de cette transformation, est une combustion. La transformation de la chaleur en travail se fait, dans l'organisme animal, d'une façon plus parfaite que dans les machines industrielles ; le rendement en travail extérieur utile est notablement supérieur dans ce mécanisme si compliqué dont les rouages sont renouvelés sans cesse par les mêmes produits qui servent de combustible. Il semble donc qu'en évaluant aussi exactement que possible le travail produit et en tenant compte des matériaux de déchet éliminés par tous les excreta, on serait en mesure d'apprécier, d'une façon très précise, la nature et la quantité des substances à introduire dans l'économie sous forme d'aliments.

Mais cette vue théorique n'est pas absolument exacte, car, en raison même du perpétuel renouvellement des divers tissus de l'économie, il est impossible de réaliser en pratique cet état stable de l'organisme dont nous avons parlé au début de cet article. De plus, si nous pouvons évaluer expérimentalement le travail produit, lorsqu'il s'agit de travail physique, et transformer cette somme de travail en chaleur pour arriver, en fin de compte, à déterminer la quantité de chaleur qui devra être dégagée par la combustion des aliments chargés de fournir ce travail ; il n'en est plus de même lorsqu'il s'agit d'œuvres intellectuelles qui sont cependant les résultats de la transformation d'une quantité considérable de force vive. Dans ce cas, nous n'avons plus, en l'état actuel de la science du moins, de moyen d'apprécier, même par un procédé détourné, la quantité de chaleur transformée en travail : le peu que nous

(1) Consulter à ce sujet : Germain Sée, *Du régime alimentaire. Traitement hygiénique des malades*. Paris, 1887. — Dujardin-Beaumetz, *L'hygiène alimentaire*. Paris, 1887.

sachions à ce sujet nous conduit seulement à pouvoir affirmer que cette mise en œuvre de chaleur doit être considérable, car les matériaux de déchet, tels que l'urée, et certains produits de désassimilisation, comme l'acide phosphorique, augmentent dans une notable mesure pendant l'activité cérébrale et alors que le travail musculaire est réduit au minimum.

Si l'on veut prendre comme se rapprochant le plus de cet état stable et normal de l'organisme, celui d'un animal à jeun, ainsi que l'ont fait certains physiologistes, Bidder et Schmidt, Frerichs, entre autres, on se trouve au-dessous de la réalité ; tout comme l'on s'en trouverait éloigné au-dessus, en prenant pour type l'état d'un individu accoutumé à un régime alimentaire excessif. On sait, en effet, que la consommation des aliments dans l'économie augmente ou diminue selon que leur apport est plus ou moins considérable.

Il a donc fallu chercher à déterminer par l'expérience si les considérations développées dans les pages précédentes étaient en concordance avec les résultats de l'observation. Ces expériences ont eu pour point de départ les recherches entreprises par les agriculteurs, et, en particulier, les éleveurs anglais. « La pratique agricole », disait, en 1843, Royer-Collard dans un discours à l'une des séances publiques annuelles de l'Académie de médecine, « l'élève des bestiaux, l'éducation des animaux domestiques, ont amassé pendant des siècles des trésors d'observations positives et d'expériences toutes faites. Le moindre fermier de nos campagnes possède des notions qui nous manquent, mélange bizarre de vérités et d'erreurs, produit brut d'un empirisme souvent grossier, mais quelquefois inspiré par le génie. Sachons puiser à cette source féconde. » C'est en effet à partir de ce moment que se multiplièrent les observations. Dumas et Boussingault, Liebig, Bouchardat, Barral, de Gasparin, Moleschott, Payen, etc. etc., publient une série de travaux qui forment encore actuellement la base de nos connaissances (1).

Si l'alimentation des animaux asservis par l'homme a réalisé rapidement, grâce aux travaux des chimistes agronomes, des progrès considérables et est devenue en quelque sorte scientifique, on n'en peut dire autant de l'alimentation des individus, pour laquelle les expériences en grand sont encore bien insuffisantes, malgré quelques essais effectués sur des soldats ou des prisonniers.

Nous avons reproduit avec détails les considérations qui ont servi de

(1) Boussingault, *Économie rurale considérée dans ses applications avec la chimie*, 1844. — Dumas et Boussingault, *Essai de statique chimique des êtres organisés*, 1844. — Liebig, *Lettres sur la chimie* (traductions françaises), 1847 et 1852. — Bouchardat, *De l'alimentation des habitants des campagnes*. Annales d'agriculture, 1848. — Barral, *Statique chimique des animaux*, 1850. — De Gasparin, *Note sur le régime alimentaire des mineurs belges*. Comptes rendus de l'Académie des sciences, 1850. — Moleschott, *Physiologie des Stoffwechsels in Pflanzen und Thieren*. Erlangen, 1851. — *Der Kreislauf des Lebens*, Mainz, 1852. — Payen, *Des substances alimentaires*, 1853, etc., etc.

base à Payen pour établir le bilan de la ration alimentaire; par des considérations d'un autre genre, de Gasparin était arrivé aux chiffres suivants qui concordent presque absolument avec les premiers.

	Ration d'entretien.	Ration de travail.	Ration totale.
Azote	12.51	12.50	25.01
Carbone	264.06	45.00	309.06

Mais il ne suffit pas de savoir combien de carbone et d'azote doivent entrer dans une ration journalière bien établie ; les formes, c'est-à-dire les diverses combinaisons sous lesquelles ce carbone et cet azote sont présentés à l'organisme ont également une influence considérable sur leur valeur nutritive. On doit donc s'efforcer de déterminer la proportion du carbone qui doit intervenir sous forme de matière albuminoïde, celle qui doit entrer à l'état de matière grasse, de substance hydrocarbonée, etc.. Nous avons déjà dit que de la proportion totale des 310 grammes de carbone, il fallait en retrancher 70 si l'on calcule tout l'azote à l'état de matière protéique; ce chiffre de 70 grammes représentant, à peu près exactement, la quantité de carbone que renferment les 130 grammes de substances albuminoïdes contenant les 20 grammes d'azote de la ration normale : il reste donc 240 grammes de carbone à repartir entre les aliments non azotés. Moleschott a établi, par une nombreuse série d'expériences, que la proportion du carbone des matières grasses était à celle du carbone des hydrates de carbone comme 1 est à 3, dans une alimentation normale moyenne. Sur nos 240 grammes de carbone, 60 doivent donc entrer dans l'alimentation sous forme de matières grasses et 180 sous forme d'hydrates de carbone; c'est-à-dire qu'il faudra ingérer 78 grammes de graisses et 439 grammes de substances hydrocarbonées telles que l'amidon ou le sucre. La ration alimentaire normale devra donc être représentée, quant à la matière organique, par les quantités suivantes :

Matière protéique	130 gr.
Graisses	78
Amidon, sucre ou corps analogues	439

le poids de chacun de ces composés étant calculé à l'état sec.

Si l'on calcule, en fonction de ces données, la proportion d'oxygène nécessaire pour brûler ces composés organiques, en tenant compte de la formation de l'urée et d'une petite quantité de produits de combustion incomplète, on trouve à peu près 730 grammes d'oxygène; quantité qui correspond très sensiblement à celle qu'un homme adulte absorbe pendant une période de vingt-quatre heures : on obtient ainsi une confirmation de l'exactitude de ces données.

En partant de la composition du lait considéré comme un aliment parfait, en raison de sa destination, Liebig admettait que le rapport entre les matières protéiques et la somme des matières hydrocarbonées et grasses devait être de 1 à 3. Moleschott fixe ce même rapport de 1 à 3,75 en se basant sur la composition d'un assez grand nombre des rations alimentaires les plus usitées. Dans la composition que nous venons de donner de la ration alimentaire, il est très voisin de 1 à 4 (exactement 1 à 3,97). C'est en effet le rapport que l'expérience a montré être le meilleur pour la ration d'un adulte soumis à un travail modéré ; et ce rapport doit varier, suivant que l'on cherche à obtenir chez l'individu de la résistance au froid, c'est-à-dire une calorification plus puissante, ou de la résistance à la fatigue : dans le premier cas, il faut augmenter la quantité des aliments hydrocarbonés ; dans le second, il faut augmenter à la fois la proportion des hydrates de carbone et celle des substances protéiques.

Ce rapport doit également varier suivant l'âge et s'élever en même temps que ce dernier. Liebig, en prenant pour base de cette fixation la composition du lait, a eu seulement en vue un aliment complet pour le jeune mammifère, et les expériences faites en Allemagne par Henneberg, Stohmann, Lehmann, Knop, Arendt, Baehr, Pincus, etc., expériences faites sous l'inspiration des idées de Liebig, ont permis aux éleveurs de constituer une alimentation rationnelle et de remplacer le lait dans le régime des veaux, ou le foin, l'aliment universel des herbivores, par des mélanges obtenus avec les fourrages et les produits qu'ils ont à leur disposition tels que : navets, paille d'avoine et de seigle, pommes de terre, tourteaux de colza, farine des légumineuses, etc., de manière que ces mélanges produisent les mêmes effets que le lait ou le foin. Toutes les observations faites par les précédents expérimentateurs ont démontré que les matières protéiques et la somme des matières grasses et hydrocarbonées produisent leur maximum d'effet utile lorsqu'elles sont administrées aux animaux dans le rapport de 1 de matières protéiques à 3 de matières grasses et hydrocarbonées, dans le bas âge, et que ce rapport va en augmentant pour atteindre au moins celui de 1 à 4 dans l'âge adulte. Un excès de matières protéiques peut, il est vrai, suppléer, dans une certaine mesure, à l'insuffisance des aliments gras et hydrocarbonés, mais elles perdent alors leur *pouvoir plastique* et le poids de l'animal n'augmente plus. Il est presque superflu de dire que les hydrocarbonés ne peuvent, en aucun cas, suppléer à l'insuffisance des substances protéiques : si leur proportion est en excès, cet excès n'est d'aucune utilité.

Pour qu'une ration alimentaire renferme tous les éléments nécessaires à la nutrition de l'individu, il faut encore qu'elle lui fournisse de l'eau et des sels minéraux : la proportion de l'eau doit varier de 2500 à 3000 grammes par 24 heures et celle des composés minéraux, atteindre au moins 30 grammes. C'est par les aliments et les boissons que cet apport de sels minéraux se trouve réalisé; nous avons donné précédemment (pages 234 à 238, 261 et 262) la composition des sels minéraux contenus dans les principaux aliments et nous avons insisté, à propos des condiments (page 330), sur la nécessité d'ajouter du sel marin aux composés minéraux normalement contenus dans les aliments: l'eau et les boissons ont été, d'autre part, l'objet d'une étude spéciale (pages 340 et 479); nous n'avons donc pas à nous étendre ici sur des considérations déjà présentées.

La nécessité de l'intervention des composés minéraux dans l'alimentation a été démontrée par un certain nombre d'expérimentateurs. Chossat, dans ses recherches sur l'inanition, a mis en évidence l'impossibilité de la constitution du squelette des oiseaux par la privation de sels calcaires et de phosphates. J. Forster (1) a montré que des animaux, souris, pigeons, chiens, nourris avec de la viande épuisée de ses sels solubles par lavage à l'eau froide, ne vivaient pas au delà de vingt à trente jours, bien qu'on leur donnât une quantité surabondante de cette nourriture : ces résultats sont presque identiques à ceux que l'on observe dans les expériences d'inanition. Weiske (2) a montré que la privation d'un principe minéral essentiel à l'organisme (chaux), fait périr les animaux, dans le même temps et de la même manière que la diète absolue. Enfin, on sait que les oiseaux qui ne peuvent trouver en quantité suffisante, dans leur nourriture, les sels calcaires indispensables à la constitution de la coquille de leurs œufs, pondent des œufs dépourvus de coquille ou dont la coquille est d'une extrême fragilité.

La nécessité de l'intervention de l'eau est également de connaissance vulgaire. Les expériences de Chossat, sur les grenouilles privées d'eau, nous ont appris les troubles graves qui résultent, pour l'organisme, de la privation partielle de liquide; et celles de Falck et de Picot ont montré que l'introduction de l'eau en excès peut amener des accidents mortels.

La proportion de l'eau contenue dans l'organisme et, en particulier, dans le sang, doit donc présenter une certaine constance pour le maintien de l'état normal. Lorsque cette quantité diminue et tombe au-dessous d'un certain minimum, encore indéterminé, la sensation de la *soif* apparaît. Cette sensation, localisée dans le pharynx et l'arrière-gorge, est, en réalité, le témoin d'un état général de l'organisme, car Magendie et Dupuytren ont montré qu'elle disparaissait lorsqu'une

(1) Voici les résultats de quelques-unes de ses expériences. Il a donné à différents animaux des résidus qui avaient servi à la préparation de l'extrait de viande et qui avaient été, en outre, épuisés par l'eau bouillante. Les souris ont vécu de 21 à 30 jours; les pigeons de 13 à 29 jours; les chiens de 26 à 36 jours. Avant la mort, la sécrétion des acides de l'estomac n'avait été, en aucune façon, entravée : l'urine contenait seulement des traces de chlorure de sodium et d'acide phosphorique, ce qui prouve que l'organisme soumis à l'abstinence de sels minéraux retient ceux qu'il possédait antérieurement.

(2) H. Weiske, *Zeitschrift für Biologie*, 1874, X, 1.

proportion d'eau suffisante était absorbée par voie d'injection intraveineuse.

Il est à peine besoin de faire ressortir la grande importance de l'eau et des boissons, au point de vue de l'alimentation : l'eau est le véritable *milieu des actes nutritifs* et aucun des échanges moléculaires auxquels l'alimentation a pour but de suffire, n'aurait lieu dans l'organisme sans son intervention, c'est l'agent essentiel de la nutrition, et surtout de la réparation organique : on a remarqué, en effet, que la quantité d'eau contenue dans un tissu ou un organe est, en général, en rapport avec son degré d'activité vitale. L'eau mérite donc, à plus d'un titre, l'appellation d'aliment.

Lorsqu'elle est absorbée en excès, elle ne s'accumule pas dans l'organisme, mais elle est éliminée sous forme de sueur et surtout d'urine, en déterminant une surexcitation de la fonction rénale et entraînant l'économie à désassimiler une quantité plus considérable d'albumine. Selon Buhl, l'ingestion d'eau en excès déterminerait à la longue l'hypertrophie et la dégénérescence graisseuse du cœur, alors même que les boissons ne renferment pas d'alcool. Ces assertions demanderaient à être confirmées par de nouvelles recherches.

L'analyse des excréta nous apprend qu'un adulte élimine, par période de 24 heures, de 2500 à 3000 grammes d'eau et de 30 à 35 grammes de sels minéraux dont la moitié, environ, est représentée par du chlorure de sodium. Une ration normale devra donc comprendre 15 grammes de sel marin, le reste des composés minéraux étant fourni par les aliments et les boissons : nous verrons tout à l'heure que la composition de ces produits minéraux n'est pas indifférente et concourt dans une mesure fort importante, au bon ou au mauvais résultat obtenu par l'alimentation.

En résumé, une ration normale, destinée à un adulte en bonne santé et produisant un travail très modéré, devra présenter la composition suivante, pour une période de vingt-quatre heures :

Eau	3.000 gr.
Composés minéraux (dont 15 gr. de sel marin)	35
Matières protéiques	130
Graisses	80
Substances hydrocarbonées	440

C. Ration d'entretien. — Contrôle expérimental. — Nous venons de voir, dans ce qui précède, comment on a déterminé, par l'expérience et l'observation, le bilan de la ration alimentaire normale pour un adulte bien portant. On a cherché à évaluer cette ration en partant de considérations purement théoriques, et en fonction des quantités de chaleur et de travail que la combustion et les transformations des aliments dans l'organisme sont capables de fournir. Nous allons jeter un coup d'œil sur les recherches effectuées dans ce sens.

Boussingault, le premier, détermina dans ses expériences ce que l'on a appelé la *ration d'entretien*, c'est-à-dire la proportion d'aliments suffisante pour compenser, aussi exactement que possible, les pertes de l'organisme et réaliser cet état d'équilibre parfait entre les entrées et les sorties, le gain et la perte, état idéal, en réalité, mais dont il est pourtant possible de s'approcher dans une mesure assez étroite par l'expérimentation sur les animaux. En se basant sur de semblables expériences, il a été possible de calculer cette *ration d'entretien* pour l'homme et d'établir pour l'organisme humain, et dans des conditions moyennes, le bilan exact de la recette et de la dépense : c'est ainsi que Vierordt a dressé le tableau suivant :

I. — Entrées.

SUBSTANCES INGÉRÉES.	TOTAL.	CARBONE.	HYDROGÈNE	AZOTE.	OXYGÈNE.
Oxygène inspiré	744.11	»	»	»	744.11
Albuminoïdes	120 00	64.18	8.60	18.88	28.34
Graisses	90.00	70.20	10.26	»	9.54
Amidon	330.00	146.82	20.33	»	162.85
Eau	2818.00	»	313.08	»	2504.91
Sels	32.00	»	»	»	»
	4134.11	281.20	39.19 (1)	18.88	944.84 (1)

II. — Sorties.

SUBSTANCES EXCRÉTÉES.	TOTAL.	EAU.	CARBONE	HYDROGÈNE.	AZOTE.	OXYGÈNE	SELS.
Respiration	1229.95	330.00	248.80	»	?	651.15	»
Peau	669.80	660.00	2.60	»	?	7.20	»
Urine. Matières azotées.	1766.00	1700.00	6.80	2.30	15.80	9.10	26.00
Urine. Matières non azotées			3.00	1.00	»	2.00	
Fèces	172.00	128.00	20.00	3.00	3.00	12.00	6.00
Eau formée dans l'organisme	296.30	»	»	32.89	»	263.41	»
	4134.05	2818.00	281.20	39.19	18.80	944.86	32.00

(1) Dans ces totaux, l'hydrogène et l'oxygène de l'eau ne sont pas compris : on admet que l'eau introduite par l'alimentation n'est pas décomposée et ne joue qu'un rôle physique.

D'autre part, en expérimentant sur lui-même, M. Beaunis a obtenu les résultats que nous reproduisons dans le tableau ci-après, extrait de ses *Nouveaux éléments de physiologie humaine*, et qui diffèrent sensiblement de ceux de Vierordt. Pour les ingesta, le chiffre du carbone, de l'hydrogène, de l'oxygène et de l'azote a été calculé en fonction de la composition des aliments ingérés; le chiffre d'oxygène inspiré a été obtenu en calculant la proportion totale d'oxygène nécessaire pour brûler le carbone et l'hydrogène des aliments, ainsi que pour entrer dans la composition de l'urine et des fèces, et en retranchant de ce chiffre la quantité d'oxygène existant déjà dans la composition des ingesta.

Ingesta.

	TOTAL.	CARBONE.	HYDROGÈNE.	AZOTE.	OXYGÈNE.	SOUFRE.
Albuminoïdes	92.00	48.760	6.440	14.720	20.240	1.840
Graisses	61.00	47.580	6.954	»	6.466	»
Hydrocarbonés........	235.00	104.554	14.477	»	115.969	»
Eau..................	1722.00	»	»	»	»	»
Sels..................	25.00	»	»	»	»	»
Oxygène inspiré......	538.329	»	»	»	538.329	»
	2673.329	200.894	27.871	14.720	681.004	1.840

Excreta.

	TOTAL.	EAU.	CARBONE	HYDROGÈNE.	AZOTE.	OXYGÈNE.	SELS.
Peau et respiration...	1208.521	214.919 (1) / 553.277	181.070	»	»	474.174	»
Urines...............	1123.164	1076.000	5.304	1.794	12.324	7.098	20.644
Fèces................	124.885	92.723	14.520	2.178	2.396	8.712	4.356
	2456.570	1722.000	200.894	3.972	14.720	489.984	25.000
Eau formée dans l'organisme	214.919	»	»	23.899	»	191.020	»
	2671.489	»	»	27.871	»	681.004	»
Soufre...............	1.840	»	»	»	»	»	»
TOTAL........	2673.329	1722.000	200.894	27.871	14.720	681.004	25.000

(1) Ce chiffre de 214.919 représente l'eau formée dans l'organisme. Il est constitué par la partie de l'hydrogène n'entrant pas dans la composition de l'urine et des excréments, oxydée pour former de l'eau et qui vient s'ajouter à celle éliminée par la respiration cutanée et pulmonaire : c'est pourquoi ce poids d'eau figure à part et n'entre pas dans le total des 1722 grammes représentant l'eau qui n'a fait, pour ainsi dire, que traverser l'organisme.

Le tableau des ingesta montre que, dans l'alimentation permettant de réaliser l'*état d'entretien* de l'individu, le rapport des substances alimentaires azotées aux substances non azotées est de 1 à 3 et demi. Le tableau des excreta prouve que, sur la totalité des produits éliminés, 32 p. 100 le sont par la respiration; 17 p. 100 par la peau; 46,5 p. 100, par l'urine; et 4,5 p. 100 par les fèces.

Les tableaux qui précèdent font en même temps ressortir la possibilité de réaliser une *ration d'entretien* dans des conditions de stabilité telle que l'on puisse essayer d'appliquer à un animal, soumis à une expérience ainsi conduite, les calculs de la thermochimie. Les données fondamentales de cette question ont été établies par les admirables travaux de M. Berthelot (1). Le principe de l'*équivalence calorifique des transformations chimiques* est en effet le suivant.

« Si un système de corps simples ou composés, pris dans des conditions déterminées, éprouve des changements physiques ou chimiques capables de l'amener à un nouvel état, sans donner lieu à aucun effet mécanique extérieur au système, la quantité de chaleur dégagée ou absorbée par l'effet de ces changements dépend uniquement de l'état initial et de l'état final du système. Elle est la même, quelles que soient la nature et la suite des états intermédiaires. »

En réalisant, dans la mesure du possible, toutes les conditions nécessaires pour que l'animal soumis à l'expérience n'effectue aucun travail extérieur, ce qui est toujours assez éloigné de la vérité puisqu'il n'est pas possible de réduire à zéro le travail du cœur et celui de certains organes tels que les muscles de la respiration, on peut appliquer le théorème suivant :

« La chaleur développée par un être vivant qui n'effectue aucun travail extérieur pendant une période donnée de son existence, accomplie sans le secours d'une énergie étrangère à celle de ses aliments (l'oxygène et l'eau étant compris sous cette dénomination), est égale à la différence entre les chaleurs de formation (depuis les éléments) des principes immédiats de ses tissus et de ses aliments réunis, au début de la période envisagée, et les chaleurs de formation des principes immédiats de ses tissus et de ses excrétions, à la fin de la même période. »

Si le sujet en expérience accomplit un travail extérieur quelconque pendant la période d'observation, et ce point est important à considérer pour la fixation de la ration alimentaire du travailleur, le théorème qui s'applique alors est celui-ci :

« La chaleur développée par un être vivant pendant une période de son existence, accomplie sans le secours d'aucune énergie étrangère à celle de ses aliments (l'oxygène et l'eau étant compris sous cette dénomination), est égale à la chaleur produite par les métamorphoses chimiques des principes immédiats de ses tissus et de ses aliments, diminuée de la chaleur absorbée par les travaux extérieurs effectués par l'être vivant. »

Pour ces recherches, il est nécessaire que l'expérience dure un temps assez long afin de rendre les quantités de chaleur, que l'on doit mesurer ou calculer, considérables par rapport aux différences amenées par les variations inconnues dans la composition chimique de l'animal. Ce

(1) M. Berthelot, *Mécanique chimique*.

désidératum est bien réalisé, par exemple, dans l'appareil de Pettenkofer et Voit pour l'étude de la respiration. Lorsqu'on a pu réunir de la sorte ces deux conditions indispensables pour l'étude dont il s'agit, état d'entretien aussi exact que possible et longue durée de l'expérience dans des conditions invariables, on peut appliquer au calcul de la chaleur produite le théorème suivant relatif à l'*état d'entretien :*

« La chaleur développée par un être vivant qui ne reçoit le concours d'aucune énergie étrangère à ses aliments et qui n'effectue aucun travail extérieur, pendant la durée d'une période à la fin de laquelle l'être se retrouve identique à ce qu'il était au commencement, est égale à la différence entre les chaleurs de formation de ses aliments (l'oxygène et l'eau étant compris sous cette dénomination), et celles de ses excrétions (eau et acide carbonique compris). »

Comme on le voit, le calcul de la chaleur animale développée par les aliments n'est pas aussi simple qu'on le croyait autrefois, alors qu'on l'évaluait par la simple détermination de l'oxygène absorbé, comparé à l'acide carbonique émis. Dans les expériences de Dulong et Despretz, par exemple, la quantité de chaleur, calculée en fonction des combustions respiratoires, ne représente que les sept, huit ou à peine neuf dixièmes de la chaleur mesurée au calorimètre.

D'autre part, la connaissance complète de l'état initial et de l'état final, quant à la thermochimie, nous échappe encore : la chaleur de formation de tous les ingesta et de tous les excreta est loin d'être déterminée d'une façon suffisamment précise. On peut cependant admettre que les graisses et les hydrates de carbone ingérés sont éliminés à l'état d'eau et d'acide carbonique et que les substances protéiques sont transformées en urée, en eau et en acide carbonique : cette hypothèse est assez voisine de la réalité. Partant de ce principe, on a essayé de mesurer directement les quantités de chaleur qui correspondent à ces transformations. Rechenberg, Stohmann, Frankland, Zuntz, Danilewsky, etc. ont effectué des déterminations de ce genre : le tableau suivant représente le nombre de calories dégagé par la combustion de 1 gramme de substance sèche dans les expériences de Frankland et de Danilewsky et en suivant une méthode dont on trouvera la description dans le travail de Danilewsky (1).

	Calories.	
Glucose	3.938	Rechenberg.
Graisse de bœuf	9.069	Frankland.
Huile de foie de morue	9.107	Frankland.
Muscle de bœuf lavé à l'éther	5.103	Frankland.
Albumine purifiée	4.998	Frankland.
Acide hippurique	5.383	Frankland.
Acide urique	2.615	Frankland.
Urée	2.216	Frankland.

(1) *Jahresbericht für Thierchemie*, 1881.

Fibrine végétale	6.231	
Gluten	6.145	
Caséine	5.950	Danilewsky.
Légumine	5.573	
Fibrine du sang	5.830	
Peptone de la fabrique de Schuchardt	5.334	
— — de Wirth	4 876	
— préparée par Drechsel	4.997	
Graisse du tissu cellulaire des animaux	9.686	
Urée	2.537	

Voici d'autre part, quelques chiffres déterminés par différents expérimentateurs et rapportés, comme les précédents, à 1 gramme de substance.

	Calories.		Calories.
Alcool	6.980	Lait de vache	5.733
Acide acétique	3.318	Jaune d'œuf	4.479
Extrait de viande	3.216	Pommes de terre	4 234
Albumine	5.754	Pain blanc	4.351
Muscle	5.724	Riz	4.806
Amidon	4.479	Lentilles	4.889
Poudre de viande	5.296	Maïs	5.188
Farine de froment	4.469	Beurre	7.264
Gruau d'avoine	4.005	Cacao	6.875
Gélatine	5.493	Cervelle de chien	7.139
Chondrine	4.909	Lait de femme	4.837
Kératine	5.415	Acide stéarique	9.886
Élastine	5.776	Sucre de canne	4.176
Partie organique de l'extrait de viande	4.400	Cellulose	4.464
		Maltose sèche	4.163
Résidu sec de l'urine humaine	1.524	Erythrodextrine	4.325
Viande de bœuf dégraissée	5.431	Pain de seigle	4.471
Diastase végétale	4.086	Avoine (entière)	5.107
Levure	4.412	Sarrasin (entier)	4.288
Muscle de grenouille	5.537	Choux	4.116
Sang de bœuf	5.900	Foin	4.353

Dans un travail plus récent (1) auquel sont empruntés, pour la majeure partie, les résultats du tableau ci-dessus, Danilewsky a calculé le nombre de calories correspondant à l'absorption physiologique d'un gramme d'oxygène, suivant que cet oxygène sert à brûler de l'albumine jusqu'à l'état d'urée, ou bien de la graisse, ou des hydrates de carbone. Un gramme d'oxygène servant à la combustion de l'albumine et à sa transformation en urée produit 3,380 calories; il en produit 3,370 lorsqu'il sert à la combustion de la graisse ; 3,797 lorsqu'il sert à celle de la fécule et 3,695 lorsqu'il brûle du sucre de raisin.

Pour un gramme d'acide carbonique excrété, il y a production de 2,930 calories s'il s'agit de la combustion physiologique de l'albumine; 3,460 calories pour celle de la graisse ; 2,750 pour celle de la fécule et 2,687 pour celle du sucre de raisin. Dans la combustion physiologique de l'al-

(1) B. Danilewsky, *Ueber die Kraftvorrähte der Nahrungstoffe* (*Archiv für die gesammte Physiologie*, t. XXXVI, p. 230).

bumine, il y a production de 31,800 calories pour chaque gramme d'azote et de 14,860 calories pour chaque gramme d'urée.

Un gramme d'acide carbonique produit dans l'organisme humain, au repos et avec une alimentation mixte, correspond à une production de 2,841 calories : un gramme d'oxygène absorbé dans les mêmes conditions correspond à 3,315 calories. Dans l'organisme en état d'activité, un gramme d'acide carbonique formé correspond à 2,840 — 2,787 calories; et un gramme d'oxygène absorbé, à 3,691 — 3,676 calories. Danilewsky fait observer que la quantité de chaleur correspondant à l'excrétion d'un gramme d'acide carbonique variant notablement avec la nature de l'alimentation, c'est-à-dire du combustible consommé, il vaut mieux employer la proportion d'oxygène utilisé pour la combustion chaque fois que l'on veut évaluer approximativement la production de chaleur de l'organisme, en prenant pour base la valeur des échanges respiratoires. L'auteur a, en outre, dressé le tableau suivant qui représente, en fonction des données précédentes, *l'équivalence calorifique* des principales substances alimentaires.

Aliments isodynames.

	GRAISSE.	FÉCULE.	SUCRE de RAISIN.	SUCRE de CANNE.	CELLULOSE	PEPTONE.	EXTRAIT de VIANDE.
100 grammes caséine (5,950 calories).	61	133	151	142	133	121	135
100 grammes graisse (9,842 calories).	»	220	250	236	221	201	224
100 grammes fécule (4,479 calories).	47	»	114	107	100	92	102

En tenant compte de la chaleur de combustion de l'urée, on trouve que 100 grammes d'albumine animale équivalent, *au point de vue calorifique*, à 52 grammes de graisse, ou 114 grammes de fécule, ou 129 grammes de sucre de raisin : 100 grammes d'albumine végétale équivaudraient à 55 grammes de graisse, ou 121 grammes de fécule, ou 137 grammes de sucre de raisin. Ces équivalences doivent être envisagées au point de vue absolument restreint des quantités de chaleur dégagées, car nous verrons plus tard qu'aucun des groupes d'aliments primordiaux ne peut être remplacé efficacement d'une façon durable dans la ration alimentaire par un composé d'un autre groupe.

Cherchons maintenant à appliquer les données précédentes au calcul des quantités de chaleur degagées par l'usage des deux rations d'entretien que nous avons reproduites d'après les tableaux de Vierordt et de Beaunis. Si nous admettons que la totalité de l'azote des matières protéiques s'élimine à l'état d'urée, il en résulte que 1 gramme de matières albuminoïdes peut produire 0gr,34 d'urée, en calculant la moyenne de l'azote des substances protéiques au taux de 16 p. 100. La chaleur de formation de cette quantité d'urée sera 0,34 × 2,537 = 0 calorie 862 qu'il faudra retrancher de la chaleur de combustion totale des matières albuminoïdes, pour obtenir leur chaleur de transformation en urée, eau et acide carbonique. Cette dernière devient alors, en adoptant le chiffre de 5 calories 850 pour 1 gramme de substance protéique comme moyenne des déterminations de Danilewsky (1), 5,850 — 0,862 = 4 calories 988 : c'est ce chiffre que nous allons adopter pour nos calculs. Nous prendrons, d'autre part, le chiffre de 9 calories 686 pour la chaleur de transformation des graisses et celui de 3 calories 938 pour la chaleur de transformation des substances hydrocarbonées.

Calculons, en fonction de ces données, les quantités de chaleur mises en liberté par l'emploi des deux rations d'entretien de Vierordt et de Beaunis.

Pour la ration de Vierordt, nous obtenons :

Albuminoïdes	120 × 4.988 =	598cal,560
Graisses	90 × 9.686 =	871cal,740
Hydrates de carbone	330 × 3.938 =	1299cal,540
Total		2769cal,840

Pour la ration de Beaunis, ces quantités deviennent :

Albuminoïdes	92 × 4.988 =	459cal,896
Graisses	61 × 9.686 =	590cal,846
Hydrates de carbone	235 × 3.938 =	925cal,430
Total		1976cal,172

Si l'on prend dans les travaux de Hirn les données relatives à des individus soumis au repos et au travail, on arrive à constituer le tableau suivant dont les résultats sont calculés par heure.

(1) On doit prendre, de préférence, pour ces calculs, les chiffres obtenus dans les expériences de Danilewsky, dont les recherches ont été effectuées par une méthode infiniment plus précise que celle employée par Frankland, en raison des progrès de la technique expérimentale. Grâce aux nouveaux perfectionnements apportés dans les méthodes de détermination par M. Berthelot (combustion presque instantanée des substances dans une atmosphère d'oxygène sous pression et en grand excès), on parvient aujourd'hui, dans la détermination du nombre de calories dégagées par une substance donnée, à une exactitude remarquable. Les déterminations de Danilewsky comportent une précision suffisante; et des essais comparatifs, effectués par la méthode qu'il a employée et par celle de M. Berthelot, ne présentent que des écarts très faibles.

	AGE.	POIDS.	REPOS.		MOUVEMENT.		
			OXYGÈNE absorbé.	CALORIES.	OXYGÈNE absorbé.	CALORIES.	TRAVAIL EN kilogrammèt.
Homme..........	42 ans.	85 kil.	32gr,80	180.0	142gr,9	312.0	34.040
Femme..........	18 —	62 —	27 ,00	138.0	108 ,0	266.0	21.650
Moyenne........	33 1/2	67 —	30 ,72	154.4	119 ,84	271.2	26.688

	JOURNÉE DE REPOS.		JOURNÉE DE MOUVEMENT.		
	REPOS 16 heures.	SOMMEIL 8 heures (1).	REPOS 8 heures.	MOUVEMENT 8 heures.	SOMMEIL 8 heures.
Homme..........	2880.0 (180 × 16)	408 (51 × 8)	1440.0 (180 × 8)	2496.0 (312 × 8)	408 (51 × 8)
	Total : 3288 calories.		Total : 4344 calories.		
Femme..........	2208.0 (138 × 16)	296 (37 × 8)	1104.0 (138 × 8)	2128.0 (266 × 8)	296 (37 × 8)
	Total : 2504 calories.		Total : 3528 calories.		
Moyenne........	2470.4 (154.4 × 16)	320 (40 × 8)	1235.2 (154.4 × 8)	2169.6 (271.2 × 8)	320 (40 × 8)
	Total : 2790.4 calories.		Total : 3724.8 calories.		

(1) Durant le sommeil, la production de chaleur s'abaisse beaucoup, comme l'a montré Helmholtz. Le nombre de calories dégagées n'est plus que de 36 par heure pour un individu de 60 kilogr. Les chiffres moyens sont, par heure et par kilogramme de poids vif : 2 cal. 2 pendant le repos, 4 calories pendant le travail et 0 cal. 6 pendant le sommeil.

Ces tableaux prouvent que la *ration d'entretien* qui concorde le mieux avec les quantités de chaleur déterminées par Hirn et admises par tous les physiologistes, est la ration de Vierordt : celle de Beaunis, qui s'applique à un adulte de 70 kilogrammes est remarquablement faible.

M. Max Rübner (1) a déterminé, dans un travail récent, la force vive dégagée dans l'organisme, sous forme de calories, par un certain nombre de substances alimentaires. Reprenant les travaux de Frankland, Danilewsky et autres expérimentateurs, il y a introduit tous les éléments de correction proposés par Stohmann et Rechenberg. Dans ses déterminations des chaleurs de combustion, il a tenu compte des déchets que les aliments laissent dans l'urine et les fèces, ainsi que de la chaleur consommée par les changements d'état. Les résultats qu'il a obtenus,

(1) Max Rübner, *Calorimetrische Untersuchungen*, *in Zeitschrift für Biologie*, t. XXI, 1884.

et qui forment un très important travail, ne diffèrent pas beaucoup de ceux que nous venons de rapporter et qui sont devenus, en quelque sorte, classiques. Voici les plus importants, rapportés à 1 gramme de substance sèche :

Effet utile physiologiquement, en calories.

Albumine	4.424
Muscle	4.000
Substances reprises à l'organisme pendant l'inanition	3.842
Graisse	9.423

D'après cet observateur, un adulte du poids de 67 kilogrammes, accomplissant un travail moyen de 9 à 10 heures, consomme, pendant une période de 24 heures, une quantité de force vive égale à 2843 calories.

En se basant sur des considérations du même ordre, M. Hervé-Mangon (1) a déterminé les nombres de calories que doit fournir, par jour, un adulte du poids moyen de 65 kilog. pour fournir un travail utile extérieur représenté par 3, 4 et 9 centièmes.

	Nombre de calories à produire.	Effet utile en travail mécanique extérieur.
Repos absolu	2600	0.00
Travail faible	4200	0.03
Travail ordinaire	4800	0.04
Travail très considérable	6000	0.09

Le même observateur a également déterminé, en fonction de ces données, la quantité d'aliments nécessaires pour produire ces calories capables de se transformer en effet mécanique utilisable. C'est ce que représente le tableau suivant.

DÉSIGNATION DES SUBSTANCES.	POIDS NÉCESSAIRES pour dégager dans l'organisme les nombres suivants de calories:			
	2600	4200	4800	6000
	kilog.	kilog.	kilog.	kilog.
Pain (mie)	1.211	1.692	2.236	2.795
Pain (croûte)	0.606	0.979	1.119	1.393
Pain (1/4 croûte)	0.692	1.119	1.278	1.598
Riz	0.703	1.134	1.296	1.620
Pommes de terre	2.613	4.221	4.824	6.030
Pois secs	0.698	1.128	1.289	1.612
Maigre de bœuf	1.827	2.951	3.373	4.216
Œufs	1.135	1.834	2.098	2.621
Graisse de bœuf	0.286	0.463	0.529	0.661
Fromage sec	0.596	0.964	1.101	1.377
Beurre	0.357	0.578	0.660	0.825
Sucre	0.776	1.254	1.433	1.792

(1) Hervé-Mangon, *Traité de génie rural*, 1875.

Dans les considérations théoriques qui viennent d'être exposées, un grand nombre des conditions d'expérience sont sujettes à des causes d'erreur contre lesquelles il est impossible de lutter efficacement. Si la *ration d'entretien* est délicate à réaliser pour un individu ou un animal au repos, elle est encore bien plus difficile à fixer d'une manière stable pour un sujet fournissant un travail mécanique.

Dans ce cas, l'ensemble des aliments introduits dans l'organisme se partage, en effet, en deux portions dont l'une sert à renouveler les éléments constituants de nos tissus, tandis que l'autre subit la désassimilation.

Nous ignorons absolument de quelle façon se fait ce partage, et s'il est aisé de concevoir et d'exprimer, par la qualification de *rôle plastique* des aliments, cette rénovation des éléments anatomiques détruits par suite de leur fonctionnement, notre analyse se borne à cela, en raison de la complexité des phénomènes. Il suffit de songer à la multiplicité des dédoublements subis dans l'économie par les substances protéiques pour se rendre compte des difficultés presque insurmontables du problème (1). Si l'on ne peut dire que tous les principes alimentaires primordiaux soient *plastiques*, dans certaines conditions déterminées, tous certainement peuvent être *respiratoires :* ce fait seul suffirait pour démontrer que les métamorphoses subies par les divers principes alimentaires ne peuvent être suivies exactement et dans tous leurs détails. Nous ne pouvons pas, en effet, jusqu'à présent, suivre les aliments sous les nombreuses transformations qu'ils subissent dans l'organisme, depuis leur introduction dans l'appareil digestif, jusqu'au moment où ils arrivent au *milieu intérieur nutritif* qui les renferme à l'état utilisable : nous ignorons si ces métamorphoses sont plus ou moins nombreuses et faciles, suivant l'état de l'individu et celui des aliments ; nous ne savons pas davantage si les différents produits de transformation d'une même substance, ou de substances très voisines, ont la même valeur nutritive pour les cellules qui doivent s'en nourrir. Les résultats de l'observation et de l'expérience la plus rigoureuse ne peuvent donc fournir que des solutions plus ou moins approchées du problème.

D'un autre côté, la composition exacte de cette ration est difficile à évaluer d'une façon absolue, à moins de faire usage d'une alimentation toujours identique qui amène assez promptement à la satiété et qui crée, par conséquent, des causes d'erreur dont il est impossible de tenir compte. Le procédé qui consiste à nourrir un animal avec une seule substance de composition bien connue, donne peut-être encore de plus mauvais résultats : nous savons en effet que, quel que soit le genre d'aliment employé, son usage exclusif détermine toujours assez

(1) Voir à ce sujet : Gabriel Pouchet, *Transformations des matières albuminoïdes dans l'économie*. Paris, 1880.

rapidement des troubles graves dans l'organisme. D'autre part, l'hypothèse de l'élimination totale de l'azote des albuminoïdes à l'état d'urée n'est pas absolument exacte ; une assez notable proportion de cet élément est éliminée à l'état de composés plus complexes, acide urique, composés amidés, etc., que l'on ne peut faire intervenir dans le calcul.

Un point encore plus important est celui-ci : l'hydratation des matières amylacées, ou des composés du groupe de la saccharose, et leur transformation en glucose dégage de notables quantités de chaleur (pour 1 gramme de glucose formé aux dépens de la cellulose, par exemple, il y a dégagement de 0 calorie 828); il en est de même pour l'hydratation des matières albuminoïdes et leur transformation en peptones (dans le tableau précédent, page 767, des chiffres trouvés par Danilewsky, les chaleurs de combustion des peptones et celles des substances protéiques sont notablement différentes); et les dédoublements subis dans l'organisme par un grand nombre de substances ingérées à titre d'aliments, sont encore la source d'un dégagement notable de calorique. Il est vrai que l'on doit alors faire entrer en ligne de compte les réactions endothermiques qui se passent dans l'économie, celles dues, par exemple, à quelques réductions et à certaines synthèses, mais nous manquons encore presque complètement de données précises à cet égard.

Si quelques-unes de ces causes d'erreur tendent à contrebalancer les autres, les résultats auxquels il est possible d'aboutir, en définitive, sont toujours plus ou moins éloignés de la vérité absolue et guère plus exacts que ceux auxquels arrivaient Lavoisier, ou Dulong et Despretz, en ayant simplement égard aux quantités d'oxygène absorbé et d'acide carbonique éliminé. C'est d'ailleurs, en raison de l'incertitude qui plane encore sur ces questions de physiologie expérimentale que nous avons fait entrer sous la rubrique « *considérations théoriques* » l'exposé de ces faits qui paraissent exclusivement, au premier abord, du domaine expérimental.

Si imparfaites qu'elles soient, les conclusions que nous pouvons déjà en tirer concordent, en certains points, avec l'observation séculaire des faits. Ainsi la comparaison des quantités de chaleur dégagée par la combustion des différents principes alimentaires primordiaux, montre que ce sont les corps gras qui, à poids égal, fournissent le plus de chaleur : or, on sait quelles quantités considérables de graisses sont employées dans leur alimentation par les populations des pays froids, surtout des régions circumpolaires, où les Esquimaux absorbent journellement jusqu'à 8 et 10 litres d'huile de phoque; et, du reste, l'instinct seul nous porte à augmenter, en hiver, la proportion des graisses dans nos aliments. Au point de vue calorifique, les aliments gras l'emportent sur tous les autres; et les albuminoïdes, à leur tour, l'emportent sur les hydrates de carbone, mais dans une beaucoup moindre proportion (1).

Quant à ce qui regarde la mise en liberté, sous forme de travail, de l'énergie contenue dans les aliments, les déductions théoriques sont tout aussi incertaines, bien qu'il y ait, évidemment, un rapport déterminé entre la quantité de forces vives produites par un organisme et les mutations matérielles de cet organisme : à une quantité donnée de mouvement, correspond une quantité proportionnelle de carbone oxydé. Frerichs a fait observer que les carnivores ne sont pas, parmi les animaux, ceux chez lesquels on peut constater les effets mécaniques les plus considérables : les herbivores, dans l'alimentation desquels les aliments non azotés prédominent sont, au contraire, de puissants producteurs de travail. Or, les expériences faites sur des groupes d'ouvriers terrassiers, montrent que l'homme produit le maximum de travail mécanique avec une ration alimentaire dans laquelle les substances protéiques entrent pour une part notable, ce qui concorde avec la très légère augmentation que l'on observe dans l'élimination de l'azote pendant le travail. Il est prouvé, d'un autre côté, que la proportion des matières albuminoïdes introduites par l'alimentation n'est presque jamais capable de représenter le travail produit et qu'elle ne peut en être, en tous cas, la source exclusive : dans les conditions ordinaires, la chaleur de combustion des albuminoïdes intervenant dans la production du travail, calculée en fonction de la désassimilation de l'azote, représente à peu près le tiers du travail produit. C'est ce qui ressort de la discussion des résultats d'expériences obtenus par Fick et Wislicenus dans leur célèbre ascension du Faulhorn; et ce sont aussi les conclusions auxquelles aboutissent MM. Grandeau et Leclerc dans leurs remarquables recherches sur l'alimentation du cheval de trait, faites sur l'ensemble de la cavalerie de la Compagnie générale des omnibus à Paris (2).

III. **Valeur alimentaire relative et équivalent nutritif des aliments.** — Les recherches entreprises par M. de Gasparin et relatées en détail dans son *Cours d'agriculture* ont démontré que la proportion des aliments azotés devait doubler dans la ration du travailleur. Nous

(1) Pour obtenir, par exemple, les 450 calories dégagées par la combustion de 50 grammes de graisse, il faudrait brûler 115 grammes d'hydrates de carbone contenus dans les poids suivants de légumes :

548	grammes	de pommes de terre épluchées.
1170	—	de carottes épluchées.
1700	—	de choux épluchés.

ou bien encore, il faudrait brûler 95 grammes de matières albuminoïdes, représentant 429 grammes de viande de bœuf maigre désossée.

(2) Grandeau et Leclerc, *Recherches expérimentales sur l'alimentation du cheval de trait.* Paris, 1882-1883.

avons déjà cité ses conclusions qui sont contenues dans les chiffres suivants :

	Ration d'entretien.	Ration de travail.	Ration totale.
Azote	12.51	12.50	25.01
Carbone	264.06	45.00	309.06

Toutes les observations faites depuis, ont sensiblement confirmé les précédentes, en ce qui regarde l'homme tout au moins; et nous croyons inutile d'insister à nouveau sur la supériorité, au point de vue de la capacité de travail, des individus alimentés avec une ration dans laquelle les matières azotées figurent pour une part notable. Nous aurons occasion, en parlant de l'alimentation insuffisante et des régimes exclusifs, de revenir sur ce point.

L'utilité de l'association des matières albuminoïdes aux hydrates de carbone et aux corps gras, a été bien mise en évidence par les travaux de plusieurs physiologistes. Ces recherches ont, en même temps, démontré l'inexactitude de l'interprétation de Liebig, lorsqu'il supposait que les hydrates de carbone sont destinés uniquement à produire de la chaleur.

Forster a fait voir que l'addition de graisse aux albuminoïdes ralentit et même diminue dans une notable mesure leur désassimilation, au point qu'il devient possible pour l'organisme de fixer de l'albumine. Le tableau suivant donne les résultats des expériences faites par lui sur des chiens.

PÉRIODES D'EXPÉRIENCE.	APPORT JOURNALIER.		VIANDE TRANSFORMÉE PAR JOUR.
	VIANDE.	GRAISSE.	
1 à 4 jours.	500	300	456
5 à 8 —	500	»	522
1 jour.	1500	»	1500
2 jours.	1500	30	1482
3 —	1500	60	1489
4 —	1500	100	1442
5 —	1500	150	1422
6 —	1500	»	1484

Pour les hydrates de carbone proprement dits ($C^{a}H^{2n}O^{n}$), cette épargne de l'albumine est encore plus considérable, ainsi qu'il résulte du tableau suivant des expériences effectuées par Voit. Cette moindre désassimilation des albuminoïdes a pour effet d'abaisser dans l'urine, le chiffre de l'urée dont la proportion est encore plus faible pour une alimentation composée d'albuminoïdes et d'hydrates de carbone que pour une alimentation composée d'albuminoïdes et de graisses, comme l'ont montré les recherches de Vierordt et Bischoff.

PÉRIODE D'EXPÉRIENCE.	APPORT JOURNALIER.			VIANDE TRANSFORMÉE.
	VIANDE.	AMIDON.	GRAISSE.	
1 à 5 jours.	2000	250	»	1793
6 à 9 —	2000	»	250	1883

On peut conclure de ces observations que les boissons sucrées sont utiles aux malades en épargnant la désassimilation des albuminoïdes de leur organisme. L'alcool et les composés de ce groupe, comme la glycérine, qui ont été préconisés comme *aliments d'épargne*, ne jouissent pas de propriétés aussi marquées; ils ne valent même pas les corps gras à ce point de vue. D'ailleurs, l'alcool, la glycérine, le thé, le café, la coca, la noix de kola et tous les produits du même genre, employés à titres d'*aliments d'épargne*, ne font que remplacer, grâce à une excitation artificielle déterminée par un principe plus ou moins énergiquement actif, l'excitation produite normalement par l'ingestion des aliments.

Une remarque fort intéressante a été faite par Voit et Pettenkofer, au sujet de l'emploi des hydrates de carbone dans l'alimentation. Ces savants ont montré que l'ingestion des substances amylacées donne lieu, par la peau et les poumons, à un dégagement d'acide carbonique correspondant à une proportion de carbone plus considérable que celle qui entre dans la composition de ces substances, tandis que ce phénomène n'a pas lieu avec l'ingestion de graisses. Le tableau ci-dessous reproduit en partie les résultats obtenus par ces expérimentateurs.

APPORT.		CARBONE	
VIANDE.	AMIDON.	DE L'AMIDON.	RENDU EN CO^2.
400	250	93.5	148.6
400	400	152.7	157.5
800	450	168.4	180.9

Les tableaux ci-après reproduisent également quelques-uns des résultats obtenus par Pettenkofer et Voit dans des expériences faites sur un chien du poids de 30 kilogrammes.

VIANDE ingérée.	GRAISSE ingérée.	ALBUMINE détruite.	ALBUMINE empruntée à l'organisme ou fixée par lui.	GRAISSE détruite.	GRAISSE empruntée à l'organisme ou fixée par lui.
gr.	gr.	gr.	gr.	gr.	gr.
400	200	449.7	— 49.7	159.4	+ 40.6
500	100	491.2	+ 8.8	66.0	+ 34.0
500	200	517.4	— 17.4	109.2	+ 90.8
800	350	635.0	+ 165.0	135.7	+ 214.3
1500	30	1457.2	+ 42.8	»	+ 30.0
1500	60	1500.6	— 0.6	20.6	+ 39.4
1500	100	1402.2	+ 97.8	8.8	+ 91.1
1500	150	1455.1	+ 44.9	14.3	+ 135.7

VIANDE ingérée.	HYDROCARBONÉS ingérés.	ALBUMINE détruite.	ALBUMINE empruntée à l'organisme ou fixée par lui.	HYDROCARBONÉS détruits.	GRAISSE empruntée à l'organisme ou fixée par lui.
gr.	gr.	gr.	gr.	gr.	gr.
400	250	436	— 36	210	— 18
400	250	393	+ 7	227	— 25
400	400	413	— 13	344	+ 45
500	200	568	— 68	167	+ 25
500	200	537	— 37	182	+ 16
500	200	530	— 30	167	+ 14
800	450	618	+ 182	379	+ 69
1500	200	1475	+ 25	172	+ 47
1800	450	1469	+ 331	379	+ 122
2500	0	2512	— 12	0	— 57

Ces tableaux présentent, pour notre étude, un très grand intérêt; ils donnent, en même temps, une confirmation expérimentale de certains faits tels que : augmentation de la désassimilation excitée par l'apport, nécessité d'une certaine proportion des substances albuminoïdes, rapport assez élevé entre les albuminoïdes et les hydrates de carbone pour que la ration alimentaire soit efficace.

Pour Voit et Pettenkofer (1), au point de vue alimentaire, 100 parties de graisse équivalent à 170 ou 180 parties de matières amylacées. On sait, qu'au contraire les substances désignées sous la dénomination d'*aliments d'épargne*, ont généralement pour résultat de leur ingestion une élimination moins considérable de l'acide carbonique. Scharling avait déjà fait cette observation pour les hydrates de carbone et les acides végétaux. Nous l'avons reproduite en même temps que le tableau de la page 748.

Des expériences fort intéressantes avaient déjà été faites, au point de vue de la valeur alimentaire des corps gras, par la commission de la gélatine dont il a été question dans le chapitre des aliments. Le rapporteur de la commission, Magendie, cite les faits suivants : un chien

(1) Consulter également à ce sujet les travaux de Voit et Pettenkofer, *in Zeitschrift für Biologie*, de 1867 à 1888, et l'étude de Voit *in Hermann's Handbuch der Physiol.*, t. VI, 1881.

consentit à manger du beurre frais d'une manière irrégulière pendant soixante-huit jours, au bout desquels il mourut d'inanition, bien que dans un état d'embonpoint remarquable. Pendant toute la durée de l'expérience, ce chien exhalait une forte odeur d'acide butyrique : son poil était gras au toucher, sa peau onctueuse et couverte d'une couche de graisse. A l'autopsie, on trouva une infiltration graisseuse de tous les tissus. La commission obtint des résultats analogues avec l'axonge et la graisse qui environne le cœur du bœuf. Ce dernier aliment, que l'on ne peut évidemment regarder comme un corps gras exclusif, offrit deux remarquables exceptions : deux chiens furent conservés en santé pendant plus d'un an, en restant soumis à cette alimentation exclusive.

Au point de vue de l'alimentation exclusive, la graisse est donc plus apte que les hydrates de carbone proprement dits à entretenir la vie. Nous verrons tout à l'heure que la graisse doit toujours entrer pour une notable proportion dans la ration alimentaire du travailleur. Dans ses études sur l'alimentation des habitants des campagnes, Bouchardat insistait avec raison sur l'utilité de l'adjonction de la graisse aux aliments féculents dont les paysans font un si grand usage.

Les travaux de Voit ont aussi démontré que les albuminoïdes étaient les composés les plus importants, au point de vue de l'alimentation. D'après ce physiologiste, l'albumine des organismes vivants s'y trouverait sous deux formes : l'*albumine fixe*, existant dans les tissus et les cellules, difficilement décomposable ; et l'*albumine circulante*, existant dans les vaisseaux sanguins et lymphatiques, facilement décomposable, chargée d'alimenter les cellules et de fournir à leur activité. Cette dernière se trouve en circulation avec une abondance qui dépend de l'apport alimentaire; et la consommation de l'albumine chez un animal nourri avec cette substance, augmente sensiblement comme son apport, d'après Lehmann.

Lorsqu'on soumet un animal à la diète, il désassimile plus de matières albuminoïdes dans la première période de vingt-quatre heures que dans les périodes suivantes, et cette augmentation est d'autant plus marquée s'il a été nourri précédemment avec de la viande. Cette désassimilation va ensuite en diminuant jusqu'à un certain point minimum qui dépend de la taille de l'animal soumis à l'expérience. Il existe pour chaque individu un maximum et un minimum dans ce que l'on pourrait appeler la capacité d'absorption pour l'albumine. Voit cite un chien qui ingérait par jour 2 500 grammes de viande, soit 500 grammes d'albumine, et qui était pris de diarrhée lorsqu'on augmentait cette quantité.

Mais, dans le cas d'une alimentation exclusive à l'aide de substances albuminoïdes, la limite entre le maximum et le minimum devient assez étroite, car l'abondance de l'apport d'albumine excitant la consommation, il en résulte que la proportion d'albuminoïdes susceptibles d'éprouver les métamorphoses régressives augmente dans une notable mesure; sans quoi l'individu désassimilerait plus d'albumine qu'il n'en absorbe, ce qui se produirait alors au détriment de sa propre substance.

Lorsque l'apport des albuminoïdes ne se fait plus que d'une façon insuffisante, l'albumine des tissus entre pour une part plus ou moins forte dans la désassimilation et l'économie rejette plus d'azote qu'elle n'en reçoit : c'est un phénomène qui s'observe d'une façon constante dans l'inanition.

Forster est d'avis que de grandes variations peuvent se produire dans la quantité de matières albuminoïdes que l'on absorbe, et cela sans inconvénient sérieux, pourvu que ces variations n'aillent pas jusqu'à provoquer des troubles des organes digestifs.

La viande constitue la forme sous laquelle on peut absorber la plus grande quantité possible de substances albuminoïdes. M. Arnould, dans ses *Nouveaux éléments d'hygiène*, cite à cet égard les faits suivants. Rübner supporta pendant plusieurs jours le régime de 1400 grammes de viande par jour; Ranke en mangea 2000 grammes en un jour; un Esquimau, cité par Parry, en dévorait aisément 9 livres en vingt-quatre heures; enfin les Hottentots, les Boschimans, les Mongols, ont des capacités analogues.

Les substances azotées *non protéiques* qui accompagnent les albuminoïdes dans les viandes, ne jouent aucun rôle dans la consommation ou l'épargne de l'albumine : nous avons déjà attiré l'attention sur ce fait à propos du bouillon (voir page 274). Il n'en est pas de même de la gélatine et des peptones, à la condition que leur usage ne soit pas trop exclusif. Très utiles, en effet, lorsqu'elles accompagnent l'albumine, la gélatine et les peptones n'épargnent pas suffisamment l'albumine lorsque leur usage se prolonge ou que la proportion sous laquelle elles entrent dans l'alimentation devient trop considérable : l'organisme perd, dans ce cas, plus d'albumine qu'il n'en récupère et l'on voit survenir l'inanition.

Dans les expériences faites à ce sujet par Voit, un chien perdait par jour 136 grammes de son poids avec une alimentation composée de 500 grammes de viande et 200 grammes de lard. Le régime ayant été composé de 300 grammes de viande, 200 grammes de lard et 100 grammes de gélatine, cet animal ne perdit plus que 84 grammes de son poids et cette perte fut réduite à 32 grammes par jour en portant la quantité de gélatine à 200 grammes. D'après nos propres expériences (faites à l'aide de la peptone de Kemmerich) les peptones exercent une action encore plus accentuée sur l'épargne des albuminoïdes. Un chien peut être alimenté pendant 15 jours sans perdre de poids à l'aide d'un mélange de pain, de graisse et de peptone : au bout de ce temps, sa nutrition commence seulement à languir, tandis que ce phénomène se produit dès le quatrième jour en remplaçant la peptone par de la gélatine.

En résumé, les meilleurs aliments d'épargne de l'albumine sont la gélatine, les peptones, les graisses et, surtout, les hydrates de carbone proprement dits : l'association, dans une juste mesure, de ces divers principes alimentaires primordiaux constitue évidemment le mode d'alimentation à la fois le plus rationnel et le plus parfait.

On voit combien il est difficile de concilier avec les faits ci-dessus les données thermochimiques dont nous avons essayé de présenter une idée dans le paragraphe précédent. Ce n'est cependant qu'en tenant compte de ces conditions multiples et en cherchant à s'éclairer des lumières de l'expérience que l'on pourra arriver à établir, plus tard, les bases d'une alimentation rationnelle et vraiment scientifique : bien que les données actuelles soient encore entachées d'un certain empirisme, elles n'en fournissent pas moins des résultats fort utiles.

La valeur nutritive (1) d'un aliment dépend encore, dans une large mesure, de sa digestibilité : si l'appétence et le désir augmentent dans une proportion indéniable les aptitudes digestives de l'estomac, on ne peut cependant accepter d'une façon absolue le *quod sapit nutrit* des anciens. La digestibilité est, malheureusement, une qualité pour laquelle il n'existe pas de mesure bien précise malgré les très nombreuses expériences qui ont été faites à son sujet ; et ce n'est pas sans un grand étonnement que l'on voit, au premier rang, dans les tables de digestibilité dressées par Beaumont, des aliments tels que les pieds de cochons, les cervelles, les tripes et les pommes blettes, tandis que les volailles, le mouton rôti, le veau, les huîtres occupent le dernier rang. La digestibilité est, au surplus, une chose qui varie avec une foule de conditions dont il est tout à fait impossible de tenir un compte exact ; et nous dirons, avec Fonssagrives, que, sous ce rapport, chacun a son estomac à soi, et qu'un aliment facile à digérer est celui que l'on digère bien : on est à soi-même son meilleur conseiller.

Cela ne veut pas dire qu'il faille absolument négliger la notion de digestibilité des aliments ; il en est toute une catégorie que leur texture, leur composition chimique, et surtout l'expérience séculaire ont appris à considérer comme difficilement digestibles, tels sont : les viandes faisandées ou fournies par des animaux trop jeunes, les viandes fumées ou saumurées, les volailles et les poissons huileux, les ragoûts et certains légumes féculents, les légumes herbacés, dans lesquels la trame celluleuse existe en proportion considérable. Il importe encore de tenir compte du mode de préparation culinaire qui peut faire changer la digestibilité dans d'énormes proportions ainsi que du degré de mastication, d'insalivation des aliments, de la dose et de la nature des condiments qui leur sont associés. Ces quelques considérations suffiront, pensons-nous, pour montrer toute l'incertitude d'un pareil sujet et pour justifier le peu de place que nous consacrons à la digestibilité.

Le rôle si important, et constaté par tous les observateurs, que les matières protéiques jouent dans l'alimentation, a fait attribuer à l'azote

(1) Paul Bérard désignait par la dénomination de *pouvoir nutritif* d'un aliment, son aptitude à être assimilé, c'est-à-dire, à subir l'action de l'oxygène introduit dans le sang par la respiration. Si cette définition est nette et compréhensible, l'évaluation exacte de ce pouvoir nutritif échappe néanmoins à une mesure précise : nous avons, à plusieurs reprises, fait ressortir ce point.

contenu dans les divers aliments une prépondérance considérable qui l'a fait envisager comme un criterium de leur valeur alimentaire : c'est lui qui occupe le premier rang dans la détermination de l'*équivalent nutritif* des aliments. Cette opinion serait infiniment plus exacte si, la modifiant un peu dans son expression, on prenait comme terme de comparaison, non pas la proportion d'azote, mais bien celle de substances protéiques contenues dans les aliments.

Nous avons déjà fait ressortir dans le chapitre des aliments la distinction qu'il fallait faire entre l'azote d'origine albuminoïde et celui provenant d'autres composés. Seul, l'azote albuminoïde possède un pouvoir alibile considérable et peut être pris comme base de la fixation de l'équivalent nutritif; nous avons cité l'exemple du blé d'Égypte qui, bien que l'un des plus riches en azote, ne renferme presque pas de gluten et possède, par conséquent, un pouvoir nutritif notablement inférieur à celui des blés durs d'Amérique ou de Russie qui renferment de 2 à 3 pour 100 d'azote en moins, mais dans lesquels cet azote est contenu à l'état de substances protéiques. La distinction établie page 258, à propos des principes constitutifs des aliments tirés du règne animal, montre également la nécessité de faire figurer seulement l'azote albuminoïde dans l'évaluation du pouvoir nutritif.

Toutefois, dans la plupart des cas, la distinction entre l'azote albuminoïde et l'azote d'une autre provenance, distinction toujours fort délicate et parfois même presque impossible à effectuer avec certitude, ne présente qu'une importance secondaire : en raison de la petite quantité de cet élément engagé dans des combinaisons différentes de celles des matières albuminoïdes, l'erreur commise dans l'appréciation de l'équivalent nutritif en fonction de l'azote total est assez faible et peut être considérée comme négligeable. C'est cette considération qui avait déterminé les premiers observateurs à adopter le chiffre de l'azote comme base de la détermination de l'équivalent nutritif.

D'autre part, il importe de se rappeler que, dans toutes les expériences d'alimentation faites comparativement entre les aliments d'origine animale et ceux d'origine végétale, on a constamment observé une assimilation moins rapide et surtout moins parfaite des substances albuminoïdes végétales, lorsque les expériences portaient sur les carnivores. Cette imperfection, au point de vue nutritif, doit tenir surtout, très probablement, à l'association de substances peu ou point alibiles aux matières albuminoïdes dans les aliments d'origine végétale; il est, en effet, bien difficile d'admettre que des substances aussi facilement transformables et de composition aussi voisine que les albuminoïdes animaux et les albuminoïdes végétaux ne possèdent pas de propriétés alibiles identiques : il faut, il est vrai, tenir compte de la possibilité de l'existence de composés isomères ; et ce que nous savons du pouvoir nutritif et de la digestibilité des différentes variétés de cellulose et d'amidon, est bien de nature à nous faire tenir en garde contre une interprétation prématurée de ces phénomènes. Le fait n'en existe pas moins, il a été constamment reconnu par tous les observateurs, notamment par Hoffmann qui a fait à ce sujet de fort intéressantes expériences sur lesquelles nous reviendrons; et il importe d'en tenir compte au point vue économique de l'alimentation.

Les corps en apparence les plus insignifiants doivent même être pris en considération, au point de vue de la valeur nutritive d'un aliment, car la forme sous laquelle certains composés s'y rencontrent peut déterminer, dans l'économie, des phénomènes qu'il importe d'éviter. C'est ainsi que la farine des céréales possède une réaction acide et laisse, après incinération, des cendres renfermant une notable proportion de phosphates acides qui ne sauraient fournir, dans les processus digestifs, la quantité d'alcali nécessaire à la constitution du sang et des humeurs. C'est pour cette raison que l'alimentation des jeunes enfants à l'aide de bouillie de céréales ne tarde pas à provoquer chez eux des troubles digestifs qui peuvent aller jusqu'à entrainer la mort si cette alimentation vicieuse n'est pas promptement remplacée.

Ces réserves faites, nous adopterons le procédé employé par Payen pour déterminer l'*équivalent nutritif* des divers aliments et permettre d'en établir une classification, procédé basé sur la comparaison de leur teneur en azote, et en carbone et hydrogène combustibles, c'est-à-dire capables de s'oxyder et de fournir de la chaleur et de l'énergie en se transformant dans l'organisme : on tient compte ainsi de la valeur plastique et de la valeur respiratoire des aliments. Il faut entendre par *hydrogène combustible* celui qui se trouve en excès sur la proportion nécessaire pour former de l'eau avec l'oxygène contenu dans l'aliment.

Quelques exemples feront plus facilement comprendre. Les différentes substances amylacées, par exemple, ne renferment pas d'hydrogène combustible et leur carbone seul entre en ligne de compte dans la détermination de leur équivalent nutritif : en effet, leur formule $nC^6H^{10}O^5$, montre qu'elles renferment de l'hydrogène et de l'oxygène dans les proportions exactement nécessaires pour constituer de l'eau. La stéarine, au contraire, dont la formule est $C^{57}H^{110}O^6$ renferme 98 atomes d'hydrogène combustible en plus des 12 nécessaires pour former de l'eau avec l'oxygène; afin de simplifier et de faciliter les calculs, on transforme cet hydrogène combustible en une quantité de carbone capable de fournir par combustion la même quantité de chaleur : c'est ce que l'on appelle réduire l'hydrogène en carbone. Appliquons cette convention à la stéarine prise précédemment comme exemple. Nous savons que 1 gramme d'hydrogène, brûlant dans l'oxygène, dégage 34 calories 5; et que 1 gramme de carbone, brûlant également dans l'oxygène, dégage seulement 8 calories 08. D'autre part, les 98 atomes d'hydrogène combustible contenus dans la stéarine forment un poids de 11gr,01 d'hydrogène, si on rapporte à 100 grammes de stéarine : par conséquent, la quantité de carbone nécessaire pour dégager autant de chaleur que 11gr,01 d'hydrogène sera représentée par $11,01 \times \frac{34,5}{8,08}$(1), c'est-àdire par 47,013.

Ce poids, ajouté aux 76gr,85 de carbone que renferment 100 grammes de stéarine, donne un total de 123,863 qui représente *l'équivalent en carbone de la stéarine*, c'est-à-dire, qui signifie que 100 grammes de stéarine dégagent, par leur combustion, autant de chaleur que 123gr,863 de carbone. Le glucose $C^6H^{12}O^6$ qui ne renferme pas d'hydrogène combustible, puisque l'oxygène et l'hydrogène y entrent dans la proportion exactement nécessaire pour former de l'eau, a pour *équivalent en carbone* 40,00, quantité de carbone contenue dans 100 parties, c'est-à-dire que 100 grammes de glucose dégagent, par leur combustion, autant de chaleur que 40 grammes de carbone. Ces exemples montrent, ce que nous avions eu déjà l'occasion de faire ressortir, que les corps gras sont les aliments qui dégagent la plus forte proportion de chaleur.

En partant de ces données, et à l'aide du tableau suivant dû à Payen, il est facile de calculer l'*équivalent nutritif* d'un aliment : les résultats que l'on obtient ainsi ne peuvent avoir, évidemment, une valeur absolue, mais ils sont comparables et peuvent rendre de grands services pour la fixation des rations alimentaires. C'est en tenant compte, tout à la fois, des renseignements obtenus à l'aide de ce calcul; du rapport qui existe, dans l'aliment considéré, entre les matières albuminoïdes et les substances hydrocarbonées; du rapport qui existe entre les matières amylacées et les graisses, qu'il est possible d'arriver à une évaluation assez précise de la valeur alimentaire.

Cette appréciation de la valeur d'un aliment est, d'ailleurs, toujours relative, puisque nous savons que la nutrition ne peut se faire à l'aide d'un seul aliment, et elle doit toujours être considérée par rapport à l'alimentation dans laquelle cet aliment intervient. Aucun des aliments primordiaux, d'origine organique ou minérale, ne possède une valeur nutritive absolue, complète; mais ils se prêtent tous, dans la nutrition, un mutuel concours. La valeur de chaque produit alimentaire sera d'autant plus grande que l'on arrivera plus facilement et plus exactement, par leur association, à atteindre les rapports voulus entre les proportions des albuminoïdes, des amylacés et des graisses. On voit que cette notion de la *valeur alimentaire* si facilement compréhensible et si simple en apparence, présente en réalité de grandes difficultés et pas mal d'incertitudes pour sa détermination exacte.

(1) Le quotient $\frac{34.5}{8.08} = 4.27$ représente la quantité (en grammes) de carbone qui dégage autant de chaleur que 1 gramme d'hydrogène : c'est le chiffre par lequel il faut multiplier les poids d'hydrogène, exprimés en grammes, pour les transformer en carbone.

Tableau des quantités d'azote, de carbone, de matière grasse et d'eau dans 100 parties de différentes substances alimentaires.

SUBSTANCES ALIMENTAIRES.	AZOTE (1).	CARBONE.	GRAISSE.	EAU.
Viande et produits des animaux de boucherie.				
Viande de bœuf (sans os) (2)	3.00	11.00	2.00 (3)	78.00
Bœuf rôti	3.528	17.76	5.19	69.89
Cœur de bœuf	2.831	16.16	6.155	74.674
Foie de veau	3.093	15.68	5.580	72.33
Foie gras (d'oie)	2.115	65.58	54.570	22.70
Poumon de veau	3.458	14.50	2.540	73.52
Rognons de moutons	2.655	12.15	2.125	78.20
Poissons de mer.				
Raie (4)	3.85	12.25	0.47	75.49
Anguille de mer (congre)	3.95	12.60	5.02	79.91
Morue salée	5.02	16.00	0.38	47.02
Sardines (à l'huile, en boîtes)	6.00	29.00	9.36	46.04
Harengs salés	3.11	23.00	12.72	49.00
— frais	1.83	21.00	10.03	70.00
Merlan	2.41	9.00	0.38	82.95
Maquereau	3.74	19.26	6.76	68.28
Sole	1.91	12.25	0.25	86.14
Limande	2.89	11.50	2.05	79.41
Saumon	2.09	16.00	4.85	75.70
Poissons des eaux douces.				
Brochet	3.25	11.50	0.60	77.53
Carpe	3.49	12.10	1.09	76.97
Barbillon	1.57	5.50	0.21	89.35
Gardon	2.329	19.00	13.25	67.03
Goujons	2.77	13.50	2.67	76.89
Anguille	2.00	30.05	23.86	62.07
Ablettes	2.79	17.00	8.03	72.89
Divers produits animaux.				
Nids d'hirondelles	8.87	28.00	traces	5.00 (5)
Œuf de poule (blanc et jaune)	1.90	13.50	7.00	80.00
Lait de vache	0.66	8.00	3.70	86.50
Lait de chèvre	0.69	8.60	4.10	83.60
Caviar de Russie	4.49	27.41	16.26	37.50
Mollusques.				
Escargots cuits, substance charnue	2.50	9.28	0.952	76.170
Moules, substance charnue	1.804	9.00	2.420	75.74
Moules sèches de Siam (chair)	10.93	11.74	7.50	»
Huîtres fraîches (chair)	2.13	7.18	1.51	80.38
Eau des huîtres	0.086	0.045	»	95.75
Vignots (après ébullition dans eau de mer	2.49	9.497	1.90	70.76

(1) Les nombres de cette colonne, multipliés par 6.5, donnent le poids de la substance azotée.

(2) Les os formant un cinquième du poids total, il faut compter 125 de viande avec les os pour 100 de viande désossée.

(3) La quantité de graisse varie de 2 à 20 pour 100.

(4) La raie avait été débarrassée des arêtes, des intestins, de la tête; c'est donc la chair nette, comestible, dont la composition est indiquée ici; il en est de même pour les différents poissons suivants. Le carbone, en y comprenant son équivalent en hydrogène, a été calculé d'après la chair sèche et la matière grasse; ce n'est qu'une approximation.

(5) Cendres = 14.

SUBSTANCES ALIMENTAIRES.	AZOTE (1).	CARBONE.	GRAISSE.	EAU.
Crustacés.				
Homard, chair crue	2.93	10.96	1.17	76.61
— substance molle interne	1.87	7.30	1.44	84.31
— œufs de homard	3.37	17.55	8.23	62.98
Fromages.				
Fromage de Brie	2.93	35.00	25.73	45.25
— de Gruyère	5.00	38.00	24.00	40.00
— à la pie	2.376	24.43	9.429	68.76
— de Chester	41.26	41.04	25.73	35.92
— de Parmesan	6.997	40.00	15.95	27.56
— double crème	2.920	71.10	59 87	9.48
— de Roquefort	4.210	44.44	30.14	34.55
— de Hollande	4.80	43.54	27.54	36.10
— de Neufchâtel frais	1.27	50.71	40.71	3.658
— — fait (2)	2.06	51.10	41.91	34.47
— de Camembert	3.00	33.05	21.05	51.94
Graines de légumineuses.				
Fèves (3)	4.50	42.0	2.50	15.0
Fèves vertes séchées	4.46	46.0	2.00	8.4
Haricots	3.92	43.0	2.80	9.9
Haricots flageolets séchés	4.15	48.5	2.6	5.1
Lentilles	3.87	43.0	2.60	11.5
Pois secs ordinaires	3.66	44.0	2.10	8.3
Pois cassés séchés verts	3.91	46.0	2.00	9.7
Céréales, farines, pain, tubercules.				
Blé dur du Midi	3.00	41.0	2.10	12.0
Blé tendre	1.81	39.0	1.75	14.0
Farine blanche de Paris	1.64	38.5	1.80	14.0
Farine de seigle	1.75	41.0	2.25	15.0
Orge d'hiver (escourgeon)	1.90	40.0	2.20	13.0
Maïs	1.70	44.0	8.80	12.0
Sarrasin	2.2	42.5	2.84	12.0
Riz	1.08	41.0	0.80	13.0
Gruau d'avoine	1.95	44.0	6.10	13.0
Couscous des Arabes	3.00	42.0	2.00	12.0
Pain blanc de Paris	1.08	29.50	1.20	35.0
Pain de munition ancien	1.07	28.0	1.50	41.0

(1) Les nombres de cette colonne, multipliés par 6.5, donnent le poids de la matière azotée. Quant aux fromages, leur matière azotée étant presque en totalité formée de caséine est représentée par six fois le poids de l'azote.

(2) Deux échantillons de fromages faits reçus directement, l'un acheté à Neufchâtel-en-Bray parmi les produits fabriqués, dit-on, avec le lait sans écrémage et appelé fromage à tout bien, contenait pour 100 : eau 33.74, et matière grasse 29 : il est probable que la crème légère du soir au matin avait été enlevée ; l'autre, nommé bondon à la crème, préparé chez un des plus consciencieux propriétaires et des meilleurs fabricants, contenait 27.03 d'eau et 48.87 de matière grasse, ce qui correspond à 66.30 pour 100 à l'état sec. C'était un excellent produit, bien meilleur que ceux qui contiennent moins de substances grasses.

(3) La composition des graines des légumineuses, des céréales, ainsi que des tubercules, varie suivant les terrains, les expositions, les saisons et les engrais ; mais les nombres moyens que nous donnons ici suffiront en général pour former la base des calculs, toujours approximatifs, de la détermination des rations alimentaires. La comparaison est d'ailleurs plus exacte lorsqu'elle a lieu entre les substances similaires, par exemple des poissons entre eux, des fromages avec d'autres fromages, des légumineuses entre elles, etc.

SUBSTANCES ALIMENTAIRES.	AZOTE.	CARBONE.	GRAISSE.	EAU.
Céréales, farines, pain, tubercules (*suite*).				
Pain de munition nouveau..........	1.20	30.0	1.50	35.00
Pain de farine de blé dur (1)........	2.20	31.0	1.70	37.00
Pommes de terre....................	0.33	11.0	0.10	74.00
Batate blanche.....................	0.17	9.0	0.25	79.64
Batate rouge......................	0.23	12.0	0.30	67.50
Igname batate de l'Algerie..........	0.39	13.0	0.30	77.03
Carottes..........................	0.31	5.50	0.15	88.00
Champignons. — Truffes.				
Champignons de couches............	0.66	4.520	0.396	91.01
Morilles...........................	0.64	5.100	0.560	90.00
Truffes noires.....................	1.350	9.45	0.560	72.00
Truffes blanches...................	1.532	9.10	0.442	72.340
Fruits sucrés et oléagineux.				
Châtaignes ordinaires...............	0.64	35.0	4.10	26.0
Châtaignes sèches..................	1.04	48.0	6.00	10.0
Groseilles à maquereau.............	0.14	7.79	» (2)	81.3
Figues fraîches.....................	0.41	15.50	» (2)	66.0
Figues sèches......................	0.92	34.00	» (2)	25.0
Pruneaux..........................	0.73	28.00	» (2)	26.0
Noix fraîches......................	1.400	10.65	3.62	85.50
Amandes douces fraîches...........	2.677	40.00	24.28	42.45
Amande du pin pignon.............	6.440	68.15	42.50	5.71
Café. — Thé. — Chocolat.				
Café (quantités dans une infusion de 100 grammes)...................	1.10	9.0	0.50	975
Thé (infusion de 20 grammes).......	0.2	2.1	0.04	995
Chocolat (pour 100 grammes)........	1.52	58.0	26.00	8
Aliments gras.				
Lard..............................	1.18	71.14	71.0	20.0
Beurre ordinaire (frais)............	0.64	83.0	82.0	14.0
Huile d'olive......................	traces	98.0	96.0	2.0
Boissons alcooliques.				
Bière forte........................	0.08	4.50	»	90.0
Alcool pur (à 100° de l'alcoomètre)...	»	52.0 (3)	»	»
Eau-de-vie commune..............	»	27.0 (3)	»	49.0
Vin...............................	0.015	4.0 (3)	»	90.0

(1) En comparant entre elles les qualités nutritives des différents pains, on voit que, sous le rapport des matières azotées et grasses, le pain de farine de blé dur est plus riche de 33 pour 100 environ que le pain de blé tendre; le premier exigerait donc moins de viande pour compléter la ration alimentaire. On voit encore que le nouveau pain de munition est plus nutritif que l'ancien dans la proportion de 120 à 107.

(2) Proportions de matière grasse non dosée.

(3) Le carbone des boissons alcooliques que l'on supposait naguère très facilement brûlé dans l'économie animale semblerait plutôt, d'après des expériences plus récentes, échapper à la combustion physiologique, ainsi que l'hydrogène que le liquide contient en excès sur les proportions qui représentent l'eau.

Payen a déterminé, en outre, les quantités pondérales des substances qui ne sont pas au nombre des parties comestibles (têtes, nageoires, queues, arêtes), et, pour quelques-unes, le chlorure de sodium (sel marin).

Il faut tenir compte du poids de ces débris (et du sel relativement aux poissons salés), de même que l'on tient compte du poids des os dans l'évaluation de la substance comestible de la viande de boucherie.

Ce petit calcul sera facile, si l'on consulte les résultats ci-après, obtenus dans les expériences de Payen. On verra que, sous ce rapport, les merlans, les limandes, les maquereaux, les brochets, les anguilles de rivière, les carpes, les barbillons, laissent plus de déchets que les congres les morues, les saumons, les raies, les soles, les harengs, les ablettes et les goujons; ceux-ci en laissent moins que n'en occasionnent les os dans la viande de boucherie.

Tableau des quantités de déchets et de chair nette dans chacun des poissons tels qu'on les reçoit des marchands.

	DÉCHETS.	CHAIR NETTE.	MATIÈRES (1) minérales.
Raie	19.28	80.72	1.706
Congre (anguille de mer)	14.92	85.08	1.106
Morue salée	11.34	88.66	21.23 (2)
Harengs salés	12.00	88.00	16.433 (2)
Merlan	40.88	59.12	2.083
Maquereau	22.13	77.87	1.846
Sole	13.86	86.14	1.901
Limande	24.66	75.34	1.936
Saumon	9.04	90.52	1.279
Brochet	31.88	68.12	1.295
Carpe	37.15	62.85	1.335
Barbillon	46.95	53.05	0.900
Goujons (3)	»	100.00	3.443
Anguille	24.11	75.89	0.773
Ablettes	»	100.00	3.258
Sardines (4) (à l'huile et en boîtes)	19.54	80.46	7.9

	DÉCHETS.	SUBSTANCES comestibles.
Crustacés, homards cuits (Le rendement est à l'état normal de 40 p. 100, et après cuisson de 50 p. 100.)	43.85	56.15
Mollusques aquatiques, huîtres (Le rendement est en substance charnue de 7.92 p. 100. — On obtient en outre environ 75 p. 100 du liquide alimentaire dit eau d'huîtres.)	92.08	7.92
Vignots	76.05	24.95
Moules de mer	48.64	chair 41.64 eau 9.72
Mollusques terrestres, escargots	34.65	65.35

(1) Pour 100 de la chair comestible (ces matières minérales sont composées de phosphates et de carbonates de chaux et de magnésie).

(2) Y compris le sel marin ajouté pour la salaison.

(3) Les goujons et les ablettes ont été analysés sans en rien séparer, par le motif que l'on peut les manger en entier.

(4) Les sardines qui ont fourni ces derniers résultats avaient été préalablement salées, étêtées, séchées, cuites et mises en boîte avec de l'huile.

On voit que ces derniers mollusques donnent les deux tiers de leur poids de substances comestibles.

Les matières grasses des poissons possèdent généralement une couleur brune et une odeur forte ; celles de l'anguille et du congre sont presque incolores. Leurs proportions varient beaucoup : dans la chair de la sole, il y en a cent fois moins que dans celle de l'anguille de rivière qui en contient 24 centièmes. La consistance de ces matières grasses varie aussi : sept sont fluides ; ce sont, en commençant par la plus fluide, celles de l'anguille, du hareng, de l'ablette, du maquereau, du congre, du saumon et du goujon ; quatre sont demi-fluides à la température de 22°, ce sont celles du brochet, de la carpe, du gardon, de la limande ; cinq sont consistantes, ce sont celles de la morue, de la sole, de la raie, du merlan et du barbillon. Un fait digne de remarque est la proportion considérable de matière grasse que contient l'anguille qui renferme près des deux tiers (environ 63 p. 100) de sa substance fixe de graisse fluide, sans qu'il soit possible d'apercevoir à l'œil nu aucun tissu adipeux distinct.

On admettra facilement qu'entre un poisson comme la sole, qui renferme seulement 2 millièmes et demi de matière grasse consistante, et l'anguille, qui en contient 232 millièmes, ou près de cent fois plus, la différence d'action sur les organes digestifs puisse être considérable.

Nous empruntons à l'ouvrage de M. Dujardin-Beaumetz, dont nous avons déjà parlé, le tableau suivant montrant la quantité d'azote, de carbone et d'hydrogène combustible réduit en carbone, fournis par la plupart des aliments qui servent à l'alimentation de l'homme. Nous le faisons suivre d'un tableau emprunté à Meinert et donnant, d'après des expériences récentes, la composition immédiate en principes alimentaires primordiaux des principaux aliments usuels, ainsi que le nombre de calories qu'ils peuvent dégager.

NOM DE L'ALIMENT.	AZOTE.	C + H COMBUSTIBLES calculés en carbone.	NOM DE L'ALIMENT.	AZOTE.	C + H COMBUSTIBLES calculés en carbone.
Viande de bœuf	3.00	11.00	Orge d'hiver	1.90	40.00
Bœuf rôti	3.53	17.76	Maïs	1.70	44.00
Foie de veau	3.09	15.68	Sarrasin	2.20	42.50
Foie gras (d'oie)	2.12	65.58	Riz	1.80	41.00
Rognons de mouton	2.66	12.13	Gruau d'avoine	1.95	44.00
Chair de raie	3.83	12.25	Pain blanc de Paris (33 p. 100 d'eau)	1.08	29.50
— de morue salée	5.02	16.00	Pain de munition français (ancien)	1.07	28.00
— de harengs salés	3.11	23.00	Pain de munition français (actuel)	1.20	30.00
— de harengs frais	1.83	21.00	Pain de farine de blé dur	2.20	31.00
— de merlan	2.41	9.00	Châtaignes fraîches	0.64	35.00
— de maquereau	3.74	19.26	— sèches	1.04	48.00
— de sole	1.91	12.25	Pommes de terre	0.33	11.00
— de saumon	2.09	16.00	Fèves	4.50	42.00
— de carpe	3.49	12.10	Haricots secs	3.92	43.00
— de goujon	2.77	13.50	Lentilles sèches	3.87	43.00
— d'anguille	2.00	30.05	Pois secs	3.66	44.00
— de moule	1.80	9.00	Carottes	0.31	5.50
— d'huître	2.13	7.18	Champignons de couche	0.60	4.52
— de homard cru	2.93	10.96	Figues fraîches	0.41	15.50
Œufs	1.90	13.50	— sèches	0.92	34.00
Lait de vache	0.66	8.00	Pruneaux	0.75	28.00
— de chèvre	0.69	8.60	Infusion de 100 gr. de café	1.10	9.00
Fromage de Brie	2.93	35.00	— — de thé	1.00	10.50
— de Gruyère	5.00	38.00	Lard	1.28	71.14
— de Roquefort	4.21	44.44	Beurre ordinaire frais	0.64	83.00
Chocolat	1.52	58.00	Huile d'olive	traces	98.00
Blé dur du midi (moyenne variable)	3.00	41.00	Bière forte	0.05	4.50
Blé tendre (moyenne variable)	1.81	39.00	Vin	0.15	4.00
Farine blanche (Paris)	1.64	38.50			
— de seigle	1.75	41.00			

Tableau indiquant les proportions de substances albuminoïdes, de graisses et d'hydrates de carbone contenus dans 1000 grammes de quelques aliments (d'après Meinert), et le nombre de calories que ces aliments peuvent fournir.

ALIMENTS.	ALBUMINOÏDES.	GRAISSES.	HYDRATES de carbone.	CALORIES.
Bœuf maigre désossé	219	9	»	1138
Bœuf demi-gras désossé	175	100	»	1745
Veau désossé	189	74	»	1578
Mouton maigre désossé	203	28	»	1232
Mouton demi-gras désossé	145	90	»	1510
Porc maigre désossé	198	67	»	1559
Porc très gras désossé	133	425	»	4467
Boudin	118	114	»	1596
Saucisse	231	228	»	3167

ALIMENTS.	ALBUMINOÏDES.¹	GRAISSES.	HYDRATES de carbone.	CALORIES.
Saucisson fumé	228	114	»	2127
Cervelas	176	397	»	4423
Hareng salé	189	166	»	2407
Hareng fumé	211	85	»	1784
Morue sèche	779	3	»	3789
Lard fumé	26	778	»	7127
Lard salé d'Amérique	67	757	»	7036
Saindoux d'Amérique	2	900	»	8109
Caviar	319	141	»	2810
Conserve de Texas beef	296	39	»	1780
Viande de bœuf américne, marinée et salée	289	2	»	1414
Pressed corned beef	338	64	»	2208
Viande d'Australie en boîtes	293	121	»	2504
Poudre de viande	730	»	»	3526
Œufs	131	104	»	1568
Lait de vache	40	35	50	676
Lait écrémé	32	4	55	374
Beurre	»	850	»	7650
Fromage maigre allemand	430	78	»	2779
Fromage gras allemand	329	250	»	3839
Fromage de Chester	241	293	»	3801
Fromage de Neufchâtel	141	407	»	4344
Fromage de Roquefort	263	301	»	3979
Fromage de Parmesan	342	217	»	3605
Fromage de Gruyère	247	320	»	4075
Farine de froment, blutée	89	11	741	3441
Nouilles, macaroni, pâtes, etc	90	3	768	3480
Riz	67	5	770	3394
Pois secs	225 (1)	25	581	3160
Haricots secs	242 (2)	18	558	3055
Lentilles	249 (3)	20	542	3034
Farine de pois, blutée	265 (4)	29	540	3532
Farine de haricots, blutée	265 (5)	15	551	3454
Farine de maïs, blutée	140	38	706	3792
Mie de pain	66	7	573	2633
Croûte de pain	130	11	664	3336
Pain de froment	68	7	523	2447
Biscuit de froment	156	10	734	3728
Pommes de terre	20 (6)	2	210	906
Carottes	13 (7)	2	98	466
Navets	12 (7)	1	68	334
Choux blancs	19 (7)	2	66	369
Choux-raves	27 (7)	2	86	486
Choux-fleurs	23 (7)	9	53	368
Choucroute	30	2	120	635
Asperges	19 (7)	2	27	200
Pois verts	61 (7)	4	124	744
Epinards	20 (7)	3	60	323
Têtes de salades	14 (7)	3	22	168
Pommes séchées	13	»	669	2692
Poires séchées	12	»	649	2608
Pruneaux	33	9 (8)	450	2008

(1) Sur lesquels il y en a seulement 135 d'assimilables.
(2) Sur lesquels il y en a seulement 145 d'assimilables.
(3) Sur lesquels il y en a seulement 150 d'assimilables.
(4) Sur lesquels il y en a seulement 238 d'assimilables.
(5) Sur lesquels il y en a seulement 239 d'assimilables.
(6) Sur lesquels il y en a seulement 13 d'assimilables, déduction faite des déchets.
(7) Déduction faite des déchets.
(8) Substance cireuse comptée comme matière grasse.

§ 2. — Alimentation normale.

1. **Conditions qui influent sur l'alimentation.** — Plusieurs conditions influent d'une façon fort importante sur la nutrition et entraînent des changements notables dans l'alimentation; nous allons passer en revue les principales.

A. Taille. — La taille n'influe pas sur l'alimentation d'une façon aussi importante qu'on pourrait le croire au premier abord. Si les animaux de petite taille consomment relativement plus que les grands, c'est surtout pour lutter contre un refroidissement plus intense provoqué par leur surface relativement plus considérable ; mais cela ne peut s'appliquer à l'homme pour lequel ces conditions se trouvent annulées, en raison de l'usage qu'il fait des abris et des vêtements. Le développement du système musculaire exerce, seul, une influence considérable et l'alimentation doit lui être directement proportionnelle. La désassimilation est, en effet, en rapport étroit avec le développement et la vitalité du système musculaire; et la réparation doit, par conséquent, suivre une marche semblable. Cette prépondérance du système musculaire est, elle-même, en relation étroite avec l'exercice auquel les muscles sont soumis; et nous savons que la consommation des aliments doit augmenter beaucoup pendant les périodes de travail : nous allons revenir sur ce point tout à l'heure. Il y a, du reste, entre ces différents facteurs, une liaison qu'il est impossible de négliger et qui les rendent fort dépendants les uns des autres. Un individu possédant un système musculaire largement développé a besoin, pour s'entretenir, d'une alimentation largement réparatrice : grâce à ce développement musculaire, ce même individu est capable de fournir un travail considérable qui, tout en entretenant la vitalité de ses muscles, l'obligera à une réparation alimentaire suffisante ; de telle sorte que, développement du système musculaire, travail et alimentation suffisamment réparatrice, sont trois quantités étroitement liées et absolument dépendantes l'une de l'autre, tant que l'individu restera en bonne santé, c'est-à-dire, tant que l'harmonie de ces trois quantités ne sera pas troublée. Aussi serait-il plus exact de tenir compte, comme condition déterminante de l'alimentation, de la structure de l'individu plutôt que de sa taille.

B. Age. — Il est de connaissance vulgaire que l'âge exerce une influence considérable sur l'alimentation. Dans l'enfance, il faut fournir à l'organisme tous les matériaux nécessaires à son continuel et régulier développement. Cet accroissement de l'individu est surtout considérable dans les semaines qui suivent la naissance, puisqu'il doit atteindre de 0,76 à 1 pour 100 de son poids dans le premier mois ; de 0,70 à 0,90 pour 100, dans le second : les enfants à la mamelle doivent fixer environ 950 grammes d'os par an. Pour arriver à ce but, l'alimentation doit être largement suffisante et fournir, suivant des proportions déterminées, chacun des éléments indispensables à la constitution des tissus et humeurs. Un apport insuffisant de l'un quelconque de ces éléments suffit à entraver la croissance régulière ; et le tort causé au jeune organisme est d'autant plus grave que l'alimentation employée s'éloigne davantage de l'aliment idéal pour l'enfant, la lait de la mère, pourvu que celle-ci soit vigoureuse et en bonne santé.

Altherr a donné les chiffres ci-dessous de l'accroissement de poids, par jour, des jeunes enfants alimentés de différente façon :

Enfant nourri au sein maternel	7gr,2
— avec du lait de vache	2 ,0
— — condensé	1 ,0
— avec de la farine Nestlé	0 ,5

Pendant la seconde période de l'enfance, l'alimentation devient sensiblement la même que celle de l'adulte, quant à la nature des aliments : elle doit encore être mesurée de façon à suffire largement aux besoins de l'enfant, car si la quantité de substance fixée dans l'organisme est plus faible que dans la période précédente, les combustions intra-organiques s'effectuent avec une activité qui nécessite l'apport d'une proportion notable d'éléments réparateurs. Il est facile de s'en faire une idée en jetant les yeux sur les chiffres du tableau suivant qui représente la quantité d'acide carbonique éliminé par heure et par kilogramme de poids vif chez les enfants et les adultes. Les résultats consignés dans le tableau de Scharling, que nous avons reproduit page 748, sont absolument concordants avec ceux-ci.

	Acide carbonique.	
Nourrisson (fillette) âgée de 14 jours (entre deux tétées).	0gr,90	FORSTER.
Garçons et filles, 3 à 5 ans, au repos (pain et lait)	1 ,17	
— 6 à 7 ans, au repos	1 ,17	
— 9 à 13 ans	0 ,89	
Adulte à la diète et au repos	0gr,44	VOIT et PETTENKOFER.
— en travail	0 ,71	
— avec un régime moyen, au repos	0 ,55	
— — — en travail	0 ,72	
— — riche en albumine, au repos	0 ,61	
— — pauvre en azote, en travail	0 ,56	

L'âge adulte réalise, pour ainsi dire d'une façon permanente, la période de la ration d'entretien. Au fur et à mesure que l'usure d'un tissu prive sa trame de ses principes constituants, la réparation s'effectue et l'organisme assimile de nouveaux principes en échange de ceux qu'il a perdus. L'organisme ayant cessé de s'accroître, il doit y avoir égalité entre les principes perdus et les principes assimilés, et il devient alors important que l'apport alimentaire suffise, dans une exacte mesure, à la dépense occasionnée par l'activité de l'individu : si cet apport alimentaire est insuffisant, l'organisme ne tarde pas à dépérir ; s'il est, au contraire, trop abondant, il en résulte une insuffisance dans la désassimilation, qui se traduit par la fixation de substance, c'est-à-dire, l'engraissement. Les lois qui président à ces phénomènes sont les mêmes chez l'homme et les animaux; et l'on sait qu'il est beaucoup plus facile d'engraisser les animaux ayant atteint ou dépassé l'âge adulte que des animaux jeunes.

Chez les personnes âgées, la sobriété est absolument nécessaire au bon entretien de la santé et le régime domine chez elles toute leur hygiène. Fonssagrives résume ce régime de la façon suivante: 1° repas peu copieux mais réparateurs; 2° mastication lente; 3° alimentation légère le soir; 4° régularité extrême des repas; 5° exercice modéré après chacun d'eux; 6° usage assez large des condiments et des vins austères, principalement de Bordeaux; 7° éviter les repas prolongés dans une atmosphère chaude et se priver des mets dont on n'est pas sûr de conduire la digestion à bonne fin. Quelque gaillarde qu'elle soit, la vieillesse est, de sa nature, comme une espèce de maladie, a dit Ambroise Paré; il est salutaire de se pénétrer de cette définition afin de ne pas franchir les limites de la sobriété qui s'impose alors. Le cerveau, organe par lequel meurent tant de vieillards, est dans une très étroite dépendance pathologique avec l'estomac et les affections gastriques ont souvent, pour les gens âgés, une répercussion néfaste sur l'encéphale.

C. Climat. — On peut dire d'une façon générale, que le séjour dans les climats froids augmente le besoin de réparation alimentaire, tandis que le séjour dans les climats chauds le diminue. Toutefois, ce besoin de restitution alimentaire reste le même dans les régions à haute température que dans celles à température moyenne. Les travailleurs du sud de la Chine consomment autant d'aliments que ceux des régions plus tempérées et, dans beaucoup de colonies, le régime alimentaire se rapproche assez étroitement de celui de la métropole. La différence la plus accentuée consiste en ce que les habitants de ces contrées évitent l'emploi des aliments gras qu'ils remplacent, en quelque sorte instinctivement, par les féculents et le sucre qui dégagent moins de chaleur par leur combustion, comme nous l'avons vu précédemment. Pour les habitants des pays froids, au contraire, la consommation des graisses entre, pour une très large part, dans l'alimentation. Le froid excessif peut même déterminer, chez ceux qui y sont accidentellement exposés, de la boulimie. Tandis que la consommation des hydrocarbones, et surtout des graisses, est notablement augmentée par l'effet de l'abaissement de la température, celle des matières albuminoïdes reste complètement indépendante de ses variations.

Quant aux variations de pression barométrique, Forster les considère comme n'exerçant aucune influence sur la consommation des principes alimentaires, en raison de ce que l'activité des combustions organiques n'est pas sous la dépendance de la proportion d'oxygène existant dans l'atmosphère. C'est, en effet, la richesse du sang en hémoglobine qui règle la quantité d'oxygène susceptible d'être absorbé et les variations de pression barométrique sont d'un ordre de grandeur trop faible pour exercer une influence appréciable sur ce phénomène : d'après les recherches de Paul Bert, il faut une pression de 6 atmosphères pour voir augmenter de 4 0/0 le coeficient de dissolution de l'oxygène dans le sang. Les recherches de Regnault et Reiset ont démontré, d'autre part, que, dans l'oxygène pur, à la pression normale, il n'y a pas d'absorption plus considérable d'oxygène, ni d'élimination plus forte d'acide carbonique que dans l'air.

D. Sexe.— En dehors de la grossesse et de la lactation, le sexe ne paraît pas avoir d'influence sur la consommation des aliments. La femme dont le système musculaire est, en général, moins développé et qui fournit un travail moindre que l'homme, a besoin d'une alimentation moins réparatrice. Lorsque, en raison de sa situation sociale, la femme est obligée de se livrer à un travail plus ou moins pénible, ses besoins de restitution alimentaire sont exactement les mêmes que ceux de l'homme placé dans les mêmes conditions.— Pendant la grossesse et la lactation, l'alimentation doit naturellement fournir, en plus des éléments nécessaires au maintien de l'organisme maternel, tous ceux indispensables à la constitution du fœtus et à la nourriture du nouveau-né. — Enfin, l'époque de la cessation des règles impose une alimentation qui, à une autre époque de la vie, pourrait être regardée comme insuffisante.

E. Travail. — De toutes les conditions qui peuvent exercer leur influence sur l'alimentation d'un individu en bonne santé, le travail est, sans contredit, la plus importante et la plus considérable. Les considérations qui ont été présentées plus haut (voir page 765 et suivantes) à propos des quantités de chaleur dégagées par les différents principes alimentaires, peuvent déjà donner une idée assez exacte de l'influence exercée par le travail (tableau de la page 770). Les travaux de Voit, que nous avons déjà cités en parlant de la valeur alimentaire relative des aliments, ont montré que, dans les conditions normales d'alimentation, ça n'était point l'albumine du muscle qui fournissait la force manifestée, sous forme de travail, mais ce qu'il a appelé l'*albumine circulante*. L'expérience faite par Fick et Wislicenus dans leur ascension du Faulhorn est venue confirmer cette interprétation. Ces savants restèrent vingt-quatre heures sans prendre aucun aliment azoté et en se nourrissant exclusivement de gâteaux d'amidon frits dans la graisse; puis ils gravirent la montagne et calculèrent, d'une part, le nombre d'unités de travail fournies par chacun d'eux, d'autre part, le nombre des unités de travail correspondant à la combustion de l'azote représenté par l'urée excrétée durant les cinq heures et demie d'ascension et les six heures suivantes : leur calcul fut effectué en adoptant comme base la relation 1 calorie = 65 kilogrammètres.

Fick avait brûlé 37gr,17 de matières azotées sèches, représentant 162,36 unités de chaleur, ou 69,003 unités de travail, alors qu'il avait fourni, en réalité, 129,006 unités de travail extérieur.

Wislicenus avait brûlé 37 grammes de matières azotées sèches, représentant 161,62 unités de chaleur, ou 68,689 unités de travail, tandis qu'il avait fourni réellement 148,565 unités de travail utile.

La combustion des albuminoïdes couvre donc à peine la moitié (47 centièmes pour Fick, 54 centièmes pour Wislicenus) du travail fourni, c'est-à-dire de la chaleur convertie en travail. Et comme ces expérimentateurs ont fait intervenir dans leur calcul une proportion d'azote notablement plus considérable que celle qui a été brûlée en réalité, on voit que leur expérience confirme sensiblement ce que nous avons dit précédemment, à savoir, que la combustion des matières albuminoïdes représente à peine le tiers du travail fourni. D'après Oppenheim, lorsque le travail effectué s'élève jusqu'à déterminer la dyspnée, il se produit une légère augmentation dans la destruction des substances albuminoïdes.

Les véritables aliments de travail sont donc constitués par les hydrates de carbone et surtout les graisses, *mais* A LA CONDITION *que les matières albuminoïdes soient représentées dans la ration par une quantité suffisante.* Si cette condition n'est pas remplie, comme cela arrive lorsque la production de forces vives est exagérée, par exemple, dans les cas de travail excessif, d'accès fébrile, etc., la consommation de substances azotées se fait aux dépens des principes constituants des tissus de l'individu : une partie plus ou moins considérable de la force vive manifestée par le travail extérieur ou sous forme de chaleur, est empruntée à la désassimilation de la propre substance du sujet.

Toutes les expériences faites sur des groupes d'ouvriers devant fournir un travail assez considérable et régulier, sont concordantes à ce point de vue : la plus remarquable est celle relatée par M. de Gasparin, à propos des ouvriers terrassiers du chemin de fer de Rouen pour lesquels le travail devint maximum, lorsqu'on eut remplacé, dans leur ration alimentaire, une partie des aliments hydrocarbonés par des substances albuminoïdes. Bouchardat (1) fait également ressortir que dans les campagnes, à l'époque des travaux excessifs, moissons, vendanges, etc., l'alimentation subit une notable amélioration et que le vin et la viande y interviennent en proportion plus élevée et plus fréquente que dans le régime ordinaire.

Il faut, pour ainsi dire, *faire le terrain* avec une ration suffisante d'aliments azotés, et l'addition à ce régime d'aliments hydrocarbonés et gras deviendra alors susceptible de fournir toute son énergie. En d'autres termes, la ration du travailleur doit être notablement plus riche en hydrates de carbone et en graisse que celle de l'individu au repos, mais

(1) Bouchardat, *Sur l'alimentation des habitants des campagnes.* (*Annales d'agriculture*, décembre 1848.)

cette ration n'aura tout son effet utile que si les aliments azotés s'y trouvent en proportion suffisante. Voilà ce qui, à notre avis, ressort clairement de toutes les expériences faites sur des collectivités et continuées pendant un certain temps ; et si, dans quelques cas, les conclusions de ces expériences ne sont pas absolument d'accord avec les résultats d'observations faites au laboratoire, à l'aide de procédés d'investigation plus ou moins rigoureux, c'est que le déterminisme de certaines conditions n'est pas encore rigoureusement fixé, ou ne peut être exactement reproduit dans des expériences de laboratoire.

On peut toutefois, dans l'état actuel de la science, établir, d'une façon rigoureuse, que l'alimentation d'individus occupés à différents travaux doit être plus ou moins réparatrice. Dans de récentes recherches sur le travail musculaire et les échanges nutritifs, M. Zuntz est arrivé aux résultats suivants. Un sujet en expérience, chargé de faire tourner une roue sans avoir à vaincre de résistance notable, consomme par kilogramme de poids vif $0^{cc},171$ d'oxygène ; mais si le mouvement de la roue est destiné à effectuer un travail mécanique, c'est-à-dire, si le sujet doit développer une certaine force, la consommation de l'oxygène s'accroît, et l'on trouve que, par kilogramme de poids vif et par kilogrammètre de travail effectué, le sujet en expérience absorbe $1^{cc},927$ d'oxygène. Le même sujet, marchant sur un terrain horizontal, absorbe, par kilogramme de poids vif et par mètre parcouru, $0^{cc},105$ d'oxygène ; s'il fait une ascension, c'est-à-dire, s'il doit élever son propre poids à une certaine hauteur, il absorbe, par kilogramme de poids vif et par kilogrammètre de travail effectué, $1^{cc},435$ d'oxygène. La consommation d'oxygène s'accroît donc en proportion des efforts musculaires et l'élimination de l'acide carbonique suit la même marche. Mais, ce qui est surtout important à observer pour nous, au point de vue de l'alimentation, c'est que la consommation de l'oxygène est notablement plus considérable, à égalité de poids vif et de travail effectué, lorsque le sujet tourne la roue en produisant un travail utile que lorsqu'il fait une ascension. Nous devons en conclure que les mouvements de la marche économisent le combustible, et par conséquent les aliments, plus que tout autre genre de mouvement : en effet, dans la marche, les muscles des membres inférieurs sont seuls en activité, tandis que dans l'action de tourner une roue avec les bras, ou dans tout autre travail nécessitant l'intervention énergique des membres supérieurs, les muscles du tronc et ceux des membres inférieurs interviennent nécessairement pour maintenir l'équilibre du corps. Il en résulte que si l'alimentation d'un marcheur doit être plus riche que celle d'un individu au repos, la ration alimentaire d'un manœuvre (cette locution désignant ici tout individu accomplissant à l'aide de ses bras un travail énergique) devra être encore plus réparatrice.

L'activité du muscle entraîne son augmentation de volume par fixation de matière azotée et prolifération cellulaire; et, malgré les expériences de Voit et Pettenkofer, la question de l'augmentation du taux de l'azote dans les excrétions, pendant et après le travail, n'est pas définitivement résolue dans le sens de la négative. Dans une de ses expériences, Voit a établi de la façon consignée dans le tableau suivant, le bilan d'une alimentation composée de : albumine 137 grammes, graisse 117 grammes, hydrocarbonés 352 grammes.

ÉTAT PHYSIOLOGIQUE.	VIANDE		GRAISSE		HYDROCARBONÉS décomposés.	ACIDE CARBONIQUE expiré.
	TRANSFORMÉE.	FIXÉE.	TRANSFORMÉE.	FIXÉE.		
	gr.	gr.	gr.	gr.	gr.	gr.
Travail.......	567	+ 1	173	— 56	352	1209
Repos........	568	0	72	+ 45	352	912

Voit reconnaît d'ailleurs lui-même la nécessité de l'intervention des aliments azotés dans la ration du travailleur, puisqu'il fixe à 150 grammes la proportion d'albumine nécessaire dans l'état de travail.

En résumé, le travail est la condition exerçant le plus d'influence sur l'alimentation qui doit alors fournir à l'individu une ration largement suffisante en principes albuminoïdes et très riche en hydrates de carbone et en graisse. C'est seulement dans ces conditions qu'il sera possible d'obtenir du sujet le maximum d'effet utile et le maximum de rendement par rapport aux aliments employés. C'est là un fait prouvé par de longues expériences et qui ne saurait être contesté.

Hippocrate avait énergiquement caractérisé cette relation nécessaire entre l'alimentation et le travail, en disant : *Ubi fames, laborandum non est* (Section II, Aphorisme 16).

II. **Rations journalières suivant les contrées et les professions.** — Après tous les détails dans lesquels nous sommes entré relativement à la fixation des rations alimentaires et aux conditions qui exercent leur influence sur l'alimentation, il nous restera peu de choses à ajouter avant de présenter, sous forme de tableaux, la composition d'un certain nombre de rations journalières.

Un point sur lequel on ne saurait cependant trop insister, c'est l'utilité de la variation dans le choix des aliments. Le mélange le plus varié d'aliments de médiocre qualité est, sous ce rapport, de beaucoup préférable à une nourriture exclusive composée par un seul aliment de choix : c'est le but de l'alimentation variée, de présenter l'équivalent de cette ration journalière sous des formes qui la rendent appétissante, agréable au goût, facile à consommer et à assimiler. Les expériences faites à ce sujet sur l'homme et les animaux sont complètement d'accord avec les données théoriques.

Pour ce qui est des observations faites sur l'homme, c'est avec les groupes d'individus pour lesquels on a réalisé la plus grande variation possible dans le choix de la ration journalière que le meilleur travail a été obtenu : chez l'homme, même vigoureux et bien portant, la satiété se produit rapidement.

Schuster rapporte à ce sujet l'intéressante observation que voici. Dans la prison de Munich, des détenus *condamnés* étaient alimentés par un régime végétal uniforme comprenant 104 grammes d'albuminoïdes; ils n'en utilisaient que 78 grammes : d'autres détenus, ceux-là *en prévention*, ne recevaient que 84 grammes d'albuminoïdes, mais sous forme de viande, lait, pain et légumes ; ils en utilisaient 76 grammes. Peut-être y aurait-il à faire intervenir ici l'état moral des individus dont l'influence est si grande sur les phénomènes digestifs : en tous cas, cette observation concorde parfaitement avec les autres faits relevés par différents auteurs et cette restriction ne diminue pas la valeur de cette expérience.

En ce qui regarde les animaux, on sait que le beurre obtenu avec le lait de vaches nourries principalement à l'aide de pulpes de betteraves est consistant, blanchâtre, presque dépourvu d'arôme, tandis que ces mêmes animaux paissant dans des prairies naturelles, fournissent un beurre coloré d'une nuance jaune, moins consistant à température égale et doué d'une odeur aromatique agréable. Ce n'est pas seulement les produits de sécrétion, mais bien aussi l'état de santé général des animaux qui indique cette influence de la variété dans l'alimentation : les viandes de boucherie sont d'autant plus belles et succulentes que les animaux dont elles proviennent ont eu une nourriture plus réparatrice et plus variée. On a essayé de nourrir des porcs avec de la chair musculaire et des herbages ; et les résultats obtenus ont été de beaucoup inférieurs à ceux auxquels on arrive en employant, pour la nourriture de ces animaux, tous les détritus qui réalisent la variété dans leur alimentation : il en est de même pour les volailles.

Au point de vue théorique, nous avons vu que le rapport des albuminoïdes aux hydrocarbonés doit être d'au moins 1 à 4 dans une alimentation normale et pour un individu n'effectuant qu'un travail très modéré. Or, en consultant le tableau suivant dressé par Liebig, on voit que, sauf le pain et le froment, aucun aliment ne présente ce rapport et ne saurait, par conséquent, suffire à une bonne et normale réparation.

ALIMENTS.	RAPPORT ENTRE LE POIDS des matières albuminoïdes et des hydrates de carbone.	
	Matières albuminoïdes.	Matières ternaires.
Lait	1	3.0
Chair de mouton gras	1	3.0
Bœuf moyen	1	2.0
Froment	1	4.6
Seigle	1	5.7
Pommes de terre	1	9.0
Riz	1	12.0
Lentilles	1	2.1
Pois	1	2.3
Fèves	1	2.2
Pain blanc	1	4.5

Le pain et le froment qui font exception dans ce tableau sont, en effet, les aliments dont on peut faire un usage exclusif pendant le temps le plus long (encore faut-il que le froment soit offert à l'organisme sous forme de farine cuite) avant de voir survenir des accidents graves. La graisse fait presque absolument défaut dans ces aliments; et si l'on ajoute des corps gras au pain, par exemple, on arrive à réaliser une alimentation susceptible d'entretenir la nutrition pendant un temps considérable et presque exclusivement. Dans notre enfance, nous avons vu certaines contrées pauvres de la Bretagne où l'alimentation du paysan était presque exclusivement constituée par du pain de seigle. de la bouillie de sarrazin et du beurre : le lait, les pommes de terre et les œufs étaient presque des mets de luxe; et deux ou trois fois par an, tout au plus, les habitants de ces contrées mangeaient du lard ou du poisson On ne saurait choisir un meilleur exemple pour démontrer l'utilité des corps gras dans l'alimentation.

Pour qu'une ration alimentaire justifie l'épithète de normale, il faut, non seulement, qu'elle comporte dans sa composition la variété des principes alimentaires et leur répartition suivant des rapports que nous avons appris à déterminer, il faut encore que le volume de ces aliments soit modéré afin de ne pas déterminer une dilatation stomacale et intestinale nuisible à l'évolution des actes digestifs et qui finit par subordonner la sensation de satiété à celle de réplétion des viscères. La dilatation de l'estomac déterminée par l'ingestion d'une ration alimentaire trop volumineuse, entraîne peu à peu à faire usage de stimulants, presque toujours constitués par des boissons alcooliques : il serait superflu d'insister sur les résultats que peut avoir, pour la santé de l'individu, l'adjonction des troubles occasionnés par une habitude qui peut conduire insensiblement jusqu'aux formes graves de l'alcoolisme, à ceux que déterminent la dilatation stomacale et l'atonie des phénomènes digestifs. Pour un grand nombre d'individus habitués à une alimentation défectueuse, la réparation alimentaire ne semble suffisante que si elle est accompagnée de l'ingestion d'une ration volumineuse : c'est ce qui arrive aux paysans qui se nourrissent principalement à l'aide de pommes de terre et de féculents. Si cette habitude, on pourrait dire le plus souvent, cette obligation, ne présente pas de grands inconvénients pour des sujets habitués à vivre au grand air, à effectuer de rudes travaux et chez lesquels la respiration, s'effectuant avec plus d'ampleur, détermine une combustion plus active du carbone et de l'hydrogène ; il n'en saurait être de même pour les ouvriers ou les autres habitants des villes, dont les fonctions digestives sont, en général, débilitées par l'existence sédentaire et la respiration d'un air beaucoup moins vif, quelquefois insuffisant.

La consistance des aliments n'est pas moins importante à considérer au point de vue de leur attaque par les sucs digestifs. L'individu adulte, en général doué d'une dentition suffisante, n'a pas à se préoccuper de cette condition qui intéresse surtout les enfants et les vieillards.

Il faut cependant se rappeler que, si les aliments d'origine animale sont facilement modifiés, après mastication toutefois, par les sucs digestifs, les aliments d'origine végétale ne partagent pas cette propriété à un aussi haut point et ne sont utilisés qu'à la condition d'être suffisamment divisés et ramollis. Les expériences faites à ce sujet par Hoffmann sont absolument concluantes : nous en avons déjà parlé à propos de la valeur nutritive des aliments et nous y reviendrons au sujet du régime végétarien.

Les aliments sont presque toujours consommés à une température différente de celle du tube digestif et ces différences de température peuvent exercer une action bienfaisante ou nuisible sur la digestion. L'usage de glace au milieu des repas stimule la sécrétion des sucs digestifs, comme d'ailleurs, celui de boissons aromatiques à une température ne dépassant pas 40°. Mais, d'autre part, l'habitude d'ingérer des aliments à une température un peu élevée émousse le goût et elle ne paraît pas avoir d'heureuse influence sur la digestion. Pour les aliments solides, la mastication cesse d'être possible un peu au-dessus de 50 degrés. On doit à M. Frantz Späth d'intéressantes recherches sur l'action exercée par la température des aliments. Il en résulte que l'ingestion d'aliments à une température supérieure à 50°, possible pour certains sujets, compromet l'activité des ferments digestifs. En introduisant 60 à 120 grammes d'eau à 55° à l'aide d'une sonde dans l'estomac de lapins, Späth a constaté de l'hyperhémie et du catarrhe de la muqueuse ; l'ulcération apparaissait pour une température de 60°, même en faisant ingérer de l'eau froide aussitôt après ; l'inflammation généralisée, avec infiltration séreuse, se produisait à une température de 70° ; enfin à 75°-80°, il a observé la destruction des parois de l'estomac et la mort au bout de quelques jours. La quantité exerce une influence très grande : en effet, 250 grammes d'eau à 60° déterminèrent des ulcérations suivies de mort, tandis que 15 à 30 grammes d'eau à 70°-75° ne produisirent que de petites ulcérations et n'indisposèrent pas gravement l'animal en expérience. M. Kostjurin était arrivé à de semblables conclusions en expérimentant sur des chiens (1).

L'alimentation doit varier en quantité suivant les diverses professions, et il est bien évident que la restitution alimentaire doit être d'autant plus réparatrice que l'individu est obligé à une activité plus considérable. Il ressort de ce que nous avons dit précédemment, à propos de l'influence du travail sur l'alimentation, que la ration du sujet fournissant un certain travail musculaire devra être plus riche en aliments azotés et surtout hydrocarbonés que celle d'un individu au repos. On ne possède pas, jusqu'ici, de données aussi précises relativement à la ration de l'homme qui se livre à un travail cérébral. Byasson a constaté dans ce cas une augmentation notable dans l'excrétion de l'urée et de l'acide phosphorique ; Moritz-Schiff a montré qu'il y avait en même temps élévation de la température ; et Burdach a noté une augmentation de l'oxygène comburé. La sensation de fatigue qui suit un travail cérébral soutenu permettait, du reste, de prévoir ces résultats. On n'a pas suivi, comme l'a fait de Gasparin pour les ouvriers terrassiers du chemin de fer de Rouen, les changements qui peuvent se produire dans le travail effectué, parallèlement avec les changements apportés dans le régime alimentaire. Une semblable expérience est presque impossible avec un développement d'énergie telle que celle nécessitée par le travail cérébral, sur lequel le système nerveux exerce une influence si grande qu'il faut, au moins pour le moment, renoncer à en apprécier l'importance. Les seuls faits qui paraissent bien démontrés sont les suivants : 1° le travail cérébral augmente la désassimilation dans une mesure au moins comparable à celle du travail musculaire ; 2° la réparation alimentaire doit être généreuse et constituée surtout par des aliments azotés de facile digestion. L'homme de cabinet n'a pas, en effet, cette excitation physique qui permet au travailleur manuel d'utiliser des aliments plus difficilement attaquables.

Nous allons maintenant reproduire, d'après différents auteurs, et d'après des documents que nous avons pu nous procurer, quelques tableaux de rations alimentaires dont la composition et la comparaison serviront, en quelque sorte, de conclusion aux données précédentes.

(1) Stanislas Kostjurin, *Der Einfluss heissen Wassers auf die Schleimhaut des Magens und Darmkanals des Hundes*. (*Petersburger medizinische Wochenschrift*, 1879). — Frantz Spæth, *Welche Temperaturen sind beim Genuss warmer Speisen und Getränke zulässig und zuträglich und worin besteht die Schädigung durch zu heisse Ingesta*. *Archiv. für Hygiene*, 1886, p. 68-81.)

Les premières déterminations basées sur des observations vraiment scientifiques sont dues à de Gasparin. Un grand nombre des rations reproduites dans les tableaux suivants lui sont empruntées. Les plus illustres parmi les économistes se sont également occupé de cette question si importante au point de vue social; et le lecteur désireux d'avoir des documents plus complets, mais s'éloignant un peu du cadre de l'hygiène, les trouvera dans les ouvrages suivants: DE GASPARIN, *Cours d'agriculture;* LE PLAY, *Les ouvriers des deux mondes. — Les ouvriers européens;* — HERVÉ-MANGON, *Traité de génie rural.*

Les déterminations effectuées récemment, par les méthodes perfectionnées d'investigation, ont conduit à des résultats qui concordent très sensiblement avec ceux des observateurs tels que de Gasparin, Payen, Hervé-Mangon, etc.; et d'ailleurs, Forster fait judicieusement remarquer que, sans savoir de chimie ni de physiologie, le genre humain a su se maintenir et multiplier jusqu'à nos jours, ce qui semble prouver qu'il se nourrissait dans de bonnes conditions.

Il est bon, dans tous les cas, de faire des réserves sur la valeur absolue des différentes rations alimentaires. L'extrême variabilité des besoins individuels ou collectifs, selon les temps et les lieux, les races et les climats, montre qu'il est bien difficile, sinon même tout à fait impossible, d'établir une ration moyenne d'aliments qui convienne dans tous les cas et représente, d'une façon précise, la quotité alimentaire d'un groupe humain quelconque. En dehors des variations individuelles, déjà considérables, on observe tous les degrés intermédiaires entre le Polynésien, qui se nourrit des fruits du cocotier, de l'arbre à pain, du bananier, des rhizômes de l'igname, dédaignant même la pêche pour s'en tenir aux coquillages et aux tortues que l'on ramasse sur le rivage; et l'Européen, qui consomme par jour une livre au moins de viande fraîche, sans compter les autres aliments et les boissons : il est vrai que le premier a des besoins alimentaires très restreints et que son indolence est poussée à la plus extrême limite, tandis que le second doit trouver, dans son alimentation, le moyen de résister à un climat beaucoup plus rude et de faire face à une dépense d'énergie physique et d'activité intellectuelle absolument inconnues du précédent. Mais c'est précisément en raison du nombre considérable de ces facteurs différents, dont il faudrait pouvoir tenir un compte exact, que la fixation des rations alimentaires n'est pas susceptible d'un déterminisme absolu.

NOURRITURE ANNUELLE.	QUANTITÉS D'ALIMENTS.	AZOTE.	CARBONE.	GRAISSE.
Ouvrier agriculteur des fermes de Vaucluse.				
Pain	390k	4.212gr	115.050gr	4.680gr
Pommes de terre	90	216	9.000	90
Haricots (ou équivalent en fèves)	88	3.410	35.200	2.464
Lard	19	230	11.610	13.490
Huile	10	»	7.700	8.600
Vin	123lit	18	4.220	»
Total de la nourriture annuelle	720k	8.080gr	183.480gr	29.324gr
Consommation par jour	1k,72	22gr,15	502gr,27	80gr,34
Ouvrier agriculteur du canton de Vaud.				
Pain	286k	3.090gr	85.800gr	5.720
Pommes de terre	365	876	36.500	365
Légumes verts	41.600	166	6.660	600
Légumineuses (lentilles)	13	487	5.200	344
Fruits desséchés	13	120	4.420	130
Viande	57.200	1.710	6.292	1.144
Fromage maigre	28.600	1.456	5 160	2.860
Beurre	10.400	66	6.740	8.500
Café (quantité d'azote et de carbone dans l'infusion)	6.200	650	1.300	»
Lait	229lit,500	1.514	16.065	8.490
Vin	121lit,500	18	4.830	»
Cidre	108lit	12	2.160	»
Total de la nourriture annuelle	1.280k000	10.165gr	181.137gr	28.243gr
Consommation journalière	3k,41	27gr,84	496gr,27	77gr,37
Ouvrier laboureur du Nord.				
Farine de seigle	320k	5.600gr	131.000gr	7.200gr
— de froment	30	492	11.700	540
— d'orge	50	950	20 000	1.100
Pois	20	1.050	12 300	630
Pommes de terre	350	840	35 000	350
Viande de bœuf	30	600	2.200	400
Lard	10	118	6.114	7.100
Lait	160lit	1.356	11.200	5.920
Beurre	20	128	13.400	16.400
Bière	365lit	292	16.425	»
Sel marin	12	»	»	»
Total de la nourriture annuelle	1.367k	11.426gr	259.339gr	39.640gr
Consommation journalière	3k,74	31gr,30	710gr,52	108gr,60
Ouvrier agriculteur du département de la Corrèze.				
Froment, méteil, seigle	219k	3.960gr	87.600gr	4.380gr
Pommes de terre	369	850	36.900	369
Châtaignes sèches	248	2.570	119.040	24.880
Viande	12	360	1.320	240
Lard	10	118	6.100	7.100
Lait	120lit	792	8.400	4.440
Total de la nourriture annuelle	978k	8.650gr	259 360gr	31.409gr
Consommation journalière	2k,68	24gr,26	710gr,60	86gr,052

RATION JOURNALIÈRE D'UN INDIVIDU.	QUANTITÉS D'ALIMENTS.	AZOTE.	CARBONE.	GRAISSE.
Nourriture habituelle des ouvriers en Lombardie.				
Farine de maïs	1.520gr	25gr,83	668gr,80	133gr,76
Fromage	30	1 ,50	10 ,80	7 ,30
Piquette pour boisson	2lit	0 ,27	15 ,00	»
Consommation en un jour	3.550gr	27gr,60	694gr,60	141gr,06
Ration journalière des ouvriers en Irlande (1).				
Pommes de terre	6.348gr	15gr,20	634gr,8	6gr,34
Lait	500gr	3 ,30	35 ,0	18 ,50
Eau ou petite bière	1lit,5 à 2lit	»	»	»
Ration totale	6.848gr	18gr,50	669gr,8	24gr,84
Régime alimentaire des ouvriers anglais qui travaillaient au chemin de fer de Rouen (2).				
Viande	660gr	19gr,8	72gr,6	13gr,2
Pain blanc	750	8 ,1	221 ,5	8 ,0
Pommes de terre	1.000	2 ,4	100 ,0	1 ,0
Bière	2lit	1 ,6	90 ,0	»
Aliments Boisson	2.410gr 2lit	31gr,9	484gr,1	22gr,2

(1) Voy. la *Revue britannique*, janv. 1848, note p. 77.
(2) Voy. t. V du *Cours d'agriculture*, de M. de Gasparin.

Rations de la marine (1).

I. **Ration de journalier.** — Dans les ports et rades de France, la ration dite de *journalier* à délivrer aux hommes embarqués sur les bâtiments de la flotte, se compose, pour chaque individu, ainsi qu'il suit :

(1) Pour ce qui concerne plus spécialement l'hygiène alimentaire du marin et du soldat, voir, dans la suite de cet ouvrage, les livres VII, *Hygiène militaire*, et VIII, *Hygiène navale*.

TABLEAUX :

DÉSIGNATION des REPAS.	NATURE DES DENRÉES.	QUANTITÉS par RATION.	DIVISION PAR REPAS. DÉJEUNER.	DINER.	SOUPER.	OBSERVATIONS.
Déjeuner.	Pain d'équipage (*a*)	600 gr.	250 gr.	175 gr.	175 gr.	(1) Les enfants au-dessous de 16 ans, embarqués comme passagers, reçoivent la ration de mousse.
	Pain de malades	200	»	100	100	
	Vin de journalier (*b*). Marins	46 c/l.	»	23 c/l.	23 c/l.	
	Vin de journalier (*b*). Mousses	(1) 30	»	15	15	
	Eau-de-vie, rhum ou tafia (*b*)	(2) 4	4 c/l.	»	»	(2) Il n'est pas délivré de spiritueux aux jeunes gens âgés de moins de 18 ans, non plus qu'aux femmes.
	Café	24 gr.	24 gr.	»	»	
	Sucre-cassonade	25	25	»	»	
Diner.	N° 1. Viande fraiche (*c*) et	300	»	300 gr.	»	Les dimanche, mardi, mercredi, jeudi et samedi, dîner n° 1.
	Légumes verts	0 fr. 02	»	0 fr. 02	»	
	N° 2. Fromage et	80 gr.	»	80 gr.	»	Le lundi, diner n° 2.
	Fayols	60	»	60	»	
	N° 3. Morue	120	»	120	»	Le vendredi, diner n° 3.
Souper.	N° 1. Pommes de terre fraiches et	400	»	»	400 gr.	3 fois par semaine.
	Légumes verts	0 fr. 01	»	»	0 fr. 01	
	N° 2. Fayols avec	100 gr.	»	»	100 gr.	4 fois par semaine.
	Légumes verts ou	0 fr. 01	»	»	0 fr. 01	
	Légumes desséchés (mélange d'équipage)	9 gr.	»	»	9 gr.	
	ASSAISONNEMENTS					
Assaisonnements pour diners.	N° 1. »	»				
	N° 2. Beurre ou	5 gr.	Avec diner n° 2			Le lundi.
	Huile d'olive ou	4				
	Graisse de Normandie	6				
	N° 3. Beurre ou	30	Avec diner n° 3			Le vendredi.
	Huile d'olive chacun avec	18				
	Vinaigre	3 c/l.				
Assaisonnements pour soupers.	Beurre ou	10 gr.	Avec chaque souper			Chaque jour.
	Huile d'olive ou	8				
	Graisse de Normandie ou encore	12				
	Graisse de Normandie et	8				
	Gelée de viande chacun avec	10				
	Vinaigre	5 m/l.				
Assaisonnements constants.	Poivre	10 centigr.	Par jour			
	Sel	22 gr.				

NOTA. — Les denrées de la ration devront être, aussi souvent que possible, préparées en ragoûts, rôtis, etc., pour tout ou partie de l'équipage. (Circulaire du 28 juin 1887, *B. O.*, p. 778.)

(*a*) Provenant de farine épurée à 20 p. 100.

(*b*) Il est embarqué, en sus des quantités nécessaires pour constituer la ration de spiritueux et de vin, 3 p. 100 en vue de faire face aux déchets de distribution.

(*c*) Il est alloué 3 p. 100 en sus de la quantité de viande fraiche nécessaire pour chaque diner, afin de couvrir les déchets de distribution.

Toutefois, la ration de pain des membres des tables des aspirants, de l'état-major, du commandant, des officiers supérieurs et de l'amiral, est fixée à 570 grammes de pain de malades par jour; celle des membres de la table des maîtres pourra être de 600 grammes du même pain en remplacement de 600 grammes de pain d'équipage et de 200 grammes de pain de malades.

La ration de journalier pourra être remplacée par une indemnité représentative dont le taux sera déterminé par le Ministre.

II. **Ration de campagne.** — La ration à la mer, dite *de campagne*, se compose de la manière suivante, pour chaque individu embarqué :

DÉSIGNATION des REPAS.		NATURE DES DENRÉES.	QUANTITÉS par RATION.	DIVISION PAR REPAS. DÉJEUNER.	DINER.	SOUPER.	OBSERVATIONS.
Déjeuner.		Pain frais (*a*)	(1) 550 gr.	»	275 gr.	275 gr.	(1) Lorsqu'on délivre trois repas de pain par jour, la ration journalière est de 800 gr. et la portion du déjeuner de 250 gr.
		Biscuit (*b*)	(1) 180	180 gr.	»	»	Si l'on était conduit à délivrer plusieurs repas de biscuit par jour, la portion du dîner ou du souper serait de 200 gr.
		Vin de campagne (*b*).. Marins	46 c/l.	»	23 c/l.	23 c/l.	
		Vin de campagne (*b*).. Mousses	(2) 30	»	15	15	
		Eau-de-vie, rhum ou tafia (*b*)	(3) 4	4 c/l.	»	»	
		Café	24 gr.	24 gr.	»	»	
		Sucre-cassonade	25	25	»	»	Les capitaines, sur la proposition des médecins-majors, sont autorisés à faire délivrer du pain, toutes les fois que c'est possible, aux hommes ayant une mauvaise denture.
Diner	N° 1.	Conserves de bœuf (*c*)	200	»	200 gr.	»	
		soit avec Fayols	60	»	60	»	(2) Les enfants au-dessous de 16 ans, embarqués comme passagers, reçoivent la ration de mousse.
		soit avec Légumes desséchés (mélange d'équipage)	18	»	18	»	(3) Il n'est pas délivré de spiritueux aux jeunes gens âgés de moins de 18 ans, non plus qu'aux femmes.
	N° 2.	Lard salé	225	»	225	»	
		soit avec Fayols	60	»	60		Les dimanche, lundi, mardi, mercredi, jeudi et samedi, diner n° 1, n° 2 ou n° 3.
		soit avec Légumes desséchés (mélange d'équipage)	18	»	18	»	
	N° 3.	Viande fraîche (*b*) (4)	300	»	300	»	(4) Suivant les ressources des lieux de relâche et afin de varier la nourriture, il pourra être délivré du mouton ou du porc, en remplacement de viande de bœuf, si cette mesure n'est pas onéreuse pour le Trésor ; on pourra également affecter la valeur de la ration de 300 gr. de viande fraîche, calculée au prix du marché local, à l'achat de volailles.
		soit avec Légumes verts	0 fr. 03	»	0 fr. 03	»	
		soit avec Légumes desséchés (mélange d'équipage)	18 gr.	»	18 gr.	»	
	N° 4.	Fromage	80	»	80	»	
		et Fayols	60	»	60	»	Le vendredi, diner n° 4 ou n° 5.
	N° 5.	Sardines à l'huile	80	»	80	»	
		et Fayols	60	»	60	»	
		Choucroute ou Achards	20 gr. / 75 décigr.	à raison de 6 fois par semaine			Les 120 gr. de choucroute revenant par semaine seront délivrés en une seule fois à un diner, comme plat supplémentaire. Les achards seront distribués comme condiments avec la viande aux 6 diners gras de la semaine. Toutefois, lorsque la choucroute et les achards seront embarqués concurremment, on devra garder pour les délivrances la proportion qui aura été adoptée lors de l'approvisionnement. (Circulaire du 15 juillet 1887, *B. O.*, p. 56.)

(*a*) Provenant de farine d'armement (580 grammes de farine pour 800 grammes de pain). Il est alloué, à titre de déchet de distribution, 3 p. 100 en sus des quantités de farine entrant dans la composition de la ration.

(*b*) Il est alloué, à titre de déchet de distribution, 3 p. 100 en sus des quantités de biscuit, de spiritueux et de viande à délivrer.

(*c*) En aucun cas, on ne doit livrer à la consommation des conserves de bœuf provenant de boîtes dont l'ouverture remonterait à plus de 24 heures.

DÉSIGNATION des REPAS.	NATURE DES DENRÉES.	QUANTITÉS par RATION.	DIVISION PAR REPAS. DÉJEUNER.	DINER.	SOUPER.	OBSERVATIONS.
Souper...	N° 1. Fayols...........	100 gr.	»	»	100 gr.	6 fois par semaine.
	soit avec Légumes verts....	0 fr. 01	»	»	0 fr. 01	
	soit avec Légumes desséchés (mélange d'équipage).........	9 gr.	»	»	9 gr.	
	N° 2. Riz.............	80	»	»	80	Une fois par semaine, un jour autre que le vendredi.
	et Lard salé........	80	»	»	80	
	ASSAISONNEMENTS					
Assaisonnements pour diners.	Huile d'olive...........	4 gr.	Pour les diners n°s 4 et 5.			
	ou Graisse de Normandie..	6				
	Graine de moutarde....	2	Pour le diner n° 2.			
Assaisonnements pour soupers.	Huile d'olive...........	8	Pour les soupers n° 1.			
	ou Graisse de Normandie..	12				
	ou encore Graisse de Normandie..	8				
	et Gelée de viande.......	10				
Assaisonnements constants.	Poivre.................	13 centigr.	Par jour.			
	Sel....................	24 gr.				
	Vinaigre...............	8 m/l.				

Nota. — Les denrées de la ration devront être, aussi souvent que possible, préparées en ragoût, rôtis, etc., pour tout ou partie de l'équipage. (Circulaire du 28 juin 1887, *B. O.*, p. 778.)

Toutefois, la ration de pain des membres des tables des aspirants, de l'état-major, du commandant, des officiers supérieurs et de l'amiral reste fixée à 750 grammes par jour.

La ration de campagne pourra être remplacée par une indemnité représentative dont le taux sera déterminé par le Ministre.

Rations du soldat français.

I. — EN TEMPS DE PAIX.

Pain....................................	1000	grammes.
Viande non désossée..........................	300	—
Légumes frais................................	100	—
Légumes secs (haricots, fèves, etc.).............	30	—

II. — RATION DE CAMPAGNE (1).

A. — *Vivres-pain ou pain de table.*

Pain ordinaire..............................	1000	grammes.
Ou Pain biscuité..............................	955	—
Ou Biscuit..................................	735	—

(1) D'après les règlements actuellement en vigueur, lorsqu'une armée doit entrer en campagne, le ministre détermine le tarif des rations qui devra lui être appliqué; il fixe le nombre et la composition des rations affectées à chaque grade. Le général

B. — *Vivres-viande.*

Viande fraîche	300	grammes.
Ou Viande de conserve, gelée ou bouillon compris.	200	—
Ou Bœuf salé	300	—
Ou Lard salé	240	—

C. — *Petits vivres.*

Légumes. Riz (deux jours sur trois)	30	grammes.
Légumes. Autres légumes secs (haricots, etc.)	60	—
Sel	16	—
Café torréfié, en grains	16	—
Ou Café vert	19	—
Sucre	21	—

On ajoute éventuellement à cette ration :

Vin	25	centilitres.
Ou Bière *ou* cidre	50	—
Ou Eau-de-vie	10	—

Liebig a donné les rations suivantes consommées par des bûcherons dont l'alimentation se composait de pain, de farine, de lard, de lait et de fromage :

	Albuminoïdes.	Graisse.	Hydrocarbonés.
1°	112	309	691
2°	135	208	876

Des valets de ferme, dans une terre appartenant au professeur Ranke, reçoivent, de temps immémorial, une ration composée de : albuminoïdes 143, graisses 108, hydrocarbonés 788. (Arnould.)

Ces rations sont extrêmement riches, comme le sont, en général, celles des travailleurs des régions du Nord.

Nous avons vu, dans les tableaux ci-dessus et dans les pages qui précèdent, quelles sont les quantités fixées par de Gasparin, Payen et d'autres savants pour la ration journalière.

Letheby a donné les chiffres suivants :

	Azote.	Carbone.
Dans l'état de désœuvrement	12gr,1	249gr,7
— de travail ordinaire	20 ,7	373 ,0
— de travail intense	26 ,9	378 ,2

Voit et Pettenkofer, dans une de leurs expériences, effectuée sur un

en chef peut apporter des modifications à ce tarif et autoriser les substitutions que les ressources du pays rendent nécessaire. Il peut aussi ordonner des distributions extraordinaires ou des augmentations de ration lorsque l'état de fatigue des troupes l'exige. Ce droit peut être délégué aux commandants de corps d'armée et aux généraux commandant les colonnes pendant les marches. (Charles Schindler, *L'Alimentation du soldat en campagne.*)

ouvrier robuste et dont nous avons reproduit précédemment les détails, ont constaté qu'il consommait en vingt-quatre heures :

	Albuminoïdes.	Graisse.	Hydrocarbonés.	Azote.	Carbone.
Au repos......	137 gr.	72 gr.	352 gr.	22 gr.	283 gr.
En travail.....	137	173	352	22	356

Forster, à qui l'on doit de très nombreux et remarquables travaux sur l'alimentation, a établi des moyennes de ration journalière en choisissant des sujets dans des conditions bien déterminées, ne changeant rien à leur façon de vivre pendant la durée de l'observation, et dont il évaluait la quantité et la composition des aliments : le tableau suivant reproduit une partie des résultats de ces observations.

INDIVIDUS.	POIDS du corps.	POIDS des aliments frais.	POIDS des aliments secs.	ALBUMINOÏDES.	GRAISSE.	HYDRATES DE CARBONE.
	kilogr.	gr.	gr.	gr.	gr.	gr.
Médecin, 28 à 30 ans...	70	3500	570	130	95	325
Ouvrier, 36 à 38 ans...	70	3600	700	132	90	450
Adulte peu occupé.....	62	»	»	90	80	285
Femme d'ouvrier, 30 ans.	»	1900	460	76	23	340
Femme de la classe aisée.	50	»	»	70	100	190
Nourrice, 25 ans.......	55	7500	1060	250	220	530

M. Hervé-Mangon est arrivé aux chiffres suivants pour la ration moyenne, par jour et par kilogramme de poids vif :

	Carbone.	Azote.
Pour la France entière................	5gr,179	0gr,280
Pour Paris............................	5 ,675	0 .332
Pour la campagne......................	5 ,808	0 ,275

Pour Edward Smith, la ration minimum, par jour et par kilogramme et suivant les différents âges, est représentée par les chiffres suivants :

	Carbone.	Azote.
Enfance............................	9gr,84	0gr,96
A l'âge de 10 ans..................	6 ,84	0 ,40
A l'âge de 16 ans..................	4 ,27	0 ,38
A l'âge adulte.....................	3 ,60	0 ,20

Cette dernière ration deviendrait pour un individu adulte, du poids moyen de 65 kilogrammes :

	Carbone.	Azote.
Au repos............................	234gr,00	13gr,00
En travail modéré...................	337 ,92	19 ,56
En travail actif....................	442 ,00	25 ,00

Dans ses *Nouveaux éléments de physiologie* humaine, M. Beaunis a donné les tableaux suivants :

	ALBUMINE.	GRAISSE.	HYDRATES DE CARBONE.	TOTAL DES HYDRO-CARBONÉS et des graisses.	TOTAL DES ALIMENTS solides.
	gr.	gr.	gr.	gr.	gr.
Enfants à la mamelle	25	30	45	75	100
Enfants de 2 à 10 ans	20	20	60	80	100
Ouvriers. Repos absolu	20	8	72	80	100
Ouvriers. Travail modéré	19	8	73	81	100
Ouvriers. Travail intense	18	10	72	82	100
Jeunes médecins [1]	24	17	59	76	100
M. Beaunis, 48 ans	24	16	60	76	100

(1) Moyenne de deux séries d'observations de Forster.

Le savant professeur de la Faculté de Nancy conclut, de ses observations, que la ration moyenne d'un adulte doit présenter la composition suivante :

	POUR 24 HEURES.	POUR 1000 PARTIES.
Eau	2.818 gr.	831 gr.
Principes minéraux	32	10
Albuminoïdes	120	35
Graisses	90	27
Hydrocarbonés	330	97
TOTAL	3.390 gr.	1.000 gr.

Edward Smith et Playfair ont cherché à réduire au minimum l'influence exercée par le tempérament et les habitudes du sujet dans l'observation individuelle : ils ont évalué la ration journalière en la déduisant d'une moyenne d'observations effectuées sur des groupes d'individus placés dans des conditions sensiblement identiques : ils ont obtenu ainsi les résultats consignés dans le tableau ci-dessous :

ÉTAT PHYSIOLOGIQUE.	ALBUMINOÏDES.	GRAISSE.	HYDRATES DE CARBONE.	GROUPES D'INDIVIDUS.
	gr.	gr.	gr.	
Ration d'entretien.	66	25	330	Affamés du Lancashire pendant la disette cotonnière. Convalescents à l'hôp. d'Edimbourg.
Travail modéré...	120	40	530	Armées européennes en temps de paix.
Travail moyen....	153	68	508	Armées en campagne.
Travail fort.......	160	66	580	Travailleurs militaires à Chatham.
Travail intense...	184	71	570	Matelots anglais. Ouvriers de chemins de fer. Laboureurs. Forgerons.
— ...	130	25	1330	Ouvriers irlandais.

En résumé, les quantités fixées tant par l'observation directe, que par l'expérimentation physiologique ou le calcul, sont sensiblement concordantes et reviennent, à peu de chose près, aux chiffres établis par Payen et que nous avons reproduits au commencement de ce chapitre. Tous les détails dans lesquels nous venons d'entrer ne font que confirmer cet aperçu théorique. Nous dirons donc que, pour un adulte en bonne santé et se livrant à un travail très modéré, la ration journalière doit comporter un minimum de 120 grammes de substances albuminoïdes, 60 grammes de graisses et 360 grammes d'hydrates de carbone. En prenant comme unité la quantité de corps gras qui est la plus faible, cette ration devra présenter les rapports suivants : 1 de graisse pour 2 d'albuminoïdes et 6 d'hydrates de carbone. Pour un travail musculaire intense, ces quantités devront augmenter, notamment en ce qui regarde la graisse et les hydrates de carbone ; la ration nécessaire est alors de 95 grammes de graisse, 165 grammes de substances albuminoïdes, 665 grammes d'hydrates de carbone et le rapport devient 1 de graisse pour 1,7 d'albuminoïdes et 7 d'hydrates de carbone. Il faudrait, en outre, tenir compte de l'eau et des sels minéraux, comme nous l'avions fait précédemment.

L'hygiène est encore grandement intéressée dans la question de savoir comment doit être répartie, dans les vingt-quatre heures quotidiennes, cette ration constituant l'alimentation normale, bien qu'il s'agisse également ici d'une question d'habitude et de convenances personnelles. Un sujet bien portant est capable de digérer une pareille ration dans un intervalle variant de 2 à 4 heures, mais il est beaucoup plus rationnel de diviser cette quantité d'aliments entre plusieurs repas, de façon à imposer à l'appareil digestif un travail moins laborieux et un espace moins considérable entre les périodes d'activité. Dans nos régions, il est d'usage de faire trois repas par jour, c'est-à-dire dans un intervalle de 16 heures, en moyenne. Les paysans, dont le régime est moins fortifiant et plus riche en produits végétaux que celui des citadins, font presque toujours un quatrième repas, léger, dans le milieu de la journée. Cette pratique est aussi généralement observée pour les enfants qui ont besoin d'une réparation alimentaire continue et intense. Les soldats ne font que deux repas et une collation matinale. D'ailleurs, les habitudes sont dirigées, ici comme dans beaucoup d'autres cas, par un véritable instinct et l'on donne le plus d'importance, partout, au repas fait dans le milieu de la journée, ce qui est complètement d'accord avec les données de l'observation physiologique. Nous avons vu, en effet, que l'apport excite la consommation; un repas copieux fait le matin favoriserait donc cette désassimilation. D'autre part, le sommeil, en ralentissant les échanges nutritifs, impose en quelque sorte un repas léger le matin; pour la même raison, le repas du soir doit être moins réparateur que celui du milieu de la journée, puisque le sommeil va diminuer les oxydations pendant la nuit.

Edward Smith a proposé de distribuer de la façon suivante la consommation alimentaire pour chaque repas :

	Carbone p. 100.	Azote p. 100.
Déjeuner	35	35
Dîner	40	45
Souper	25	20

Il importe également de faire un choix judicieux des aliments qui renferment chacun des principes alimentaires primordiaux. Les substances albuminoïdes d'origine végétale, sont toujours mélangées à des composés inattaquables par les sucs digestifs et qui entravent la digestibilité des premières : nous avons déjà signalé ce fait à propos de la valeur nutritive et nous y reviendrons en parlant du régime végétarien. S'il est nécessaire que la tonicité des tuniques musculaires de l'intestin et de l'estomac soit entretenue par la présence de substances constituant les résidus de l'alimentation, il ne faut pas que cette distension soit exagérée, ni que la consistance de ces résidus soit trop ferme ou trop fluide. C'est un des inconvénients du régime végétarien d'accumuler dans le tube digestif des résidus trop fluides et en quantité trop grande. L'alimentation dans laquelle il entre une trop forte proportion d'hydrates de carbone conduit à absorber un volume beaucoup trop considérable de substance.

Voit estime que, dans les conditions normales, le tiers au moins des substances albuminoïdes doit être emprunté à la viande ou à des aliments facilement attaquables comme elle par les sucs digestifs.

Si la prédominance d'aliments végétaux a l'inconvénient de donner lieu à la production de matières fécales abondantes et riches en eau, sauf pour les végétaux réduits en farine et cuits, la prédominance d'aliments d'origine animale offre l'inconvénient opposé. C'est ce que Voit a établi par des observations reproduites dans le tableau suivant :

GENRE D'ALIMENTS.	QUANTITÉ NÉCESSAIRE pour fournir le poids voulu en		QUANTITÉ ASSIMILÉE		MATIÈRE FÉCALE sèche.	PROPORTION p. 100 de la substance sèche en matière fécale.
	AZOTE.	CARBONE.	FRAICHE.	SÈCHE.		
	gr.	gr.	gr.	gr.	gr.	gr.
Mélange	»	»	»	615	34	5.5
Viande	538	2620	2150	518	17	3.3
Œufs	905	2231	948	247	13	5.2
Lait	2905	4652	2438	224	25	11.1
Riz	1868	896	638	576	27	3 9
Maïs	989	801	750	645	49	6.6
Pain noir	1430	1346	800	457	51	11.5
Pain blanc	1524	1231	736	439	25	5.6
Pommes de terre	4575	3124	3013	819	92	9.3

En définitive, une alimentation normale doit être *variée* et composée par un *mélange* d'aliments d'origine animale et d'origine végétale, tel que les proportions d'hydrates de carbone, de graisses et d'albuminoïdes (ces derniers empruntés pour un tiers au moins à la viande), ne s'éloignent pas sensiblement des rapports numériques rappelés tout à l'heure. Cette alimentation doit être appropriée à l'âge de l'individu et aux conditions de repos ou de travail manuel et intellectuel. Elle doit également varier avec le climat. C'est à la condition de maintenir un juste équilibre dans la consommation des substances nutritives et en se soumettant à l'obligation de varier le régime alimentaire, en évitant à la fois tout défaut et tout excès de nourriture, que chaque individu peut parvenir à réaliser les conditions les plus favorables pour une longue conservation de ses forces et de sa santé, en même temps que ce régime bien choisi exercera une heureuse influence sur le développement de ses qualités morales et intellectuelles. Le développement de la vigueur et l'accroissement de la vie moyenne des populations sont également justiciables de ces mesures dont l'étude intéresse autant l'économie sociale que l'hygiène.

§ 3. — **Alimentation insuffisante.**

L'alimentation est insuffisante toutes les fois que l'un ou plusieurs des principes alimentaires qui doivent constituer l'alimentation normale font défaut ; ou bien, lorsqu'ils n'existent dans la ration qu'en proportion trop faible ; ou bien encore, lorsque la quantité d'aliments digérés et *utilisés* n'est pas proportionnelle à la dépense. — Cette disproportion entre l'usure et la réparation peut tenir à un certain nombre de causes :

en laissant de côté les influences d'ordre pathologique, il est une cause d'insuffisance qui doit être envisagée, au moins pour le vieillard. La physiologie nous apprend, en effet, que, tandis que la masse de l'organisme, et par suite l'usure, croît comme le cube, la réparation ne croît que comme le carré. La surface d'introduction des aliments (estomac et intestin grêle), n'augmente pas dans le même rapport que la masse du corps. Chez l'enfant de trois ans, le poids de l'intestin grêle est au poids du corps comme 16 est à 1000; chez l'adulte, ce rapport n'est plus que de 10 à 1000, le poids du corps est devenu six fois plus fort, tandis que le poids de l'intestin grêle n'a fait que tripler. La comparaison des surfaces intestinales au lieu des poids, conduit aux mêmes résultats (Beaunis). Aussi est-il nécessaire de tenir compte de cette observation pour la fixation des rations alimentaires. Cette cause devient fort efficace, lorsqu'elle passe inaperçue, pour la production de l'alimentation insuffisante.

On a pu, en réalisant chez des animaux la première de ces conditions, effectuer des expériences qui ont fourni les indications les plus précieuses sur la façon dont s'accomplissent les phénomènes de la nutrition.

Chossat à qui l'on doit les premières recherches effectuées dans ce sens (1), avait observé que la privation d'eau détermine chez les animaux des troubles de la circulation et de la respiration (dyspnée, ralentissement des battements du cœur), de la diminution de la sensibilité, et des contractions tétaniques; les sécrétions diminuent et l'urine finit par faire complétement défaut: les résultats obtenus sont, à peu de chose près, ceux de l'inanition complète.

En nourrissant un animal d'une façon insuffisante et sans le priver complètement d'aliments, on retarde plus ou moins l'époque de la mort, mais on n'altère en quoi que ce soit la succession des phénomènes physiologiques qui conduisent infailliblement à cette terminaison fatale. Dans les deux cas, l'animal meurt dès que son poids a atteint la limite de diminution compatible avec la vie. Ce résultat se modifie un peu quand le déficit alimentaire n'est pas considérable. La destruction organique est proportionnée à ce déficit, car l'organisme doit fournir de sa propre substance, pour la dépense journalière, tout ce que les aliments ne donnent pas. Chossat avait appelé cet ensemble de phénomènes « la loi des régimes ». La privation complète de sels minéraux détermine également des troubles profonds de l'organisme. Si, comme l'a fait Forster, on prive un animal de sels minéraux, on n'en retrouve pas moins ces composés dans ses excrétions, ce qui démontre que cette désassimilation des sels s'effectue aux dépens de l'organisme de l'animal (2). Les troubles qui accompagnent cette *déminéralisation* de

(1) Chossat, *Recherches expérimentales sur l'inanition.* Paris, 1843.

(2) J. Forster, *Versüche über die Bedeutung der Aschenbestandtheile in der Nahrung. Zeitschrift für Biologie*, t. IX, 1872.

l'organisme portent principalement sur le système nerveux et ils diffèrent d'une façon remarquable de ceux que détermine l'inanition complète. Lorsque la suppression expérimentale, au lieu de porter sur l'ensemble des substances minérales contenues dans les aliments, porte seulement sur un seul des sels, chlorure de sodium, sels de potassium, sels de calcium, il se produit des accidents qui varient suivant le rôle alimentaire de chacun d'eux : le rachitisme, par exemple, est le résultat constant de la diminution de la quantité des sels calcaires. Bunge et Salkowski pensent que le principal rôle des sels minéraux consiste à saturer l'acide sulfurique provenant de l'oxydation du soufre des albuminoïdes; il est fort probable que leur rôle physique n'est pas moins important. Les sels minéraux peuvent activer les phénomènes de nutrition en favorisant les échanges osmotiques par leur pouvoir diffusif et leur action solubilisante sur certains composés organiques, les albuminoïdes principalement : de plus, ils ont un rôle particulier et chacun d'eux possède une affinité élective spéciale pour tel ou tel tissu. Chacune de ces particularités permet de comprendre le rôle fort important des sels minéraux dans l'alimentation et de s'expliquer comment leur privation peut déterminer des accidents si graves.

La privation complète de principes hydrocarbonés ou azotés est tout aussi préjudiciable à l'organisme; et l'on voit, dans tous les cas, la mort survenir au bout d'un temps variable avec l'état de santé antérieur de l'animal en expérience et son degré de vigueur.

Au lieu de supprimer tout à fait un ou plusieurs des principes alimentaires primordiaux, si on diminue seulement, dans une certaine mesure, leur proportion, de façon, par exemple, à ne plus offrir à l'organisme la quantité d'albuminoïdes, d'hydrates de carbone, de graisse, de sels minéraux, ou d'eau que nous avons reconnus tout à l'heure indispensables pour une alimentation normale, on détermine alors des phénomènes étudiés sous les noms d'*inanitiation* ou *inanisation* et qui se rapprochent beaucoup de ceux de l'inanition proprement dite : la rapidité de leur apparition et leur intensité sont en rapport direct avec la valeur du déficit alimentaire. La déchéance organique qui se produit alors peut ne pas aboutir toujours à la mort, si la restitution alimentaire, bien que très insuffisante pour entretenir dans sa plénitude l'activité vitale, est cependant suffisante pour réaliser tant bien que mal les conditions d'une misérable existence, ainsi que cela s'est vu bien des fois pendant les périodes de famine, ou bien par suite de disettes accidentelles comme pour les armées en campagne, les naufragés.

Bouchardat nous a laissé un tableau magistral de l'alimentation insuffisante dans sa thèse de concours de professorat de 1852 : les expériences faites depuis, en plaçant systématiquement des animaux dans des conditions bien déterminées, n'ont fait que confirmer ses vues et les observations antérieures de Chossat.

Dans un travail exécuté sous l'inspiration d'Andral, Hebray avait, bien antérieurement déjà, tracé un tableau des phénomènes cliniques survenant chez les individus soumis à une alimentation insuffisante (1). D'après cet observateur, il se produit, pendant la vie des individus, une série de phénomènes qui peuvent faire comparer ces deux degrés d'une même modification de l'économie aux différences qui séparent les affections aiguës (inanition) des affections chroniques (alimentation insuffisante). Vomissements; diarrhée; affaiblissement progressif du cerveau; atonie musculaire portée jusqu'à l'impuissance de contractions; abolition des fonctions de l'estomac qui devient incapable, par suite de la diminution et même de la suppression de sécrétion du suc gastrique (2), d'accomplir ses actes physiologiques et pour lequel l'aliment n'est plus qu'un corps étranger dont la présence détermine une irritation se manifestant par un trouble dynamique général; œdème; convulsions; névrosthénie complète; marasme squelettique bientôt suivi de mort; tels sont les phénomènes relevés par Hebray et dont l'intensité seule varie avec le degré d'insuffisance dans l'alimentation et de vigueur de l'individu. Il avait également noté la tendance remarquable à l'ulcération et à l'hémophilie des moindres blessures chez ces sujets inanitiés.

Les expériences de Chossat confirmèrent absolument ces observations cliniques. La mort survenait lorsque les animaux avaient perdu, en moyenne, les quatre dixièmes de leur poids initial : l'état d'obésité et l'âge exercent sur ce résultat une influence considérable.

L'obèse trouve dans sa réserve graisseuse le moyen de résister plus longtemps; et l'on savait depuis Hippocrate que les enfants supportent l'alimentation insuffisante beaucoup plus mal que les adultes.

La perte de poids subie par les animaux présente un maximum réel au début de l'expérience et un maximum relatif à la fin. Dans les expériences de ce genre, l'interprétation des résultats obtenus par les pesées successives des animaux est quelquefois très délicate. L'accumulation d'eau dans les organes est, en effet, la conséquence d'un régime pauvre en aliments réparateurs; et cette eau prenant, dans les muscles et le sang, la place de la graisse et de l'albumine détruites, le poids de l'animal en expérience peut ne pas changer sensiblement, alors que la composition chimique de ses tissus a subi une profonde modification. Voit et Pettenkofer, en nourrissant un chien, pendant quarante et un jours, au pain et à l'eau, ont constaté que l'animal, qui pesait 35 kilogrammes au début de l'expérience et avait reçu 405 gr. 3 d'azote sous forme de pain, avait excrété 531 gr. 7 d'azote et pesait encore 34 k. 700 à la fin

(1) Hebray, *De l'influence de l'alimentation insuffisante sur l'économie animale*, Paris.

(2) Cette diminution, et même la suppression complète de la sécrétion du suc gastrique, ont été démontrées par les expériences ultérieures de Tiedemann et Gmelin. Magendie, Blondlot, Bouchardat et Sandras, etc. Ses effets avaient été remarqués par Hebray, ainsi que par les médecins qui avaient pu observer des inanitiés.

de l'expérience : il avait donc perdu 126 gr. 4 d'azote équivalant à 3 k. 717 de sa chair musculaire, alors que la perte brute de poids était seulement de 300 grammes. Lorsqu'après une période d'alimentation insuffisante, on vient à fournir à l'animal une nourriture abondante et réparatrice, la quantité d'eau expulsée par l'urine augmente dans une proportion notable; et l'animal diminue même de poids, par suite de cette substitution de matériaux albuminoïdes à l'eau. Cette remarque permet d'interpréter certains résultats des expériences de Chossat, résultats qui paraissent contradictoires au premier abord.

Un fait extrêmement important, au point de vue de l'hygiène, dans des expériences sur l'alimentation insuffisante, c'est celui relatif à la diminution graduelle des fonctions de l'estomac. Le suc gastrique a besoin, pour sa production normale, de la présence d'un excitant : si cette excitation lui manque, la sécrétion se tarit peu à peu, au point que les aliments les plus facilement attaquables, dans les conditions ordinaires, ne peuvent plus être utilisés ; c'est ainsi que s'expliquent les vomissements et les diarrhées observés constamment chez les inanitiés. Aussi faut-il se garder d'offrir immédiatement, dans ce cas, des aliments réparateurs qui ne feraient que déterminer un trouble encore plus profond ; il est nécessaire de rappeler la sécrétion du suc gastrique par l'emploi de peptogènes dont le meilleur est encore le bouillon légèrement additionné de dextrine. Dans son récit du Naufrage de la Méduse (Thèse de Paris, 1818, n° 84), Savigny rapporte que ceux des survivants qui voulurent absolument prendre de suite des aliments trop substantiels, lorsque le radeau fut recueilli, éprouvèrent des vomissements accompagnés de douleurs atroces : quelques-uns même succombèrent à une diarrhée incoercible. Chez les individus exténués par l'abstinence, la réparation alimentaire doit être lente et progressive comme le réchauffement des individus engourdis par le froid. Les expériences de Chossat ont également fait ressortir l'importance du réchauffement artificiel des inanitiés. Lorsque la température est descendue aux environs de 30°, point auquel la mort se produit assez fréquemment (1), on peut ranimer les animaux en les réchauffant : la sensibilité se rétablit assez vite et les perceptions tactiles, visuelles et auditives reparaissent. L'animal devient même susceptible de digérer quelques aliments légers, parfois seulement au bout d'un temps assez long ; et, fait très remarquable, cette digestion s'arrête quand on suspend le réchauffement artificiel. On ne saurait imaginer une expérience plus démonstrative, en ce qui regarde la production de la chaleur animale par le moyen

(1) Dans les expériences de Chossat, la mort des animaux est survenue, en moyenne, en concordance avec une température de 24°,9. Minimum, 18°,5 ; maximum, 34°,2. La mort survient très rarement, lorsque la température est supérieure à 30°. P. Bérard fait observer que ces limites de température sont précisément celles dans lesquelles la mort se produit lorsqu'on soumet les animaux valides à l'action d'un mélange réfrigérant.

des aliments. Ce n'est, en effet, que lorsque la température de l'organisme a été ramenée à son degré normal, par suite du rétablissement des actes digestifs et de la réparation alimentaire, que l'individu ou l'animal inanitiés peuvent être considérés comme hors de danger.

Cette relation étroite qui lie l'alimentation au développement de la chaleur et à la température ambiante est encore mise en évidence par ce fait, qu'une ration largement suffisante pour un individu dans un climat tempéré, devient insuffisante pour le même sujet s'il est transporté dans un climat froid. Nous n'avons tous encore que trop présent à la mémoire le souvenir des souffrances endurées pendant le siège de Paris, dans l'hiver de 1870-1871. L'hiver de 1879-1880 fut infiniment plus rigoureux et cependant bien plus facilement supportable, parce que les vivres ne manquaient pas.

Certaines causes accidentelles, une mauvaise direction par exemple, peuvent encore rendre l'alimentation insuffisante. Une ration alimentaire complète et bien choisie peut encore devenir insuffisante par défaut de qualité de quelques-unes des substances qui entrent dans sa composition, ou bien par adultération de quelques-uns de ses principes. Il n'est pas jusqu'à l'absence de condiments, l'insuffisance d'apprêt et de coction, qui ne puissent exercer une influence sur la valeur nutritive de la ration alimentaire et la diminuer dans une proportion plus ou moins considérable. Nous ne pouvons que signaler ici ces différentes conditions.

« Les disettes, dit Fonssagrives, sont aux populations ce que l'inanition est aux individus. Elles minent leurs forces, abrègent leur durée, entravent leur accroissement et les frappent d'un cachet de débilité dont leurs descendants portent longtemps l'empreinte. » L'enchérissement du prix du blé a toujours entraîné, comme conséquence inévitable, celui de toutes les autres denrées ; et lorsque cette surélévation de prix pouvait arriver aux proportions qu'elle atteignait autrefois, on ne tardait pas à voir se développer toutes les funestes conséquences que la famine entraine à sa suite. D'autres fois, les disettes sont absolument localisées et dues, alors, à un accident d'ordre physique, tel qu'un siège, une inondation, une crise manufacturière, etc. Dans tous les cas, les lamentables conséquences de l'alimentation insuffisante ne tardent pas à se montrer.

Il est bien certain que l'alimentation insuffisante ne peut être regardée comme la cause exclusive de ces maladies qui ont décimé des armées, des populations, des groupes d'individus soumis à des privations de toute espèce ; mais il serait aussi inexact de méconnaître l'influence considérable exercée par cette cause, qui semble être la plus efficace pour la constitution d'un terrain de moindre résistance offrant facilement prise à la plus légère atteinte : qui pourrait nier l'influence d'une mauvaise alimentation sur le développement de la tuberculose, du rachitisme, de l'anémie et de la chlorose, du ramollissement gélatiniforme de l'estomac chez les jeunes enfants, de la lientérie chez l'adulte ?

Nous ne pouvons que signaler ici, car entrer dans des détails nous entraînerait beaucoup trop loin, les rapports étroits qui ont été mis en évidence par un grand nombre de savants entre l'alimentation insuffisante, ou plutôt la famine, et le typhus. Un fait bien remarquable et qui se dégage d'une façon constante de la lecture des documents rapportés par les différents observateurs, c'est que le typhus frappe surtout, dans les agglomérations d'individus, ceux qui n'ont pas ou qui ont peu souffert de la famine, ceux encore que leur devoir ou la charité appelle près des malheureux inanitiés. Les affamés semblent fabriquer l'élément typhogène et se trouver en même temps vaccinés contre le typhus. Nous renverrons le lecteur, désireux de se renseigner d'une façon plus complète, à quelques-uns des travaux qui ont été publiés à ce sujet et qui sont, pour la plupart, analysés et discutés avec une grande compétence dans le très remarquable article que M. le professeur Arnould a consacré à la *Fièvre de famine* dans le Dictionnaire encyclopédique des sciences médicales (1).

Sans nous arrêter à la famine qui, fort heureusement, n'est plus aujourd'hui pour nos régions qu'un souvenir historique, et qui n'est, en somme, que l'alimentation insuffisante poussée à son extrême limite, il est à remarquer que l'enchérissement du prix du blé coïncidait autre-

(1) Voici la bibliographie de quelques-uns des travaux les plus intéressants :

RICHTER, *Histoire médicale du siège et de la prise de Torgau*. Berlin, 1814. — J.-A. OZANAM, *Histoire médicale, générale et particulière des maladies épidémiques contagieuses et épizootiques, qui ont régné en Europe, depuis les temps les plus reculés, et notamment depuis le XIVe siècle, jusqu'à nos jours*. Paris, 1835. — R.-B. HOLLAND, *On the morbide effects of deficiency of food*. Londres, 1839. — D. J. CORRIGAN, *On Famine and fever, as cause and effect, in Ireland*. Dublin, 1846. — HENRY KENNEDY, *On the connexion between famine and fever, in Ireland and elsewehre*. Dublin, 1847. — DONOVAN, *On the morbid effects of deficiency of food, in Ireland, in* 1847. *Dublin medical Press*, t. XIX, 1848. — DE MERSSEMAN, *Grandes épidémies qui ont régné dans les premiers siècles du moyen âge*. Bruxelles, 1849. — *De la fièvre typhoïde et de la fièvre de famine*. *Gazette médicale de Paris*, 1849. — G. SCRIVE, *Relation médico-chirurgicale de la campagne d'Orient*. Paris, 1857. — FÉLIX JACQUOT, *Du typhus de l'armée d'Orient*. Paris, 1858. — BOTKIN, O. HEYFELDER, KÜTTNER, *L'épidémie de Saint-Pétersbourg*. *Wochenblatt des Zeitschrift der kaiserlichen und königlichen Gesellschaft der Ærzte in Wien*. Nos 22, 26, 1865. — A. VITAL, *Le typhus dans la province de Constantine en* 1868. *In Recueil des mémoires de médecine, de chirurgie et de pharmacie militaires*, 3e série, t. XXII, 1869. — JULES PERIER, *Effets de la misère et du typhus dans la province d'Alger*. Même recueil, t. XXII et XXIV. — J.-F. GUILLEMIN, *Les origines et la propagation du typhus*. Même recueil, t. XXX, 1874. — WIRCHOW, *Du typhus famélique et de quelques maladies voisines*. Traduction de Henri HALLOPEAU. — VACHER, *La mortalité à Paris en* 1870. *Gazette médicale de Paris*, 1871. — H. SUEUR, *Étude sur la mortalité à Paris pendant le siège*. Paris, 1872. — LÉON COLIN, — ACHILLE KELSCH, *Genèse du typhus exanthématique*. *In Gazette hebdomadaire de médecine et de chirurgie*, nos 44 et 46. Paris, 1872. — A. BOUCHARDAT, — CHAUFFARD, *Étiologie du typhus exanthématique*. *In Bulletin de l'Académie de médecine de Paris*, 1872 et 1873. — Voyez aussi le travail de MÉLIER, *Études sur les subsistances dans leurs rapports avec les maladies et la mortalité*. *In Mémoires de l'Académie de médecine*. t. X ; et, dans cette Encyclopédie, le chapitre *Épidémiologie* de M. LÉON COLIN, t. Ier, p. 767.

fois avec une augmentation du taux de la mortalité. Messance en France, John Barton en Angleterre, avaient établi ce résultat sur des observations très précises; et Mélier fait observer que c'est précisément en rendant son alimentation insuffisante que le travailleur peut soutenir sa famille et lui, lorsque le prix des denrées de première nécessité vient à s'élever tandis que son salaire ne subit aucune augmentation, qu'il diminue même quelquefois. On a estimé à un million, pour l'Europe, le nombre des victimes de l'alimentation insuffisante pendant la disette de 1846-1847.

Nous avons fait ressortir précédemment qu'il n'en était plus ainsi de nos jours, et nous terminerons ici cette étude rapide de l'alimentation insuffisante, car nous ne voulons pas revenir sur des considérations économiques qui ont été développées dans le chapitre des aliments (voir t. II, pages 210 et suivantes). Nous citerons seulement comme source de documents des plus intéressants à ce sujet, les travaux de M. Villermé : *Mémoires sur la mortalité en France dans la classe aisée et dans la classe indigente* (*Mémoires de l'Académie de médecine*, 1828). — *Tableau de l'état physique et moral des ouvriers employés dans les manufactures de coton, de laine et de soie.* (Paris, 1829.) — *De la distribution par mois des conceptions et des naissances de l'homme* (*Annales d'hygiène publique et de médecine légale*, t. V). — *Mortalité dans les divers quartiers de la ville de Paris* (*Annales d'hygiène.* t. III, 1830), etc.

§ 4. — Alimentation excessive.

L'alimentation devient excessive toutes les fois que la ration fournit à l'organisme une proportion trop considérable de principes alimentaires primordiaux. Comme pour l'alimentation insuffisante, il peut y avoir des degrés dans cet excès; et telle ration, qui sera suffisante pour un adulte vigoureux et exécutant un travail assez considérable, deviendra excessive pour un individu au repos.

C'est, en général, par excès d'aliments azotés que pèche l'alimentation excessive; et c'est presque toujours chez les individus dans l'aisance et accomplissant un faible travail, tant musculaire que cérébral, que l'on peut en suivre et en étudier les effets. Dyspepsie; dilatation et atonie stomacales; congestions cérébrales; goutte; affections calculeuses; tels sont, le plus souvent, les effets d'un semblable régime. Dans la quantité d'aliments que consomment la plupart des gens riches, il y a, comme le disait Fonssagrives, trois parts à faire : l'une pour le besoin réel, l'autre pour la sensualité, la troisième pour la préparation des maladies à venir : chez beaucoup de gens, en effet, l'appétit a quitté le domaine de l'instinct pour celui de la sensation; il faut distinguer pour eux la faim de l'estomac et celle du palais; le besoin se confond avec le désir et de là cette surabondance de principes nutritifs qui est presque aussi préjudiciable à l'organisme que l'insuffisance. *Plures occidit gula quam gladius; est enim fons omnium malorum :* cette maxime de Cicéron est encore vraie et le sera toujours.

Le moindre inconvénient de l'alimentation excessive est l'obésité. Cette affection (on peut, croyons-nous, lui appliquer cette dénomination) a été connue dès que les hommes ont pris goût aux plaisirs de la table, c'est-à dire dès que les loisirs et le bien-être le permettant, les aliments ont dépassé, en quantité et en qualité, les proportions nécessaires à l'entretien de l'organisme. Chez les peuples primitifs, comme chez les animaux sauvages, on ne voit pas d'obèses; l'engraissement ne commence à se produire que lorsque l'aisance et l'amélioration des conditions matérielles ont rendu moins ardente la lutte pour l'existence. Les Grecs et les Romains professaient un profond mépris pour les obèses qu'ils considéraient comme peu propres aux affaires publiques. Si l'apathie et la paresse d'esprit des individus obèses est un fait d'observation vulgaire, ça n'est cependant pas là une règle absolue; et l'histoire compte, parmi eux, des savants, des hommes politiques, des industriels, des conquérants. L'obésité n'est pas toujours, et fatalement, le résultat du culte exagéré de la gastronomie, l'hérédité joue un très grand rôle dans le développement de cette affection; et, s'il est juste de considérer comme inférieurs les individus qui vivent pour manger, il n'est pas moins injuste d'incriminer ceux qu'une prédisposition fâcheuse pousse à l'obésité, bien qu'ils cherchent à maintenir dans de justes limites leur alimentation journalière. Toujours est-il que l'obésité s'observe bien rarement chez les individus qui vivent dans des conditions hygiéniques normales et qui réalisent une sage alliance du travail intellectuel, des excercices physiques, du sommeil et d'une alimentation rationnelle. Ce serait sortir de notre sujet que de faire ici le tableau des affections de toute sorte auxquelles sont sujets les gens obèses, nous nous contenterons de dire qu'avec une apparence de santé, ils sont dans un état qui confine presque toujours à la maladie: leur nutrition est pervertie et le premier et plus important symptôme de cette perversion n'est autre que l'obésité même.

Parmi les divers aliments, ce sont surtout les féculents dont l'excès favorise l'obésité. Les recherches de Voit et Pettenkofer ont démontré que l'on pouvait engraisser un chien à l'aide d'un régime azoté exclusif (viande dégraissée), mais il est alors nécessaire que l'animal ingère des proportions considérables de substance albuminoïde. Pour maintenir l'état d'équilibre, le poids de viande dégraissée consommée chaque jour doit atteindre du vingt-cinquième au vingtième du poids du corps de l'animal : il en faut notablement plus pour arriver à l'engraissement et, tandis qu'on retrouve dans les excrétions la totalité de l'azote ingéré sous forme d'albuminoïdes, on constate qu'une certaine proportion du carbone est fixée sous forme de graisse. On conçoit, d'après ce que nous avons dit précédemment des recherches effectuées au sujet de l'emploi simultané, pour l'alimentation, des hydrates de carbone et des substances protéiques, que la fixation de ces dernières, à l'état de corps gras, devienne facile chez un individu pour lequel la proportion des albuminoïdes serait déjà supérieure à la quantité voulue et qui, de plus, n'utiliserait pas, au moyen d'une dépense intellectuelle ou musculaire, cet excès de matériaux nutritifs. Et, en effet, un chien soumis au régime mixte d'albuminoïdes et d'hydrates de carbone engraisse avec une consommation de substances azotées quatre fois moindre que dans le cas précédent, c'est-à-dire lorsque la proportion de matières protéiques s'élève seulement au cinquième du poids de son corps. Il est indispensable, pour que les hydrates de carbone produisent la polysarcie, qu'ils soient ingérés concurremment avec des albuminoïdes ; et nous avons vu que c'est, en effet, dans ce cas que ces deux groupes de principes alimentaires manifestent toute leur valeur nutritive.

A côté du rôle joué par les aliments, il faut envisager également le rôle joué par les boissons ; et ce dernier est loin d'être indifférent. En thèse générale, l'ingestion d'une grande quantité de liquide accroît l'activité de la nutrition, ce que viennent prouver l'augmentation de l'urée et des sels minéraux dans l'urine. Cette suractivité est bien plus considérable encore s'il s'agit de boissons alcooliques ; on sait, en effet, que les gens obèses sont, en général, grands mangeurs et grands buveurs. Le rôle de l'alcool comme aliment d'épargne, lorsqu'il intervient dans une alimentation déjà largement réparatrice, n'est plus à démontrer aujourd'hui ; et il nous paraît inutile d'insister sur la propriété remarquable, au point de vue de l'engraissement, d'une boisson présentant la composition de la bière, c'est-à-dire renfermant à la fois de l'alcool, des hydrates de carbone et des albuminoïdes, surtout lorsqu'elle est ingérée en proportion un peu considérable et d'une façon habituelle.

En dehors des questions de race et de prédisposition, les deux exemples suivants sont bien de nature à montrer, d'une façon générale, l'influence de l'alimentation dans la question qui nous occupe : les Anglais, grands mangeurs de viandes rôties et saignantes, très actifs et se livrant à un exercice physique continuel, sont presque toujours maigres et bien musclés ; les Allemands, grands mangeurs de charcuterie et de féculents, grands buveurs de bière et de boissons alcooliques, moins actifs et moins adonnés aux exercices physiques, sont, le plus souvent, gros et souvent obèses.

§ 5. — **Régimes exclusifs.**

A prendre l'expression de *régime exclusif* dans son sens le plus strict, cela revient à une alimentation constituée, exclusivement, soit de substances protéiques, soit de corps gras, soit d'hydrates de carbone. Une telle alimentation ne peut se réaliser que fort difficilement et pour des expériences de laboratoire : il faut, en effet, des manipulations assez longues et délicates, pour arriver à séparer absolument ces divers principes alimentaires les uns des autres, afin d'être sûr que les résultats des expériences ne sont pas faussés par l'intervention d'aliments albuminoïdes là où l'on ne voulait donner que des hydrates de carbone, etc. Nous avons exposé précédemment les recherches faites par plusieurs expérimentateurs, notamment par Chossat, Pettenkofer et Voit; nous ne reviendrons donc pas ici sur ce que nous avons déjà fait ressortir à maintes reprises, à savoir, que pas un des groupes de principes alimentaires primordiaux n'est, à lui seul, capable d'entretenir la nutrition.

Dans le langage ordinaire, cette dénomination de régimes exclusifs revêt un sens beaucoup plus large; et elle s'applique à l'alimentation au moyen d'aliments de certaine provenance, dans lesquels prédominent plus particulièrement un groupe donné des principes alimentaires primordiaux. Ainsi compris, les régimes exclusifs se réduisent en réalité à deux : le régime animal et le régime végétal. Il est certes très facile d'établir, dans ces deux groupes, un certain nombre de subdivisions, mais elles sont bien plutôt du ressort de la thérapeutique que de celui de l'hygiène ; telles sont : la diète sèche, la diète fibrineuse, la diète sucrée ou gommeuse, la diète féculente, etc. La diète lactée s'éloigne autant qu'il est possible du régime exclusif, puisque le lait renferme tous les groupes de principes alimentaires primordiaux, albuminoïdes, corps gras, hydrates de carbone, sels minéraux, eau; et qu'il représente un aliment complet, au moins quant à sa composition qualitative. Nous laisserons donc de côté ces questions qui ne sont pas de notre domaine; et nous envisagerons seulement le régime animal et le régime végétal.

Il ne faut pas, d'ailleurs, chercher à faire ressortir plus qu'elle n'existe en réalité, et comme on le fait souvent avec exagération, la différence qui existe entre ces deux régimes. Cette différence n'est jamais absolue. Bien que les matières albuminoïdes prédominent dans le régime animal, elles ne sont pas complètement éliminées dans le régime végétal; et tous deux renferment, à vrai dire, tous les éléments nécessaires à la réparation des tissus et à leur protection contre l'action comburante de l'oxygène. Ce qui fait surtout la grande différence, c'est le mode d'association et de groupement des différents principes alimentaires primordiaux : on peut nourrir pendant un temps assez long, un carnivore avec du pain et entretenir la vie d'un herbivore avec de la viande. Ce que démontrent d'une façon unanime les très nombreuses expériences qui ont été faites, tant par les physiologistes pour l'étude de la nutrition, que par les partisans déclarés de tel ou tel régime spécial, c'est que la variété et l'association, dans des proportions que nous avons appris à connaître, des cinq groupes de principes alimentaires primordiaux (albuminoïdes, graisses, hydrates de carbone, sels minéraux, eau), sont absolument indispensables au bon fonctionnement de l'organisme.

I. **Régime animal.** — Un fait indéniable et sur lequel tout le monde est d'accord, c'est que le régime animal nourrit plus vite et plus parfaitement que le régime végétal : il est, en même temps, plus léger, c'est-à-dire plus facilement *digestible* et *utilisable*. Son emploi presque exclusif dans la convalescence de nombre de maladies, alors que l'organisme a besoin d'une prompte réparation, suffirait, du reste, à lui assurer sur le régime végétal une supériorité qui ne saurait être sérieusement contestée. Les individus et les animaux inanitiés le recherchent instinctivement.

On a noté que, sous l'influence du régime animal, le nombre des hématies augmentait dans une notable proportion; les battements du cœur étaient accélérés ; l'acide carbonique, exhalé dans une plus faible proportion, sans qu'il y eût altération dans le nombre ou le rythme des mouvements respiratoires et sans que la quantité d'oxygène inhalé ait subi de modifications sensibles. Sous l'influence de la suractivité imprimée à la circulation et à la nutrition, la température s'élève, mais seulement d'une façon momentanée, car les substances protéiques ne valent pas les corps gras et les hydrates de carbone au point de vue de la calorification : ces derniers aliments sont utilisés moins énergiquement, mais d'une façon plus continue et régulière. Aussi les individus ou les animaux soumis au régime animal sous un climat froid, ont-ils besoin de réparations alimentaires plus fréquentes : en un mot, ils sont plus voraces. Nous avons déjà parlé, à propos des substances albuminoïdes contenues dans les légumineuses, des recherches effectuées par Woroschiloff relativement à leur pouvoir nutritif comparé à celui des albuminoïdes de la viande (Voyez T. II, page 237) (1).

Le régime animal augmente l'énergie de l'individu en même temps que sa puissance musculaire. La domestication des animaux carnivores est difficile à obtenir lorsqu'on ne change pas profondément leur régime habituel; et il est de connaissance vulgaire que les instincts féroces reparaissent avec une grande rapidité lorsqu'un fauve apprivoisé est remis au régime carné abondant. Il n'est pas jusqu'au moral des groupes humains qui ne soit affecté d'une façon évidente par le régime, et M. Arnould fait judicieusement observer qu'il semblerait que les peuples à régime végétal sont faits pour être conquis, comme les herbivores semblent destinés à la nourriture des carnassiers. Nous l'avons déjà dit, le bien-être d'un peuple peut se mesurer à la quantité de viande qui entre dans son alimentation : nous ajouterons que l'énergie et la valeur, tant physique qu'intellectuelle, d'une population, est justiciable

(1) H. Woroschiloff, *Die Ernährungsfähigkeit der Erbsen und des Fleisches, und die quantitativen Verhältnisse des eingeführten und des durch den Urin abgesondertern Stickstoffes. In Berliner klinische Wochenschrift*, n° 8, 1873.

de la même évaluation : c'est pour nous une conviction inébranlable.

Un nombre considérable de méfaits ont été reprochés au régime animal, surtout, naturellement, par ses adversaires : il nous semble aussi peu rationnel de tenir compte de ces exagérations que de celles que les *antivégétariens* ont opposées à ce dernier régime dont nous allons nous occuper tout à l'heure. Certains inconvénients du *régime animal exclusif* sont indéniables ; et aucun hygiéniste n'a, pensons-nous, jamais songé à prôner un régime exclusif, quel qu'il soit.

Il est absolument démontré que l'alimentation carnée augmente, dans une notable proportion, l'acidité des urines et qu'elle prédispose aux diathèses calculeuse et goutteuse, en raison de la production exagérée de composés azotés dérivés des matières protéiques, entre autres de l'acide urique. On l'a accusé de déterminer également, par son exagération, ou son emploi trop prolongé, des affections cutanées : acné, eczéma, psoriasis, etc., etc : il nous semble que, dans la plupart de ces cas, on a confondu l'alimentation avec les écarts de régime. Il est, en effet, difficile d'éliminer certains autres facteurs dont l'influence est beaucoup plus incontestable ; et, pour ne parler que de celui-là, nous ne pensons pas que l'on ait jamais eu l'occasion d'observer un sujet usant d'une façon excessive de l'alimentation carnée, mais s'abstenant, ou à peu près, d'alcool.

Quoi qu'il en soit de toutes ces considérations, il n'en est pas moins certain qu'une alimentation animale, nous ne dirons pas même exclusive, mais seulement trop riche, est une faute au point de vue de l'hygiène ; et que cette faute finira, tôt ou tard, par entraîner tous les inconvénients d'une alimentation excessive.

II. **Régime végétal.** — Il importe, avant d'entrer dans la discussion, de bien spécifier ce que l'on doit entendre par l'appellation de *régime végétal*. Un grand nombre de *végétariens*, fort convaincus, nous voulons bien le croire, admettent dans la composition de leur régime le lait, les œufs, les fromages, le beurre. Or ces aliments font partie, d'une façon incontestable, du régime animal ; les analyses que nous en avons données, dans le chapitre des aliments, suffiraient d'ailleurs à lever tous les doutes. Un régime composé de végétaux et d'un ou de plusieurs de ces quatre aliments ne mérite plus l'épithète de *régime végétal*, lorsque cette dénomination est prise au point de vue exclusif ; et, c'est faute de s'entendre au préalable sur la signification exacte des termes, que bien des fois on oppose les unes aux autres des opinions qui ne sont pas du tout contradictoires, au fond.

Nous ignorons s'il se trouverait encore quelque adepte fervent, défenseur convaincu et prêchant d'exemple, du régime végétal exclusif, absolument restreint aux aliments de provenance végétale ; mais même en admettant l'intervention dans une certaine mesure, du lait, des œufs, des fromages et du beurre, les exemples que nous offrent les

Indiens mangeurs de riz, les Irlandais mangeurs de pommes de terre, les populations des contrées pauvres où les céréales, et souvent les moins riches, forment la base de la nourriture, ne sont pas faits pour nous convertir au végétarisme.

Quelques auteurs ont voulu abolir la distinction, toujours sanctionnée cependant par l'expérience, que l'on avait établie depuis bien longtemps entre les aliments d'origine animale et ceux d'origine végétale : les albuminoïdes sont les mêmes dans les deux cas, disent-ils, aussi les hydrates de carbone et les corps gras ; pourquoi donc faire une distinction que rien ne semble justifier ? Il faut tenir compte de tous les facteurs de l'expérimentation ; et, pour que cette objection fût valable, il faudrait que toutes les conditions et les milieux dans lesquels s'opère la digestion de l'homme fussent les mêmes que ceux du cheval, du lapin ou du termite. Certes, le foin renferme des substances protéiques que la chimie de nos jours ne sait pas encore nettement distinguer de celles des lentilles, nous irons, si l'on veut, jusqu'à dire, de certaines substances protéiques de l'économie animale ; il renferme également des hydrates de carbone, des corps gras et des sels minéraux : nul n'a jamais songé cependant à en faire un aliment pour l'homme. Les cuirs, les bois, sont des aliments pour certains insectes et les principes immédiats que l'on peut en extraire offrent les mêmes réactions chimiques, dégagent, en brûlant, sensiblement les mêmes quantités de chaleur que les composés isomères, de constitution moléculaire différente, capables de servir d'aliments à l'homme. C'est, nous l'avons déjà dit et nous ne saurions trop le répéter, à leur état physique d'abord (structure moléculaire, surtout, puis cohésion) et au groupement réciproque des différents principes alimentaires primordiaux, que les aliments d'origine végétale doivent d'être d'une digestibilité moindre que les aliments d'origine animale ; et il nous semble tout à fait logique, indispensable même, de maintenir une division qui se manifeste par des phénomènes aussi tranchés. Nous ne pouvons admettre que l'on ne fasse aucune distinction, tant au point de vue de la physiologie de la nutrition, qu'au point de vue de l'hygiène alimentaire, entre deux substances albuminoïdes, deux hydrates de carbone, ou deux corps gras, dont l'un sera facilement digéré et utilisé par l'organisme, tandis que l'autre traversera tout le tube digestif sans subir la moindre atteinte. Et ce ne sont pas là de simples vues de l'esprit ; nous venons de citer quelques exemples et il serait facile de les multiplier. N'oublions pas non plus qu'il y a un véritable entraînement mécanique des principes alibiles par ceux qui ne le sont pas : le pain pour la préparation duquel la farine n'a pas été séparée du son donne, dans les fèces, un déchet de 20 p. 100 de substance nutritive ; tandis que le même pain, après séparation du son, ne donne plus que 6 p. 100 de déchet. Le son ne peut être regardé comme un aliment pour l'homme, il est éliminé par les fèces, presque sans avoir subi de modifications; il renferme cependant, environ 50 à 55 pour 100 d'amidon, dextrine et sucre; 15 de gluten et 4 de graisse : en doublant le chiffre de la graisse, on ne saurait réaliser, théoriquement, de meilleures proportions pour un aliment parfait. Le *pain de tout grain* est encore un aliment grossier et difficile à digérer, entraînant une perte considérable de substance alimentaire non utilisée. Enfin, Frédéric Hoffmann rapporte l'expérience suivante dont les résultats n'ont pas besoin de commentaires. Un homme recevait, en aliments, par jour :

1000 grammes de pommes de terre.
207 — de lentilles.
40 — de pain.

Cette ration totale représentait 14^{gr},7 d'azote, soit près de 95 grammes d'albumine : il perdait, par les fèces, dont le poids s'élevait à 116 grammes, 24 p. 100 du poids de toute la ration sèche et 47 p. 100 du poids total de l'azote : 7^{gr},0 d'azote par les urines et 6^{gr},9 par les fèces. On lui donna alors la ration suivante renfermant la même quantité d'azote, mais où l'amidon est remplacé par son équivalent de graisse :

Viande.............	390 grammes.
Graisse.............	126 —
Pain...............	40 —

il ne perdit plus que 17 p. 100 de l'azote, dans 28^{gr},3 d'excréments : la quantité d'albumine animale absorbée était donc deux fois plus considérable que celle d'albumine végétale.

D'après Ad. Meyer, l'amidon est une substance fort peu assimilable : un chien rendait, par jour, 70 grammes d'excréments secs lorsqu'on le nourrissait avec 1000 grammes de pain, tandis qu'avec une nourriture animale équivalente (377 grammes de viande et 184 grammes de graisse), il ne rendait plus que 20 grammes d'excréments contenant 5 grammes de graisse. Pour montrer que l'amidon est bien, effectivement, la source de ce résidu inutilisé, ce même expérimentateur a donné à un chien 377 grammes de viande avec 522 grammes d'empois d'amidon et il a obtenu 68 grammes d'excréments, comme pour la ration équivalente de pain. E. Bischoff a trouvé que, sous l'influence d'un pareil régime, les matières intestinales ont une très forte réaction acide, due surtout à la présence de l'acide butyrique; or, on sait que le *bacillus butylicus* est, en effet, très abondant à l'état normal, dans l'intestin. Dans des expériences plus récentes, Max Rübner a confirmé tous ces résultats qui doivent être considérés comme acquis d'une façon définitive (1). D'après Wilbouchewitch, l'alimentation exclusive-

(1) Max Rübner, *Ueber die Ausnützung einiger Nahrungsmittel in Darmkanale des Menschen. Zeitschrift für biologie*, t. XV, p. 115.

ment végétale favoriserait beaucoup la production des leucocytes dans le sang : ses expériences ont porté sur l'homme et les animaux.

Ces faits montrent que les équivalences des aliments végétaux et animaux ne sont pas admissibles : l'alimentation la plus fortifiante doit emprunter au règne animal les matières grasses et azotées.

Concluons donc de toutes ces remarques qu'il faut, au point de vue de l'hygiène alimentaire, faire une distinction entre les aliments d'origine végétale et ceux d'origine animale. Les aliments végétaux, à valeur nutritive théorique égale, sont plus difficilement digestibles et utilisables que les autres; quelques-uns même, possédant la composition immédiate d'excellents aliments, ne peuvent, en aucune façon, être utilisés pour la nourriture de l'homme.

Il n'est pas contestable que le régime exclusivement végétal ne puisse entretenir fort longtemps la vie d'un individu, surtout lorsque la question d'hérédité intervient en même temps : nous avons vu que les principaux aliments d'origine végétale renferment des représentants de chacun des groupes de principes alimentaires primordiaux indispensables à la nutrition ; mais les proportions sous lesquelles ces divers principes y sont contenus ne sont pas celles que doit réaliser l'alimentation normale et il en résulte toujours, en fin de compte, une insuffisance plus ou moins accentuée dans l'alimentation. Chaque fois que la condition sociale d'une population pauvre s'est améliorée, pour une raison quelconque, et que son régime habituel a pu s'enrichir de quelques aliments empruntés au règne animal, on a toujours vu s'ensuivre une santé générale meilleure et une augmentation dans la production de travail. La science actuelle ne peut plus se contenter, pour justifier la prééminence des aliments d'origine animale, de la *conformité de leur nature* avec les organismes qu'ils doivent nourrir, suivant la remarquable expression de Galien, mais il n'en est pas moins certain que toutes les expériences effectuées depuis ces temps reculés n'ont fait, presque toujours, que justifier les vues de ces hygiénistes de l'antiquité dont on ne peut se lasser d'admirer le génie.

Les questions d'assuétude et de race jouent aussi un rôle considérable dans l'alimentation : on peut presque dire que l'homme est carnivore dans les climats froids et sous lesquels il doit déployer, dans la lutte pour l'existence, le maximum d'énergie et de vigueur; tandis qu'il est herbivore dans les climats chauds, où il n'a, en quelque sorte, qu'à se laisser vivre. Les partisans du végétarisme oublient cette remarque lorsqu'ils se basent sur l'analogie, presque l'identité, que présentent les appareils digestifs de l'homme et des primates pour en conclure que le premier devrait être frugivore et herbivore, comme les singes. Lorsqu'on essaye d'acclimater un singe dans nos régions, on n'y peut parvenir qu'en modifiant son régime et en le rendant, au moins, omnivore. S'il existait des singes sur les montagnes de l'Oural ou dans les steppes de la Sibérie, ils devraient, pour se maintenir dans ces contrées, être carnivores. Puis, il faut compter, dans l'étude de ces questions, avec des idiosyncrasies tellement imprévues qu'il est bien difficile de conclure avec certitude par simple analogie. L'Anglais Stark paya de sa vie l'expérience qu'il essaya sur lui-même pour prouver qu'un homme pouvait se nourrir de pain et d'eau. Magendie put garder, pendant plus de trois mois, des chiens bien portants en les nourrissant avec du gluten, à la dose de 120 à 150 grammes par jour. Ce même physiologiste vit périr, au bout de quinze jours, un âne qu'il nourrissait avec du riz; tandis que Dumas a pu nourrir un coq avec cette céréale. Un lapin vit bien et gagne même en poids, lorsqu'on le nourrit exclusivement avec des fanes de carottes.

Pour se convaincre de l'extrême insuffisance du *régime végétal herbacé*, il suffit de lire dans le *Journal de Magendie* (tome I, page 237) le récit de Gaspard à propos de la famine dans le centre de la France en 1817. « On vit, dit cet observateur, pendant les mois d'avril, mai et juin, les prés et les champs couverts d'infortunés qui disputaient, pour ainsi dire, la pâture aux animaux herbivores...... » Le résultat de ce régime fut une diathèse séreuse générale, une hydropisie de tout le tissu cellulaire, sans ascite, sans ictère, sans lésions organiques du foie ou d'autres viscères abdominaux, qui dura tout l'été et ne disparut qu'après la moisson de 1817, lorsque la récolte permit enfin à ces malheureuses populations de revenir aux aliments dont elles avaient été si sévèrement privées. Les anciens avaient également remarqué la coïncidence de cette anasarque généralisée avec une alimentation exclusive à l'aide de végétaux herbacés. Dans ce cas, l'économie est troublée, tant par suite du défaut d'aliments solides azotés, gras et féculents, qu'en raison de l'excès des composants normaux des sucs gastrique et intestinal, destinés à désagréger, émulsionner et dissoudre ces aliments.

Dans un récent et très curieux travail, M. Carl Voit a publié dans le *Journal de biologie* (1) la relation des essais et des observations effectués par MM. Erwin Voit et Alexandre Constantinidi sur l'alimentation d'un végétarien qui, depuis 3 ans, faisait usage d'une nourriture exclusivement végétale, composée principalement de pain de froment, fruits et huile. Nous reproduisons ici le résumé de plusieurs séries d'expériences dans lesquelles on a établi, dans des conditions très rigoureuses, la balance des entrées et des sorties. Le sujet était un homme âgé de 28 ans, de conformation normale, doué d'une bonne musculature et pesant 57 kilogrammes.

(1) Carl Voit, *Ueber die Kost eines Vegetariers. Nach im physiologischen Institut zu München, von den Herren* Erwin Voit *und* Alexander Constantinidi *gemachten Beobachtungen und Versuchen, beschrieben von* Carl Voit. *Zeitschrift für Biologie*, t. XXV, 1888, p. 232-289.

La ration alimentaire a été, en moyenne, de :

Pompernickel (1)	131 grammes.	569	1802
Pain de Graham (2)	438 —		
Pommes	777 —	1212	
Figues	114 —		
Dattes	247 —		
Oranges	66 —		
Olives	8 —		
Huile	21 —	21	

Soit, 1802 grammes d'aliments comprenant 1083 grammes d'eau et 719 grammes de parties solides.

Ces aliments renfermaient, en moyenne :

Azote	8.4	correspondant à 54.2 d'albumine.	
Albumine réelle	47.0		
Graisse	22.0	22	équivalent en amidon, 606 (100 de graisse correspondant à 221 d'amidon).
Sucre	289.0	557 hydrates de carbone.	
Amidon	268 0		
Cellulose	16.0		
Sels minéraux	15.0		

Dans l'urine, on trouva en moyenne 5,33 d'azote, et l'analyse des fèces donna pour résultats moyens :

Azote	3.46	Total des fèces.... 333.42
Graisse	6.69	Parties solides.... 75.16
Amidon	17.08	
Cellulose	9.15	
Sels minéraux	8 37	

La consommation des substances alimentaires arrivées dans l'intestin était très inégale; on dosa dans les fèces les quantités suivantes de produits non utilisés :

Substance sèche	10 p. 100
Azote (calculé en albumine)	41 —
Graisse	30 —
Amidon	6 —
Amidon et sucre	3 —
Cellulose	56 —
Sels minéraux	57 —

Le bilan journalier de l'azote, en fonction des données précédentes, est le suivant :

Azote dans les aliments	8.4
Azote dans l'urine	5.33
Azote dans les fèces	3.50
Total	8.83

(1) Gros pain bis de Westphalie.

(2) Pain obtenu suivant une méthode spéciale de panification.

C'est donc 0,4 d'azote, ou environ 2gr,50 d'albumine qui étaient soustraits chaque jour à l'organisme.

Voit s'élève avec raison contre la consommation énorme d'hydrates de carbone faite par les végétariens, ce qui les oblige à absorber un volume de substances alimentaires qui n'est pas sans inconvénient. Pour montrer, sous une autre forme, comme l'alimentation est défectueuse, ce savant a résumé dans le tableau suivant les compositions d'un certain nombre de rations alimentaires utilisées par des individus très différents : cette comparaison est fort intéressante et justifie pleinement les déductions que nous avons précédemment exposées. Voit blâme absolument le régime végétal exclusif.

DÉSIGNATION ET POIDS DU SUJET.	ALIMENTS CONSOMMÉS.			ÉQUIVALENT EN AMIDON		RAPPORT DE L'ALBUMINE AUX hydrates de carbone.
	ALBUMINE.	GRAISSE.	HYDRATES DE CARBONE.	de la graisse et des hydrocarbonés (1).	de l'albumine, de la graisse et des hydrates de carbone (2).	
	gr.	gr.	gr.	gr.	gr.	
Japonais, 50 kilogr.... (Régime mixte.)	90	12	452	478	577	1 à 5.3
Soit pour 100 kilogr...	180	24	904	956	1154	
Japonais, 55 kilogr.... (Régime végétal.)	102	17	578	616	728	1 à 6.1
Soit pour 100 kilogr...	185	31	1051	1120	1323	
Ouvrier, 70 kilogr..... (Régime mixte.)	118	56	500	623	753	1 à 5.3
Soit pour 100 kilogr...	169	80	714	891	1077	
Végétarien, 57 kilogr..	54	22	557	606	665	1 à 11.2
Soit pour 100 kilogr...	95	38	977	1063	1167	

(1) 100 de graisse correspondent à 221 d'amidon et à 201 d'albumine.
(2) 100 d'albumine correspondent à 110 d'amidon.

En résumé, à moins de nécessité absolue, ou pour obéir à une conviction dont nous n'avons pas à discuter la valeur, l'homme n'est jamais un végétarien dans le sens exclusif du mot. La grande quantité d'aliments que les végétariens doivent absorber pour atteindre la proportion voulue de chacun des principes alimentaires primordiaux est encore une des causes qui doivent faire condamner ce régime exclusif. Ce régime nécessite des repas longs et répétés; et la sensation de faim persiste tant que l'estomac, dilaté par une longue habitude, n'est pas à peu près complètement rempli par des aliments. La lente et difficile digestion des substances féculentes, la richesse de la plupart des aliments végétaux en cellulose, corps étranger au point de vue de la nutrition, finissent par déterminer l'ampliation des viscères digestifs et ne sont probablement pas étrangères aux habitudes alcooliques des régions dans lesquelles l'alimentation végétale prédomine. On commence par faire un usage modéré de l'alcool pour stimuler les fonctions digestives, l'augmentation des doses se produit peu à peu et fatalement pour maintenir ce résultat; et on en arrive insensiblement à l'alcoolisme confirmé.

Gubler accusait le régime riche en légumes herbacés d'être un facteur important dans l'étiologie de la dégénérescence crétacée des artères : il se basait pour cela sur ce que les parties vertes des végétaux emprisonnent, dans leurs tissus, une forte proportion des sels minéraux dissous dans la sève ascendante ; et l'on a remarqué, en effet, que cette altération des tuniques artérielles est plus fréquente dans les régions à sol calcaire, telles que l'Orléanais, que dans les régions à sol granitique, telles que l'Auvergne. En outre, certains observateurs l'ont signalée comme assez commune chez les individus consommant de grandes quantités de légumes herbacés (Raymond, chez les trappistes).

A côté de ces reproches, parfaitement fondés, on a fait au régime végétal exclusif d'autres objections que nous considérons comme fort exagérées et qui nous paraissent, au moins jusqu'à plus complète démonstration, devoir être laissées de côté. C'est ainsi que M. A. Bidder accuse l'alimentation végétale de favoriser le développement de la tuberculose, en déterminant des troubles de nutrition par suite de la prédominance des sels de potassium sur les sels de sodium dans l'organisme (1). L'auteur cite, à l'appui de son opinion, la fréquence de la tuberculose chez les herbivores et sa rareté chez les carnivores, même lorsqu'ils sont captifs. Que l'alimentation végétale soit *insuffisante*, cela ne fait pour nous aucun doute ; que la tuberculose se développe plus facilement sur un terrain ainsi préparé, cela n'a rien d'extraordinaire; mais alors il nous semble que c'est bien plus l'insuffisance de l'alimentation que l'excès de sels de potassium qui doit être mise en cause.

Quoi qu'il en soit, comme toutes les alimentations exclusives, plus peut-être que certaines autres, l'alimentation végétale est une alimentation insuffisante et qui ne saurait, quelle que soit sa diversité, subvenir, complètement et toujours, aux besoins d'un adulte vigoureux menant une existence ordinaire, c'est-à-dire effectuant chaque jour un travail utile déterminé.

(1) A. Bidder, *in Berliner klinische Wochenschrift*, 5 et 19 novembre 1883.

Il est absolument hors de doute qu'un régime exclusivement végétal affaiblit, dans une notable mesure, l'énergie morale et les facultés de l'individu. Un savant, à la fois remarquable philosophe et naturaliste éminent, Isidore Geoffroy Saint-Hilaire, a écrit ce passage, qui nous servira de conclusion :

« Que de grands faits dans la vie des nations auxquels les historiens assignent des causes diverses et complexes, et dont le secret est au foyer des familles ! Voyez l'Irlande ! Voyez l'Inde ! L'Angleterre régnerait-elle paisiblement sur un peuple en détresse si la pomme de terre presque seule n'aidait celui-ci à prolonger sa lamentable agonie ? Et, par delà les mers, 140 millions d'Indous obéiraient-ils à quelques milliers d'Anglais s'ils se nourrissaient comme eux ? Les brahmes, comme autrefois Pythagore, avaient voulu adoucir les mœurs ; ils y ont réussi, mais en énervant les hommes. »

ARTICLE II. — TECHNIQUE ALIMENTAIRE (1).

§ 1. — Préparation des aliments.

La majeure partie des substances qui servent à l'alimentation de l'homme doivent subir, avant leur introduction dans l'appareil digestif, un nombre plus ou moins considérable de transformations dont le but est de les rendre plus facilement attaquables par les sucs digestifs, et, par conséquent, plus complètement utilisables pour la nutrition.

I. Cuisson. — Nous avons déjà parlé, dans le chapitre des aliments (Voir t. II, p. 272 et 287), des modifications que la cuisson faisait subir aux viandes ; nous n'avons donc pas à y revenir ici. La cuisson est à peu près la seule préparation que doivent subir les aliments d'origine animale. Quant aux aliments d'origine végétale, ils doivent, dans la grande majorité des cas, subir des manipulations beaucoup plus compliquées. Ceux pour lesquels la cuisson seule est nécessaire, réclament une élévation de température beaucoup plus prolongée que celle qui est suffisante pour les viandes, en raison de ce que l'enveloppe cellulaire qui renferme le produit nutritif est, généralement, assez difficile à désagréger, et que sa destruction à peu près complète est nécessaire pour que le principe alimentaire puisse subir l'action des sucs digestifs. Pour un grand nombre d'aliments d'origine végétale, cette coction a pour but d'augmenter la quantité d'eau contenue normalement dans la substance : la digestibilité de ces composés est également accrue lorsqu'ils ont subi les modifications que leur fait éprouver l'hydratation.

(1) Cet article aurait dû être placé à la fin du chapitre Ier ; mais il n'a pas pu être terminé en temps utile, et nous avons préféré le renvoyer à la fin du livre II que de suspendre la publication pendant une couple de mois.

Les substances féculentes, et même certaines variétés de cellulose, éprouvent, dans ces conditions, un commencement de transformation et subissent une augmentation considérable de volume qui permettent aux sucs digestifs d'exercer sur elles une action énergique et rapide, et de transformer ainsi en substances alibiles des composés qui eussent auparavant traversé tout le tube digestif sans éprouver de modifications sensibles. En augmentant la porosité de la substance alimentaire, l'hydratation augmente donc en même temps sa digestibilité, car, toutes choses égales d'ailleurs, la dissolution d'un corps est proportionnelle à la surface qu'il offre au dissolvant. C'est en raison de cette structure particulière, déterminée par l'hydratation, que le pain est d'une digestibilité infiniment plus facile que la galette.

La consistance de quelques produits alimentaires est telle qu'il faut absolument recourir à une division mécanique préalable pour pouvoir les employer utilement : telles sont les céréales que l'on broie à l'aide de moulins et dont on sépare, par le blutage, la partie corticale formée d'une trame celluleuse dure et indigeste qui, non seulement n'est d'aucune utilité pour l'alimentation, mais encore entraîne mécaniquement une certaine proportion de substance alibile qui se trouve ainsi inutilisée.

En définitive, la plus grande partie des substances utilisées comme aliments doivent subir, avant leur emploi, des préparations dont la mise en œuvre constitue *l'art culinaire*. Nous ne pouvons que regretter encore une fois ici l'absence presque complète de documents au sujet des modifications subies par les aliments, dans les différentes préparations auxquelles ils sont soumis; mais il ne faut pas oublier que tout en présentant un grand intérêt au point de vue de l'hygiène, des recherches de ce genre ne sont pas fort attrayantes et qu'elles présentent d'extrêmes difficultés en raison des conditions toutes spéciales de la chimie des actes digestifs; conditions qui, la plupart du temps, ne peuvent pas être intégralement reproduites dans des expériences de laboratoire : cette considération, qui limite évidemment beaucoup la valeur de pareils travaux, est très probablement la cause pour laquelle ils n'ont pas été poursuivis d'une façon méthodique.

II. Vases et ustensiles culinaires. — A côté des modifications que peuvent subir les aliments sous l'influence des préparations culinaires et de la variation qui peut en résulter au point de vue de leur digestibilité, l'hygiène s'intéresse, d'une façon toute particulière, à la nature des instruments dans lesquels sont effectuées ces préparations et des substances de diverses natures avec lesquelles les aliments peuvent se trouver en contact. Les vases de terre recouverts d'un vernis plombifère, un étamage fait avec un alliage renfermant une certaine proportion de plomb, ou des vases fabriqués avec un alliage semblable, ont trop souvent déterminé de graves accidents pour qu'il soit nécessaire d'insister ici sur l'importance de ces considérations.

Les meilleurs instruments pour les préparations culinaires seraient ceux fabriqués avec le verre, la faïence ou la porcelaine, mais leur grande fragilité et leur prix relativement élevé limitent fatalement leur emploi. On peut les remplacer avantageusement par des vases de terre argileuse qui, s'ils sont tout aussi fragiles, ne coûtent qu'un prix fort minime.

Comme cette terre fournit des instruments plus ou moins poreux, il est indispensable de la recouvrir d'un vernis imperméable ; et cette couverte devient, très fréquemment, la cause d'intoxications, parce qu'elle est préparée à l'aide de composés plombiques, sulfure (alquifoux) ou oxyde de plomb.

Il a été parfaitement démontré par les travaux de M. Constantin, pharmacien en chef de la marine à Brest, que l'on pouvait rendre le vernis plombifère des poteries complètement inoffensif, même en ne le portant qu'à une température relativement basse, à la condition de le vitrifier à l'aide du silicate de soude, et par un chauffage suffisamment prolongé ; mais il est encore préférable de ne faire usage que de poteries dont la couverte ne contient pas de plomb : M. Constantin a montré que l'on pouvait faire un excellent vernis à poteries à l'aide d'un silicate alcalino-terreux qui ne présente aucun des inconvénients et des dangers du plomb.

Dans les poteries tendres, et dont la couverte est mal vitrifiée, le vernis se fendille et se détache assez facilement, et c'est là une source d'accidents parfois très graves : on a même rapporté plusieurs cas de mort à la suite d'ingestion de boissons conservées dans de semblables récipients (1). Ce sont précisément les poteries les plus communes, celles qui coûtent le meilleur marché, qui présentent surtout ces dangers : l'argile dont elles sont formées est trop peu réfractaire pour supporter une température élevée ; et la vitrification est insuffisante pour déterminer la formation d'un silicate plombique complètement insoluble dans les acides faibles.

Dans certains cas même, et lorsque le composé plombique est employé par des fabricants inhabiles, l'atmosphère réductrice des fours détermine la formation de plomb métallique ; et il n'est pas rare de pouvoir distinguer, à la loupe, ou même à l'œil nu, des grains de plomb disséminés dans la couverte : ces produits, il est presque inutile de le dire, sont les plus dangereux à employer.

Il ne faut tolérer l'emploi, pour les usages culinaires, que des poteries qui ont été soumises à l'essai suivant ; c'est, en effet, seulement par ce moyen que l'on peut s'assurer de l'innocuité du vernis qui recouvre les poteries : on étend du vinaigre de son volume d'eau, on le fait bouillir pendant une demi heure dans le vase à essayer en remplaçant au fur et à mesure l'eau qui s'évapore ; et l'on recherche la présence du plomb dans la solution acétique. Les vernis plombifères parfaite-

(1) Voyez : *Rapport sur les travaux du conseil central d'hygiène publique et de salubrité de la Loire-Inférieure*, années 1878 et suivantes ; et année 1887, p. 16 et 82.

ment vitrifiés ne cèdent pas trace de plomb, même à l'acide acétique concentré et bouillant (1).

A défaut de vases en verre, faïence, porcelaine, ou terre, les meilleurs instruments culinaires sont encore les vases de cuivre rouge recouvert d'un bon étamage, préparé à l'aide d'un alliage contenant *au moins* 97 p. 100 d'étain et *au plus*, 0,5 p. 100 de plomb. Nous reviendrons tout à l'heure sur le plomb et l'étain. Les alliages de cuivre fournissent également de bons instruments, pourvu que la quantité de cuivre soit assez élevée (60 à 70 p. 100) et que le zinc n'entre pas dans cet alliage. M. Andouard (2) a signalé plusieurs cas d'intoxication, caractérisés par des coliques violentes accompagnées de vomissements, survenus dans une ferme des environs de Nantes, et déterminés par l'emploi d'une clef en laiton pour tirer du vin blanc d'un fût. Ce vin était un petit vin blanc, acide et peu alcoolique, comme celui qu'on récolte dans cette région. On put constater par l'analyse qu'il renfermait par litre, 162 milligrammes de cuivre, correspondant à 463 milligrammes d'acétate neutre et anhydre; et 71 milligrammes de zinc, correspondant à 199 milligrammes d'acétate neutre et anhydre. On a calculé que ce robinet devait perdre environ 30 grammes de son poids pendant le temps nécessaire pour écouler les 225 litres de vin contenus dans la barrique. L'usage de vases ou d'objets en laiton, renfermant de 20 à 40 p. 100 de zinc, a, d'ailleurs, fréquemment donné lieu à des accidents de ce genre, qui sont dus surtout au zinc. On est revenu complètement, et avec rairaison, à présent, sur la nocuité du cuivre. L'emploi de vases de cuivre *non étamé* peut bien, dans certaines conditions, au contact de matières grasses, notamment, donner lieu à des sels cuivriques qui restent en dissolution dans les aliments et dont l'ingestion est susceptible de déterminer, à la rigueur, des diarrhées ou plutôt des vomissements; encore la saveur métallique extrêmement désagréable des sels de cuivre prévient-elle le plus souvent contre un accident de ce genre. Mais il y a loin de ces accidents tapageurs, quoique passagers, aux accidents insidieux et de longue durée que détermine le plomb; et le cuivre a, jusqu'à ces dernières années, porté le poids des méfaits attribuables, en réalité, au plomb.

Le nickel et les alliages de cuivre et de nickel fournissent également la matière d'excellents instruments de cuisine. Les nombreux alliages de cuivre connus sous les dénominations de *métal blanc*, *métal d'Alger*, *métal de la reine*, *Britannia*, *Spiauter*, *Titania*, *Maillechort*, *Packfong*, etc., etc. et qui renferment de 30 à 60 p. 100 de cuivre allié à

(1) Voyez : *Recueil des travaux du comité consultatif d'hygiène publique de France*, les premiers rapports de Wurtz; t. III, 1874, p. 354, t. V, 1876, p. 426; t. VIII, 1879, p. 337 et suiv.

(2) Rapport sur les travaux du conseil départemental d'hygiène de la Loire-Inférieure pour 1881.

du nickel, de l'antimoine, du plomb, de l'étain, du zinc, forment, en général, de très mauvais instruments culinaires. Il est bien difficile d'éviter dans ces alliages l'introduction d'une quantité parfois assez notable d'arsenic et leur emploi pour la préparation de ragoûts, ou simplement de chocolat ou de thé, peut devenir dangereux. Nous avons eu à examiner, tout récemment, des casseroles faites avec un nickel d'Allemagne qui était, en réalité, un alliage de nickel, de cuivre, d'antimoine et d'arsenic : ce dernier corps s'y trouvait en proportions telles que l'eau salée en déterminait à la longue l'attaque et il était facile de retrouver de l'arsenic en dissolution dans le liquide.

Les vases de fer et de fonte n'offrent aucun de ces inconvénients, mais ils ont le désavantage de se recouvrir facilement de rouille. Les ustensiles en fonte ou en tôle *émaillées* sont des plus recommandables, pourvu que leur couverte ne soit pas plombifère, bien entendu. On fabrique maintenant, en Belgique principalement, des ustensiles de tôle et de fonte émaillées dont l'émail, constitué par un silicate alcalino-terreux, est inattaquable, inoffensif, et d'une remarquable résistance aux variations de température.

L'étain est un métal parfaitement inoffensif, mais il présente plusieurs inconvénients. En premier lieu, il fond trop facilement; en second lieu, il est trop malléable et ductile lorsqu'il est pur. Il ne peut guère servir que comme instrument de mesure ou pour conserver des liquides. Ce métal se rencontre bien rarement à l'état pur dans le commerce; et l'alliage le plus fréquemment employé, la *claire*, renferme 40 p. 100 de plomb : c'est celui avec lequel se fait, chez certains fabricants, la *belle marchandise!* (1) La préparation d'aliments dans des instruments fabriqués avec un semblable alliage est absolument dangereuse et les faits d'intoxication saturnine chronique déterminée dans ces conditions sont nombreux.

On peut rendre l'étain suffisamment dur en l'alliant à un autre corps que le plomb, l'antimoine par exemple; mais un autre inconvénient peut alors se présenter, c'est celui qui résulte de la présence de l'arsenic, en quantité parfois considérable, dans certaines sortes d'antimoine. Il existe aussi quelques minerais d'étain assez riches en arsenic; et, si l'on n'a pas trop compté jusqu'ici avec la possibilité d'accidents d'intoxication arsenicale par des étamages ou des soudures arsenifères, il semble qu'il faudrait au moins envisager cette possibilité. Il résulte en effet d'observations toutes récentes faites par les membres de la Société médicale de Saint-Pétersbourg qu'un certain nombre d'intoxications

(1) Voici la composition et la dénomination d'un certain nombre d'alliages employés pour la préparation de plats, cuillers, fourchettes, marmites, etc.

Gris ou *petit gris :* alliage d'étain à 20 p. 100 de plomb.

Claire : alliage d'étain à 40 p. 100 de plomb.

Matte : alliage d'étain à 60 p. 100 de plomb.

Caractères : alliage de plomb 20 p. 100 et antimoine 80 p. 100, sans étain.

arsenicales auraient été déterminées, dans cette ville, par des étamages renfermant 0,1 p. 100 d'arsenic (1).

En définitive, certaines substances toxiques, le plomb et l'arsenic, par exemple, sous quelque forme que ce soit, doivent être absolument proscrits dans la composition des instruments destinés à préparer, à conserver, ou à se trouver au contact, même momentané, des substances alimentaires. Les confiseries colorées avec des couleurs arsenicales, les fromages, ou d'autres aliments enveloppés dans des papiers métalliques contenant du plomb; les boissons contenues dans des poteries vernissées au plomb, ou dans des récipients recouverts de peinture à base de plomb, ont donné lieu à un nombre suffisant d'intoxications plus ou moins graves, pour qu'il ne puisse subsister aucune incertitude relativement à leur très grande nocuité. Nous reviendrons plus tard sur la soudure des boîtes de conserves.

§ 2. — Conservation des aliments.

L'instabilité de la substance organique est la condition essentielle des échanges nutritifs. Cette altérabilité est surtout accentuée pour les composés quaternaires, ceux dans la composition desquels intervient l'azote. Ce corps semble transmettre une instabilité toute spéciale aux composés dans la constitution desquels il intervient. Les propriétés explosibles de certains dérivés nitrés ne sont autre chose qu'une manifestation de cette instabilité; et, même dans la série aromatique où la forme cyclique des composés d'origine, imprime aux dérivés une stabilité si remarquable, l'intervention de l'azote, et même sa substitution à un atome de carbone du noyau, comme dans les dérivés azoïques, se révèle aussitôt par une résistance beaucoup moindre du produit. Mais cette instabilité est encore bien plus remarquable lorsqu'il s'agit de composés de structure moléculaire complexe, comme le sont les matières albuminoïdes ; et c'est là, à notre avis, la raison qui plaide peut-être le plus en faveur de l'importance des substances protéiques, dans l'alimentation.

I. **Altérabilité des aliments.** — Les principes alimentaires ne peuvent donc intervenir dans les phénomènes de la nutrition qu'en raison de leur altérabilité. Leur fonction physiologique, comme aliment, est inséparable de leur destruction et de leur apport à l'état de matériaux susceptibles de modifications faciles et complètes, sous l'influence des agents dont le rôle consiste à transformer ces aliments en produits assimilables. Il en résulte que, toutes les fois qu'on arrive à conserver une substance alimentaire, autrement qu'en la mettant mécaniquement

(1) Voir à ce sujet : Gabriel Pouchet, *Présence de l'arsenic dans l'étamage d'ustensiles de cuisine*, in *Annales d'hygiène publique et de médecine légale*, 3e série. t. XXIV.

à l'abri des germes et des ferments, on la rend plus ou moins impropre à entretenir la nutrition.

C'est pour cela que l'addition aux substances alimentaires de produits antifermentescibles, *quelle qu'en soit la nature*, dans le but de les conserver, est absolument irrationnelle au point de vue de la nutrition et, de plus, capable d'occasionner un préjudice plus ou moins grave au bon et régulier fonctionnement de l'appareil digestif.

Nous avons tenu, avant d'aborder ce point de notre étude, à bien mettre en évidence ce résultat de nombreuses observations : ceci expliquera pourquoi nous ne nous occuperons ici d'aucun des procédés de conservation consistant à additionner les aliments de substances antifermentescibles ; procédés que nous condamnons absolument tous, depuis l'acide salicylique, la saccharine, le borax, etc., etc., jusqu'au reverdissage des légumes par le cuivre.

Chacun de ces procédés, du reste, pèche par sa base, attendu que si le borax, par exemple, est un excellent antiseptique vis-à-vis de tel ou tel organisme inférieur, il est indifférent (pour ne pas dire plus) à l'égard de tel autre ; et, si l'on voulait seulement tenir compte d'un certain nombre de microorganismes, assez bien déterminés, jouant un rôle actif dans les altérations dites spontanées, subies par les aliments, il faudrait ajouter à ces aliments *tous* les antiseptiques actuellement connus. Il nous paraît difficile de se nourrir de substances antifermentescibles : on ne tendrait cependant rien moins que vers ce but si l'on permettait les boissons salicylées, les aliments conservés à l'aide de borax, d'acide benzoïque, de saccharine, etc., les légumes reverdis au cuivre.

L'alimentation finirait bientôt par se composer, pour la plus faible partie, d'aliments rendus encore indigestibles par leur association à des composés absolument étrangers à l'organisme et ne pouvant qu'entraver ses fonctions normales.

Diminution de la valeur nutritive, quelquefois dans une très notable proportion, telle est l'immanquable résultat de la conservation des aliments par addition de substances antifermentescibles. Or il est à remarquer que la consommation des conserves, abstraction faite du soldat et du marin, est surtout répandue dans la classe peu aisée ; celle qui a besoin d'une alimentation réparatrice et qui ne peut consacrer une somme élevée à son alimentation. Il faut songer, d'autre part, au tort irréparable causé à la santé de l'individu par l'ingestion de substances qu'il regarde comme nutritives et qui se comportent, en partie tout au moins, comme des substances étrangères, heureux encore quand elles n'entraînent pas à leur suite de troubles plus ou moins graves des fonctions digestives. Ce rôle déplorable de certaines conserves alimentaires a pu être cruellement mis en évidence dans quelques cas ; il suffit, pour s'en convaincre, de lire les appréciations des médecins militaires qui en ont vu employer d'une façon presque exclusive, faute d'autres aliments. L'hygiène doit condamner sans appel ces procédés qui consistent à conserver à un aliment son bon aspect et ses dehors engageants, tout en lui enlevant, plus ou moins, ce qui constitue l'essence même de l'aliment, son pouvoir nutritif.

Les nombreuses tentatives faites sans cesse pour essayer d'arriver à conserver les aliments dans de bonnes conditions, montrent assez quelle est l'importance de cette pratique au point de vue de la technique alimentaire; c'est pour l'hygiéniste une question de premier ordre, parce qu'elle se rattache à l'alimentation du soldat en campagne et du marin à bord de son navire.

Les calamités qui, de tout temps, ont accompagné les disettes et les famines, ont dû pousser l'homme à rechercher les moyens de réserver, pour les années malheureuses, l'excédent d'aliments recueillis pendant les années d'abondance. Il lui a même fallu, depuis les temps les plus reculés, assurer pendant l'été son alimentation pour l'hiver. Les observations dues au hasard furent donc le premier enseignement dans cette voie.

Pour qu'une substance altérable se décompose, il lui faut le contact simultané de l'air et de l'eau, en même temps qu'une certaine élévation de température. L'absence de l'une de ces conditions est un obstacle plus ou moins efficace à la décomposition; aussi certains procédés de conservation, même parmi les plus anciennement connus, visent-ils plus particulièrement telle ou telle de ces conditions : soustraction de l'air, soustraction de l'eau, abaissement de température. On avait également remarqué, depuis bien longtemps, l'inaltérabilité de certains aliments en présence d'une grande quantité de sel, de sucre, de vinaigre, d'alcool; et l'on avait tiré de ces observations un excellent parti. Mais ça n'est que grâce aux admirables travaux de M. Pasteur que toutes ces questions ont pû être élucidées et résolues par l'expérience.

Les principales indications auxquelles doit satisfaire la conservation des substances alimentaires, consistent à empêcher surtout l'invasion des parasites et les altérations dites spontanées. L'influence de l'air dans le développement de ces phénomènes fut soupçonnée il y a déjà bien longtemps, car l'enrobement dans des substances résineuses, dans de la glu, dans de la graisse, la conservation du blé en silo, etc., remontent à la plus haute antiquité. C'est seulement au commencement de ce siècle que Gay-Lussac essaya de donner une explication scientifique du procédé d'Appert, tout nouvellement imaginé. Il admettait que les matières organiques formaient avec l'oxygène de l'air, et sous l'influence de la chaleur, des combinaisons fixes les rendant désormais inaptes à subir la fermentation. Nous savons aujourd'hui que c'est à des organismes inférieurs qu'il faut attribuer ces modifications que l'on appelle encore, improprement, *altérations spontanées* des aliments; et c'est précisément dans le but d'empêcher la pullulation de ces microoganismes que l'on s'est évertué à additionner les aliments de substances antiseptiques qui, nous l'avons vu, les transforment en substances à peu près inertes.

II. **Procédés de conservation.** — Pour qu'un procédé de conservation des substances alimentaires soit acceptable, il doit absolument atteindre ce but : *ne faire subir aucun changement à la composition chimique ni à la structure moléculaire de l'aliment*. C'est à cette condition seulement que la substance conservée peut rester nutritive. C'est pour n'avoir pas suffisamment médité cet axiôme que les inventeurs d'une foule de procédés, dont nous nous garderons bien de parler, mettent en circulation des quantités considérables d'aliments absolument dénaturés, quoique conservant plus ou moins exactement l'apparence de l'aliment réel. La conservation au moyen des substances antiseptiques, quelles qu'elles soient, nous ne saurions trop le répéter ; la dessiccation ; le salage même, lorsqu'il est mal pratiqué et que le suc des viandes est perdu, conduisent à ce résultat : la valeur nutritive de l'aliment décroît dans une considérable proportion et peut même atteindre zéro.

A. Dessiccation. — En revanche, la dessiccation et le salage, exécutés dans de bonnes conditions et par de bons praticiens, fournissent des produits qui, tout en n'ayant certainement pas la valeur nutritive des aliments frais, permettent cependant d'utiliser de grandes quantités de substances alimentaires et rendent d'immenses services. Dans les deux Amériques, par exemple, le *tasajo* des Gauchos et le *pemmican* des Américains du Nord sont des aliments fort utiles. La viande séchée bien préparée est, en quelque sorte, recouverte d'une couche durcie impénétrable, tandis que sous cette couche, la fibre musculaire conserve encore pendant un temps assez long les propriétés de la viande fraîche. D'autre part, lorsque la dessiccation n'a pas été poussée trop loin, la viande peut reprendre à peu près ses propriétés primitives, au contact de l'eau. Il n'en est plus de même lorsque la dessiccation a été complète, ou bien lorsque la salaison a été pratiquée sur des tranches trop minces qui ont laissé écouler tout le suc.

Pour les légumes, la dessiccation donne de déplorables résultats, énergiquement et exactement qualifiés par M. Morache qui, parlant des conserves de légumes (conserves Chollet) obtenues par compression et dessiccation et utilisées pendant la guerre de Crimée, les disait à peine supérieures à du foin.

Lorsque la dessiccation est pratiquée dans certaines conditions, dans le vide partiel, par exemple et à une température ne dépassant pas 40°, on peut en obtenir d'assez bons résultats : le pouvoir nutritif des aliments ainsi conservés est peu diminué, pourvu que l'on ne laisse pas intervenir un autre facteur, extrêmement important celui-là, le temps. Les modifications qui se produisent dans la structure moléculaire ou dans la composition chimique des aliments sont, en effet, sous la dépendance assez étroite du temps; et beaucoup de conserves qui constituent encore un aliment très suffisant au bout de quelques mois, ne possèdent plus, après une année ou deux, qu'une valeur nutritive des plus médiocres, sinon même complètement nulle.

B. Salaison. — La salaison donne de forts bons résultats avec certaines viandes, le porc et le poisson entre autres, et avec quelques légumes comme les choux, les haricots verts, les fèves. Lorsque les conserves ne sont pas dessalées, c'est-à-dire lavées avant leur emploi, l'aliment perd assez peu de sa valeur nutritive première; mais lorsqu'on dessale par une immersion prolongée dans l'eau, la majeure partie du suc musculaire ou végétal est entraînée et la valeur nutritive se trouve considérablement réduite.

Pour les viandes et le poisson, on associe fréquemment la salaison et le fumage ou l'enrobement dans la graisse. Cette pratique permet de saler plus modérément et de ne pas obliger au dessalage : elle conserve par conséquent, d'une façon plus efficace, les propriétés nutritives de l'aliment. Dans le fumage et le boucanage, l'action antiseptique des composés phénoliques (phénol, créosote, etc.) et de l'acide pyroligneux contenus dans la fumée et qui pénètrent les viandes, interviennent d'une façon évidente et plus ou moins efficace.

La salaison et le fumage semblent des procédés inférieurs à la dessiccation, au point de vue exclusif de la conservation, car ils permettent, dans certains cas, le développement de ptomaïnes et de composés toxiques qui ont quelquefois occasionné des empoisonnements graves. La dessiccation est, en effet, un puissant moyen d'empêcher le développement des micro-organismes, et ce procédé serait parfait s'il n'avait le grave inconvénient de diminuer la valeur nutritive, inconvénient qu'il partage, d'ailleurs, avec les précédents.

Dans la préparation des salaisons, on ajoute, en général, au sel marin, une petite quantité de salpêtre (de 2 à 3 p. 100) qui possède la curieuse propriété de conserver aux viandes leur couleur rosée, tandis qu'elles se décolorent et deviennent grisâtres par l'emploi du sel seul.

On évite, après l'abatage, de souffler les animaux destinés à préparer les salaisons, ce qui introduit des germes atmosphériques dans la profondeur du tissu cellulaire et ne peut qu'entraver la conservation. Pour préparer les meilleures conserves, on choisit des bœufs de grande taille, bien constitués, gras et nourris en plein air : la graisse doit être soigneusement séparée, et les salaisons effectuées pendant la saison froide.

La salaison modifie profondément la fibre musculaire qu'elle durcit; et l'alimentation à l'aide de semblables denrées pèche surtout au point de vue de la composition des sels minéraux. Les accidents plus ou moins graves que finit toujours par déterminer une nourriture dont les salaisons forment la base, constituent la preuve la plus manifeste de l'utilité et de l'importance des sels minéraux dans l'alimentation. Il suffit de comparer les analyses rapportées dans le tableau suivant pour se rendre compte de la modification profonde que subissent les composés minéraux de la viande.

PRINCIPES MINÉRAUX CONTENUS DANS 100 PARTIES DE CENDRES.	PORC		BŒUF	
	Non salé. (ECHEVARIA.)	Salé. (THIEL.)	Non salé. (STŒLZEL.)	Salé. (THIEL.)
Potasse	37.79	5.30	35.94	24.70
Soude	4.02	»	»	»
Magnésie	4.81	0.54	3.31	1.90
Chaux	7.54	0.41	1.73	0.73
Potassium	»	1.25	5.36	»
Sodium	0.40	34.06	»	16.82
Chlore	0.62	53.72	4.86	25.95
Oxyde de fer	0.35	»	0.98	»
Phosphate de fer	»	0.10	»	1.04
Acide phosphorique	44.47	4.71	34.36	21.41
Acide sulfurique	»	0.12	3.37	0.62
Silice	»	»	2.07	0.20
Chlorure de sodium	1.02	86.63	»	42.78
Chlorure de potassium	»	2.41	10.22	»

Comme on le voit par ces résultats d'analyse, la saumure entraîne, en plus d'une notable proportion de substances organiques alibiles et notamment des albuminoïdes, une proportion considérable d'acide phosphorique et de potasse. Il nous paraît superflu de faire ressortir l'importance de la diminution de l'acide phosphorique : quant à la potasse, si l'excès en est nuisible dans l'alimentation, son insuffisance n'est pas moins préjudiciable, car le moindre inconvénient qui puisse en résulter, c'est que les hématies et le tissu musculaire ne trouvent plus cet élément en proportion nécessaire à leur constitution. Il faudrait, au moins, pour compenser un régime riche en salaisons, ingérer en même temps une proportion assez considérable de légumes frais; ce qui n'est guère réalisable, parce qu'en général on ne se soumet à une nourriture dont les salaisons forment la base que faute de pouvoir se procurer des vivres frais.

Ainsi que nous l'avons déjà dit, le mode de préparation des salaisons exerce une influence considérable sur la valeur nutritive de la substance conservée; ainsi la chair de morue salée et séchée diffère complètement de la chair de morue verte, c'est-à-dire conservée dans la saumure : cela tient à ce que la chair de morue salée et séchée au soleil est mise à macérer quelque temps dans l'eau de chaux puis lavée à grande eau. La chaux retient l'acide phosphorique qui se retrouve dans la chair à l'état de phosphate calcique ; et l'entraînement de certains sels minéraux solubles est même moindre. Il suffit de comparer les résultats suivants de l'analyse des cendres de la chair de cette morue à ceux que nous venons de donner dans le tableau précédent pour se convaincre de la différence notable de composition des cendres de ces conserves.

Potasse	3.70
Soude	4.26
Magnésie	3.27
Chaux	40.22
Chlorure de sodium	15.11
Oxyde de fer	0.54
Acide phosphorique	16.78
Acide sulfurique	1.64 (1)

Voici, d'après J. Kœnig, la composition de quelques viandes de conserve : nous empruntons ce tableau à l'excellent traité d'hygiène de M. Arnould.

SUBSTANCES ALIMENTAIRES.	EAU.	MATIÈRE SÈCHE.	ALBUMINOÏDES.	GRAISSE.	CENDRES.	SEL MARIN contenu dans les cendres.
Viande fumée	15.4	84.6	27.1	15.4	10.6	»
Boiled beef d'Australie	63.6	36.4	23.0	10.7	»	»
Bœuf d'Amérique salé	49.1	50.9	28.9	0.2	21.0	11.5
Corned beef (Forster)	56.8	43.2	30.0	10.1	»	»
Jambon de Westphalie	28.0	72.0	24.0	36.5	10.1	»
Jambon ordinaire	59.7	40.3	25.1	8.1	7.1	»
Lard salé	9.1	90.9	9.7	75 7	5.4	»
Langue	35.7	64.3	24.3	31.6	8.5	»
Poitrines d'oie de Poméranie.	41.3	58.7	21.4	31.5	4.6	»
Viande sèche	15.4	84.6	64.5	5.2	12.5	7.4
Tablettes-viande d'Hoffmann.	10.0	90.0	71.0	7.0	13.0	10.0
Hareng salé	46.2	53.8	18.9	16.9	16.4	14.5
Stockfish (sec)	16.2	83.8	78.9	0.8	1.6	»
Hareng fumé	69.5	30.5	21.1	8.5	1.3	»

Girardin a donné les résultats suivants des analyses comparatives de viandes fraîches avec celles de viandes salées de la Plata et de l'Uruguay. On peut voir combien le salage et la compression modifient la composition chimique. La viande, séchée partiellement et salée, était réduite, environ, au quart de son poids à l'état frais. Ces analyses ont porté sur des produits d'excellente qualité et de préparation aussi parfaite que possible.

(1) Analyse due à Zedeler.

ÉLÉMENTS DOSÉS.	BOEUF INDIGÈNE		BOEUF SALÉ D'AMÉRIQUE		LARD INDIGÈNE (1)		LARD SALÉ D'AMÉRIQUE	
	frais.	séché à 100°.	sortant des tonneaux.	séché à 100°.	frais.	séché à 100°.	sortant des tonneaux.	séché à 100°.
Eau	75.90	»	49.11	»	69.55	»	44.08	»
Fibrine, tissu cellulaire.	15.70	65.14	24.82	48 78	9.53	31.30	21.28	38.03
Graisse	1.01	4.19	0.18	0 35	11.77	38.65	7.01	12.53
Albumine	2.25	9.34	0.70	1.38	3.20	10.51	0.40	0.71
Matières extractives	2.06	8.55	3.28	6.44	3.45	11.33	3.91	6.99
Sels solubles	2.95	12.24	21.07	41.39	1.64	5.39	22.82	40.78
Perte	0.13	0.54	0.84	1.66	0.86	2.82	0.50	0.96
	100.00	100.00	100.00	100.00	100.00	100.00	100.00	100.00
Acide phosphorique	0.222	0.925	0.618	1.216	0.551	1.812	0.332	0.594
Azote	3.000	12.578	4.620	9.101	3.733	12.261	3.200	5.730
Sel marin	0.489	2.030	11.516	22.630	0.496	1.630	11.605	20.738

(1) Frais : gras et maigre mélangé.

M. Erwin Voit a exécuté un certain nombre d'analyses de viandes salées qu'il résume de la façon suivante :

Pour 1 000 grammes de viande fraîche, il y a :

PERTE.	GAIN.
79gr,7 d'eau.	43 grammes de sel marin.
4gr,8 de substances organiques.	
2gr,4 d'albumine.	
2gr,6 de substances extractives.	
0gr,4 d'acide phosphorique.	

Le viande perd 33,7 p. 100 de son poids ; la saumure en retire une proportion très notable d'acide phosphorique et une quantité assez faible d'albumine : c'est ce que démontre la comparaison des chiffres suivants :

	POUR 100 de substance sèche contenue dans la saumure.	QUANTITÉ de principes immédiats enlevés à la viande fraîche par rapport à 100 parties de chacun d'eux.
Matière organique	19.88	2.1
Albumine	9.68	1.1
Matières extractives	10.19	13.5
Cendres	80.12	»
Chlorure de sodium	71.50	»
Acide phosphorique	1.56	8.5

Le fait le plus frappant est celui de la très forte proportion de matières extractives enlevées par la saumure, ce qui explique le peu de sapidité des viandes salées.

M. Erwin Voit croit devoir conclure de ces analyses que le salage, pratiqué dans de bonnes conditions, ne modifie pas sensiblement la composition chimique de la viande. Nous ne partageons pas cette opinion qui nous paraît, d'ailleurs, quelque peu en contradiction avec les résultats ci-dessus.

La diminution, dans une très notable proportion, des matières extractives, doit avoir une influence fâcheuse sur la digestibilité de la viande; et nous serions assez disposé à lui attribuer, en grande partie, les accidents qui résultent d'une alimentation exclusive à l'aide des salaisons.

Les meilleurs et seuls véritables procédés de conservation des substances alimentaires sont ceux qui reposent sur l'emploi du froid ou de la chaleur pour obtenir la stérilisation, entretenue ensuite par soustraction de l'air. Encore faut-il, relativement à ce dernier procédé, que l'application de la chaleur soit modérée et surtout peu durable; car, d'expériences que nous avons faites il y a quelques années et que nous reprenons en ce moment, il semblerait résulter que le chauffage prolongé, et surtout répété, sous pression, pour amener la stérilisation, détermine une modification moléculaire des aliments qui entraîne la perte de leur pouvoir nutritif. En chauffant à dix reprises, tous les quatre jours et pendant deux heures, des conserves de viande (corned beef) et de légumes (pois), nous avons pu constater que ces aliments, assurément stérilisés puisque les boites étaient parfaitement intactes, même après la dernière opération, déterminaient de la diarrhée et tous les symptômes de l'inanition chez des chiens auxquels on les donnait comme nourriture : ces aliments traversaient le tube digestif sans subir de notables modifications. Bien que ces premières expériences soient à reprendre et à modifier dans leur exécution, elles n'en constituent pas moins une indication certaine pour la préparation des conserves alimentaires ; indication corroborée par ce fait que les gélatines nutritives employées pour les recherches bactériologiques se conduisent sensiblement de la même manière et perdent de leur pouvoir nutritif au fur et à mesure qu'on les soumet à de nouvelles stérilisations.

C. Chaleur. — C'est à Appert que revient le mérite de l'invention des procédés de conservation par l'emploi de la chaleur. Ses premiers essais datent de 1796; et, bien qu'elle ait été perfectionnée depuis, sa méthode est encore, à peu près, celle employée de nos jours : la connaissance des véritables causes des altérations des aliments, a seulement fait modifier quelques détails qu'Appert ne pouvait prévoir, étant donné les idées acceptées à ce moment dans la science. Il plaçait les substances à conserver dans des récipients en verre qu'il bouchait avec le plus grand soin; et il les chauffait pendant un certain temps au bain-marie bouillant. De nos jours encore, on prépare, dans beaucoup de ménages, d'excellentes conserves de légumes et de fruits par ce procédé simple et facile.

Un premier perfectionnement consista dans la substitution de boîtes en fer-blanc aux récipients en verre trop fragiles et mauvais conducteurs de la chaleur : ce fut Collin (de Nantes) qui le réalisa. En même temps, afin d'éviter la déformation des boîtes par la pression intérieure, on perçait le couvercle d'un orifice de très petit diamètre que l'on obturait à la fin de l'opération avec une goutte de soudure. L'élévation de température était déjà, par l'emploi de cette modification, plus aisément et plus également répartie dans la masse de la conserve; mais, cependant, il y avait encore un certain nombre de boîtes qui s'altéraient au bout de quelque temps. Nous savons maintenant que pour détruire sûrement toutes les spores de micro-organismes, il faut atteindre, sous pression, une température de 110 à 115°, et ces résultats n'ont plus rien qui nous surprenne.

On chercha d'abord à réaliser cette surélévation de température en remplaçant le chauffage au bain-marie par un chauffage dans des bains de solutions salines, de façon à n'amener l'ébullition qu'à une température de 115 à 125°. Tel est, par exemple, le procédé Fastier, dans lequel des boîtes de fer-blanc, dont le couvercle est percé d'un orifice étroit, sont placées durant quatre heures dans un bain d'eau tenant en dissolution environ 250 grammes de chlorure de calcium pour 100 grammes d'eau et bouillant entre 125 et 130° : au bout de ce temps, on remplace avec de l'eau bouillante introduite par l'orifice libre du couvercle, le liquide qui s'est échappé des boîtes à l'état de vapeur, on obture cet orifice et l'on maintient les boîtes pendant une heure encore dans la solution saline bouillante ; on les retire alors et, après refroidissement, on les enduit d'une épaisse couche de peinture à l'huile. Dans le procédé dit d'Aberdeen, on chauffe les boîtes exactement fermées; et c'est seulement après trois heures de chauffe que l'on perce un orifice donnant issue à la vapeur et aux gaz dilatés : cet orifice est aussitôt obturé par une goutte de soudure, et cette opération est renouvelée à plusieurs reprises; trois, en général. Les boîtes de conserves obtenues par l'un de ces procédés présentent toujours, après refroidissement, une déformation causée par la pression de l'air extérieur sur les parois des boîtes dans lesquelles s'est fait un vide partiel, dû au refroidissement. C'est là, il est vrai, un moyen de reconnaître, dans une certaine mesure, la bonne réussite des conserves dont les boîtes doivent présenter des parois légèrement concaves; tandis que si, au contraire, les parois sont convexes, cela indique un excès de pression à l'intérieur de la boîte et, par suite, une fermentation. Hâtons-nous de dire, toutefois, qu'il peut exister des fermentations putrides, concomitantes d'altérations des conserves, sans qu'il se produise de dégagement très sensible de gaz et que ce procédé d'appréciation de la bonne qualité des conserves perd, par conséquent, beaucoup de sa valeur. On met cependant à profit cette particularité, dans les fabriques, pour apprécier la bonne qualité des conserves avant de les livrer à la consommation; on place même les boîtes dans une chambre chauffée, et on ne met en circulation que celles qui, au bout d'un certain temps, ont résisté à cette épreuve, sans perdre la forme concave des parois.

Le plus haut degré de perfectionnement de la méthode d'Appert, consiste dans le chauffage sous pression et à une température de 115° : la pression de la vapeur surchauffée est le plus important facteur de la destruction des germes de micro-organismes. Cela peut être réalisé en fermant exactement, à froid, les boîtes de conserves et en les soumettant, dans des autoclaves, à une température de 115°, ce qui correspond à une pression d'une atmosphère et demie. La pression étant la même à l'intérieur et à l'extérieur des boîtes de conserves, celles-ci ne subissent aucune déformation.

Nos expériences, dont nous avons parlé plus haut, relativement au pouvoir nutritif des conserves, montrent qu'il faut avoir soin de ne pas trop prolonger le chauffage sous pression, ni le répéter un trop grand nombre de fois, comme on serait tenté de le faire pour assurer une plus parfaite et certaine stérilisation. Nos essais prouvent, en même temps, qu'il faut renoncer à la préparation de conserves trop volumineuses, en raison de la difficulté que l'on éprouve à atteindre, même par chauffage sous pression, une température suffisante au centre des conserves, ce qui entraîne la prolongation du chauffage, et, par conséquent, l'inconvénient que nous reprochons aux conserves trop longtemps chauffées de perdre, plus ou moins complètement, le pouvoir nutritif de l'aliment.

En définitive, l'emploi de la chaleur est certainement un bon procédé de conservation des aliments, mais il est fort délicat à mettre en pratique, bien qu'il paraisse fort simple; et il est extrêmement difficile d'arriver à concilier ces deux conditions, indispensables pour toute bonne conserve alimentaire, l'inaltérabilité et la valeur nutritive : l'inaltérabilité doit être prise ici dans un sens fort restreint et appliquée seulement à la substance alimentaire soustraite au contact de l'air, ou des agents capables de déterminer ses métamorphoses, c'est-à-dire, à l'aliment enfermé dans sa boîte et soumis seulement aux variations de température extérieure.

Il est cependant un produit alimentaire pour lequel l'emploi de la chaleur et la stérilisation à peu près complète donnent d'excellents résultats. Nous voulons parler du lait. En raison de la quantité considérable de ce produit qui entre dans la consommation, il est quelque peu effrayant de songer qu'un dixième environ des vaches laitières des grands centres de population est atteint de tuberculose. La propagation de la phthisie par l'intermédiaire du *lait cru* est actuellement un fait hors de contestation. Le chauffage du lait en vase clos et à la température de 120° détruit à coup sûr le bacille de la tuberculose et ses spores. L'ébullition seule suffit même pour amener ce résultat, à la condition que le liquide soit chauffé au moins quelques minutes à 100°. Dans ces conditions, la stérilisation n'est pas absolue, mais les micro-organismes dont il est important de se débarrasser, les bacilles de la tuberculose, du choléra, de la fièvre typhoïde, et le bacterium acidi lactis, le plus à redouter pour les organes digestifs de l'enfant, sont complètement tués et c'est là le point important.

Il est bien certain que le lait bouilli est inférieur au lait cru comme aliment, qu'il se digère d'une façon moins rapide et moins parfaite, mais il est encore préférable d'ingérer un aliment dont la valeur nutritive est légèrement amoindrie et qui n'expose certainement pas à une contagion toujours à redouter. Étant donné les conditions dans lesquelles les vacheries peuvent être installées dans l'intérieur des villes, et la nourriture que l'on donne à ces malheureux animaux, déjà privés d'air, de lumière et de mouvement, pour leur faire rendre le maximum de volume de lait, il est seulement surprenant que la totalité des bestiaux conservés dans ces prisons ne soit pas très rapidement envahie par la tuberculose. Aussi l'ébullition du lait s'impose-t-elle comme mesure prophylactique. Les conserves de *lait condensé*, préparées par évaporation dans le vide partiel et à basse température, puis stérilisées ensuite, sont donc préférables au lait conservé par le froid.

D. Réfrigération. — Le froid est, sans contredit, de tous les procédés de conservation, celui qui donne les résultats les meilleurs et les plus parfaits. Les affinités, ainsi que les modifications dans la structure moléculaire, modifications qui entraînent les transformations isomériques, sont, en général, entravées ou même rendues impossibles par le froid ; tandis que la chaleur les accélère ou les détermine : c'est, très probablement, à cette propriété qu'est due, en grande partie, la supériorité du froid sur la chaleur pour la conservation d'une foule de substances altérables. De tout temps, on avait remarqué qu'une température inférieure à 0° permettait de conserver des substances qui subissaient, à une température de 10 à 15°, des altérations rapides et profondes.

Le transport, des régions polaires dans les zones tempérées, de blocs de glace renfermant, en parfait état de conservation, des cadavres d'animaux appartenant à des espèces éteintes et dont la chair est dans un tel état de conservation qu'elle peut encore servir de pâture aux animaux, a peut-être été le premier fait qui ait attiré l'attention sur ce procédé de conservation des substances alimentaires. Longtemps, l'emploi de la réfrigération a été impraticable, en raison du prix de la glace et de la difficulté des transports ; mais, de nos jours, il a été apporté de tels perfectionnements aux méthodes de production de la glace et à la construction des appareils qui permettent de l'utiliser, que le froid tend de plus en plus à se substituer à la chaleur pour la conservation ou le transport des substances facilement altérables.

L'abaissement de température, même à une dizaine de degrés au-dessous de zéro, ne tue pas les micro-organismes, ni surtout leurs spores; mais il arrête tout développement, ce qui suffit complètement à la conservation des aliments, même les plus altérables, tels que la viande. Un immense avantage de l'emploi du froid consiste encore dans ce fait que la viande ainsi conservée ne perd rien de sa saveur et de son pouvoir nutritif : il faut seulement qu'elle soit consommée dans un très bref délai après son exposition à la température ordinaire; sans quoi, elle subit, avec une extrême rapidité, la fermentation putride et devient promptement dangereuse. Boussingault a montré à l'Académie des sciences, dans la séance du 27 janvier 1873, des échantillons de bouillon de bœuf et de jus de canne à sucre qui, enfermés en 1865 dans des flacons et plongés durant quelques heures dans un mélange réfrigérant dont la température descendit à — 20°, n'avaient subi, depuis cette époque, aucune altération et présentaient encore toutes les qualités qu'ils possédaient au moment de leur congélation. Ces faits semblent prouver la possibilité d'obtenir une stérilisation efficace par l'application d'un froid intense; mais il est beaucoup plus rationnel de maintenir simplement les aliments à conserver à une température de 0 ou de quelques degrés au-dessous, ce qui suffit parfaitement à empêcher toute altération et permet de ne pas avoir à craindre les changements de composition chimique ou de structure moléculaire.

On commença par conserver les aliments dans des glacières, plus ou moins ingénieusement disposées, à une température très voisine de 0°; puis, en présence des excellents résultats obtenus par ce mode de conservation, l'industrie réalisa des appareils producteurs de froid, dont les machines de Carré, de Pictet et de Giffard sont les modèles les plus usités. Les essais de congélation, tentés en 1880, pour transporter en France les viandes d'Amérique donnèrent, sur les navires le *Paraguay* et le *Frigorifique* des résultats absolument concluants. L'aspect des moutons apportés de la Plata sur le vaisseau *Paraguay*, était à peu près celui de nos moutons d'abattoir, sauf la couleur des muscles qui était d'un rouge moins vif et moins beau que celui des viandes fraîches de première qualité. Les fibres musculaires présentaient, au microscope, leur aspect normal. La sérosité interstitielle était congelée. Les viandes abandonnées à un lent dégel à la température ambiante et consommées aussitôt étaient d'aspect presque aussi beau que des viandes fraîches et tout aussi savoureuses.

D'ailleurs, le degré d'abaissement de la température doit varier suivant le but que l'on se propose. Losqu'il s'agit de transporter simplement des viandes à courtes distances, ou bien de les conserver sur place lorsque leur consommation ne peut pas être immédiate, il suffit de les *réfrigérer*, c'est-à-dire de les maintenir à une température voisine de 0°, ce qui permet une conservation de plusieurs semaines et constitue, en même temps, le meilleur procédé de conservation. Quand il faut compter avec une durée de conservation de plusieurs mois, ou bien lorsque les viandes doivent subir des transbordements, traverser les zones torrides, il devient nécessaire d'abaisser la température à — 15° pour obtenir la congélation parfaite que l'on maintient ensuite en gardant la viande dans une enceinte à la température de — 5°.

Les résultats obtenus par l'emploi du froid ont été tellement satisfaisants, que l'on fabrique maintenant des wagons pour la conservation et le transport, en grand, des viandes et du laitage. Il existe aux États-Unis 6,000 de ces wagons qui transportent les viandes dans toutes les directions et vont, par exemple, de Chicago à la Nouvelle-Orléans. Ce sont des caisses à double paroi, et dont la couche isolante est constituée par du papier. La glace est introduite par la partie supérieure, en quantité égale à 2800 kilogrammes pour la première fois : on remplace la glace fondue tous des dix jours et l'on compte un déchet journalier d'environ 200 kilogrammes.

A la nouvelle Bourse du commerce de Paris, on a utilisé le refroidissement produit par la détente de l'air comprimé pour faire, dans les sous-sols, des salles de réfrigération louées à des commerçants pour y conserver les aliments altérables non écoulés. Bruxelles, Anvers, Francfort-sur-le-Mein, possédaient depuis longtemps des installations analogues qui ont toujours rendu les plus grands services, comme le démontre la diminution notable du nombre des saisies de viandes avariées, ainsi que la régularisation du cours de la viande qui ne subit plus ces variations brusques que l'on voit encore se produire à Paris pendant l'été, au moment des grandes chaleurs et des temps orageux.

On voyait en 1889, à l'Exposition universelle, une chambre de froid, installée par la Société de l'air comprimé et louée à un des restaurateurs du Champ de Mars, dans laquelle on pouvait atteindre une température de — 20°. Cet emploi de l'air comprimé, tel qu'on le distribue maintenant à Paris, offre une garantie spéciale et des plus intéressantes au point de vue de l'hygiène alimentaire : pour augmenter sa tension, on le chauffe, en effet, à une température d'environ 300° et il se trouve par conséquent absolument stérilisé.

Un autre système, la machine Hall, utilise également la détente de l'air comprimé pour produire un abaissement de température qui peut atteindre jusqu'à — 70°. Cet appareil est installé à bord d'un grand nombre de navires faisant le transport des viandes et pouvant contenir 30,000 à 40,000 moutons. Le navire est à double paroi dont l'espace vide est rempli par une couche isolante de charbon.

La supériorité du procédé de conservation au moyen du froid est aujourd'hui absolument démontrée et l'on a songé, tout récemment, à constituer de vastes magasins d'approvisionnement, formant des glacières dans lesquelles pourraient être conservés les vivres permettant d'alimenter la population d'une ville privée accidentellement de toute communication, comme il arrive pendant un siège ou un investissement. De cette façon, les animaux destinés à l'alimentation pourraient être abattus de suite, et la valeur nutritive de leur viande resterait intacte, parce qu'ils ne souffriraient pas à cause de l'encombrement et de la mauvaise nourriture. D'un autre côté, on ne courrait plus le risque de voir ces approvisionnements de bétail vivant décimés par les maladies contagieuses; et on économiserait une très notable quantité de subsistances qu'il aurait fallu réserver pour leur entretien et qui pourrait utilement servir à l'alimentation des habitants.

Ainsi que nous l'avons dit au début de ce paragraphe, la conservation des substances alimentaires dans lesquelles prédominent les corps gras ou les hydrates de carbone est beaucoup plus facile à réaliser. Les grains et les farines se conservent beaucoup plus facilement que les viandes : il suffit de les abriter contre l'humidité qui permettrait le développement des moisissures et contre les insectes. Ce sont là des conditions faciles à réaliser sans porter la moindre atteinte à la composition chimique de l'aliment.

Tous les procédés employés dans ce but peuvent se ramener à deux : privation plus ou moins complète d'air, ou bien intervention d'un gaz ou d'une vapeur toxiques pour les insectes et les organismes inférieurs. Un autre procédé, applicable seulement aux graines, consiste dans l'agitation et l'aération ainsi que cela est pratiqué dans les appareils de Huart et Vallery. Le mouvement et l'exposition à l'air et à la lumière sont encore les plus sûrs moyens de conservation pour les grains.

Quant aux gaz et vapeurs toxiques, les plus fréquemment employés sont l'acide sulfureux et le sulfure de carbone. On a encore obtenu de bons résultats par l'emploi de gaz comprimés; tels que l'air, l'acide carbonique, l'oxyde de carbone, suivant la méthode préconisée par M. Alvaro Reynoso en 1873.

Conserves mixtes. — Pour terminer ce qui a trait aux conserves alimentaires, nous dirons quelques mots de produits récemment mis en circulation et dont quelques-uns paraissent avoir donné d'excellents résultats. Ce sont les conserves mixtes, visant plus ou moins à la réalisation d'un aliment complet, composées d'un mélange d'aliments azotés, représentés par de la poudre de viande; d'aliments gras, représentés par des graisses d'origine animale; et d'aliments hydrocarbonés, représentés par de la farine de légumineuses ou de céréales.

Le type de ces conserves est le saucisson aux pois (*Erbswurst*) qui a rendu de très grands services à l'armée allemande pendant la guerre de 1870. Ritter (de Nancy) a donné de ce produit les analyses suivantes :

	1re QUALITÉ (officiers).	2e QUALITÉ (troupe).
Matière albuminoïde	16.315 p. 100	15.733 p. 100
Amidon	11.626	12.260
Graisse	29.700	29.700
Sels minéraux (total)	14.200	12.172
Chlorure de sodium	6.789	6.540

Depuis cette époque, on a cherché à améliorer ce produit et il existe actuellement un certain nombre de conserves mixtes, d'un maniement et d'un transport faciles, qui pourront rendre, cela est incontestable, d'immenses services aux armées en campagne, aux marins, etc. Le mode de préparation spécial de ces conserves en fait des aliments doués d'une valeur nutritive considérable; et le seul reproche qu'on puisse leur faire, c'est de ne pas pouvoir réaliser la variété indispensable dans toute alimentation rationnelle. D'ailleurs, dans tous les cas et quel que soit le procédé de conservation, aucun aliment conservé ne garde la saveur particulière qu'il possède lorsqu'il est frais : les conserves alimentaires ne pourront jamais être que des *aliments de nécessité*.

Nous ne pouvons considérer comme étant du domaine de l'hygiène, l'étude de ces produits appelés *farines lactées*, ou *laits artificiels*, à l'aide desquels certains inventeurs ont la prétention de remplacer le lait naturel. S'il est parfaitement exact que l'écrémage et l'addition d'eau au lait en diminuent, dans une notable mesure, la valeur nutritive et peuvent déterminer des affections de l'appareil digestif chez les enfants ; que penser alors de ces produits dans lesquels une chimie physiologique au moins étrange croit pouvoir remplacer la caséine par la matière albuminoïde des graines de céréales ; le sucre de lait par un mélange de sucre de canne, d'amidon et de dextrine; les corps gras en émulsion, par rien du tout? Nous estimons que si l'on pouvait faire le compte des enfants qui ont succombé aux suites de semblables régimes, quelle que soit la composition du mélange employé, on le trouverait encore de beaucoup supérieur à celui des enfants dont la mort a été déterminée par les affections dues à l'emploi de lait falsifié ou de mauvaise qualité. Le lait condensé, dont nous avons dit précédemment quelques mots, est déjà, pour les enfants, un piteux aliment; que dire alors de ces bouillies d'avoine, de ces mélanges de farine et de sucre auxquels ne peuvent résister que des estomacs robustes. Que l'on fasse, temporairement et le moins possible, usage de ces produits dans les cas de force majeure, passe encore; mais vouloir les substituer au lait, fut-il écrémé et mouillé, nous ne pouvons comprendre une pareille prétention. Seul, le lait de mammifère, et, de préférence, celui de l'ânesse, peut remplacer pour l'enfant le lait maternel.

§ 3. — Altérations et falsifications.

I. **Altérations**. — L'étude des *altérations* auxquelles les divers aliments peuvent être exposés est une des branches les plus importantes de l'hygiène générale. Il suffira, pour s'en convaincre, de se rappeler les épidémies d'ergotisme qui ont désolé certaines provinces au moyen âge et les désastres, beaucoup plus récents, occasionnés en Irlande par la maladie des pommes de terre : si l'on ajoute à ces calamités publiques les trop nombreux cas de maladies zymotiques, transmises par l'intermédiaire des viandes et du lait d'animaux malades, on comprendra sans peine l'intérêt de premier ordre que doit présenter pour le médecin et l'hygiéniste la connaissance des altérations que peuvent subir les aliments.

Nous n'aurons pas à nous occuper ici des viandes et du lait d'animaux atteints de maladies contagieuses, ou dont les organes renferment des œufs ou des scolex d'entozoaires : cette partie de la question a été traitée avec tous les détails qu'elle comporte dans le chapitre VI du livre I (t. II, p. 65 et suivantes) ; nous examinerons seulement les modifications que subissent les aliments de la part des agents extérieurs et suivant certaines circonstances, puis nous passerons ensuite en revue les *altérations volontaires*, c'est-à-dire les *falsifications*.

Presque toutes les altérations qui peuvent affecter les substances alimentaires les rendent non seulement impropres à l'alimentation, mais parfois même dangereuses. Les aliments azotés, nous avons eu déjà l'occasion de le faire observer dans les pages précédentes, sont beaucoup plus facilement altérables que les hydrocarbonés et les corps gras; ce sont aussi ceux dont l'ingestion, lorsqu'ils sont avariés, présente le plus de dangers.

A. CÉRÉALES ET FARINES. — En dehors de toute altération, les graines de céréales peuvent être, accidentellement, mélangées à des graines de plantes, vulgairement appelées « *mauvaises herbes* », qui croissent dans les cultures et que l'on ne peut pas facilement séparer des graines alimentaires (1) : l'ivraie (*Lolium temulentum*); la nielle (*Agrostemma githago;* la rougeole (*Melampyrum arvense*) ; le raifort sauvage (*Raphanus raphanistrum*); la crête de coq (*Rhinantus major*) ; les diverses variétés de

(1) Voici, d'après M. Darblay jeune, les semences étrangères que peuvent contenir les blés de France :

Blé de Rennes.	Caille-lait, renoncule des champs, nielle, pavot, avoine, blé ergoté.
Blé de Saumur.	Nielle, avoine, ivraie, vesce, pied d'alouette.
Blé de pays.....	Avoine, nielle, lentille, caille-lait, renoncule, luzerne, camomille, grains cariés.

brome et notamment la droue (*Bromus secalinus*); les diverses variétés des genres *Trifolium* et *Vicia* sont les principales.

L'ivraie est parfois assez abondante, dans les années pluvieuses : d'après M. Layet, son mélange au froment détermine, chez ceux qui en font un usage prolongé pour leur alimentation, des coliques, des étourdissements, des envies de vomir, des troubles de la vue, de la somnolence, de la courbature; les individus atteints de ces accidents sont comme en état d'ivresse. On a même accusé le mélange d'ivraie au froment de déterminer de véritables manifestations d'ergotisme; mais il y a lieu de faire à ce sujet quelques réserves, l'ergot envahissant très facilement l'ivraie.

La nielle, lorsqu'il s'en trouve mélangée à la farine qui a servi à faire du pain, communique à ce dernier un goût âcre et la propriété de brunir à l'air : on lui a attribué des effets narcotiques et de paralysie du mouvement qui auraient été observés dans certaines contrées où cette plante est très répandue. Dans un travail fait sous la direction du professeur Dragendorff, M. Christophson a montré que la graine de nielle des blés contenait jusqu'à 6 et 7 p. 100 de *Saponine*; il n'est donc pas surprenant que le mélange, en proportion un peu notable, de la farine de cette graine à la farine de froment, puisse déterminer des accidents plus ou moins graves, en raison de la toxicité de la saponine et de son action énergique sur le cœur. Christophson a confirmé, de plus, l'opinion émise déjà par Dragendorff, à savoir que des produits secondaires, mal définis, qui accompagnent la saponine dans la graine de nielle, ainsi que dans la racine des saponaires rouge et du Levant et dans l'écorce de Quillaya, possèdent sur l'organisme une action délétère encore plus énergique que celle de la saponine.

La rougeole donne également au pain un goût amer, une odeur nauséeuse et lui fait prendre une coloration rouge-violacé. Le raifort sauvage avait été accusé autrefois, par Linné, de donner lieu à l'ergotisme convulsif; ce savant avait même désigné cet ensemble de symptômes sous la dénomination de *raphanie*. Il est certainement démontré aujourd'hui que le mélange, au froment, des graines de raifort sauvage, de même que des graines de rhinanthe, de brome, de trèfle et de vesce, ne peut que donner aux farines un aspect moins beau, une saveur et une odeur plus ou moins désagréables, les rendre peut-être plus facilement attaquables par les insectes ou les cryptogames ; mais, au contraire des précédentes, ces graines ne possèdent par elles-mêmes aucune influence nocive sur la santé du consommateur.

L'envahissement par les cryptogames parasites constitue la plus importante des altérations que peuvent subir les graines de céréales. Le charbon de l'orge et de l'avoine (*Ustilago carbo*); la carie du blé, (*Tilletia caries*); la carie du seigle (*Ustilago secalis*); l'ergot du blé, du seigle, de l'orge et de l'avoine (*Claviceps purpurea*); le charbon ou verdet du maïs (*Ustilago maydis*); la rouille du blé et du seigle (*Puccinia *graminis*); sont de véritables fléaux pour les récoltes et communiquent aux graines de céréales des propriétés nocives.

On peut, en nourrissant des animaux avec des céréales ainsi avariées, déterminer chez eux des accidents graves et même la mort. Depuis fort longtemps aussi, on sait que les bestiaux laissent de côté les fourrages rouillés et Delafond a signalé l'action délétère exercée par eux sur les chevaux. Quelques vétérinaires sont d'avis que les années où la rouille abonde sont également signalées par l'apparition d'épizooties.

Chez l'homme, les épidémies d'ergotisme gangréneux, connues au moyen âge et avant cette époque sous les dénominations de *feu sacré*, *feu Saint-Antoine*, *mal des ardents*, etc., celles d'ergotisme convulsif, désignées depuis Linné sous la dénomination de *raphanie*, ont été incontestablement produites par l'emploi alimentaire de céréales atteintes d'ergot. La *pellagre* est attribuée par un grand nombre d'épidémiologistes des plus distingués à l'emploi du maïs atteint de verdet; cette opinion est vivement combattue par d'autres auteurs. Toujours est-il qu'en abandonnant du maïs mouillé à une température de 20 à 30°, il s'y développe des microorganismes qui déterminent la formation de principes encore mal connus, mais fortement toxiques, produisant les uns des convulsions et des accès tétaniques, les autres de la narcose et de la parésie, plus spécialement des membres postérieurs : les animaux auxquels on fait ingérer ce maïs en cours de fermentation présentent une remarquable alternance de phénomènes convulsifs et de phénomènes paralytiques. L'*acrodynie* a été également attribuée à l'usage de céréales altérées par la carie.

Au surplus, toutes les graines de céréales envahies par des cryptogames ou des bactéries, quelle qu'en soit la nature, se comportent, vis-à-vis des animaux, comme des substances plus ou moins énergiquement toxiques; et si la pathogénie de la pellagre et des *affections pellagroïdes* n'est pas encore absolument fixée, la simple prudence commande de s'abstenir de l'emploi, pour les usages alimentaires, de toutes les céréales envahies par des organismes inférieurs.

Aux exemples précédents, on peut ajouter, comme faits d'observations certaines, les accidents signalés par Salisbury et déterminés par les spores de la rouille des céréales ; les céphalalgies violentes, accompagnées parfois de phénomènes plus graves, qui se produisent sous l'influence de l'absorption, par les voies respiratoires, des spores d'une espèce de rouille, analogue à la *Puccinia graminis*, qui attaque le roseau commun employé pour la confection des toitures de chaume et d'objets en vannerie grossière : la canne de Provence est aussi atteinte par une rouille analogue et qui détermine des accidents plus redoutables encore, dont les principaux, troubles digestifs, éruptions cutanées, boufflsssure considérable de la face, eschares gangréneuses, ont été observés par Michel et Maurin.

Les maladies d'origine alimentaire ont été étudiées en particulier par

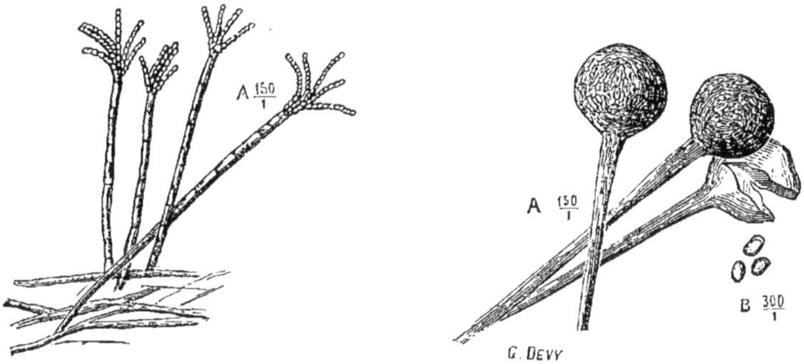

Fig. 20. — *Penicillium glaucum* (*).

Fig. 21. — *Mucor mucedo* (**).

(*) Conidie celluleuse se subdivisant à son sommet en un pinceau de rameaux courts, qui se continuent chacun par un chapelet de spores rondes, petites, de couleur azurée, ainsi que les conidies.

(**) Conidies simples; sporanges globuleuses, d'abord jaune-brunâtres, puis d'un noir mat; columelle ovale globuleuse, brune; spores (B) de grandeur variable, ovales-globuleuses, brunes, enfermées.

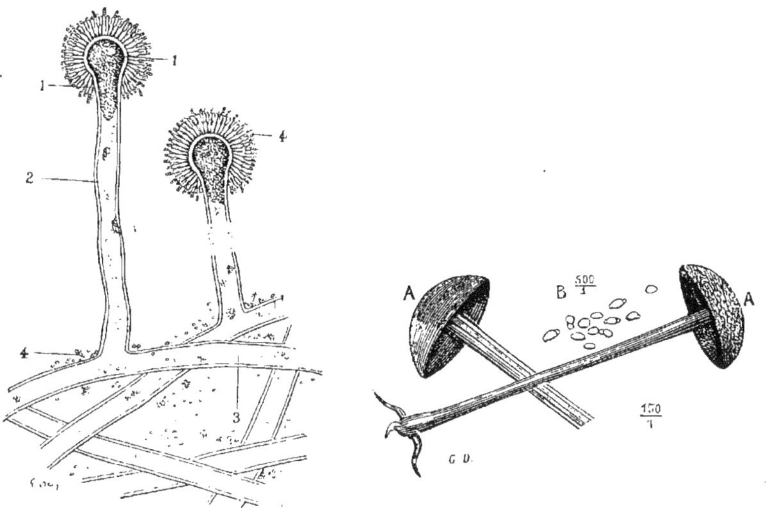

Fig. 22. — *Aspergillus (glaucus et niger)* (*).

Fig. 23. — *Ascophora nigricans (Rhizopus nigricans)* (**).

(*) *Mycelium superficiel* formé de filaments lâchement intriqués, émettant de longues conidies qui se dilatent au sommet en une baside sphérique se couvrant de spores globuleuses-ovales, munies d'un épisperme à courtes pointes, de 9 à 15 millièmes de millimètre de diamètre. *Mycelium profond* émettant des périthèques globuleuses séniles, jaunâtres, de sporules groupées par 5 ou 6 dans une enveloppe ou thèque commune.

(**) Columelle des sporanges mûres se déprimant en forme de calotte hémisphérique, rugueuse (A), à la face externe de laquelle adhèrent les spores qui sont noires, ainsi que le sporange, sa tige et son *mycelium* (B, spores).

M. Léon Colin dans le chapitre v du livre I, (t. I, p. 787) auquel nous renvoyons le lecteur.

Le pain sur lequel se développent des moisissures, peut également occasionner, chez ceux qui l'ingèrent, des accidents parfois assez graves. Certaines mucédinées, telles que le *Penicillium glaucum*, l'*Oidium Tuckeri*, ne paraissent pas déterminer de manifestations énergiquement nocives; d'autres au contraire, telles que l'*Oidium aurantiacum* et surtout l'*Asco-*

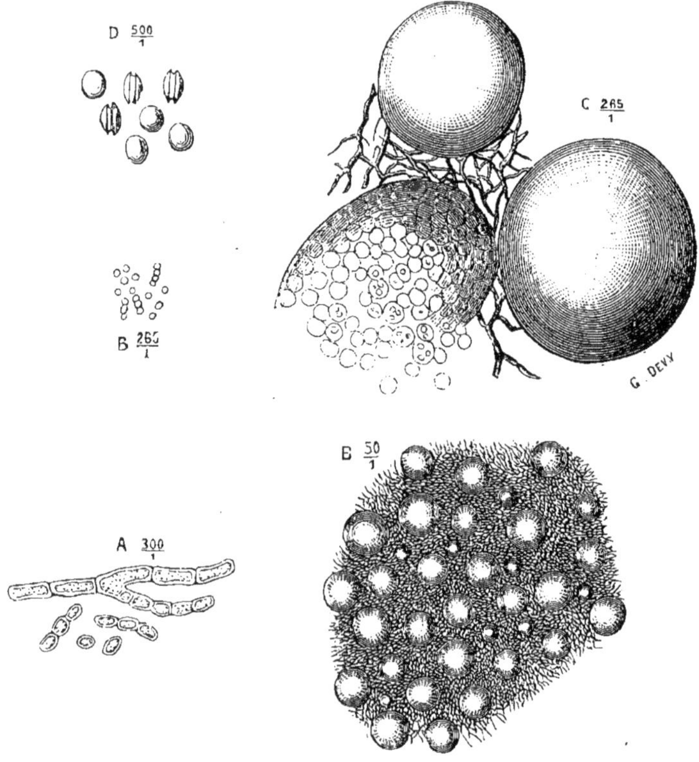

Fig. 24. — *Oidium aurantiacum.*

Mycelium celluleux, ramifié; conidies sous forme d'un rameau de *mycelium* qui se divise, par scissiparité, en spores ovales (A), dans lesquelles on distingue un périspore à un noyau, le tout de couleur jaune, ou mieux saumon. Plus tard, de ce *mycelium* s'élèvent des périthèques sessiles (B et C). globuleuses, jaune-orangé, contenant des spores discoïdes à faces bombées en forme de bonbonnière (D), c'est l'*Erysiphe aurantiacum* adulte.

phora nigricans (*Rhizopus nigricans*), donnent lieu à des accidents graves et dont l'évolution rappelle, plus ou moins exactement, ceux que déterminent les céréales dont il vient d'être question précédemment. Les figures 20 à 24 représentent les principales moisissures qui peuvent se développer sur les aliments : pain, viande, etc. (1).

(1) P. Mégnin, *Des effets de l'ingestion du pain moisi chez les animaux et chez l'homme*. In, *Revue d'hygiène et de police sanitaire*, 1881.

Quelle que soit la graine qui les ait fournies, les farines abandonnées à l'action de l'air et de l'humidité subissent des modifications qui les rendent nocives. Elles sont envahies par des cryptogames parasites du genre de ceux dont il vient d'être question et, en même temps, la quantité des substances solubles que l'eau peut en extraire augmente dans une notable proportion : de 5 p. 100 que fournissent, par exemple, en moyenne, les bonnes farines de froment, cette quantité s'élève jusqu'à 18 et 20 p. 100. Leur odeur devient forte et désagréable, elles prennent une réaction acide et leur saveur est amère, douceâtre ou même nauséeuse, laissant à la gorge une sensation spéciale d'âcreté. Nombreux sont les exemples d'accidents causés par du pain fait avec de semblables farines.

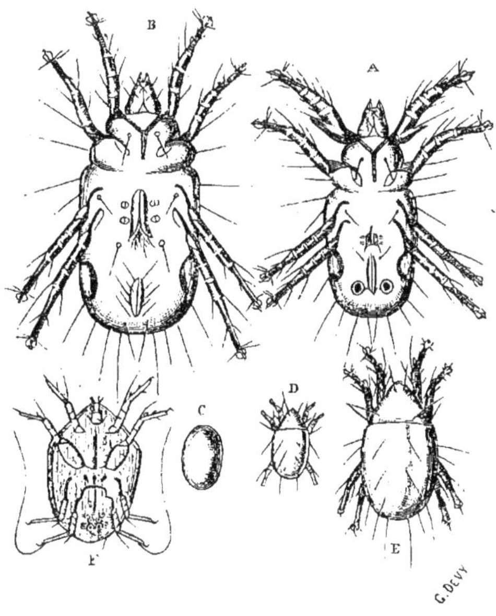

Fig. 25. — *Tyroglyphus siro* (grossissement, 50).

A, insecte mâle. — B, femelle ovigère. — C, œuf. — D, larve hexapode. — E, nymphe octopode. — F, nymphe hypopiale.
« Le *Tyroglyphus farinæ* n'est qu'une variété de celui-ci. »

Dans tous les cas, c'est toujours le gluten qui s'altère et fournit à la nutrition des organismes inférieurs, tandis que l'amidon persiste inaltéré. Le traitement par fermentation, c'est-à-dire par putréfaction, sert d'ailleurs encore dans les féculeries pour séparer l'amidon des substances azotées qui l'accompagnent. Le produit dangereux, au point de vue de l'altérabilité, c'est la substance azotée, ce que vient démontrer d'une façon encore plus péremptoire, s'il est possible, l'altération des viandes.

Les farines peuvent encore être altérées par suite de l'*échauffement* dû à une mouture trop rapide : dans ce cas, elles ne sont pas nocives, mais seulement diminuées comme valeur nutritive. — Des acariens se rencontrent assez fréquemment dans les farines altérées : il est facile de les découvrir en étalant la farine entre deux feuilles de papier et en unissant la surface par une légère pression de la main. Après avoir enlevé la feuille supérieure, on attend quelques minutes et l'on voit se produire, à la surface libre de la farine, de petits monticules formés par les acariens qui cherchent à gagner cette surface ; il suffit de les enlever à l'aide d'une pointe mouillée, en les recherchant à la loupe, et de les porter sous le microscope, on voit alors l'insecte représenté par l'un des dessins de la figure 25 que nous devons, ainsi que les précédentes, à l'obligeance de M. Mégnin, bien connu par ses travaux d'entomologie appliquée.

On rencontre aussi quelquefois dans les farines conservées dans des endroits humides et obscurs la larve, appelée vulgairement *ver de*

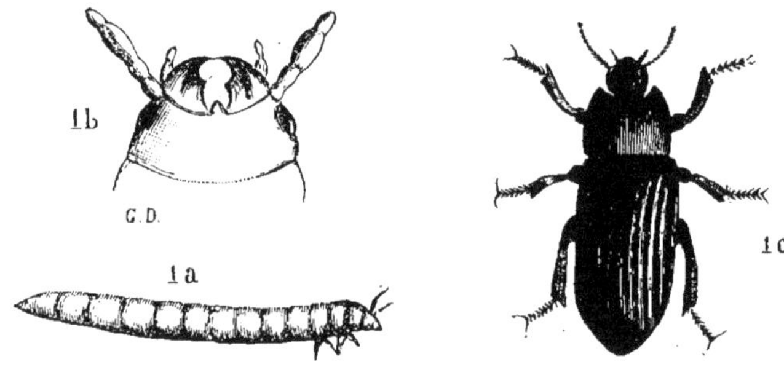

Fig. 26.

a, larve, dite *ver de farine* (grossissement, 2). — 1 *b*, tête de cette larve (grossissement, 25). — 1 *c*, *tenebrio molitor* (grossissement, 2).

farine, d'un insecte coléoptère hétéromère, le ténébrion meunier (*Tenebrio molitor*), représenté dans la figure 26.

B. Viandes, etc. — Les altérations, dites spontanées, auxquelles peuvent être en butte les différents aliments fournis par le règne animal, et notamment les viandes, sont encore moins bien connues que celles dont il vient d'être question. En dehors de la pénétration, par le tube digestif, de certains parasites, tels que les tænias, la trichine, ou les autres helminthes ; de l'ingestion, par l'intermédiaire des viandes ou du lait, de certains micro-organismes pathogènes bien connus, tels que ceux du charbon, de la morve, de la tuberculose, etc., etc. ; il se produit quelquefois, après l'ingestion de produits alimentaires provenant de vertébrés, de poissons, de mollusques, de crustacés, etc., des accidents d'une gravité variable et apparaissant, soit dans les premières heures qui suivent l'absorption, soit dans la journée du lendemain ou du surlendemain. Ces accidents consistent, d'une façon générale, tantôt dans des troubles gastro-intestinaux plus ou moins intenses, tantôt en phénomènes nerveux amenant la paralysie de divers appareils : souvent, d'ailleurs, ces deux ordres d'accidents s'observent alternativement sur le même sujet.

Aujourd'hui que l'on commence à avoir, au sujet de ces accidents, une opinion basée sur des données scientifiques positives, on ne peut s'empêcher de remarquer l'analogie, parfois fort étroite, que présentent les symptômes que l'on observe alors avec ceux qui se manifestent dans l'intoxication par les céréales envahies par des cryptogames parasites. Autrefois, ce rapprochement n'était même pas soupçonné : l'opinion publique a néanmoins rapporté de tout temps ces accidents, dont la gravité peut conduire jusqu'à la mort, à de véritables empoisonnements; mais c'était à des empoisonnements par les sels métalliques que l'on songeait alors et ce sont les ustensiles de cuisine en cuivre, les casseroles soi-disant mal étamées, la vaisselle d'étain plombifère, etc., qui ont endossé la responsabilité des troubles plus ou moins graves survenant à la suite de l'ingestion d'aliments qui étaient restés quelque temps au contact de ces vases ou de ces ustensiles. Si parfois un chimiste ou un hygiéniste renonçait à l'interprétation habituelle par les sels de cuivre ou de plomb, qui lui paraissait insuffisante, c'était pour incriminer l'acide cyanhydrique, l'acide pyroligneux ou d'autres composés du même ordre, décelés par hasard dans les aliments suspects.

Il est certain, maintenant, que ces accidents sont dus, soit à des substances alcaloïdiques sécrétées ou excrétées par les organismes inférieurs qui se développent abondamment dans les aliments sous des influences encore mal connues pour la plupart, soit au développement de microbes préexistants ou non dans l'organisme et qui, trouvant dans les aliments en voie d'altération un excellent milieu de culture, pullulent tout à coup et déterminent une infection de l'économie. S'il y a hésitation, ou variété, dans le mode d'introduction, il ne saurait y en avoir sur le fait lui-même : infection d'un côté, intoxication d'un autre; parfois même les deux réunies, car il faut encore compter avec les ptomaïnes fabriquées par le microbe qui pullule.

Malheureusement, les conditions dans lesquelles ces phénomènes se développent nous sont encore bien trop mal connues pour qu'il soit possible de dire à l'avance que telle viande ou telle conserve présentera, à coup sûr, des propriétés nocives pour celui qui en fera usage. Le plus souvent, ce n'est pas à l'état frais que ces aliments provoquent des accidents; c'est seulement lorsqu'ils ont commencé à subir ces altérations qui débutent plus ou moins longtemps après la mort de l'animal et qui vont en s'accentuant jusqu'à la putréfaction la plus avancée. L'extrême fatigue imposée aux cellules vivantes semble également favoriser la formation de ces substances nocives : c'est en effet la seule hypothèse permettant d'interpréter les accidents causés par de la viande fraîche de gibier forcé à la chasse.

Dans la grande majorité des cas, les altérations subies par ces matières alimentaires ne sont pas assez apparentes pour éveiller la défiance ou provoquer le dégoût : il faut d'ailleurs compter avec cette étrange dépravation du goût qui porte à aimer le gibier faisandé. D'autre part, il peut arriver que des viandes déjà fortement putréfiées, soient adroitement présentées à l'alimentation, grâce à certains artifices de préparation, de cuisine, ou de charcuterie, et soient ingérées comme si elles étaient saines : il s'agit, dans ce cas, d'une véritable falsification.

Dans plusieurs circonstances, il a été possible d'acquérir la conviction que les viandes ayant déterminé les accidents observés provenaient d'animaux malades et abattus pour ne pas les perdre complètement. On a remarqué également que les substances toxiques se développent principalement lorsque les viandes soustraites d'abord à l'action de l'air, viennent à être mises de nouveau à son contact : c'est le cas, par exemple, pour les conserves de viandes, de poissons, de crustacés, de lait, etc., et pour les saucissons bien enveloppés au moment de leur préparation et entamés depuis quelque temps.

Les alcaloïdes toxiques ne sont pas toujours décomposés par l'action de l'air et de la température nécessaire pour la cuisson des aliments; et si cette cuisson, bien pratiquée, peut détruire les microbes et leurs germes, elle n'en laissera pas moins subsister des composés toxiques fabriqués par les premiers et qui seront absorbés avec les aliments. Des viandes ayant subi une cuisson prolongée ont déterminé des désordres très graves; enfin des viandes cuites qui, mangées chaudes, s'étaient montrées tout à fait inoffensives, ont provoqué parfois des troubles assez marqués lorsqu'elles furent consommées froides et après avoir séjourné quelques heures dans la sauce qui avait servi à leur préparation.

Le lait, la crême, le beurre, les laitages glacés, les fromages, ont également causé quelques accidents du genre de ceux qui nous occupent ; mais leur intervention est beaucoup plus rare que celle des viandes dans la production de ces désordres.

Quant aux affections déterminées par certains mollusques, elles reconnaissent pour cause, d'une façon certaine, la présence d'un alcaloïde identique ou analogue avec la mytilotoxine, découverte par M. Brieger dans les moules qui avaient occasionné la fameuse épidémie de Wilhemshaven. Ce poison, isolé à l'état de pureté, détermine, d'après Wirchow, la succession des phénomènes suivants : de l'agacement des dents, des fourmillements et des démangeaisons, de l'oppression, de l'ébriété, une suractivité du cœur, de la dilatation des pupilles, des convulsions, de l'adynamie, l'angoisse et enfin la mort. A l'autopsie des individus qui avaient succombé à l'intoxication à Wilhemshaven, on ne trouva qu'une congestion très accentuée de tous les organes et du ramollissement du cœur, ainsi que de la rate qui était, de plus, énormément hypertrophiée. On observe, d'ailleurs, tous les termes intermédiaires entre une simple fièvre ortiée et ces accidents graves terminés, pour quelques-uns, par la mort.

D'autre part, on a trouvé, dans des viandes dont l'ingestion avait fait de nombreuses victimes, des microbes pathogènes ayant à coup sûr déterminé ces accidents. Gärtner a trouvé, dans des viandes nocives et dans l'intestin des individus qui en avaient fait usage, un bacille spécial, qu'il a appelé *bacillus enteritis*, qui, isolé, cultivé et inoculé, en culture pure, à des animaux, a reproduit chez eux des troubles identiques à ceux observés sur l'homme.

La complexité et la variabilité des phénomènes morbides observés sont des témoins de la complexité des causes qui déterminent ces manifestations. Lorsqu'il y a seulement intoxication par des substances alcaloïdiques élaborées dans les aliments avant que ceux-ci soient ingérés, les symptômes morbides sont un peu moins complexes, bien que les principes actifs soient constitués par un mélange de produits plus ou moins voisins par leurs propriétés et leur constitution, ainsi que nos recherches, remontant déjà à plus de dix ans, nous l'ont toujours démontré. Quant à l'infection déterminée par la prolifération d'un microbe dans l'organisme, elle s'accompagne toujours d'une intoxication produite par les ptomaïnes fabriquées par cet organisme inférieur ; et dans l'état actuel de la science, il est encore tout à fait impossible de faire, dans l'évolution des symptômes qui se succèdent, la part qui incombe, d'un côté, aux substances toxiques sécrétées par les cellules de l'organisme troublées dans leur fonctionnement normal et, d'un autre côté, aux ptomaïnes produites pendant le développement du microbe pathogène (1).

Les renseignements qui précèdent ne peuvent malheureusement pas être d'une grande utilité, au point de vue de la prophylaxie des accidents. Néanmoins, quelques faits certains se dégagent des expériences connues jusqu'ici. En premier lieu, il importe de ne pas laisser les aliments dans des endroits humides, à température moyenne et privés de lumière, où s'accumulent facilement les spores de cryptogames parasites. Les aliments, et principalement ceux d'origine animale, doivent être consommés dans un délai assez restreint : les conserves, une fois mises au contact de l'air, doivent être consommées *intégralement* dans le plus court délai possible.

Les viandes provenant d'animaux malades dégagent, lorsqu'on y pratique une coupe, une odeur spéciale, dite *odeur de fièvre*, qui se rapproche assez de l'odeur de l'haleine des fébricitants. Cette odeur est surtout

(1) Voir pour plus de détails techniques sur les ptomaïnes, notre article PTOMAÏNES du *Dictionnaire encyclopédique des sciences médicales*, 2e série, t. XXVII, p. 785.

accentuée lorsqu'on incise certains muscles : les adducteurs de la cuisse et de la jambe, le grand dentelé, l'angulaire de l'omoplate. Cette même viande, rôtie, dégage une odeur désagréable et sa saveur est assez accentuée pour la faire repousser. Cette odeur particulière est surtout remarquable lorsqu'il s'agit de viandes d'animaux abattus en cours d'accidents de parturition, de fièvre vitulaire, de péritonite, de fièvre aphteuse, de charbon bactéridien, ou de toute autre maladie aiguë. Les bouchers, lorsqu'ils débitent la viande d'un animal récemment abattu dans ces conditions, *in extremis*, disent que cette viande *sent le chaud*, pour désigner l'odeur forte et pénétrante qu'elle répand alors.

Les viandes septiques sont d'aspect sale, les muscles présentent une coloration grisâtre, le tissu cellulaire est imprégné de liquides sanieux, la graisse paraît terne, la section des os spongieux présente une teinte terreuse, les plèvres et le péritoine ont perdu leur éclat brillant et nacré, des gaz gonflent les tissus et l'on perçoit, à la section des tissus, une odeur fétide, quelquefois excrémentitielle.

Les maladies de l'appareil urinaire, la néphrite parenchymateuse, l'hydronéphrose (très commune chez le porc), la cystite calculeuse, la rupture de la vessie ; et, plus généralement, toutes les affections qui peuvent déterminer l'urémie, communiquent à la viande une odeur ammoniacale ou urineuse.

Toutes ces viandes renferment, en plus ou moins forte proportion, des substances toxiques du groupe des ptomaïnes. Dans d'autres cas, les viandes exhalent des odeurs médicamenteuses diverses, prouvant que les animaux ont été abattus au cours d'une maladie ; ou bien, provenant, plus rarement, de l'absorption accidentelle d'eau ou d'aliments renfermant des produits odorants. Nous avons déjà rapporté dans le chapitre des *Aliments* (liv. II; p. 285) une curieuse observation de Payen à ce sujet. Dans la plupart de ces cas, la viande est tellement imprégnée de l'odeur et de la saveur étrangères, qu'il devient impossible de la consommer, même après cuisson.

M. M. Nocard et Moulé ont signalé la nocuité très accentuée des viandes à odeur de beurre rance ; ils en ont isolé un bacille caractéristique, inoffensif par lui-même, mais toujours associé à des micro-organismes d'une activité tellement dangereuse, que, dans les expérieuces faites sur les animaux, on voyait survenir la mort au bout de 48 heures : à l'autopsie, on trouvait tantôt les lésions du charbon symptômatique, tantôt celles de la septicémie; et l'on constatait toujours une forte odeur de beurre rance, identique à celle des viandes avariées employées pour les expériences.

Ces viandes présentent d'ailleurs tous les caractères des viandes fiévreuses : décoloration des muscles, injection de la graisse et des ganglions, nombreuses infiltrations dans les interstices musculaires, lividités répandues sur le péritoine, imbibition des plèvres, suffusions sanguines, etc. En outre, elles présentent une rénitence toute spéciale qui les rend très difficiles à mâcher : leur odeur répugnante de beurre rance est encore le meilleur caractère distinctif.

Le lard rance ne possède pas de propriétés nuisibles et, dans le Midi, beaucoup de personnes laissent, intentionnellement, rancir leurs salaisons pour leur donner plus de goût. Il en est tout autrement de l'odeur dite de *piqué*, laquelle n'est due qu'à un commencement de décomposition et qui est une odeur presque franchement putride.

Quant à l'odeur des viandes en voie de décomposition putride (viandes vertes des bouchers), elle est tellement repoussante, qu'elle suffit amplement pour faire rejeter les produits qui l'exhalent et dont l'ingestion serait des plus dangereuses.

La coloration et la consistance des viandes peuvent encore fournir de précieux renseignements par rapport à leurs altérations. Les viandes dites rouges ont une coloration particulière bien connue, dont la teinte varie du rouge vif au rouge violacé et au rouge brun, suivant le temps depuis lequel les coupes sont exposées à l'air. Leur consistance est ferme et l'on sent le *grain* en promenant légèrement la pulpe du doigt sur une coupe. Durant les périodes de pluies et de brouillards, les viandes sont plus molles, présentent une couleur blafarde et sont aussi moins savoureuses. Les maladies fébriles donnent aux viandes une coloration rappelant celle du rosbif cuit à point; on les appelle, en termes de métier, des *viandes cuites*. La présence des lividités cadavériques sur les muscles de la cuisse (tende de tranche), les pectoraux, le grand dentelé, est l'indice de viandes provenant d'animaux ayant succombé à des maladies aiguës. La consistance est alors flasque, la viande semble mouillée et cause à la main une sensation de froid très vive : elle est poisseuse et collante aux doigts après la fièvre de fatigue, onctueuse comme un corps gras sur les viandes à odeur de beurre rance.

Les grandes séreuses, plèvre et péritoine, doivent être complètement transparentes et laisser apercevoir les colorations des muscles intercostaux internes et la paroi abdominale : leur état d'intégrité parfaite permet presque d'avoir la certitude que les organes thoraciques et abdominaux étaient sains.

La viande du mouton garde toujours, même dans l'état fébrile grave, une teinte assez foncée. Il lui arrive aussi assez souvent d'être colorée en jaune verdâtre par de la bile : elle n'est alors pas nuisible, à moins que cette coloration ne soit par trop exagérée, mais seulement amère et désagréable au goût.

Dans les cas de cachexie aqueuse, très communs chez la vache et le mouton, de même que dans toutes les maladies par ralentissement de la nutrition, la viande est pâle et la graisse diffluente.

Les viandes salées ont une teinte grise si elles ont séjourné peu de temps dans la saumure, ou rouge si le salage date de longtemps ou si l'on a ajouté du salpêtre au sel : leur consistance est ferme et sèche. Cependant une coloration rosée, ou d'un rouge très foncé, peut être produite par la maladie (asphyxie, rouget). Les viandes altérées par défaut de salage présentent, sur une coupe fraîche, une coloration lie de vin devenant presque aussitôt verdâtre au contact de l'air ; elles sont molles, diffluentes.

Enfin, des colorations anormales peuvent être produites par le développement de certains organismes inférieurs ; on a vu des viandes colorées en bleu, en vert, en rouge, en violet, en jaune orangé, etc. . la morue rouge dont la coloration est due au développement d'un champignon du genre *Coniothecium* est un exemple de ce genre. Bien que l'on ait proclamé l'innocuité de la morue rouge, nous estimons qu'il est bon de s'abstenir de semblables aliments.

Un caractère excellent pour permettre de juger de l'état d'altération des viandes est encore fourni par l'examen de la moelle des os : en sciant un os long, on voit une moelle ferme et compacte, que le doigt peut à peine entamer, si l'animal était sain, tandis qu'elle prend une consistance molle et même fluide dans un grand nombre de maladies, notamment dans les cas de marasme et de consomption.

Au surplus, dans les grandes villes, le service de l'inspection des viandes de boucherie est organisé et fonctionne avec une telle perfection, qu'il est bien rare que des accidents s'y produisent. C'est toujours dans les campagnes, dépourvues malheureusement jusqu'ici d'inspection sanitaire, peut-être encore plus exactement dans la banlieue des grandes villes, que se débitent ces produits nocifs qui ont, à tant de reprises, manifesté leur énergique toxicité.

Mais, s'il est relativement facile de se défendre contre l'ingestion d'une viande ou d'un débris animal dont les sens de la vue, de l'odorat et du goût permettent d'apprécier plus ou moins exactement la qualité ; il n'en est plus de même lorsque des viandes avariées sont mélangées, par quantités variables, quelquefois peu considérables, avec des viandes saines, soit involontairement, soit dans le but d'écouler les premières, comme cela s'est trop souvent présenté dans la confection de pâtés, de saucisses, de hachis, etc. A moins que le mélange de viande avariée n'ait entraîné l'altération de toute la masse, comme cela peut arriver si l'altération primitive est occasionnée par un microbe capable de proliférer activement dans le milieu qui lui est offert, il devient, la plupart du temps, tout à fait impossible de préjuger de la nocuité de l'aliment ; et c'est ainsi qu'il faut, à notre avis, interpréter les accidents qui éclatent d'une façon simulant parfois une épidémie, dans des groupes de population qui consomment les mêmes aliments. Les alcaloïdes les plus énergiquement toxiques, qui se produisent au cours des altérations des viandes, sont précisément les plus facilement altérables, ceux qui n'existent qu'au début de la putréfaction et ceux que nous connaissons le moins, pour ne pas dire du tout. La meilleure preuve de ce fait, c'est que les produits obtenus par le traitement de ces viandes pour l'isolement des alcaloïdes, par les procédés les moins capables de déterminer leur altération, possèdent, en général, des propriétés toxiques infiniment moins énergiques que les sucs de viandes dont ils proviennent, et cela, bien entendu, toute question de prolifération de microbes mise à part.

C. Lait. — Fromage. — Nous avons déjà passé en revue, à propos du lait et du beurre (voir t. II, p. 304 et 317), les principales causes d'altérations de ces aliments; nous n'y reviendrons donc pas ici et nous dirons seulement quelques mots des altérations que peuvent subir les fromages.

Sous l'influence du développement de certains micro-organismes, différents de ceux qui déterminent la maturation, les fromages contractent des propriétés fâcheuses qui se manifestent par de l'amertume, du boursouflement de la pâte, une odeur et une saveur désagréables, etc., ils peuvent même devenir nocifs par suite de la présence de produits toxiques, comme il en existe plusieurs exemples.

Il est remarquable qu'ici, comme dans l'altération de tous les aliments par suite du développement de microbes, la quantité des principes solubles dans l'eau augmente dans une notable proportion. M. Duclaux a donné les analyses suivantes d'un fromage abandonné pendant un mois à l'étuve pour étudier les modifications apportées dans sa composition chimique par la prolifération des bactéries.

	MASSE INITIALE.	MASSE FERMENTÉE.	
		INTÉRIEUR.	SURFACE.
Matière grasse	46.7	44.6	71.0
Caséine	50.7	42.8	6.7
Albumine	0.7	3.2	2.3
Matières solubles dans l'eau bouillante	1 9	9.4	20.0
	100.0	100.0	100.0

La matière grasse ne possède pas la même composition dans chacun de ces trois produits : la surface du fromage, contenant la plus forte proportion de matière grasse, renferme des savons alcalins dans la proportion de 43 p. 100, tandis que la masse initiale n'en contenait que 3 p. 100, et l'intérieur du fromage une quantité à peu près égale.

Ces résultats des recherches de M. Duclaux ont été vérifiés par des travaux tout récents de MM. Adametz et de Freudenreich. Ce dernier observateur vient de prouver que le boursouflement des fromages était produit par plusieurs espèces de microbes et, notamment, par trois micro-organismes différents que M. Guillebeau (de Berne) a isolés au cours de recherches sur les mammites infectieuses. Un fait fort intéressant se dégage encore de cette étude; c'est qu'après avoir exercé leur action néfaste, les microbes disparaissent (ou bien leurs propriétés nocives se modifient) pendant la maturation ultérieure. M. Adametz a isolé et étudié un micrococcus qui, semé dans du lait stérilisé, y provoque une vive fermentation, accompagnée d'un abondant dégagement

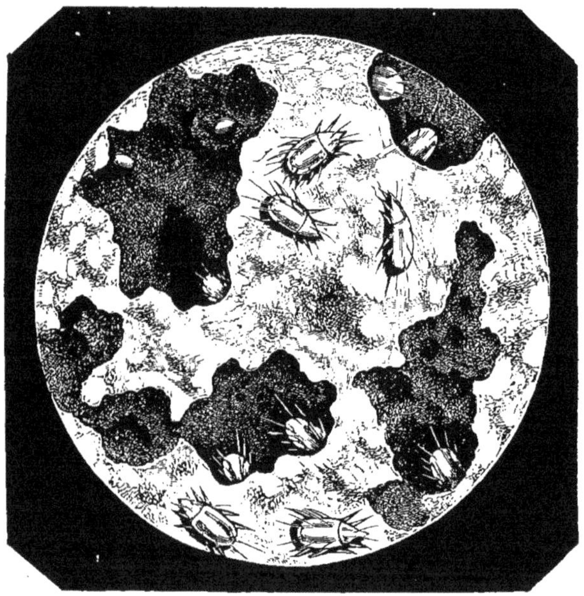

Fig. 27. — Croûte de fromage envahie par des acariens (grossissement, 20).

de gaz : ce micrococcus donne lieu à des fermentations anormales et ne produit le boursouflement des fromages que dans le courant de la seconde semaine et à une température de 25 à 30°, tandis que les bacilles Guillebeau la déterminent vers 16° et au bout de 3 à 5 jours seulement (1).

A côté de ces altérations, il en est une beaucoup plus fréquente qui consiste dans l'envahissement de la croûte du fromage par les acariens :

(1) L. Adametz, *Recherches bactériologiques sur la maturation des fromages*. In *Landwirthschaftliche Jahrbücher*, XVIII, 2, p. 228 (1888). — *Die bacterien normaler und abnormaler Milch. Communication à la Société agricole et forestière de Vienne*, avril 1889. — Ed. de Freudenreich, *Rôle des bactéries dans la maturation du fromage de l'Emmenthal*. — *Sur quelques bactéries produisant le boursouflement des fromages* In *Annales de micrographie*, t. II, p. 257 et 353.

c'est principalement sur les fromages à pâte dure ou demi-dure que cette altération s'observe. La surface du fromage, examinée au microscope, présente alors l'aspect représenté par la figure 27, que nous devons encore à l'obligeance de M. Mégnin.

D. Fruits. Confiseries. Sucre. Chocolat, etc. — Ces produits alimentaires sont fréquemment envahis par des insectes ou des cryptogames parasites.

Les moisissures qui peuvent se développer sur ces substances et qui y trouvent, en raison de la composition chimique de ces aliments, un

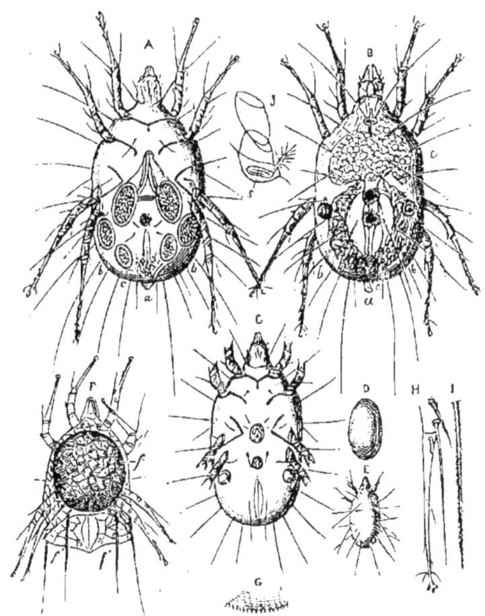

Fig. 28. — *Glyciphagus cursor* (grossissement, 50).

A, femelle ovigère vue par la face ventrale. — B, femelle ovigère vue par la face dorsale. — C, insecte mâle. — D, œuf. — E, larve hexapode. — F, kyste glyciphagien de conservation. — G, portion de peau très grossie, montrant son aspect régulièrement granuleux ou mieux, papilleux. — H, une patte antérieure grossie. — I, un poil très grossi, ce qui permet de voir sa structure barbelée. — J, stigmate tiré à la base de la première paire de pattes.

excellent terrain de culture, sont les mêmes que celles dont nous avons déjà parlé à propos du pain. On peut éviter facilement cette altération en plaçant les subtances alimentaires dont il est question dans un espace bien ventilé et parfaitement sec.

Un autre genre d'altération, contre lequel il est parfois beaucoup plus difficile de lutter efficacement, est l'envahissement par des acariens dont le type est le *Glyciphagus cursor* représenté dans la figure 28, gravée d'après un dessin de M. Mégnin. Les figues sèches sont fréquemment envahies par un acarien très voisin du *Tyroglyphus siro* dont nous avons parlé déjà à propos des farines (voir p. 859), et dont il diffère principalement en ce que les poils du tronc sont comme brisés et réduits à l'état de spinules. De même, les tyroglyphes diffèrent des glyciphages en ce que ces derniers ont les poils barbelés, tandis que les tyroglyphes ont les poils lisses. Les acariens s'attaquent d'ailleurs à un grand nombre de substances alimentaires et causent parfois, dans les approvisionnements, de véritables ravages.

II. **Falsifications.** — Nous ne ferons ici que passer en revue les falsifications qui peuvent être exercées sur les matières alimentaires, en indiquant seulement les caractères principaux de ces substances pures ou falsifiées. Entrer dans l'exposition détaillée des procédés servant à reconnaître les falsifications nous entraînerait beaucoup trop loin et s'écarterait complètement du cadre et du but de cet ouvrage. Il faudrait, en effet, prendre une à une toutes les méthodes de recherche, chacun des procédés de dosage, les discuter, en apprécier la valeur et les conditions d'exactitude; en un mot, écrire un *Traité des falsifications*, ce qui nous entraînerait dans des détails techniques fort arides et dénués d'intérêt pour l'hygiéniste. Nous renverrons le lecteur désireux de posséder des renseignements techniques complets, relativement à ces questions que nous ne ferons qu'exposer, à l'excellent *Dictionnaire des altérations et des falsifications des substances alimentaires*, de Chevalier et Baudrimont, ainsi qu'aux *Documents sur les falsifications des matières alimentaires et sur les travaux du laboratoire municipal de la ville de Paris* : ces ouvrages sont à peu près exactement au courant des progrès de la science actuelle; et nous ne pourrions que leur emprunter la plus grande partie des éléments de ce chapitre. Nous avons tenu à reproduire ici un certain nombre de photographies de préparations microscopiques, effectuées à notre laboratoire, avec des substances alimentaires pures ou falsifiées. Ces gravures montrent l'admirable parti que l'on peut tirer de l'examen micrographique pour l'étude des falsifications et l'importance de faire marcher de pair les analyses chimiques et les essais au microscope. Dans la plupart des cas, en effet, le microscope permet de tirer des conclusions que l'analyse chimique seule est impuissante à fournir.

Si chacun saisit et interprète facilement la valeur du terme *falsification* appliqué à une substance alimentaire, il est cependant d'une extrême difficulté d'en donner une définition satisfaisante et qui comprenne tous les cas pouvant se présenter. Les définitions qui ont été données jusqu'à présent, sont presque toutes l'objet de discussions dans lesquelles le falsificateur cherche à introduire le doute à son profit.

Le fait d'enlever à un produit tout ou partie de l'une des substances qui doivent s'y rencontrer naturellement. — Le fait de laisser, mélangé à ce produit, ou d'y introduire une ou plusieurs substances qui n'entrent pas dans sa composition naturelle, ou qui ne s'y rencontrent pas, normalement, à la dose trouvée par l'analyse; et cela, que les substances étrangères soient ou ne soient pas nuisibles à la santé. — Le fait de donner, par un procédé quelconque, à une marchandise ou à un produit avarié, altéré, ou dénaturé, les apparences d'un produit ou d'une marchandise de bonne qualité, de façon à tromper l'acheteur sur la valeur de ce qu'il se procure. — Voilà autant d'actes qui ont été considérés comme constituant la falsification.

Au point de vue pratique, l'*intention de tromper*, qui figure à peu près dans toutes les définitions et tous les règlements concernant les falsifications et qui, dans la loi française, est un des éléments constituants, du délit, cette *intention frauduleuse*, est une véritable issue par laquelle un grand nombre des délits échappent à la répression. C'est, en effet, de l'interprétation plus ou moins élastique de cette phrase que résulte trop souvent l'impunité pour le falsificateur habile; qu'il écoule lui-même le produit de sa falsification, ou qu'il utilise pour cela l'intermédiaire d'un vendeur inexpérimenté, mais de bonne foi.

Partout où l'on s'occupe sérieusement de cette question, on reconnait la nécessité de poursuivre activement les falsifications: les heureux résultats obtenus, depuis quelques années, par la création d'un grand nombre de laboratoires d'analyses des substances alimentaires et des boissons, suffiraient, à eux seuls, pour démontrer l'importance de cette étude. Grâce à la surveillance exercée, on a déjà pu faire disparaître, à peu près complètement, dans les grandes villes, les fraudes les plus grossières : mais il faut bien se dire qu'il reste encore beaucoup à faire. Ces falsifications, rendues impossibles dans les villes où s'exerce le contrôle sévère des laboratoires municipaux et départementaux, se pratiquent, à peu près en toute sécurité, dans les petites localités où la surveillance est nulle. C'est là que l'on écoule les viandes avariées, que l'on abat les animaux suspects, que l'on vend les mélanges les plus hétéroclites. Une surveillance constante et étendue aux plus petits centres de populations, pourra seule lutter contre ces manœuvres des falsificateurs qui leur assurent l'impunité. A plusieurs reprises, les congrès d'hygiène ont émis le vœu que la surveillance des aliments et des boissons fût uniformisée et étendue à toute la surface du territoire.

L'étude des falsifications revêt, de nos jours, une importance considérable : on peut avancer sans hésitation que toutes les substances susceptibles d'être sophistiquées ou dont la valeur peut être diminuée sans qu'il en résulte de conséquences trop immédiatement visibles sont la proie des falsificateurs. Les drogues qui servent aux falsifications sont préparées en grand et, quelquefois, falsifiées elles-mêmes : c'est ainsi qu'il existe des usines dans lesquelles on pulvérise les noyaux d'olives et de dattes pour falsifier le poivre; les coques d'amandes pour falsifier la cannelle; la chicorée pour falsifier le café; et que, dans ces mêmes établissements, ces produits, une fois en poudre, sont en outre mélangés de poussières minérales, de sciure de bois et de débris végétaux de valeur encore moindre.

La falsification est devenue une industrie. Elle n'est plus l'apanage de petits industriels, mais bien de sociétés commerciales riches, fort au courant des progrès de la science, en ce qui concerne les méthodes de recherche des falsifications; ayant presque toujours à leur service des chimistes, parfois fort distingués, sans cesse à la recherche de quelque nouvelle falsification : leur outillage est aussi parfait que possible; ils savent très bien comment ils pourront tromper l'acheteur et entraver les recherches de l'analyse.

Dans la pratique, l'étude des altérations des substances alimentaires est étroitement liée à celle des falsifications : il est parfois bien difficile de déterminer exactement où s'arrête l'altération et où commence la falsification. Un marchand qui mêle une farine avariée à une farine saine, dans le but d'écouler peu à peu la première, commet une falsification, au même titre que celui qui ajoute de l'eau à du vin pour en augmenter le volume. Le boucher qui vend, au lieu et place de viande saine et de bonne qualité, la viande d'un animal mort de maladie, et celui qui fabrique des saucisses avec des viandes gâtées, commettent encore les mêmes délits. La seule différence, c'est que les uns nuisent surtout à la bourse du consommateur, tandis que les autres intéressent, en plus, sa santé. La recherche des altérations et celle des falsifications doivent donc marcher de pair et l'on en trouve à tout instant des exemples.

A. Farines. — Les farines de blé peuvent être falsifiées, soit par addition de substances étrangères, soit par mélange de farines de légumineuses, ou d'autres céréales de qualité moindre, ou même avariées. L'addition de substances étrangères se reconnaît par l'analyse chimique : ce sont, le plus souvent, des substances minérales très denses, plâtre, craie, sulfate de baryte, argile blanche, etc., dont la présence se reconnaît facilement après incinération; des sulfates de cuivre ou de zinc, ajoutés dans le but de rendre utilisables des farines avariées, du plomb provenant de l'emploi de plomb métallique, ou de céruse et de minium, pour les appareils de mouture, ce qui a quelquefois déterminé des accidents fort graves d'intoxication. Les farines peuvent encore avoir été mouillées, ce qui est facile à reconnaître, une farine commerciale contenant de 14 à 18 p. 100 d'eau; et l'humidité déterminant rapidement des altérations dont les plus saillantes sont caractérisées par une sensation spéciale au toucher, la formation de pelotes consistantes lorsque l'on comprime la farine dans la main et le développement de moisissures. La falsification la plus fréquente et, dans certains cas, la plus difficile à déceler, consiste dans le mélange de farines des autres céréales ou de légumineuses : c'est alors l'examen microscopique seul qui permet de résoudre cette question. Les figures 30

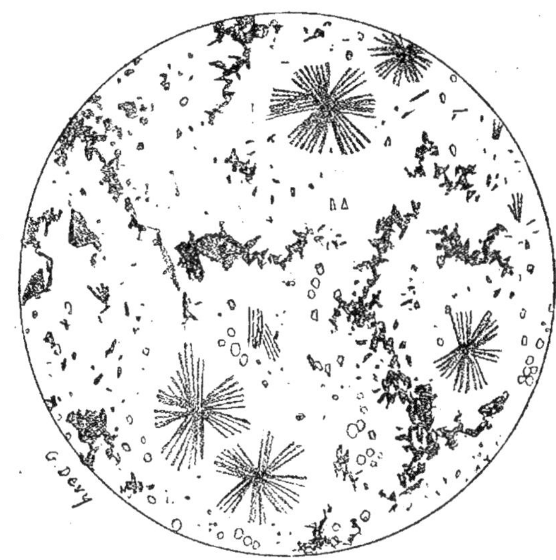

Fig. 29. — Cristaux de sulfate de chaux, craie et poussières minérales (grossissement, 100).

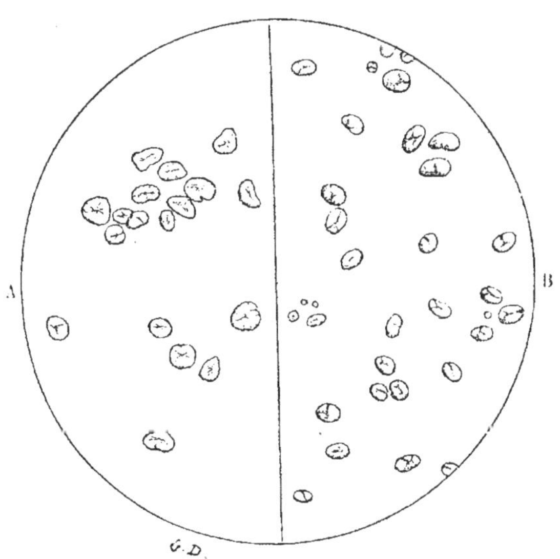

Fig. 30. — Amidon de légumineuses.

A, farine de vesces. — B, farine de lentilles (grossissement, 100).

à 37 représentent les différentes sortes d'amidon qui caractérisent chacune de ces substances alimentaires. La figure 29 représente des substances minérales (débris siliceux, craie, plâtre) que l'on peut avoir l'occasion d'observer dans un grand nombre d'examens microscopiques d'aliments : toutes ces figures sont gravées d'après des photographies de préparations miscroscopiques et à des grossissements exactement mesurés.

Comme on le voit d'après la figure 30, l'amidon de la farine de légumineuses varie de grosseur, suivant la plante qui l'a fourni, mais il conserve une forme tout à fait remarquable et caractéristique, rappelant fréquemment celle de la graine de haricot. Ces grains d'amidon, en

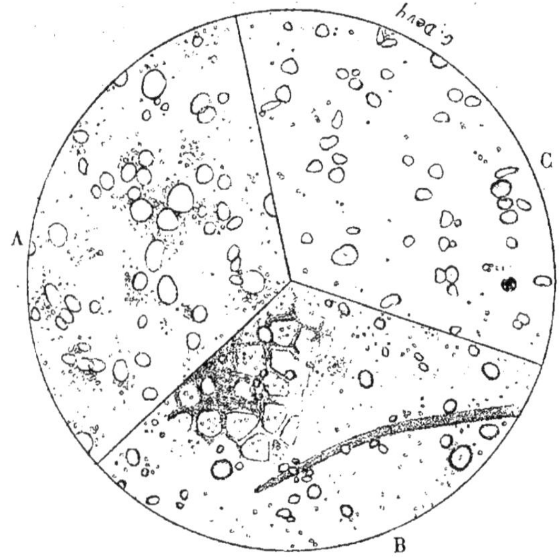

Fig. 31. — Amidon de céréales.

A, farine de froment. — B, son de froment. — C, farine d'orge (grossissement, 100).

général assez gros, sont pourvus, pour la plupart, d'un hile disposé dans le sens du plus grand diamètre. Ils sont fort actifs sur la lumière polarisée, et l'image vue dans ces conditions se rapproche beaucoup de celle présentée, dans les mêmes circonstances, par la fécule de pommes de terre (fig. 36), sauf la forme des grains d'amidon. La croix noire, fort intense lorsque l'appareil de polarisation est à l'extinction, est encore visible quand le champ est éclairé au maximum. L'eau iodée colore ces grains en bleu violacé, quelquefois en violet rougeâtre, et ils sont encore actifs sur la lumière polarisée même après avoir été nettement colorés par l'iode. On observe en outre, presque toujours, dans la farine de légumineuses, des mailles à forme plus ou moins nettement hexagonale, du tissu cellulaire réticulé renfermant les grains d'amidon, comme le montre la figure 31 pour le son de froment.

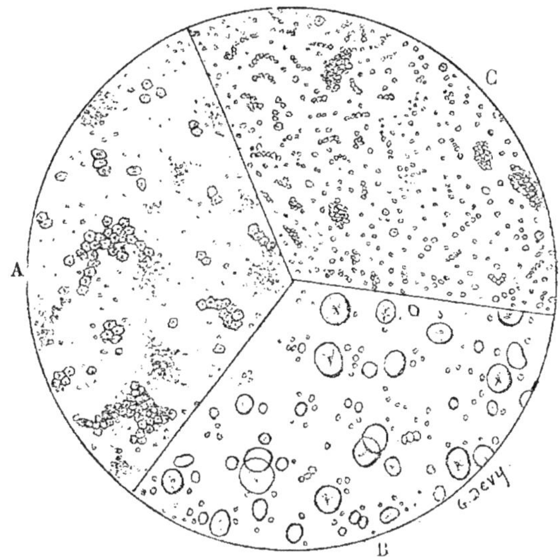

Fig. 32. — Amidon de céréales.

A, farine de maïs. — B, farine de seigle. — C, farine de millet (grossissement, 100).

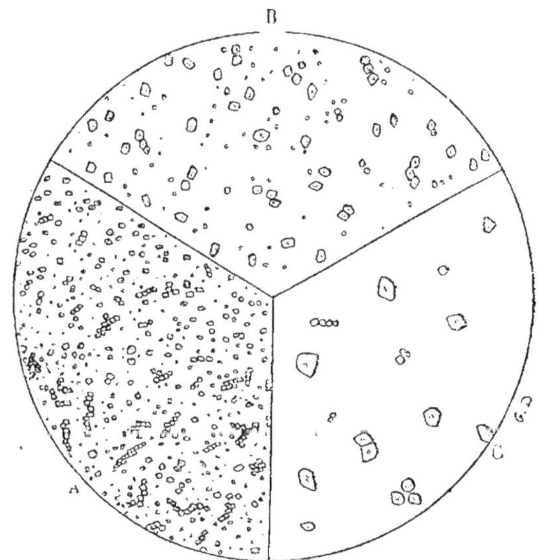

Fig. 33. — Farine d'avoine.

A, grossissement, 100. — B, grossissement, 150. — C, grossissement, 300.

L'amidon du froment (fig. 31, A) est régulièrement circulaire, aplati ;

il a la forme d'une lentille biconvexe et possède assez souvent un hile central en forme de croissant : il est très peu actif sur la lumière polarisée; et les grains, présentant aussi le phénomène de la croix noire, lorsque l'appareil polarisant est à l'extinction totale, sont alors à peine visibles. L'eau iodée donne à ces grains une coloration bleu violacé et ils sont encore un peu actifs sur la lumière polarisée lorsqu'ils sont à peine colorés par l'iode.

Le son de froment (fig. 31, B) se reconnaît à la présence du tissu cellulaire réticulé, de poils unicellulaires et de débris végétaux divers.

L'orge (fig. 31, C) présente des grains d'amidon irrégulièrement sphé-

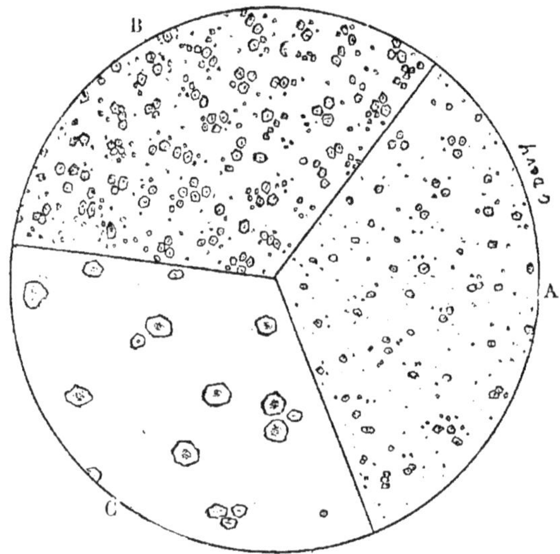

Fig. 34. — Farine de sarrazin.

A, grossissement, 100. — B, grossissement, 150. — C, grossissement, 300.

riques, à bords sinueux, comme bosselés, montrant, quelquefois, un hile peu visible à trois ou quatre rayons. Cet amidon possède une action énergique sur la lumière polarisée et donne lieu également au phénomène de la croix noire, visible seulement à l'extinction. L'iode le colore en bleu violacé, et les cellules à peine colorées deviennent inactives sur la lumière polarisée.

L'amidon de seigle (fig. 32, B) est constitué par un grand nombre de gros granules arrondis, lenticulaires, présentant fréquemment un hile à trois rayons, faiblement actifs sur la lumière polarisée; et donnant lieu au phénomène de la croix noire lorsque l'appareil polariseur est à l'extinction. L'eau iodée le colore en bleu violacé et les cellules, à peine colorées, deviennent tout à fait inactives sur la lumière polarisée.

L'amidon de maïs (fig. 32, A) est constitué par des granules d'aspect

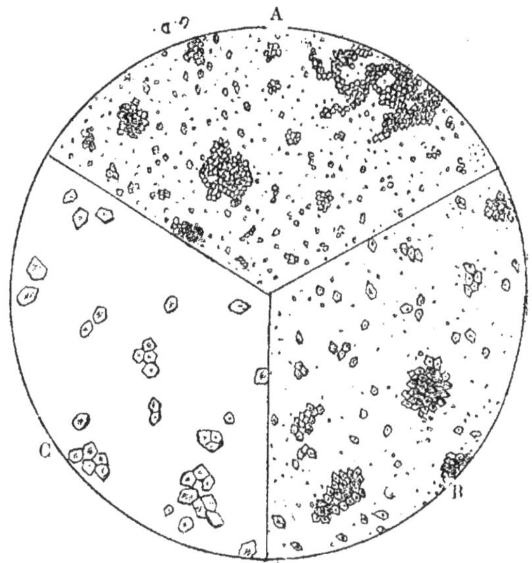

Fig. 35. — Farine de riz.

A, grossissement, 100. — B, grossissement, 150. — C, grossissement, 300.

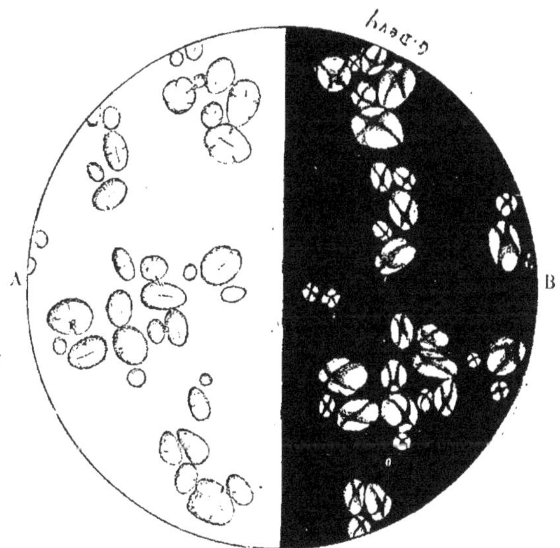

Fig. 36. — Fécule de pomme de terre.

A, dans la lumière ordinaire. — B, dans la lumière polarisée et l'appareil étant à l'extinction (grossissement, 100).

assez régulier, en général polyédriques, quelquefois à angles arrondis et même presque circulaires, souvent accolés les uns aux autres, en forme de mosaïque, possédant assez souvent un hile central à plusieurs rayons, fort actifs sur la lumière polarisée et donnant lieu au phénomène de la croix noire, encore faiblement visible lorsque l'appareil de polarisation est éclairé au maximum. L'eau iodée donne une coloration bleu violacé et les cellules, à peine colorées, restent, pour la plupart, actives sur la lumière polarisée.

La farine de millet (fig. 32, C) est caractérisée par des grains d'amidon de forme sphérique, pour la plupart, quelques-uns sont cependant nettement polyédriques, assez petits, dépourvus de hile, à moins qu'on ne les observe à un fort grossissement, presque inactifs sur la lumière polarisée, montrant une croix peu visible à l'extinction totale, se colorant en bleu violacé sous l'influence de l'eau iodée et devenant complètement inactifs dès qu'ils sont très faiblement colorés.

L'avoine (fig. 33) possède des grains d'amidon fort petits, de forme polyédrique très nette lorsqu'on les observe à un grossissement suffisant, dépourvus pour la plupart de hile, à moins qu'on ne les observe à un très fort grossissement, et complètement inactifs sur la lumière polarisée : l'eau iodée les colore en bleu violacé.

L'amidon du sarrasin (fig. 34) est formé de grains très petits, également polyédriques, presque complètement inactifs sur la lumière polarisée, dépourvus pour la plupart de hile, à moins qu'on ne les observe à un très fort grossissement, l'eau iodée les colore en bleu violacé. On observe toujours dans cette farine des plaques brunes à bords anguleux et à arêtes vives de périsperme de la graine.

L'amidon de riz (fig. 35) se rapproche beaucoup des précédents, il est formé de grains très petits, polyédriques, fréquemment accolés, ou adhérents à des débris anguleux et d'aspect corné du périsperme de la graine; il est complètement inactif sur la lumière polarisée et les grains sont dépourvus de hile, à moins qu'on ne les observe à un très fort grossissement : l'eau iodée les colore en bleu violacé.

Nous avons représenté les farines d'avoine, de sarrasin et de riz (fig. 33, 34 et 35) sous trois grossissements différents, 100, 150 et 300 diamètres, afin de mieux faire saisir leurs analogies et leurs différences : le grossissement de 100 diamètres permet de les comparer, quant à la dimension des grains d'amidon, aux figures des autres farines; et le grossissement de 300 diamètres rend mieux compte de la structure et de la forme des grains d'amidon.

La fécule de pomme de terre (fig. 36) se présente sous la forme de gros grains ovoïdes, fortement réfringents, extrêmement actifs sur la lumière polarisée et présentant le phénomène de la croix noire même lorsque l'appareil de polarisation est à l'éclairage maximum; en raison de l'intensité de ce phénomène, nous avons reproduit, dans la figure 36, B, l'aspect d'une préparation microscopique de fécule de pomme de terre, vue dans la lumière polarisée et l'appareil étant à l'extinction. Comme nous l'avons déjà fait observer, l'amidon des légumineuses agit sur la lumière polarisée d'une façon presque aussi intense que les fécules. La figure 37 montre les différentes formes des graines d'arrow-root, de tapioca, de sagou.

Pour rechercher la présence de ces différentes espèces d'amidon dans les farines de froment, on utilise leur différence de densité pour arriver à une séparation qui permette d'enrichir certaines parties de la farine essayée en amidon étranger à la constitution du blé. On malaxe pour

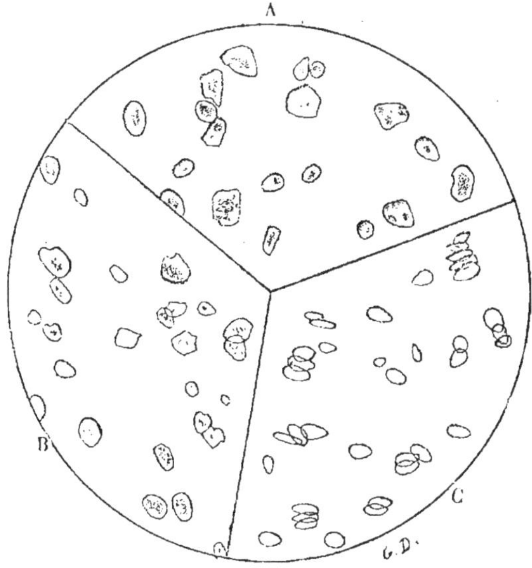

Fig. 37. — Fécules.

A, tapioca. — B, Sagou. — C, arrow-root (grossissement, 80).

cela les farines sous un filet d'eau, on sépare et dose le gluten et le son par cette même opération, puis on délaye l'amidon dans une quantité d'eau assez grande et on laisse reposer le liquide trouble dans un vase de forme conique. Après quelques minutes de repos, permettant aux grains d'amidon les plus gros et les plus denses de se déposer, on décante la liqueur encore très trouble dans un second verre conique, on attend de nouveau quelque temps pour permettre aux grains d'amidon de moyenne grosseur de se déposer, puis on fait une troisième et, au besoin, une quatrième décantation : dans le premier dépôt, on recherche plus spécialement les fécules (pomme de terre, etc.) et l'amidon de légumineuses ; dans le second, l'amidon de blé, de seigle, d'orge, de maïs ; dans les derniers, l'amidon le plus fin, avoine, sarrasin, riz. Il s'en faut de beaucoup que la séparation soit aussi nette que cette description semble l'indiquer, mais elle est cependant suffisante pour faciliter les recherches.

En résumé, l'appréciation de la pureté d'une farine de froment doit être basée sur l'ensemble des recherches suivantes : détermination de l'eau hygrométrique; séparation et dosage du gluten; examen micrographique de l'amidon; séparation et dosage du son; dosage de l'azote; dosage et analyse des substances minérales. Cette dernière opération permet de retrouver les composés étrangers tels que les sulfates de cuivre ou de zinc, les composés plombiques, le plâtre, la craie, le sulfate de baryte, l'albâtre, etc., etc, qui auraient pu être, volontairement ou non, ajoutés à la farine. Les altérations par des cryptogames parasites se reconnaîtraient à l'examen microscopique qui permettrait alors de retrouver des moisissures dans le genre de celles représentées figures 20 à 24 (p. 857). Les pâtes alimentaires, préparées avec la farine de froment, ainsi que le pain, sont justiciables des mêmes essais : il faut y ajouter, pour les pâtes et les pâtisseries, la recherche des matières colorantes (safran, graine d'Avignon, curcuma, rocou, couleurs d'aniline) qui sont souvent employées pour masquer des produits de qualité inférieure.

B. Fruits. Légumes. — Les fruits et les légumes herbacés ne sont sujets qu'à des altérations qui consistent dans le développement d'organismes inférieurs : ces altérations sont, en général, facilement reconnaissables, et nous en avons parlé précédemment. Les conserves de fruits, c'est-à-dire les confitures, sont, au contraire, sujettes à un grand nombre de falsifications. Le sucre qui doit servir à leur préparation peut être remplacé, en totalité ou en partie, par des sirops de dextrine ou de glucose, un mucilage additionné de saccharine, ou bien être mélangé d'amidon, de craie, de plâtre, de sulfate de baryte, d'albâtre, etc. Les fruits, et c'est surtout le cas pour les gelées, peuvent être remplacés par des pulpes végétales de toute sorte, navets, carottes, betteraves, potiron, etc., aromatisées avec des éthers de la série grasse : on a vu de la gelée de groseille, absolument artificielle, composée de sirop de glucose, gélatine (ou encore colle du Japon), colorée par du suc de roses trémières ou une couleur d'aniline, acidifiée avec de l'acide tartrique et aromatisée avec un mélange d'éthers acétique et œnanthylique. L'analyse chimique permettra facilement de déceler la présence des produits minéraux et de reconnaître la gélatine, l'amidon; de différencier le glucose et la dextrine du sucre de canne; ainsi que de reconnaître la nature des matières colorantes. Quant aux pulpes végétales, sans pouvoir d'une façon absolue les rapporter à telle ou telle plante, le microscope permettra de les déceler avec toute certitude : on apercevra des débris de tissu cellulaire et de vaisseaux comme ceux représentés dans la figure 38, ou des débris d'organes spéciaux tels que ceux représentés dans la figure 39 et fournis par la rose trémière. La figure 40

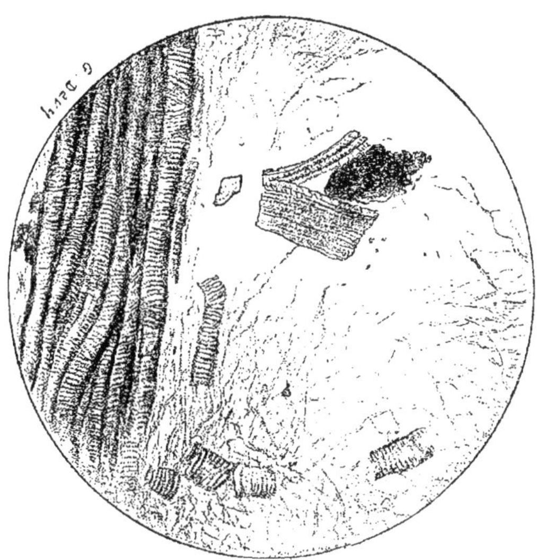

Fig. 38. — Pulpes végétales (grossissement, 100).

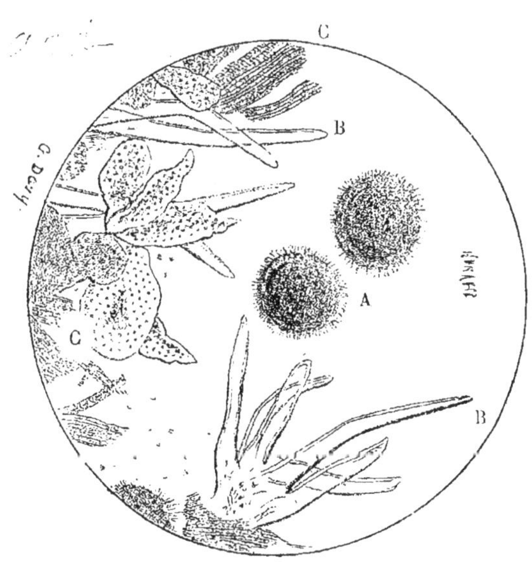

Fig. 39. — Débris végétaux provenant de la rose trémière.

A, grains de pollen. — B, poils. — C, trachées et débris végétaux divers (grossissement, 100).

montre des cristaux de tartrate de chaux et la carapace siliceuse d'une diatomée, l'*Arachnoidiscus japonicus*, caractéristique de la colle du Japon.

C. Viandes. Conserves. — Les viandes, et en général tous les produits de la boucherie, sont sujets seulement à des altérations dont nous avons déjà parlé : la seule falsification que ces aliments puissent subir est le mélange de viandes avariées à des viandes saines. Les conserves surtout, en raison de leur soustraction à la vue et à l'examen de l'acheteur, sont sujettes à ces mélanges. Il faut ajouter, comme cause de nocivité pour les conserves, la soudure à l'aide d'alliages plombifères, qui a

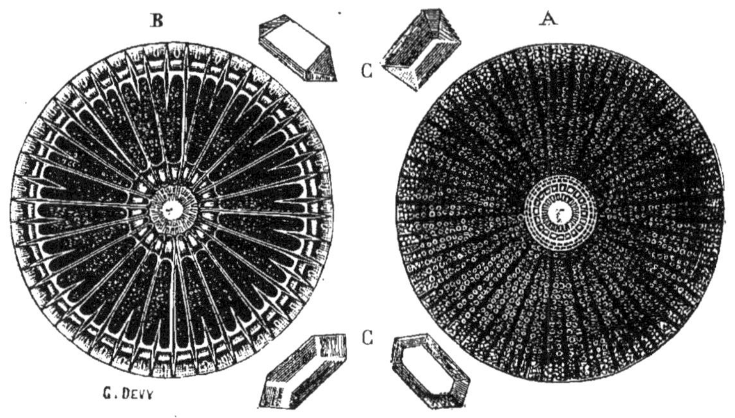

Fig. 40.

A et B, *Arachnoidiscus japonicus*. — C, cristaux de tartrate de chaux (grossissement, 750).

donné lieu, assez fréquemment, à des accidents fort graves. On a employé, en effet, pour ces soudures, des alliages contenant jusqu'à 75 p. 100 de plomb, comme M. Andouard l'a signalé au conseil central d'hygiène de la Loire-Inférieure. Nous avons eu, à plusieurs reprises, l'occasion de rechercher le plomb dans un grand nombre de conserves alimentaires et nous avons dosé parfois des quantités effrayantes de ce métal toxique.

Voici, par exemple, quelques chiffres trouvés pour l'analyse de conserves à l'huile :

	Plomb par kilogr. d'aliment. Milligr.	Plomb par kilogr. d'huile. Milligr.
Sardines	33	68
	41	83
Maquereaux	49	74
Thon	30	75
	23	70
Sardines (vieille boîte)	53	168

Ces quelques chiffres montrent combien l'huile facilite la dissolution du plomb dans ces conserves et justifient pleinement l'interdiction des alliages plombifères pour la soudure des boîtes de conserve. Nous avons parlé précédemment de l'étamage.

D. Lait. Beurre. — Les falsifications du lait et du beurre sont fort nombreuses et, bien souvent, extrêmement difficiles à déceler. Pour le lait, la plus commune consiste dans l'écrémage partiel et l'addition d'eau, rendue nécessaire en raison de l'augmentation de densité du liquide. On y ajoute en même temps, le plus souvent, du bicarbonate de soude ou du borax qui, maintenant le mélange alcalin, retarde ou empêche la coagulation. L'examen microscopique permet de reconnaître

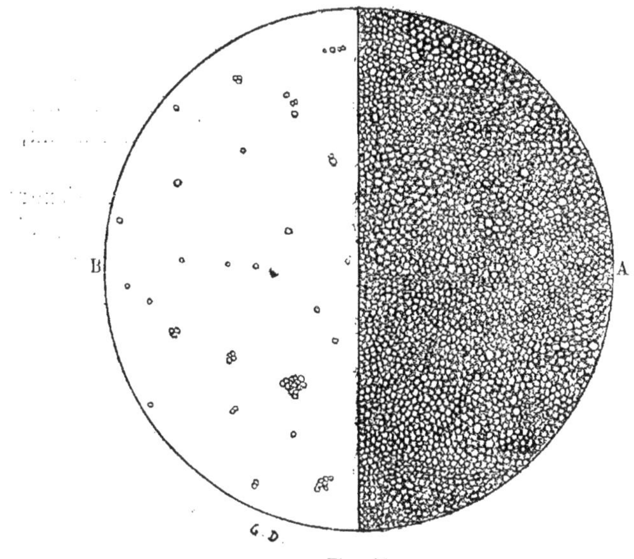

Fig. 41.

A, lait avant écrémage (normal). — B, lait après écrémage et addition de 20 p. 100 d'eau chargée de bicarbonate de soude (grossissement, 150).

facilement cette falsification ; il suffit de regarder la figure 41 pour voir combien est grande la différence de quantité des globules butyreux avant et après l'écrémage suivi d'addition d'eau. On ajoute encore au lait du sucre, de la colle de pâte, de l'amidon, de la craie, du plâtre, de la dextrine, de la gomme, voire même du savon! Ces mélanges sont plus ou moins faciles à reconnaître et nécessitent, dans la plupart des cas, l'analyse chimique très complète du lait suspect et, autant que possible, l'analyse comparative d'un lait pur de la même provenance; à moins que la composition de ce lait type ne soit déjà établie par des analyses certaines et assez nombreuses. Une fraude assez délicate à démasquer, mais heureusement difficile à bien mettre en pratique, consiste à remplacer la crème par une émulsion d'huile avec du jaune d'œuf : le point de fusion de la matière grasse fournit alors un renseignement précieux.

Nous avons parlé, à propos des altérations des aliments, de l'emploi dangereux du lait d'animaux atteints de maladies zymotiques; il nous paraît nécessaire de signaler ici une autre possibilité de nocivité du lait d'animaux malades. A propos d'une expertise médico-légale faite en collaboration avec le professeur Brouardel (1) nous avons eu l'occasion de prouver le passage de l'arsenic dans le lait de façon que ce dernier fût capable de déterminer des accidents graves et même la mort d'un nourrisson. Le fait du passage dans le lait des substances toxiques et médicamenteuses est d'ailleurs connu et même utilisé quelquefois dans la thérapeutique infantile. Ce qu'il nous faut retenir de ces constatations au point de vue de l'hygiène, c'est la possibilité de modifications plus ou moins profondes apportées dans la santé de personnes qui feraient usage du lait d'animaux absorbant, à titre médicamenteux, des substances douées de propriétés toxiques.

Parmi les aliments, le beurre est un de ceux sur lesquels s'exercent le plus de falsifications. C'est presque toujours par l'addition de graisses étrangères que procède la fraude; et, en raison du prix élevé de cette denrée et de la réputation méritée des produits de certaines régions de la France, on s'explique facilement que cet aliment excite la cupidité des falsificateurs. A côté de falsifications grossières et, en général, faciles à déceler, comme celles qui sont réalisées par interposition d'eau ou de petit-lait, par addition de sels minéraux (alun, borax, verre soluble, sel marin, craie, plâtre, argile), de farines, d'amidons, de pulpe cuite de pomme de terre, de caséum, etc., etc., il en est d'autres pour la démonstration desquelles l'analyste éprouve d'extrêmes difficultés; ce sont celles qui sont pratiquées avec des corps gras naturels, tels que le suif, l'axonge, la graisse d'oie, de cheval, le beurre rance, ou bien des corps gras artificiels comme l'*oléo-margarine* spécialement préparée pour la fabrication des beurres factices. On est parvenu aujourd'hui à un tel degré de perfection dans la préparation de ce dernier produit, qu'il est fort difficile, tant à la vue qu'au goût, de différencier le beurre naturel de son succédané artificiel auquel on est arrivé à donner l'onctuosité, l'odeur et presque la saveur du beurre frais.

Les procédés de recherche servant à reconnaître ces falsifications sont beaucoup trop délicats pour que nous puissions les exposer ici sans entrer, comme pour toutes les méthodes d'analyse d'ailleurs, dans des considérations techniques fort longues et délicates qui ne seraient pas à leur place dans un livre traitant seulement de l'hygiène alimen-

(1) P. Brouardel et Gabriel Pouchet : Empoisonnement par l'arsenic. Un enfant à la mamelle peut-il être intoxiqué par le lait de sa nourrice, lorsque celle-ci prend une préparation arsenicale? (*Annales d'hygiène publique et de médecine légale*, 3e série, t. XIV, p. 73.)

taire. L'analyse micrographique peut quelquefois intervenir utilement, soit pour permettre de reconnaître la présence et, jusqu'à un certain point, la nature de corps gras étrangers, par l'aspect de leurs formes cristallines, soit pour retrouver des débris de tissu végétal démontrant la coloration artificielle par de la pulpe de carotte, du safran, du rocou, du curcuma, etc.

E. Condiments. — L'examen microscopique reprend toute sa supériorité dans la recherche des falsifications pratiquées sur les condiments. Quoique ces falsifications intéressent moins directement l'hygiène, nous croyons cependant devoir en dire quelques mots.

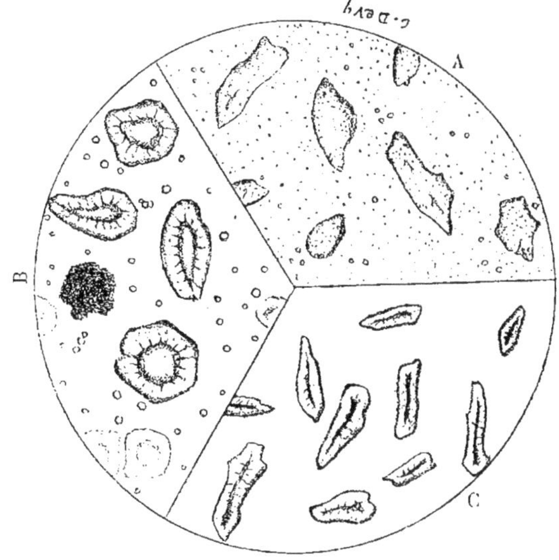

Fig. 42.

A, poudre de poivre pur. — B, poudre de piment. — C, poudre de noyaux d'olives (grossissement, 100).

Le poivre est presque exclusivement falsifié à l'aide de poudre de noyaux d'olives, dite *grignons d'olives*, quelquefois mélangée à un amidon quelconque pour faire le poivre blanc. Afin de donner du montant à ce mélange on y ajoute un peu de poudre de piment. La figure 42 représente les éléments caractéristiques de la poudre de poivre pur, de piment et de noyaux d'olives : la figure 43 montre un mélange de poivre, d'amidon de blé et de grignons d'olives. Les cellules scléreuses du noyau d'olive ont une structure particulière qui permet de les reconnaître assez facilement : elles possèdent en outre une action énergique sur la lumière polarisée et s'illuminent vivement dans le champ obscur en montrant des irisations qui rappellent le phénomène des anneaux colorés. Les grandes cellules caractéristiques du piment, rappelant assez souvent par leur forme un fer à cheval, sont également fort actives sur la lumière polarisée; elles paraissent irisées quand l'appareil de polarisation est au maximum d'éclairage et présentent, à l'extinction, le phénomène de la croix noire. Le centre de la cellule montre un espace sombre et la partie, en forme de bourrelet, qui entoure cette zone sombre présente une striation transversale finement dessinée. L'amidon du poivre pur, et plus encore celui du piment, sont aussi fort actifs sur la lumière polarisée : les grains d'amidon du piment sont à peu près de la grosseur de ceux du riz, tandis que l'amidon du poivre est beaucoup

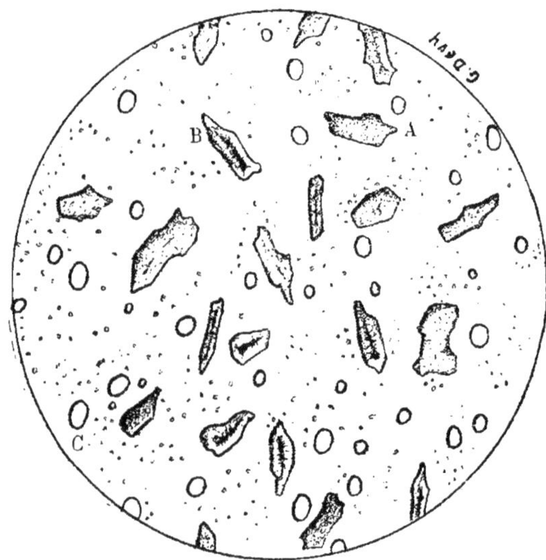

Fig. 43. — Poudre de poivre blanc falsifié par addition de grignons d'olive et d'amidon de blé.

A, cellules de l'amande du poivre. — B, cellules scléreuses du noyau d'olive. — C, amidon de blé (grossissement, 100).

plus fin. Le poivre est quelquefois mélangé de fleurage de pomme de terre, de poudre de laurier ou de menthe, de *grabeaux*, c'est-à-dire de débris de l'enveloppe cornée du grain de poivre. Le microscope fait alors apercevoir des débris végétaux facilement reconnaissables. L'addition de farine de légumineuses se reconnaîtrait à la présence de grains d'amidon tels que ceux représentés par la figure 30 ci-dessus.

Le poivre était fréquemment falsifié autrefois à l'aide de tourteaux de semences oléagineuses, ou de poudre de la semence d'une amomacée, la graine de paradis, appelée communément *maniguette*, ou bien encore de poudre de noyaux de dattes : actuellement ces falsifications sont des plus rares.

La cannelle est fréquemment mélangée à des poudres de coques d'amandes, de noix, ou de noisettes. Le microscope permet de déceler

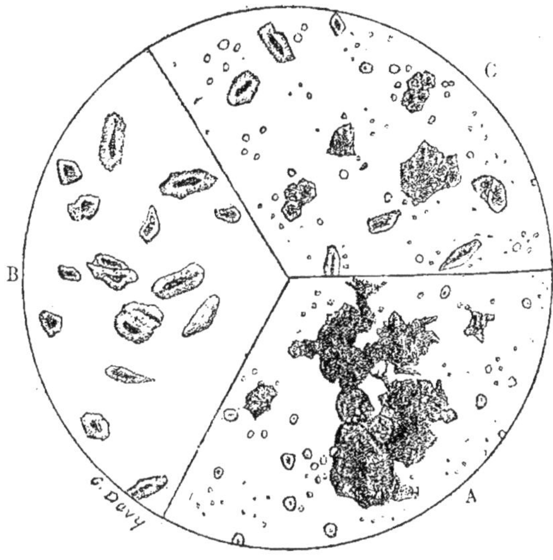

Fig. 44.

A, poudre de cannelle de Chine. — B, poudre de coques d'amandes. — C, mélange de cannelle et de coques d'amandes (grossissement, 100).

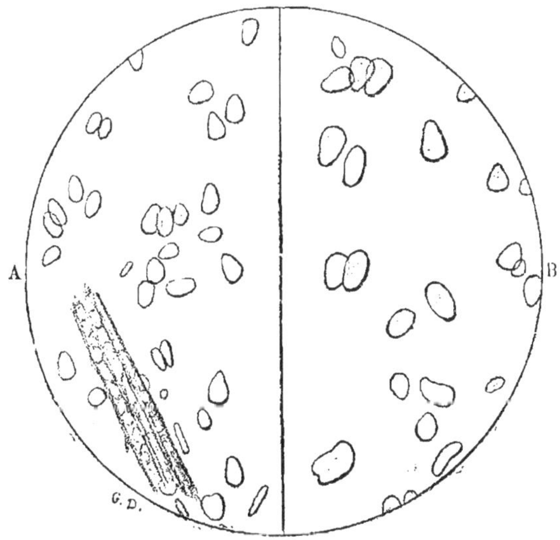

Fig. 45. — Poudre de gingembre.

A, grossissement, 100. — B, grossissement, 150.

très facilement ces falsifications. La poudre de cannelle présente des cellules scléreuses d'une forme particulière, à angles arrondis, rappelant celles du piment, fortement colorées en rouge brun, mélangées à des grains d'amidon et à des débris de tissu végétal. La poudre de coques d'amandes est caractérisée par des cellules à angles aigus, dont le centre, moucheté de noir, est coloré en jaune plus ou moins brunâtre, tandis que la zone d'enveloppe est tout à fait transparente et dépourvue de striation transversale, au contraire de ce qui existe pour les cellules scléreuses de la cannelle. Ces cellules sont fort actives sur la lumière polarisée, surtout dans leur zone périphérique, et montrent le phénomène de la croix noire quand l'appareil est à l'extinction. Les coques de noisettes et de noix se distinguent des précédentes par leur forme arrondie, leur centre plus clair, et l'*aspect granuleux*, sans striations transversales de la zone périphérique.

La figure 44 montre les éléments caractéristiques de la cannelle et de la coque d'amandes, ainsi qu'un mélange de ces deux substances. L'addition d'une farine quelconque à ces condiments se reconnaîtrait à la forme et, au besoin, à la mesure des grains d'amidon : nous renverrons pour cela le lecteur aux figures 30 à 37.

La figure 45, qui représente de la poudre de gingembre, permet de comparer la forme et la grandeur de ses grains d'amidon à ceux que l'on rencontre le plus souvent.

Nous ajouterons, pour terminer, que, dans la plupart des cas, l'analyse chimique et l'analyse micrographique doivent marcher de pair pour la diagnose des falsifications, car elles se prêtent toujours un mutuel appui.

Conséquences des falsifcations au point de vue de l'hygiène générale. — Examinons maintenant quelles peuvent être, au point de vue de l'hygiène générale, les conséquences de ces falsifications. Nous devons immédiatement établir deux grandes divisions.

1° Les aliments falsifiés renferment des substances capables de porter une atteinte *immédiate* plus ou moins grave à la santé de l'individu qui en fait usage. C'est ce qui arrive pour l'emploi, dans un but quelconque, de substances toxiques, de viandes ou de lait provenant d'animaux atteints de maladies zymotiques.

2° Les aliments falsifiés ne renferment que des substances inertes ou des produits de moindre valeur.

Il nous paraît inutile d'insister à nouveau sur les conséquences que peut entraîner l'usage d'aliments altérés, ou falsifiés par addition d'aliments avariés. Quant aux substances toxiques, elles ne doivent, sous aucun prétexte, et quelque petite qu'en soit la dose, se trouver ajoutées à des aliments. On sait en effet quelle est la puissance de la continuité, même lorsqu'il s'agit d'un modificateur peu énergique, et des recherches récentes ont montré, d'une façon absolument évidente, le trouble profond apporté dans l'organisme par l'ingestion continue de petites doses de substances toxiques (1). Cette action se révèle encore avec une intensité remarquable dans les nombreux cas d'accidents saturnins dus à l'introduction fortuite, et à très petite dose, du plomb dans les aliments ou les boissons.

Mais, tout en étant moins éclatantes, les conséquences fâcheuses des falsifications pratiquées à l'aide de produits inertes ou de moindre valeur, n'en sont pas moins certaines. Ainsi que nous l'avons fait ressortir dans la première partie de ce chapitre, une substance alimentaire déterminée représente, lorsqu'elle est pure, une certaine quantité de matière nutritive utilisable par l'organisme. Pour que cette utilisation soit aussi parfaite que possible, il est nécessaire que les différents principes alimentaires primordiaux, c'est-à-dire les albuminoïdes, les hydrates de carbone, les graisses, les sels minéraux et l'eau, présentent, les uns avec les autres, un rapport assez exactement déterminé. Quand ce rapport normal est troublé, le nutrition souffre et peut même arriver à être profondément atteinte.

Or c'est précisément ce qui se produit dans l'absorption de denrées falsifiées. Certes, il semble bien innocent au premier abord, toute question de bonne foi mise à part, d'ajouter de l'eau à du vin, de la craie ou du plâtre à de la farine ou à du sucre, de vendre du pain qui contienne 10 ou 20 p. 100 d'eau de plus que le chiffre normal, de faire des confitures avec des carottes ou du potiron au lieu d'abricots ou de prunes et de la saccharine à la place de sucre, etc., etc., mais la valeur alimentaire, le *coefficient nutritif* de chacun de ces produits est profondément modifié; et il devient alors nécessaire de changer ou, tout au moins, de compléter une alimentation qui devient insuffisante. Cela n'est pas possible pour tout le monde; et si le riche a toujours une table abondamment fournie et lui offrant une quantité plutôt excessive d'aliments, combien y a-t-il, en revanche, de familles dans lesquelles la dépense consacrée à l'alimentation doit, par absolue nécessité, être réduite au strict minimum? Ces derniers ne peuvent pas s'offrir la compensation qui leur serait nécessaire; et, d'autre part, ont ils certainement le droit de trouver en substance nutritive, dans l'aliment employé, l'équivalent de ce que représente la somme d'argent dépensée pour son achat.

Que de maladies de l'appareil digestif, que d'anémies, de dépérissements, d'affections chroniques pendant longtemps inexplicables, n'ont pas d'autre cause que la mauvaise qualité des aliments et des boissons! Il faut, en effet, songer que la falsification est bien rarement accomplie, *exclusivement*, avec une substance inoffensive. Le falsificateur est presque fatalement entraîné à ajouter à ses produits des composés plus

(1) Voir à ce sujet : P. Brouardel et Gabriel Pouchet : Relation médico-légale de l'affaire Pastré-Beaussier. Inculpation d'intoxications multiples par l'arsenic. (*Annales d'hygiène et de médecine légale*, 3e série, t. XXII.)

ou moins nocifs afin de leur donner de la saveur, de la couleur, ou toute autre qualité qui leur manque. Le vin mouillé, par exemple, doit être remonté en alcool et quelquefois même en couleur. Dieu sait quels alcools servent à ce trafic! Quant aux matières colorantes, il y en a au moins autant de nuisibles que d'inoffensives. Les farines ou le pain renfermant une proportion d'eau supérieure à la normale, sont facilement envahis par des microorganismes qui sécrètent, quelques-uns d'entre eux tout au moins, de véritables poisons. L'amertume des bières falsifiées s'obtient souvent par addition de voix vomique ou de coque du Levant. Il est bien rare que l'on n'ait à compter qu'avec une substance inerte.

Et d'ailleurs, sommes-nous donc si sûrs que l'absorption journalière, même à très petites doses, de substances tout à fait étrangères à la constitution de l'organisme et que nous croyons inertes, n'exerce pas peu à peu une action néfaste sur notre santé? La question ainsi posée au sujet du plâtrage des vins a été résolue par l'affirmative; et il n'est pas douteux, à notre avis, que l'introduction continue dans l'économie de composés qui lui sont complètement étrangers, n'arrive à déterminer, tôt ou tard, quelques désordres. Le diagnostic des accidents causés par ces absorptions journalières, qui ne troublent que petit à petit l'harmonie de la nutrition, ne peut se faire que lorsque le hasard confie à l'observation d'un médecin attentif, nous dirons même volontiers prévenu, soit par les circonstances dans lesquelles il se trouve, soit par son instruction spéciale, un groupe d'individus soumis aux mêmes influences, comme cela se réalise pour un village, une caserne, un collège, un navire : encore ce diagnostic est-il des plus délicats, en raison des difficultés de toute sorte dont il est entouré.

FIN DU TOME DEUXIÈME.

TABLE DES MATIÈRES

CONTENUES DANS LE DEUXIÈME VOLUME

HYGIÈNE GÉNÉRALE (*Suite*).

CHAPITRE V

ÉPIDÉMIOLOGIE, PAR M. LÉON COLIN (*Suite*).

CHAPITRE VI

ÉPIZOOTIES (MALADIES TRANSMISSIBLES DES ANIMAUX A L'HOMME), PAR MM. NOCARD ET LECLAINCHE.

LIVRE II

HYGIÈNE ALIMENTAIRE

CHAPITRE PREMIER

Aliments, par M Gabriel Pouchet.

CHAPITRE II

Eaux potables, par M. Armand Gautier.

CHAPITRE III

BOISSONS, PAR M. ALFRED RICHE.

CHAPITRE IV

Théorie de l'alimentation, par M. Gabriel Pouchet.

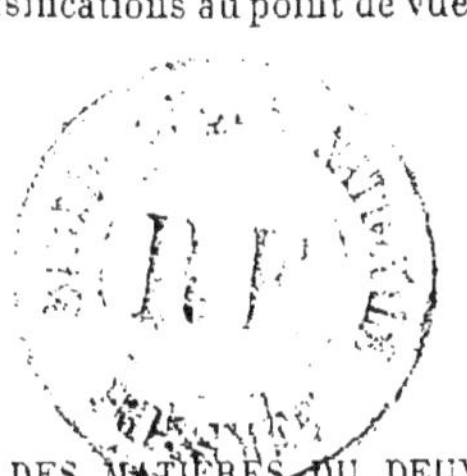

FIN DE LA TABLE DES MATIÈRES DU DEUXIÈME VOLUME.

2496-89. — Corbeil. Imprimerie Crété.

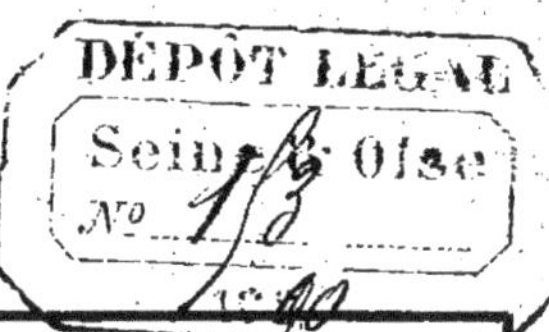

ENCYCLOPÉDIE D'HYGIÈNE ET DE MÉDECINE PUBLIQUE

Directeur : Dr JULES ROCHARD

COLLABORATEURS : MM. ARNOULD, BERGERON, BERTILLON, BROUARDEL, Léon COLIN
DROUINEAU, Léon FAUCHER, GARIEL, Armand GAUTIER
GRANCHER, LAYET, LE ROY DE MÉRICOURT, A.-J. MARTIN, Henri MONOD
MORACHE, NAPIAS, NOCARD, POUCHET, PROUST
DE QUATREFAGES, RICHARD, RICHE, Eugène ROCHARD, STRAUS, VALLIN

TOME DEUXIÈME

Avec figures intercalées dans le texte.

---

2 FASCICULE

PARIS
LECROSNIER ET BABÉ, LIBRAIRES-ÉDITEURS
PLACE DE L'ÉCOLE-DE-MÉDECINE

1890

ENCYCLOPÉDIE D'HYGIÈNE

ET DE

MÉDECINE PUBLIQUE

Directeur : Dr Jules ROCHARD

COLLABORATEURS

MM. ARNOULD, BERGERON, BERTILLON, BROUARDEL, LÉON COLIN, DROUINEAU
LÉON FAUCHER, GARIEL, ARMAND GAUTIER, GRANCHER
LAYET, LE ROY DE MÉRICOURT, A.-J. MARTIN, HENRI MONOD, MORACHE
NAPIAS, NOCARD, POUCHET, PROUST, DE QUATREFAGES, RICHARD, RICHE
EUGÈNE ROCHARD, STRAUS, VALLIN

L'hygiène a pris, depuis quelques années, une importance et une extension considérables. Ce n'est plus une annexe de l'art de guérir, c'est une science à part, qui a pour objet tout ce qui intéresse la santé publique et pour représentants tous ceux qui sont chargés de la sauvegarder. En élargissant son terrain, elle a développé ses moyens d'action. Elle a maintenant ses sociétés et ses congrès, ses journaux et ses revues. Chacune de ses branches a été l'objet de traités spéciaux; mais nous n'avons pas de livre embrassant l'hygiène, dans son ensemble, avec tous les développements qu'elle comporte aujourd'hui. Un pareil ouvrage ne peut guère être rédigé par un seul homme. Le sujet est trop vaste et le terrain trop changeant. Le travail collectif et simultané permet seul de présenter un tableau complet de l'hygiène contemporaine, dans un temps assez court pour que les différentes parties concordent entre elles. Ce sont là les raisons qui nous ont décidés à publier l'ouvrage que nous offrons au public.

Les nations étrangères nous ont devancés. Les États-Unis, l'Angleterre, l'Allemagne, ont depuis longtemps des Encyclopédies d'hygiène qui traduisent fidèlement l'état de la science sanitaire dans leurs pays. Ces publications ne sont toutefois que des collections de monographies qui n'ont aucun lien entre elles, qui manquent d'harmonie et d'unité. Celle que nous publions sera rédigée d'après un plan tracé à l'avance et accepté par tous les collaborateurs qui ont bien voulu s'associer à cette œuvre, et dont la compétence

et le mérite sont également reconnus. De cette façon, l'ouvrage présentera, dans son ensemble, la méthode, l'homogénéité indispensables à toute œuvre didactique, et chacune des parties sera traitée par l'auteur qui s'en sera le plus spécialement occupé.

L'*Encyclopédie d'hygiène et de médecine publique* se composera de dix livres distribués de la façon suivante :

LIVRE I. **Hygiène générale.** — Chap. I. *Introduction anthropologique*, par M. de Quatrefages. — Chap. II. *Démographie*, par M. J. Bertillon. — Chap. III. *Climatologie*, par MM. Le Roy de Méricourt et Eugène Rochard. — Chap. IV. *Pathogénie*, par M. Jules Rochard. — Chap. V. *Epidémiologie*, par M. Léon Colin. — Chap. VI. *Epizooties*, par M. Nocard.

LIVRE II. **Hygiène alimentaire.** — Chap. I. *Aliments*, par M. Pouchet. — Chap. II. *Eaux potables*, par M. Armand Gautier. — Chap. III. *Boissons*, par M. Riche.

LIVRE III. **Hygiène urbaine.** — Chap. I. *Villes en général*, par M. Arnould. — Chap. II. *Voie publique*, par M. Arnould. — Chap. III. *La ville souterraine*, par M. Jules Rochard. — Chap. IV. *Habitations*, par MM. Léon Faucher, Richard, Vallin, Gariel.

LIVRE IV. **Hygiène rurale**, par M. Drouineau.

LIVRE V. **Hygiène hospitalière et assistance publique**, par MM. Napias et A.-G. Martin.

LIVRE VI. **Hygiène industrielle**, par M. Layet.

LIVRE VII. **Hygiène militaire**, par M. Morache.

LIVRE VIII. **Hygiène navale**, par M. Jules Rochard.

LIVRE IX. **Hygiène infantile**, par M. Bergeron.

LIVRE X. **Hygiène internationale et administrative.** — 1re partie, par MM. Brouardel et Proust. — 2e partie, par M. Henri Monod.

L'*Encyclopédie d'hygiène et de médecine publique* a pour but de donner aux médecins les connaissances qui leur sont indispensables pour s'acquitter de leurs fonctions. Elle est également destinée à servir de guide aux administrations, aux conseils d'hygiène et de salubrité et à les éclairer sur toutes les questions qui sont de leur ressort. Elle paraîtra par fascicules de dix feuilles et dans un laps de trois ans. Elle comprendra environ huit volumes in-octavo raisin de 800 pages en moyenne. Indépendamment de la table des matières qui sera annexée à chaque volume, une table alphabétique très détaillée sera placée à la fin de l'ouvrage, pour faciliter les recherches.

AVIS. — *Depuis le 1er juin, il paraît chaque mois un fascicule de dix feuilles avec figures et planches ; les fascicules 1 à 5 sont en vente.* Prix de chaque fascicule.. **3 fr. 50**

Souscription à forfait à l'ouvrage complet.................... **120** »

4662-89. — Corbeil. Imprimerie Crété.

ENCYCLOPÉDIE D'HYGIÈNE

ET DE

MÉDECINE PUBLIQUE

Directeur : Dr JULES ROCHARD

COLLABORATEURS : MM. ARNOULD, BERGERON, BERTILLON, BROUARDEL, LÉON COLIN
DROUINEAU, LÉON FAUCHER, GARIEL, ARMAND GAUTIER
GRANCHER, LAYET, LE ROY DE MÉRICOURT, A.-J. MARTIN, HENRI MONOD
MORACHE, NAPIAS, NOCARD, POUCHET, PROUST
DE QUATREFAGES, RICHARD, RICHE, EUGÈNE ROCHARD, STRAUS, VALLIN

TOME DEUXIÈME

Avec figures intercalées dans le texte.

9e FASCICULE

PARIS
LECROSNIER ET BABÉ, LIBRAIRES-ÉDITEURS
PLACE DE L'ÉCOLE-DE-MÉDECINE
1890

ENCYCLOPÉDIE D'HYGIÈNE

ET DE

MÉDECINE PUBLIQUE

Directeur : Dr Jules ROCHARD

COLLABORATEURS

MM. ARNOULD, BERGERON, BERTILLON, BROUARDEL, Léon COLIN, DROUINEAU
Léon FAUCHER, GARIEL, Armand GAUTIER, GRANCHER
LAYET, LE ROY DE MÉRICOURT, A.-J. MARTIN, Henri MONOD, MORACHE
NAPIAS, NOCARD, POUCHET, PROUST, DE QUATREFAGES, RICHARD, RICHE
Eugène ROCHARD, STRAUS, VALLIN

L'hygiène a pris, depuis quelques années, une importance et une extension considérables. Ce n'est plus une annexe de l'art de guérir, c'est une science à part, qui a pour objet tout ce qui intéresse la santé publique et pour représentants tous ceux qui sont chargés de la sauvegarder. En élargissant son terrain, elle a développé ses moyens d'action. Elle a maintenant ses sociétés et ses congrès, ses journaux et ses revues. Chacune de ses branches a été l'objet de traités spéciaux ; mais nous n'avons pas de livre embrassant l'hygiène, dans son ensemble, avec tous les développements qu'elle comporte aujourd'hui. Un pareil ouvrage ne peut guère être rédigé par un seul homme. Le sujet est trop vaste et le terrain trop changeant. Le travail collectif et simultané permet seul de présenter un tableau complet de l'hygiène contemporaine, dans un temps assez court pour que les différentes parties concordent entre elles. Ce sont là les raisons qui nous ont décidés à publier l'ouvrage que nous offrons au public.

Les nations étrangères nous ont devancés. Les États-Unis, l'Angleterre, l'Allemagne, ont depuis longtemps des Encyclopédies d'hygiène qui traduisent fidèlement l'état de la science sanitaire dans leurs pays. Ces publications ne sont toutefois que des collections de monographies qui n'ont aucun lien entre elles, qui manquent d'harmonie et d'unité. Celle que nous publions sera rédigée d'après un plan tracé à l'avance et accepté par tous les collaborateurs qui ont bien voulu s'associer à cette œuvre, et dont la compétence

et le mérite sont également reconnus. De cette façon, l'ouvrage présentera, dans son ensemble, la méthode, l'homogénéité indispensables à toute œuvre didactique, et chacune des parties sera traitée par l'auteur qui s'en sera le plus spécialement occupé.

L'*Encyclopédie d'hygiène et de médecine publique* se composera de dix livres distribués de la façon suivante :

LIVRE I. **Hygiène générale.** — Chap. I. *Introduction anthropologique*, par M. DE QUATREFAGES. — Chap. II. *Démographie*, par M. J. BERTILLON. — Chap. III. *Climatologie*, par MM. LE ROY DE MÉRICOURT et EUGÈNE ROCHARD. — Chap. IV. *Pathogénie*, par M. JULES ROCHARD. — Chap. V. *Epidémiologie*, par M. LÉON COLIN. — Chap. VI. *Epizooties*, par M. NOCARD.

LIVRE II. **Hygiène alimentaire.** — Chap. I. *Aliments*, par M. POUCHET. — Chap. II. *Eaux potables*, par M. ARMAND GAUTIER. — Chap. III. *Boissons*, par M. RICHE.

LIVRE III. **Hygiène urbaine.** — Chap. I. *Villes en général*, par M. ARNOULD. — Chap. II. *Voie publique*, par M. ARNOULD. — Chap. III. *La ville souterraine*, par M. JULES ROCHARD. — Chap. IV. *Habitations*, par MM. LÉON FAUCHER, RICHARD, VALLIN, GARIEL.

LIVRE IV. **Hygiène rurale**, par M. DROUINEAU.

LIVRE V. **Hygiène hospitalière et assistance publique**, par MM. NAPIAS et A.-G. MARTIN.

LIVRE VI. **Hygiène industrielle**, par M. LAYET.

LIVRE VII. **Hygiène militaire**, par M. MORACHE.

LIVRE VIII. **Hygiène navale**, par M. JULES ROCHARD.

LIVRE IX. **Hygiène infantile**, par M. BERGERON.

LIVRE X. **Hygiène internationale et administrative.** — 1re partie, par MM. BROUARDEL et PROUST. — 2e partie, par M. HENRI MONOD.

L'*Encyclopédie d'hygiène et de médecine publique* a pour but de donner aux médecins les connaissances qui leur sont indispensables pour s'acquitter de leurs fonctions. Elle est également destinée à servir de guide aux administrations, aux conseils d'hygiène et de salubrité et à les éclairer sur toutes les questions qui sont de leur ressort. Elle paraîtra par fascicules de dix feuilles et dans un laps de trois ans. Elle comprendra environ huit volumes in-octavo raisin de 800 pages en moyenne. Indépendamment de la table des matières qui sera annexée à chaque volume, une table alphabétique très détaillée sera placée à la fin de l'ouvrage, pour faciliter les recherches.

AVIS. — *Depuis le 1er juin, il paraît chaque mois un fascicule de dix feuilles avec figures et planches ; les fascicules 1 à 5 sont en vente.* Prix de chaque fascicule.................................. **3 fr. 50**

Souscription à forfait à l'ouvrage complet............. **120** »

4062-89. — Corbeil. Imprimerie Crété.

ENCYCLOPÉDIE D'HYGIÈNE

ET DE

MÉDECINE PUBLIQUE

Directeur : Dr JULES ROCHARD

COLLABORATEURS : MM. ARNOULD, BERGERON, BERTILLON, BROUARDEL, Léon COLIN
DROUINEAU, Léon FAUCHER, GARIEL, Armand GAUTIER
GRANCHER, LAYET, LE ROY DE MÉRICOURT, A.-J. MARTIN, Henri MONOD
MORACHE, NAPIAS, NOCARD, POUCHET, PROUST
DE QUATREFAGES, RICHARD, RICHE, Eugène ROCHARD, STRAUS, VALLIN

TOME DEUXIÈME

Avec figures intercalées dans le texte.

FASCICULE

PARIS
LECROSNIER ET BABÉ, LIBRAIRES-ÉDITEURS
PLACE DE L'ÉCOLE-DE-MÉDECINE
1890

ENCYCLOPÉDIE D'HYGIÈNE

ET DE

MÉDECINE PUBLIQUE

Directeur : Dr Jules ROCHARD

COLLABORATEURS

MM. ARNOULD, BERGERON, BERTILLON, BROUARDEL, Léon COLIN, DROUINEAU
Léon FAUCHER, GARIEL, Armand GAUTIER, GRANCHER
LAYET, LE ROY DE MÉRICOURT, A.-J. MARTIN, Henri MONOD, MORACHE
NAPIAS, NOCARD, POUCHET, PROUST, DE QUATREFAGES, RICHARD, RICHE
Eugène ROCHARD, STRAUS, VALLIN

L'hygiène a pris, depuis quelques années, une importance et une extension considérables. Ce n'est plus une annexe de l'art de guérir, c'est une science à part, qui a pour objet tout ce qui intéresse la santé publique et pour représentants tous ceux qui sont chargés de la sauvegarder. En élargissant son terrain, elle a développé ses moyens d'action. Elle a maintenant ses sociétés et ses congrès, ses journaux et ses revues. Chacune de ses branches a été l'objet de traités spéciaux; mais nous n'avons pas de livre embrassant l'hygiène, dans son ensemble, avec tous les développements qu'elle comporte aujourd'hui. Un pareil ouvrage ne peut guère être rédigé par un seul homme. Le sujet est trop vaste et le terrain trop changeant. Le travail collectif et simultané permet seul de présenter un tableau complet de l'hygiène contemporaine, dans un temps assez court pour que les différentes parties concordent entre elles. Ce sont là les raisons qui nous ont décidés à publier l'ouvrage que nous offrons au public.

Les nations étrangères nous ont devancés. Les États-Unis, l'Angleterre, l'Allemagne, ont depuis longtemps des Encyclopédies d'hygiène qui traduisent fidèlement l'état de la science sanitaire dans leurs pays. Ces publications ne sont toutefois que des collections de monographies qui n'ont aucun lien entre elles, qui manquent d'harmonie et d'unité. Celle que nous publions sera rédigée d'après un plan tracé à l'avance et accepté par tous les collaborateurs qui ont bien voulu s'associer à cette œuvre, et dont la compétence

et le mérite sont également reconnus. De cette façon, l'ouvrage présentera, dans son ensemble, la méthode, l'homogénéité indispensables à toute œuvre didactique, et chacune des parties sera traitée par l'auteur qui s'en sera le plus spécialement occupé.

L'*Encyclopédie d'hygiène et de médecine publique* se composera de dix livres distribués de la façon suivante :

LIVRE I. **Hygiène générale**. — Chap. I. *Introduction anthropologique*, par M. DE QUATREFAGES. — Chap. II. *Démographie*, par M. J. BERTILLON. — Chap. III. *Climatologie*, par MM. LEROY DE MÉRICOURT et EUGÈNE ROCHARD. — Chap. IV. *Pathogénie*, par M. JULES ROCHARD. — Chap. V. *Epidémiologie*, par M. LÉON COLIN. — Chap. VI. *Epizooties*, par M. NOCARD.

LIVRE II. **Hygiène alimentaire**. — Chap. I. *Aliments*, par M. GABRIEL POUCHET. — Chap. II. *Eaux potables*, par M. ARMAND GAUTIER. — Chap. III. *Boissons*, par M. RICHE. — Chap. IV. Art. II. *Théorie de l'alimentation*, par M. GABRIEL POUCHET.

LIVRE III. **Hygiène urbaine**. — Chap. I. *Villes en général*, par M. ARNOULD. — Chap. II. *Voie publique*, par M. ARNOULD. — Chap. III. *La ville souterraine*, par M. JULES ROCHARD. — Chap. IV. *Habitations*, par MM. LÉON FAUCHER, RICHARD, VALLIN, GARIEL.

LIVRE IV. **Hygiène rurale**, par M. DROUINEAU.

LIVRE V. **Hygiène hospitalière et assistance publique**, par MM. NAPIAS et A.-G. MARTIN.

LIVRE VI. **Hygiène industrielle**, par M. LAYET.

LIVRE VII. **Hygiène militaire**, par M. MORACHE.

LIVRE VIII. **Hygiène navale**, par M. JULES ROCHARD.

LIVRE IX. **Hygiène infantile**, par M. BERGERON.

LIVRE X. **Hygiène internationale et administrative**. — 1re partie, par MM. BROUARDEL et PROUST. — 2e partie, par M. HENRI MONOD.

L'*Encyclopédie d'hygiène et de médecine publique* a pour but de donner aux médecins les connaissances qui leur sont indispensables pour s'acquitter de leurs fonctions. Elle est également destinée à servir de guide aux administrations, aux conseils d'hygiène et de salubrité et à les éclairer sur toutes les questions qui sont de leur ressort. Elle paraîtra par fascicules de dix feuilles et dans un laps de trois ans. Elle comprendra environ huit volumes in-octavo raisin de 800 pages en moyenne. Indépendamment de la table alphabétique qui sera annexée à chaque volume, une table alphabétique très détaillée sera placée à la fin de l'ouvrage, pour faciliter les recherches.

AVIS. — *Depuis le 1er juillet, il paraît chaque mois un fascicule de dix feuilles avec figures et planches ; les fascicules 1 à 9 sont en vente.* Prix de chaque fascicule........................ **3 fr. 50**

Souscription à forfait à l'ouvrage complet.............. **120** »

6514-90. — Corbeil. Imprimerie Crété.

ENCYCLOPÉDIE
D'HYGIÈNE

ET DE

MÉDECINE PUBLIQUE

Directeur : Dr JULES ROCHARD

COLLABORATEURS : MM. ARNOULD, BERGERON, BERTILLON, BROUARDEL, LÉON COLIN
DROUINEAU, LÉON FAUCHER, GARIEL, ARMAND GAUTIER
GRANCHER, LAYET, LE ROY DE MÉRICOURT, A.-J. MARTIN, HENRI MONOD
MORACHE, NAPIAS, NOCARD, POUCHET, PROUST
DE QUATREFAGES, RICHARD, RICHE, EUGÈNE ROCHARD, STRAUS, VALLIN

TOME DEUXIÈME

Avec figures intercalées dans le texte.

FASCICULE

PARIS
LECROSNIER ET BABÉ, LIBRAIRES-ÉDITEURS
PLACE DE L'ÉCOLE-DE-MÉDECINE

1890

ENCYCLOPÉDIE D'HYGIÈNE

ET DE

MÉDECINE PUBLIQUE

Directeur : Dr Jules ROCHARD

COLLABORATEURS

MM. ARNOULD, BERGERON, BERTILLON, BROUARDEL, LÉON COLIN, DROUINEAU
LÉON FAUCHER, GARIEL, ARMAND GAUTIER, GRANCHER
LAYET, LE ROY DE MÉRICOURT, A.-J. MARTIN, HENRI MONOD, MORACHE
NAPIAS, NOCARD, POUCHET, PROUST, DE QUATREFAGES, RICHARD, RICHE
EUGÈNE ROCHARD, STRAUS, VALLIN

L'hygiène a pris, depuis quelques années, une importance et une extension considérables. Ce n'est plus une annexe de l'art de guérir, c'est une science à part, qui a pour objet tout ce qui intéresse la santé publique et pour représentants tous ceux qui sont chargés de la sauvegarder. En élargissant son terrain, elle a développé ses moyens d'action. Elle a maintenant ses sociétés et ses congrès, ses journaux et ses revues. Chacune de ses branches a été l'objet de traités spéciaux; mais nous n'avons pas de livre embrassant l'hygiène, dans son ensemble, avec tous les développements qu'elle comporte aujourd'hui. Un pareil ouvrage ne peut guère être rédigé par un seul homme. Le sujet est trop vaste et le terrain trop changeant. Le travail collectif et simultané permet seul de présenter un tableau complet de l'hygiène contemporaine, dans un temps assez court pour que les différentes parties concordent entre elles. Ce sont là les raisons qui nous ont décidés à publier l'ouvrage que nous offrons au public.

Les nations étrangères nous ont devancés. Les États-Unis, l'Angleterre, l'Allemagne, ont depuis longtemps des Encyclopédies d'hygiène qui traduisent fidèlement l'état de la science sanitaire dans leurs pays. Ces publications ne sont toutefois que des collections de monographies qui n'ont aucun lien entre elles, qui manquent d'harmonie et d'unité. Celle que nous publions sera rédigée d'après un plan tracé à l'avance et accepté par tous les collaborateurs qui ont bien voulu s'associer à cette œuvre, et dont la compétence

et le mérite sont également reconnus. De cette façon, l'ouvrage présentera, dans son ensemble, la méthode, l'homogénéité indispensables à toute œuvre didactique, et chacune des parties sera traitée par l'auteur qui s'en sera le plus spécialement occupé.

L'*Encyclopédie d'hygiène et de médecine publique* se composera de dix livres distribués de la façon suivante :

LIVRE I. **Hygiène générale.** — Chap. I. *Introduction anthropologique*, par M. DE QUATREFAGES. — Chap. II. *Démographie*, par M. J. BERTILLON. — Chap. III. *Climatologie*, par MM. LEROY DE MÉRICOURT et EUGÈNE ROCHARD. — Chap. IV. *Pathogénie*, par M. JULES ROCHARD. — Chap. V. *Epidémiologie*, par M. LÉON COLIN. — Chap. VI. *Epizooties*, par M. NOCARD.

LIVRE II. **Hygiène alimentaire.** — Chap. I. *Aliments*, par M. GABRIEL POUCHET. — Chap. II. *Eaux potables*, par M. ARMAND GAUTIER. — Chap. III. *Boissons*, par M. RICHE. — Chap. IV. Art. II. *Théorie de l'alimentation*, par M. GABRIEL POUCHET.

LIVRE III. **Hygiène urbaine.** — Chap. I. *Villes en général*, par M. ARNOULD. — Chap. II. *Voie publique*, par M. ARNOULD. — Chap. III. *La ville souterraine*, par M. JULES ROCHARD. — Chap. IV. *Habitations*, par MM. LÉON FAUCHER, RICHARD, VALLIN, GARIEL.

LIVRE IV. **Hygiène rurale**, par M. DROUINEAU.

LIVRE V. **Hygiène hospitalière et assistance publique**, par MM. NAPIAS et A.-G. MARTIN.

LIVRE VI. **Hygiène industrielle**, par M. LAYET.

LIVRE VII. **Hygiène militaire**, par M. MORACHE.

LIVRE VIII. **Hygiène navale**, par M. JULES ROCHARD.

LIVRE IX. **Hygiène infantile**, par M. BERGERON.

LIVRE X. **Hygiène internationale et administrative.** — 1re partie, par MM. BROUARDEL et PROUST. — 2e partie, par M. HENRI MONOD.

L'*Encyclopédie d'hygiène et de médecine publique* a pour but de donner aux médecins les connaissances qui leur sont indispensables pour s'acquitter de leurs fonctions. Elle est également destinée à servir de guide aux administrations, aux conseils d'hygiène et de salubrité et à les éclairer sur toutes les questions qui sont de leur ressort. Elle paraîtra par fascicules de dix feuilles et dans un laps de trois ans. Elle comprendra environ huit volumes in-octavo raisin de 800 pages en moyenne. Indépendamment de la table alphabétique qui sera annexée à chaque volume, une table alphabétique très détaillée sera placée à la fin de l'ouvrage, pour faciliter les recherches.

AVIS. — *Depuis le 1er juillet, il paraît chaque mois un fascicule de dix feuilles avec figures et planches ; les fascicules* 1 *à* 9 *sont en vente.* Prix de chaque fascicule........................ **3 fr. 50**

Souscription à forfait à l'ouvrage complet.............. **120** »

5514-90. — Corbeil. Imprimerie Crété.

ENCYCLOPÉDIE D'HYGIÈNE ET DE MÉDECINE PUBLIQUE

Directeur : Dr JULES ROCHARD

COLLABORATEURS : MM. ARNOULD, BERGERON, BERTILLON, BROUARDEL, Léon COLIN
DROUINEAU, Léon FAUCHER, GARIEL, Armand GAUTIER
GRANCHER, LAYET, LE ROY DE MÉRICOURT, A.-J. MARTIN, Henri MONOD
NAPIAS, NOCARD, POUCHET, PROUST
DE QUATREFAGES, RICHARD, RICHE, Eugène ROCHARD, STRAUS VALLIN VIRY

TOME DEUXIÈME

Avec figures intercalées dans le texte

XIe FASCICULE

PARIS
LECROSNIER ET BABÉ, LIBRAIRES-ÉDITEURS
PLACE DE L'ÉCOLE-DE-MÉDECINE
1890

ENCYCLOPÉDIE D'HYGIÈNE

ET DE

MÉDECINE PUBLIQUE

Directeur : Dr Jules ROCHARD

COLLABORATEURS

MM. ARNOULD, BERGERON, BERTILLON, BROUARDEL, Léon COLIN, DROUINEAU
Léon FAUCHER, GARIEL, Armand GAUTIER, GRANCHER
LAYET, LE ROY DE MÉRICOURT, A.-J. MARTIN, Henri MONOD,
NAPIAS, NOCARD, POUCHET, PROUST, DE QUATREFAGES, RICHARD, RICHE
Eugène ROCHARD, STRAUS, VALLIN, VIRY

L'hygiène a pris, depuis quelques années, une importance et une extension considérables. Ce n'est plus une annexe de l'art de guérir, c'est une science à part, qui a pour objet tout ce qui intéresse la santé publique et pour représentants tous ceux qui sont chargés de la sauvegarder. En élargissant son terrain, elle a développé ses moyens d'action. Elle a maintenant ses sociétés et ses congrès, ses journaux et ses revues. Chacune de ses branches a été l'objet de traités spéciaux; mais nous n'avons pas de livre embrassant l'hygiène, dans son ensemble, avec tous les développements qu'elle comporte aujourd'hui. Un pareil ouvrage ne peut guère être rédigé par un seul homme. Le sujet est trop vaste et le terrain trop changeant. Le travail collectif et simultané permet seul de présenter un tableau complet de l'hygiène contemporaine, dans un temps assez court pour que les différentes parties concordent entre elles. Ce sont là les raisons qui nous ont décidés à publier l'ouvrage que nous offrons au public.

Les nations étrangères nous ont devancés. Les États-Unis, l'Angleterre, l'Allemagne, ont depuis longtemps des Encyclopédies d'hygiène qui traduisent fidèlement l'état de la science sanitaire dans leurs pays. Ces publications ne sont toutefois que des collections de monographies qui n'ont aucun lien entre elles, qui manquent d'harmonie et d'unité. Celle que nous publions sera rédigée d'après un plan tracé à l'avance et accepté par tous les collaborateurs qui ont bien voulu s'associer à cette œuvre, et dont la compétence

et le mérite sont également reconnus. De cette façon, l'ouvrage présentera, dans son ensemble, la méthode, l'homogénéité indispensables à toute œuvre didactique, et chacune des parties sera traitée par l'auteur qui s'en sera le plus spécialement occupé.

L'*Encyclopédie d'hygiène et de médecine publique* se composera de dix livres distribués de la façon suivante :

TOME PREMIER

LIVRE I. **Hygiène générale.** — Chap. I. *Introduction anthropologique*, par M. DE QUATREFAGES. — Chap. II. *Démographie*, par M. J. BERTILLON. — Chap. III. *Climatologie*, par MM. LEROY DE MÉRICOURT et EUGÈNE ROCHARD. — Chap. IV. *Pathogénie*, par M. JULES ROCHARD. — Chap. V. *Epidémiologie*, par M. LÉON COLIN. 1 vol. in-8, avec 45 figures intercalées dans le texte et 1 planche (fascicule 1 à 5), 1890........................... 17 fr. 50

TOME DEUXIÈME

LIVRE I. Chap. V. *Epidémiologie*, par M. LÉON COLIN. — Chap. VI. *Epizooties* (maladies des animaux transmissibles à l'homme), par MM. NOCARD et LECLAINCHE.

LIVRE II. **Hygiène alimentaire.** — Chap. I. *Aliments*, par M. GABRIEL POUCHET. — Chap. II. *Eaux potables*, par M. ARMAND GAUTIER. — Chap. III. *Boissons*, par M. RICHE. — Chap. IV. Art. II. *Théorie de l'alimentation*, par M. GABRIEL POUCHET. 1 vol. in-8, avec 45 figures intercalées dans le texte (fascicule 16 à 11), 1890........................... 20 fr.

TOME TROISIÈME

LIVRE III. **Hygiène urbaine.** — Chap. I. *Villes en général*, par M. ARNOULD. — Chap. II. *Voie publique*, par M. ARNOULD. — Chap. III. *La ville souterraine*, par M. JULES ROCHARD. — Chap. IV. *Habitations*, par MM. LÉON FAUCHER, RICHARD, VALLIN, GARIEL. 1 vol. in-8, avec fig. intercalées dans le texte. 1890.

TOME QUATRIÈME

LIVRE IV. **Hygiène rurale,** par M. DROUINEAU. 1 vol. in-8, avec fig. intercalées dans le texte. 1890.

LIVRE V. **Hygiène hospitalière et assistance publique,** par MM. NAPIAS et A.-G. MARTIN.

LIVRE VI. **Hygiène industrielle,** par M. LAYET.
LIVRE VII. **Hygiène militaire,** par M. VIRY.
LIVRE VIII. **Hygiène navale,** par M. JULES ROCHARD.
LIVRE IX. **Hygiène infantile,** par M. BERGERON.
LIVRE X. **Hygiène internationale et adm[illegible]ve.** — 1re partie, par MM. BROUARDEL et PROUST. — 2e partie, par M. HENRI MONOD.

L'*Encyclopédie d'hygiène et de médecine publique* a pour but de donner aux médecins les connaissances qui leur sont indispensables pour s'acquitter de leurs fonctions. Elle est également destinée à servir de guide aux administrations, aux conseils d'hygiène et de salubrité et à les éclairer sur toutes les questions qui sont de leur ressort. Elle paraîtra par fascicules de dix feuilles et dans un laps de trois ans. Elle comprendra environ huit volumes in-octavo raisin de 800 pages en moyenne. Indépendamment de la table alphabétique qui sera annexée à chaque volume, une table alphabétique très détaillée sera placée à la fin de l'ouvrage, pour faciliter les recherches.

AVIS. — *Depuis le 1er juillet 1889, il paraît chaque mois un fascicule de dix feuilles avec figures et planches ; les fascicules* 1 *à* 10 *sont en vente.*
Prix de chaque fascicule (1 à 10)........................ **3 fr. 50**
Prix du fascicule 11.. **2 fr. 50**
Souscription à forfait à l'ouvrage complet.............. **150** »

6624-90. — Corbeil. Imprimerie Crété.

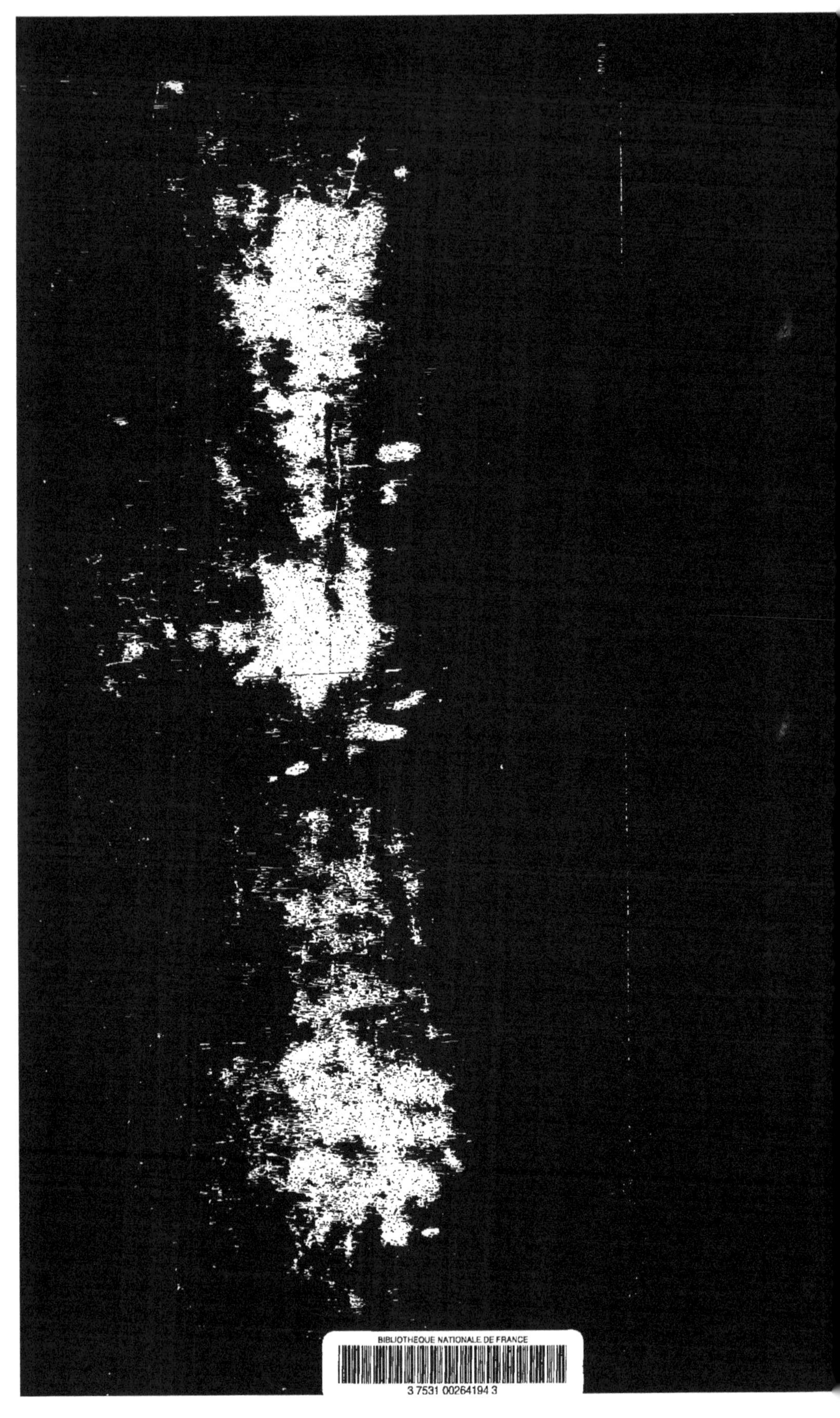
BIBLIOTHEQUE NATIONALE DE FRANCE
3 7531 00264194 3

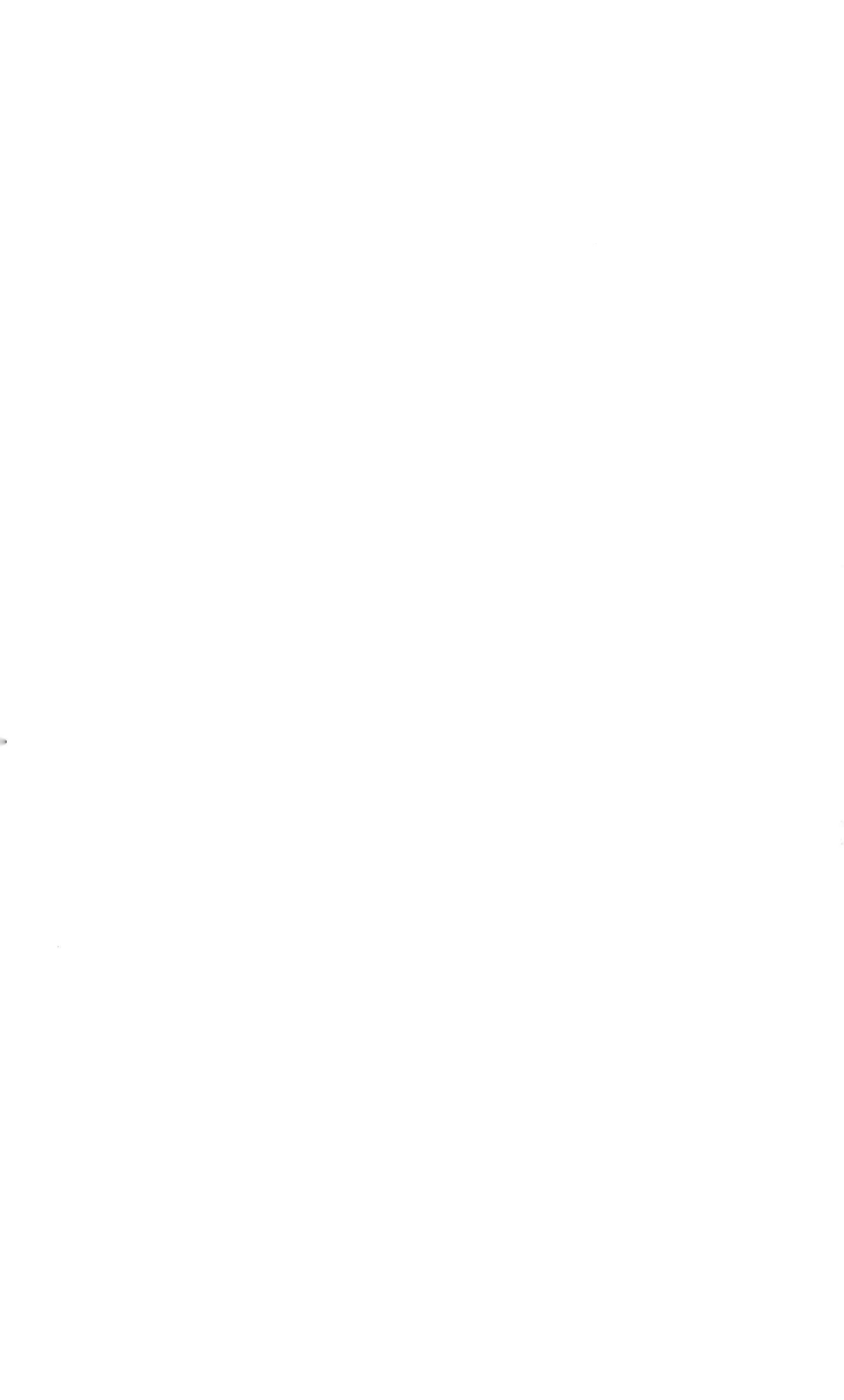

www.ingramcontent.com/pod-product-compliance
Ingram Content Group UK Ltd.
Pitfield, Milton Keynes, MK11 3LW, UK
UKHW021859260726
13966UKWH00006B/20

9 782012 48852